国内名院、名科、知名专家临床病理"一书一网络平台"丛书

# 临床病理诊断与鉴别诊断

## ——儿童疾病

**主　编**　何乐健

**副主编**　王　亮

**编　者**（以姓氏笔画为序）

王　亮（美国南加州大学,洛杉矶儿童医院）　　　张　楠（首都医科大学附属北京儿童医院）

王凤华（广州市妇女儿童医疗中心）　　　　　　陈　莲（复旦大学附属儿科医院）

王立峰（上海交通大学医学院附属新华医院）　　武海燕（南京医科大学附属儿童医院）

邓志娟（首都医科大学附属北京儿童医院）　　　胡晓丽（天津市儿童医院）

伏利兵（首都医科大学附属北京儿童医院）　　　郜红艺（广东省妇幼保健院）

汤宏峰（浙江大学医学院附属儿童医院）　　　　姚兴凤（首都医科大学附属北京儿童医院）

李　荣（美国阿拉巴马大学伯明翰分校,阿拉　　徐佳童（首都医科大学附属北京儿童医院）
　　　　巴马州儿童医院）　　　　　　　　　　殷敏智（上海交大医学院附属上海儿童医学中心）

杨文萍（江西省儿童医院）　　　　　　　　　　Jie Zhang（美国田纳西大学医学院,美好时光儿童医院）

何乐健（首都医科大学附属北京儿童医院）　　　Shengmei Zhou（美国南加州大学,洛杉矶儿童医院）

邹继珍（首都儿科研究所）　　　　　　　　　　Xiayuan Liang（美国科罗拉多医学院,科罗拉多儿童医院）

宋建明（深圳市儿童医院）　　　　　　　　　　Zhongxin Yu（美国俄克拉荷马大学附属儿童医院）

张　文（武汉妇女儿童医疗保健中心）

人民卫生出版社

图书在版编目（CIP）数据

临床病理诊断与鉴别诊断. 儿童疾病/何乐健主编
. —北京：人民卫生出版社，2020
ISBN 978-7-117-29855-1

Ⅰ.①临…　Ⅱ.①何…　Ⅲ.①小儿疾病-病理学-诊
断学②小儿疾病-鉴别诊断　Ⅳ.①R446.8②R447

中国版本图书馆 CIP 数据核字（2020）第 035529 号

| 人卫智网 | www.ipmph.com | 医学教育、学术、考试、健康， |
| | | 购书智慧智能综合服务平台 |
| 人卫官网 | www.pmph.com | 人卫官方资讯发布平台 |

临床病理诊断与鉴别诊断——儿童疾病

主　　编：何乐健
出版发行：人民卫生出版社（中继线 010-59780011）
地　　址：北京市朝阳区潘家园南里 19 号
邮　　编：100021
E - mail：pmph @ pmph.com
购书热线：010-59787592　010-59787584　010-65264830
印　　刷：北京盛通印刷股份有限公司
经　　销：新华书店
开　　本：889×1194　1/16　印张：53.50
字　　数：1808 千字
版　　次：2020 年 11 月第 1 版　2020 年 11 月第 1 版第 1 次印刷
标准书号：ISBN 978-7-117-29855-1
定　　价：590.00 元
打击盗版举报电话：010-59787491　E - mail：WQ @ pmph.com
质量问题联系电话：010-59787234　E - mail：zhiliang @ pmph.com

# 主编简介

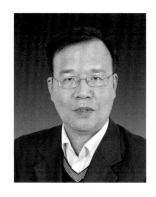

**何乐健** 首都医科大学附属北京儿童医院病理科主任，主任医师，硕士研究生导师。 1984年毕业于湖南医科大学医学系（中南大学湘雅医学院），获医学学士学位；1991年毕业于首都医科大学，获医学硕士学位。 毕业后一直从事儿科病理诊断及研究工作，擅长儿童病理尤其是儿童肿瘤病理的诊断。 现已培养硕士研究生8人，在国内外杂志上发表论文一百余篇，参与编写病理专著5部，获各级科学奖3项。 目前担任中华医学会病理学分会儿科病理学组组长；中国抗癌协会小儿肿瘤专业委员会病理学组组长；福棠儿童医学发展研究中心病理专业委员会主任委员；中国妇幼保健协会病理专业委员会副主任委员；中国研究型医院学会超微及分子病理专业委员会常委；中国研究型医院学会超微及分子病理专业委员会妇儿学组副组长；中国医疗器械行业协会病理专业委员会委员；中华医学会北京分会病理专业委员会委员；《中华病理学杂志》编委；《诊断病理学杂志》常委。

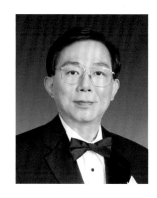

王亮（Larry Liang Wang） 美国南加州大学 Keck 医学院病理学教授，洛杉矶儿童医院环球健康中心副主任，外科病理主任。 分别在美国加州大学洛杉矶分校医学院和美国南加州大学 Keck 医学院进行博士后研究，并先后在美国德州大学休斯顿医学院病理系，美国纽约大学医学院和哈佛大学波士顿儿童医院病理系完成住院医生培训及专科医生培训。 王亮教授为国际知名儿科病理专家，是 *American Journal of Pathology*，*American Journal of Clinical Pathology*，*International Journal of Cancer*，*Pediatric Investigation*，*Oncotarget* 等 10 多种国际杂志的编委或特邀审稿专家，也是《中华病理学杂志》海外编委。 担任儿童肝脏疾病研究和教育网、国际神经母细胞瘤病理学委员会、国际儿科病理学学会发行出版委员会和信息与通信委员会理事，也是国际神经科学学会、美国心脏协会、美国病理学家学院、美国临床病理协会、美国加拿大病理学科学院、国际儿科病理学学会、美国癌症研究协会和国际分子病理协会专业学会会员。 王亮教授长期从事与儿童病理相关的医疗和科学研究，是国际儿童胆汁淤积性肝病和神经母细胞瘤临床研究的知名专家，作为主要参与者获得多项美国国立卫生研究院（National Institutes of Health，NIH）基金资助。 擅长儿童常见疾病的病理诊断，尤其是神经母细胞瘤、软组织肿瘤以及儿童肝病的病理诊断。

# 出版说明

病理诊断是很多疾病明确诊断的主要依据，但即便是经验丰富的病理专家，在日常病理诊断中也经常会遇到以往从来没有见过的"疑难病变"。病理诊断水平的提升需要不断学习、反复实践，只有"见多"，才能"识广"。从"多见"的角度来讲，由于人口基数大，国内病理专家所诊断的病例无疑是最丰富的，这方面的临床经验尤其值得总结和推广。

为了充分展现病理学"靠图说话、百闻不如一见"的特点，最大程度发挥互联网的载体优势，最大程度满足病理科医师临床诊疗水平提升的需求，进而更好地服务于国家"强基层""医疗卫生资源下沉"的医疗体制改革战略目标，人民卫生出版社决定邀请国内名院、名科的知名病理专家围绕病理诊断所涉及的各个领域策划出版临床病理"一书一网络平台"丛书，即围绕每个领域编写一本书（如"临床病理诊断与鉴别诊断：乳腺疾病"），搭建一个网络平台（如"中国临床病理电子切片库——乳腺疾病病理电子切片库"）。目的是对国内几十家名院病理专家曾经诊断的所有疾病进行系统的梳理和全面的总结。

希望该套丛书对病理科住院医师、专科医师的培养以及国内病理诊断水平的整体提升发挥重要的引领和推动作用。

# 登录中国临床病理电子切片库步骤

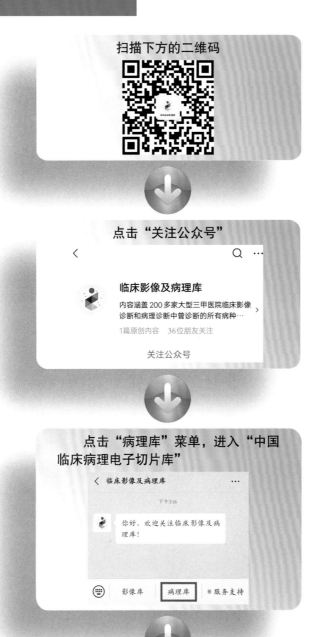

扫描下方的二维码

点击"关注公众号"

**临床影像及病理库**
内容涵盖 200 多家大型三甲医院临床影像
诊断和病理诊断中曾诊断的所有病种…

1篇原创内容　　36位朋友关注

关注公众号

点击"病理库"菜单，进入"中国
临床病理电子切片库"

〈　临床影像及病理库　　…

下午3:16

你好，欢迎关注临床影像及病
理库！

⊞　影像库　｜病理库｜☰服务支持

## 购书前免费试用

"登录"→"商城"→"产品试用"→成功开通"中国临床病理电子切片库"

## 购书后兑换使用权

"登录"→"商城"→"兑换"→输入激活码（刮开封底涂层获取激活码）→
"激活"→成功开通"中国临床病理电子切片库"

# Preface one

The formidable work presented in this Atlas is surely destined to become the standard reference book for Chinese physicians interested in the challenging field of Pediatric Pathology. The book is organized in sixteen chapters, covering a total of 337 diseases in children, ranging from the common to the rare diseases, including recently discovered diseases in children, such as the CIC-DUX4 translocation undifferentiated round cell sarcoma, increased insulin secretion with abnormal B cell ATP-sensitive potassium channel, fetal lung interstitial tumor (FLIT), pulmonary interstitial glycogenosis (PIG), infant neuroendocrine cell hyperplasia, etc. The book feature nearly 3 400 pictures, illustrating general pictures of the diseases addressed, HE-stained photomicrographs, immunohistochemistry and immunofluorescence pictures, electron micrographs, *in situ* hybridization examples, flow cytometry histograms and plots, FISH, sequencing and gene mutation analysis. There is also abundant imaging material, with many conventional radiographs, CT, MRI, angiography, 3D reconstruction, and ultrasound images scattered throughout this wonderful book. In addition to the abovementioned materials, the book introduces the latest classification of WHO tumors for the nervous system, soft tissues, Wilms tumor (nephroblastoma), hepatoblastoma and other pediatric malignancies.

The authors have documented the current state of the art with emphasis on the pathologic features of the pediatric disease. This work reflects the collective efforts of 24 pediatric pathologists from China and the United States. I sincerely congratulate them for their extraordinary efforts and academic achievements. I am sure this book will help Chinese physicians to deal with pediatric disease in their daily practice and academic activities.

Miguel Reyes-Múgica, MD
President, Society for Pediatric Pathology
President-elect,
International Paediatric Pathology Association
October, 2020

# 序 一

《临床病理诊断与鉴别诊断——儿童疾病》，这一艰巨工作的完成，定会成为有兴趣了解儿科病理这一充满挑战性领域的中国医生的经典参考书籍。本书由16章组成，涵盖了337种儿童常见和罕见病，包括新近认识的疾病，如CIC-DUX4易位的未分化圆形细胞肉瘤、伴有B细胞ATP敏感性钾通道异常的胰岛素分泌增多、胎儿肺间质性肿瘤（FLIT）、肺间质糖原沉积症（PIG）、婴儿神经内分泌细胞增生等。本书精选近3 400幅图片，包括大体、HE染色组织学、免疫组织化学、免疫荧光、电镜、原位杂交等图片，还包括流式细胞图、荧光原位杂交（FISH）、测序和基因突变分析。此外还有对病理诊断有益的丰富的影像资料，包括普通X线片、CT、MRI、血管造影、3D重建和超声图像。除了上述资料外，本书还介绍了最新版WHO肿瘤分类，包括中枢神经系统肿瘤、软组织肿瘤、Wilms瘤（肾母细胞瘤）、肝母细胞瘤和其他儿童恶性肿瘤等。

作者用高度精练且通俗易懂的语言对儿童疾病的病理特点进行了总结概括。本书的出版体现了来自中国和美国的24位儿科病理学专家团结协作的精神，我对他们的辛劳付出与学术成就表示敬意和祝贺。我深信，对中国医生来说，该书的出版对日常儿科医疗实践和医学研究工作都将有所裨益。

Miguel Reyes-Mguica,MD
美国儿科病理协会主席
国际儿科病理协会候任主席
2020年10月

# 序 二

欣闻《临床病理诊断与鉴别诊断——儿童疾病》一书即将出版，主编何乐健教授邀我作序，我也很愿意借此机会向广大儿科同道推荐此书。

首先，本书的成功在很大程度上体现了北京儿童医院的悠久历史传承、杰出人才队伍、刻苦向学精神以及丰富病例资源。北京儿童医院以医、教、研、防为己任，前身是我国现代儿科医学奠基人诸福棠院士于1942年创办的北平私立儿童医院。2017年成为国家儿童医学中心，2019年设立国家儿童肿瘤监测中心。这里诞生了国内儿科界仅有的三位院士及突出贡献专家、享受国务院政府特殊津贴人员等众多高层次人才。

北京儿童医院是亚洲最大、收治病种最齐全的儿童医院之一，儿科疑难重症疾病的诊断治疗水平居国内领先地位。多年来，北京儿童医院充分利用300余万人次年门诊量、7万余人次住院病人、逾2.3万例手术的丰富病例资源，积极发挥学科龙头作用，领航儿科行业发展，开拓国际合作领域。本书多个章节的内容就是以上述临床资源为基础撰写完成的。

其次，本书是北京儿童医院病理科历史积淀与传承的充分展示。1955年，在诸福棠院士的倡议下，国内知名儿科病理专家李佩娟教授在国内儿童专科医院中最早创建了病理科，承担医院临床病理的教学、医疗、科研和人才培养等工作。60余年来，在历任科室领导的带领下，病理科从初期的仅有2名工作人员发展为10余位技术骨干，并成为病理学专业硕士学位授予点；从早期1台切片机加1部显微镜发展到现在拥有全封闭自动脱水机、电子透射显微镜等许多先进的仪器设备，为临床病理诊断的顺利开展提供了重要支撑。

在何乐健教授的带领下，病理科开展常规活体组织病理诊断、尸体解剖、术中快速冰冻病理诊断、免疫病理诊断、分子病理诊断及电镜病理诊断。截至目前，累计活体组织病理诊断超过20万例、尸体解剖万余例、电镜病理诊断万例，疑难病理会诊近万例，具有业务范围广、标本量大、病种杂、疑难病例多、经验丰富、诊断水平高的特点，在儿童软组织肿瘤、淋巴造血系统肿瘤、泌尿生殖系统肿瘤、肾脏穿刺、儿童间质性肺疾病等方面已形成特色和优势，在国内儿童病理诊断方面享有较高的知名度。正是上述历史传承和技术优势，使得本书内容的权威性和实用性得到有力保证。

最后，我还要充分肯定本书作者团队的辛勤付出。全书内容涉及330多种儿童常见病与罕见病，除了详尽的文字介绍外，还提供了近3 400幅病理学图片和影像学资料，可谓内容丰富、图文并茂。相信本书将为每位读者提供很多有益的启发，有力推动中国儿科医学尤其是儿科病理学专业的发展和进步。

王天有

国家儿童医学中心

首都医科大学附属北京儿童医院党委书记

中华医学会儿科学分会主任委员

2020年10月

# 序 三

首都医科大学附属北京儿童医院成立于 1942 年,由中国现代儿科医学奠基人诸福棠院士创建,是国内行业领先的集医疗、科研、教学、预防保健于一体的三级甲等综合性儿科医院;2017 年被国家卫生和计划生育委员会批准为国家儿童医学中心;2019 年获批成立国家儿童肿瘤监测中心,建立儿童肿瘤登记与监测体系,为儿童恶性肿瘤防控提供数据支撑。医院拥有国家呼吸系统疾病临床医学研究中心、科技部儿科重大疾病国际科技合作基地、教育部儿科重大疾病研究重点实验室等 10 个国家级平台,以及北京市儿科研究所和 5 个北京市重点实验室,儿科疑难重症疾病的诊断治疗水平居国内领先地位。

2013 年,北京儿童医院牵头成立首个跨区域专科联盟——北京儿童医院集团;在此基础上,2016 年成立福棠儿童医学发展研究中心,秉持"全国儿科是一家"的理念,建立起以 36 家省级成员单位为核心、辐射 28 个省市自治区和直辖市、覆盖全国 2 000 余家基层医疗机构的儿童健康服务网络。为推动儿童健康事业发展,福棠儿童医学发展研究中心成立了包括病理专业委员会在内的 19 个专业委员会,在全国实践儿科分级诊疗,促进医疗、科研、教学和保健事业稳步、快速、均衡发展。

"病理为医之本"(As is our pathology, so is our medicine),北京儿童医院自建院以来,一直重视病理科的建设和发展,特别是近些年来,医院加大对病理科投入,使病理科朝着机械化、自动化、数字化和智能化等方向不断迈进。

何乐健教授作为中华医学会病理学分会儿科学组组长和福棠儿童医学发展研究中心病理专业委员会主任委员,带领病理科团队以北京儿童医院病理科建科 60 余年来积累的丰富病理资料为基础,联合国内外 16 家知名儿科医疗机构(含 9 家福棠儿童医学发展研究中心成员单位)的 24 位儿童病理专家共同完成此书。该书既包含常见病、多发病,又有一些罕见病、疑难病,书中文字部分与网络病理切片扫描部分相互对应;文字部分提供了包含 WHO 儿童肿瘤新分类在内的临床、病理等丰富多样的近 3 400 幅图片,网络病理切片扫描部分提供了精选的病例,使病理医师有"身临其境"的"实战"感觉,为理论与实践相结合,做了很好的尝试。

儿童是祖国的未来,加强儿科医师特别是儿科病理医师的培养和业务能力的提高是各级儿童专科医院的重要任务。该书的出版,为病理医师特别是儿科病理医师提供了丰富的"食粮",让我们共同携手,为儿童健康事业发展添砖加瓦!

倪鑫　教授
国家儿童医学中心
首都医科大学附属北京儿童医院院长
中华医学会小儿外科分会主任委员
2020 年 10 月

# 前 言

近些年来,随着科学技术的飞速发展,医学特别是临床病理学取得了长足的进步,以分子生物学等为代表的新技术越来越多地应用于病理研究及诊断中。儿科病理属综合病理的一部分,小儿疾病有自身的特点和规律,其临床特点和病理学特点等与成人存在着明显差异。为总结儿童疾病病理特点,反映国内外儿童病理研究的最新进展及成果,我们组织包括国家儿童医学中心等在内的、国内外知名医院的、具有丰富临床病理诊断经验并长期从事儿童专科病理诊断工作的知名华人儿科病理专家,编写了这本儿童病理专著。本书共分 16 章,涉及儿童各个系统共计 337 种疾病,既包含儿童常见病、多发病,又有一些疑难病、少见病、罕见病及新近发现的疾病,同时还介绍了 WHO 肿瘤最新分类中的神经系统、软组织肿瘤、肾母细胞瘤、肝母细胞瘤等儿童常见肿瘤。本书力求将传统组织病理学技术与现代病理技术相结合,对疾病做全面、综合阐述。书中收集图片近 3 400 幅,除包括疾病大体照片、HE 染色图片、免疫组织化学图片、免疫荧光图片、电镜图片、特殊染色、原位杂交图片、流式细胞术图片、荧光原位杂交(FISH)、测序等图片外,还有许多如普通 X 线、CT、MRI、造影、三维重建、超声等相关图片。

本书可作为病理诊断医师、病理研究生、临床医师等医务人员的参考书籍。

本书在编写过程中得到了北京儿童医院院领导的大力支持。感谢临床相关科室的帮助,感谢病理科贾超、张檬、王琳、刘念、杜新宇等给予的技术支持。

由于时间仓促,书中难免有不足或错误,敬请读者批评指正。

编者

2020 年 10 月于北京

# 目　录

# 第一章

# 肾脏

## 第一节 肿瘤性疾病

### 一、肾母细胞瘤

**【定义】**

肾母细胞瘤(nephroblastoma),又称威尔母斯瘤(Wilms tumor),是一种起源于原始肾胚芽细胞的胚胎性恶性肿瘤,以多相分化为特点。

**【临床特点】**

1. **发病率** 肾母细胞瘤是儿童最常见的恶性肾脏肿瘤,发病率为1/8 000,占所有儿童肾脏肿瘤的90%,儿童恶性肿瘤的7%;发病高峰年龄为2~4岁,98%的患儿年龄小于10岁,6个月以下的婴幼儿和成人发生的肾母细胞瘤均罕见。肿瘤多为单侧,双侧肾脏同时或先后发生肾母细胞瘤的患儿仅为5%;患儿双侧肾脏同时发生肾母细胞瘤的平均年龄大多比单侧发生肿瘤的年龄小1岁。肾母细胞瘤男女发病率无明显差别,多为散发,少数患者伴有遗传性疾病。

肾母细胞瘤的病因尚不清楚,可能与11号染色体上的(位于11p13)*WT1*基因的丢失或突变,或11p15的*WT2*基因异常有关。也可能是由于胚芽细胞向后肾组织分化障碍,并且持续增殖造成的。该病少数病例可为家族性。大约10%的病例与综合征相关,主要有三种先天畸形综合征。具有以下三种先天畸形综合征的患者,肾母细胞瘤的发病率明显升高:

(1) WAGR综合征:与*WT1*基因的丢失或突变有关,表现为肾母细胞瘤、虹膜缺如、泌尿生殖道畸形和精神发育迟缓。

(2) Denys-Drash综合征:与*WT1*基因的丢失或突变有关,特点为性腺发育不全(男性假两性畸形)和年幼时发生的肾脏病变(如弥漫性肾小球系膜硬化),并导致肾衰竭。

(3) Beckwith-Wiedemann综合征:与*WT2*基因的异

常有关,特征为器官肥大、巨舌、偏身肥大、脐突出和肾上腺皮质细胞肥大。

2. **症状** 肾母细胞瘤患儿绝大多数表现为偶然发现的腹部肿块,少数患者有血尿、高血压或肺脏等器官转移的症状。

3. **实验室检查** 少数患者可见血尿,但对诊断帮助不大。

4. **影像学特点** 临床诊断该病的主要依据是影像学检查,包括腹部平片、排泄性尿路造影、腹部超声、腹部CT或MRI检查(图1-1-1-A)。其中最简单的检查方法是腹部超声检查。

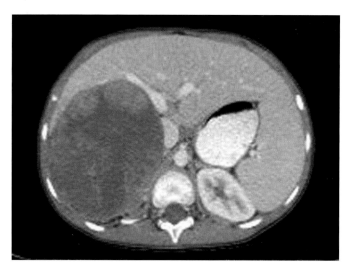

图1-1-1-A CT示右肾上极有一大小为13cm×12cm×10cm的异质肿块,伴有钙化

5. **治疗** 目前肾母细胞瘤有两种不同的治疗方案:一种是美国儿童肿瘤研究协作组(COG)的治疗方案:建议首先切除原发肿瘤,然后根据肿瘤临床分期以及病理检查结果,如肿瘤是否有间变、是否属于预后不良的组织学类型等情况,再进行化疗或放疗。

另一种则是欧洲的儿童肿瘤研究国际协作组(SIOP)的治疗方案:建议术前化疗,然后再手术切除肿瘤,并根据病理检查结果及临床分期进一步进行相应的化疗或放疗等。国内则是两种方案的结合,选择后者的单位居多。

**6. 预后** 尽管 COG 和 SIOP 对于肾母细胞瘤的治疗方案不同(表 1-1-1-1),但接受两种不同方案治疗的患者生存率非常接近。有超过 90% 的患者达到治愈水平;仅少数患者复发。

表 1-1-1-1 儿童肾母细胞瘤术后化疗和术前化疗危险度分型与病理组织学关系

| 危险度分型 | COG(术后化疗) | SIOP(术前化疗) |
| --- | --- | --- |
| 低危(预后良好型) | 囊性部分分化型 | 囊性部分分化型及完全坏死型 |
| 中危(标准型) | 非间变性和其他亚型 | 间叶型 上皮型 混合型 消退型 |
| 局灶性间变型 | 局灶性间变型 | |
| 高危(预后不良型) | 弥漫性间变型 | 胚芽型 |
| 弥漫性间变型 | | |

预后不良因素有:

(1) Ⅱ~Ⅳ期肿瘤发现有间变;弥漫性间变预后较局灶性间变差,但由于对化疗的耐受,尽管是小的局灶间变也会导致不良预后。

(2) 临床分期高。

(3) 患者年龄大于 2 岁。

(4) 肿瘤体积大。

**【病理学特点】**

**1. 肉眼观察** 肾母细胞瘤多表现为单个实性肿物,体积较大,边界清楚,多有假包膜形成。肿瘤质软,切面鱼肉状,灰白或灰红色,常有灶状出血、坏死或囊性变(图 1-1-1-B)。

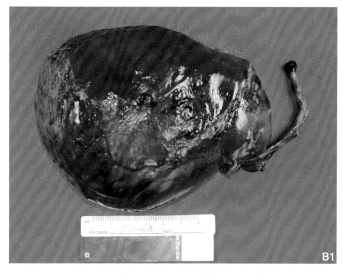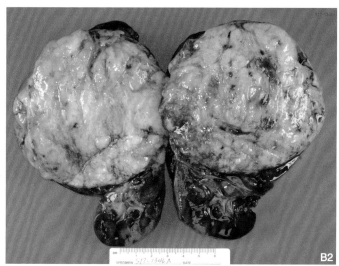

图 1-1-1-B 大体照片示边界清楚,有假包膜形成。肿瘤质软,切面鱼肉状,灰白或灰红色,常有灶状出血、坏死或囊性变

**2. 镜下观察** 肾母细胞瘤显微镜下具有三种不同发育阶段的肾脏组织学结构,包括间叶、上皮和原始胚芽组织三种成分(图 1-1-1-C)。三种成分的比例及分化程度变化不一;因此,肾母细胞瘤组织结构千变万化。有些肿瘤以原始胚芽为主,幼稚胚芽细胞为小圆形或卵圆形原始细胞,胞质少,肿瘤像未分化小细胞肿瘤(图 1-1-1-D1),其他两种成分可能很少。有些肿瘤以上皮组织为主,肿瘤有腺管样结构(图 1-1-1-D2)。也有些肿瘤以间叶成分为主,以不同分化程度的梭形细胞、横纹肌母细胞到成熟的横纹肌细胞为主(图 1-1-1-E)。有时肿瘤里可混有少量成熟的鳞状上皮、软骨、骨或脂肪等组织。绝大多数肾母细胞瘤至少有两种成分,病理诊断不难,但是单

相型的肾母细胞瘤有时诊断困难。肾母细胞瘤有时可见肿瘤坏死和侵犯血管(图 1-1-1-F)。

若肿瘤中胚芽成分>65%,则为胚芽为主型;若肿瘤中上皮成分>65%,则为上皮为主型;若肿瘤中间叶成分>65%,则为间叶为主型;若肿瘤由上述 2 种或 3 种组织成分组成,各成分均不大于 65%,则为混合型。

根据瘤细胞是否出现核间变的形态,肾母细胞瘤分为预后良好的组织学类型(favorable)和预后不良的组织学类型(unfavorable);瘤细胞核间变是属于预后不良的肾母细胞瘤的组织学类型。间变要同时符合以下两个标准:①肿瘤细胞核染色质深染,比周边同种成分瘤细胞大 3 倍(图 1-1-1-G);②有病理性核分裂(图 1-1-1-H)。间

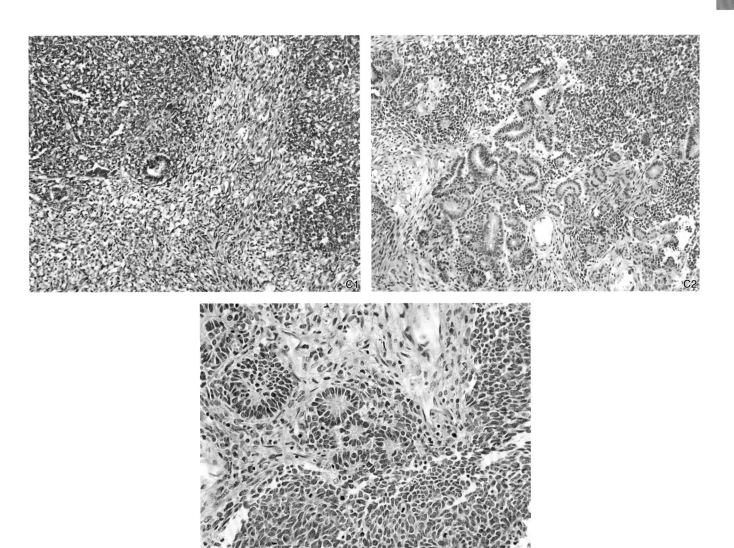

图 1-1-1-C HE×4 示间叶、上皮和原始胚芽组织等三种肿瘤成分

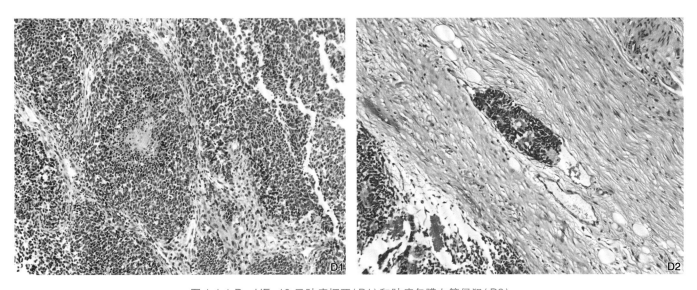

图 1-1-1-D HE×10 示肿瘤坏死（D1）和肿瘤包膜血管侵犯（D2）

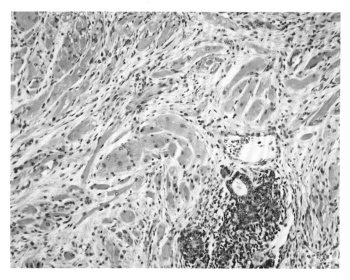

图 1-1-1-E　HE×10 示肿瘤间叶成分为主,由不同分化阶段的横
　　　　　 纹肌细胞组成

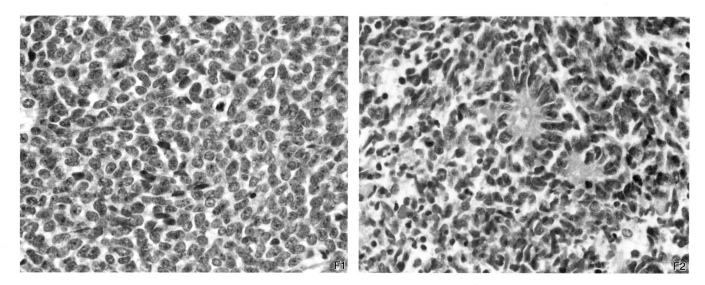

图 1-1-1-F　HE×20 示小圆形或卵圆形原始幼稚胚芽细胞,胞质少。肿瘤类似未分化小细胞肿瘤(F1),可见腺管样结构(F2)

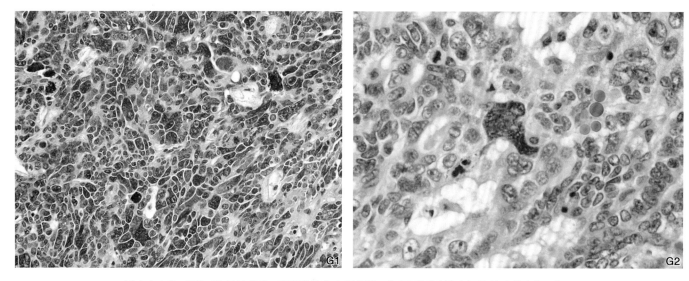

图 1-1-1-G　HE×20 示核间变,瘤细胞核染色质深染,大于周围同类瘤细胞的 3 倍( G1,G2)

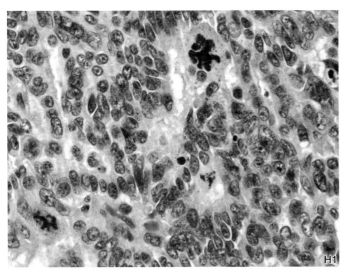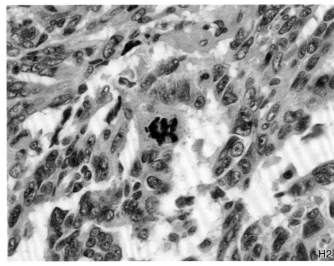

图 1-1-1-H HE×40 示病理性核分裂 (H1、H2)

变提示肿瘤对化疗不敏感和 p53 的突变。伴有间变的预后不良组织的组织学类型占肾母细胞瘤 7%~8%，多见于 2 岁以上的幼儿，年龄越大，间变的可能性会越大。小于 1 岁的婴幼儿患者间变罕见，间变分局灶及弥漫两亚型。只有弥漫性间变对于临床和治疗意义重大。局灶间变是指间变成分在肾内，周围是非间变肿瘤成分，而且间变成分已被切除。局灶间变一旦被切除，该肿瘤便属于预后良好的组织学类型。如果肿瘤里有多个间变病灶、或间变病灶在肾以外，或未被完全切除，则属于预后不良的组织学类型。大于 5 岁的儿童患者，13% 是预后不良的组织学类型，要用联合多种化疗药物治疗（图 1-1-1-I）。

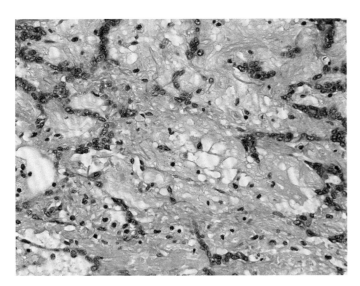

图 1-1-1-I HE×10 示肿瘤化疗后反应,肿瘤纤维化和瘤细胞分化成熟

具有以下特点,属于弥漫性间变:

（1）间变出现在肾外;

（2）随机活检取样,发现肿瘤有间变;

（3）明显核异型;

（4）间变出现在多张组织学切片,不能确定部位。

有以下特点,为局灶性间变:

（1）单个或多个明显局限的病灶间变;

（2）间变出现在肾内,间变周围是非间变的肿瘤组织;

（3）残余肿瘤没有明显核异型（多形性和核深染）;

（4）没有血管侵犯。

3. **免疫组化** 对诊断帮助不大,不同成分染色不同,胚芽成分 Vimentin 阳性表达,间叶成分 WT1 低表达或不表达,胚芽成分和早期上皮分化成分 WT1 则弥漫表达,而分化的上皮成分 WT1 局灶或不恒定表达。WT1 和 p53 染色,可用于鉴别间变细胞和非间变细胞（图 1-1-1-J）。

4. **分子遗传学特点** 三分之一的散发性肾母细胞瘤有 *WT1* 基因（11p13,编码泌尿生殖系统发育早期表达的锌指转录因子）的丢失,10% 的肿瘤有 *WT1* 基因的位点突变。少数病例发现有位于染色体 11p15 的 *WT2* 基因异常,肿瘤与染色体 1p16q 的杂合性缺失（LOH）有关,间变细胞伴有 p53 突变。

家族性肾母细胞瘤发现有 *FWT1*（17q12-121）和 *FWT2*（19q13）突变及 *WTX* 突变（Xq11.1）病例。

【鉴别诊断】

1. **淋巴瘤和神经母细胞瘤等小细胞肿瘤** 绝大多数肾母细胞瘤由三种组织成分构成,三相性形态特征是肾母细胞瘤独特镜下特点。但当该肿瘤以单相型组织为主,又未充分取材,或送检是小活检组织,免疫组化则有助于诊断。当取材的肿瘤以原始肾胚芽成分为主时,可用 CD45 排除淋巴瘤,SYN 或 Phox2B 排除神经母细胞瘤,NKX2.2 和 CD99 排除 Ewing 肉瘤。当取材的肿瘤以腺样

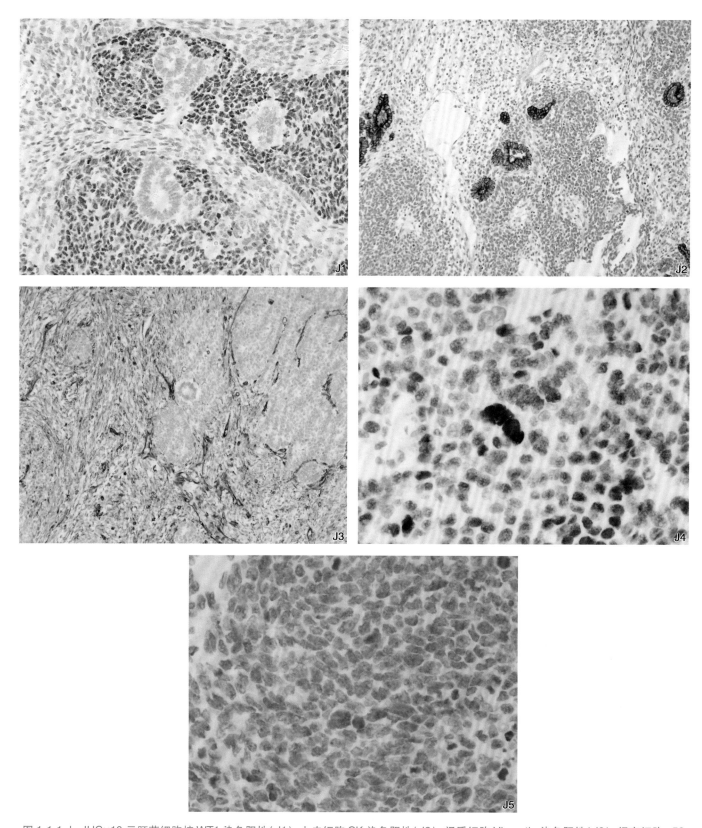

图 1-1-1-J　IHC×10 示胚芽细胞核 WT1 染色阳性（J1），上皮细胞 CK 染色阳性（J2），间质细胞 Vimentin 染色阳性（J3），间变细胞 p53 核染色阳性（J4）和非间变细胞 p53 染色阴性（J5）

小管成分为主时,需要免疫组化排除肾细胞癌。当取材组织以间叶成分为主,又有局灶横纹肌分化时(Myogenin局部呈阳性),若能确认肿瘤有另外两种形态(腺样成分及肾胚芽组织成分)时,可以诊断为肾母细胞瘤。有局灶横纹肌分化的肾母细胞瘤远远多于原发性肾脏横纹肌肉瘤,多数专家认为肾原发横纹肌肉瘤几乎不存在,肾肿瘤有横纹肌分化时,要充分取材以确定是否是肾母细胞瘤。

**2. 肾源性残余** 肾脏的胚胎发育起源于肾胚芽组织,一直持续到胚胎发育的36周。当肾源性组织在36周以后持续存在时,这些持续存在的组织叫肾源性残余。肾源性残余多数自行消失,但若开始有增生性变化,便成了肾母细胞瘤的癌前病变,少数增生性肾源性残余可进展成肾母细胞瘤,增生性肾源性残余在组织学上与肾母细胞瘤一样,也可由三相组织构成,并有核分裂象,它与肾母细胞瘤区别在于它的病灶小,而且缺乏绝大多数肾母细胞瘤具有的假纤维被膜。肾源性残余若位于肾被膜下(叶周型图 1-1-1-K1),可有多个病灶,并累及对侧肾;若位于肾盂周围时(叶内型图 1-1-1-K2),一般为单个病灶。

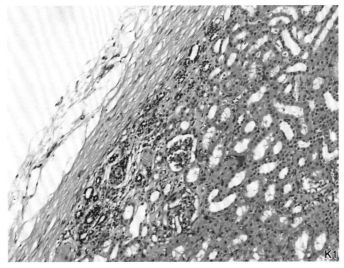 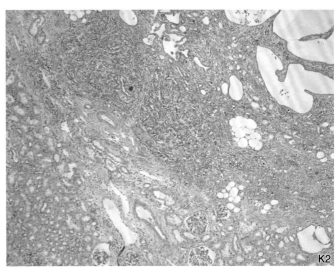

图 1-1-1-K　HE×10 示叶周型肾源性残余位于肾被膜下(K1)和叶内型肾源性残余位于肾小叶周围(K2)

美国儿童肿瘤研究协作组(COG)根据诊断时肿瘤累及的范围分为五期,用来指导肾母细胞瘤治疗方案的选择。

Ⅰ期:肿瘤局限于肾脏以内,未穿过肾被膜到肾外或侵入肾盂外的软组织,并且肿瘤已经手术完全切除。

Ⅱ期:肿瘤已穿透肾被膜,侵入肾被膜外软组织或侵入肾盂周围的软组织,但是肿瘤已手术完全切除。

Ⅲ期:肿瘤未能被完全切除,有残余肿瘤组织在体内。未完全切除的可能性包括:

(1)外科手术的切缘(包括肾血管、输尿管或软组织切缘)阳性。

(2)肾周围淋巴结活检阳性。

(3)术前有做过穿刺或开放性活检的病史。

(4)病理检查时发现切除的肿瘤已破裂。

(5)肿瘤是零碎性切除,送检的组织不止一块。

(6)手术中肿瘤破裂导致肿瘤细胞漏进入腹腔。

Ⅳ期:肿瘤经血或淋巴结转移到腹膜后和盆腔以外的部位,如肺、肝转移。

Ⅴ期:双侧肾肿瘤。

儿童肿瘤研究国际协作组肿瘤分期方案(SIOP-欧洲分期)

Ⅰ期:肿瘤局限于肾、肾包膜;肾囊或假包膜有肿瘤浸润,但没有浸润包膜表面,肿瘤可完整切除,切缘无残留。

Ⅱ期:肿瘤超出肾脏,穿透肾包膜、纤维假膜至肾周脂肪,但能完整切除,切缘无残留。

Ⅲ期:无完整切除肿瘤,切缘有残留。

Ⅳ期:肿瘤经血道转移至肺、肝、骨髓、脑等或淋巴结转移至腹腔或盆腔。

Ⅴ期:双侧肾肿瘤。

(Larry Lang Wang　胡永斌)

## 二、肾母细胞瘤病

**【定义】**

肾源性残余(nephrogenic rests,NR)是指妊娠34~36周、胎儿肾脏停止发育后仍持续存在的、异常的胚胎细胞巢,该细胞巢具有发展成为肾母细胞瘤的能力;肾母细胞瘤病(nephroblastomatosis)是指弥漫性或多灶性存在的肾源性残余。肾源性残余和肾母细胞瘤病均为肾母细胞瘤的前驱病变,主要分为3型:小叶内型(intralobar nephrogenic rests,ILNR)、小叶周边型(perilobar nephrogenic rests,PLNR)和复合型。

肾母细胞瘤病(nephroblastomatosis)是一种少见的肾脏疾病,具有发展成为肾母细胞瘤的能力,是一种瘤前病变。

【临床特点】

1. **发病率** 在婴幼儿尸解中,1%的肾脏可见肾源性残余,25%~41%的单侧肾母细胞瘤中发现有上述两种病变,99%的双侧肾母细胞瘤伴有肾源性残余和/或肾母细胞瘤病;而不同的国家和地区肾母细胞瘤病的类型也不相同,北美以叶周型居多,而亚洲(如日本、印度等)则以叶内型为主。此外,多囊性肾发育不良、先天性中胚叶肾瘤也可伴有肾源性残余,也有肾血管肌脂肪瘤伴肾源性残余的报道。

2. **症状** 无症状,常与肾母细胞瘤同时存在或尸解时偶然发现。

3. **实验室检查** 无特殊。

4. **影像学特点** B超、CT和MRI等均可用于肾源性残余和肾母细胞瘤病的诊断。B超对大于8mm的、弥漫性病变效果较佳,多用于该病的筛查,肾残余多表现为肾内低回声、等回声,偶尔为强回声的病变,肾外形均没有改变。而CT(图1-1-2-A)和MRI敏感性较B超更高,可发现直径5mm的病变,均质性,且未改变肾外形。

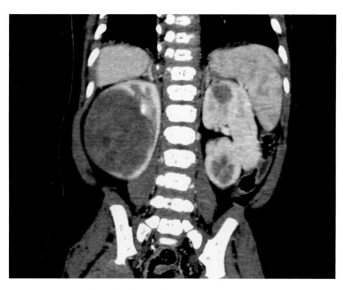

图 1-1-2-A CT检查示左肾上、下极,右肾下极实性影,左肾外形未见增大

5. **治疗** 增生性肾源性残余和肾母细胞瘤Ⅰ期患者治疗以手术切除加化疗为主,而其他类型的肾源性残余则无需治疗;对单侧肾母细胞瘤伴同侧肾源性残余的患者,每隔3~4个月需超声检查1次,直至患儿满8岁;而肾母细胞瘤研究协作组则推荐<4岁患儿,每3个月复查超声1次,连续复查6年;>4岁后,每3个月复查超声1次,连续复查4年。

6. **预后** 弥漫性肾源性残余(肾母细胞瘤病)可以消退,也可以进一步发展成为肾母细胞瘤。由于其病变范围广且重,如果不进行化疗,几乎全都发展成肾母细胞瘤。不伴肾母细胞瘤病的肾母细胞瘤,平均复发率为25%,而伴有肾母细胞瘤病的复发率达50%;此外,不伴肾母细胞瘤病的肾母细胞瘤患儿无病生存率为82%,而伴有肾母细胞瘤病的肾母细胞瘤患儿的无病生存率仅为38%。

【病理学特点】

1. **肉眼观察** 肉眼观察肾呈分叶状,但仍保留肾外形,切面示肾皮、髓质分界不清。

2. **镜下观察** 小叶周边型肾母细胞瘤病位于肾小叶的周围,界限清楚但没有包膜,其不同发展阶段具有不同的镜下特点:①休眠或初发的残余,由结构形态良好的小管组成,小管内覆单层柱状上皮,核分裂罕见或未见;②开始增殖时,其形态变大,呈卵圆形;增殖性残余可有几种结局:大多数情况下,肾残余将会消退,形成小管周围性瘢痕并停止增殖,形成所谓硬化的废用性肾残余;③弥漫或局灶性过度生长,形成所谓的增生性肾源性残余,由活跃增殖的胚芽和分化差的小管组成。单从细胞学特征来说,增生性肾源性残余不能与肾母细胞瘤鉴别,少数PLNR表现为整个肾或部分肾表面形成某种程度的连续性带状,即弥漫性小叶周边型肾母细胞瘤病;其过度增生可导致肾增大而临床表现明显,多见于1~3岁儿童,多为双侧,一侧病变重,另一侧病变轻(图1-1-2-B~L)。复合型同时具有ILNR和PLNR的特点。

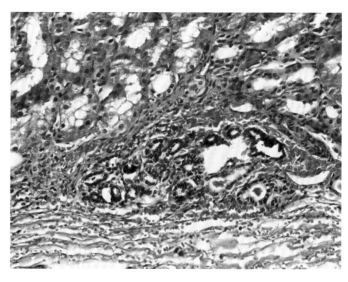

图 1-1-2-B HE×20 示肾源性残余

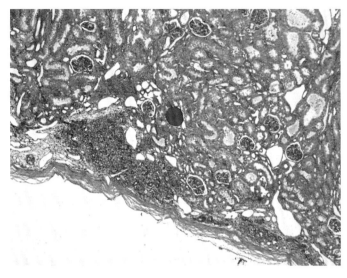

图 1-1-2-C  HE×10 示叶周型肾母细胞瘤病

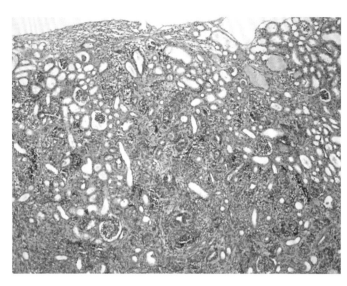

图 1-1-2-F  HE×10 示叶内型肾母细胞瘤病

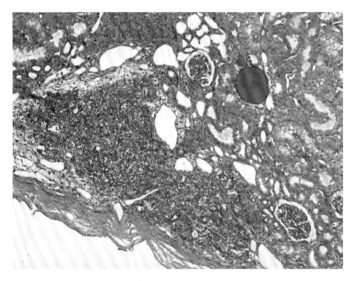

图 1-1-2-D  HE×20 示叶周型肾母细胞瘤病

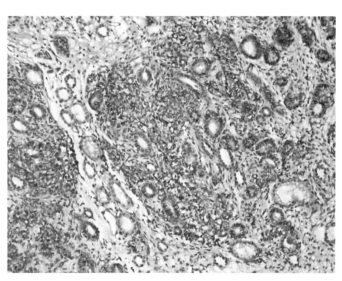

图 1-1-2-G  HE×20 示叶内型肾母细胞瘤病

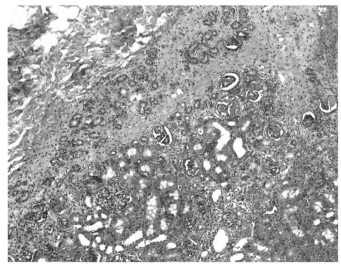

图 1-1-2-E  HE×10 示叶周型肾母细胞瘤病

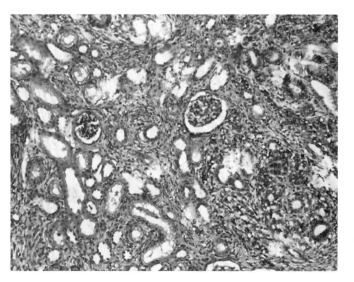

图 1-1-2-H  HE×20 示叶内型肾母细胞瘤病

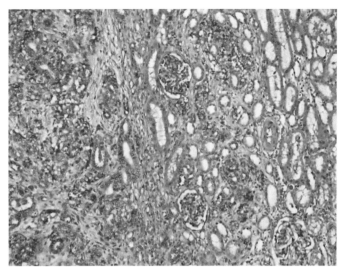

图 1-1-2-I　HE×10 示叶内型肾母细胞瘤病

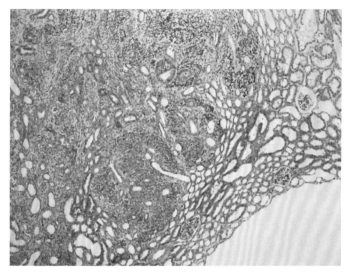

图 1-1-2-L　HE×10 示结节状肾母细胞瘤病,结节周边未见假包膜

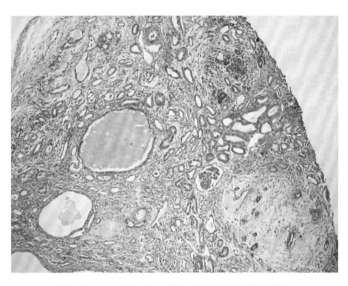

图 1-1-2-J　HE×10 示肾母细胞瘤病局部纤维化

ILNR:位于小叶中央区与正常肾实质相互交织在一起,分界不清,由间叶成分和小叶性小管组成,常见异源成分。ILNR 的增生既可为间叶、上皮成分单独增生,也可二者都增生;而肾母细胞瘤常由 ILNR 发展形成,肿瘤常被瘤周纤维性包膜与肾残余分开,但此特点并不可靠。

PLNR 和 ILNR 在病变部位、组织学特点、染色体及基因改变等诸多方面有所不同,尸体解剖中:①1% 的婴儿发现有 PLNR,而 ILNR 仅为 0.1%;②婴儿与总人群比较,肾源性残余伴发肾母细胞瘤的比例较高;③婴儿肾母细胞瘤切除的肿瘤中如发现有其中任何一型肾源性残余,对侧肾发生肾母细胞瘤的可能性就增高,尤其是年龄<12 个月、伴有小叶内型肾母细胞瘤病的患儿危险性最高;相反,则对侧肾发肾母细胞瘤的危险性就较低;④伴有肾母细胞瘤高危险性的综合征中,如 Beckwith-Wiedemann、Perlman 综合征等,常见有肾源性残余。

3. **免疫组化**　WT1、CD56、CK 等阳性(图 1-1-2-M、N)。

4. **超微结构特点**　与肾母细胞瘤瘤细胞超微结构特点相似。

5. **分子遗传学特点**　ILNR 与 11p13 染色体的杂合性缺失、*WT1* 基因缺失或突变有关;而 PLNR 与染色体 11p15、WT2 及 IGF2 异常有关。

【鉴别诊断】

1. **肾母细胞瘤**　增生性小叶周边型肾源性残余与肾母细胞瘤鉴别十分困难,而标本含有包括病变处组织和正常肾组织时鉴别较易。增生性 PLNR 直接紧邻正常肾组织,而肾母细胞瘤与正常肾或肾残余被纤维性被膜分开;影像学示增生性 PLNR 增长时保持卵圆形,不改变肾

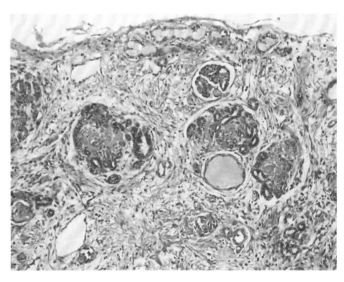

图 1-1-2-K　HE×20 示肾母细胞瘤病局部纤维化

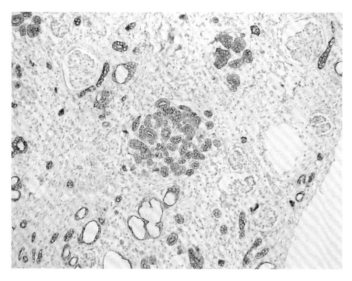

图 1-1-2-M IHC×10 示 CK 染色,原始小管阳性

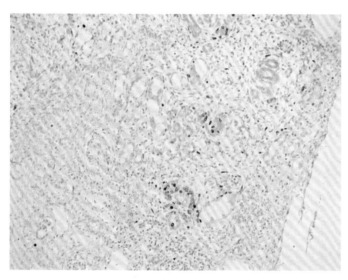

图 1-1-2-N IHC×10 示 Ki-67 染色,少量瘤细胞阳性

外形或肾轮廓,均匀一致,而肾母细胞瘤则为非均质性肿块,肾外形破坏;肉眼观肿瘤为多结节、鱼肉状,镜下肿瘤与挤推残留肾实质形成明显的所谓假包膜,肿瘤组织间未见正常的肾小球和肾小管。

2. **肾发育不良** 杂乱无序排列、发育不良的肾小球和肾小管,有异位组织如软骨、间质纤维化。

3. **先天性中胚叶肾瘤** 多为小于 1 岁的婴幼儿,形态像纤维肉瘤的梭形细胞肿瘤,瘤组织呈指状包绕边缘处肾小球和肾小管。

4. **肾血管肌脂肪瘤、后肾腺瘤及后肾腺纤维瘤** 少见肾肿瘤,肾小管样结构间为无细胞的间质成分或伴有成片的梭形细胞间质。

5. **终末期肾的胚胎性增生** 局限于肾表面,界限不清。

(何乐健)

## 三、囊性部分分化型肾母细胞瘤

【定义】

囊性部分分化型肾母细胞瘤(cystic partially differentiated nephroblastoma,CPDN)是肾母细胞瘤的特殊类型,肉眼为完全囊性肿物,囊壁菲薄,未见肿瘤结节,囊壁镜下见胚芽或其他未成熟的上皮、间叶组织,属一种预后良好的肾脏肿瘤。

【临床特点】

1. **发病率** 少见。多见于小于 2 岁的婴儿。

2. **症状** 与肾母细胞瘤相似。

3. **实验室检查** 无特殊。

4. **影像学特点** 肾脏囊性肿物(图 1-1-3-A)。

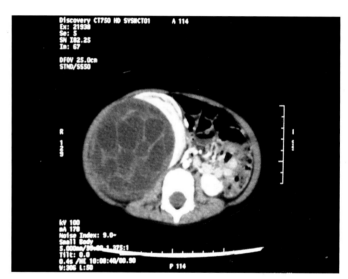

图 1-1-3-A CT 检查示囊性肾肿物,残留肾实质呈半月形

5. **治疗** Ⅰ 期患儿,手术切除肿瘤即可,无需进一步化疗;Ⅱ 期以上患儿,可加化疗。

6. **预后** 良好。少数患者可复发。

【病理学特点】

1. **肉眼观察** 肿瘤界清,由大小不等的蜂窝状囊腔组成,囊壁菲薄、未见实性瘤结节(图 1-1-3-B、C)。

2. **镜下观察** 囊腔内覆扁平或立方上皮,囊壁菲薄,内有不成熟原始上皮、间叶及胚芽组织(图 1-1-3-D~F)。

3. **免疫组化** 胚芽成分 WT1、CD56 阳性,原始上皮成分 CK 阳性。

4. **超微结构特点** 同肾母细胞瘤。

5. **分子遗传学特点** 与肾母细胞瘤相似。

【鉴别诊断】

1. **囊肿型肾母细胞瘤** 肉眼与囊性部分分化型肾母细胞瘤相似,也是囊腔为主的病变,但肉眼及镜下均可见实性肿瘤结节。

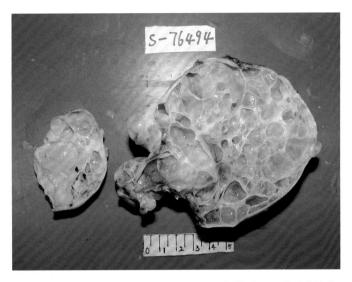

图 1-1-3-B 大体检查肾囊性肿物切面囊壁菲薄,未见实性肿瘤结节

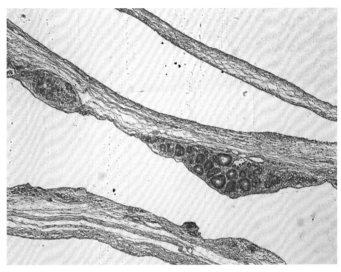

图 1-1-3-E HE×10 示囊壁内原始肾胚芽和原始肾小管结构

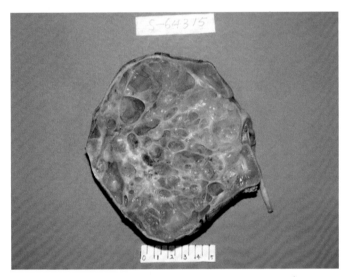

图 1-1-3-C 大体检查肿物切面显示呈蜂窝状,囊壁菲薄,未见实性瘤结节

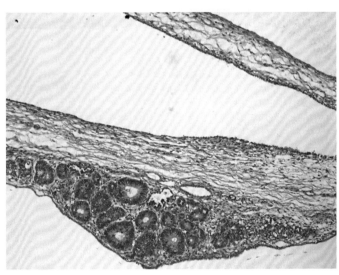

图 1-1-3-F HE×10 示囊壁中原始肾小管结构

**2. 囊性肾瘤** 肉眼与囊性部分分化型肾母细胞瘤相似,但镜下囊性肾瘤未见不成熟的原始上皮及胚芽成分,分子生物学有 *DICER1* 基因突变。

(何乐健)

### 四、囊性肾瘤

**【定义】**

囊性肾瘤(cystic nephroma)过去认为是肾母细胞瘤的特殊类型,肉眼观察为完全性囊性肾肿瘤,未见肿瘤结节,囊壁菲薄。目前认为其临床和病理特点与成人囊性肾瘤或混合性上皮和间质肿瘤相似。

**【临床特点】**

**1. 发病率** 少见。多见 4 岁以下儿童,男孩较多。30 岁以上女性患者的囊性肾瘤称混合性上皮和间质肿瘤(mixed epithelial and stromal tumor)。

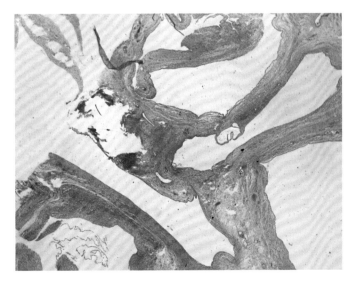

图 1-1-3-D HE×10 示囊性肾肿瘤,囊壁菲薄

2. **症状** 同肾母细胞瘤。

3. **实验室检查** 无特殊。

4. **影像学特点** 肾脏囊性肿物(图 1-1-4-A)。

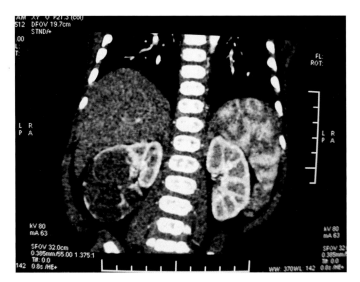

图 1-1-4-A CT 检查示右肾多囊性肾肿瘤

5. **治疗** 手术切除肿瘤。

6. **预后** 良好。

【病理学特点】

1. **肉眼观察** 单侧,多囊性病变,直径 2~10cm,肿瘤界清,由大小不等的蜂窝状囊腔组成,囊壁菲薄、未见实性瘤结节(图 1-1-4-B)。

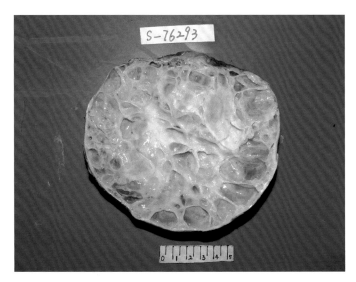

图 1-1-4-B 大体照片示肾呈蜂状,囊壁菲薄,未见肿瘤结节

2. **镜下观察** 囊腔内覆扁平或立方上皮,囊壁菲薄,内有梭形间质成分,未见不成熟原始上皮及胚芽(图 1-1-4-C~G)。

3. **免疫组化** 无特殊。

4. **超微结构特点** 上皮及间叶细胞特点。

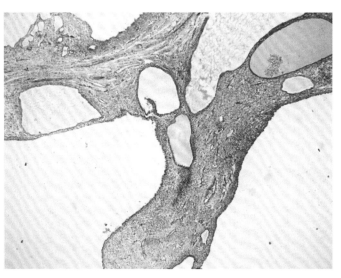

图 1-1-4-C HE×4 示肾囊性肿物

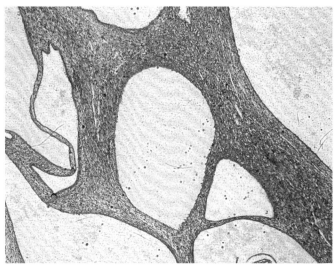

图 1-1-4-D HE×4 示纤维组织囊壁,未见原始肾胚芽和原始肾小管结构

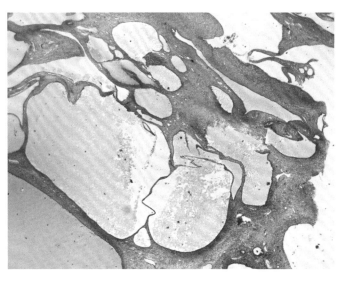

图 1-1-4-E HE×10 示多囊性肾肿物,囊壁菲薄

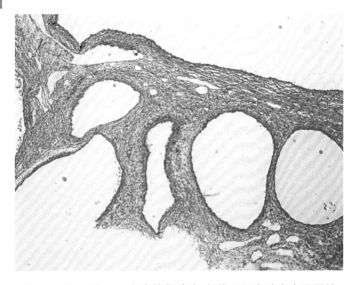

图 1-1-4-F  HE×4 示多囊性肾肿瘤,纤维组织囊壁中未见原始肾胚芽和原始肾小管结构

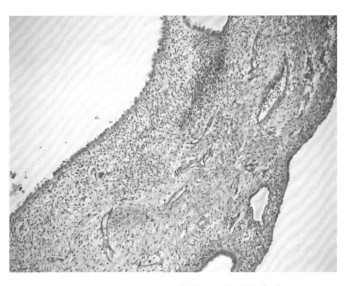

图 1-1-4-G  HE×10 示纤维组织构成的囊壁

**5. 分子遗传学特点**  分子生物学发现有 *DICER1* 基因突变。

【鉴别诊断】

**1. 囊性部分分化型肾母细胞瘤**  肉眼与囊性肾瘤相似,但镜下囊壁可见不成熟的原始上皮及胚芽成分。

**2. 囊肿型肾母细胞瘤**  肉眼与囊性部分分化型肾母细胞瘤肾瘤相似,也是囊腔为主的病变,但肉眼及镜下均可见实性肿瘤结节。

（何乐健）

## 五、肾透明细胞肉瘤

【定义】

肾透明细胞肉瘤( clear cell sarcoma of the kidney, CCSK)是儿童少见的恶性肾肿瘤,预后差,起源不明,过去曾将其作为肾母细胞瘤的亚型。

【临床特点】

**1. 发病率**  少见,占肾恶性肿瘤的 4%~6%,诊断年龄最小为 2 个月,最大 14 岁,诊断年龄大部分在 3 岁以内,男女之比为 2~6∶1。此瘤最大特点是易发生骨转移,骨转移的病例约占 43%~60%,而肾母细胞瘤发生骨转移的只有 3%~4%。

**2. 症状**  较大的单中心肾肿瘤,可有血尿、高血压,29%诊断时已有淋巴结转移。

**3. 实验室检查**  部分患者可有血尿。

**4. 影像学特点**  肾脏肿瘤,与肾母细胞瘤类似(图 1-1-5-A)。

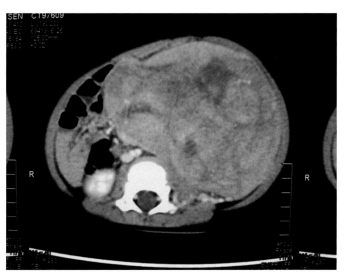

图 1-1-5-A  CT 检查示左肾肿物

**5. 治疗**  手术切除肿瘤,化疗和放疗。

**6. 预后**  预后很差,临床上具有侵袭性和广泛转移的特点,复发率和死亡率均较高,复发率为 63%,死亡率为 30%~70%,骨转移率为 17%~100%。大部分患者死于骨转移(图 1-1-5-B),最常见骨转移部位为颅骨,其次

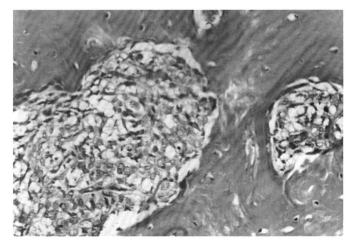

图 1-1-5-B  HE×10 示肿瘤骨转移

为脊柱,骨盆和肋骨,其他转移部位有肺、肝、淋巴结、脑、软组织(图 1-1-5-C~E)等。

**【病理学特点】**

1. **肉眼观察** 大体表现 CCSK 和肾母细胞瘤很相似,肿瘤直径 2~24cm,平均 11cm,位于肾髓质,但由于肿瘤细胞在肾内呈浸润性生长,因此肿瘤与肾实质的交界处常常不是很清楚,很少见像肾母细胞瘤那样由于肿瘤压迫肾实质形成假包膜。肿瘤剖面为灰红褐色、黏液样,有时可见囊肿形成、出血、坏死(图 1-1-5-F~I)。

2. **镜下观察** 光镜所见肿瘤组织在肾内呈浸润性生长,因此在肿瘤边缘部位可以看到原来存在的肾小管和肾小球被肿瘤组织包围。被包围的肾小管常常形成嗜碱性的立方或柱状上皮,很像胚胎性上皮。

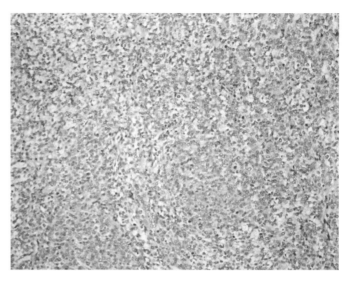

图 1-1-5-E HE×10 示肾透明细胞肉瘤,腿部转移,上图放大,镜下显示小圆细胞肿瘤

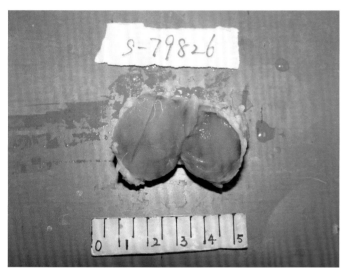

图 1-1-5-C 大体照片示肾透明细胞肉瘤,腿部转移,剖面显示灰粉、鱼肉状肿物

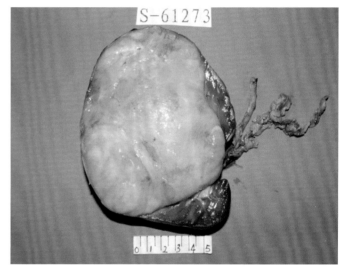

图 1-1-5-F 大体照片示肿物细腻,鱼肉状

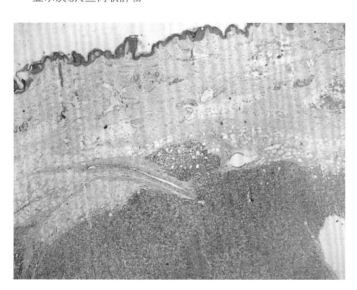

图 1-1-5-D HE×4 示肾透明细胞肉瘤,腿部转移,镜下显示皮下肿物

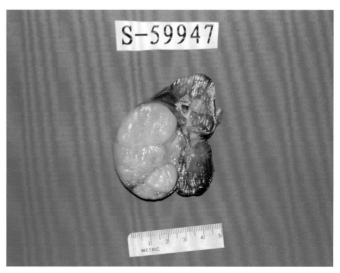

图 1-1-5-G 大体照片示肿物呈鱼肉状

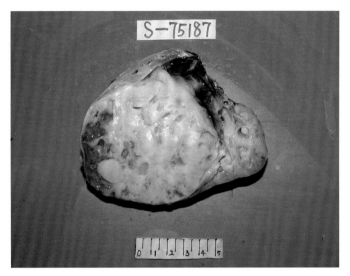

图 1-1-5-H 大体照片示肿物部分坏死

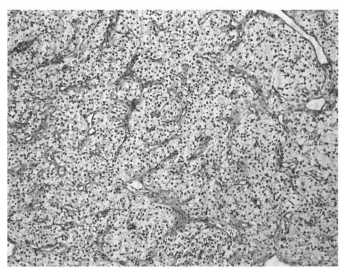

图 1-1-5-J HE×4 示实性片状瘤细胞和丰富的血管

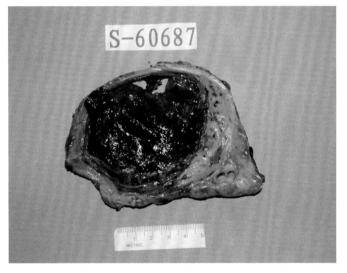

图 1-1-5-I 大体照片示化疗后肿瘤大部分坏死

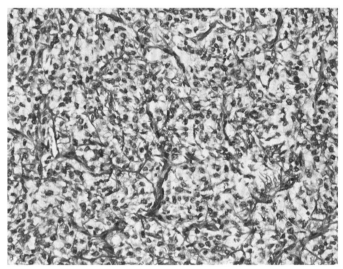

图 1-1-5-K HE×10 示胞质透明的瘤细胞和丰富的血管

（1）典型组织形态：大小一致，由染色很浅的肿瘤细胞构成，肿瘤细胞界限不清楚，胞质呈空泡状，核较小，圆形或椭圆形，大小基本一致，核染色质细呈网点状，染色浅，核分裂象很少见，光镜下给人以"分化好的肿瘤"的印象；此外肿瘤组织内可见大量分支状小血管形成的网架，将肿瘤细胞分隔成巢状或网状（图 1-1-5-J～L）。这种小血管倾向于平行走向，一侧可以看到几乎是垂直于血管主干的弓形分支。血管周围可见梭形细胞间质。大部分病例这种改变很清楚，但由于血管比较细，有时这种网状结构不太清楚，用网织纤维染色可以使这种特点表现得更明显。

（2）变异改变：和典型改变不同，这种变异改变常常给人以错误的印象而造成误诊。

1）黏液型：由瘤细胞外黏液形成的黏液池构成，黏液可多可少，多时可形成假囊肿样结构 PAS 奥辛兰染色阳性（图 1-1-5-M～O）。

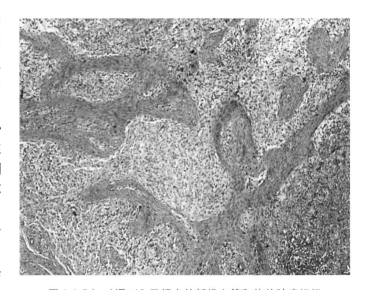

图 1-1-5-L HE×10 示粗大的纤维血管和片状肿瘤组织

2）上皮样或腺泡型:肿瘤细胞平行排列并围绕血管间隔形成类似腺管的结构,和典型透明细胞肉瘤相比,肿瘤细胞变得更像柱状,胞质变得更致密,染色变深。这种改变容易被误认为是肾母细胞瘤的腺管结构。多取材做切片,常常可以看到典型的改变,而且清楚的血管网随处可见。在肿瘤和肾的交界处可以看到浸润性生长的特点,应当考虑和肾母细胞瘤鉴别。部分肿瘤细胞可排列呈腺泡状,像腺泡型横纹肌肉瘤(图 1-1-5-P～R)。

3）梭形细胞型:瘤细胞排列呈梭形或轮辐状,形态像梭形细胞肉瘤或纤维组织细胞肉瘤(图 1-1-5-S～V)。

4）富于细胞型:细胞稀疏的背景中见界限清楚的富于细胞的细胞结节,结构有点像肾胚芽。

5）栅栏状排列型:这种类型的变异主要表现为肿瘤细胞核呈栅栏状排列,和神经鞘瘤很相似。这种改变常见于肿瘤内的一个小病灶,病灶内看不到血管网的特点(图 1-1-5-W)。

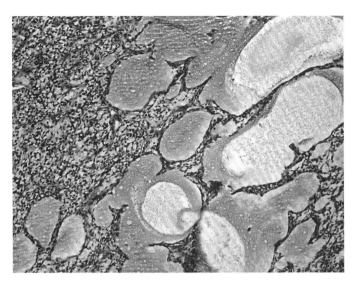

图 1-1-5-M　HE×10 示丰富的黏液空腔样结构

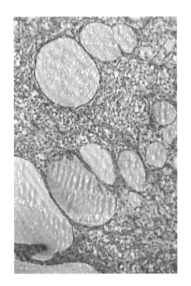

图 1-1-5-N　HE×10 示黏液空腔和肿瘤组织

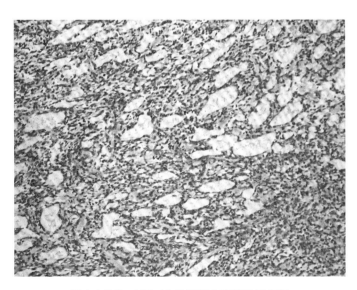

图 1-1-5-O　HE×10 示黏液小空腔及瘤组织

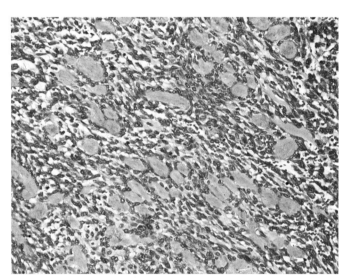

图 1-1-5-P　HE×10 示瘤细胞呈腺样排列

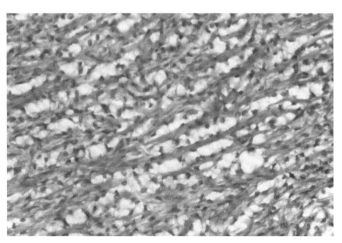

图 1-1-5-Q　HE×10 示瘤细胞呈腺泡状排列

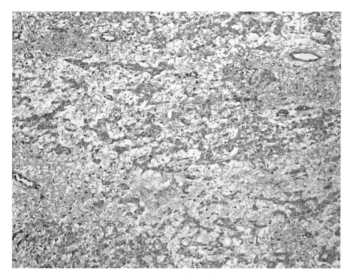

图 1-1-5-R　HE×10 示瘤细胞呈上皮样排列

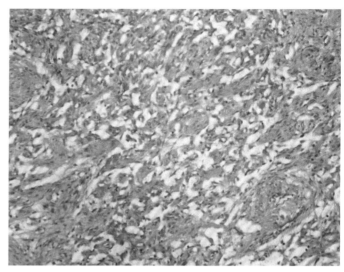

图 1-1-5-U　HE×10 示假腺泡样排列

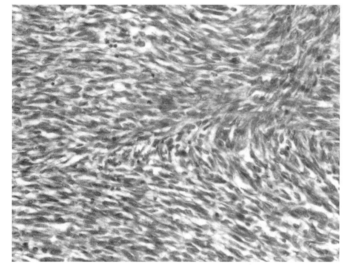

图 1-1-5-S　HE×20 示梭形瘤细胞,排列成"人"字形

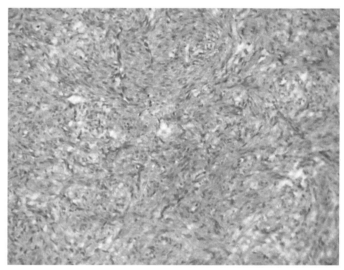

图 1-1-5-V　HE×10 示瘤细胞呈轮辐状排列

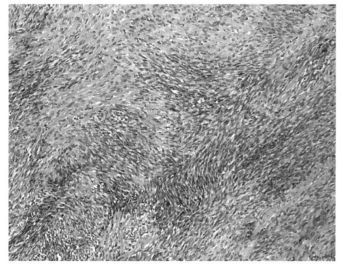

图 1-1-5-T　HE×10 示梭形瘤细胞

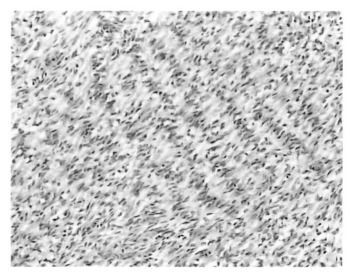

图 1-1-5-W　HE×10 示瘤细胞呈栅栏状排列

6）硬化型：肿瘤很纤细的纤维细胞间隔可以变成很粗的纤维母细胞束，并且出现胶原化，有时形成很浓的透明硬化，其中可见被孤立的单个或一小撮肿瘤细胞分散在这种透明基质中，形态和骨肉瘤样改变很相似，有些病例梭形细胞明显增生，这种改变常常和中胚叶肾瘤很相似。

7）囊肿型：CCSK 可以出现很突出的囊肿，这些囊肿有很多是由被肿瘤包围的集合管形成的，有些是由于黏液基质的间隙融合而成。这种改变常常很突出，容易被误认为是多房性肾囊肿（图 1-1-5-X、Y）。

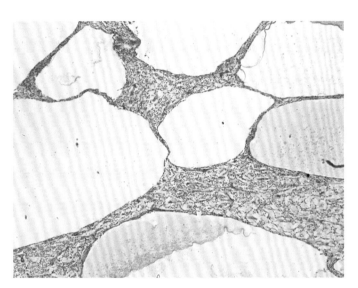

图 1-1-5-X HE×4 示囊性结构

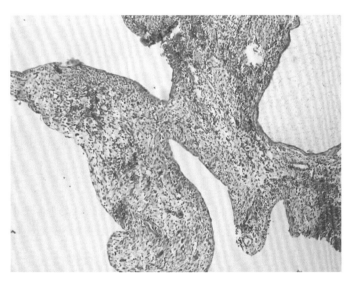

图 1-1-5-Y HE×4 示囊壁内瘤细胞

8）毛细血管扩张型：CCSK 的毛细血管网可以因为毛细血管扩张而变得很明显，在血管周围可见小梁状肿瘤细胞排列。

9）间变型或多形性：瘤细胞核深染，核巨大，有非典型核分裂，与肾母细胞瘤的间变型相似。

3. **免疫组化** 除波形蛋白阳性外，细胞角蛋白、上皮膜抗原、结蛋白、S-100 蛋白、NSE 突触素、CD34、CD99、LCA 等均阴性，瘤细胞 CyclinD1 阳性（图 1-1-5-Z）。

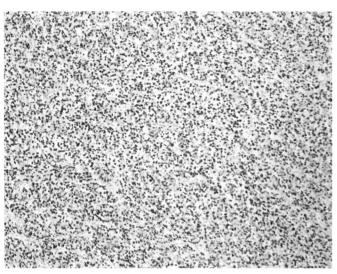

图 1-1-5-Z IHC×10 示瘤细胞 CyclinD1 染色阳性

4. **超微结构特点** 肿瘤细胞有很复杂的细胞突起伸入周围的细胞基质中，造成光镜下空泡状胞质的假象。细胞连接很原始，细胞器相对比较少，基板仅见于与周围细胞有关的部分。胞质内终丝比较少，偶尔也可以很突出。没有找到肿瘤细胞来源的特征性改变（图 1-1-5-Z1）。

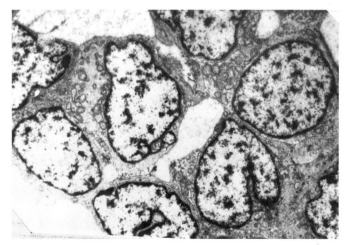

图 1-1-5-Z1 电镜检查示瘤细胞原始，细胞器较少，未见明显核仁

5. **分子遗传学特点** 10% 的患者可见染色体 t（10；17）（q22；p13）易位，产生 YWHAE-FAM22 融合基因。

【鉴别诊断】

1. **肾母细胞瘤** 胚芽为主型易与 CCSK 混淆，但肾母细胞瘤除原始胚芽外，多可见原始上皮和间叶组织，胚芽细胞核重叠,染色质粗糙,免疫组化见 WT1、CK 阳性。

**2. 先天性中胚叶肾瘤** 梭形或小圆细胞,免疫组化见 SMA,偶尔 Desmin 阳性,分子遗传学见 *ETV6* 阳性。

**3. 外周原始神经外胚层瘤** 小圆细胞肿瘤,免疫组化见 CD99 阳性,分子遗传学,*EWSR1* 基因阳性。

（何乐健）

## 六、横纹肌样瘤

【定义】

横纹肌样瘤(rhabdoid tumor),儿童少见的高度恶性、起源不明的肾脏肿瘤,约占儿童肾肿瘤的2%。

【临床特点】

**1. 发病率** 临床表现和肾母细胞瘤相似,主要表现为腹部肿物,个别病例可伴有血尿和腹痛等症状。发病年龄偏小,平均发病年龄在 1.5 岁左右,80% 发生于 2 岁以内的婴幼儿。其中,半数或半数以上发生在 1 岁以内的婴儿,文献报道发病年龄最小为 3 个月,最大的 4 岁多,新生儿及成人很少见。男孩发病率高于女孩,为 1.5~2.8：1,左侧发病较右侧稍多,未见双侧发病的报道。由于肿瘤恶性程度高,病情进展快,因此大部分患者就诊时都是 Ⅱ～Ⅲ 期以上。

**2. 症状** 高血钙、发热、血尿,可伴颅内肿瘤。

**3. 实验室检查** 血钙可增高,可有血尿。

**4. 影像学特点** 肾脏肿物,易侵犯肾门、肾窦,常伴出血坏死(图 1-1-6-A、B)。

**5. 治疗** 手术切除肿瘤,化疗和放疗。

**6. 预后** 预后较差,死亡率高达 80% 以上,5 年存活率仅为 24%。

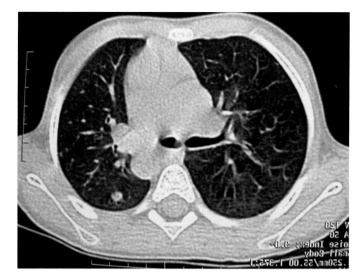

图 1-1-6-B CT 示左肺转移性结节影

【病理学特点】

**1. 肉眼观察** 肿瘤大体表现和肾母细胞瘤相似。肿瘤发生于肾内,直径 9~19cm,平均 12cm。剖面粉红色鱼肉样,常见出血坏死,部分病例可见假囊肿形成。肿瘤呈浸润性生长,与肾实质没有明显的分界,很少看到像肾母细胞瘤那样压迫肾实质形成的假包膜。残存的肾组织内常见卫星状瘤结节,这是由于小血管内瘤栓增生形成的(图 1-1-6-C～E)。

**2. 镜下观察** 典型的肿瘤,细胞呈弥漫排列,形态单一,细胞体积较大,多边形,细胞界限清楚,核偏一侧,圆形,核膜清楚,染色质呈空泡状,有突出的嗜碱性核仁,胞质丰富粉染,胞质内找不到横纹,有些胞质内可找到圆形嗜酸性包涵体,PAS 染色阳性,抗淀粉酶消化。除了典型改变以外,肿瘤内还可看到瘤细胞像上皮样排列,

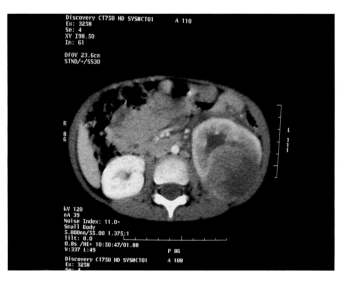

图 1-1-6-A CT 示左肾肿物,已突破肾被膜

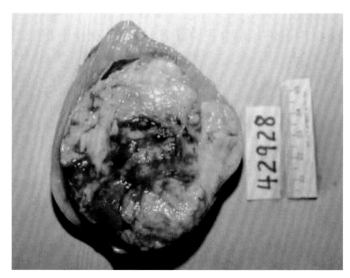

图 1-1-6-C 大体检查示切面显示肿瘤呈实性,未见假包膜,可见明显出血坏死

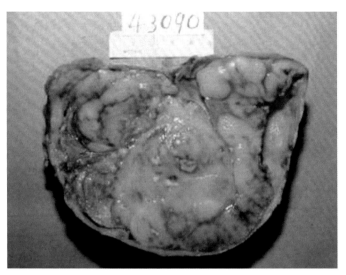

图 1-1-6-D 大体检查示切面显示肿瘤呈多结节状,未见假包膜

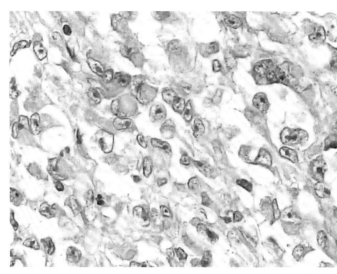

图 1-1-6-F HE×40 示瘤细胞核大、胞质丰富、嗜酸性包涵体

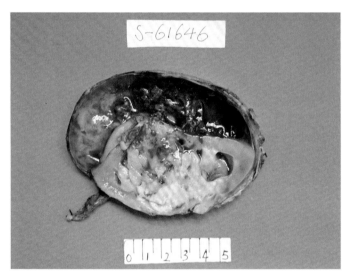

图 1-1-6-E 大体检查示切面显示肿物大部坏死,囊性变,肿物肾实质见扩散的瘤灶

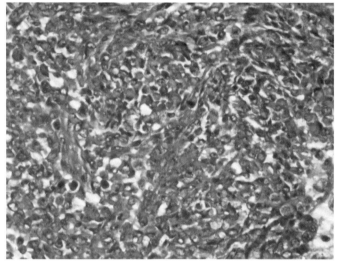

图 1-1-6-G HE×20 示瘤细胞呈实性片状排列,胞质丰富、嗜酸

有些呈腺泡状、小梁状、乳头状或实性片状,有些瘤细胞围绕小血管呈放射状排列,形态很像腺泡状横纹肌肉瘤。少数病例可见小圆形和椭圆形细胞区,瘤细胞胞质少,找不到包涵体,这种细胞形态很像淋巴瘤。肿瘤另一个特点是灶状出血坏死和间质透明变性。有些病例胶原纤维明显增生,梭形细胞束呈编织状排列,很像先天性中胚叶肾瘤的改变。肿瘤组织内常可看到被包围的肾小球和肾小管,有些肾小管上皮增生,核染色质变深,很像新生的小管,但在肾外的浸润灶和转移灶内找不到这种小管,因而否定其肿瘤性质。肿瘤交界处可呈现浸润性生长的特点,和肾母细胞瘤膨胀性生长不同(图 1-1-6-F~Q)。

**3. 免疫组化** 绝多数病例波形蛋白阳性,约半数病例细胞角蛋白阳性,EMA、CK8/18 阳性,而 INI1 缺失表

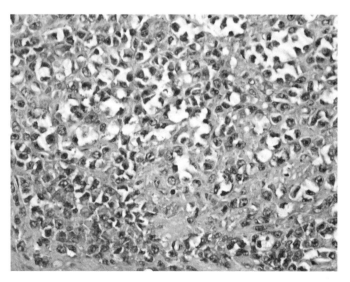

图 1-1-6-H HE×20 示瘤细胞呈腺泡状排列

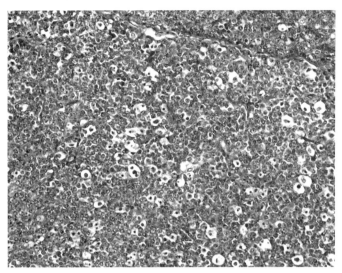

图 1-1-6-I　HE×10 示瘤细胞呈"星空状"排列

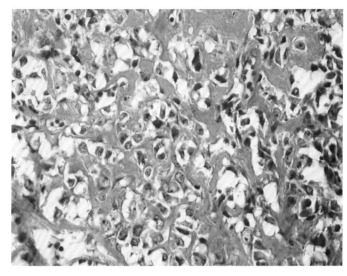

图 1-1-6-L　HE×20 示瘤细胞周围粉染基质,呈骨肉瘤样

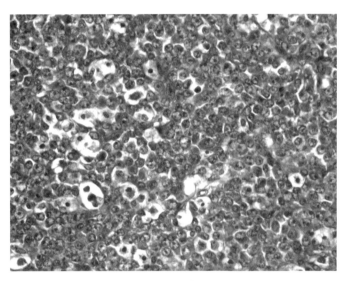

图 1-1-6-J　HE×20 示"星空状"结构

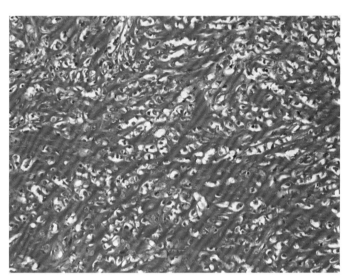

图 1-1-6-M　HE×10 示大量粉染基质包绕瘤细胞

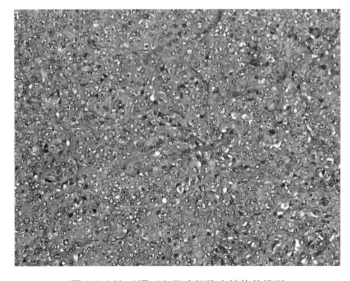

图 1-1-6-K　HE×10 示瘤细胞实性片状排列

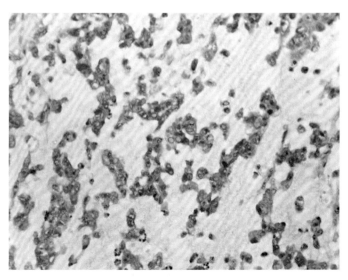

图 1-1-6-N　HE×20 示瘤细胞排列呈索条状

达,而其他标志如 S-100 蛋白、NSE、纤维连接蛋白、层粘连蛋白、溶菌酶、结蛋白、肌红蛋白等表达不定(图 1-1-6-R、S)。

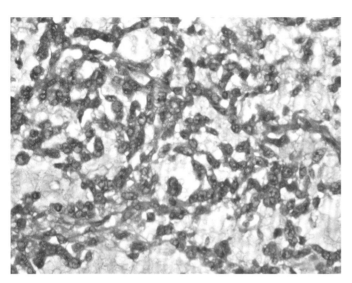

图 1-1-6-O　HE×20 示黏液基质及索条状排列的瘤细胞

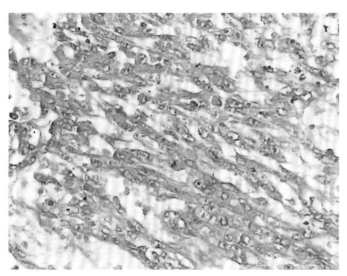

图 1-1-6-P　HE×40 示梭形瘤细胞

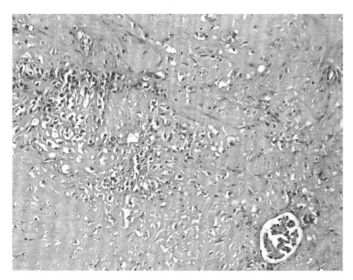

图 1-1-6-Q　HE×10 示玻璃样变基质

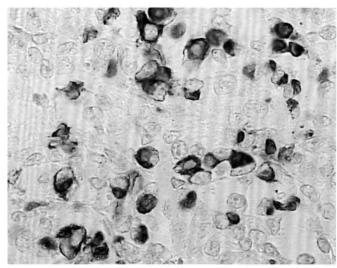

图 1-1-6-R　IHC×20 瘤细胞 CK 阳性

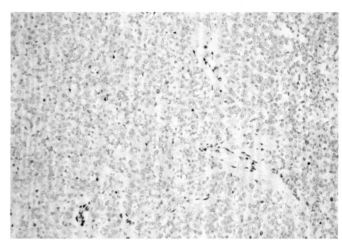

图 1-1-6-S　IHC×10 INI1 染色瘤细胞阴性,血管内皮细胞内对照染色阳性

4. **超微结构特点**　瘤细胞的包涵体是由紧密的轮状排列的中间丝构成的,电镜下没有交替排列的结构和 Z 带(图 1-1-6-T、U)。

5. **分子遗传学特点**　22q 丢失,*SNFS/INI1* 基因和突变(22q11.2)。

【鉴别诊断】

1. **伴有横纹肌样分化的肾细胞癌**　儿童罕见,INI1 核染色阳性

2. **伴有横纹肌样特点的肾母细胞瘤**　可见原始的肾胚芽、上皮和间叶三相分化,INI1 核染色阳性。

3. **中胚叶肾瘤**　免疫组化见上皮标志阴性,INI1 瘤细胞核阳性表达,FISH 检查 ETV6 可阳性。

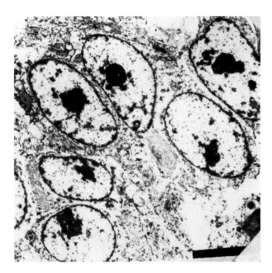

图 1-1-6-T 电镜检查示大核仁瘤细胞

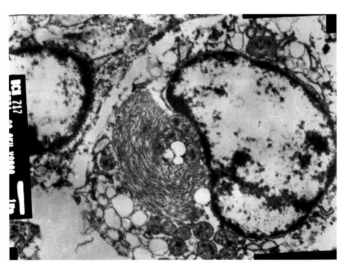

图 1-1-6-U 电镜检查示包涵体超微结构,呈螺纹样

（何乐健）

## 七、MiTF/TFE 家族异位相关性肾细胞癌

### 【定义】

MiTF/TFE 家族异位相关性肾细胞癌（MiTF/TFE family translocation-associated renal cell carcinoma）是肾细胞起源的一种特殊类型的恶性肿瘤,与 *MiTF/TFE* 基因（TFE3 或 TFEB）易位有关,涉及不同染色体包括:17q25（ASPL）,1q21（PRCC）,1p34（PSF）,Xq12（nonO）,17q23（RCC17）,3q23,11q12（alpha）等。

### 【临床特点】

1. **发病率** 少见,占手术切除的儿童肾脏恶性肿瘤的 5%,儿童和青少年多见 TFE3（Xp11.2）易位。

2. **症状** 血尿、腹部包块、腹痛、体重减轻。

3. **实验室检查** 无特殊。

4. **影像学特点** 肾脏肿物（图 1-1-7-A）。

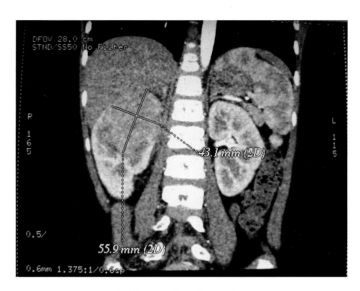

图 1-1-7-A CT 检查示右肾实性病变

5. **治疗** 手术切除肿物、化疗。

6. **预后** 临床分期高,生物学行为常为非侵袭性,远处转移和诊断时的年龄为影响预后的独立因素,儿童患者较成人好。

### 【病理学特点】

1. **肉眼观察** 肿物界清无包膜,切面灰黄常伴出血、坏死,有时有钙化,直径 2~21cm,平均 6.8cm（图 1-1-7-B~D）。

2. **镜下观察** 瘤细胞排列呈乳头、假乳头、腺泡状,瘤细胞胞质丰富透明或嗜酸性,细胞界限清,核仁明显,染色质呈空泡状,沙砾体多见（图 1-1-7-E~M）。

3. **免疫组化** EMA、CD10、PAX8 阳性,少数病例 Melan A 和 HMB45 可阳性;比较特异的染色是 TFE3 核表达阳性（图 1-1-7-N~P）。

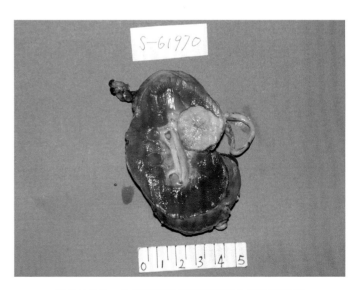

图 1-1-7-B 大体检查示切面示肾脏上极圆形肿物

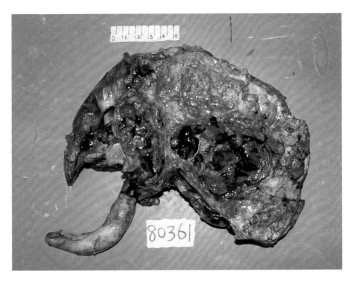

图 1-1-7-C 大体检查示切面显示肾肿物,部分囊性变

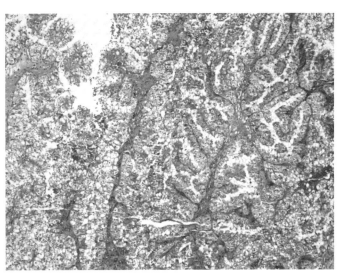

图 1-1-7-F HE×20 示肿瘤排列呈乳头状

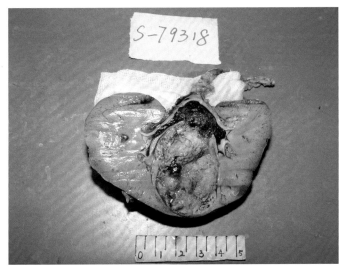

图 1-1-7-D 大体检查示切面显示肾肿物突向肾盂

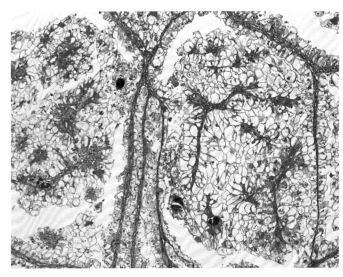

图 1-1-7-G HE×20 示沙砾体、多数胞质透明的瘤细胞及少量嗜酸瘤细胞

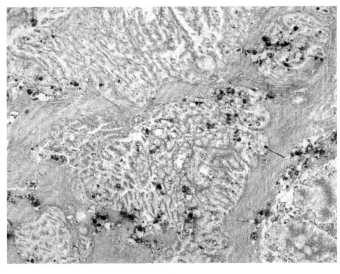

图 1-1-7-E HE×10 示肿瘤被纤维组织分割及大量沙砾体

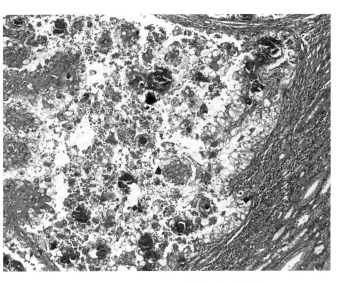

图 1-1-7-H HE×20 示嗜酸细胞、沙砾体

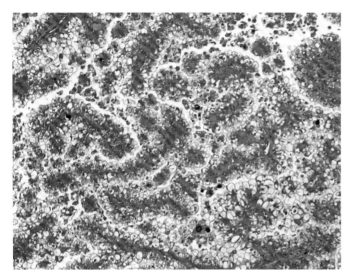

图 1-1-7-I　HE×10 示乳头结构、嗜酸和透明瘤细胞

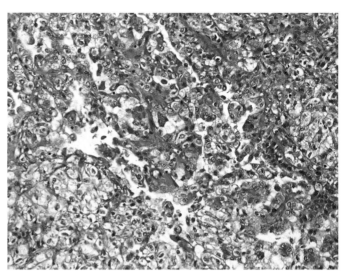

图 1-1-7-L　HE×20 示嗜酸及透明瘤细胞

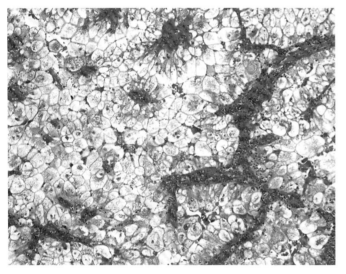

图 1-1-7-J　HE×20 示胞质透明的瘤细胞

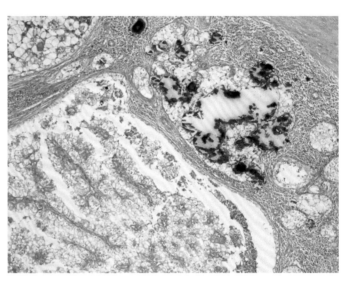

图 1-1-7-M　HE×20 示大量淋巴细胞、沙砾体、纤维分割及瘤细胞

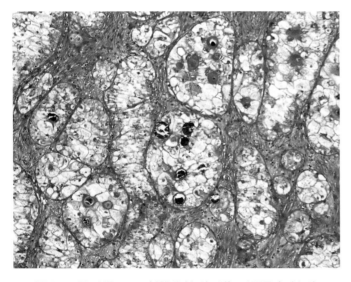

图 1-1-7-K　HE×10 示纤维分割、沙砾体、透明及嗜酸细胞

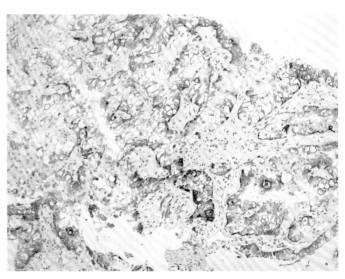

图 1-1-7-N　IHC×10 示瘤细胞 CK 阳性

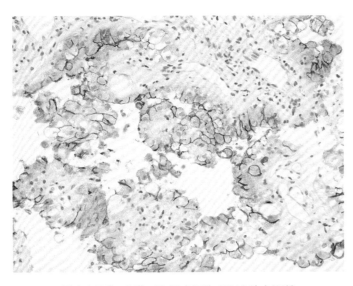

图 1-1-7-O IHC×20 示瘤细胞 CD10 染色阳性

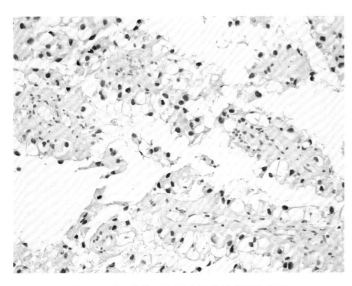

图 1-1-7-P IHC×10 示瘤细胞核 TFE3 阳性

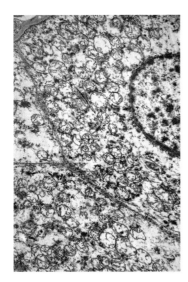

图 1-1-7-Q 电镜检查示瘤细胞细胞器、线粒体结构

**4. 超微结构特点** 可见细胞连接、微绒毛、基底膜结构,胞质内脂肪和糖原,丰富电子致密颗粒(图 1-1-7-Q)。

**5. 分子遗传学特点** 染色体 t(X;17)(p11;q25)、t(X;1)(p11.2;q21)易位(图 1-1-7-R)。少数为 Alpha-TFEB 融合基因位于 t(6;11)。

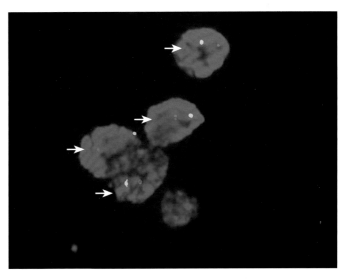

图 1-1-7-R FISH 检测 TFE3(Xp11.2)基因状况(双色分离探针)。男性 Xp11.2 异位型肾细胞癌患者典型阳性细胞(箭头所示)中只有分离的红绿信号点

**【鉴别诊断】**

1. **透明细胞肾细胞癌** 沙砾体少见,TFE3 阴性。

2. **乳头状肾细胞癌** 免疫组化:CK、CAM5.2、CK7、AMACR 阳性。

3. **肾母细胞瘤上皮为主型** 可见原始肾胚芽、间叶组织,免疫组化:WT1、CD 阳性,TFE3 阴性。

(何乐健)

## 八、肾间变性肉瘤

**【定义】**

肾间变性肉瘤(anaplastic sarcoma of the kidney)新近认识的肾脏肿瘤,镜下见多灶或弥漫梭形细胞,伴有间变特点、奇异多形性细胞、非典型核分裂。组织形态类似胸膜肺母细胞瘤、肝未分化肉瘤。目前认为此瘤为特殊类型的肾母细胞瘤。

**【临床特点】**

1. **发病率** 少见,儿童和成人均可,平均 5 岁。

2. **症状** 与肾母细胞瘤相似。

3. **实验室检查** 无特殊。

4. **影像学特点** 与肾母细胞瘤相似。

5. **治疗** 手术切除肿瘤和化疗。

6. **预后** 不良。

【病理学特点】

1. **肉眼观察** 与其他肾肿瘤类似,肿瘤直径 4～21cm,平均 13cm,可有囊性变。

2. **镜下观察** 梭形细胞瘤细胞呈弥漫或局灶分布,瘤细胞广泛间变,其中可见奇异的多形性瘤细胞及非典型核分裂,1/3 可见岛样软骨,未见上皮及原始肾胚芽、肾源性残余等(图 1-1-8-A～F)。

3. **免疫组化** Vimentin、Desmin、PGP9.5、p53 阳性,CK 阴性,WT1、CD56 阴性。

4. **超微结构特点** 具有肌纤维细胞特点。

5. **分子遗传学特点** 未见特异性遗传性改变。

【鉴别诊断】

1. **肾母细胞瘤** 肾母细胞瘤间变型,镜下可见原始肾胚芽、上皮成分,免疫组化:WT1、CD56 阳性。

2. **滑膜肉瘤** 未见肌分化及 *SYT-SYX* 融合基因。

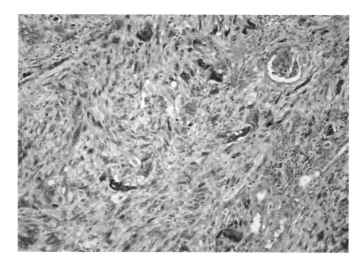

图 1-1-8-C HE×10 示肾间变性肉瘤,镜下显示大量深染、形态怪异的瘤细胞

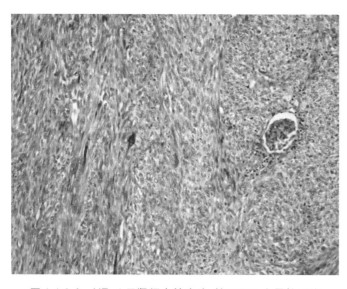

图 1-1-8-A HE×4 示肾间变性肉瘤,镜下显示大量梭形瘤细胞,呈束状排列

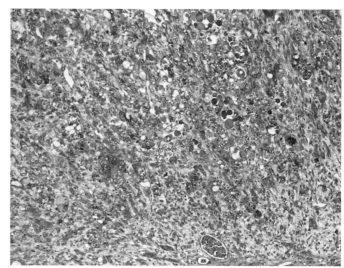

图 1-1-8-D HE×10 示奇异性瘤巨细胞及病理性核分裂

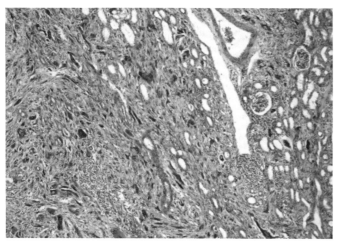

图 1-1-8-B HE×4 示肾间变性肉瘤,肾实质中见大量深染、怪异的瘤巨细胞和梭形瘤细胞

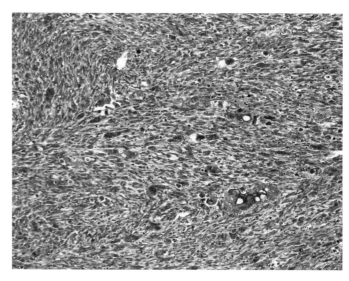

图 1-1-8-E HE×10 示梭形细胞及瘤巨细胞、病理性核分裂

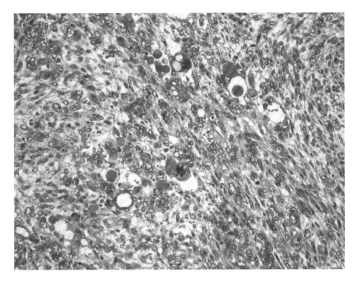

图 1-1-8-F HE×10 肾间变性肉瘤,形态类似肝脏未分化肉瘤

3. **胸膜肺母细胞瘤** 好发胸膜及纵隔,肉眼分为囊性、囊实性和实性,镜下可见胚芽,可伴有灶状间变,免疫组化 Myogenin 阳性。

(何乐健)

## 九、中胚叶肾瘤

### 【定义】

中胚叶肾瘤(mesoblastic nephroma),也叫先天性中胚叶肾瘤(congenital mesoblastic nephroma,CMN),胎儿肾错构瘤或平滑肌错构瘤,由梭形细胞组成的、肾的肌纤维母细胞性肿瘤。

### 【临床特点】

1. **发病率** 新生儿最常见的肾脏肿瘤,生后三个月以内婴儿大多是中胚叶肾瘤,较大的儿童和成人则很少见。男女发病率相等。

2. **症状** 为无症状性包块,常由父母无意中发现。

3. **实验室检查** 无特殊。

4. **影像学特点** 静脉肾盂造影(IVP)可见肾内肿物突入肾盂肾盏。肿瘤内可见造影剂,提示肿瘤存在有功能的肾单位。CT 扫描,肿瘤大部分为实性,有些区域可见囊性变,很少见钙化(图 1-1-9-A)。

5. **治疗** 手术切除肿瘤,细胞型可做化疗。

6. **预后** 多数预后良好,5%~10% 可复发和转移,多见于手术未能完整切除肿物和组织分型为细胞型的患儿。

### 【病理学特点】

1. **肉眼观察** 肿瘤发生于肾内,几乎占据整个肾实质。肾脏被膜光滑,质硬,直径约 6~8cm。剖面:肿瘤灰白色或淡黄色,可见编织状或旋涡状纤维条索,很像子宫平滑肌瘤。有些区域可见囊性变和均质黏液样改变。偶见出血坏死,很少见到肿瘤向外浸润(图 1-1-9-B~E)。

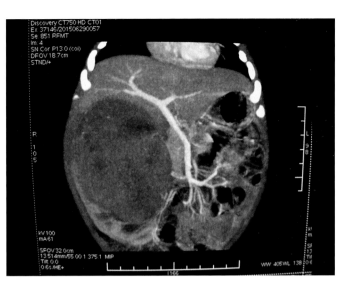

图 1-1-9-A CT 检查示右肾肿物,见残留肾实质

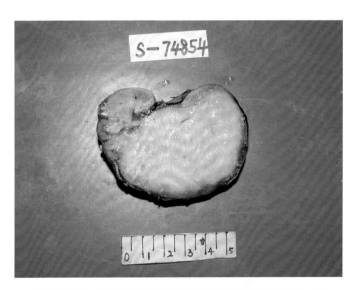

图 1-1-9-B 大体照片示切面显示肿物呈灰白色,实性,质地均匀

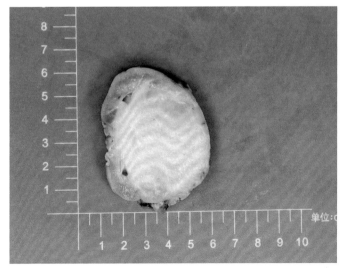

图 1-1-9-C 大体照片示切面肿物灰白色,实性,质地均匀,未见假包膜

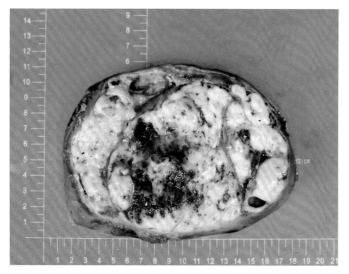

图 1-1-9-D 大体照片示肿物灰白色,实性,部分坏死

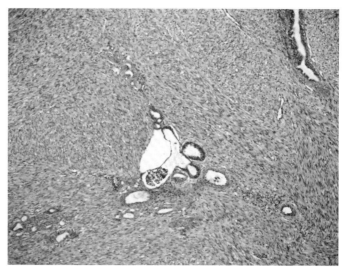

图 1-1-9-F HE×4 示瘤细胞片状排列,呈指状包绕肾小球和肾小管

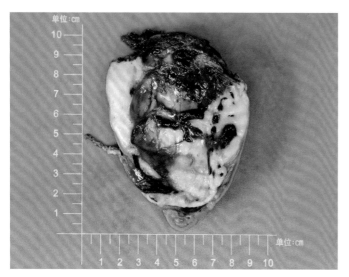

图 1-1-9-E 大体照片示肿物大部分坏死,并累及被膜

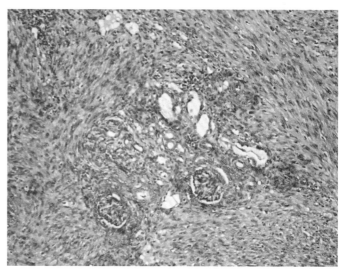

图 1-1-9-G HE×10 示梭形瘤细胞包绕肾实质

**2. 镜下观察** 组织学分为经典型、细胞型和混合型三种类型。经典型:肿瘤由一致的梭形细胞构成,瘤细胞密集,排列成旋涡状或编织状,核分裂象多见。肿瘤浸润肾实质,瘤细胞间可见受浸润的、不规则分布的残存肾组织,肿瘤中心残存肾组织减少,偶见结构不良的小管和不成熟的软骨小岛、横纹肌母细胞和造血细胞。退变坏死不常见,有时可见肾门浸润;细胞型:细胞密集、肉瘤样形态;混合型:具有经典型和细胞型的组织形态特点(图 1-1-9-F~R)。

**3. 免疫组化** 瘤细胞可表达 SMA、Desmin 等(图 1-1-9-S)。

**4. 超微结构特点** 具有肌纤维母细胞特点。

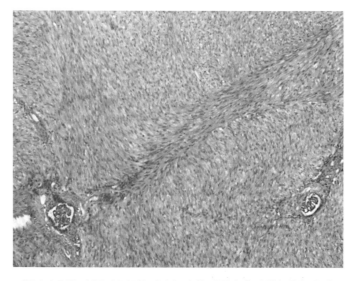

图 1-1-9-H HE×10 示梭形瘤细胞排列呈人字形并包绕肾小球

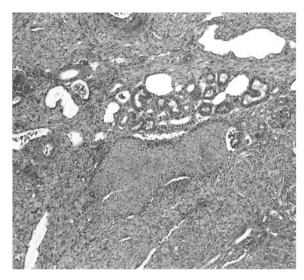

图 1-1-9-I　HE×10 示瘤组织中的软骨成分

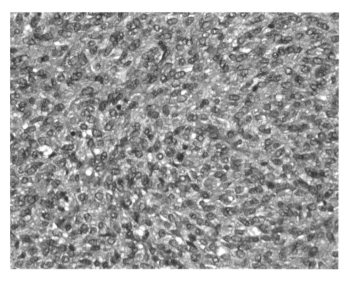

图 1-1-9-L　HE×20 示瘤细胞可见核分裂象

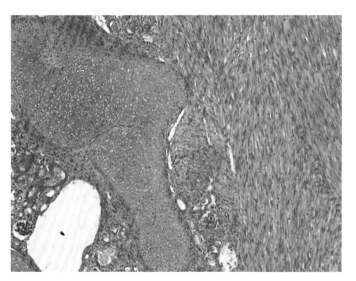

图 1-1-9-J　HE×10 示瘤组织中的软骨成分

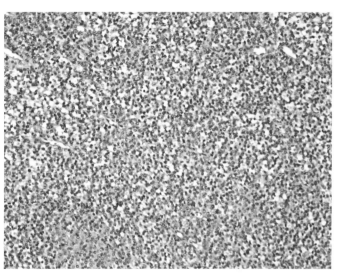

图 1-1-9-M　HE×20 示小圆细胞密集排列-细胞型

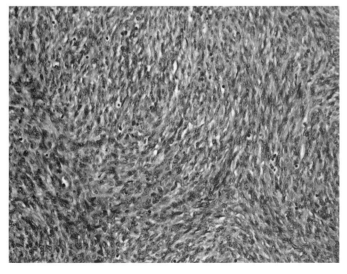

图 1-1-9-K　HE×20 示梭形瘤细胞

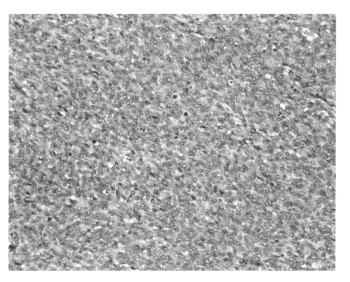

图 1-1-9-N　HE×20 示瘤细胞(细胞型)核分裂易见

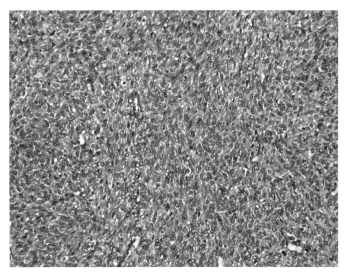

图 1-1-9-O HE×10 示瘤细胞(细胞型)核分裂易见

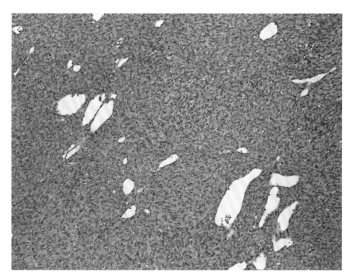

图 1-1-9-R HE×10 示致密瘤细胞和扩张的血管

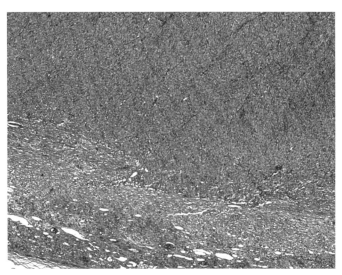

图 1-1-9-P HE×4 示肿瘤与肾实质交界处结构,呈指状凸起

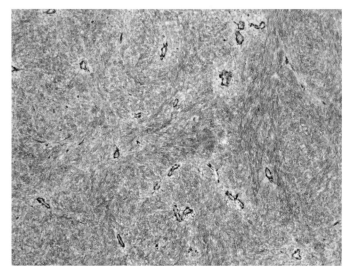

图 1-1-9-S IHC×10 示瘤细胞表达 SMA

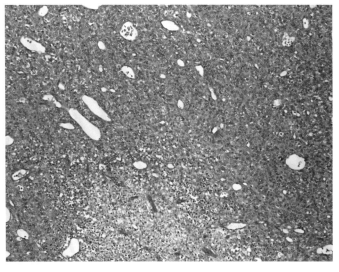

图 1-1-9-Q HE×10 示瘤组织坏死

5. **分子遗传学特点** 细胞型和混合型可见染色体 t(12;15)(p13;q25)易位,FISH 检测可见 *ETV6-NTRK3* 基因融合(图 1-1-9-T)。

【鉴别诊断】

1. **肾透明细胞肉瘤** 细胞型 CMN 缺乏丰富的血管、免疫组化:Desmin、SMA 阳性,可见肾发育不良(软骨成分)。

2. **肾母细胞瘤** 婴儿少见,可见原始胚芽、上皮和间叶三种成分。

3. **横纹肌样瘤** 免疫组化:INI1 核表达缺失,而 CMN 则为阳性表达。

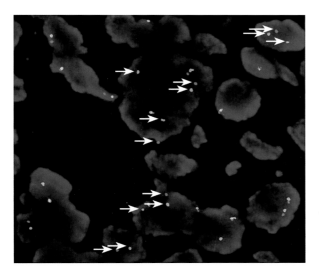

图 1-1-9-T  FISH 检测 *ETV6* 基因状况（双色分离探针）
图为先天性中胚叶肾瘤（细胞型），箭头示 *ETV6* 基因断裂阳性细胞中存在分离的红绿信号点

（何乐健）

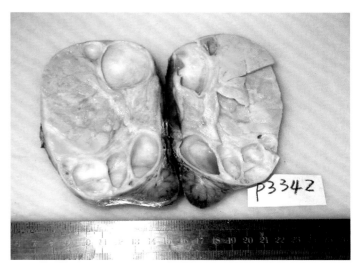

图 1-1-10-A  大体照片示肿瘤位于肾髓质，无包膜，与周围肾组织分界清，可有囊性变

## 十、后肾间质肿瘤

### 【定义】

后肾间质肿瘤（metanephric stromal tumor，MST）来源于后肾胚芽成分。其中后肾腺瘤完全由上皮样细胞组成；MST 则完全由梭形细胞组成；两种成分都有的肿瘤，则称为后肾腺纤维瘤。

### 【临床特点】

1. **发病率**  罕见。发病率约为先天性中胚层肾瘤的 1/10。儿童后肾腺瘤常见（诊断时的平均年龄为 13 个月，范围为 2 天~13 岁）。

2. **症状**  临床常表现为腹部肿块和血尿，偶见患者有高血压或出血等表现。

3. **影像学特点**  CT 显示为类圆形低密度肾脏肿物，瘤体较大时可向肾盂延伸，增强扫描病变区可轻度至明显强化，局部层面边缘欠清，肾盂相应部位受压变形，如肿瘤内存在囊性变可有相应的影像学改变。

4. **治疗**  手术切除及术后随访观察。

5. **预后**  目前认为后肾间质肿瘤生物学行为为良性，切除后未见转移或局部复发的报道。

### 【病理学特点】

1. **肉眼观察**  肿瘤位于肾髓质，无包膜，与周围肾组织分界清；部分肿瘤可向肾盂、肾盏延伸；切面呈灰白、灰黄色纤维样，可有囊性变（图 1-1-10-A）。

2. **镜下观察**  肿瘤边界清，呈"扇贝形"与相邻肾组织连接，无包膜（图 1-1-10-B）。

肿瘤内散在分布陷入的单个肾单位；肿瘤细胞呈梭

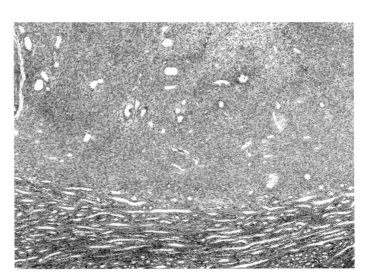

图 1-1-10-B  HE×4 示肿瘤边界清，呈"扇贝形"与相邻肾组织连接，无包膜

形或星形；围绕内陷的肾小管或者肾血管呈"同心圆"状排列，伴黏液变性，肿瘤细胞分布不均，在低倍镜下表现为特殊的"结节"状（图 1-1-10-C、D）。瘤细胞丰富区可见核分裂（图 1-1-10-E）。

肿瘤内陷的肾小动脉可表现为血管发育不良：血管壁结构紊乱，肌纤维变性。

肿瘤内可见异源性分化的神经胶质、软骨，脂肪组织等（图 1-1-10-F）。

MST 部分肿瘤细胞呈明显的上皮样改变，内陷的小管形状不规则，被肿瘤细胞围绕，图像类似于"乳房纤维腺瘤"。

3. **免疫组化**  目前发现所有病例有不同程度的 CD34 表达。Desmin，CK，S-100 阴性。

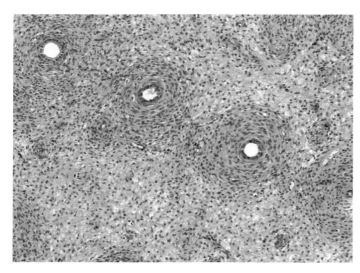

图 1-1-10-C　HE×10 示肿瘤内散在分布卷入的单个肾单位;肿瘤细胞围绕内陷的肾小管呈特殊的"结节"状

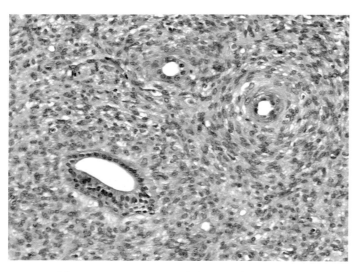

图 1-1-10-D　HE×20 示肿瘤细胞呈梭形或星形

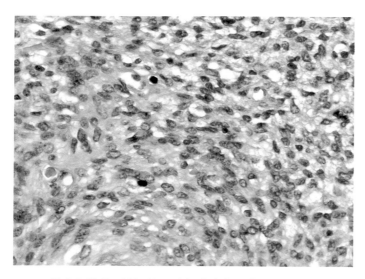

图 1-1-10-E　HE×40 示瘤细胞丰富区域可见核分裂

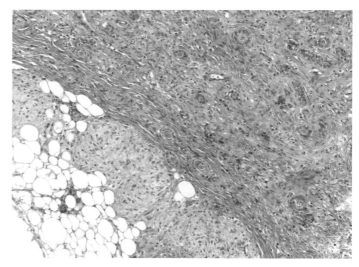

图 1-1-10-F　HE×40 示肿瘤内可见异源性分化的软骨、脂肪组织等

4. **分子遗传学特点**　尚未发现特征性异常。偶有报道涉及 17q 重排。

【鉴别诊断】

1. **先天性中胚层肾瘤**　肿瘤细胞形态单一,分布均匀,编织状排列,肿瘤内大片被卷入的肾组织,形成"肾组织岛",另外,MST 内可见发育不良的血管,血管壁结构紊乱,肌纤维变性,无血管浸润现象。而血管浸润是先天性中胚层肾瘤的一个特点,但被浸润的血管组织结构正常。基因检测显示细胞型先天性中胚层肾瘤具有特征性的染色体易位 t(12;15)(p13;q25)。

2. **肾透明细胞肉瘤**　组织学形态多样,镜下肿瘤内可见单个肾单位,瘤细胞排列成巢,细胞巢之间被纤维血管间隔分割,形成独特的组织学结构,而 MST 在低倍镜下由于细胞分布不均,形成"结节样"结构。免疫组化示 CD34 阴性,有助于其与 MST 鉴别诊断。

3. **滑膜肉瘤**　梭形细胞单相型,由于肿瘤细胞排列成束状或车轮状,细胞丰富区域和细胞稀疏区域交替,伴随黏液样背景,容易与 MST 混淆。但滑膜肉瘤免疫组织化学检查肿瘤细胞表达 CK、EMA、C-kit,而不表达 CD34,同时有特征性的染色体易位 t(X;18)(p11.2;q11.2)。

4. **小叶内肾源性残余**(intralobar nephrogenic rests, ILNR)　ILNR 在形态学上与 MST 极为相似,唯一的区别在于前者出现了肾胚芽成分;而后者没有此成分。因此,也有推测认为随着 ILNR 成熟,其原始的胚芽成分消失,成为 MST。因此鉴别这两种疾病须认真检查每一张切片,发现是否存在肾胚芽成分,以帮助诊断。

(殷敏智)

## 十一、后肾腺瘤

### 【定义】

后肾腺瘤（metanephric adenoma）是由具有像早期后肾小管分化的能力、小、原始细胞组成的良性肿瘤,此类肿瘤还包括后肾腺纤维瘤和后肾间质肿瘤。

### 【临床特点】

1. **发病率**　罕见,男女比例为1:2,年龄11个月~83岁均可见,平均41岁。

2. **症状**　半数无症状,可见腹部包块、血尿、腹痛等症状。

3. **实验室检查**　无特殊。

4. **影像学特点**　肾脏肿物,与肾母细胞瘤类似(图1-1-11-A、B)。

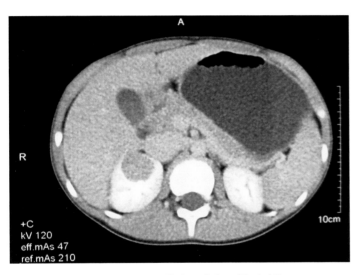

图 1-1-11-A　CT 检查示右肾一圆形肿物

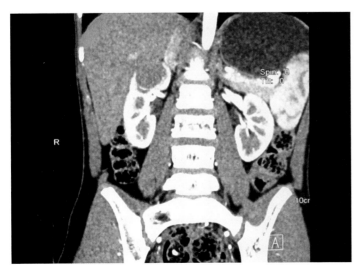

图 1-1-11-B　CT 检查示右肾上极一圆形肿物

5. **治疗**　手术切除肿瘤。

6. **预后**　良好。

### 【病理学特点】

1. **肉眼观察**　肿物直径 0.3~20cm,平均 5.5cm,单侧、灰黄、实性,可伴有灶状出血和坏死、囊性变(图1-1-11-C)。

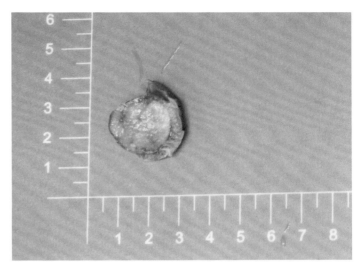

图 1-1-11-C　大体照片示肿物切面显示灰粉、质均肿物

2. **镜下观察**　瘤细胞致密、排列呈管状结构,也可呈乳头状、肾小球样结构,瘤细胞大小一致、卵圆形,未见核异形,核分裂罕见,核仁不明显,胞质少,染色质均匀分布,可见沙砾体、玻璃样变、出血、坏死等继发改变;腺管间为无细胞的间质(图1-1-11-D~K)。

3. **免疫组化**　WT1、CD57、PAX2 阳性,AMACR 胞质阳性,CK7、EMA 常阴性(图1-1-11-L~O)。

4. **超微结构特点**　基底膜和细胞连接发育良好,腔面有短绒毛,细胞器缺乏。

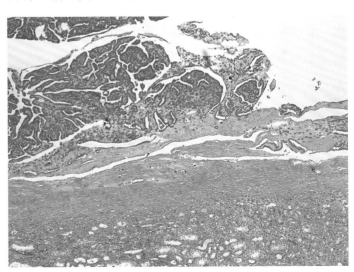

图 1-1-11-D　HE×4 示肾实质及肿物交界处一界限清楚的肿瘤

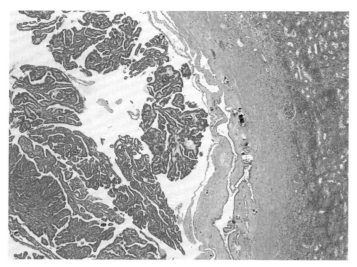

图 1-1-11-E　HE×4 示大量小管样结构

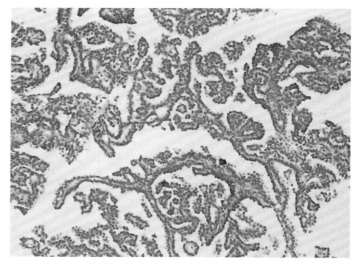

图 1-1-11-H　HE×10 示小管样结构

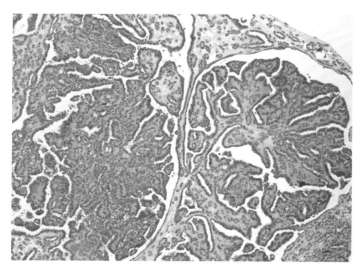

图 1-1-11-F　HE×10 示大量增生的发育较好的小管样结构

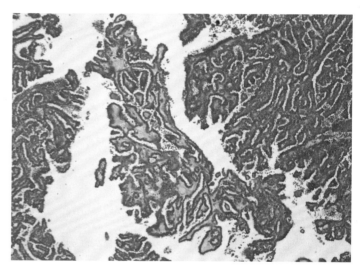

图 1-1-11-I　HE×10 示密集的小管增生

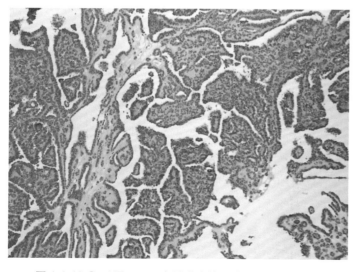

图 1-1-11-G　HE×10 示大量增生的小管,部分呈乳头状

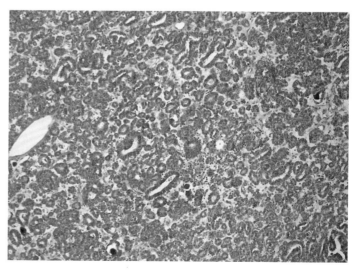

图 1-1-11-J　HE×10 示大小较一致的小管结构、少量沙砾体钙化

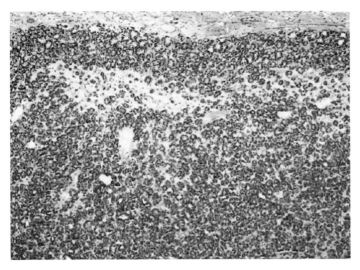

图 1-1-11-K HE×10 示密集的大小不一的肾小管结构,被无结构间质分隔

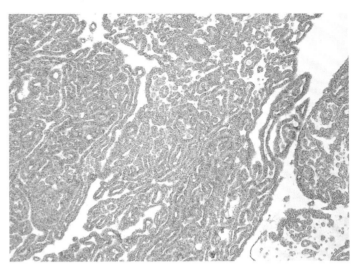

图 1-1-11-N IHC×10 示 CK 染色,瘤细胞阳性

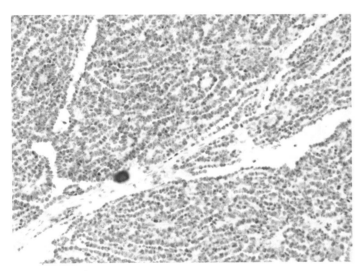

图 1-1-11-L IHC×10 示 WT1 染色,瘤细胞核阳性

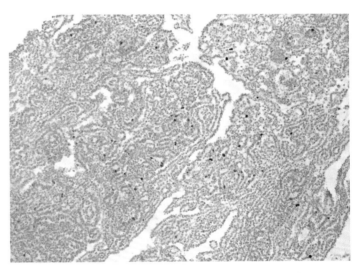

图 1-1-11-O IHC×10 示 Ki-67 染色,瘤细胞阳性率低

**5. 分子遗传学特点** 少数病例发现有染色体(46;xy) inv(9)(p13;q12),t(1;22)(q22;q13),t(15;16)(q21;p13)等异常,90%的患者可见 *BRAF* 基因突变。

**【鉴别诊断】**

1. **肾母细胞瘤** 胚芽为主型肾母细胞瘤与后肾腺瘤相似,但肾母细胞瘤可见原始胚芽、间叶组织,免疫组化:WT1 阳性,CK7、CD57、AMACR 阴性。

2. **肾细胞癌** 免疫组化:CK7、AMACR 阳性,CD57、WT1 阴性。

(何乐健)

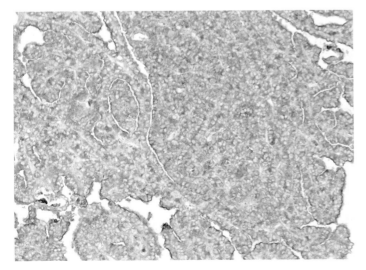

图 1-1-11-M IHC×10 示 CD57 染色,瘤细胞阳性

## 十二、肾小球旁器细胞瘤

**【定义】**

肾小球旁器细胞瘤(juxtaglomerular cell tumor)肾脏

球旁细胞起源的肿瘤,其特点有伴发高肾素血症、低血钾和高醛固酮症,高血压且对抗高血压治疗无效,也叫肾素瘤。

**【临床特点】**

1. **发病率** 罕见,6~80 岁均有报道病例,平均 24 岁,男性稍多。

2. **症状** 严重高血压,通常对药物治疗无效或疗效有限,常伴有高肾素血症、低血钾和高醛固酮症。

3. **实验室检查** 高肾素血症、低血钾和高醛固酮。

4. **影像学特点** 肾脏肿物,未见肾动脉狭窄。

5. **治疗** 手术切除肿物。

6. **预后** 良好。

**【病理学特点】**

1. **肉眼观察** 多数肿物直径 2~3cm,界限清楚,单侧、孤立性肿瘤,切面灰黄,多为实性,可有小囊。

2. **镜下观察** 瘤细胞大小一致、圆形或多角形,胞质透明或轻度嗜酸,细胞界限清晰,排列呈片状,偶尔可见多角或梭形细胞、呈不规则索状排列,细胞界限欠清;肿瘤见较多毛细血管、血管、血窦,呈树枝状,形态像血管周细胞,间质缺乏,或玻璃样变、黏液变,可见散在淋巴细胞浸润,肿瘤边缘可见包绕的肾小管,核分裂和坏死罕见(图 1-1-12-A ~ C)。

3. **免疫组化** 肾素阳性,Vimentin、CD34、CD117 阳性,SMA 阳性;CK 和神经内分泌标志阴性。

4. **超微结构特点** 瘤细胞见膜被偏菱形结晶。

5. **分子遗传学特点** 染色体 9,11 杂合性缺失。

**【鉴别诊断】**

1. **血管球瘤** 多数未见高血压病史,免疫组化 CD34、CD117 阴性,电镜未见瘤细胞结晶。

2. **血管周细胞瘤** 免疫组化:CD117 和肾素阴性。

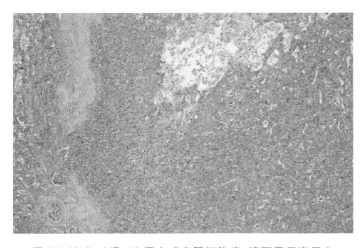

图 1-1-12-A HE×10 肾小球旁器细胞瘤,镜下显示富于血管、片状、圆形、梭形细胞肿瘤

图 1-1-12-B HE×10 肾小球旁器细胞瘤,镜下显圆形、梭形细胞肿瘤

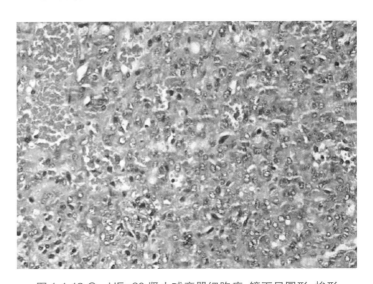

图 1-1-12-C HE×20 肾小球旁器细胞瘤,镜下显圆形、梭形细胞、多角形细胞

(何乐健)

## 十三、血管平滑肌脂肪瘤

**【定义】**

血管平滑肌脂肪瘤(angiomyolipoma,AML)是一种良性间叶性肿瘤,由比例不等的脂肪组织、梭形或上皮样的平滑肌细胞和异常的厚壁血管三种成分混合组成。现认为 AML 来自血管周细胞。

**【临床特点】**

1. **发病率** AML 多发生于肾脏和肾周围软组织,约占肾脏肿瘤的 1%,少数病例可发生于肾外,不伴有结节硬化(TS)的 AML 多见于女性,男女比例约为 1∶4,伴有 TS 的 AML 无明显性别差异。

2. **症状** 1/3~1/2 患者可同时伴有 TS,此系常染色体显性基因,是遗传的家族性疾病。80% 患者脸部有蝴蝶状皮脂腺瘤,其他器官如脑、眼、骨、心、肺亦有病变,有大脑发育迟缓、智力差、癫痫发作,肾脏 AML 多为孤立性病变,双侧或多发性病灶相对少见,后者多提示有 TS。

肾脏 AML 主要表现为腰部酸痛、胀痛或隐痛,血尿,自发性破裂出血可伴突发腰部持续剧痛,部分病例可无自觉症状而由体检发现肿物。

**3. 影像学特点** 其特征性表现是 B 超检查中的强光团和 CT 检查中的低密度影像,据此对大多数肾脏 AML作出明确诊断。主要基于肿瘤内脂肪组织成分作出诊断,CT 平扫显示肿瘤内平滑肌密度与肾实质类似,脂肪呈低密度,因此肿瘤常呈混杂密度;增强后平滑肌成分强化而脂肪成分不强化,可形成鲜明对比。腹部 MRI 也显示肿瘤呈混杂信号,瘤体内可见脂肪信号影及血管流空信号,为其特征性表现。但当肿瘤成分以平滑肌为主时或发生明显囊性变时,术前难以与真性肿瘤相区别。

**4. 治疗** 外科手术治疗仍为该瘤的有效治疗方法,包括肾切除、保留肾单位部分性肾加肿物切除、单纯肿物剜除;术前不明确诊断或考虑肾癌病例,最好术中行快速病理检查;非典型性肾脏 AML 应长期随访观察,如出现核异形性、核分裂象易见,侵犯邻近组织及远处转移,应考虑恶性肾脏 AML 或肾脏 AML 肉瘤变可能,应按恶性肿瘤处理。

**5. 预后** 经典的 AML 属良性肿瘤,极少数患者因并发症而死亡。肿瘤大于 4cm 或孕妇可有腹膜后出血,并可危及生命;发生于 TS 患者的多灶性 AML 可发生肾衰竭;发生在肾外者多境界清楚,且易被切除;极少数病例可发生肉瘤变,主要恶变为平滑肌肉瘤。

**【病理学特点】**

**1. 肉眼观察** AML 与周围肾组织边界清楚,但无包膜;根据三种成分含量不同,肿瘤呈黄色或红褐色,含有三种成分者大体似透明细胞癌,以平滑肌成分为主者似平滑肌瘤。AML 可长的很大,但是它们向肾周围组织呈膨胀性生长。多数 AML 是孤立性肿物,但也有多发。

**2. 镜下观察** 大多数 AML 由多少不等的脂肪组织、厚壁的不规则血管和平滑肌构成。肿瘤与周围组织界限清楚,部分肿瘤边缘可有肾小管陷入。最常见且具有诊断意义的是从经典平滑肌细胞至明显上皮样平滑肌细胞,其形态多样,特点有:立方形细胞,围绕血管排列;梭形细胞,近似于平滑肌细胞;空泡细胞,似脂肪细胞;嗜酸性上皮样细胞。平滑肌细胞在血管壁呈放射状生长,此后可呈束状生长。有些 AML 位于肾包膜下,而且肿瘤几乎全由平滑肌细胞构成,似平滑肌瘤。脂肪成分主要是成熟的脂肪组织,也可是脂肪母细胞(图 1-1-13-A～C)。

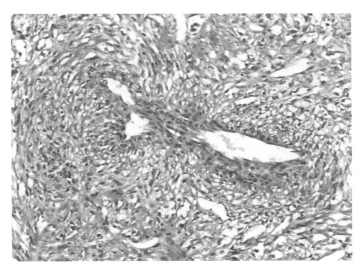

图 1-1-13-A HE×10 示厚壁的不规则的血管

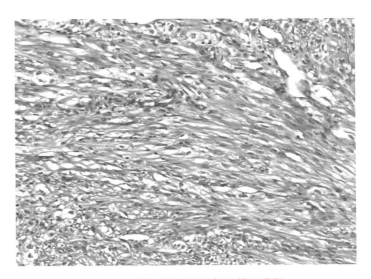

图 1-1-13-B HE×10 示梭形的平滑肌

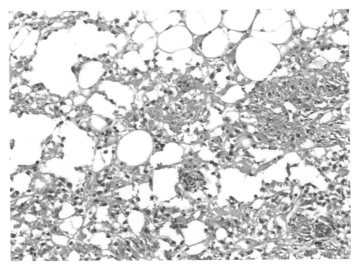

图 1-1-13-C HE×10 示散在或灶状的脂肪

**3. 免疫组化** HMB45 阳性,平滑肌标记阳性,也可有 CD68、NSE、S-100、ER、PR 表达(图 1-1-13-D、E)。无上皮表达。

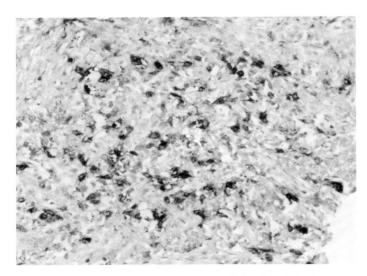

图 1-1-13-D IHC×10 示 HMB45 染色,瘤细胞阳性

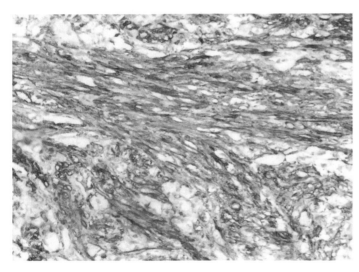

图 1-1-13-E IHC×10 示 SMA 染色,瘤细胞阳性

**4. 超微结构特点** 电镜下肿瘤细胞胞质内含有丰富的黑色素小体样颗粒和肌动蛋白微丝,提示肿瘤细胞具有同时向黑色素和平滑肌细胞方向分化的能力。

**5. 分子遗传学特点** 已知有两个基因引起结节性硬化症。*TSC1* 基因定位于染色体 9p34,包含 23 个外显子,并编码 hamartin 蛋白。*TSC2* 基因定位消失。*TSC1* 基因偶有异常。

**【鉴别诊断】**

**1. 高分化脂肪肉瘤** 当肿瘤组织以脂肪组织成分为主时,且遇到成熟脂肪组织内上皮样细胞丛围绕血管,易将此变化看成为脂肪母细胞,易误诊为高分化脂肪肉瘤。但多取材,仔细寻找,总能找到肿瘤三种成分,免疫组化

HMB45 染色对鉴别诊断很有帮助。

**2. 上皮样型平滑肌肉瘤** 上皮样型 AML 可因看不到脂肪组织或缺乏异常血管而误为上皮样型平滑肌肉瘤。但后者瘤细胞成分单一,细胞异型性明显,不含脂肪组织、畸异血管和造血细胞,免疫组化不表达 HMB45。

**3. 透明细胞癌** 上皮样 AML 瘤细胞可胞质完全透亮,核偏位或居中时形似透明细胞癌,但透明细胞癌癌组织呈浸润生长,边界不清,瘤组织形成巢状结构,上皮标记 CK、EMA 阳性,HMB45 阴性。

**4. 肝细胞癌** 当上皮样 AML 以肌样细胞为主时,瘤细胞肥胖,胞质透亮淡染或嗜酸性细胞为主时,形成小梁状的结构,伴有多形核细胞时,易误诊为肝细胞癌。但肝细胞癌瘤细胞核的异型性明显,坏死、核分裂易见,胞质内可见胆色素,肝细胞癌周肝组织常伴有肝硬化,肿瘤细胞 CK,AFP 阳性,HMB45 阴性。

(胡晓丽)

**十四、嗜酸细胞瘤**

**【定义】**

嗜酸细胞瘤(oncocytoma)为良性、嗜酸细胞性肾肿瘤,主要由瘤细胞巢和大小一致的圆形细胞核的瘤细胞组成。

**【临床特点】**

**1. 发病率** 发病率 0.3/100 000,少见,占肾脏肿瘤的 6%~9%,成人多见,儿童罕见,男性多见。

**2. 症状** 80% 的患者无症状,影像学检查偶尔发现;余下的患者可有血尿、腹痛、体重减轻等,偶尔显示有腹部包块,还可有高血压、红细胞增多等。

**3. 实验室检查** 无特殊。

**4. 影像学特点** 肾脏肿物显示中心性星状,或轮辐状瘢痕。

**5. 治疗** 手术切除肿物。

**6. 预后** 良好。

**【病理学特点】**

**1. 肉眼观察** 肿物平均直径 4.4~5.5cm,质均,灰黄、红棕色实性,界清、无包膜,通常为单一性肿物(图 1-1-14-A)。1/3 的肿瘤中心,特别是较大肿瘤,可见星状瘢痕;少数肿瘤为多灶性或双侧性;个别肿物呈囊性;或浸润周围脂肪或血管。

**2. 镜下观察** 多数肿瘤排列致密呈片状,周围有血管围绕;有些肿瘤排列呈岛样,分布在疏松的结缔组织中;少数肿瘤镜下或肉眼呈囊性,直径可达数厘米;个别肿瘤见玻璃样变基质沉积形成所谓的圆柱瘤样结构;瘤细胞胞质丰富、嗜酸性、致密、颗粒状;核圆形或卵圆形,

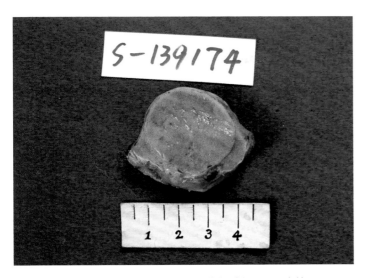

图 1-1-14-A　大体照片示灰黄色肿物,界限清楚

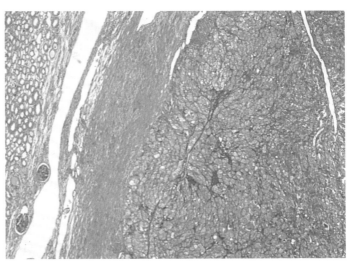

图 1-1-14-C　HE×4 示片状瘤细胞及周围肾实质

点状染色质,可见双核细胞;核仁小且不清晰;由于变性,肿瘤可显示明显的核多形性,但核仁不明显或核分裂不多见;少数肿瘤可见钙化或骨化,脂肪、血管浸润等(图 1-1-14-B~H )。

3. **免疫组化**　CD117、cadherin、CK7、CK、Bcl-2、claudin、EMA 阳性(图 1-1-14-I~K )。

4. **超微结构特点**　胞质内充满线粒体,呈多层状嵴样(图 1-1-14-L )。

5. **分子遗传学特点**　可见 1 号染色体短臂或长臂缺失;Y 染色体缺失;t(5;11)(q35;q13)易位;线粒体基因突变等。

【鉴别诊断】

1. **肾嫌色细胞癌( chromophobe renal cell carcinoma )**　核不规则、核周空晕、CK 弥漫阳性;电镜显示线粒体伴有管泡状嵴。

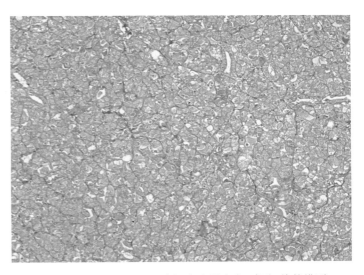

图 1-1-14-D　HE×10 示瘤细胞胞质丰富,嗜酸,片状排列

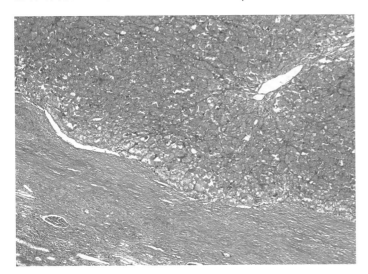

图 1-1-14-B　HE×4 示片状瘤细胞及周围肾实质

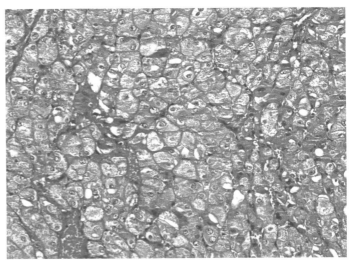

图 1-1-14-E　HE×20 示瘤细胞胞质丰富,嗜酸,核圆形

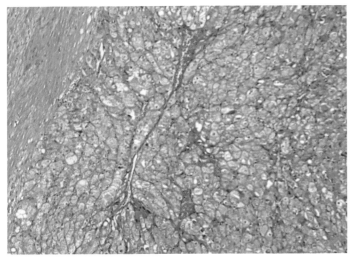

图 1-1-14-F　HE×4 示丰富的小血管

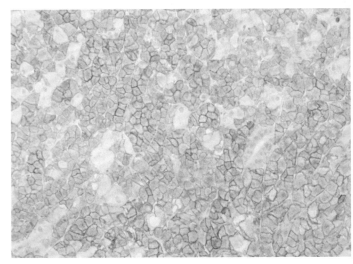

图 1-1-14-I　IHC×10 示 CD117 染色,瘤细胞阳性

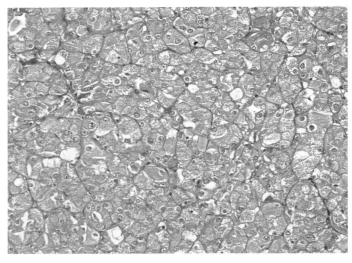

图 1-1-14-G　HE×10 示瘤细胞丰富的嗜酸性胞质

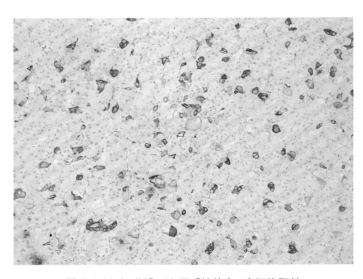

图 1-1-14-J　IHC×10 示 CK 染色,瘤细胞阳性

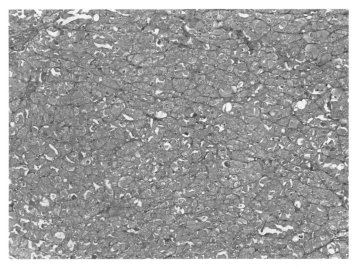

图 1-1-14-H　HE×10 示片状瘤细胞、胞质嗜酸

图 1-1-14-K　IHC×10 示极少数瘤细胞 Ki-67 染色阳性

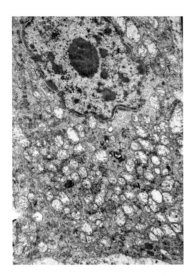

图 1-1-14-L 电镜检查示瘤细胞胞质内大量线粒体

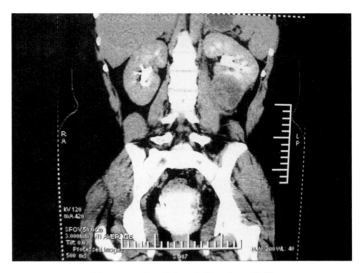

图 1-1-15-A CT 示右肾下极一肿物

2. **透明细胞肾细胞癌** 纤细树枝状血管,核异形,染色质不规则,EMA、CD10 弥漫阳性。

(何乐健)

## 十五、原始神经外胚层肿瘤

**【定义】**

原始神经外胚层肿瘤(primitive neuroectodermal tumor, PNET)是神经外胚层起源的小圆细胞肿瘤,具有特异性染色体 t(11;22)(q24;q12)易位,形成 EWSR1 融合基因。

**【临床特点】**

1. **发病率** 罕见,报道的病例发病年龄 4~69 岁,男性多于女性。

2. **症状** 腹痛、血尿、腹部肿块。

3. **实验室检查** 未见特殊。

4. **影像学特点** 肿物较大,界限清楚,没有包膜(图 1-1-15-A)。

5. **治疗** 手术切除肿物,术后化疗加放疗。

6. **预后** 较差。

**【病理学特点】**

1. **肉眼观察** 无包膜肾脏肿物,切面灰白,分叶状,无包膜,可伴出血坏死,直径 7~21cm(图 1-1-15-B、C)。

2. **镜下观察** 小圆细胞,大小较一致,圆形或多角形核深染,小核仁,染色质细腻、均匀分布,有时可见菊形团结构或瘤细胞围绕血管排列(图 1-1-15-D~G)。

3. **免疫组化** CD99 阳性、FLI1 阳性、SYN、CgA 等可阳性(图 1-1-15-H)。

4. **超微结构特点** 可见神经内分泌颗粒。

5. **分子遗传学特点** 染色体 t(11;22)(q24;q12)易位,EWSR1 基因异常(图 1-1-15-I)。

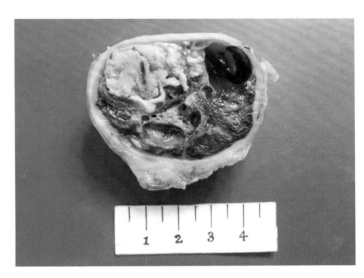

图 1-1-15-B 大体照片示肿物切面灰粉、鱼肉状,有出血坏死、囊性变

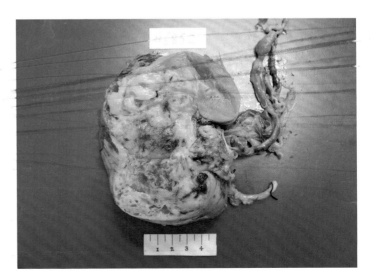

图 1-1-15-C 大体照片示肾脏实性肿物,鱼肉状

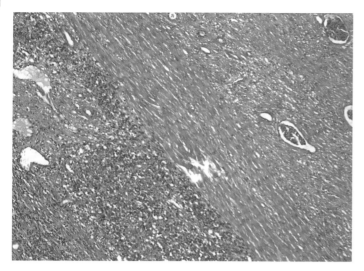

图 1-1-15-D　HE×4 示肾小球及肿瘤组织

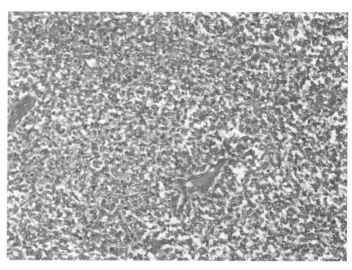

图 1-1-15-G　HE×20 示瘤细胞大小一致,核圆,染色质细腻,核仁不明显

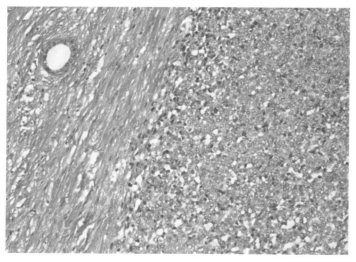

图 1-1-15-E　HE×10 示肾小管及肿瘤组织

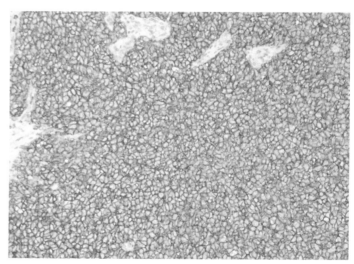

图 1-1-15-H　IHC×10 示 CD99 染色,瘤细胞染色阳性

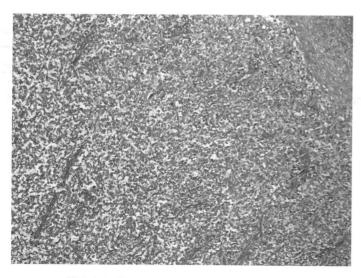

图 1-1-15-F　HE×10 示小圆细胞呈片状排列

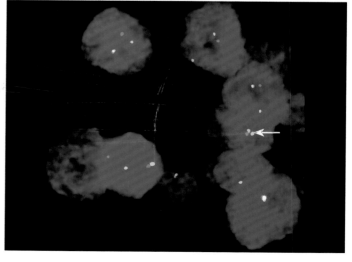

图 1-1-15-I　FISH 检测 EWSR1 基因状况(双色分离探针)。图中箭头示 EWSR1 基因断裂阳性细胞中分离的红绿信号点

**【鉴别诊断】**

1. **肾母细胞瘤** 胚芽为主型可见原始肾小管、肾小球样或间叶组织，免疫组化：WT1、CD56 阳性，没有染色体 t(11;22)(q24;q12)易位，不产生 *EWSR1* 融合基因。

2. **神经母细胞瘤** 小圆细胞，有时也可见菊形团，免疫组化：CD99 阴性，SYN、TH、CgA 阳性，可有 NMYC 基因扩增，缺乏染色体 t(11;22)(q24;q12)易位，不产生 *EWSR1* 融合基因。

3. **透明细胞肉瘤** 组织形态有时与 PNET 相似，但透明细胞肉瘤免疫组化表达 Cyclin-D1，不表达 SYN、CgA，缺乏染色体 t(11;22)(q24;q12)易位，不产生 *EWSR1* 融合基因。

（何乐健）

## 十六、淋巴瘤

**【定义】**

肾脏发生的淋巴瘤(lymphoma)可分为原发、继发、免疫缺陷相关淋巴瘤以及移植后发生的淋巴瘤。

**【临床特点】**

1. **发病率** 原发于肾脏的淋巴瘤罕见，仅占淋巴结结外淋巴瘤的 0.7%，影像学检查显示 3%~8% 的系统性淋巴瘤浸润肾脏，而淋巴瘤死亡病例尸体解剖发现 34%~62% 病例肾脏受累；儿童肾脏淋巴瘤多为 Burkitt 淋巴瘤，少部分为淋巴母细胞淋巴瘤。

2. **症状** 可有腹痛、腹部包块、体重减轻、发热、血尿、蛋白尿、高血压等症状，也可有肾细胞癌或急性肾衰竭等症状。

3. **实验室检查** 可有血尿、蛋白尿等。

4. **影像学特点** 多灶和/或双侧肾脏病变，如肾脏影像学检查发现肾脏病变主要累及肾脏周围、肿瘤肾外扩展、明显的肾门淋巴结肿大等，则多提示淋巴瘤累及肾脏。

5. **治疗** 化疗。

6. **预后** 系统性淋巴瘤累及肾脏预后差，而原发于肾脏的淋巴瘤预后较好。

**【病理学特点】**

1. **肉眼观察** 灰粉、质脆、鱼肉状。

2. **镜下观察** 瘤细胞浸润肾间质、肾实质，多见残留的肾小球、肾小管等结构。瘤细胞形态特点与相应类型淋巴瘤类似（图 1-1-16-A~F）。

3. **免疫组化** LCA 阳性，Burkitt 淋巴瘤 CD20、Bcl-6、CD10 等及 Ki-67 大于 95% 以上瘤细胞染色阳性，而淋巴母细胞性淋巴瘤 TdT 阳性（图 1-1-16-G~K）。

4. **超微结构特点** 相关淋巴瘤细胞超微结构特点。

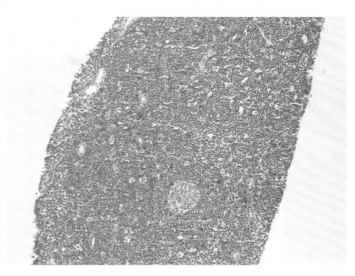

图 1-1-16-A HE×4 示大量小细胞浸润肾脏，仅见残留肾小球结构

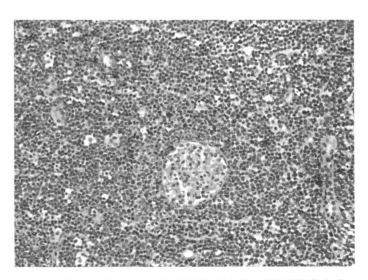

图 1-1-16-B HE×10 示小圆瘤细胞，星空样结构及残留肾小球

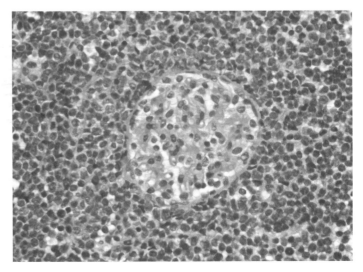

图 1-1-16-C HE×20 示肾小球周围大量小圆瘤细胞浸润

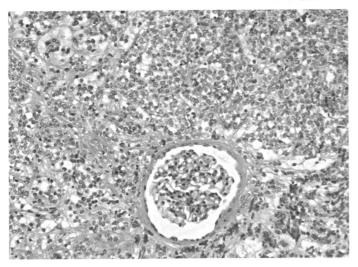

图 1-1-16-D HE×10 示瘤细胞、黏液基质及残留肾小球

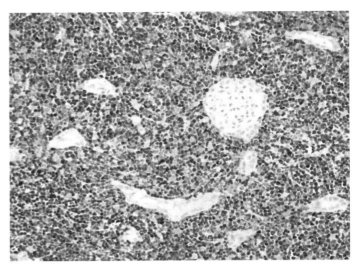

图 1-1-16-G IHC×10 示 TdT 染色,瘤细胞核弥漫阳性

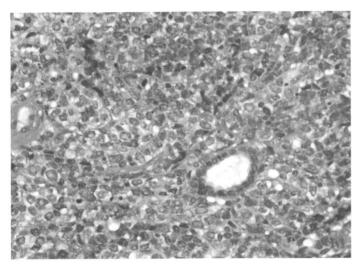

图 1-1-16-E HE×10 示大量瘤细胞浸润肾脏,仅见残留肾小管

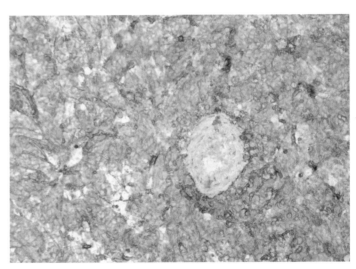

图 1-1-16-H IHC×10 示 CD20 染色,瘤细胞膜阳性

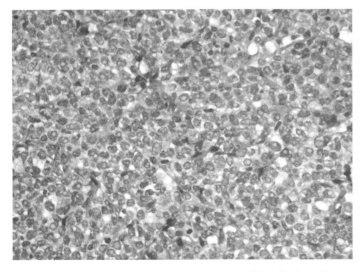

图 1-1-16-F HE×20 示大量小圆瘤细胞,核染色质细腻

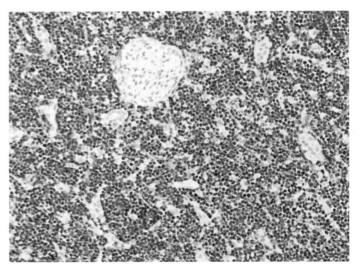

图 1-1-16-I IHC×10 示 PAX5 染色,瘤细胞核阳性

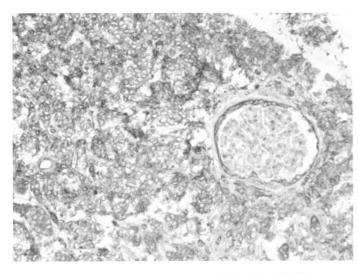

图 1-1-16-J  IHC×10 示 Bcl-2 染色,瘤细胞阳性

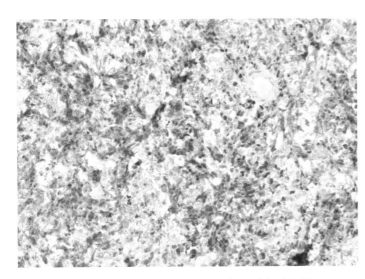

图 1-1-16-K  IHC×10 示 Bcl-6 染色,瘤细胞阳性

5. **分子遗传学特点**  80% Burkitt 淋巴瘤有 t(8;14)(q24;q32)易位;B 淋巴母细胞淋巴瘤可见 t(12;21)(p13;q22)易位等。

【鉴别诊断】

1. **肾细胞癌**  瘤细胞胞质透明、嗜酸,可见沙砾体,瘤细胞 CK、CD10、TFE3 等阳性。

2. **肾母细胞瘤**  有原始肾胚芽、上皮、间叶等成分,免疫组化:CD56、WT1 阳性。

(何乐健)

## 十七、炎性肌纤维母细胞瘤

【定义】

炎性肌纤维母细胞瘤(inflammatory myofibroblastic tumor,IMT)是肾脏发生的交界性肿瘤,也叫浆细胞肉芽肿,炎性假瘤等。

【临床特点】

1. **发病率**  少见,泌尿生殖道以膀胱多见。

2. **症状**  大多为偶尔发现的腹部肿块,其他少见的症状有腹痛、肾盂输尿管狭窄引起的肾积水;罕见症状有双侧病变,肾衰竭等,男性稍多。肿物大多位于肾实质,也可浸润邻近肾周围组织,肾盂等。

3. **实验室检查**  无特殊。

4. **影像学特点**  肾脏实性肿物。

5. **治疗**  手术切除肿物。

6. **预后**  大多预后良好,进展缓慢,少见病例可有复发、转移或恶性转化。

【病理学特点】

1. **肉眼观察**  肿物未见包膜,部分界清,直径可达14cm,剖面,实性质韧,有时局部可呈黏液样伴出血、囊性变。

2. **镜下观察**  黏液背景中散布有梭形细胞、小血管及炎细胞;增生的梭形细胞混有致密胶原纤维、淋巴组织常常是由于淋巴滤泡形成、浆细胞浸润;少数纤维组织伴有致密瘢痕样组织、少量炎细胞;肿瘤还可见泡沫样组织细胞、骨化生等。梭形细胞未见异形,核分裂罕见(图1-1-17-A、B)。

3. **免疫组化**  Vimentin、SMA 阳性,ALK 大多阴性,偶见肾盂 IMT 肿瘤 ALK 阳性病例;CK、Desmin、CD34 均阴性(图 1-1-17-C、D)。

4. **超微结构特点**  肌纤维母细胞特点。

5. **分子遗传学特点**  *ALK* 基因异常。

【鉴别诊断】

1. **先天性中胚层肾瘤**  好发 1 岁以内的婴幼儿,梭形细胞为主,炎细胞少见,免疫组化:SMA 阳性,细胞型可

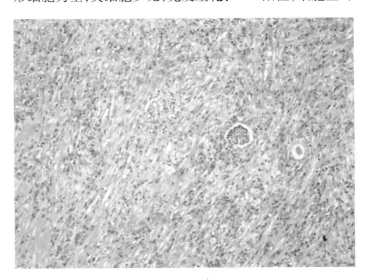

图 1-1-17-A  HE×4 示大量炎细胞、梭形细胞及肾小球

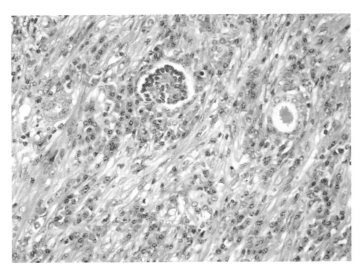

图 1-1-17-B　HE×10 示大量淋巴、浆细胞、梭形纤维母细胞及肾小球、肾小管

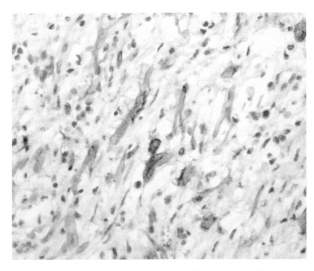

图 1-1-17-C　IHC×20 示 ALK 染色,瘤细胞阳性

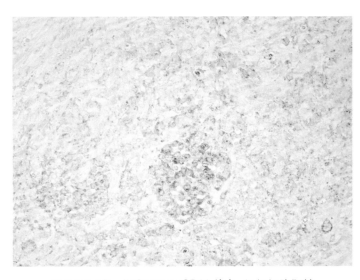

图 1-1-17-D　IHC×10 示 CD68 染色,组织细胞阳性

有 *ETV6* 基因异常。

2. **平滑肌肉瘤**　瘤细胞显示多形性,核分裂易见,ALK 阴性。

3. **肉瘤样肾细胞癌**　瘤细胞异型性明显,免疫组化:CK、EMA、CD10 等阳性,ALK 阴性。

4. **孤立性纤维性肿瘤**　CD34 弥漫阳性,Bcl-2、CD99 阳性,而 SMA、Desmin、CK 阴性。

（何乐健）

### 十八、肾脏神经母细胞瘤

【定义】

肾脏神经母细胞瘤(renal neuroblastoma)为起源肾脏内包绕肾上腺髓质组织的胚胎残余或交感神经节细胞的恶性肿瘤。

【临床特点】

1. **发病率**　腹膜后和肾上腺原发的神经母细胞瘤可浸润肾脏,而肾脏原发神经母细胞瘤罕见。多为 3 个月到 3 岁幼儿,男孩多见。

2. **症状**　大多表现为腹部肿块和高血压,多因体检或其他疾病检查时发现。节细胞神经瘤患儿可有腹泻。

3. **实验室检查**　尿 VMA 可升高。

4. **影像学特点**　肾脏肿物,肾门易侵犯(图 1-1-18-A)。

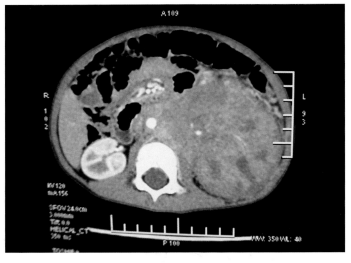

图 1-1-18-A　CT 示左肾肿物,可见点状钙化影

5. **治疗**　手术切除加化疗。

6. **预后**　同肾上腺神经母细胞瘤,与年龄、组织学分型、有无 N-MYC 扩增等有关。

【病理学特点】

1. **肉眼观察**　肿物直径 3.4～25cm,切面灰黄色,可见出血,有些位于肾实质,有些位于肾窦,易侵犯肾门,可见包膜或假包膜。

2. **镜下观察** 组织学特点与肾上腺神经母细胞瘤相似,分为未分化、分化差、分化型等神经母细胞瘤,可见Homer-Wright菊形团等结构,还可见节细胞神经瘤(图1-1-18-B~D)。

3. **免疫组化** 瘤细胞表达TH、SYN、CgA、PGP9.5等(图1-1-18-E、F),CD99多阴性。

4. **超微结构特点** 瘤细胞胞质内可见神经内分泌颗粒。

5. **分子遗传学特点** 部分肿瘤可有*N-MYC*基因扩增。

【鉴别诊断】

1. **肾母细胞瘤** 肿瘤可见原始肾胚芽、上皮及间叶组织,免疫组化:TH阴性,CK等上皮标志阳性。

2. **淋巴瘤** 小圆细胞肿瘤,免疫组化:LCA、T或B细胞标志阳性,TH、SYN等阴性。

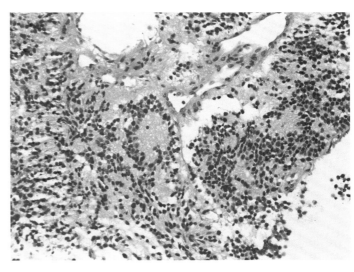

图 1-1-18-D　HE×10 示 Homer-Wright 菊形团结构

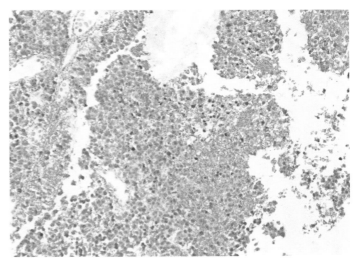

图 1-1-18-E　IHC×10 示 SYN 染色,瘤细胞阳性

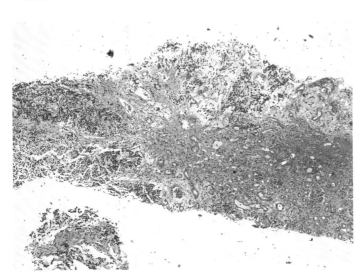

图 1-1-18-B　HE×4 示小圆细胞及肾实质

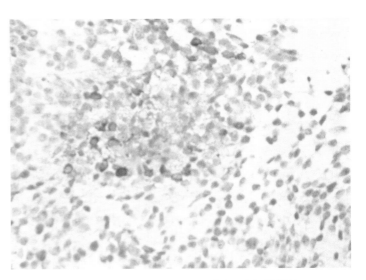

图 1-1-18-F　IHC×10 示 TH 染色,瘤细胞阳性

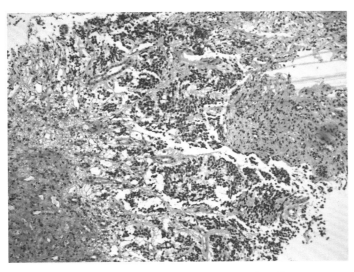

图 1-1-18-C　HE×10 示小圆细胞及肾小管

（何乐健）

## 十九、肾血管周细胞瘤

### 【定义】

肾血管周细胞瘤(hemangiopericytoma of the kidney)是纤维母细胞性间叶性肿瘤,又称孤立性纤维性肿瘤。

### 【临床特点】

1. **发病率** 罕见,好发部位是软组织。

2. **症状** 没有特异性。可有季肋部疼痛和/或血尿,通常可触及腹部包块,部分伴发副肿瘤综合征,包括明显的低血糖和高血压等。

3. **实验室检查** 未见特殊。

4. **影像学特点** CT示有包膜的肿物,可呈实性或囊实性,增强扫描时肿瘤显示均匀或不均匀强化。

5. **治疗** 手术切除。

6. **预后** 肾脏血管周细胞瘤大多为良性,有无转移是判断良恶性的可靠指标。

### 【病理学特点】

1. **肉眼观察** 肿瘤最大径1.5~25cm,病变界限清楚,无包膜。大部分实性,多灶出血,可见囊腔,内含清亮、棕色或红色液体(图1-1-19-A)。

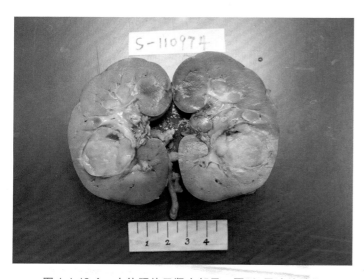

图1-1-19-A 大体照片示肾中部见一圆形、界清的肿物

2. **镜下观察** 瘤细胞丰富,圆形及梭形,片状分布,瘤细胞被大量裂隙状或鹿角状血管分隔,细胞大小一致,有少量淡染或嗜酸性细胞质,边界不清;核细长,瘤核常空泡状,无深染,核分裂象多见(图1-1-19-B~E)。

3. **免疫组化** 瘤细胞CD34和Vimentin阳性,而CD31、actin、CD99、CK、EMA、SMA、Desmin、WT1、S-100、ALK、CD117、HMB45、Bcl-2均阴性(图1-1-19-F、G)。

4. **超微结构特点** 瘤细胞超微结构显示瘤细胞胞质中细胞器贫乏,偶见微丝,细胞突起,细胞连接发育不良。

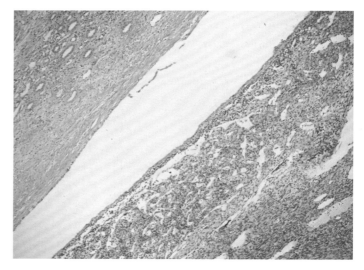

图1-1-19-B HE×4 示肾盂内富于血管的梭形、圆形细胞

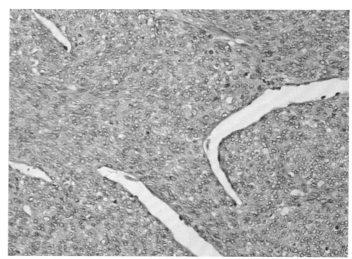

图1-1-19-C HE×4 示梭形细胞、圆形细胞和血管

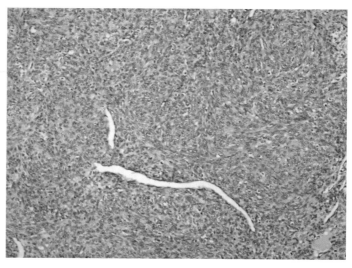

图1-1-19-D HE×10 示鹿角形血管、梭形及圆形瘤细胞

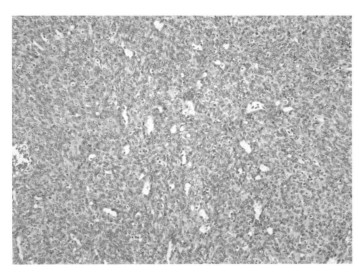

图 1-1-19-E　HE×20 示瘤细胞及血管

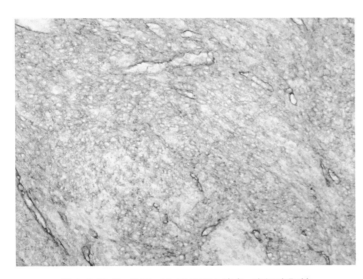

图 1-1-19-F　IHC×10 示 CD34 染色,瘤细胞阳性

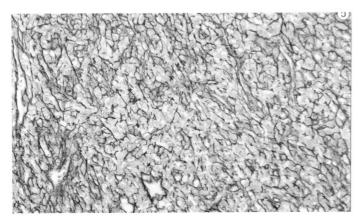

图 1-1-19-G　网织纤维染色×10,显示瘤细胞被网织纤维包绕

5. **分子遗传学特点**　复发肿瘤可见染色体 t(12q)重组,形成 *NAB2-STATE6* 融合基因。

【鉴别诊断】

1. **孤立性纤维性肿瘤(solitary fibrous tumor,SFT)**　二者形态学和免疫组化相似。但 SFT 可见少细胞区的致密胶原带,细胞稀少区和细胞丰富区交替分布,核分裂少见;肾血管周细胞瘤类似于 SFT 的细胞丰富区,但总有大量不同程度扩张或受压的薄壁分支状血管,常呈鹿角形,无间质玻璃样变和细胞密度不一致的特点。免疫组化:二者都表达 CD34,70% SFT 表达 CD99 和 Bcl-2,约 1/4 表达 EMA 和 SMA,而 α-SMA、CD31、ckit、S-100、角蛋白、Desmin 不表达或局灶表达。

2. **细胞型血管纤维瘤**　二者形态有重叠,多见于外阴、阴道、腹股沟区,血管常较小,STATE6 阴性。

3. **深部良性纤维组织细胞瘤**　瘤细胞呈轮辐状排列,细胞密集,大小一致。

（何乐健）

## 二十、婴儿骨化性肾肿瘤

【定义】

婴儿骨化性肾肿瘤(ossifying renal tumor of infancy,ORTI)是婴幼儿发生的、罕见的、良性肾脏肿瘤,ORTI 由骨小梁、骨样巨细胞、梭形细胞组成。

【临床特点】

1. **发病率**　罕见,男孩多见,年龄 6 天~18 个月,3~4 个月多见。

2. **症状**　临床表现为血尿。

3. **实验室检查**　可见镜下或肉眼血尿。

4. **影像学特点**　肾肿物有钙化影(图 1-1-20-A、B)。

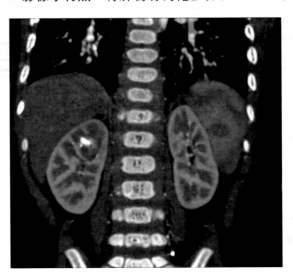

图 1-1-20-A　CT 检查示右肾钙化影

胞分布,后者排列成索状,细胞形态介于多角形细胞和梭形细胞之间。局部瘤组织中见陷入的集合管,有时上皮细胞呈增生性改变,但无瘤细胞的直接侵犯(图1-1-20-D~F)。

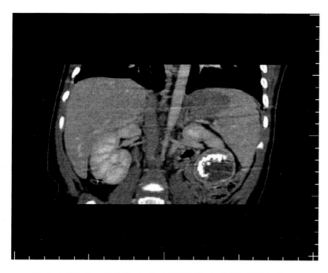

图 1-1-20-B　CT 检查示左肾片状密度增高的钙化影

5. **治疗**　保守疗法,要尽可能多的保留肾实质。

6. **预后**　良好。

【病理学特点】

1. **肉眼观察**　肿物位于肾的一极,常附着于髓质肾锥体,直径1~6cm,切面实性、灰粉。肿物常位于肾盂、肾盏内,与肾乳头粘连,并从肾乳头尖端伸入肾盏内,呈灰白色,质硬,局部质软或囊性变,可见出血,但无坏死,与周围组织分界有时不清楚,其周围肾实质受压变形(图1-1-20-C)。

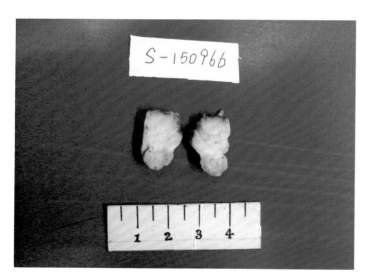

图 1-1-20-C　大体照片切面示灰白质硬、肿物

2. **镜下观察**　主要由骨样基质、成骨细胞和梭形细胞组成。骨样基质中混有多角形细胞,细胞核大,可见大核仁,胞质嗜酸或嫌色性,其特点与成骨细胞一致。岛样骨样基质被梭形细胞组成的间质包绕,未见核分裂和异形性。骨样基质外侧可见囊腔形成或见中间型细

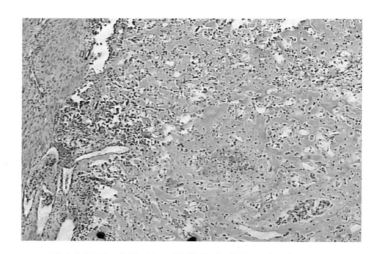

图 1-1-20-D　HE×10 示骨样基质、成骨细胞和梭形细胞

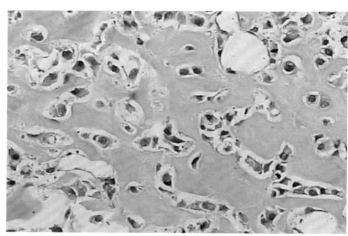

图 1-1-20-E　HE×10 染色示骨样基质、成骨细胞

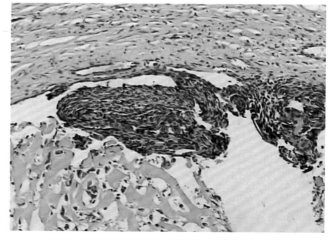

图 1-1-20-F　HE×10 示梭形细胞及骨样基质

3. **免疫组化** 梭形细胞 Vimentin 强阳性，EMA 和 CK 阴性；部分多角形细胞 Vimentin 和 EMA 阳性，Desmin 和 CK 亦可阳性；两种细胞均不表达 NSE、CgA 及 α-SMA。

4. **超微结构特点** 多角形细胞显示上皮分化的特征，包括微管形成、紧密连接和桥粒出现，且多数细胞胞质内可见中间丝及扩张的粗面内质网。亦有报道，成骨样细胞的特点介于纤维母细胞和上皮细胞之间。

5. **分子遗传学特点** 未见特殊。

【鉴别诊断】

1. **肾结石** 婴儿肾结石很罕见，一般伴有代谢性疾病，且临床表现为疼痛与血尿，泌尿系 X 线片、尿路造影及超声检查均显示肾区阳性结石影，不向周围肾实质侵犯。

2. **先天性中胚叶肾瘤（CMN）** 常见于小于 6 个月的婴儿，大体为实性包块，亦可有囊性变；镜下主要由梭形细胞成分组成，与 ORTI 中的梭形细胞成分相似，文献报道 CMN 偶伴骨化和钙化。但 CMN 患儿均表现为腹部包块，且肿瘤多数位于近肾门部，直径 6~8cm，质硬，切面可见编织状条索；镜下由一致的梭形细胞构成，核分裂象多见，无骨样基质及多角形细胞成分，很少见钙化；免疫组化：Vimentin、Desmin 和 SMA 均为阳性；电镜显示成纤维细胞、肌纤维母细胞及平滑肌细胞的特征，无上皮分化特点。

3. **肾母细胞瘤** 临床也可以有肉眼血尿，且亦有伴钙化的病例报道，但肉眼检查肿瘤较大，直径常大于 4cm，切面鱼肉样，可伴广泛的出血、坏死；镜下由原始肾胚芽组织、上皮组织和间叶组织 3 种基本成分构成；若肾母细胞瘤发生变性，出现灶状致密的纤维成分时，可能类似骨样基质，但通常无钙化。

4. **畸胎瘤** 可发生于肾，主要表现为腹部包块，镜下瘤组织可见向外、中和内胚层分化的特点，易与此瘤鉴别。

（何乐健）

# 第二节 非肿瘤性疾病

## 一、肾发育不良

【定义】

肾发育不良（renal dysplasia）是指胚胎期中胚层发育异常所导致的肾脏先天性畸形，组织学上具有后肾胚胎结构的分化不良，如形成囊肿、异常的肾小管、胚芽结节、未分化的间质或非肾成分的软骨等。双侧或单侧发生，病变可为弥漫性、节段性或局灶性。

【临床特点】

1. **发病率** 超声筛查显示胎儿发病率 0.1%，而尸检研究表明胎儿和婴儿发病率为 4%。我国肾发育不良的发生率为 0.29/10 000，约占全部肾脏畸形的 30%。多为单侧发病，左侧多于右侧。男性多于女性，约为 2∶1。大多呈散发性，少数有家族性倾向。

2. **症状** 双侧肾受累者，常婴儿期死亡；单侧肾受累者，缺乏特异性，可表现为腹部包块，常因合并输尿管开口异位、膀胱输尿管反流引起尿失禁、泌尿系感染等。病肾常有肾脏异位表现，如肾脏位于盆腔等。对侧健肾易发生肾盂积水、肾结石及尿路感染。由于常伴发其他系统、器官畸形，围产儿病死率高。相关的综合征包括 Meckel 综合征、VATER 关联、肾功能缺损综合征等。

3. **影像学特点**

（1）B 超、CT 尿路成像（CTU）和 MRI 水成像（MRU）技术检查可以确定发育不良肾的位置、大小、形态，以及是否合并其他畸形，如：异位输尿管开口等。

（2）静脉肾盂造影（IVP）是泌尿系统疾病最常用的检查方法。由于患肾发育不良、功能低下，注射造影剂后往往不显影，可提示患肾是否无功能或功能极差。

4. **治疗**

（1）有临床表现及体征的患儿，治疗原则是手术切除发育不良的肾脏和输尿管，尤其肾脏异位者，以腹腔镜手术为首选。手术效果确切，绝大部分术后症状消失。

（2）无明确临床表现及体征的患儿，多数可暂不手术，但需进行长期 B 超和血压的动态监测，一旦怀疑肾脏功能障碍或肾性高血压，必须手术干预。

（3）大多数多囊性肾发育不良的肾脏可自行退化，但仍然需要长期监测血压，随访过程中肾增大、长期随访不消退者可手术切除。

5. **预后** 单侧病变预后好，双侧病变患者围产期死亡或因终末期肾病死亡。

【病理学特点】

1. **肉眼观察** 大体改变多样，主要取决于发育不良程度和囊性成分的多少。通常肾脏体积小，失去正常形态；囊性病变的肾脏表面见多少不一的薄壁囊泡（图 1-2-1-A、B）。

2. **镜下观察**（图 1-2-1-C~N）

（1）低倍镜下见肾脏皮髓质结构紊乱，可形成不规则分叶状结构。

（2）高倍镜下见肾小球及肾小管数量少，幼稚且排列异常，部分肾小球囊性扩张，部分肾小球硬化。有囊腔形成，囊腔多少、大小不一，不规则的分布在肾实质内，内

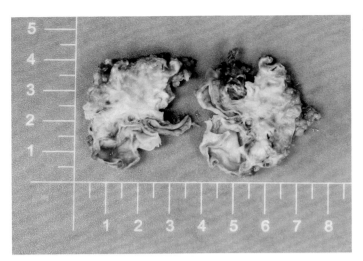

图 1-2-1-A 大体照片示肾脏大小 4cm×3cm×0.8cm，表面大部被覆被膜，灰粉、光滑，部分囊泡样，切面：肾实质结构紊乱，灰白，质稍韧。囊腔直径 0.1~1.2cm，内含清亮液体

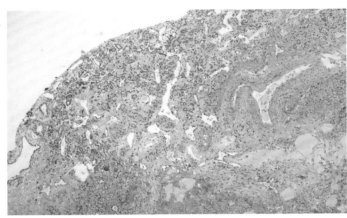

图 1-2-1-D HE×4 示肾脏皮髓质结构紊乱，可形成不规则分叶状结构

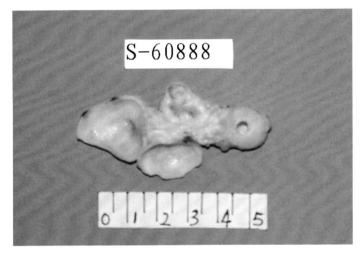

图 1-2-1-B 大体照片示多囊性肾肿物，未见正常肾外形

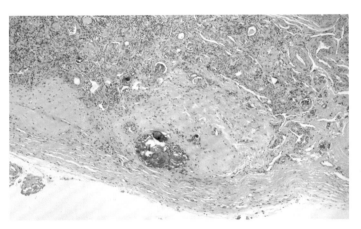

图 1-2-1-E HE×4 示肾脏皮髓质结构紊乱，可见幼稚的肾小球、肾小管，灶状钙化

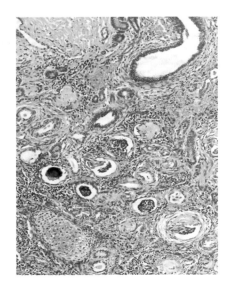

图 1-2-1-C HE×10 示不成熟肾小球、肾小管及软骨结节

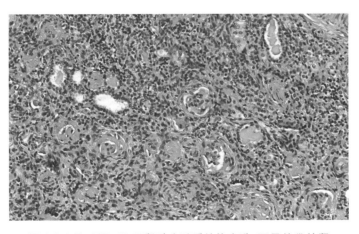

图 1-2-1-F HE×10 示肾脏皮髓质结构紊乱，可见幼稚的肾小管及透明管型，部分肾小球硬化

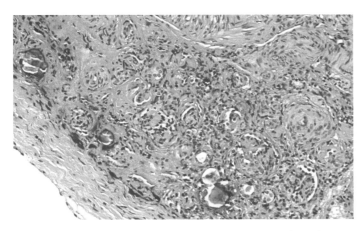

图 1-2-1-G　HE×10 示肾脏皮髓质结构紊乱,部分肾小球硬化,小管内钙盐结晶形成

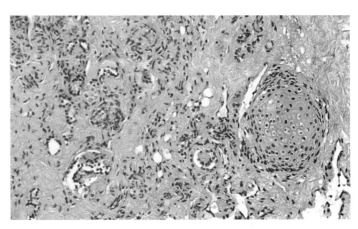

图 1-2-1-J　HE×20 示肾脏皮髓质结构紊乱,可见幼稚的肾小球、肾小管及小块化生的软骨

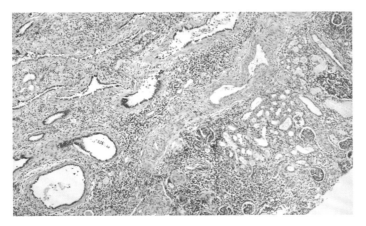

图 1-2-1-H　HE×10 示肾脏皮髓质结构紊乱,可见幼稚的肾小球、肾小管,肾小管不规则囊状扩张

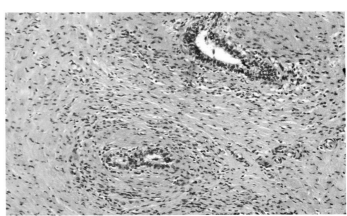

图 1-2-1-K　HE×20 示幼稚肾小管,小管周为环状排列的梭形肌纤维细胞

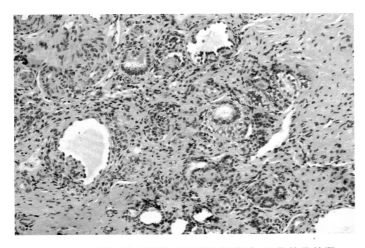

图 1-2-1-I　HE×20 示肾脏皮髓质结构紊乱,可见幼稚的肾小球、肾小管,肾小球囊扩张

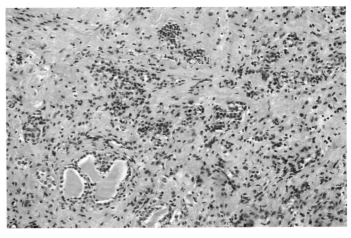

图 1-2-1-L　HE×20 示幼稚肾小管及小的胚芽结节,部分小管内见透明管型

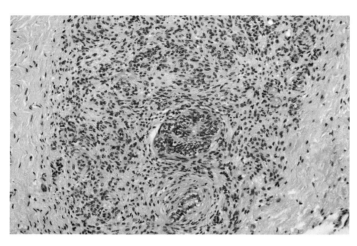

图 1-2-1-M　HE×20 示幼稚肾小管、胚芽结节及幼稚的间叶组织

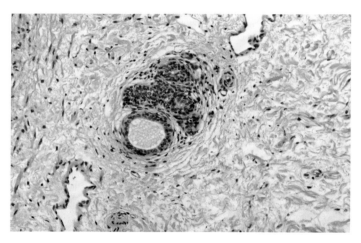

图 1-2-1-N　HE×20 示幼稚肾小管、胚芽结节

衬立方、柱状、鞋钉样上皮细胞,囊周为环状排列的梭形肌纤维细胞。可见灶状分布的化生的软骨、骨,基底膜增厚的小管,胚芽结节和增生的神经。

**3. 免疫组化**　原始小管的内衬细胞表达 PAX2/8 及 Bcl-2,管周环状肌纤维细胞表达 WT1;软骨 S-100 阳性,未成熟肾小球 WT1 可阳性。

**4. 超微结构特点**　未见特殊结构改变。

**5. 分子遗传学特点**　目前发现,*PAX2* 基因突变或 *PAX2* 基因突变与 p53 通路交叉作用,参与肾发育不良的发生。

【鉴别诊断】

**1. 多囊肾病**　多囊性肾发育不良是肾发育不良的特殊类型,组织学既有多发性囊肿又有发育不良肾脏改变,包含扩张成囊肿的原始导管,多囊肾病没有原始导管。此外,多囊性肾发育不良的囊肿通常小于多囊肾病。

**2. 肾发育不全**　二者均可见肾体积缩小,但肾发育不全没有发育不良的成分。

**3. 萎缩肾**　二者均可见肾体积缩小,萎缩肾表现出肾实质节段性丢失、瘢痕形成和残余肾实质代偿性肥大,没有发育不良的成分。

（姚兴凤）

## 二、反流性肾病

【定义】

反流性肾病(reflux nephropathy,RN)是间质性肾病的一种,因膀胱输尿管反流(VUR)和肾内反流导致肾表面不规则粗大瘢痕形成、受累肾盏杵状肥大和扩张变形、受累皮质萎缩等,以往称为"慢性萎缩性肾盂肾炎"。根据瘢痕形成的程度不同,分为局限性和弥漫性。

【临床特点】

**1. 发病率**　好发于婴幼儿及儿童,正常儿童发病率为 0.4%~1.8%,男女比例为 1:4。成人 50 岁以下亦可患本病,以女性好发,尤其妊娠妇女。8%~32% 有家族集中倾向,与散发病例比较,家族性病例反流更严重且更多为双侧性。

**2. 症状**　临床表现各异。最常见的是尿路感染和多发生于排尿时的胁腹痛。尿路感染发生率为 63%~88%,其发作次数、症状严重程度与反流程度和肾脏瘢痕程度无关。小儿常在 4 岁以下发病,以反复发作的尿路感染就诊。

其他常见的临床表现有蛋白尿,高血压,肾衰,遗尿史,肾结石,镜下或肉眼血尿等。蛋白尿可为反流性肾病的首发症状,高血压是反流性肾病的后期常见并发症。部分病例可长期无症状,直到肾功能不全进入尿毒症期才得以诊断。

**3. 实验室检查**

(1) 尿液检查:尿沉渣检查可见白细胞尿或脓尿,尿细菌培养阳性;尿常规可见白细胞、红细胞管型以及肾小管性蛋白尿、镜下血尿、尿比重和尿渗透压明显下降等肾损害的表现,尿 NAG 酶升高、尿 $\beta_2$-MG 升高。蛋白尿>1g/24h 时,提示本病继发局灶节段性肾小球硬化症(FSGS)。

(2) 血液检查:可见血白细胞增高、核左移等全身感染性症状,Tamm-Hosfall 抗体阳性,IgG 升高,发生急性肾衰竭时可有氮质血症和血肌酐水平升高,当浓缩能力下降时可出现高钠血症。

**4. 影像学特点**

(1) 尿路造影:最典型的改变是与扭曲的肾盏对应的皮质局灶性瘢痕。残余小叶可代偿性肥大,肾脏瘢痕对应扭曲且杵状膨大的肾盏、正常皮质相互交替。

(2) 超声检查:显示肾外形不规则,纤维瘢痕部位表现为回声增强,代偿性肥大部位回声正常。

（3）肾扫描：肾扫描可作为诊断反流性肾病的补充手段。

（4）计算机化断层显像（CT）：对检测肾皮质瘢痕较准确。

**5. 治疗**　治疗有内科治疗及外科治疗。内科采用综合的对症治疗措施，包括防止尿路感染、脱水，控制高血压，以延缓尿毒症的到来。一旦发生尿毒症则应进行血液净化治疗。外科治疗包括手术纠正膀胱输尿管反流；部分或一侧肾切除；终末期进行肾移植。

**6. 预后**　与蛋白尿、局灶节段性肾小球硬化和进行性肾功能减退有重要关系。进行性肾小球硬化是反流性肾病慢性肾衰发生的最主要的决定因素。

**【病理学特点】**

**1. 肉眼观察**　患肾缩小，肾盂肾盏扩张，皮质变薄，肾表面有局灶性瘢痕（图1-2-2-A）。

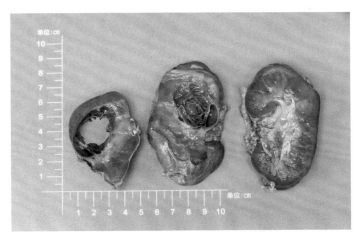

图 1-2-2-A　大体照片示肾盂扩张

**2. 镜下观察**　与慢性肾盂肾炎无明显区别，可见淋巴细胞浸润、间质纤维化、小管退行性改变。萎缩小管内常有胶质管型，部分小管呈囊性扩张；肾小球局灶节段性硬化（FSGS），小球硬化、玻璃样变或消失；小动脉和叶间动脉由于收缩和内膜增厚而阻塞。病灶常被聚集的淋巴细胞和浆细胞包围（图1-2-2-B~M）。

**3. 免疫组化**　无特异性标记物。肾小管上皮细胞表达上皮细胞标记物，肾小球表达 WT1。CD68、CD3、CD20等阳性（图1-2-2-N~O）。

**4. 分子遗传学特点**　对43例希腊 VUR 患儿进行人类白细胞抗原（HLA）检查的结果提示，携带 HLAAw19+29 的儿童本病发病率较高。*TNFA*、*TGFB1*、*ACE*、*PTGS2*、*IGF1*、*IGF1R*、*EGF* 等基因与膀胱输尿管反流表型有关。

**【鉴别诊断】**

**1. 先天性肾发育不良**　先天性肾发育不良的肾组织

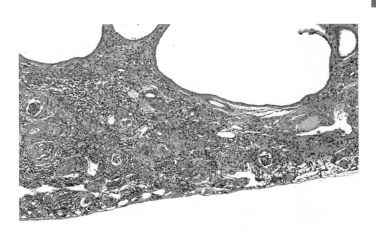

图 1-2-2-B　HE×4 示肾小球节段性、球性硬化；肾小管退行性改变、萎缩伴胶质管型，部分小管囊性扩张；肾间质淋巴细胞浸润、纤维化；小动脉管壁增厚、阻塞

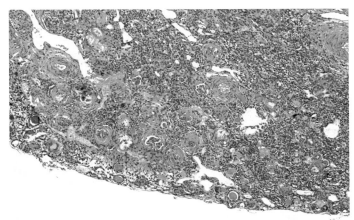

图 1-2-2-C　HE×4 示肾小球节段性、球性硬化；肾小管退行性改变、萎缩伴胶质管型；肾间质淋巴细胞浸润、纤维化；小动脉管壁增厚、阻塞

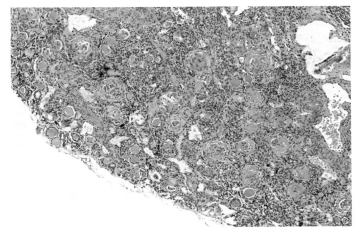

图 1-2-2-D　HE×4 示肾小球节段性、球性硬化；肾小管退行性改变、萎缩伴胶质管型；肾间质淋巴细胞浸润、纤维化；小动脉管壁增厚、阻塞

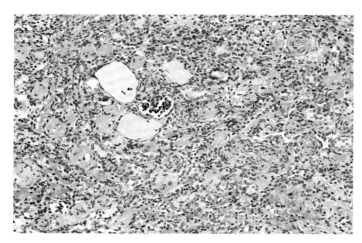

图 1-2-2-E　HE×10 示肾小球节段性、球性硬化；肾小管退行性改变、萎缩伴胶质管型；肾间质淋巴细胞浸润、纤维化；小动脉管壁增厚、阻塞

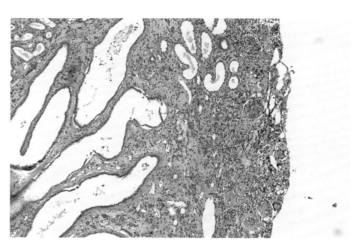

图 1-2-2-H　HE×4 示肾小球节段性、球性硬化；肾小管退行性改变、萎缩伴胶质管型，部分小管囊性扩张，肾间质淋巴细胞浸润、纤维化；小动脉管壁增厚、阻塞

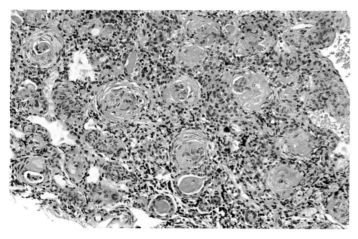

图 1-2-2-F　HE×10 示肾小球节段性、球性硬化；肾小管退行性改变、萎缩伴胶质管型；肾间质淋巴细胞浸润、纤维化；小动脉管壁增厚、阻塞

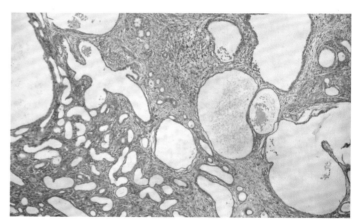

图 1-2-2-I　HE×4 示肾小管退行性改变、部分小管囊性扩张；肾间质淋巴细胞浸润、纤维化

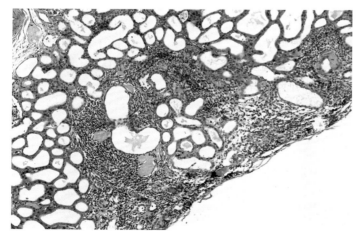

图 1-2-2-G　HE×10 示肾小管退行性改变、萎缩伴胶质管型，部分小管囊性扩张；肾间质淋巴细胞浸润、纤维化；小动脉管壁增厚、阻塞

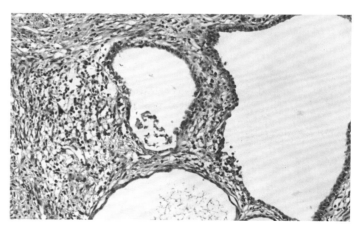

图 1-2-2-J　HE×10 示肾小管囊性扩张；肾间质淋巴细胞浸润、纤维化

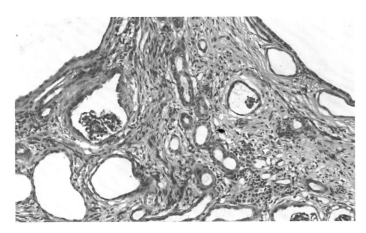

图 1-2-2-K HE×10 示肾小球鲍曼氏囊腔扩张、蛋白液聚集,肾小球挤压至一侧;肾小管囊性扩张;肾间质淋巴细胞浸润、纤维化

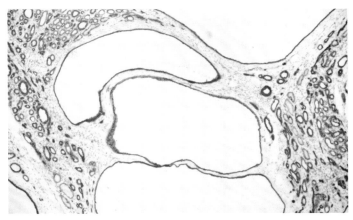

图 1-2-2-N IHC×10 示 EMA 染色,肾小管上皮细胞阳性

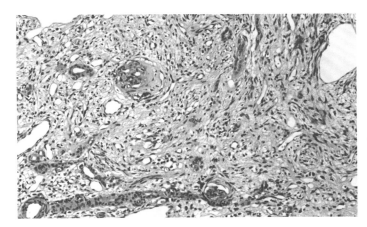

图 1-2-2-L HE×10 示肾小球节段性硬化;肾小管退行性改变、萎缩;肾间质淋巴细胞浸润、纤维化

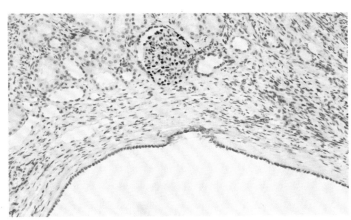

图 1-2-2-O IHC×10 示 WT1 染色,肾小球脏层和壁层上皮细胞阳性

皮髓质结构紊乱,并见发育不良的小管和肾小球,甚至见肾胚芽结构。反流性肾病主要为间质性肾炎改变,肾小管退化、萎缩或扩张;常见输尿管膀胱反流,临床主要为反复发作的泌尿系统感染、高血压、蛋白尿、肾功能受损等。

2. **梗阻性肾病** 临床及影像学有助于鉴别诊断。

3. **小管间质性肾炎** 肾内在因素引起的小管间质性疾病,需排除下尿路畸形。

(姚兴凤)

### 三、多囊肾疾病

肾脏囊肿性疾病,是一大类异质性肾疾病,包括遗传性、散发性、发育异常性和获得性;可单侧、双侧发生,局灶性或弥漫性累及。在儿童时期发现的髓质囊肿病很多都与基因突变相关,包括多囊肾、肾单位肾结核、常染色体隐性遗传性多囊肾( autosomal recessive polycystic kidney disease,ARPKD)、常染色体显性遗传性肾小管间质肾病( autosomal dominant tubulointerstitial kidney disease,ADT-

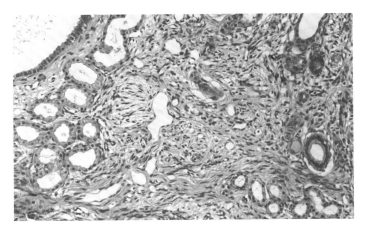

图 1-2-2-M HE×10 示肾小管退行性改变、萎缩,部分囊状扩张;肾间质淋巴细胞浸润、纤维化

KD）、髓质海绵肾（medullary sponge kidney，MSK）、多囊性肾发育不良等。不同类型的肾脏髓质囊肿病发病机制和临床表现不同，大多数可发展为终末期肾病。

本部分主要介绍前五种，多囊性肾发育不良见肾发育不良章节。

**（一）常染色体隐性遗传性多囊肾（autosomal recessive polycystic kidney disease，ARPKD）**

【临床特点】

1. **发病率** ARPKD是儿童期最常见的遗传性肾病，其发病率约为1∶20 000，隐性基因携带者约为1∶70。出生第1年病死率达8%～22%。影响死亡的因素包括起病时间及是否发生慢性肾衰竭。

2. **症状**

（1）肾脏表现：新生儿期经典表现为出生前母亲羊水减少、可触及的肿大肾脏和肺发育不良，新生儿期肺衰竭是新生儿ARPKD死亡的主要原因，大多数进展到终末期肾病。

（2）肾外表现：①先天性肝脏纤维化，门脉高压合并上行性胆管炎，但不合并细胞功能异常；②胆管发育不良，若有胆管囊肿形成，则被称为Caroli综合征；③青少年期发病的ARPKD以肝脾大为主要症状，包括门静脉高压和静脉曲张出血。绝大多数肝功能正常。

（3）并发症：慢性肾衰竭，高血压，低钠血症，尿路感染，而且女童的发生率高于男童。

3. **影像学特点** B超示早期肾脏体积增大伴回声增强、皮髓质分界不清，可合并或不合并肾脏小囊肿；晚期表现为大小不等的囊肿弥散性分布在肾脏中，与ADPKD的肾脏超声表现相似。可合并肾钙盐沉积症和/或髓质或乳头部结石（图1-2-3-A）。

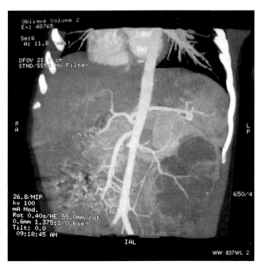

图1-2-3-A CT示常染色体隐性遗传性多囊肾，左侧肾脏见多个大小不一囊腔

【病理学特点】

1. **肉眼及镜下观察** 组织病理扩张的集合管囊肿并呈放射状分布，与ADPKD不同，发生在ARPKD肾皮质的囊肿或者扩张肾小管始终与肾单位相连，而ADPKD的肾皮质囊肿最终将与肾单位分离（图1-2-3-B～D）。

2. **分子遗传学特点** ARPKD由*PKHD1*基因突变引起，位于第6号染色体6p21. 1-p12。

**（二）常染色体显性遗传性多囊肾（autosomal dominant polycystic kidney disease，ADPKD）**

【临床特点】

1. **发病率** ADPKD是常染色体显性遗传疾病，其发病率为1∶1 000～1∶40，是导致成年人终末期肾病的主要原因之一。

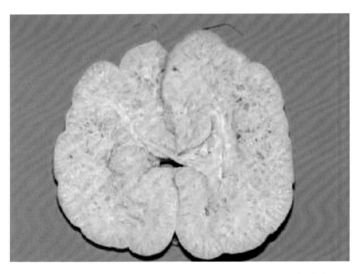

图1-2-3-B 大体照片示婴儿型多囊肾（ARPKD），肾脏囊性扩张，呈海绵状

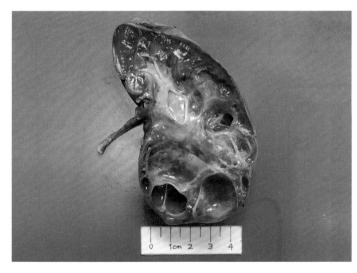

图1-2-3-C 大体照片常染色体隐性遗传性多囊肾，肾组织见多个大小不一囊腔，囊内壁光滑

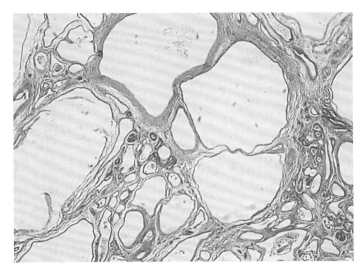

图 1-2-3-D　HE×4 示婴儿型多囊肾，见弥漫扩张的集合管，其间混有正常的肾小球及肾小管

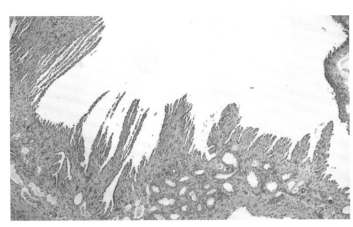

图 1-2-3-F　HE×4 示家族性遗传性肾囊肿，肾皮质部分囊腔扩张，囊壁内衬单层立方上皮细胞

## 2. 症状

（1）肾脏表现：肾脏增大，肾脏内多发囊肿，高血压，肾结石，急性或慢性腰、背部疼痛，血尿、蛋白尿、白细胞尿肾功能进行性下降。约 50% 的患者 60 岁左右进入终末期肾病。产前超声即可发现肾脏囊肿，亦可表现为弥散增大的肾脏伴强回声。

（2）肾外表现：心血管疾病，包括颅内动脉瘤、颅内动脉延长扩张、冠状动脉瘤、心脏瓣膜病变等，常合并肝、胰腺、脾脏、精囊或卵巢等多器官囊肿病变。

## 【病理学特点】

**1. 肉眼观察**　肾脏肿胀，表面多处囊状突起，切面遍布大小不等囊腔，充满清亮液体。

**2. 镜下观察**　肾小管囊状扩张，囊壁厚薄不等，囊内衬单层立方上皮，囊壁纤维组织增生，囊腔之间为发育正常的肾单位，有的形成压迫性萎缩（图 1-2-3-E~J）。

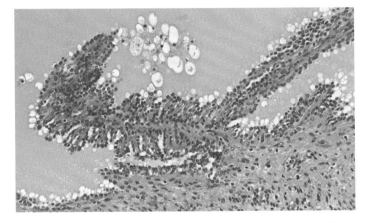

图 1-2-3-G　HE×20 示家族性遗传性肾囊肿，肾皮质部分囊腔扩张，囊内壁呈细小乳头状增生

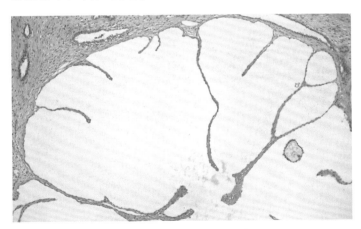

图 1-2-3-E　HE×40 示家族性遗传性肾囊肿，肾皮质部分囊腔扩张，囊壁间质散在及片状淋巴细胞浸润

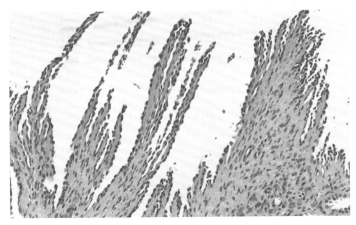

图 1-2-3-H　HE×10 示家族性遗传性肾囊肿，肾皮质部分囊腔扩张，囊内壁乳头状增生

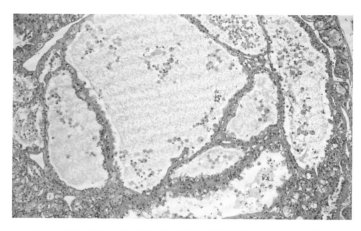

图 1-2-3-I HE×40 示家族性遗传性肾囊肿,肾皮质部分囊腔扩张,囊内壁内衬单层立方上皮细胞,可见乳头状增生

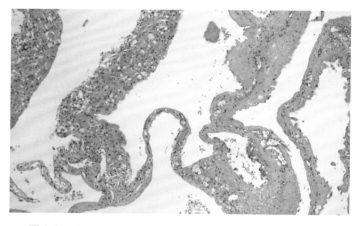

图 1-2-3-J HE×40 示家族性遗传性肾囊肿,肾皮质部分囊腔扩张,囊内壁内衬单层立方上皮细胞可见乳头状增生

**3. 分子遗传学特点** 主要是 *PKD1* 和 *PKD2* 基因两种基因突变,*PKD1* 位于第 16 号染色体 16p13.3,发生于约 78% 的患者;*PKD2* 位于第 4 号染色体,发生于 13% 的患者,剩余 9% 的患者为未知基因突变所致。

**(三)肾消耗性疾病(nephronphthisis,NPHP)**

【临床特点】

**1. 发病率** NPHP 又称肾单位肾痨,是一种常染色体隐性遗传疾病,在加拿大其发病率约为 1∶50 000,而在美国其发病率约为 1/100 万。尽管非常罕见,但 NPHP 是导致儿童期终末期肾病主要的遗传性肾病之一。

**2. 症状**

(1)临床分型:患儿都终将进入终末期肾病,然而时间差异很大,根据终末期肾病发病年龄分为:①婴儿型,终末期肾病中位发病年龄为 1 岁;②少年型,是 NPHP 的经典类型,10 岁内发病,终末期肾病中位发病年龄为 13 岁;③青年型,终末期肾病中位发病年龄为 19 岁;④晚发型,终末期肾病中位发病年龄在 20 岁以后。

(2)肾脏表现:早期多饮多尿、尿浓缩功能障碍、遗尿,一般发生在 4~6 岁,夜间烦渴是其特征性的主诉。逐渐出现生长迟缓、贫血等症状。婴儿型常合并羊水少。

(3)肾外表现:视网膜色素变性,眼球不能运动,眼球震颤,眼部缺损,后脑膨出,小脑蚓部发育不良等。

**3. 影像学特点** B 超显示肾脏大小正常或小于正常、肾脏皮髓交界处存在囊肿,但婴儿型可表现为大肾脏、大囊肿。

【病理学特点】

**1. 镜下观察** 早期肾小管基底膜增厚或中断、不成比例的肾间质纤维化和肾间质炎性细胞浸润、皮髓交界处囊肿,肾小管萎缩,肾小球正常,肾小球旁纤维化。晚期肾小管基底膜增厚和萎缩并存,远端肾小管囊状扩张,肾小球萎缩以及肾小球旁严重纤维化。

**2. 免疫荧光** 无免疫沉积物。

**3. 电镜检查** 可有肾小管基底膜重复、增厚、重叠表现。

**4. 分子遗传学特点** 目前发现超过 20 种纤毛蛋白编码基因突变。*NPH1* 基因突变最常见,约占 20%,其余每种基因突变均不足 3%,尚有 30% 的 NPHP 患者致病基因不明确。临床表现随受累基因的种类而异。

**(四)髓质囊性肾病(medullary cystic kidney disease,MCKD)**

【临床特点】

**1. 发病率** MCKD 是一种非常罕见的常染色体显性遗传性肾病,目前尚无发病率的报道。

**2. 症状**

(1)肾脏表现:发病相对延迟,包括①进行性肾功能不全,在青少年期肾功能即可受损,一般在 20~70 岁进展至终末期肾病;②在疾病早期无严重高血压;③患儿可有夜尿增多或者遗尿症状。

(2)肾外表现:家族性青少年型高尿酸血症肾病,严重时可有痛风症状;青春期贫血,可自行缓解;性腺发育异常、胰腺萎缩等。

**3. 实验室检查**

(1)尿沉渣中无蛋白或仅少量蛋白。

(2)无镜下血尿或仅少量镜下血尿。

**4. 影像学特点** B 超下肾脏表现为正常大小或者小于正常,髓质囊肿可发现也可无。

【病理学特点】

**1. 镜下观察** 表现为肾间质纤维化合并肾小管萎缩,肾小球正常;同时肾小管基底膜增厚和分层,肾小管扩张、肾小管小囊肿。

**2. 免疫荧光** 免疫球蛋白和补体表达均阴性。

3. **电镜检查** 对 MCKD 诊断意义不大。

4. **分子遗传学特点** 存在 4 种基因突变:*UMOD*、*REN*、*HNF1B* 及 *MUC1* 基因。根据基因突变类型的不同,该病分为 4 种不同表现类型,分别是:UMOD:早期出现痛风,偶有肾囊肿;REN:没有特异性表现,偶有肾囊肿;HNF1B:轻度低血压,发生急性肾损伤风险高,儿童期即有贫血;MUC1:双肾囊肿,性腺发育异常,胰腺萎缩,糖尿病等。

**(五)髓质海绵肾(medullary sponge kidney,MSK)**

【临床特点】

1. **发病率** MSK 发病率约 1/5 000,而在肾脏钙盐结石的人群中其发病率为 12%~20%。

2. **症状**

(1)肾脏表现:结石最常见,可反复发生且以小结石和泥沙样结石居多。肾盂肾炎是第二常见的临床表现,有时是首发症状。

(2)肾外表现:可合并其他肾脏发育畸形和肾外畸形,如马蹄肾、对侧肾小、wilms 瘤、肾盂输尿管连接处发育畸形;偏身肥大等。

(3)并发症:磷酸盐结石,进而导致终末期肾病。负钙平衡表现:高钙尿症、骨密度下降等,可能跟甲状旁腺功能亢进有关;肾小管功能障碍:尿浓缩功能障碍、不完全性或完全性远端肾小管酸中毒、低枸橼酸尿、低分子蛋白尿、低血磷等。

3. **实验室检查** 较常见镜下血尿和肉眼血尿。

【病理学特点】

1. **肉眼观察** 髓质椎体部集合管扩张,呈海绵状。

2. **镜下观察** 肾髓质集合管呈囊性和柱状扩张,常充以小结石和胶状液体。肾皮质无明显病变(图 1-2-3-K~T)。

3. **分子遗传学特点** 具体遗传基因尚未确定。

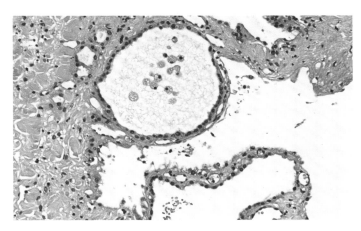

图 1-2-3-L HE×10 示多囊肾+透明细胞肾癌,囊腔不规则,囊壁见透明细胞

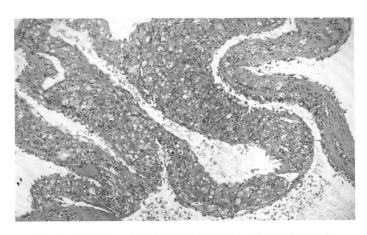

图 1-2-3-M HE×10 示多囊肾+透明细胞肾癌,囊腔不规则,内衬单层柱状上皮细胞,囊壁宽窄不一,见透明细胞

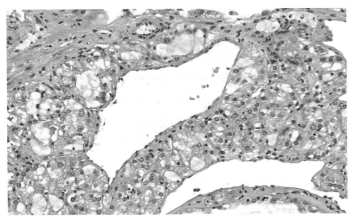

图 1-2-3-N HE×20 示多囊肾+透明细胞肾癌,囊腔不规则,内衬单层柱状上皮细胞

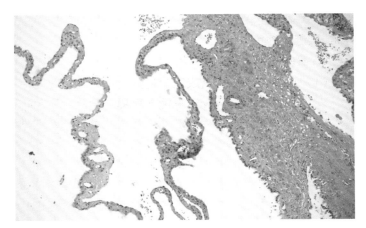

图 1-2-3-K HE×4 示多囊肾+透明细胞肾癌,多个大小不一的囊腔,囊壁见透明细胞

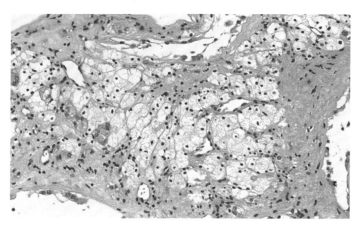

图 1-2-3-O HE×20 示多囊肾+透明细胞肾癌,囊腔不规则,囊壁见透明细胞

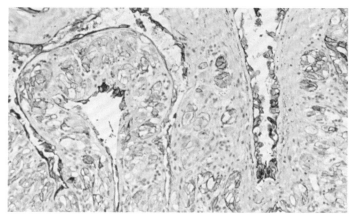

图 1-2-3-R HE×20 示多囊肾+透明细胞肾癌,囊壁肿瘤细胞胞质丰富、透亮,核小而圆,居中,可见小核仁

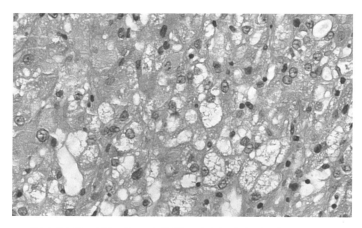

图 1-2-3-P HE×40 示多囊肾+透明细胞肾癌,囊壁肿瘤细胞胞质丰富、透亮,有黏液聚集

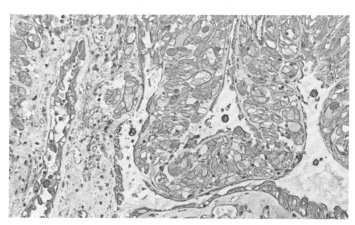

图 1-2-3-S IHC×20 示多囊肾+透明细胞肾癌,CK 在囊壁肿瘤细胞及囊内衬上皮细胞均呈阳性表达

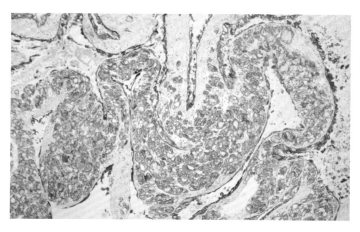

图 1-2-3-Q HE×20 示多囊肾+透明细胞肾癌,囊壁肿瘤细胞胞质丰富、透亮,核小而圆,居中

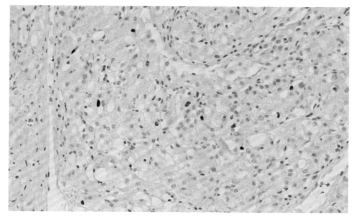

图 1-2-3-T IHC×20 示多囊肾+透明细胞肾癌,CK7 在囊壁肿瘤细胞及囊内衬上皮细胞均呈阳性表达

【鉴别诊断】

**多囊性肾发育不良** 此病属于发育异常性肾脏囊肿性疾病,是肾发育不良的特殊类型,组织学既有多发性囊肿又有发育不良肾脏改变。结合临床病史及实验室检查,有助于与遗传性多囊性肾疾病鉴别。

(姚兴凤)

## 四、过敏性紫癜性肾炎

【定义】

过敏性紫癜性肾炎(anaphylatic purpura nephritis)是指过敏性紫癜引起的肾脏损害,以变态反应所致的广泛性毛细血管炎为主要病理基础,可能与血管的自体免疫损伤有关。常引起皮肤及黏膜病变,包括特征性皮疹、腹痛、关节痛及肾小球肾炎。

【临床特点】

1. **发病率** 多见于儿童和青少年,尤以学龄前及学龄期儿童发病者多见,1岁以内婴儿少见,男性多于女性(约1.4~2.1:1)。

2. **症状** 根据临床表现分为单纯型(仅累及皮肤)、关节型、胃肠型、肾型紫癜4类。以皮肤紫癜为主,常见躯干及四肢紫红色出血性斑疹或斑丘疹,损害多见于小腿伸侧,也可向上发展累及躯干和上肢。当肾脏受累时,临床症状轻重不一,可出现蛋白尿、血尿(肉眼或镜下)、肾病综合征、伴有高血压的急性肾炎,甚至肾衰竭。一般肾损害发生在皮疹出现的3个月内。90%发病前有发热、咽痛等上呼吸道感染史,或低热、头痛、乏力等症状。

3. **实验室检查**

(1)尿液检查:可检测出红细胞、蛋白、颗粒管型等。严重者血中尿素氮和肌酐增高。

(2)血液检查:白细胞正常或增高,中性粒细胞和嗜酸性粒细胞可增高,血小板计数正常甚至升高;血清IgA可升高,IgG、IgM正常亦可轻度升高;C3、C4正常或升高。

4. **治疗** 本病多采用中西医结合治疗方法。

5. **预后** 预后良好,一般发病1~2个月后恢复,少数患者可反复发作,迁延数年不愈。

【病理学特点】

1. **镜下观察** 肾小球表现呈多样性,病变类型以系膜增生为主,常伴新月体形成及节段性纤维素样坏死。其余类型有轻微病变型,局灶增生型,毛细血管内增生型,膜增生型,弥漫增生硬化型(图1-2-4-A~L)。根据国际儿童肾脏研究协作组(ISKDC)的病理和临床关系的研究,将过敏性紫癜性肾炎的光镜表现分为6型(表1-2-4-1)。受累的皮肤及胃肠道的毛细血管内皮细胞肿胀,管腔闭塞,血管壁出现纤维蛋白沉积、变性和坏死。血管及其周围有中性粒细胞浸润。

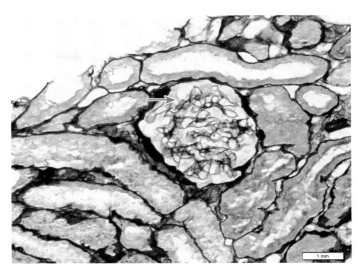

图 1-2-4-A PASM×40 示轻微病变

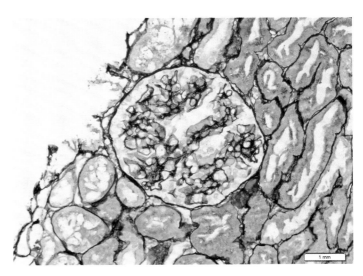

图 1-2-4-B PASM×40 示轻度系膜增生

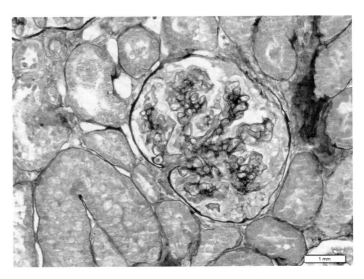

图 1-2-4-C PASM×40 示中度系膜增生

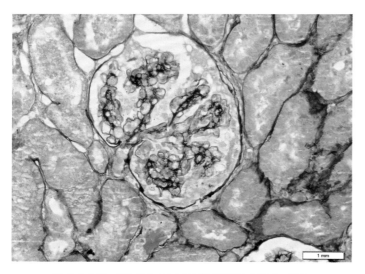

图 1-2-4-D　PASM×40 示节段系膜重度增生、插入

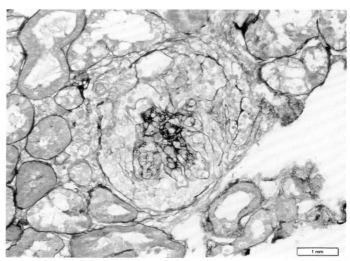

图 1-2-4-G　PASM×40 示细胞纤维性新月体

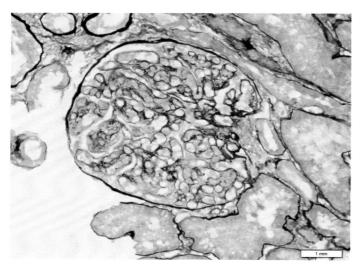

图 1-2-4-E　PASM×40 示毛细血管内皮细胞增生

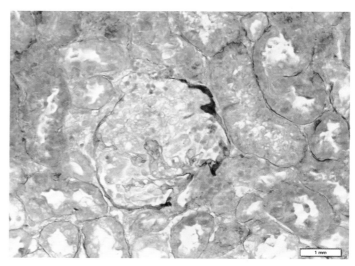

图 1-2-4-H　PASM×40 示细胞性新月体

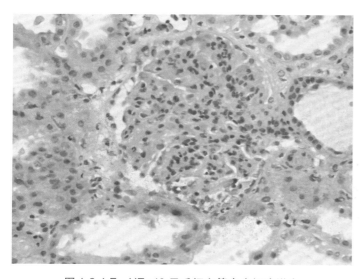

图 1-2-4-F　HE×40 示毛细血管内皮细胞增生

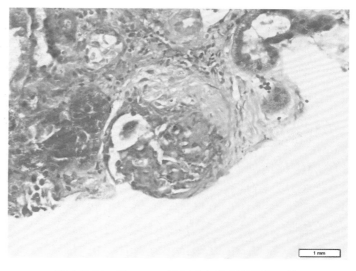

图 1-2-4-I　Masson×40 示小细胞纤维性新月体

表 1-2-4-1　过敏性紫癜性肾炎的病理分型

| 分型 | 表现 |
| --- | --- |
| Ⅰ型 | 轻微病变 |
| Ⅱ型 | 系膜增生型 |
| Ⅲ型 | 局灶坏死、增生、硬化型<br>Ⅲa 局灶性系膜增生的背景下,不足 50% 的肾小球出现节段性的血栓、节段性坏死、新月体和硬化<br>Ⅲb 弥漫性系膜增生的背景下,不足 50% 的肾小球出现节段性的血栓、节段性坏死、新月体和硬化 |
| Ⅳ型 | 多数新月体形成型<br>在Ⅲa、Ⅲb 型局灶或弥漫性系膜增生的背景下,50%~75% 的肾小球出现新月体 |
| Ⅴ型 | 新月体型<br>在Ⅲ型或Ⅳ型的背景下,75% 以上的肾小球出现新月体 |
| Ⅵ型 | 假性膜增生型<br>系膜细胞和基质及内皮细胞弥漫性中、重度增生,基底膜增厚 |

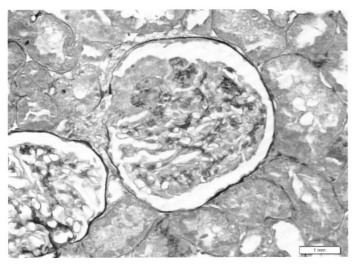

图 1-2-4-J　PASM×40 示小细胞性新月体

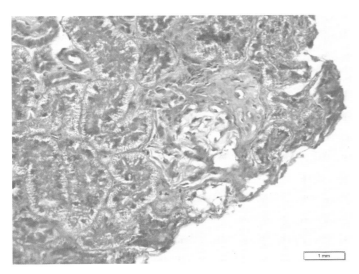

图 1-2-4-K　Masson×40 示细胞纤维性新月体

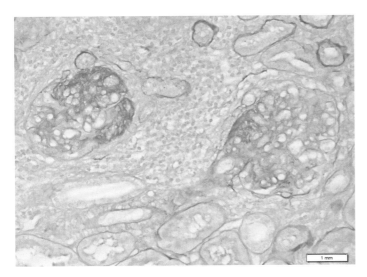

图 1-2-4-L　PAS×40 示节段性硬化

2. **免疫荧光检查**　以 IgA 为主,可伴有强度较弱的 IgG 及 IgM 沉积,补体以 C3 为主。主要在肾小球系膜区和副系膜区呈团块状沉积。皮下及胃肠道的小血管壁亦可见 IgA 及 C3 的沉积(图 1-2-4-M、N)。

3. **电镜检查**　肾小球的系膜区和副系膜区可见高密度的电子致密物沉积,偶见于上皮下及内皮细胞下(图 1-2-4-O)。

【鉴别诊断】

1. **肾小球轻微病变**　与过敏性紫癜性肾炎Ⅰ型比较,后者除了有临床紫癜病史外,免疫荧光检查可见 IgA 在系膜区的沉积,电镜下在系膜区可见电子致密物。

2. **系膜增生性肾小球肾炎**　与过敏性紫癜性肾炎Ⅱ型比较,后者除了有临床紫癜病史外,免疫荧光检查可见

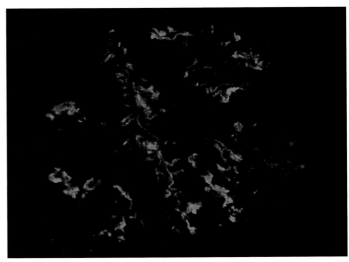

图 1-2-4-M　免疫荧光×40 示 IgA 在肾小球系膜区团块状沉积

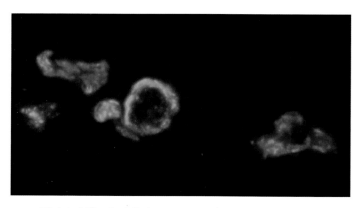

图 1-2-4-N　免疫荧光×20 示 IgA 在皮下小血管壁沉积

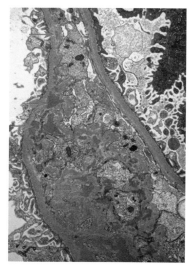

图 1-2-4-O　电镜×8 000 示系膜区、副系膜区团块状、内皮下偶见小块状高密度电子致密物沉积(红色箭头所示)

以 IgA 为主的指标在系膜区沉积,而前者无突出的免疫荧光指标。

3. **IgA 肾病**　二者的病理检查特点包括光镜、免疫荧光及电镜检查相似,主要依靠病史区别。有学者认为 IgA 肾病是过敏性紫癜性肾炎的一个亚型。

4. **毛细血管内增生型肾小球肾炎**　二者光镜下均表现为毛细血管内皮细胞弥漫增生,但前者常有急性链球菌感染及 ASO 增高病史,后者有紫癜病史;光镜 Masson 染色显示前者嗜复红蛋白位于上皮下粗颗粒状沉积,后者沉积在系膜区;免疫荧光前者主要是 IgG 和/或 C3 在毛细血管壁粗颗粒状(满天星)沉积,后者 IgA 在系膜区沉积;电镜检查显示前者电子致密物在上皮下驼峰状沉积,后者在系膜区团块状沉积。

5. **新月体型肾小球肾炎**　与过敏性紫癜性肾炎比较,二者均表现为大量新月体,但前者分三型,其中 I 型为抗基底膜抗体导致的,免疫荧光 IgG 和 C3 在毛细血管壁上线状沉积,电镜下无沉积物;Ⅲ型为寡免疫复合物型,多与 ANCA 相关,免疫荧光为阴性,电镜下无沉积物,而多种原发性或继发性肾小球肾炎均可演化为 Ⅱ 型免疫复合物型新月体型肾小球肾炎。

(姚兴凤)

## 五、肾小球微小病变

【定义】

肾小球微小病变(minimal change disease,MCD),也称微小病变肾病,是一组临床以单纯性肾病综合征为表现的疾病。光镜下肾小球基本正常,可有轻度系膜增生。

【临床特点】

1. **发病率**　好发于 8 岁以下儿童,男孩多于女孩,是儿童最常见的肾病综合征类型,占 80% 左右。

2. **症状**　起病较快,常在感染或过敏后发生。表现为大量选择性蛋白尿或肾病综合征,少数伴有镜下血尿。肾病综合征是单纯性的,不伴有血尿、高血压或肾功能受累。易并发感染:肺炎、自发性腹膜炎等。

3. **实验室检查**

(1) 免疫学检查:低免疫球蛋白血症,血清补体水平正常。

(2) 尿液检查:大量蛋白尿,20% 伴有镜下血尿。

(3) 肾功能检查:多数肾功能正常,少数可出现急性肾衰竭,很少发展为尿毒症。

4. **治疗**　糖皮质激素及对症治疗,利尿消肿、抗感染、抗凝等;对于激素依赖型、激素抵抗型及多次(>2 次)复发的病例,应考虑使用激素联合免疫抑制剂治疗。

5. **预后**　多数对激素治疗敏感,20% 患者可自然缓解,少数可出现急性肾衰竭。

【病理学特点】

1. **肉眼观察**　双肾肿胀,苍白,俗称大白肾。

2. **镜下观察**　肾小球基本正常,可有局灶节段轻度系膜增生,PASM 染色下见基底膜空泡状变性。肾小管上皮细胞多少不等的颗粒、空泡状变性及脂肪变性;急性肾衰竭时,肾小管上皮细胞扁平,管腔扩张。肾间质常水肿,伴急性间质性肾炎时,可见淋巴、单核细胞及多少不等的嗜酸性细胞浸润(图 1-2-5-A~I)。

3. **免疫荧光检查**　免疫球蛋白及补体均阴性。有时系膜区见低强度的 IgM 沉积。

4. **透射电镜检查**　肾小球足突弥漫性微绒毛样变及融合(红色箭头所示),无电子致密物沉积,无基底膜病变。当病情缓解或治愈时,足突可逐渐恢复正常(图 1-2-5-J)。

【鉴别诊断】

1. **轻度系膜增生性肾小球肾炎**　免疫荧光检查系膜

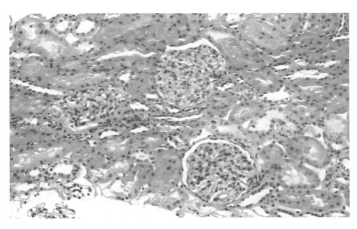

图 1-2-5-A　HE×10 示肾小球基本正常,可有局灶节段轻度系膜增生。肾小管上皮细胞颗粒、空泡状变性

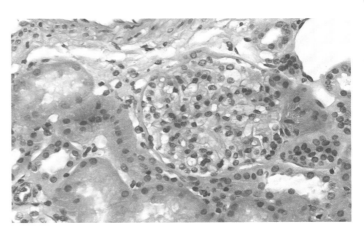

图 1-2-5-D　HE×20 示肾小球基本正常,可有局灶节段轻度系膜增生。肾小管上皮细胞颗粒状变性

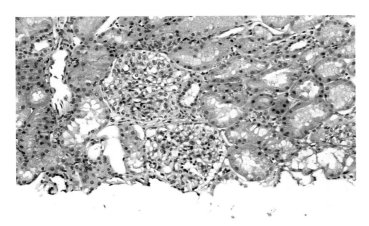

图 1-2-5-B　HE×10 示肾小球基本正常,可有局灶节段轻度系膜增生。肾小管上皮细胞颗粒、空泡状变性

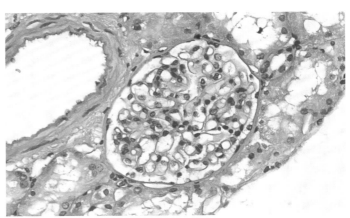

图 1-2-5-E　HE×20 示肾小球基本正常,可有局灶节段轻度系膜增生。肾小管上皮细胞颗粒、空泡状变性

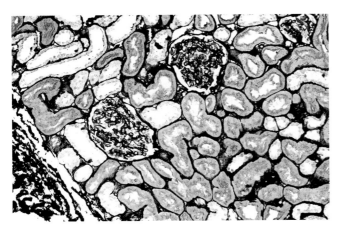

图 1-2-5-C　PASM×10 示肾小球基本正常,局灶节段轻度系膜增生,基底膜空泡状变性

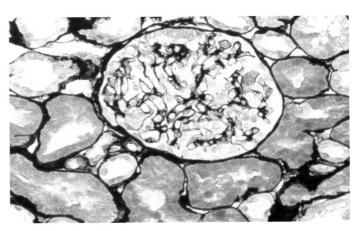

图 1-2-5-F　PASM×20 示肾小球基本正常,基底膜空泡状变性

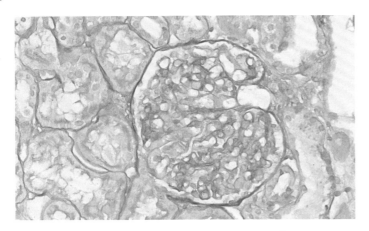

图 1-2-5-G　PAS×20 示肾小球基本正常,局灶节段轻度系膜增生

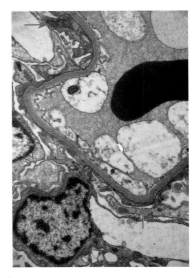

图 1-2-5-J　透射电镜×8 000 示肾小球脏层上皮细胞灶状增生,微绒毛状变性,足突广泛融合

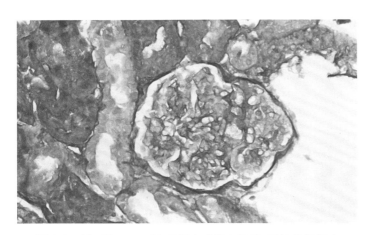

图 1-2-5-H　Masson×20 示肾小球基本正常,局灶节段轻度系膜增生

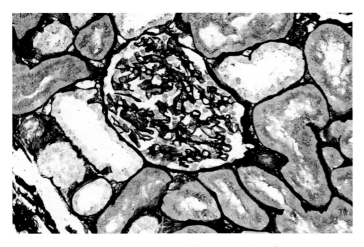

图 1-2-5-I　PASM×20 示肾小球基本正常,基底膜空泡状变性

区有多少不等的 IgG、IgM、C3 等沉积,电镜下系膜区可见电子致密物沉积,足细胞足突节段性而不是广泛性融合。

2. **轻度系膜增生性 IgM 肾病**　系膜区见高强度 IgM 沉积,而且电镜下见系膜区电子致密物沉积,足细胞足突节段性而不是广泛性融合。

3. **局灶节段性肾小球硬化症(FSGS)**　光镜下见节段性硬化的肾小球,常伴有肾小球硬化、肾小管萎缩、肾间质淋巴单核细胞浸润及纤维化,见到类似病变,尤其需要注意仔细观察、连续切片有可能发现节段硬化的肾小球。

4. **Ⅰ期膜性肾病**　免疫荧光检查毛细血管壁 IgG、C3 等颗粒状沉积,电镜下上皮下可见块状电子致密物沉积。

(姚兴凤)

## 六、局灶节段性肾小球硬化症

### 【定义】

局灶节段性肾小球硬化症(focal segmental glomerulosclerosis,FSGS)是儿童和成人肾病综合征(NS)常见的原发性肾小球疾病,其组织病理学特征是肾小球节段性硬化,伴或不伴肾小球毛细血管内泡沫细胞形成和球囊粘连。临床表现为大量蛋白尿或肾病综合征。包括三种类型:原发性、遗传性和继发性。

### 【临床特点】

1. **发病率**　本病多发生在儿童及青少年,男性稍多于女性。

2. **症状**

(1) 临床首发症状最多见的是肾病综合征,约 2/3 的患者有大量蛋白尿和严重水肿,>50% 伴有血尿,部分伴有高血压和肾功能不全,发病前可有上呼吸道感染或过敏反应。

(2) 对糖皮质激素治疗不敏感,多数(40%~60%)FSGS呈慢性进行性进展,最终导致肾衰竭,少数患者(10%~15%)病情进展较快,较早出现肾衰竭。

#### 3. 实验室检查

(1) 免疫学检查:有明显低白蛋白血症,血浆白蛋白通常低于25g/L,少数低于10g/L;多数患者有高脂血症,血清IgG水平降低,C3通常正常,C1q大多正常。

(2) 尿液检查:大量蛋白尿,镜下血尿,常有无菌性白细胞尿、葡萄糖尿。

(3) 肾功能检查:肾小球滤过率(GFR)下降、血尿素氮、肌酐升高。

#### 4. 治疗

(1) 出现激素抵抗前及时用激素治疗。对于激素依赖、抵抗和复发者,激素加免疫抑制剂、间断环磷酰胺冲击治疗可增加缓解率。延长激素疗程可增加FSGS的缓解率。

(2) 积极去除及治疗导致FSGS的病因,并进行利尿、降压等对症治疗。

**5. 预后** 预后不良,多数对激素治疗不敏感,一般5~10年即进入肾衰竭期。

**【病理学特点】**

**1. 大体表现** 早期病变不明显,晚期,肾体积缩小,表面颗粒状。

**2. 光镜检查**

(1) 光镜下局灶分布的肾小球特别是位于皮髓质交界处的肾小球呈节段性玻璃样硬化,并见球性硬化的肾小球。有时硬化区周围上皮细胞增生,球囊粘连。肾小管上皮细胞颗粒、空泡状变性,灶状萎缩;肾间质灶状淋巴、单核细胞浸润及纤维化,小动脉管壁增厚。

(2) 2004年国际肾脏病理学会(IRPS)发表FSGS病理分型,共五型:非特殊型(no otherwise specified,NOS)、顶端型(tip)、门部型(perihilar)、细胞型(cellular)、塌陷型(collapsing)(图1-2-6-A~S)。

**3. 免疫荧光检查** 在硬化或坏死区可发现C3或IgM及C1q呈不规则、颗粒状或结节状分布。无病变的肾小球呈阴性,偶尔系膜区有IgM及C3分布,IgG、IgA少见。

**4. 透射电镜检查** 肾小球足突弥漫性微绒毛样变及融合(图1-2-6-T,红色箭头所示),偶见塌陷的足突剥脱(图1-2-6-U,红色箭头所示)及基底膜样物质形成;无电子致密物沉积。节段硬化区域肾小球基底膜皱缩,系膜基质增生,毛细血管腔闭塞,可见血浆蛋白沉积。

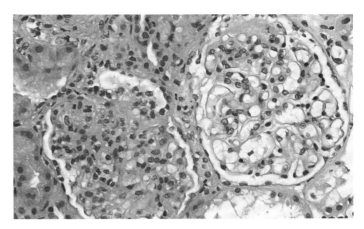

图1-2-6-A HE×20 示肾小球节段性硬化(NOS型)

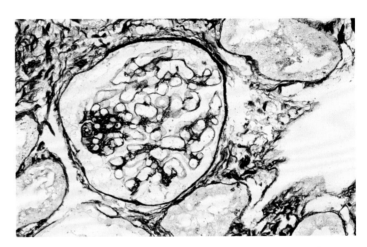

图1-2-6-B PASM×20 示肾小球节段性硬化(NOS型)

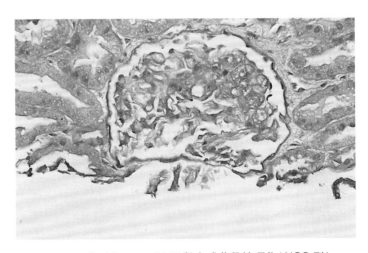

图1-2-6-C Masson×20 示肾小球节段性硬化(NOS型)

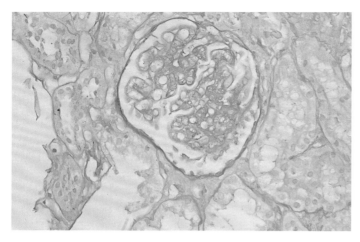

图 1-2-6-D PAS×20 示肾小球节段性硬化（NOS 型）

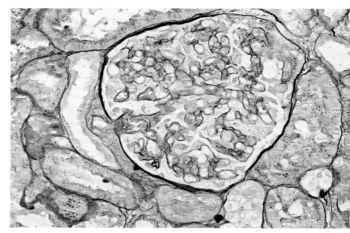

图 1-2-6-G PASM×20 示肾小球节段性硬化（tip 型）

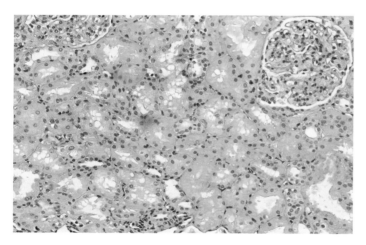

图 1-2-6-E HE×10 示肾小球节段性硬化（tip 型）

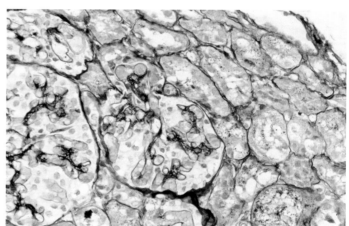

图 1-2-6-H PASM×20 示肾小球节段性硬化（tip 型），顶端疝入肾小管，毛细血管腔内泡沫细胞形成

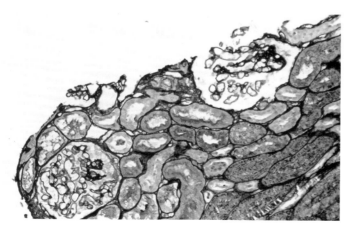

图 1-2-6-F PASM×20 示肾小球节段性硬化（tip 型），灶状足细胞增生

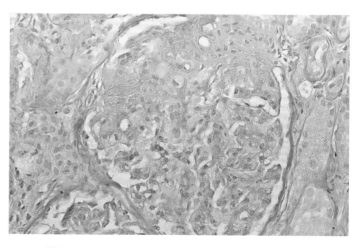

图 1-2-6-I PAS×40 示肾小球节段性硬化（门部型）

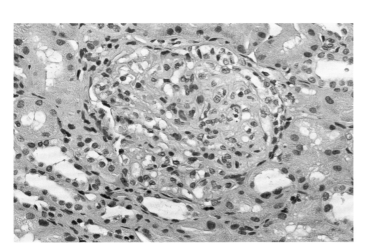

图 1-2-6-J　HE×40 示肾小球节段性硬化（门部型）

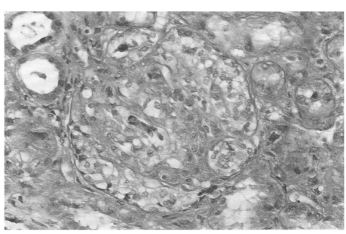

图 1-2-6-M　Masson×20 示肾小球节段性硬化（细胞型），假新月体形成

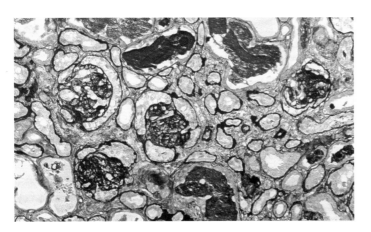

图 1-2-6-K　PASM×10 示肾小球节段性硬化（细胞型），假新月体形成

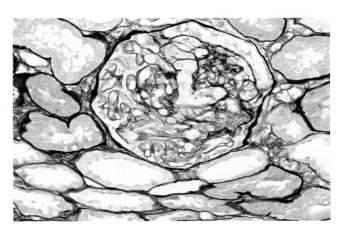

图 1-2-6-N　PASM×20 示肾小球节段性硬化（细胞型），假新月体形成

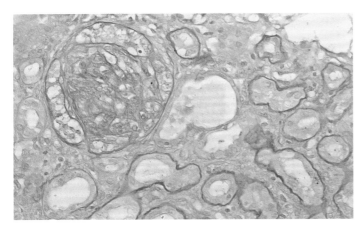

图 1-2-6-L　PAS×20 示肾小球节段性硬化（细胞型），假新月体形成

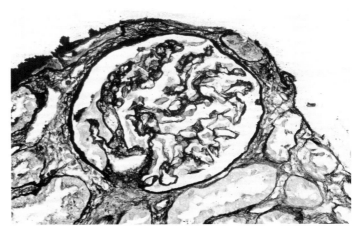

图 1-2-6-O　PASM×20 示肾小球节段性硬化（塌陷型）

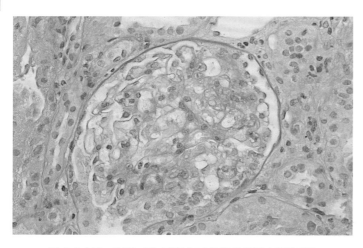

图 1-2-6-P　PAS×20 示肾小球节段性硬化（塌陷型）

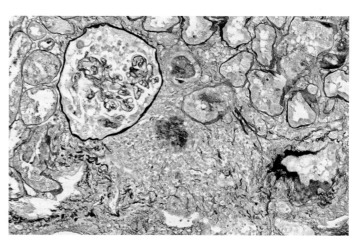

图 1-2-6-S　PASM×10 示肾小球节段性硬化,肾小管灶状萎缩,肾间质灶状淋巴、单核细胞浸润

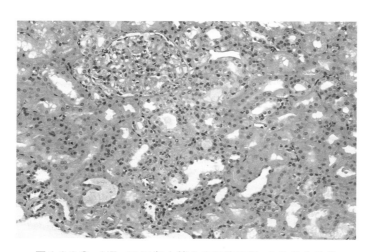

图 1-2-6-Q　HE×10 示肾小管上皮细胞颗粒、空泡状变性伴蛋白管型

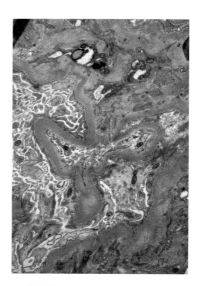

图 1-2-6-T　透射电镜×8 000 示肾小球足细胞微绒毛状变性,足突广泛融合

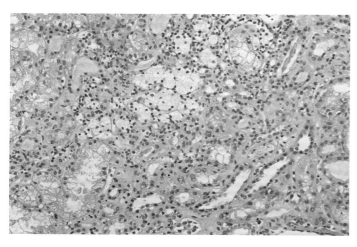

图 1-2-6-R　HE×10 示肾小管上皮细胞颗粒、空泡状变性伴蛋白管型形成,肾间质灶状淋巴、单核细胞及泡沫细胞浸润

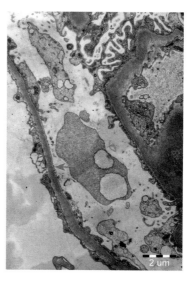

图 1-2-6-U　透射电镜×15 000 示肾小球足细胞足突广泛融合,节段剥脱

**【鉴别诊断】**

1. **轻度系膜增生性肾小球肾炎** 电镜下系膜区可见电子致密物沉积,足细胞足突节段性而不是广泛性融合。

2. **轻度系膜增生性 IgM 肾病** IgM 肾病系膜区免疫荧光染色见高强度 IgM 沉积,而且电镜下见系膜区电子致密物沉积,足细胞足突节段性而不是广泛性融合。

3. **肾小球微小病变(MCD)** FSGS 光镜下见到节段硬化的肾小球,常伴有肾小球硬化、肾小管萎缩、肾间质淋巴单核细胞浸润及纤维化,见到类似病变,尤其需要注意仔细观察、连续切片,有可能发现节段硬化的肾小球。

4. **继发性局灶节段性肾小球硬化症(FSGS)** 继发性 FSGS 是多种肾小球疾病的一个发展阶段,有明确的导致 FSGS 的病因及各自特殊的免疫病理、光镜、电镜检查,如局灶增生硬化型 IgA 肾病、局灶增生性狼疮性肾炎、肥胖相关性 FSGS 等。

(姚兴凤)

## 七、毛细血管内增生性肾小球肾炎

**【定义】**

毛细血管内增生性肾小球肾炎(acute diffuse proliferative glomerulonephritis)是指病理上以肾小球毛细血管内皮细胞和系膜细胞弥漫性增生为主、伴有中性粒细胞为主的炎细胞浸润为基本病变特征的肾小球疾病。常表现为急性肾炎综合征,最典型的疾病是急性链球菌感染后肾炎,故又称感染后肾小球肾炎。

**【临床特点】**

1. **发病率** 常见于儿童与青少年,3 岁以下的婴儿少见,男性高于女性,约 2~3:1。

2. **症状**

(1)潜伏期:大部分患者有前驱感染史(咽部或皮肤),轻者可无感染的临床表现,仅抗链球菌溶血素"O"滴度上升。

(2)临床症状轻重不一:轻者症状不明显,重者急性肾炎综合征甚至急性肾衰竭。主要表现为血尿、蛋白尿、水肿、尿少、高血压等。几乎均有血尿,约 30%~40% 出现肉眼血尿;大部分患者尿蛋白在 0.5~3.5g/d 之间,常为非选择性。

(3)并发症:严重的循环充血和心力衰竭,高血压脑病,急性肾衰竭。

3. **实验室检查**

(1)免疫学检查:链球菌感染后 3 周 ASO 滴度上升(>1:200),3~5 周达高峰,以后渐渐下降。大部分患者血清总补体活性 CH50 及 C3 明显下降,8 周以内恢复正常。

(2)尿液检查:除红细胞尿及蛋白尿外,尚可见红细胞管型、颗粒管型及少量肾小管上皮细胞及白细胞。

(3)肾功能检查:常有一过性氮质血症,血肌酐及尿素氮轻度升高,严重者出现急性肾衰竭。

4. **治疗** 本病是一种自限性疾病,尚缺乏特效疗法,主要清除感染灶和对症治疗,并积极防治并发症。

5. **预后** 预后与年龄有关,儿童患者大都能恢复。成人预后差。少数患者可转为隐匿性肾炎或新月体性肾炎。

**【病理学特点】**

1. **肉眼观察** 双肾肿胀,皮质苍白,髓质充血。

2. **镜下观察** 弥漫性改变。肾小球内皮细胞及系膜细胞弥漫增生伴炎性细胞浸润(中性粒细胞、单核细胞、嗜酸性粒细胞等),严重者形成新月体。上皮下可见散在分布的粗颗粒状嗜复红蛋白沉积。肾小管可见急性损伤。肾间质水肿,可有灶状中性粒细胞、单核细胞及淋巴细胞浸润,偶见嗜酸细胞浸润。(图 1-2-7-A~G)

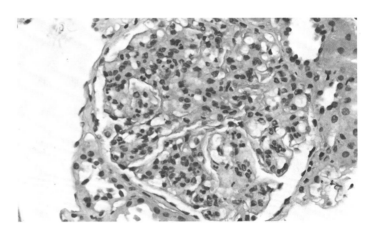

图 1-2-7-A HE×20 示肾小球内皮细胞增生伴中性粒细胞浸润

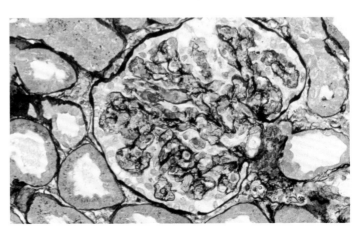

图 1-2-7-B PASM×20 示肾小球内皮细胞增生

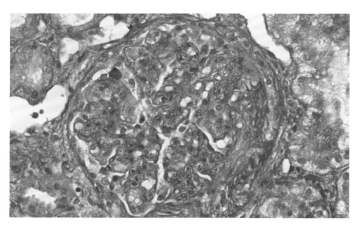

图 1-2-7-C　Masson×20 示肾小球细胞纤维性新月体形成

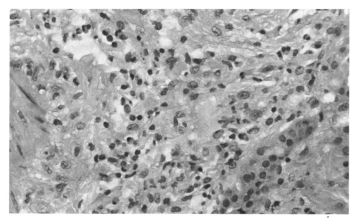

图 1-2-7-F　HE×40 示肾间质水肿，淋巴、单核细胞及嗜酸性细胞浸润

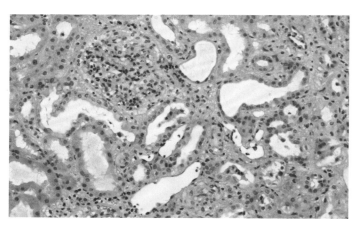

图 1-2-7-D　HE×10 示肾小管急性损伤，管腔扩张，上皮细胞扁平，刷毛缘脱落

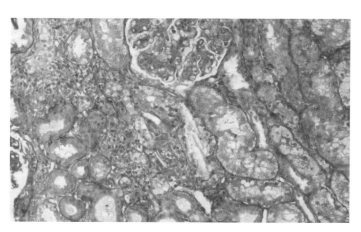

图 1-2-7-G　Masson×20 示肾间质淋巴、单核细胞浸润，纤维组织增生

3. **免疫荧光检查**　以 IgG 及 C3 为主的粗颗粒状物质沉积于肾小球毛细血管壁，随病程的进展，C3 沉积强度可大于 IgG，偶可见 IgM、IgA、C1q、C4 等少量沉积。有的病例仅有 C3 沉积。（图 1-2-7-H ~ K）

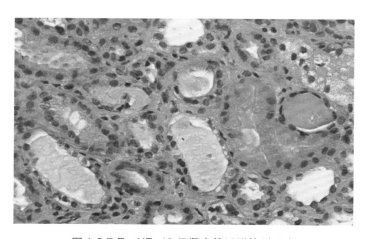

图 1-2-7-E　HE×10 示肾小管透明管型形成

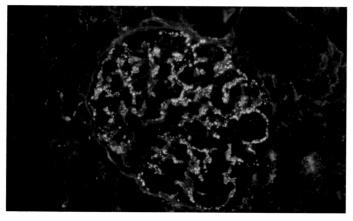

图 1-2-7-H　免疫荧光×20 示 IgG 毛细血管壁粗颗粒状沉积，呈"满天星"状

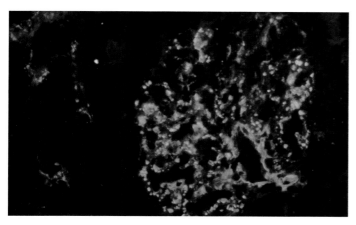

图 1-2-7-I 免疫荧光×20 示 C3 毛细血管壁粗颗粒状沉积，呈"满天星"状

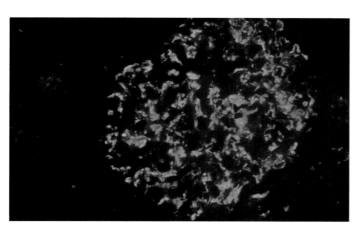

图 1-2-7-J 免疫荧光×20 示 C3 在系膜区、毛细血管袢颗粒、小团块状沉积，同时毛细血管壁可见粗颗粒状沉积

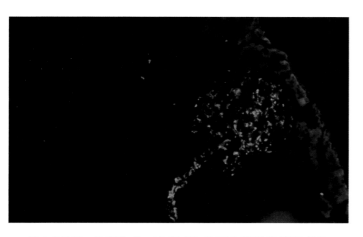

图 1-2-7-K 免疫荧光×10 示 C3 毛细血管壁粗颗粒状沉积，呈"满天星"状，同时在入球小动脉沉积

**4. 超微结构特点** 上皮下大团块状（驼峰状）可伴有节段性内皮下、基底膜内、系膜区块状电子致密物沉积。（图 1-2-7-L~O）

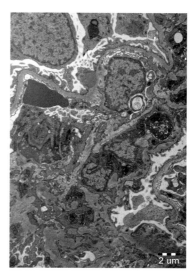

图 1-2-7-L 电镜×6 000 毛细血管腔内皮细胞增生

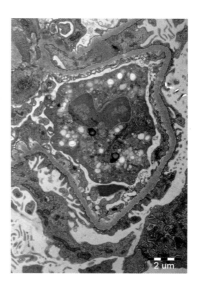

图 1-2-7-M 电镜×8 000 毛细血管腔内中性粒细胞浸润

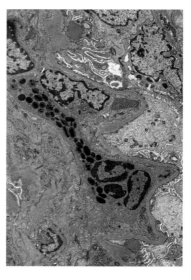

图 1-2-7-N 电镜×6 000 毛细血管腔内嗜酸性粒细胞浸润

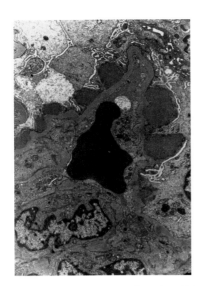

图 1-2-7-O 电镜×8 000 上皮下散在巨大团块状"驼峰样"电子致密物沉积,小节段基底膜内块状电子致密物沉积

**【鉴别诊断】**

1. **各种毛细血管内增生性的继发性肾小球肾炎** 如毛细血管内增生性狼疮性肾炎、毛细血管内增生性紫癜性肾炎、毛细血管内增生性 IgA 肾病等。光镜均有系膜细胞和内皮细胞的弥漫增生伴中性粒细胞的浸润,但根据各自不同的临床病史、免疫病理和电镜特点可以鉴别。

2. **溶血性尿毒症综合征** 光镜下均表现为内皮细胞增生,但后者免疫病理无特征性改变,电镜下无电子致密物沉积,急性期常见基底膜内疏松层增宽,慢性期见基底膜双轨征形成。

(姚兴凤)

## 八、膜增生性肾小球肾炎

**【定义】**

膜增生性肾小球肾炎(membranoproliferative glomerulonephritis,MPGN),是一种具有特殊病理形态及免疫学表现的综合征。临床主要表现为肾炎、肾病或肾炎肾病同时存在并伴低补体血症;组织学上可见系膜细胞增生、毛细血管壁增厚及基底膜双轨形成;根据电镜下电子致密物沉积的部位分为 3 型:Ⅰ型为内皮下和系膜区致密物沉积;Ⅱ型为特征性基底膜内带状致密物沉积,又称为电子致密物沉积病(DDD);Ⅲ型为上皮下、系膜区和内皮下致密物同时出现。

**【临床特点】**

1. **发病率** 主要发生在儿童和青年,10~20 岁为高峰,男女发病率接近。

2. **症状** 至少 1/2 的患者表现为肾病综合征;约

1/4 的患者表现为无症状性血尿和蛋白尿;还有 1/4~1/3 的患者表现为急性肾炎综合征,伴有红细胞及红细胞管型尿、高血压和肾功能不全。常有先驱感染、贫血和低补体血症。

3. **实验室检查**

(1) 免疫学检查:低补体血症,C3 肾炎因子和血补体 C3 同时降低常提示病情活动。

(2) 尿液检查:非选择性蛋白尿、持续性镜下血尿及发作性肉眼血尿,血尿为肾小球源性的多样畸形红细胞。

(3) 肾功能检查:大部分有急性或慢性肾功能不全。

4. **治疗** 本病所致肾病综合征的治疗常常比较困难。糖皮质激素药物、免疫抑制药及抗凝药物等联合治疗利于改善肾功能。

5. **预后** 10 年肾存活率达 60%~65%,而且各型 MPGN 病程及预后类似。肾病综合征(大量蛋白尿)、肾功能损害、持续性高血压、严重肾小管间质病变、新月体形成等因素提示预后不良;发病年龄小预后良好。肾移植后,本病可再复发。

**【病理学特点】**

1. **肉眼观察** 早期双肾肿胀,后期体积缩小至颗粒性固缩肾。

2. **镜下观察** 三型 MPGN 光镜改变类似。肾小球弥漫性系膜细胞及系膜基质重度增生,系膜组织向内皮下广泛插入,毛细血管壁增厚,呈"双轨状"。少数伴有新月体形成。后期系膜区和毛细血管壁由于细胞增生和基质增加而呈现不同程度的扩张,毛细血管丛分叶结构突出,称为分叶状肾小球肾炎。肾小管不同程度的萎缩。肾间质淋巴、单核细胞浸润及纤维组织增生(图 1-2-8-A~H)。

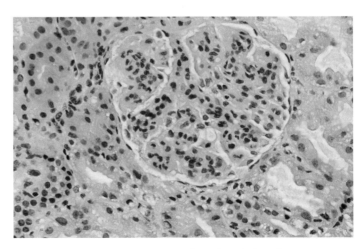

图 1-2-8-A HE×40 示肾小球呈分叶状增生
肾小球系膜细胞和基质弥漫中-重度增生伴广泛插入及节段内皮细胞增生,基底膜弥漫不规则增厚

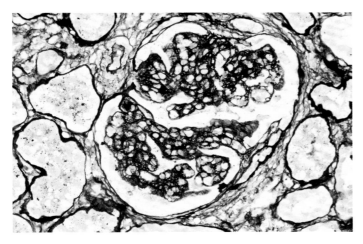

图 1-2-8-B　PASM×40 示肾小球呈分叶状增生

肾小球系膜细胞和基质弥漫中-重度增生伴广泛插入及节段内皮细胞增生，基底膜弥漫不规则增厚

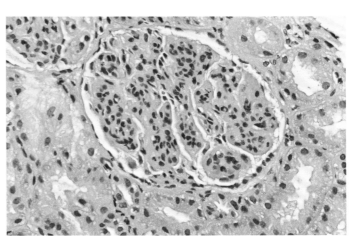

图 1-2-8-E　HE×40 示肾小球呈分叶状增生

肾小球系膜细胞和基质弥漫中-重度增生伴广泛插入及节段内皮细胞增生，基底膜弥漫不规则增厚

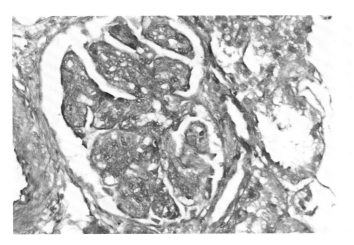

图 1-2-8-C　Masson×40 示肾小球呈分叶状增生

肾小球系膜细胞和基质弥漫中-重度增生伴广泛插入及节段内皮细胞增生，基底膜弥漫不规则增厚

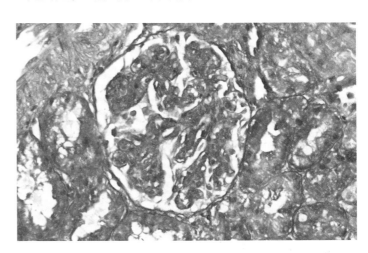

图 1-2-8-F　Masson×40 示肾小球呈分叶状增生

肾小球系膜细胞和基质弥漫中-重度增生伴广泛插入及节段内皮细胞增生，基底膜弥漫不规则增厚

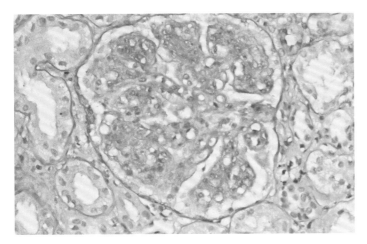

图 1-2-8-D　PAS×40 示肾小球呈分叶状增生

肾小球系膜细胞和基质弥漫中-重度增生伴广泛插入及节段内皮细胞增生，基底膜弥漫不规则增厚

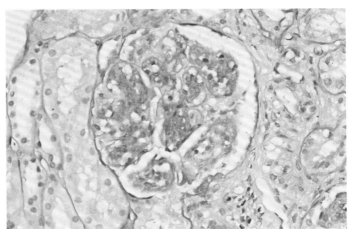

图 1-2-8-G　PAS×40 示肾小球呈分叶状增生

肾小球系膜细胞和基质弥漫中-重度增生伴广泛插入及节段内皮细胞增生，基底膜弥漫不规则增厚

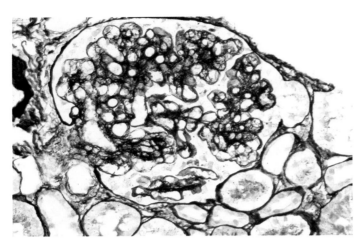

图 1-2-8-H　PASM×40 示肾小球呈分叶状增生

肾小球系膜细胞和基质弥漫中-重度增生伴广泛插入及节段内皮细胞增生,基底膜弥漫不规则增厚

**3. 免疫荧光检查** IgG 和 C3 在系膜区呈团块状、在毛细血管壁呈颗粒状或带状分布,可显示出小叶外周的轮廓,呈花瓣状。可伴有 IgA、IgM 微弱沉积(图 1-2-8-I)。

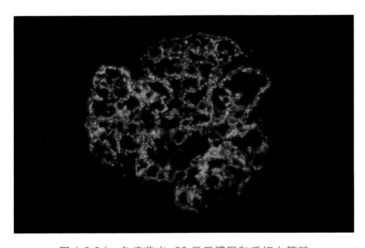

图 1-2-8-I　免疫荧光×20 示系膜区和毛细血管壁
IgG(+++)呈"花瓣状"颗粒、团块状沉积

**4. 透射电镜检查** 系膜细胞及系膜基质增生并向内皮下插入,可见双轨形成。其中 I 型为内皮下和系膜区块状电子致密物沉积,Ⅲ型是在 I 型基础上同时伴有上皮下电子致密物沉积,Ⅱ型又称为电子致密物沉积病(DDD),特征性基底膜内带状电子致密物沉积(图 1-2-8-J)。

**【鉴别诊断】**

诊断 MPGN 需要排除所有继发性因素,如乙型肝炎或丙型肝炎、艾滋病、其他感染或结缔组织病等相关的 MPGN,对表面上看似原发性 MPGN 必须做相应的血清学检查。

常见需要鉴别的疾病有:

**1. 糖尿病肾病** 糖尿病肾病发生结节状损害的小球

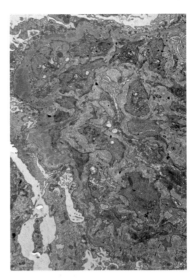

图 1-2-8-J　透射电镜×8 000 示肾小球系膜细胞和基质重度增生伴节段系膜插入

基底膜不规则增厚伴双轨征形成,系膜区及上皮下、基底膜内、内皮下块状电子致密物沉积,毛细血管腔狭窄、闭塞,上皮足突弥漫融合

相对较少,从各自特殊的临床表现、化验异常及免疫病理学上也可以进行鉴别。

**2. 轻链肾炎** 光镜下与 MPGN 难以鉴别,免疫病理学可以明确区分。

**3. 狼疮性肾炎** 狼疮性肾炎可以出现多种类型的病理学改变,如可出现类似于 I 、Ⅲ型 MPGN 样的改变,但免疫荧光有 IgG、IgM、IgA、C3、C4、C1q 的沉积,即"满堂亮"表现,而 MPGN 同时出现多种免疫球蛋白及补体沉积的情形罕见。

**4. 过敏性紫癜性肾炎和 IgA 肾病** 肾小球系膜区及节段毛细血管襻上有大量的 IgA 沉积,过敏性紫癜性肾炎还可表现出皮肤紫癜、关节痛和腹痛等。

**5. 毛细血管内增生性肾小球肾炎** 与 MPGN 的 I 型有时难以鉴别,偶尔感染后肾炎也可发展为 MPGN。但一般毛细血管内增生性肾小球肾炎的病程比较短,且二者免疫病理及电镜表现不同。

（姚兴凤）

## 九、C3 肾小球病

2010 年法胡里(Fakhouri)等提出 C3 肾小球病(C3 glomerulopathy),是指免疫荧光检查时只有 C3 沉积,而免疫球蛋白和 C1q 均阴性或弱阳性的一组肾小球疾病。包括电子致密物沉积病(dense deposit disease,DDD)、原发性 C3 肾小球肾炎、家族性Ⅲ型膜增生性肾小球肾炎、补体 H 因子相关蛋白 5 肾小球病等。确诊需要在免疫电镜下见到胶体金标记的补体 C3 片段在肾小球沉积。

2012 年在国际肾脏病学会和肾脏病理协会（ISN/RPS）的组织下，来自肾脏疾病、补体研究及肾脏病理等多领域的专家们在英国剑桥共同起草了以下共识：对于肾小球以 C3 沉积为主（C3 免疫荧光强度较其他免疫分子荧光强度≥2+）的患者可先诊断为"以 C3 沉积为主的肾小球肾炎（glomerulonephritis with dominant C3）"，其中 C3 肾小球病的最终诊断需要结合光镜、免疫病理、电镜和临床情况来共同作出。

以下主要介绍电子致密物沉积病（DDD）和 C3 肾小球肾炎。

（一）电子致密物沉积病（dense deposit disease, DDD）

**【临床特点】**

1. **发病率** 好发于儿童和青少年，也可见于成人，男、女发病无显著区别。

2. **症状** 患者发病前可有上呼吸道感染史。

（1）肾脏表现：均有可表现为急性肾炎综合征、单纯肉眼血尿、单纯蛋白尿、肾综合征、镜下血尿伴非肾病水平蛋白尿，也可以伴发无菌性白细胞尿。

（2）肾外表现：多数可伴有视网膜黄斑变性，部分 DDD 可合并获得性部分性脂肪营养不良（acquired partial lipodystrophy，APL），表现为面部、上半部分躯体皮下脂肪丢失。

3. **实验室检查**

（1）免疫学检查：多数患者血清 C3 水平下降，但与病情活动相关性不大，C4 一般正常。

（2）尿液检查：不同程度的蛋白尿和/或血尿。

（3）肾功能检查：可伴有肾功能下降。

4. **治疗** DDD 为罕见疾病，目前尚无大样本的临床治疗试验研究，相关的治疗方法多结合发病机制并基于个体治疗的经验，包括一般性治疗和特异性治疗。特异性治疗主要从补体旁路调节异常的发病机制出发，包括以下 3 方面：①血浆置换；②免疫抑制剂；③抗 C5 单抗［依库珠单抗（eculizumab）］。

5. **预后** 整体预后较差，约 50%～70% 的患者在 10 年内发展至终末期肾脏病。DDD 患者行肾移植后 50%～100% 在移植后 1 年内会复发。

**【病理学特点】**

1. **肉眼观察** 早期双肾肿胀，后期体积缩小至颗粒性固缩肾。

2. **镜下观察** 组织学表现多种多样，25%～43.8% 表现为 MPGN 样改变，其余可表现为系膜增生性肾小球肾炎（44%）、新月体性肾小球肾炎（18%）、毛细血管内增生性肾小球肾炎（12%）或肾小球硬化。

3. **免疫荧光检查** C3 沿毛细血管壁、鲍曼氏囊壁及肾小管基底膜沉积，免疫球蛋白阴性或很少量沉积。

4. **透射电镜检查** 在肾脏 GBM 致密层可见特征性的均质飘带状电子致密物沉积，电镜是诊断 DDD 的金标准。

（二）C3 肾小球肾炎

**【定义】**

C3 肾小球肾炎（C3 glomerulonephritis）指肾脏免疫荧光检查以 C3 沉积为主，免疫球蛋白和 C1q、C4 阴性或很少量沉积；电镜下电子致密物可沉积在系膜区、内皮下，部分可伴上皮下、肾小球基底膜内非连续性电子致密物沉积。目前认为，在 C3 肾小球病患者中，排除 DDD 后，均应被诊断为 C3 肾小球肾炎。

**【临床特点】**

1. **发病率** 本病起病年龄较 DDD 晚，男女发病没有差异。

2. **症状** 部分患者在起病前可有上呼吸道感染史，可伴有高血压及肾功能减退。

3. **实验室检查**

（1）免疫学检查：多数患者可出现 C3 和 B 因子水平下降，C4 正常。

（2）尿液检查：可出现不同程度的蛋白尿和/或血尿。

（3）肾功能检查：可伴有高血压及肾功能减退。

4. **治疗** 本病为少见病，其治疗原则应参考 DDD 的治疗，具体临床疗效尚待观察。

5. **预后** 目前长期预后缺乏大规模观察，总体预后较 DDD 好。

**【病理学特点】**

1. **肉眼观察** 早期双肾肿胀，后期体积缩小至颗粒性固缩肾。

2. **镜下观察** 光镜表现多样，可表现为膜增生性肾小球肾炎、系膜增生性肾小球肾炎、毛细血管内增生性肾小球肾炎、肾小球轻微病变、弥漫增生性肾小球肾炎、新月体性肾小球肾炎或硬化肾小球病。慢性病变如动脉硬化、肾小球硬化、间质纤维化等较 DDD 常见（图 1-2-9-A～L）。

3. **免疫荧光染色** 以 C3 为主在肾小球系膜区伴或不伴毛细血管壁沉积，免疫球蛋白阴性或很少量沉积。肾间质小动脉管壁亦可见 C3 沉积（图 1-2-9-M、N）。

4. **超微结构特点** 系膜区和/或内皮下、上皮下（甚至可能为驼峰样）电子致密物沉积，极少情况下可见 GBM 内电子致密物，但不似 DDD 样致密，而是更分散、更不规则（图 1-2-9-O、P）。

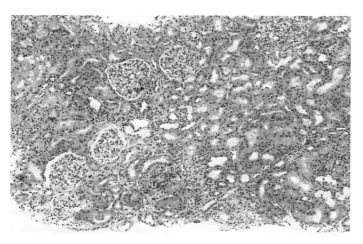

图 1-2-9-A　HE×4 示肾小球呈弥漫性系膜增生性改变,肾小管上皮细胞呈颗粒、空泡状变性

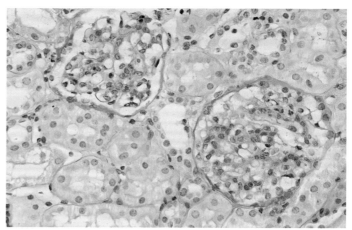

图 1-2-9-D　HE×10 示肾小球呈弥漫性轻-中度系膜增生性改变

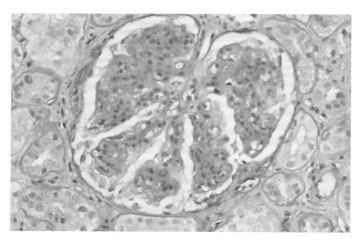

图 1-2-9-B　PAS×20 示肾小球呈膜增生性改变

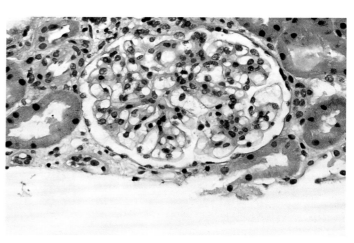

图 1-2-9-E　HE×40 示肾小球呈轻度系膜增生性改变

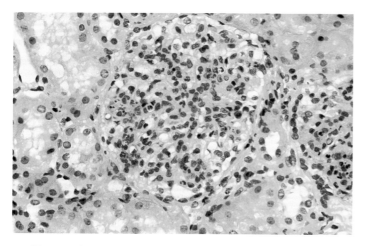

图 1-2-9-C　HE×20 示肾小球呈毛细血管内增生性改变,伴中性粒细胞、嗜酸性粒细胞浸润及核碎形成

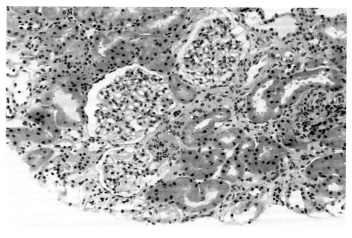

图 1-2-9-F　HE×10 示肾小球呈轻微改变

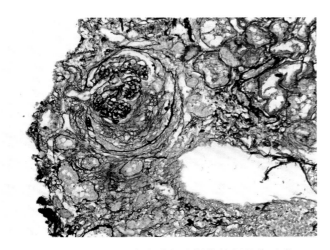

图 1-2-9-G PASM×40 示肾小球细胞纤维性新月体形成，小动脉管壁增厚，管腔狭窄

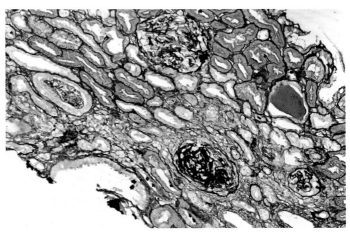

图 1-2-9-J PASM×10 示 1 个肾小球（上）轻度系膜增生，1 个肾小球（中下）增生性球性硬化，1 个肾小球（左下）毛细血管袢缺血性皱缩

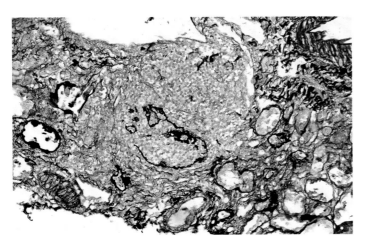

图 1-2-9-H PASM×10 示肾小球毛细血管袢完全断裂，细胞新月体形成

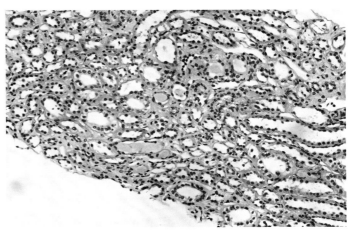

图 1-2-9-K HE×10 示急性期，肾小管上皮细胞扁平，刷毛缘脱落，透明管型形成

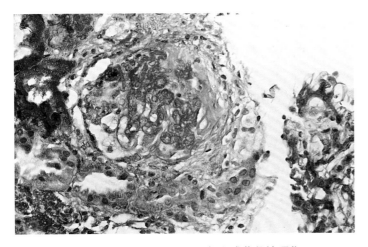

图 1-2-9-I Masson×40 示肾小球节段性硬化

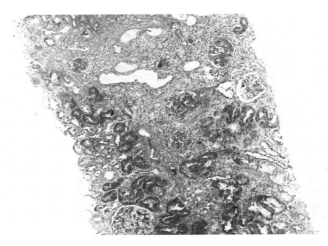

图 1-2-9-L Masson×4 亚急性期，肾小球呈增生硬化性改变，肾小管萎缩，肾间质淋巴、单核细胞浸润伴纤维组织增生

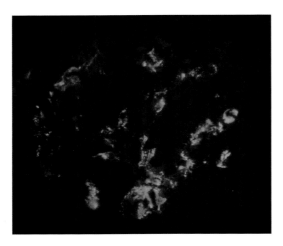

图 1-2-9-M 免疫荧光×20 示 C3(+++)在肾小球系膜区及节段毛细血管壁颗粒状沉积

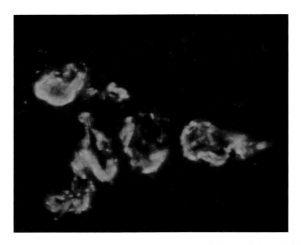

图 1-2-9-N 免疫荧光×20 示 C3(+++)在肾间质小动脉管壁沉积

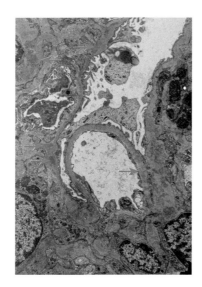

图 1-2-9-O 透射电镜×10 000 示肾小球系膜增生,系膜区(红色箭头所示)及节段基底膜内(绿色箭头所示)电子致密物沉积,上皮细胞足突部分融合

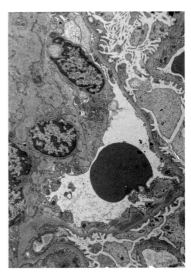

图 1-2-9-P 透射电镜×8 000 示肾小球系膜增生,系膜区(红色箭头所示)及内皮下(绿色箭头所示)电子致密物沉积,上皮细胞足突部分融合

**5. 分子遗传学特点** 补体和补体调节基因突变。

【鉴别诊断】

1. **DDD 与 C3 肾小球肾炎鉴别** 二者电镜表现不同,DDD 具有特征性的、在肾小球基底膜致密层呈均质飘带样电子致密物的沉积,C3 肾小球肾炎的电子致密物可在系膜区、内皮下、上皮下、甚至肾小球基底膜内(但其与 DDD 特征性的连续、均质、缎带样的电子致密物有显著区别,较 DDD 电子致密物松散、不规则)沉积;电镜除外 DDD 后可考虑 C3 肾小球肾炎的诊断。

2. **急性链球菌感染后肾小球肾炎** 急性链球菌感染后肾小球肾炎多伴 IgG 沉积,而且光镜表现为毛细血管内增生性肾小球肾炎,临床病程呈自限性,补体 C3 水平多在 8~12 周自然恢复,预后较好;反之,则应考虑 C3 肾小球肾炎的诊断,并应进行下一步有关补体活化异常的检测。

(姚兴凤)

## 十、狼疮性肾炎

【定义】

狼疮性肾炎(lupus nephritis,LN)是指系统性红斑狼疮(SLE)合并双肾不同病理类型的免疫性损害,同时伴有明显肾脏损害临床表现的一种疾病。其发病与免疫复合物形成、免疫细胞和细胞因子等免疫异常有关。

【临床特点】

1. **发病率** SLE 广泛分布于世界各地,黑种人及亚裔人群发病率高;女性明显多见,男女之比为 1:8~1:9,以青壮年发病为主;临床检查发现 SLE 患者中肾脏受累者约占 70%。

### 2. 症状

（1）全身表现：临床表现多种多样，包括全身乏力，体重下降，间断发热，颧部红斑（蝶形红斑），盘状红斑，光过敏，口腔溃疡，关节炎，浆膜炎，神经系统异常（抽搐或精神病）等。小儿盘状红斑较成人少，可见出血疹、斑疹、网状青斑、荨麻疹、紫癜等。患儿日光照射后皮损加重或出现新的皮疹，约 10%~20% 始终无皮疹表现。

（2）肾脏表现：表现多样，如单纯性血尿或蛋白尿；血尿、蛋白尿伴水肿、腰酸或高血压，即肾炎样表现；大量蛋白尿、低蛋白血症、水肿，即肾病综合征样表现；血尿、蛋白尿伴肾功能急剧减退，呈急进性肾炎表现；肾间质病变；慢性肾衰竭。

### 3. 实验室检查

（1）免疫学检查：血清多种自身抗体阳性，γ-球蛋白显著增高，血循环免疫复合物阳性，低补体血症。

（2）尿液检查：可有不同程度的尿蛋白、镜下血尿、白细胞、红细胞及管型尿。

（3）血常规：溶血性贫血可见白细胞计数 $< 4.0 \times 10^9/L$，血小板 $< 100 \times 10^9/L$，血沉较快，同时可伴有网织红细胞增多，Coombs 试验阳性。

（4）肾功能检查：伴有可逆性的肌酐清除率（Ccr）不同程度下降、血尿素氮和肌酐升高；终末期狼疮性肾炎 Ccr 明显下降，血肌酐、尿素氮显著升高。

### 4. 影像学特点
B 超示双肾增大提示急性病变；双肾缩小提示慢性肾衰竭。

### 5. 治疗
治疗的主要目的在于控制 LN 的活动，保护肾脏功能，延缓肾组织纤维化的进程。特别强调治疗的个体化，要注意心、肾、神经系统并发症的及时治疗。

### 6. 预后
病死率：18.9%~25.4%。

（1）持续大量蛋白尿血尿、高血压、贫血、血肌酐水平升高及反复感染者预后不良。

（2）Ⅰ型、Ⅱ型一般不发展为终末期肾，预后不良者多死于并发症；Ⅲ型可能发展成慢性肾衰竭，5 年存活率达 75.8%；Ⅳ型病情危重，预后不良，但及时正确治疗 5 年生存率可从 25% 提高到 80%；Ⅴ型若有附加增生性病变（c、d 亚型），预后不良，与Ⅳ型相似。有大量内皮下电子致密物沉着、合并血管病变、肾功能恶化需替代治疗者，预后差。

### 【病理学特点】

### 1. 肉眼观察
常与组织病理学对应，表现为无明显异常、蚤咬肾、大白肾至颗粒性固缩肾。

### 2. 镜下观察（图 1-2-10-A~Q）

（1）病理学表现多种多样，世界卫生组织将狼疮性肾炎病理学分为 6 型，从Ⅰ型至Ⅵ型。Ⅰ型：正常或微小病变型；Ⅱ型：系膜增殖型；Ⅲ型：局灶增殖型；Ⅳ型：弥漫增殖型；Ⅴ型：膜性；Ⅵ型：硬化性。预后依次由好到差。

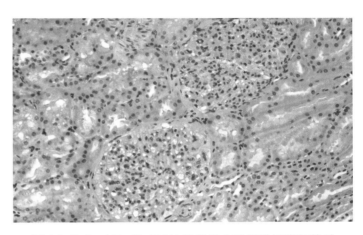

图 1-2-10-A　HE×10 示 LN-Ⅱ型肾小球系膜细胞和基质轻-中度增生

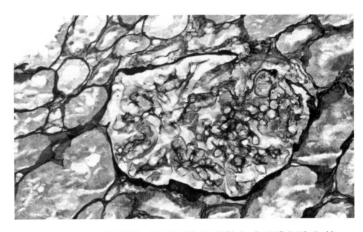

图 1-2-10-B　PASM×20 示 LN-Ⅱ型肾小球系膜细胞和基质轻-中度增生

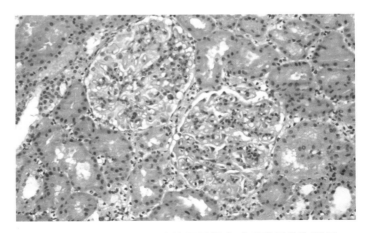

图 1-2-10-C　HE×10 示 LN-Ⅲ型肾小球系膜细胞和基质轻-中度增生，节段内皮细胞增生伴炎性细胞浸润，节段基底膜增厚

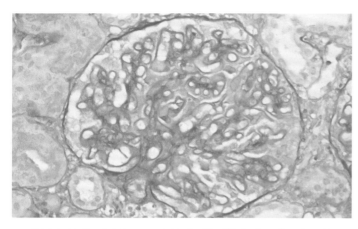

图 1-2-10-D PAS×20 示 LN-Ⅲ+Ⅴ型肾小球系膜细胞和基质轻-中度增生,弥漫基底膜增厚

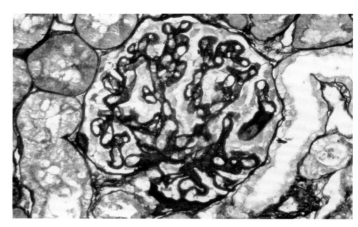

图 1-2-10-G PASM×20 示 LN-Ⅱ+Ⅴ型肾小球系膜细胞和基质轻-中度增生,弥漫基底膜增厚

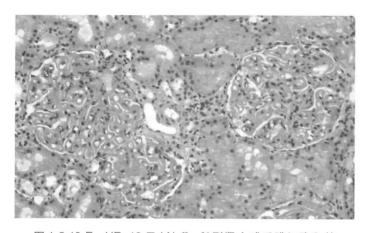

图 1-2-10-E HE×10 示 LN-Ⅱ+Ⅴ型肾小球系膜细胞和基质轻-中度增生,弥漫基底膜增厚

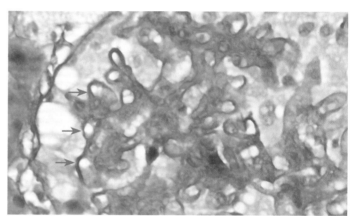

图 1-2-10-H Masson×40 示 LN-Ⅱ+Ⅴ型肾小球系膜细胞和基质轻-中度增生,基底膜弥漫增厚,上皮下(绿色箭头所示)、系膜区嗜复红蛋白沉积

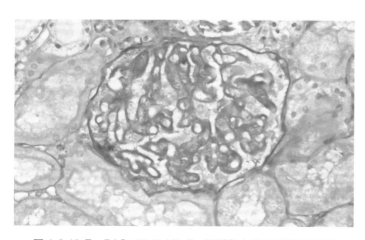

图 1-2-10-F PAS×20 示 LN-Ⅱ+Ⅴ型肾小球系膜细胞和基质轻-中度增生,弥漫基底膜增厚

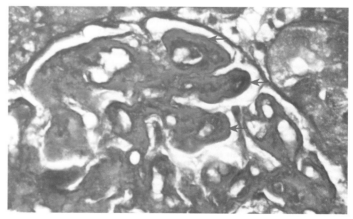

图 1-2-10-I Masson×40 示 LN-Ⅳ+Ⅴ型肾小球毛细血管袢白金耳(绿色箭头所示)形成

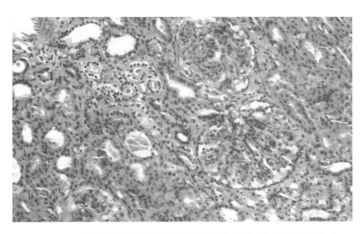

图 1-2-10-J PASM×10 示 LN-Ⅳ型肾小球弥漫系膜细胞和内皮细胞增生,肾小管灶状萎缩伴蛋白管型、红细胞管型形成

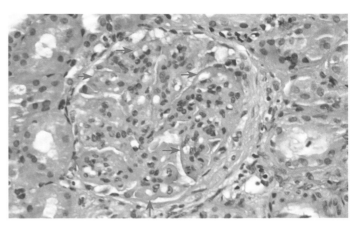

图 1-2-10-M HE×20 示 LN-Ⅳ型肾小球弥漫系膜细胞中-重度增生伴广泛插入、基底膜增厚(绿色箭头所示),少量炎性细胞浸润,小细胞纤维性新月体形成

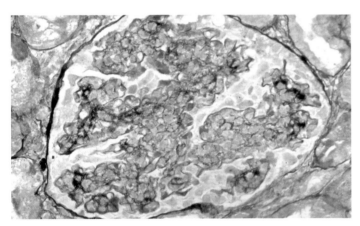

图 1-2-10-K PASM×20 示 LN-Ⅳ型肾小球弥漫系膜细胞和内皮细胞增生

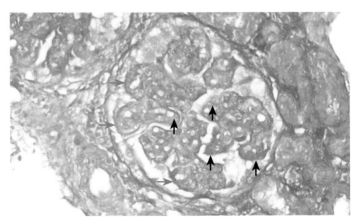

图 1-2-10-N Masson×20 示 LN-Ⅳ型肾小球弥漫系膜细胞中-重度增生伴广泛插入,基底膜增厚(绿色箭头所示),多部位嗜复红蛋白沉积(黑色箭头所示)

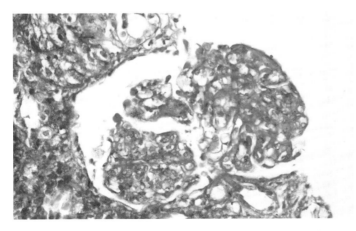

图 1-2-10-L Masson×20 示 LN-Ⅳ型肾小球上皮下、基底膜内、内皮下、系膜区多部位嗜复红蛋白沉积

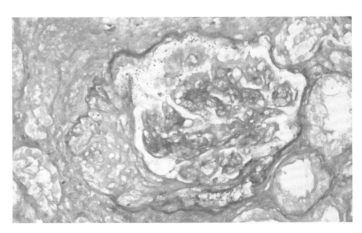

图 1-2-10-O PAS×20 示 LN-Ⅳ型肾小球细胞纤维性新月体形成

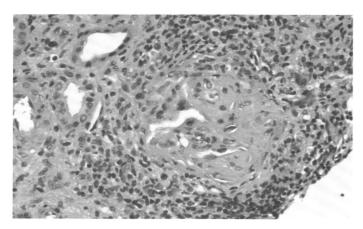

图 1-2-10-P　HE×20 示 LN-Ⅳ型肾小球硬化,鲍曼氏囊壁破裂,细胞性新月体形成

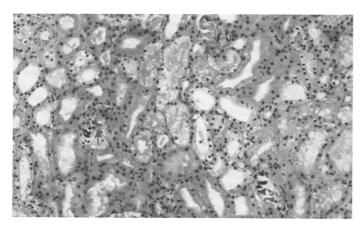

图 1-2-10-Q　HE×20 示肾小管上皮细胞颗粒、空泡状变性,钙盐结晶(绿色箭头所示)形成

（2）儿童狼疮肾炎多使用 WHO 分类法及国际小儿肾脏病科研协作组（ISKDC）分类法并用,Pirani 积分法作为补充,且 Pirani 积分法较病理分型更能反映肾病变的严重性和活动性,也能反映狼疮性肾炎的治疗效果。

1）WHO 病理分型:括弧中为国际小儿肾脏病协作组（ISKDC）分类法。①WHO Ⅰ型（ISKDC 1a,1b）:本型罕见为正常肾小球或轻微病变,极少部分患儿免疫荧光或电镜下可见肾小球有少许沉积物。②WHO Ⅱ型（ISKDC 2a,2b）:系膜增殖型肾小球肾炎,病变局限于系膜区,表现为程度不等的系膜细胞和基质增多系膜区免疫沉积物阳性;仅有轻度节段性系膜增生者为 2a 型,系膜和系膜细胞增生为 2b 型。临床多表现为轻度血尿或蛋白尿,很少发生肾功能不全。③WHO Ⅲ型（ISKDC3a,3b 和 4a）:局灶节段增殖型肾小球肾炎,部分肾小球存在急性或慢性病变,如节段性细胞增生、细胞坏死、内皮细胞增生、纤维素样坏死、白细胞浸润、透明血栓、系膜区和毛细血管壁见 IgG、IgA、C1q、C3C4、白细胞介素等沉积,约半数以

上肾小球正常。临床可表现为蛋白尿、血尿、高血压和轻度肾功能不全,亦可为肾病综合征。ISKDC4a 指 50% 以上肾小球受累。④WHO Ⅳ型（ISKDC 5a,5b）:弥漫增生性肾炎、狼疮肾炎中半数以上是本型,病变广泛且严重,几乎全部肾小球受累,呈活动性毛细血管内增殖性改变,中性粒细胞渗出,纤维素样坏死;毛细血管壁显著增厚,管壁内透明血栓;节段坏死常见细胞性新月体;严重病例呈弥漫性坏死和新月体性肾炎,部分病例呈不同程度肾小球硬化。免疫荧光见所有肾小球、肾小管、鲍曼氏囊及球外毛细血管基底膜有各种免疫球蛋白补体沉积,尤其是内皮下沉积明显,呈"满堂亮"现象,不规则大块内皮下沉积物使光镜下见毛细血管袢僵硬、毛细血管基底膜增厚呈"白金耳"现象（wire loops）。本型还存在严重的小管间质病变,显著的单核细胞浸润,坏死性血管炎。临床表现多为重症、血尿、蛋白尿、高血压肾病综合征、肾功能不全,如不给予积极治疗易进展为终末期肾衰竭。⑤WHO Ⅴ型（ISKDC 6）:膜性肾病病变,似特发性膜性肾病,表现为毛细血管袢的弥漫性增厚,后期基底膜增厚呈钉突样表现,但不同的是,同时也见一定程度系膜与内皮细胞增生及系膜基质扩张。本型可进一步分为 Ⅴa 型:与原发性膜性肾病相似,细胞增生、浸润不明显;Ⅴb 型:伴弥漫性系膜病变;Ⅴc 型:伴局灶节段性细胞增生、浸润与硬化;Ⅴd 型:伴弥漫增生性病变或新月体形成。a、b 亚型较 c、d 亚型预后好,附加病变影响预后。⑥WHO Ⅵ型:肾小球硬化型,此型与其他肾小球疾病晚期硬化相似,常伴随以上各型肾小球病变,如局灶节段或弥漫增殖性病变。部分人表现为单纯肾小球硬化。

狼疮肾炎可以发生病理类型转化,如局灶增殖转化为弥漫性增殖,膜性转化为局灶节段增殖或弥漫增殖,系膜增殖可转变为局灶节段增殖等。

2）肾小管及间质病变:狼疮肾炎中约 50%～70% 有肾小管间质病变,弥漫增殖型常见,还可见局灶型、膜型肾炎、系膜增生型等。病变以小管萎缩,小管基底膜增厚,电子致密物沉积于小管基底膜及间质,病变严重者出现小管坏死。

3）肾小血管病变有:①高血压引起的血管病变常见。②小叶间动脉及出入球小动脉内皮细胞肿胀、破坏、血管内血栓,IgG、C3 沉积于血管壁,无炎症反应。③坏死性小血管炎,抗中性粒细胞质抗体（ANCA）阳性。④肾脏血栓微血管病（renal thrombotic microangiopathy）在无坏死的基础上出现肾小动脉及间质毛细血管血栓,继而发展为肾小球硬化。

4）活动性与慢性病变的判断,Pirani 积分法:①活动性病变指标（AI）,A. 毛细血管内增殖;B. 白细胞渗出;

C. 核固缩和崩解;D. 肾小球纤维素样坏死;E. 细胞性新月体;F. 白金耳样改变;G. 透明血栓形成;H. 肾小管上皮细胞变性、坏死;I. 肾间质淋巴单核细胞浸润;J. 小血管纤维素样坏死。②慢性病变指标(CI),A. 肾小球硬化;B. 纤维性新月体;C. 球囊粘连;D. 单纯的基底膜增厚;E. 肾小管萎缩;F. 间质纤维化;G. 小血管硬化。

根据肾小球病变受累的范围:(1 分+)<25%的肾小球受累;(2 分+)25%~50%的肾小球受累;(3 分+)>50%的肾小球受累,或病变的严重程度:(1 分+)轻度;(2 分+)中度;(3 分+)重度,分别计算 AI 和 CI。其中肾小球、小血管纤维素样坏死和细胞性新月体均双倍计分。

3. **免疫荧光检查** IgA、IgM、IgG、C3、C4、C1q 和纤维蛋白均可以高强度的沉积于系膜区和毛细血管壁,称"满堂亮"现象,也可沉积于鲍曼氏囊壁、肾小管基底膜和小动脉管壁。Ⅰ型、Ⅱ型 LN 的免疫荧光强度可较弱(图1-2-10-R~Ⅴ)。

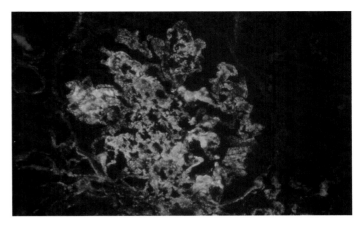

图 1-2-10-T 免疫荧光×20 示毛细血管内增生性 LN-Ⅳ型,C3(++)在弥漫系膜区及节段毛细血管壁团块、颗粒状沉积

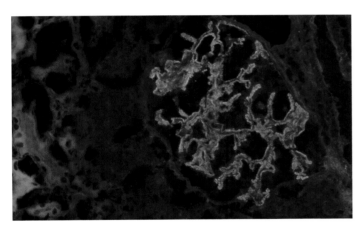

图 1-2-10-R 免疫荧光×20 示系膜增生性 LN-Ⅱ+Ⅴ型,IgG(+++)在弥漫系膜区及毛细血管壁团块、颗粒状沉积

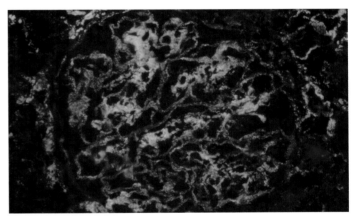

图 1-2-10-U 免疫荧光×20 示毛细血管内增生性 LN-Ⅳ型,IgA(++)在弥漫系膜区及节段毛细血管壁、鲍曼氏囊壁。肾小管管壁团块、颗粒状沉积

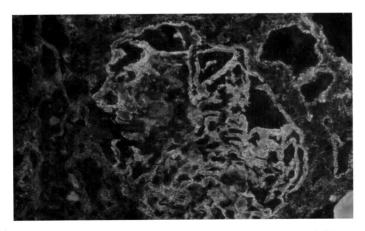

图 1-2-10-S 免疫荧光×20 示 LN-Ⅳ+Ⅴ型,IgG(+++)在肾小球系膜区、毛细血管壁、鲍曼氏囊壁及肾小管管壁团块、颗粒状沉积

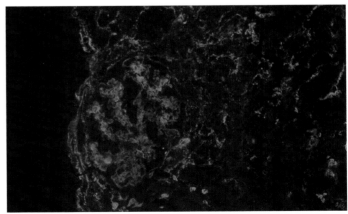

图 1-2-10-Ⅴ 免疫荧光×20 示毛细血管内增生性 LN-Ⅳ型,C1q 在弥漫系膜区及节段毛细血管壁、鲍曼氏囊壁及肾小管管壁团块、颗粒状沉积

**4. 透射电镜检查** Ⅰ型和Ⅱ型：系膜区多少不一的电子致密物沉积，Ⅲ型和Ⅳ型：系膜区、基底膜内、内皮下及节段上皮下多部位大块电子致密物沉积，Ⅴ型以弥漫上皮下及系膜区沉积为主，Ⅵ型电子致密物的多少、部位不定。鲍曼氏囊壁、肾小管基底膜和小动脉管壁亦可见块状电子致密物沉积（图 1-2-10-W～Z1）。

近年来有专家提出狼疮性足细胞病，是狼疮性肾炎的特殊类型，其诊断标准需满足以下三个条件：

（1）临床表现：满足肾病综合征及系统性红斑狼疮的临床诊断标准；

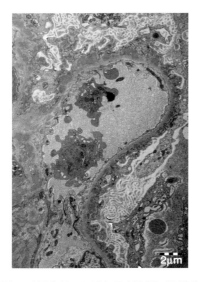

图 1-2-10-W 透射电镜×8 000 示 LN-Ⅳ+Ⅴ型肾小球系膜细胞和基质弥漫中度增生，毛细血管腔内中性粒细胞浸润，基底膜轻度不规则增厚，上皮下、内皮下、系膜区大量团块状电子致密物沉积，上皮细胞足突广泛融合

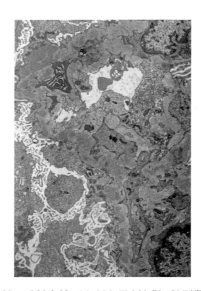

图 1-2-10-X 透射电镜×10 000 示 LN-Ⅳ+Ⅴ型肾小球系膜细胞和基质弥漫中-重度增生伴系膜插入，双轨征形成，上皮下、基底膜内、系膜区大量团块状电子致密物沉积，上皮细胞足突广泛融合

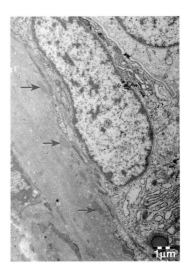

图 1-2-10-Y 透射电镜×12 000 示 LN-Ⅳ+Ⅴ型肾小球鲍曼氏囊壁块状电子致密物沉积（红色箭头所示）

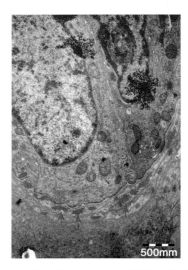

图 1-2-10-Z 透射电镜×12 000 示 LN-Ⅳ+Ⅴ型肾小管基底膜块状电子致密物沉积（红色箭头所示）

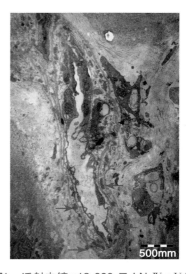

图 1-2-10-Z1 透射电镜×12 000 示 LN-Ⅳ+Ⅴ型肾间质小血管管壁块状电子致密物沉积（红色箭头所示）

（2）光镜特点：表现为微小病变肾病、局灶节段性肾小球硬化或系膜增生性肾炎；

（3）电镜特点：弥漫足突融合（>50%），无致密物沉积或仅在系膜区沉积。

临床和流行病学证据证实狼疮性足细胞病患者的肾小球足细胞病变与 SLE 相关。发病年龄和男女比例与普通 LN 无差别。其中肾小球病理改变为微小病变肾病或系膜增生性肾炎患者，血尿发生率低，激素治疗敏感，但单用激素维持的复发率高达 90%，激素联合其他免疫抑制剂维持可显著降低复发率。而病理表现为 FSGS 的患者，急性肾损伤的发生率高，肾小管间质损伤重，激素治疗缓解率低。狼疮性足细胞病复发后可发生病理转型，远期预后良好。

【鉴别诊断】

1. **原发性肾小球肾炎** 狼疮性肾炎的诊断中，临床表现具有决定性的意义，而免疫荧光的"满堂亮"现象及光镜、电镜典型的形态学改变具有诊断意义。如果病理符合，但无临床证据，不能确诊狼疮性肾炎；临床表现和生化检查结果符合，但光镜、荧光和电镜均正常的病例，亦不能诊断狼疮性肾炎。

2. **非典型膜性肾病** 非典型膜性肾病以 IgG 沿毛细血管壁颗粒状沉积为主，伴有或不伴有补体在毛细血管壁颗粒状沉积及系膜区块状沉积，再结合临床表现，不难鉴别。

3. **Ⅰ型与Ⅱ型 LN** 二者光镜与电镜表现均轻微，但前者仅有肾外表现，无肾脏病的临床表现或其他疾病引起肾脏改变，后者有轻微的肾脏异常，如轻-中度的蛋白尿或伴有镜下血尿。

（姚兴凤）

## 十一、IgA 肾病

【定义】

IgA 肾病（IgA nephropathy, IgAN）是指肾小球系膜区 IgA 沉积或以 IgA 沉积为主，伴或不伴有其他免疫球蛋白沉积的原发性肾小球病。临床表现为反复发作性肉眼血尿或镜下血尿，可伴有不同程度蛋白尿，部分患者可出现严重高血压或肾功能不全。

【临床特点】

1. **发病率** 多见于儿童和青年，男女比例约为 2：1。具有发病率较高及地域性分布明显的特点，其中发病率亚洲地区为 30%～40%，欧洲为 10%～30%，北美约 10%，我国约 20%～30%。家族性 IgAN 是 IgA 肾病的特殊类型，多呈常染色体显性或 X 连锁隐性方式遗传，具有明显遗传异质性。

2. **症状** 临床表现多样，从无症状的血尿伴或不伴蛋白尿至急进性肾小球肾炎、肾病综合征，严重者甚至终末肾；可伴有水肿和高血压。典型病例常有上呼吸道感染诱因，1～3 天后出现反复发作的肉眼血尿，可伴有腹痛、腰痛、肌肉痛或低热，持续数小时至数天后转为镜下血尿。

2010 年中华医学会儿科学分会肾脏病学组制订的儿童常见肾脏疾病诊治循证指南，建议将我国儿童原发性 IgAN 临床表现分为以下 7 种类型：①孤立性血尿型；②孤立性蛋白尿型（24h 尿蛋白定量<50mg/kg）；③血尿和蛋白尿型；④急性肾炎型；⑤肾病综合征型；⑥急进性肾炎型；⑦慢性肾炎型。

3. **实验室检查**

（1）免疫学检查：50% 的患者血清 IgA 水平升高，10%～15% 患者 IgA 循环免疫复合物增高。

（2）尿液检查：血尿：尿红细胞多畸形，提示肾小球源性。

蛋白尿：多少不一。轻度（<1g/24h）常为轻微及以系膜增生为主；中～重度多提示肾小球系膜弥漫性增生伴新月体形成及肾小球硬化。

（3）肾功能检查：血肌酐上升到 1.5mg/dl（132.6μmol/L）多提示病情进展。GFR<20ml/min 时，病理改变属Ⅲ级以上。

4. **治疗** 迄今为止，本病尚无满意的治疗方案。伴有进行性肾功能减退者使用肾上腺皮质激素伴或不伴免疫抑制剂；有高血压和重度蛋白尿的病例，使用转换酶抑制剂；终末期 IgA 肾病者接受肾移植。

5. **预后** 本病约 4%～20% 病例可自发缓解，约 1%～2% 病例进入终末期肾衰，约 15% 的患儿 10 年内出现 ESRD，其余为持续的血尿或蛋白尿。提示预后不良的因素有：起病时即有肾功能不全、蛋白尿>1.5g/24h、高血压和无肉眼血尿；肾活检有肾小球硬化、间质纤维化、肾小球毛细血管侵犯、弥漫增生和弥漫新月体形成等。

【病理学特点】

1. **肉眼观察** 常与组织病理学对应，表现从无明显异常、蚤咬肾、大白肾至颗粒性固缩肾。

2. **镜下观察**

（1）病理学表现多种多样，从轻微的系膜增生至弥漫增生性损害伴新月体形成、节段性坏死及广泛性硬化。基本病理类型为系膜增生，具体包括：轻系膜增生型、局灶增生型、局灶增生硬化型、弥漫性毛细血管内增生型、膜增生型、新月体型、弥漫性增生硬化型、弥漫性硬化型及复合型。复合型包括 IgA 肾病合并肾小球微小病变、膜性肾病、薄基底膜肾病、Alport 综合征等。Masson 染色显示系膜区块状嗜复红蛋白沉积。肾小管和肾间质的病变基本与肾小球病变一致,包括急性损伤:肾小管颗粒、空泡状变性,管腔扩张、刷毛缘脱落甚至基底膜裸露;肾间质水肿,多少不一的淋巴、单核细胞浸润;慢性损伤:与肾小球硬化区域分布一致的肾小管萎缩,肾间质纤维化(图 1-2-11-A~U)。

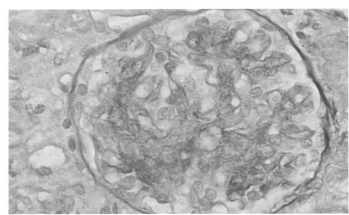

图 1-2-11-D PAS×20 示肾小球系膜细胞和内皮细胞弥漫增生

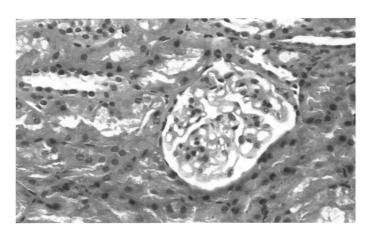

图 1-2-11-A HE×20 示肾小球系膜细胞和基质弥漫轻度增生

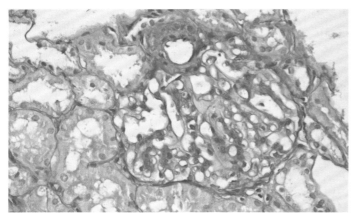

图 1-2-11-B PAS×20 肾小球系膜细胞和基质弥漫轻度增生

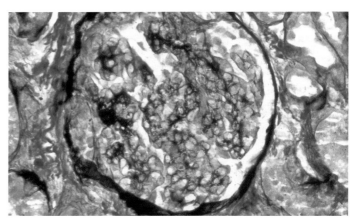

图 1-2-11-E PASM×20 示肾小球系膜细胞和内皮细胞弥漫增生,伴小细胞新月体形成

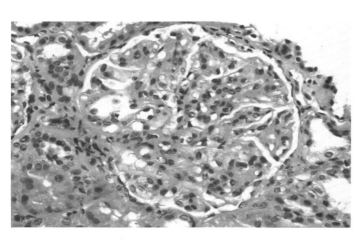

图 1-2-11-C HE×20 示肾小球系膜细胞和基质弥漫轻度增生,节段中度加重及内皮细胞增生

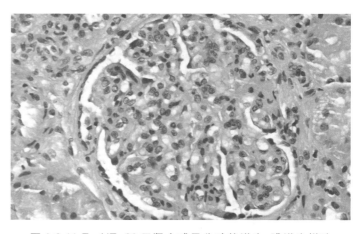

图 1-2-11-F HE×20 示肾小球呈分叶状增生,膜增生样改变,系膜广泛插入,基底膜增厚

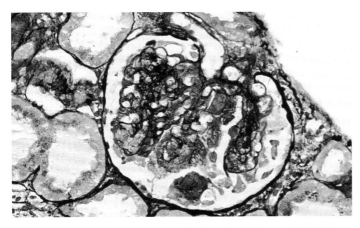

图 1-2-11-G PASM×20 示肾小球呈分叶状增生,膜增生样改变,系膜广泛插入,基底膜增厚

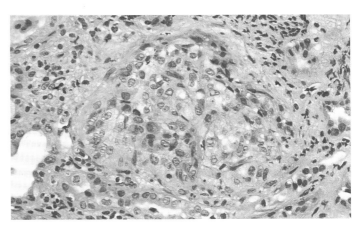

图 1-2-11-J HE×20 示肾小球盘状细胞纤维性新月体形成

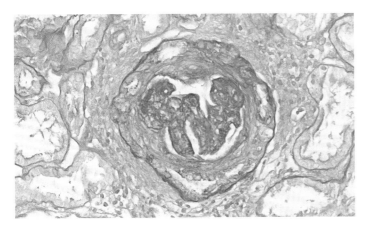

图 1-2-11-H PAS×20 示肾小球细胞纤维性新月体形成

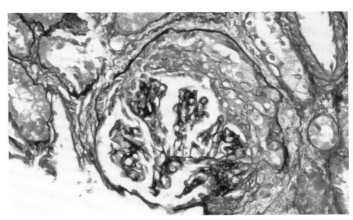

图 1-2-11-K PASM×20 示肾小球细胞纤维性新月体形成

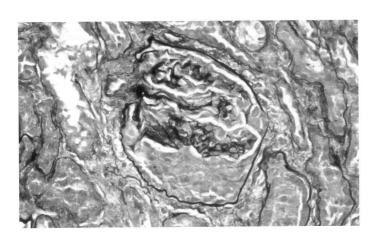

图 1-2-11-I PASM×20 示肾小球小细胞性新月体形成

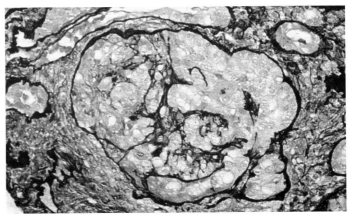

图 1-2-11-L PASM×20 示肾小球细胞性新月体形成

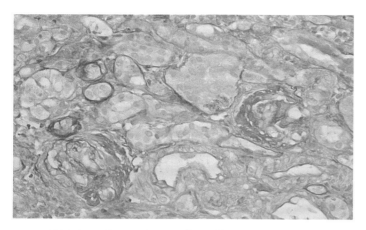

图 1-2-11-M PAS×10 示肾小球纤维性新月体形成

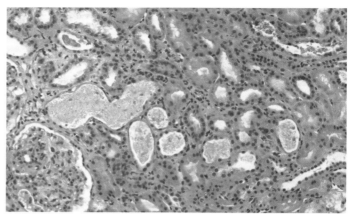

图 1-2-11-P HE×20 示肾小管管腔扩张,上皮细胞刷毛缘脱落,细胞扁平,小管内细胞管型形成

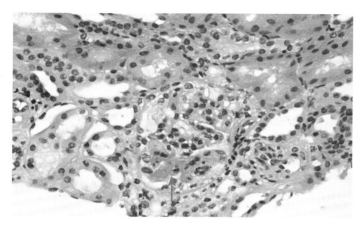

图 1-2-11-N HE×20 示肾小球毛细血管壁节段性纤维素样坏死(绿色箭头所示)

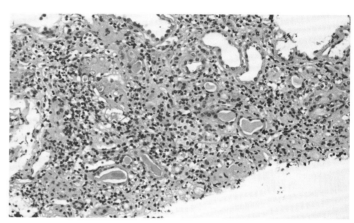

图 1-2-11-Q HE×10 示肾小管片状萎缩伴透明管型形成,肾间质片状淋巴、单核细胞浸润

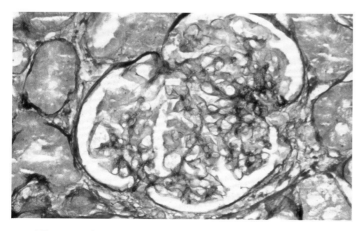

图 1-2-11-O PASM×20 示肾小球节段性硬化,球囊粘连

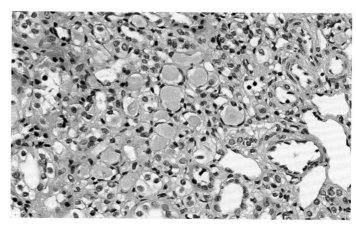

图 1-2-11-R HE×10 示肾小管片状萎缩伴较多透明管型形成,透明管型呈甲状腺滤泡样改变

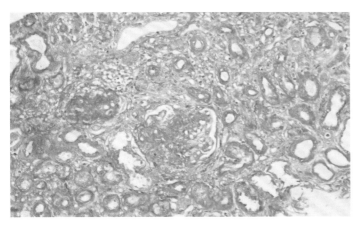

图 1-2-11-S　Masson×10 示肾小球节段性硬化及球性硬化,肾小管萎缩,肾间质炎性细胞浸润伴纤维组织增生

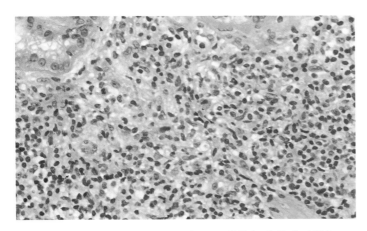

图 1-2-11-T　HE×40 示肾间质淋巴、单核细胞及嗜酸性细胞浸润

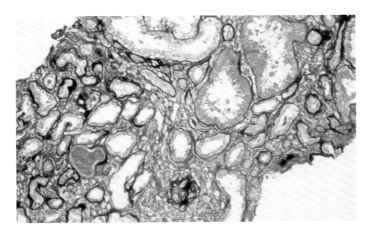

图 1-2-11-U　HE×4 示肾小球球性硬化,肾小管大片状萎缩伴透明管型形成,残余肾小管代偿性肥大

（2）最近推荐的 IgA 肾病分级是 MEST-C 评分系统,在 2009 年的牛津分型（MEST）基础上增加新月体（C）分级。

IgA 肾病肾活检报告推荐意见:

1）详细报告光镜、电镜、免疫组化/免疫荧光检查

特点。

2）五大病理特点（MEST-C 评分）

M:系膜评分:<0.5（M0）,>0.5（MI）

E:无毛细血管内增生（E0）,毛细血管内增生（E1）

S:无节段性肾小球硬化（S0）,节段性肾小球硬化（S1）,S1 活检有/无足细胞肥大/尖端损伤

T:肾小管萎缩/间质纤维化≤25%（T0）,26% ~ 50%（T1）,>50%（T2）

C:无细胞/纤维性新月体（C0）,≥1 个肾小球（C1）,>25%（C2）

3）定量数据:①肾小球总数;②出现毛细血管内增生、坏死、毛细血管外增生（细胞/纤维性新月体）数;③肾小球全球硬化和节段性肾小球硬化的肾小球数。

**3. 免疫荧光检查**　肾小球系膜区或伴有毛细血管壁呈团块状或粗颗粒状的高强度 IgA 沉积,常伴有系膜区不同强度的 IgM、IgG、C3 沉积,无 C4 和 C1q 沉积。伴有毛细血管壁 IgA 颗粒状沉积者提示预后较差。肾小球入球小动脉或小叶间动脉可见 IgA、C3 沉积（图 1-2-11-V ~ X）。

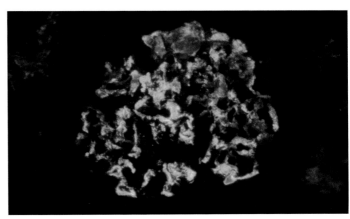

图 1-2-11-V　免疫荧光×20 示 IgA（+++）在系膜区及节段毛细血管壁团块、颗粒状沉积

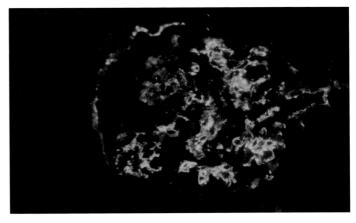

图 1-2-11-W　免疫荧光×20 示 C3（+++）在系膜区、节段毛细血管壁、鲍曼氏囊壁及入球小动脉多部位团块、颗粒状沉积

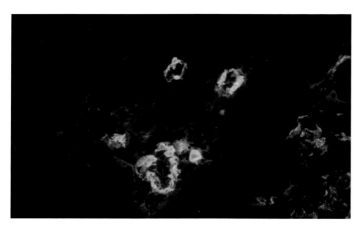

图 1-2-11-X 免疫荧光×20 示 IgA(+++)在肾间质小血管管壁沉积

**4. 超微结构特点** 肾小球系膜区多少不一的高强度电子致密物沉积,可伴有副系膜区、节段上皮下、内皮下沉积。足细胞足突节段性融合,当大量蛋白尿或肾病综合征时,足突可弥漫性融合(图 1-2-11-Y、Z)。

**5. 分子遗传学特点** IgA 分为 IgA1 和 IgA2,近年研究证实本病沉积的是 IgA1,属于系统源性,主要由骨髓和淋巴系统产生。IgA1 是 IgA 肾病发生发展的中心环节,以 IgA1 为主的免疫复合物沉积于系膜区,导致系膜细胞增生并产生促炎症和促纤维化的作用。

【鉴别诊断】

**1. 继发性 IgA 肾病** 原发性和继发性 IgA 肾病在病理上缺乏特征性的鉴别点,主要依赖临床病史、临床表现和辅助检查。

**2. 膜性肾病合并 IgA 肾病与非典型膜性肾病鉴别** 前者免疫荧光 IgA 在系膜区块状沉积,而 IgG 沿毛细血管壁

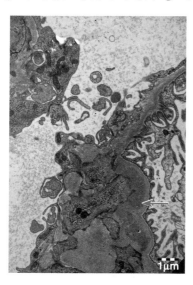

图 1-2-11-Y 电镜×12 000 示肾小球系膜区团块状电子致密物沉积(绿色箭头所示),上皮细胞足突节段融合

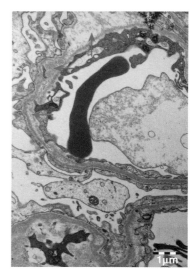

图 1-2-11-Z 电镜×10 000 示肾小球节段上皮下电子致密物沉积,基底膜虫蚀样改变(红色箭头所示),上皮细胞足突节段融合

颗粒状沉积,后者 IgG 伴有或不伴有 IgA 在毛细血管壁颗粒状沉积及系膜区块状沉积,而且常见明确病因,如系统性红斑狼疮、乙肝等。

(姚兴凤)

## 十二、薄基底膜肾病

【定义】

薄基底膜肾病(thin basement membrane nephropathy,TBMN)是指临床以持续性肾小球性血尿为特征,组织学表现为肾小球基底膜弥漫变薄,但遗传学无基因突变的一类疾病。根据患者有无进行性肾功能损害,分为良性和进行性;又根据患者有无家族史分为家族性和散发性。

【临床特点】

**1. 发病率** 约占原发性无症状性血尿的 20%。发生于任何年龄,绝大多数在 40 岁以下;男女比例为 1∶2~3。

**2. 症状** 多无症状,常体检时发现镜下血尿,可伴有轻度蛋白尿。通常无水肿及高血压,也无神经性耳聋及眼异常。

**3. 实验室检查**

(1) 免疫学检查:正常。

(2) 尿液检查:镜下血尿,大小不一、多种形态的肾小球源性红细胞,约 1/3 伴有红细胞管型。

(3) 肾功能检查:多数肾功能正常,终末期肾衰竭。

**4. 治疗** 无特殊治疗。

**5. 预后** 预后好。少数在肾活检中发现局灶节段性肾小球硬化,可出现进行性肾衰竭。

【病理学特点】

**1. 肉眼观察** 早期无明显改变,晚期呈萎缩肾。

**2. 镜下观察** 没有明确的具有诊断意义的病理改变。大多病例肾小球、肾小管、间质正常。部分病例肾小球系膜细胞及基质轻度增生，个别有节段性硬化或球性硬化(图 1-2-12-A～E)。

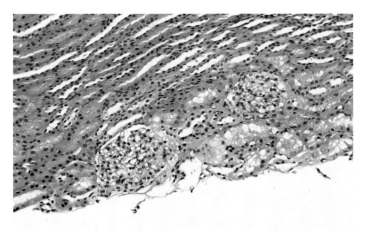

图 1-2-12-A HE×10 示肾小球病变轻微,肾小管及肾间质亦未见明显病变

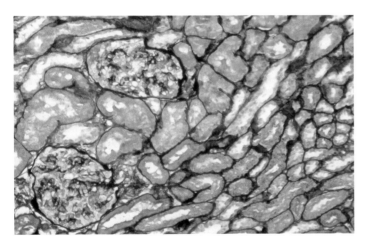

图 1-2-12-B PASM×10 示肾小球病变轻微

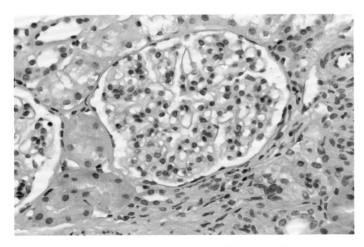

图 1-2-12-C HE×20 示肾小球病变轻微,轻度系膜组织增生

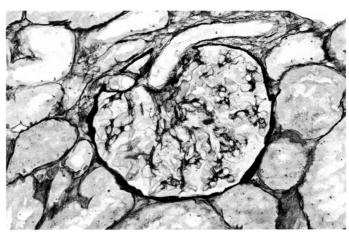

图 1-2-12-D PASM×20 示肾小球病变轻微,轻度系膜组织增生

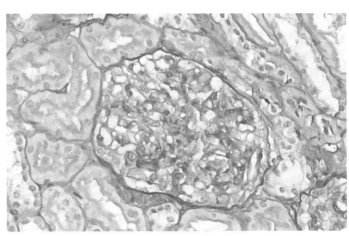

图 1-2-12-E PAS×20 示肾小球病变轻微

**3. 免疫荧光检查** 通常为阴性,偶见有 IgM 和/或 C3 在系膜区沉积,但强度一般较弱。

**4. 超微结构特点** 电镜检查是诊断该病的最重要的依据。肾小球基底膜弥漫性变薄,上皮细胞足突节段性融合,无电子致密物沉积。正常肾小球基底膜成人通常在 310～380nm 之间,一般肾小球基底膜低于 250nm 就被认为是变薄。小儿肾小球基底膜厚度可随各年龄组不同而不同,1 岁时平均为 220nm(100～340nm),以后随年龄增长至 7 岁左右肾小球基底膜平均厚度达到 310nm(180～380nm)。故在儿童患者中作薄基底膜肾病的诊断时要谨慎,基底膜最薄处可到 100nm,约为正常人基底膜厚度的 1/3～1/2(图 1-2-12-F)。

**【鉴别诊断】**

**1. Alport 综合征** 在年幼患儿、女性患者或疾病早期,GBM 可弥漫性变薄(薄至 100nm 以下),需要电镜观察寻找节段性基底膜厚薄不均、撕裂分层,并紧密结合家族史、GBM 中Ⅳ型胶原 a 链的表达以及遗传学信息予以

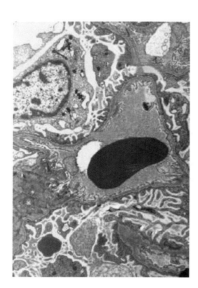

图 1-2-12-F 透射电镜×10 000 示肾小球基底膜弥漫性变薄,上皮细胞足突节段性融合,无电子致密物沉积

鉴别。

**2. 轻度系膜增生性 IgA 肾病** IgA 肾病常常无血尿的家族史,肾活检免疫荧光见以 IgA 为主的免疫球蛋白沉积,电镜下仔细寻找总可找见系膜区块状电子致密物沉积。当薄基底膜肾病合并系膜 IgA 肾病时,应引起注意。

(姚兴凤)

## 十三、Alport 综合征

### 【定义】

Alport 综合征又称遗传性进行性肾炎,是一种主要表现为血尿、肾功能进行性减退、感觉神经性耳聋和眼部异常的遗传性肾小球基底膜疾病,由编码肾小球基底膜的主要胶原成分-Ⅳ型胶原基因突变而产生。

### 【临床特点】

**1. 发病率** Alport 综合征占持续性血尿的儿童患者的 11%~27%,占儿童慢性肾衰竭的 1.8%~3%。迄今,尚未确定在种族和地域分布上的差异。基因突变的发生率约为 1/10 000~1/5 000。

**2. 临床症状**

(1) 以血尿最常见,蛋白尿、高血压,肾病综合征的发生率为 30%~40%。

(2) 听力障碍:进行性感觉神经性耳聋,两侧不完全对称,初为高频区听力下降,渐及全音域。

(3) 眼部病变:包括前圆锥形晶状体、眼底黄斑、周围点状和斑点状视网膜病变及视网膜赤道部病变。

(4) 血液系统异常:AMME 综合征是伴有血液系统异常的 Alport 综合征,主要表现为 Alport、精神发育迟缓、面中部发育不良以及椭圆形红细胞增多症。*COL4A5* 基因全部缺失,且基因缺失范围超越 3' 端。

(5) 平滑肌瘤病:均为 X 连锁显性遗传型,食管、气管和女性生殖道(如阴蒂、大阴唇及子宫等)为常见受累部位,并出现相应症状,如吞咽困难、呼吸困难等。

**3. 实验室检查**

(1) 免疫学检查:表现为肾病综合征者有低免疫球蛋白血症,血清补体水平正常。

(2) 尿液检查:血尿最常见,大多为肾小球性血尿。X 连锁显性遗传型 Alport 综合征男性患者均会出现蛋白尿。

(3) 肾功能检查:多数肾功能正常,终末期肾衰竭。

**4. 治疗** 迄今,还没有药物可以改善 Alport 综合征患者基底膜中Ⅳ型胶原的损伤。

**5. 预后** X 连锁显性遗传型 Alport 综合征男性患者肾脏预后极差,几乎全部发展至终末期肾病。对于终末期肾病患者,有效治疗措施之一是实施肾移植手术。

### 【病理学特点】

**1. 肉眼观察** 早期无明显改变,晚期呈萎缩肾。

**2. 镜下观察** 病理改变不具特征性。大多表现为轻微病变,可见节段或弥漫性系膜细胞增生、系膜基质增多,节段性硬化,球囊粘连及新月体形成等,可见不成熟的婴儿型肾小球,晚期可见球性硬化。肾小管可见萎缩。肾间质淋巴、单核细胞及多少不等泡沫细胞浸润,晚期纤维化(图 1-2-13-A~J)。

**3. 免疫荧光检查** 无特异性,可见不同强度 C3 和 IgM 的沉积,也可以完全阴性。常检测抗Ⅳ型胶原 a 链的抗体 a3、a5 链,呈阴性或弱阳性,正常对照呈强阳性。

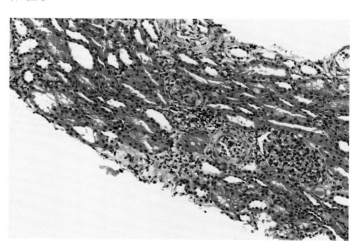

图 1-2-13-A HE×4 示肾小球病变轻微,可见发育欠成熟的肾小球

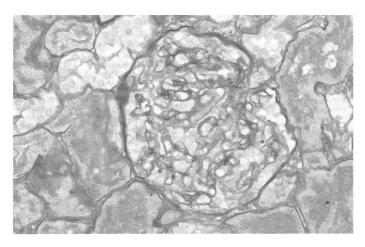

图 1-2-13-B　PAS×20 示肾小球系膜细胞和基质节段增生

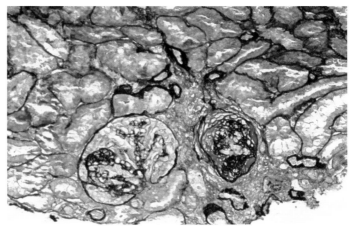

图 1-2-13-E　PASM×20 示肾小球球性硬化和节段性硬化

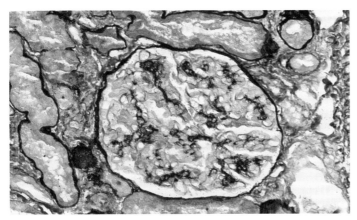

图 1-2-13-C　PASM×20 示肾小球系膜细胞和基质弥漫轻度增生

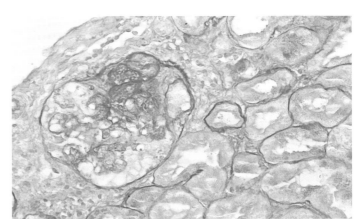

图 1-2-13-F　PAS×20 示肾小球节段性硬化

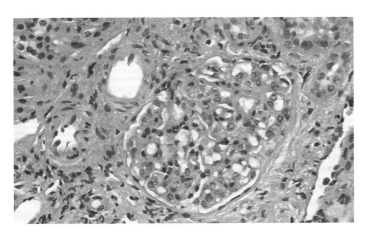

图 1-2-13-D　HE×20 示肾小球系膜细胞和基质弥漫轻度增生伴节段中度加重

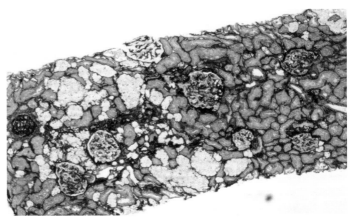

图 1-2-13-G　PASM×4 示肾小球系膜细胞和基质节段增生,有 1 个小球硬化,肾间质多灶状泡沫细胞浸润

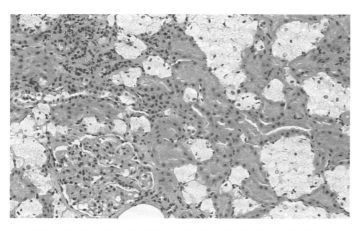

图 1-2-13-H　HE×10 示肾小球系膜细胞和基质节段增生，肾间质灶状炎性细胞及多灶状泡沫细胞浸润

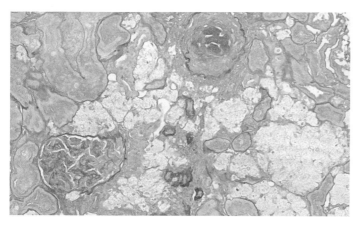

图 1-2-13-I　PAS×10 示肾小球系膜细胞和基质节段增生，肾间质多灶状泡沫细胞浸润，肾小管灶状萎缩

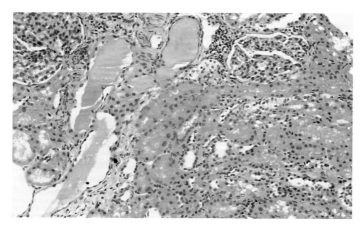

图 1-2-13-J　HE×10 示肾间质灶状炎性细胞浸润，肾小管红细胞管型形成

**4. 透射电镜检查**　是诊断 Alport 综合征的主要手段，GBM 出现弥漫性增厚、厚薄不均、撕裂分层是诊断 Alport 综合征的病理依据，其中常混有一些"电子致密颗粒"（直径为 20~90nm）。早期 GBM 可大部分变薄，小节

段厚薄不均或可见撕裂分层。足细胞足突节段性融合（图 1-2-13-K~M）。

**5. 分子遗传学特点**　Alport 综合征主要有 3 种遗传型，分别由编码不同的 IV 型胶原 α 链的基因突变所致。①X 连锁显性遗传（XL），约占 80%，遗传与性别有关。致病基因在 X 染色体上，编码 IV 型胶原 a5 链的 *COL4A5* 基因，其中有 1 个亚型累及 *COL4A5* 和 *COL4A6* 两个基因突变。迄今报道了 300 余种突变，未发现热点突变。②常染色体隐性遗传（AR），约占 15%，致病基因为 *COL4A3* 或 *COL4A4* 基因。③常染色体显性遗传（AD），极少数。

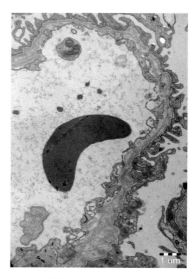

图 1-2-13-K　电镜×12 000 示肾小球 GBM 出现弥漫性增厚、厚薄不均、撕裂分层

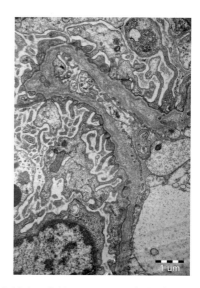

图 1-2-13-L　电镜×15 000 示肾小球 GBM 出现弥漫性增厚、厚薄不均、撕裂分层，混有一些"电子致密颗粒"

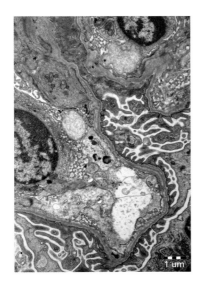

图 1-2-13-M 电镜×15 000 示早期 Alport 综合征,肾小球 GBM 大部分变薄,小节段厚薄不均,并可见轻度撕裂分层

**【鉴别诊断】**

1. **薄基底膜肾病** Alport 综合征年幼患儿、女性患者或疾病早期 GBM 可弥漫性变薄(薄至 100nm 以下),需要电镜观察寻找节段性基底膜厚薄不均、撕裂分层,并紧密结合家族史、GBM 中 IV 型胶原 a 链的表达以及遗传学信息予以鉴别。

2. **原发性肾小球肾炎或继发性肾小球肾炎** IgA 肾病、系统性红斑狼疮、局灶节段肾小球硬化或微小病变型肾病,多数疾病能通过临床以及肾活检明确诊断,但合并眼睛或耳朵等其他肾外表现时,需首先考虑 Alport 综合征。

(姚兴凤)

## 十四、系膜增生性肾小球肾炎

**【定义】**

系膜增生性肾小球肾炎(mesangial proliferative glomerulonephritis,MsPGN)是一个病理形态学的诊断,以光镜下肾小球呈弥漫性系膜细胞增生和/或系膜基质增多为特征的肾小球性肾炎。须除外其他系膜增生性病变。

**【临床特点】**

1. **发病率** 可见于各个年龄段,但以青少年较多,高峰年龄为 16~30 岁,男性多于女性,男女之比约 1.5~2.3:1。

2. **症状**

(1) 多数患者隐匿起病。少数有前驱感染史,可呈急性起病。

(2) 临床表现多样化,可表现为无症状性蛋白尿和/或血尿、肾炎综合征或肾病综合征。高血压多见于重度系膜增生性肾小球肾炎,与肾功能减退及肾脏病理病变程度密切相关。

3. **实验室检查**

(1) 免疫学检查:血清 IgG 不升高,血清补体成分正常,血循环免疫复合物阳性。

(2) 尿液检查:约 70%~90% 病例有血尿,常为镜下血尿,少数持续性肉眼血尿;尿红细胞形态学检查以变形红细胞为主。蛋白尿多少不一,通常为非选择性蛋白尿。

(3) 肾功能检查:多数肾功能正常,少数(10%~25%)有不同程度肾功能减退。

4. **治疗** 根据临床表现和病理改变进行治疗,防治感染,去除诱因;对症处理:包括利尿、控制血压等;减少蛋白尿,保护肾功能:可用血管紧张素转换酶抑制剂(ACEI)或血管紧张素受体拮抗剂(ARB)。

5. **预后** 与临床表现、肾脏病理改变程度以及对治疗的反应密切相关。轻度 MsPGN 预后较好;有高血压、肾功能损害,持续性大量蛋白尿且对激素治疗不敏感,以及重度 MsPGN 伴硬化者,预后较差。

**【病理学特点】**

1. **肉眼观察** 双肾肿胀,苍白,俗称大白肾。

2. **镜下观察** 弥漫性系膜细胞增生伴基质增多。早期以系膜细胞增生为主,晚期系膜基质增多。根据增生程度,可分为轻度、中度、重度三级。轻度:增生系膜区宽度<毛细血管腔直径,系膜细胞<3 个/系膜区,毛细血管腔开放良好;中度:增生系膜区宽度>毛细血管腔直径,系膜细胞 3~5 个/系膜区,毛细血管腔受压;重度:系膜弥漫增生基础上呈团块聚集,系膜细胞>5 个/系膜区,相邻毛细血管结构破坏,严重者可引起系膜硬化。系膜内可有少数单核细胞和中性粒细胞浸润。肾小管及间质基本正常,随病变进展,可出现肾小管萎缩、间质炎症细胞浸润及纤维化。肾内血管一般正常(图 1-2-14-A~H)。

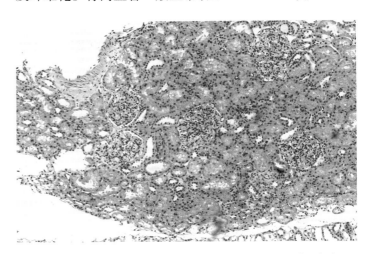

图 1-2-14-A HE×4 示肾小球系膜细胞和基质弥漫轻-中度增生,肾小管上皮细胞颗粒、空泡状变性,肾间质及小动脉未见显著改变

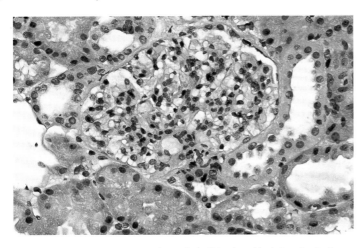

图 1-2-14-B　HE×20 示肾小球系膜细胞和基质弥漫轻度增生,节段中度加重

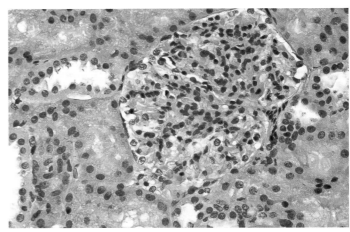

图 1-2-14-E　HE×20 示肾小球系膜细胞和基质弥漫中度增生

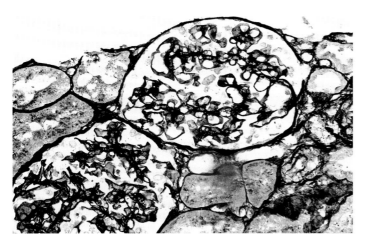

图 1-2-14-C　PASM×20 示肾小球系膜细胞和基质弥漫轻-中度增生

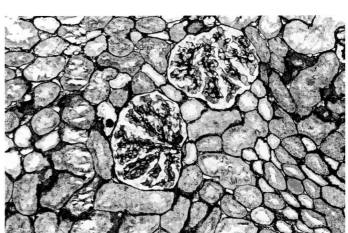

图 1-2-14-F　PASM×10 示肾小球系膜细胞和基质弥漫中度增生

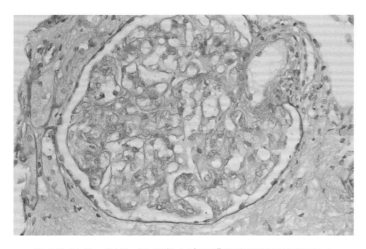

图 1-2-14-D　PAS×40 示肾小球系膜细胞和基质弥漫轻-中度增生

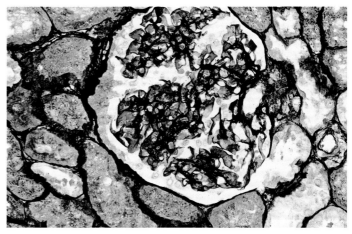

图 1-2-14-G　PASM×10 示肾小球系膜细胞和基质弥漫中度增生,节段重度加重

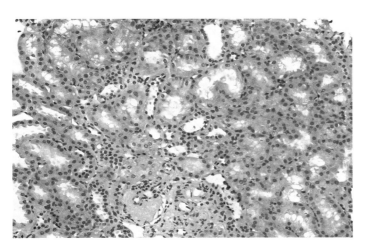

图 1-2-14-H　HE×10 示肾小管上皮细胞颗粒、空泡状变性伴灶状萎缩,肾间质灶状淋巴、单核细胞浸润

**3. 免疫荧光检查**　最常见 IgG 和 C3 沿系膜区团块状,伴有或不伴节段毛细血管壁颗粒状沉积。以 IgM 沉积为主者,有学者建议将其命名为"IgM 肾病"(图 1-2-14-I、J)。

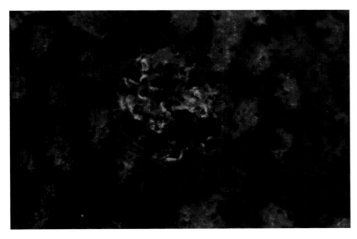

图 1-2-14-I　免疫荧光×20 示 IgG(+)在肾小球系膜区团块状沉积

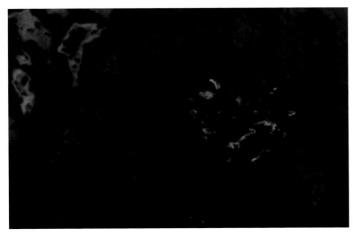

图 1-2-14-J　免疫荧光×20 示 C3(+)在肾小球系膜区团块状沉积

**4. 透射电镜检查**　肾小球系膜细胞和/或系膜基质增生,系膜区块状电子致密物沉积,可伴有节段性上皮下、内皮下电子致密物沉积。根据病理改变轻重不同及蛋白尿量多少,上皮细胞足突融合程度不一,基底膜一般正常(图 1-2-14-K)。

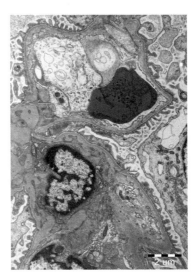

图 1-2-14-K　透射电镜×8 000 示肾小球系膜细胞和基质轻度增生,系膜区小块状电子致密物沉积(红色箭头所示),基底膜无明显病变,上皮细胞足突小节段融合

**【鉴别诊断】**

1. **轻度 MsPGN 与微小病变肾病及局灶节段性硬化鉴别**　光镜下改变相似,但前者临床表现多少不一的蛋白尿,免疫荧光染色系膜区有阳性沉积,电镜系膜区有电子致密物,后两者临床多表现大量蛋白尿、肾病综合征,电镜检查无电子致密物沉积。

2. **重度 MsPGN 与膜增生性肾小球肾炎鉴别**　前者系膜节段性插入,后者病变弥漫,肾小球呈分叶状增生,系膜广泛插入。

3. 系膜增生性继发性肾小球疾病,如系膜增生性狼疮性肾炎、系膜增生性过敏性紫癜肾炎、系膜增生性 IgA 肾病等。

光镜下改变类似,均表现系膜细胞和基质增生,但结合患者病史、临床表现、生化检查及免疫荧光结果,不难鉴别。

(姚兴凤)

## 十五、膜性肾病

**【定义】**

膜性肾病(membranous nephropathy,MN),又称膜性肾小球肾炎(membranous glomerulonephritis),病理特点是肾小球基底膜上皮细胞下弥漫性免疫复合物沉积伴基底膜弥漫增厚;临床以肾病综合征(NS)或无症状性蛋白尿为主要表现;按发病原因可分为特发性和继发性两类。该病具有病程反复、慢性迁延的特点。

【临床特点】

1. **发病率** 任何年龄均可发病,但以成人多见,高峰年龄在 36～40 岁,儿童多为继发性,男女发病之比为2:1。

2. **症状** 起病多隐匿,80%的患者以水肿为首发症状,临床表现为肾病综合征(大量蛋白尿、低蛋白血症、高度水肿、高脂血症),或无症状、非肾病范围的蛋白尿,可伴少量镜下血尿。部分患者伴高血压和/或肾功能损伤。

3. **实验室检查**

(1) 免疫学检查:低免疫球蛋白血症,高脂血症,血清补体水平正常。活动期尿中 C5b-9 明显升高。为排除继发病因,需要进行乙肝病毒、丙肝病毒、梅毒、狼疮性肾炎及其他结缔组织病和肿瘤指标等免疫学指标检测。

(2) 尿液检查:大量蛋白尿,脂尿,一般无肉眼血尿,少数有镜下血尿。

(3) 肾功能检查:多数肾功能正常,晚期肾功能恶化,尿量减少,尿肌酐、尿素氮升高,易发生肾衰竭。

4. **治疗** 包括非免疫治疗:控制血压、抗凝、低蛋白饮食等;免疫治疗:激素＋环磷酰胺(CTX)或环孢素 A(CsA)。

5. **预后** 临床自行缓解率为 22%～28.5%,10 年存活率为 70%。妇女、儿童、青年以及继发性(药物)膜性肾病预后较好。男性、老年发病、大量蛋白尿(>10g/d)、严重高血压、严重高脂血症、肾脏病理改变呈较高分期(如Ⅲ期、Ⅳ期)均提示预后不良。

【病理学特点】

1. **肉眼观察** 双肾弥漫肿胀,苍白,俗称大白肾。

2. **镜下观察** 肾小球毛细血管袢基底膜增厚是膜性肾病的特征性改变。肾小球常无增生,可有少量炎症渗出性病变;晚期可出现系膜区增宽、节段性细胞增生;也可表现为肾小球毛细血管袢节段塌陷、废弃,新月体形成,甚至整个肾小球毁损。

根据基底膜病变的严重程度,分为五期:Ⅰ期:肾小球病变轻微。Ⅱ期,基底膜弥漫增厚,钉突形成。Ⅲ期:基底膜弥漫重度增厚,双轨或链环形成。Ⅳ期:基底膜内电子致密物开始吸收,呈不规则增厚,或者肾小球呈球性或节段性硬化。Ⅴ期:肾小球形态基本恢复正常(图 1-2-15-A～S)。

3. **免疫荧光检查** IgG(主要为 IgG4)呈颗粒状沿肾小球毛细血管袢分布,多数患者可伴有 C3 沉积,少数病例尚可见 IgM 和 IgA 沉积(图 1-2-15-T、U)。

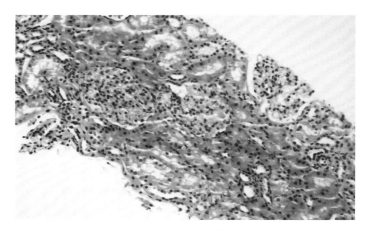

图 1-2-15-A HE×4 示Ⅰ-MN,肾小球基底膜轻度增厚

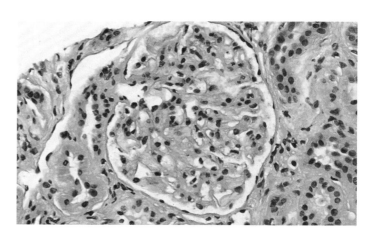

图 1-2-15-B HE×20 示Ⅰ-MN,肾小球基底膜轻度增厚,系膜区少量淋巴、单核细胞浸润

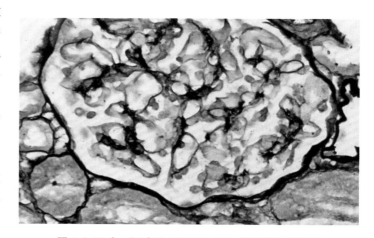

图 1-2-15-C PASM×20 示Ⅰ-MN,基底膜弥漫增厚

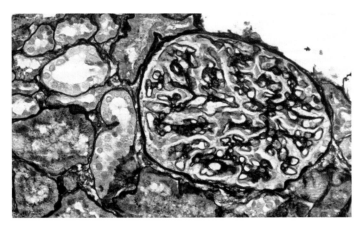

图 1-2-15-D  HE×20 示 Ⅱ-Ⅲ MN,肾小球基底膜弥漫增厚

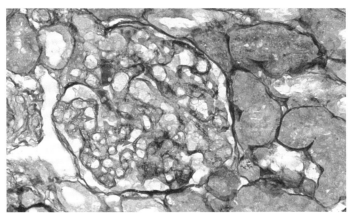

图 1-2-15-G  PASM×20 示 Ⅲ-MN,肾小球基底膜弥漫增厚,弥漫双轨(红色箭头所示)形成

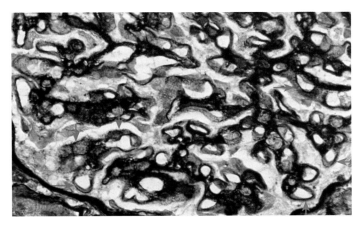

图 1-2-15-E  PASM×40 示 Ⅱ-Ⅲ MN,肾小球基底膜弥漫增厚,弥漫钉突(绿色箭头所示)及节段双轨(红色箭头所示)形成

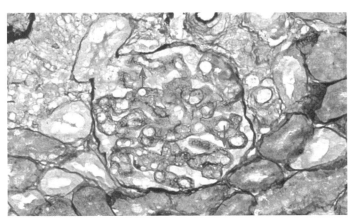

图 1-2-15-H  PASM×20 示 Ⅲ-MN,肾小球基底膜弥漫增厚,弥漫双轨及节段链环(绿色箭头所示)形成

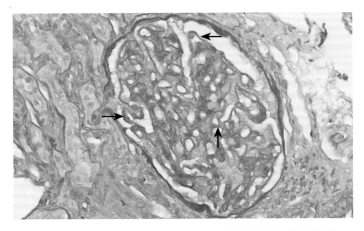

图 1-2-15-F  PAS×20 示 Ⅱ-Ⅲ MN,肾小球基底膜弥漫增厚,节段双轨(黑色箭头所示)形成

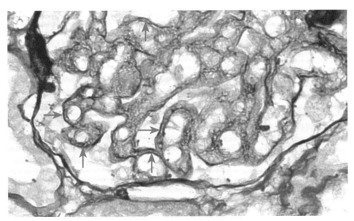

图 1-2-15-I  PASM×40 示 Ⅲ-MN,肾小球基底膜弥漫增厚,弥漫双轨形成(绿色箭头所示)

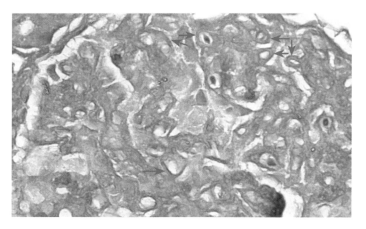

图 1-2-15-J Masson×40 示 Ⅱ-MN，肾小球基底膜弥漫增厚、双轨形成，上皮下嗜复红蛋白沉积（绿色箭头所示）

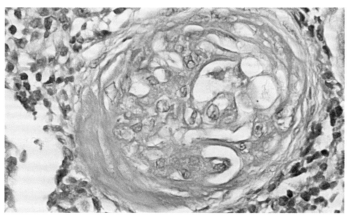

图 1-2-15-M Masson×40 示 Ⅱ-MN，肾小球细胞纤维性新月体形成

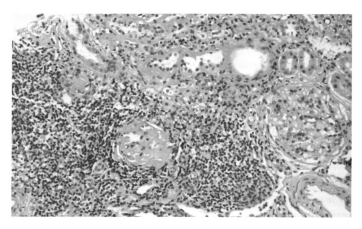

图 1-2-15-K HE×10 示 Ⅱ-MN，肾小管萎缩，肾间质淋巴、单核细胞浸润

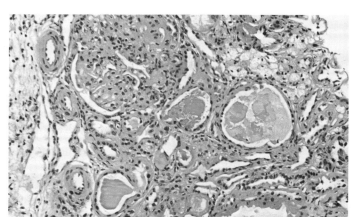

图 1-2-15-N HE×10 示 Ⅳ-MN，肾小球节段性硬化，肾小管透明管型形成，肾间质灶状泡沫细胞浸润

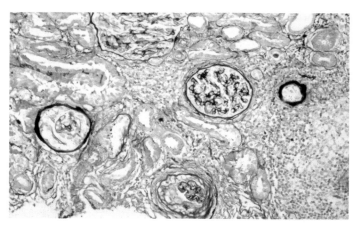

图 1-2-15-L PASM×10 示 Ⅱ-MN，肾小球细胞纤维性新月体形成，肾小管萎缩，肾间质淋巴、单核细胞浸润

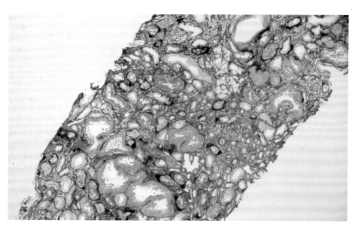

图 1-2-15-O PASM×40 示 Ⅳ-MN，肾小管多灶状萎缩，残余肾小管代偿性肥大，肾间质纤维组织增生

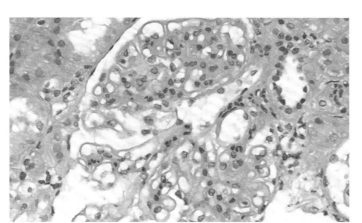

图 1-2-15-P HE×20 示不典型 MN,肾小球基底膜弥漫增厚,系膜细胞和系膜基质轻-中度增生伴淋巴、单核细胞浸润

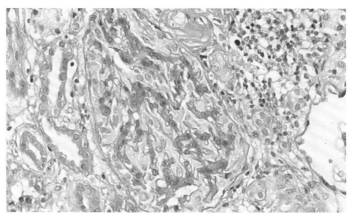

图 1-2-15-S Masson×20 示不典型 MN,肾小球基底膜弥漫增厚,系膜细胞和系膜基质轻-中度增生

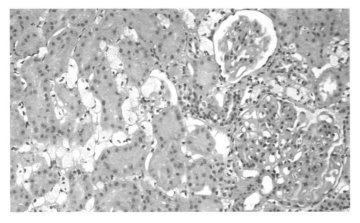

图 1-2-15-Q HE×10 示不典型 MN,肾小球基底膜弥漫增厚,系膜细胞和系膜基质轻-中度增生,肾间质泡沫细胞浸润

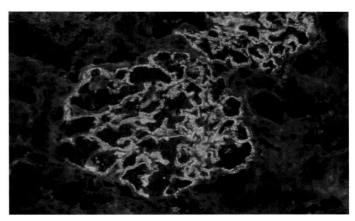

图 1-2-15-T 免疫荧光×20 示 MN,IgG 在肾小球毛细血管壁颗粒状沉积

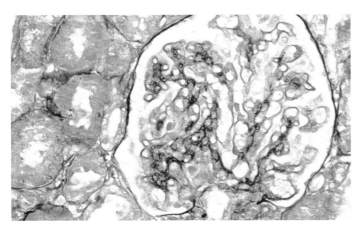

图 1-2-15-R PASM×10 示不典型 MN,肾小球基底膜弥漫增厚,系膜细胞和系膜基质轻-中度增生

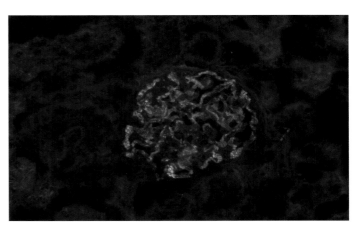

图 1-2-15-U 免疫荧光×20 示不典型 MN,IgG 在肾小球毛细血管壁及节段系膜区颗粒、团块状沉积

**4. 超微结构特点** 肾小球毛细血管袢基底膜上皮侧见电子致密物沉积。Ⅰ期：上皮下电子致密物少，散在分布，基底膜结构完整，足突融合。Ⅱ期，上皮下大量电子致密物，排列有序，基底膜向上皮侧突起，形成钉突，足突弥漫融合。Ⅲ期：基底膜进一步包绕电子致密物至基底膜内，基底膜明显增厚，出现不规则分层，足突弥漫融合。Ⅳ期：基底膜内电子致密物开始吸收，出现电子透亮区，基底膜呈虫蚀样改变。Ⅴ期：肾小球形态基本恢复正常（图 1-2-15-Ⅴ、W）。

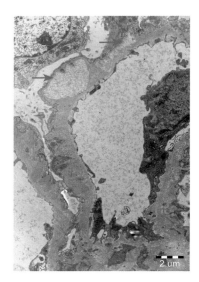

图 1-2-15-W 电镜×10 000 示Ⅳ-MN，肾小球上皮下块状电子致密物沉积伴虫蚀样吸收（红色箭头所示）

**【鉴别诊断】**

1. 特发性与继发性膜性肾病（亦称不典型膜性肾病）鉴别，见表 1-2-15-1。

2. **肾小球微小病变（MCD）** MCD 免疫荧光检查阴性，电镜下无电子致密物沉积，MN 免疫荧光毛细血管壁 IgG、C3 等在毛细血管壁颗粒状沉积，电镜下上皮下可见块状电子致密物沉积。

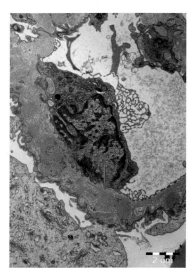

图 1-2-15-Ⅴ 电镜×10 000 示Ⅲ-MN，肾小球上皮下块状电子致密物沉积（红色箭头所示）

表 1-2-15-1 特发性与继发性膜性肾病的鉴别

| | | 特发性 MN | 继发性 MN |
|---|---|---|---|
| 光镜检查 | | 仅基底膜增厚，无明显细胞增生 | 除基底膜增厚外，尚有系膜细胞和基质增生 |
| 免疫病理检查 | 抗原种类 | IgG（主要为 IgG4）和 C3 | IgG（主要为 IgG1、IgG2、IgG3、IgG4）和 IgA、IgM、C3、C1q 等 |
| | PLA2R | 阳性 | 阴性 |
| | 沉积部位 | 毛细血管壁 | 毛细血管壁及系膜区 |
| | 沉积形状 | 细颗粒状 | 颗粒、团块状 |
| 透射电镜检查 | | 电子致密物沉积在上皮下和/或基底膜内 | 电子致密物多部位沉积，包括上皮下、基底膜内、内皮下和系膜区 |

（姚兴凤）

## 十六、新月体性肾小球肾炎

**【定义】**

新月体性肾小球肾炎（crescentic glomerulonephritis），又称毛细血管外增生性肾小球肾炎（extracapillary glomerulonephritis），病变特点为肾小球内有大量（>50%）新月体形成，主要累及肾小球球囊壁层上皮细胞和单核细胞。根据病因分为 3 型：Ⅰ型，抗基底膜型，患者血内有抗 GBM 抗体；Ⅱ型，免疫复合物介导型，病变肾小球内有免疫复合物沉积；Ⅲ型，血管炎型，患者血内有抗中性粒细胞胞质抗体（ANCA）。该病起病急骤，病情发展迅速，临床表现为快速进行性肾炎综合征，又称为急进性肾小球肾炎（rapidly progressive glomerulonephritis，RPGN）。

**【临床特点】**

1. **发病率** 可见于任何年龄，两个发病高峰，20～40 岁和 60～80 岁，年轻男性多见于第一个高峰，而女性略多见于第二个高峰。儿童可发生,但较少见。男:女比例为2:1。我国以Ⅱ型主,其次为Ⅲ型,Ⅰ型最少见。

2. **症状** 急性起病,多数患者在发热或上呼吸道感染后出现急性肾炎综合征,即水肿、尿少、血尿、蛋白尿、高血压等。全身症状较重,如疲乏、无力、精神萎靡,体重下降,可伴发热、腹痛。病情发展很快,起病数天内即出现少尿及进行性肾衰竭。部分患者起病相对隐袭缓慢,病情逐步加重。

3. **实验室检查**

(1) 免疫学检查:抗 GBM 抗体阳性(Ⅰ型),ANCA阳性(Ⅲ型)。Ⅱ型患者的血循环免疫复合物及冷球蛋白可呈阳性,可伴血清 C3 降低。

(2) 尿液检查:常见血尿、异形红细胞尿和红细胞管型,常伴多少不等的蛋白尿,较少出现肾病综合征范围的蛋白尿。

(3) 肾功能检查:典型的急进性肾炎综合征,肾功能急骤下降。

4. **治疗**

(1) 强化疗法:强化血浆置换,甲泼尼龙冲击治疗,大剂量丙种球蛋白静脉滴注。

(2) 基础治疗:各种强化治疗的同时服用常规剂量的激素及细胞毒药物作为基础治疗,抑制免疫及炎症反应。

(3) 透析治疗(包括血液透析或腹膜透析)或肾移植。

5. **预后** 早期强化治疗可以使肾脏病变有所逆转,预后得到显著改善,少数患者肾功能得到完全恢复;总体预后不好,大部分需要肾透析或肾移植治疗,5 年生存率约 25%。

影响预后的主要因素有:①免疫病理类型:Ⅲ型较好,Ⅰ型差,Ⅱ型居中;②强化治疗是否及时:病理尚未显示广泛不可逆病变(纤维性新月体、肾小球硬化或间质纤维化)时,即开始治疗者预后较好,否则预后差;③老年患者预后相对较差。

【病理学特点】

1. **肉眼观察** 双肾弥漫肿胀,常见点片状出血。

2. **镜下观察** 肾小球毛细血管袢严重损伤,毛细血管壁断裂,血液流入肾小囊并凝固,导致肾小囊上皮细胞增生,形成新月体。有新月体的肾小球超过全部肾小球的 50%。早期,新月体以细胞成分为主,主要是增生的肾小囊上皮细胞,其间混有单核巨噬细胞、中性粒细胞和纤维蛋白,称为细胞性新月体(cellular crescent)。继而上述细胞转化为纤维母细胞,并产生胶原纤维,形成细胞和纤维共存的细胞纤维性新月体(fibrous crescent)。后期,细胞成分完全被纤维组织代替,形成纤维性或硬化性新月体。肾小管萎缩,管型形成,肾间质炎性细胞浸润伴纤维化,小动脉管壁增厚(图 1-2-16-A~S)。

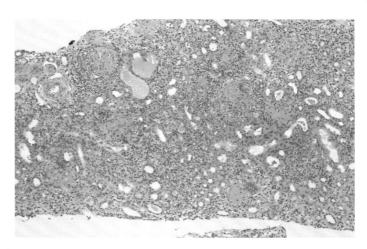

图 1-2-16-A HE×4 示肾小球大量新月体形成,肾小管萎缩伴透明管型,肾间质炎性细胞浸润,小动脉管壁增厚

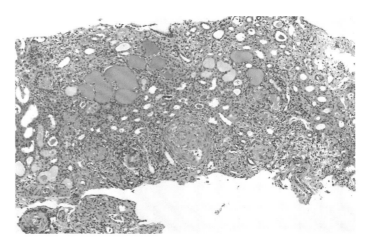

图 1-2-16-B HE×4 示肾小球大量新月体形成,肾小管萎缩伴红细胞管型及透明管型形成,肾间质炎性细胞浸润,小动脉管壁增厚

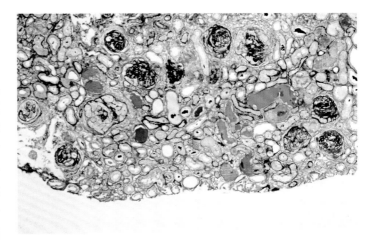

图 1-2-16-C PASM×4 示肾小球毛细血管袢严重损伤,毛细血管壁断裂,大量新月体形成,肾小管萎缩伴红细胞管型及透明管型形成,小动脉管壁增厚

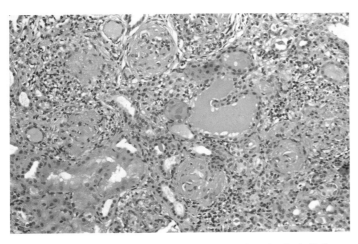

图 1-2-16-D　HE×10 示肾小球大量新月体形成,肾小管萎缩伴透明管型形成,肾间质炎性细胞浸润

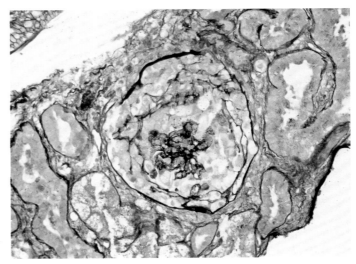

图 1-2-16-G　PASM×20 示肾小球细胞性新月体形成

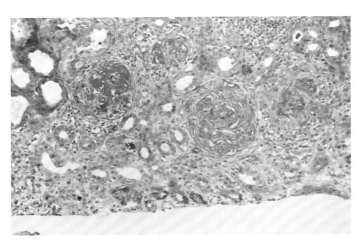

图 1-2-16-E　Masson×10 示肾小球大量新月体形成,肾小管萎缩伴红细胞管型及透明管型形成,肾间质炎性细胞浸润伴纤维组织增生

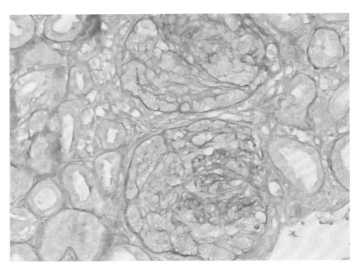

图 1-2-16-H　PAS×20 示肾小球细胞性新月体形成

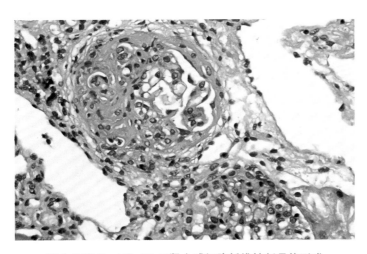

图 1-2-16-F　HE×20 示肾小球细胞纤维性新月体形成

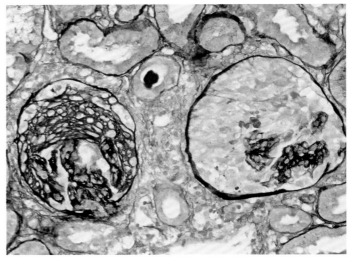

图 1-2-16-I　PASM×20 示肾小球细胞性和细胞纤维性新月体形成

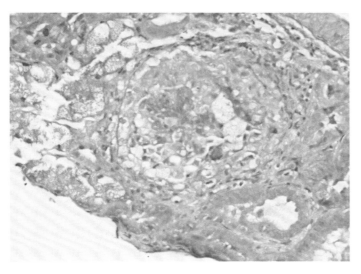

图 1-2-16-J　Masson×40 示肾小球细胞性新月体形成

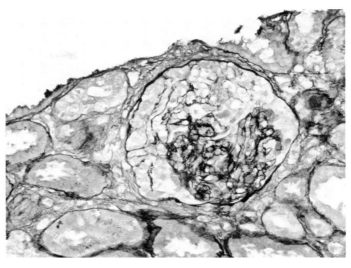

图 1-2-16-M　PASM×40 示肾小球细胞纤维性新月体形成

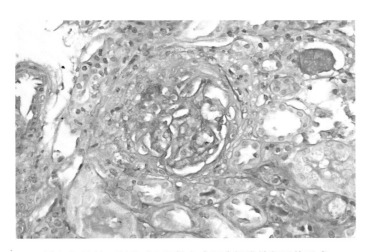

图 1-2-16-K　PAS×20 示肾小球细胞纤维性新月体形成

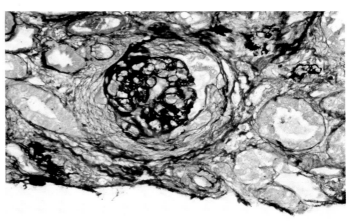

图 1-2-16-N　PASM×20 示肾小球细胞纤维性新月体形成

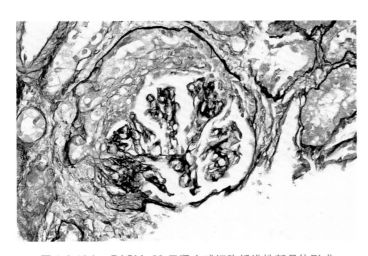

图 1-2-16-L　PASM×20 示肾小球细胞纤维性新月体形成

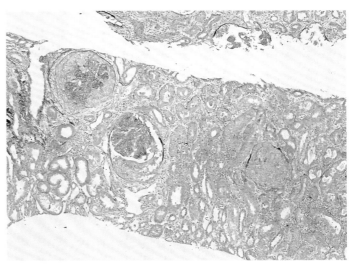

图 1-2-16-O　PASM×10 示肾小球环状（左上）及盘状（右侧）新月体形成

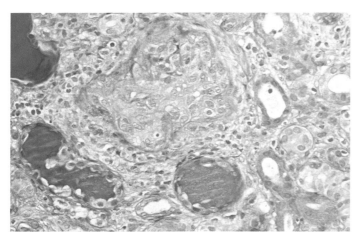

图 1-2-16-P Masson×20 示肾小球盘状新月体形成

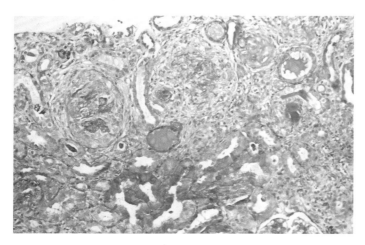

图 1-2-16-Q Masson×10 示肾小球大量新月体形成,肾小管萎缩伴红细胞管型及透明管型形成,肾间质炎性细胞浸润伴纤维组织增生,小动脉管壁增厚

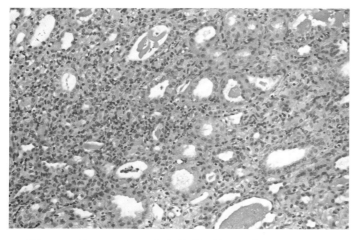

图 1-2-16-R HE×40 示肾小管萎缩伴透明管型形成,肾间质炎性细胞浸润伴纤维组织增生

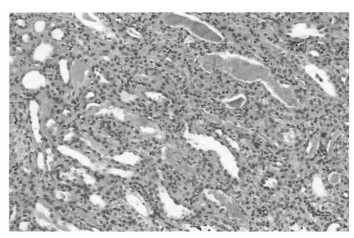

图 1-2-16-S HE×40 示肾小管萎缩伴红细胞管型及透明管型形成,肾间质炎性细胞浸润伴纤维组织增生

3. **免疫荧光检查** Ⅰ 型 IgG 和 C3 沿肾小球毛细血管壁呈线状沉积;Ⅱ 型可见不同的免疫球蛋白和 C3 在肾小球不同部位呈颗粒或团块状沉积;Ⅲ型(寡免疫复合物型)免疫球蛋白和补体均阴性。有学者将抗基底膜和血管炎混合型称为Ⅳ型,患者血内 ANCA 和抗 GBM 抗体均阳性,将所有抗体均阴性称为Ⅴ型(特发型)(图 1-2-16-T~W)。

4. **透射电镜检查** 肾小球基底膜不规则增厚,有时可见基底膜断裂缺损,新月体形成。Ⅱ型新月体性肾小球肾炎可见电子致密物沉积(图 1-2-16-X)。

【鉴别诊断】

1. Ⅰ型、Ⅱ型、Ⅲ型新月体性肾小球肾炎相互鉴别 根据三型不同的临床病史、血免疫学检查及免疫荧光、电镜结果不难鉴别。

2. 多种原发性、继发性肾小球肾炎可引起新月体形成,当大新月体>50%时,演化成Ⅱ型新月体肾炎:包括新

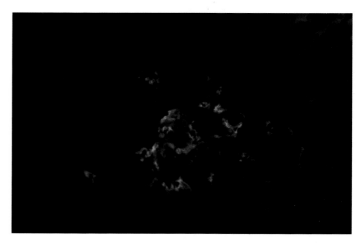

图 1-2-16-T 免疫荧光×20 示新月体性 IgA 肾病(Ⅱ型),新月体形成,IgA 在肾小球系膜区团块状沉积

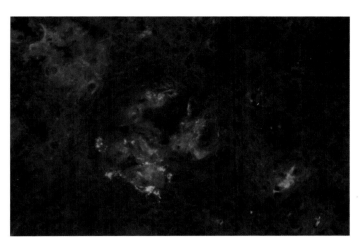

图 1-2-16-U 免疫荧光×20 示新月体性 IgA 肾病（Ⅱ型），新月体形成，C3 在肾小球系膜区团块、颗粒状沉积

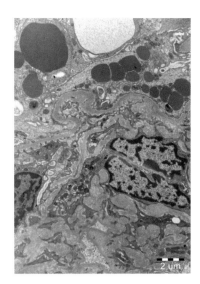

图 1-2-16-X 透射电镜×8 000 示肾小球基底膜部分缺血性皱缩，肾小球囊腔内血浆渗出，新月体形成

月体性 IgA 肾病，Ⅳ型狼疮性肾炎，毛细血管内增生性肾小球肾炎等。根据不同的临床病史、血生化、抗体检查及免疫荧光、电镜结果可以加以区分。

（姚兴凤）

## 十七、血栓性微血管病

### 【定义】

血栓性微血管病（thrombotic microangiopathy，TMA）是一组急性临床病理综合征，其主要特征是微血管病性溶血性贫血、血小板下降及微血管内血栓形成。肾脏病变常为重要甚至唯一的表现，多引起急性肾衰竭。经典的 TMA 包括溶血尿毒综合征（HUS）和血栓性血小板减少性紫癜（TTP），其他还有恶性高血压、硬皮病肾危相、遗传性、妊娠相关肾病、移植相关的肾脏损害、人类获得性免疫缺陷病毒（HIV）相关肾脏损害、肿瘤/化疗相关肾脏损害等。

### 【临床特点】

1. **发病率** 少见。

2. **症状** 微血管病性溶血性贫血、血小板减少以及微血栓形成所致各脏器供血不足及功能障碍，以神经系统、肾脏系统及心血管系统受累最为常见。血小板减少和微血管溶血是 TMA 的损伤标志。

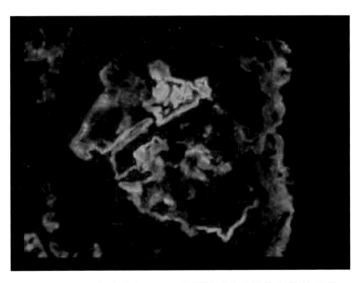

图 1-2-16-V 免疫荧光×20 示Ⅰ型抗 GBM 抗体相关的新月体性肾小球肾炎（Ⅰ型），IgG 在肾小球毛细血管壁线状沉积

（1）腹泻相关 HUS（D+HUS）：D+HUS 多见于儿童，常先有腹泻，后发生急性肾衰竭。总体发病率为 2.1/100 000，小于 5 岁儿童的发病率最高达 6.1/100 000。年龄小于 2 岁、出现严重胃肠道前驱症状、血白细胞总数升高及早期表现为无尿，预示 HUS 较严重。肾脏病理表现为肾皮质小片状坏死或超过 50% 肾小球受累也是预后不良的指征。D+HUS 一般预后良好，约 90% 患者可完全恢

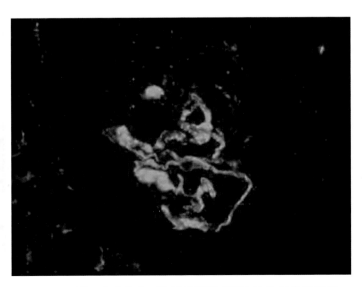

图 1-2-16-W 免疫荧光×20 示Ⅰ型抗 GBM 抗体相关的新月体性肾小球肾炎（Ⅰ型），C3 在肾小球毛细血管壁线状沉积

复。但仍有 3%~5% 的患者死于急性期,多达 5% 的患者会遗留肾脏和肾外并发症。

（2）非典型 HUS(aHUS)：与 D+HUS 相比,aHUS 更多见于成人。虽无腹泻症状,但患者也常伴有其他严重胃肠道前驱表现、急性无尿和恶性高血压,其中约 50% 患者可进展至终末期肾脏病(ESRD)。整体预后差,死亡率较高。部分患者呈家族遗传倾向,部分患者可反复复发。

儿童中最常见的 aHUS 类型为产神经氨酸酶肺炎链球菌感染相关 HUS,临床可表现为肺炎和脑脊髓膜炎,严重者发生呼吸窘迫综合征和脓毒症。

（3）急性和复发性 TTP：约 90% 的 TTP 患者可出现神经系统症状、紫癜和发热。其中神经系统受累较为突出,可持续发作也可反复发作,一般在 48h 内缓解。

（4）其他类型 TMA：TMA 可作为获得性免疫缺陷综合征(AIDS)患者的并发症之一而表现。转移癌患者中约有6% 可发生 TMA,预后极差,多数患者在数周内死亡。HUS 和 TTP 是肾移植较为严重的并发症之一,既可为原有 HUS-TTP 患者接受肾移植后复发,也可因肾移植后新发生。

**3. 实验室检查**

（1）血液检查：血栓性血小板减少性紫癜(TTP)发作时血小板可以降至 $2×10^9/ml$,而溶血性尿毒症综合征(HUS)患者的血小板多在 $(3~10)×10^9/ml$。微血管溶血时,外周血涂片见到大于 2% 的破碎红细胞,还可有网织红细胞、乳酸脱氢酶(LDH)、间接胆红素和游离血红蛋白的升高、结合珠蛋白的下降等。

（2）尿液检查：镜下或肉眼血尿,尿蛋白多低于 2g/d,但偶可为肾病综合征。

（3）肾功能检查：可出现急性肾衰竭。

**4. 治疗及预后** 不同病因引起的血栓性微血管病(TMA)治疗及预后差异很大,故在临床上仔细寻找病因和发病机制是指导治疗的关键。

**【病理学特点】**

**1. 肉眼观察**

（1）急性期：双肾肿胀,充血,可见点、片状出血,大小不等梗死病灶。

（2）慢性期：颗粒状固缩肾(图 1-2-17-A)。

**2. 镜下观察**

（1）急性期：肾小球毛细血管腔内微血栓形成,内皮细胞肿胀、增生;内皮下疏松层增宽,有时肾小球基底膜(GBM)可出现"双轨征"改变;节段性纤维素样坏死;系膜区水肿、溶解,毛细血管腔血管瘤样扩张;有时可见新月体形成;局部毛细血管袢缺血性改变。小动脉内皮细胞水肿、内皮下间隙增宽、内皮黏液样增生。小动脉管壁可见纤维蛋白渗出、纤维素样坏死,严重者可见小动脉血

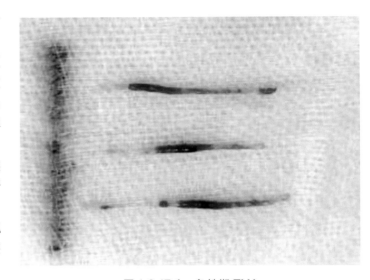

图 1-2-17-A　急性期 TMA
由左至右示从皮质到髓质：皮质浅层(靠近被膜处)苍白,呈缺血性改变;皮质深层(靠近髓质处)暗红色,呈出血性改变

栓形成。肾小管常可见透明管型和红细胞。在缺血发生时,可见急性肾小管坏死。肾间质可见水肿、单核细胞浸润。在发生皮质坏死的患者中,可见到小灶状梗死及大片状坏死,大量红细胞浸润(图 1-2-17-B~J)。

（2）慢性期：可出现系膜基质堆积(系膜硬化)导致系膜增宽,活化的系膜细胞可在内皮细胞和 GBM 致密层间沿毛细血管袢迁移,毛细血管内皮细胞和系膜细胞产生的 GBM 样物质导致肾小球毛细血管袢"双轨征"样改变。慢性缺血性肾小球损伤表现为肾小球毛细血管袢的增厚、皱缩,鲍曼氏囊增宽。小动脉玻璃样变,累及小动脉内膜和中膜,可见纤维蛋白血栓及"葱皮样变"。肾小管萎缩,肾间质纤维化。在慢性肾皮质坏死的患者中,可见肾皮质钙化(图 1-2-17-K~N)。

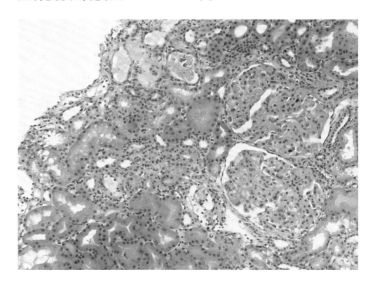

图 1-2-17-B　HE×10 示肾小球内皮细胞增生及少量中性粒细胞浸润

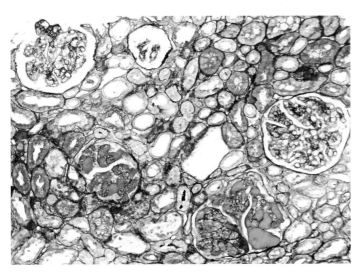

图 1-2-17-C　PASM×10 示肾小球内皮细胞增生,微血栓形成

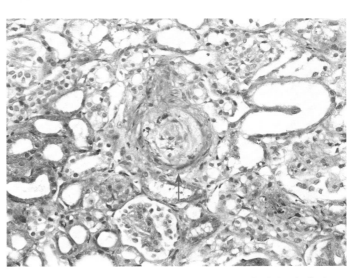

图 1-2-17-F　Masson×20 示小动脉内皮细胞肿胀,内膜黏液变性,管壁增厚,管腔狭窄、闭塞(红色箭头所示)

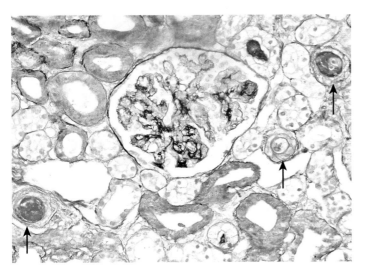

图 1-2-17-D　PASM×20 示肾小球内皮细胞增生,小动脉内皮细胞肿胀,中膜增厚、透明变性(黑色箭头所示),血栓形成

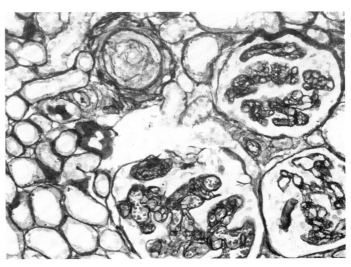

图 1-2-17-G　PASM×20 示小动脉内皮细胞肿胀,内膜疏松、增厚,管腔狭窄、闭塞

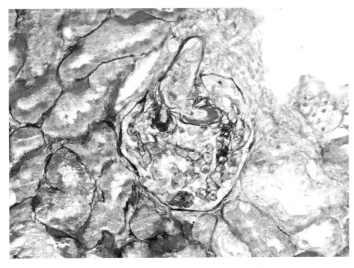

图 1-2-17-E　PASM×20 示肾小球内皮细胞增生,入球小动脉微血栓形成

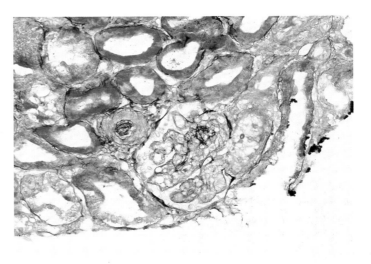

图 1-2-17-H　PASM×20 示肾小球内皮细胞增生,小动脉中膜增厚,透明变性,管壁增厚,管腔狭窄、闭塞

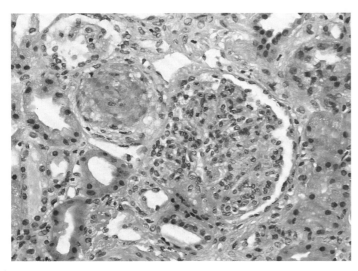

图 1-2-17-I HE×20 示肾小球内皮细胞增生,小动脉管壁纤维素样坏死

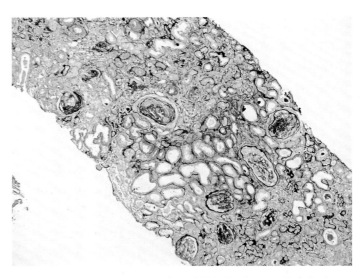

图 1-2-17-L PASM×10 示肾小球节段性硬化,新月体形成,肾小管多灶状萎缩,肾间质多灶状炎性细胞浸润及纤维组织增生

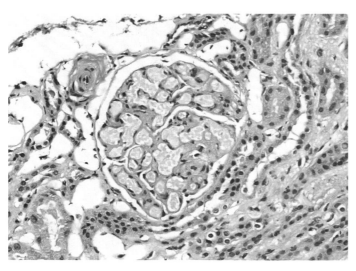

图 1-2-17-J HE×40 示肾小球系膜溶解,毛细血管腔瘤样扩张

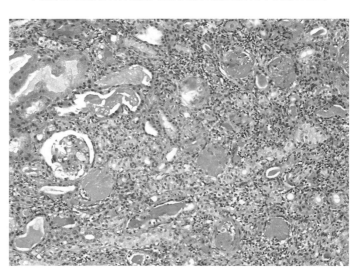

图 1-2-17-M HE×10 示肾小球缺血性硬化,肾小管多灶状萎缩伴透明管型形成,肾间质多灶状炎性细胞浸润

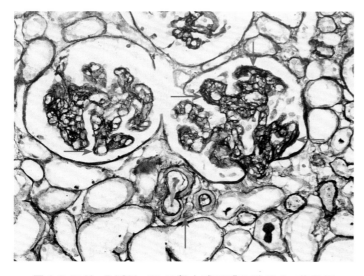

图 1-2-17-K PASM×40 示肾小球系膜细胞增生,节段插入、基底膜增厚(红色箭头所示),小动脉内皮细胞肿胀,中膜增厚,管腔狭窄,微血栓形成(绿色箭头所示)

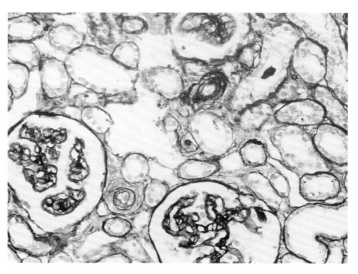

图 1-2-17-N PASM×40 示肾小球基底膜不规则增厚,小动脉中膜及内膜"葱皮样"增厚,管腔狭窄

**3. 免疫荧光检查** 在急性期常可见纤维蛋白原或纤维蛋白沿着毛细血管袢、小动脉和微动脉管壁，节段或连续颗粒样分布，系膜区少见。毛细血管袢会伴有 IgM、C3 或 IgG 的沉积，罕见 IgA 沉积。血管内血栓显示纤维蛋白原和纤维蛋白阳性（图 1-2-17-O、P）。

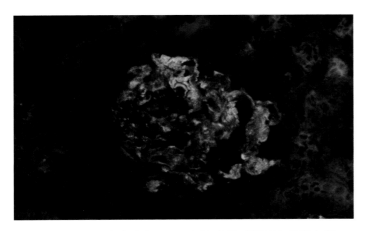

图 1-2-17-O 免疫荧光×20 示 IgM 节段系膜区和毛细血管腔团块状沉积

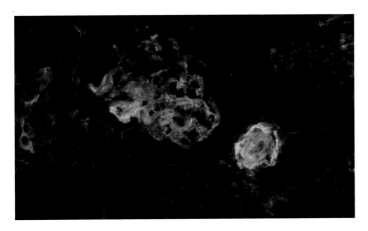

图 1-2-17-P 免疫荧光×20 示 IgM 节段肾小球系膜区和毛细血管腔团块状沉积，同时在小血管管壁沉积

**4. 超微结构特点**

（1）急性期：最常见的病变是肾小球基底膜疏松层增宽、内皮细胞肿胀及内皮下无细胞物质沉积。肿胀的细胞基质表现为网状结构，最后形成颗粒样或纤维样物质，与内皮下物质类似。可在毛细血管内见到血栓，由无形的嗜锇物质形成，混有纤维蛋白、血小板和畸形红细胞（图 1-2-17-Q~S）。

（2）慢性期：GBM 皱缩、塌陷，系膜细胞的插入，GBM 双轨形成（图 1-2-17-T）。

**5. 分子遗传学特点** 50%~60% 的遗传性患者见补体通路基因突变、补体因子 H 异常、*CFH* 点突变、*CFHR1-5* 突变等。

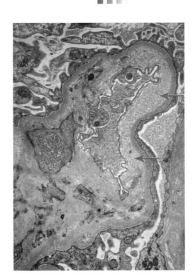

图 1-2-17-Q 电镜×8 000 示肾小球基底膜内疏松层增宽，其内见破碎的细胞（红色箭头所示）

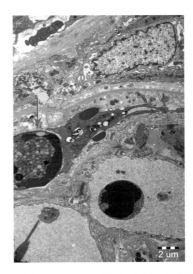

图 1-2-17-R 电镜×12 000 示肾小球毛细血管腔系膜插入，其内见插入的细胞及红细胞碎片（红色箭头所示）

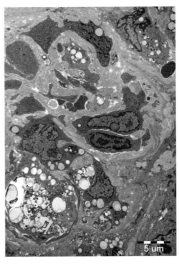

图 1-2-17-S 电镜×6 000 示肾小球毛细血管腔血栓形成，管腔闭塞

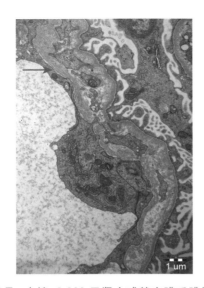

图 1-2-17-T　电镜×6 000 示肾小球基底膜系膜插入,双轨形成(红色箭头所示)

**【鉴别诊断】**

TMA 是一组具有相似临床-病理表现的综合征,共同发病机制为内皮细胞损伤继发血管内微血栓形成,临床表现核心为微血管病性溶血性贫血和血小板减少,存在多种病因,是分属于不同疾病实体的系统性疾病,所以该病的诊断应密切结合临床,分析及鉴别其病因,尽量做出具体的诊断。

(姚兴凤)

## 十八、肾结核

**【定义】**

肾结核(renal tuberculosis)是结核杆菌引起的肾脏感染性病变。

**【临床特点】**

1. **发病率**　为最常见肺外结核性病变,结核累及肾脏约占 5%～14%,免疫功能抑制的患者易感,如器官移植患者、HIV 感染、免疫缺陷病患儿等。

2. **症状**　临床上常常为隐匿性,多数患者有肺、系统性及临床症状,年轻人多见,有些患者被系统性症状掩盖,一些患者可出现血尿、脓尿等尿路感染症状。

3. **实验室检查**　部分患者可有血尿、脓尿等。

4. **影像学特点**　肾脏结节、空洞性病变或肾盂输尿管扩张等。

5. **治疗**　抗结核治疗及手术治疗。

6. **预后**　良好。

**【病理学特点】**

1. **肉眼观察**

(1) 粟粒性肾结核:通过血流扩散,常见原发性结核或活动性结核,肉眼见白色结节,常位于皮质,也可累及整个肾脏。如累及髓质,感染触及肾盂,细菌则排入尿道。

(2) 空洞型肾结核:常伴较高生殖系统结核,如附睾和前列腺等,此型常引起下尿路感染,还可导致上行性尿路感染,但下行性感染更常见,单侧受累多见,切面肾盂、肾盏扩张、变形,实质萎缩,灶状钙化,感染扩散至肾周组织有点像浸润性肾细胞癌,节段性输尿管狭窄,肾干酪样坏死和输尿管狭窄导致肾积脓,肾实质被干酪样物取代形成所谓"粉笔"肾(图 1-2-18-A、B)。

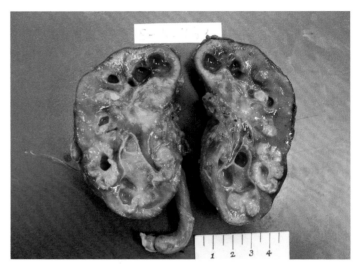

图 1-2-18-A　大体照片示肾脏实质大小不等的空洞形成及干酪样坏死

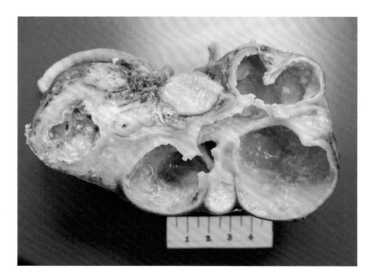

图 1-2-18-B　大体照片示肾脏空洞形成、干酪性坏死、肾盂扩张

2. **镜下观察**

(1) 粟粒性肾结核:结节由干酪性肉芽肿构成,中心为坏死,周围见上皮样细胞、淋巴、浆细胞、单核细胞浸润(图 1-2-18-C～G)。

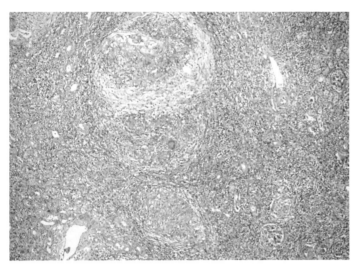

图 1-2-18-C HE×4 示结核肉芽肿形成,中心见坏死,周围见上皮样细胞及淋巴细胞等炎细胞浸润

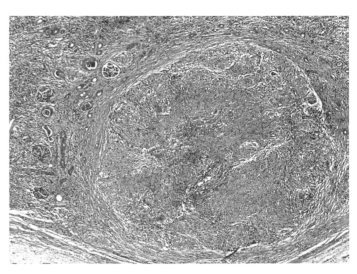

图 1-2-18-F HE×4 示干酪样肉芽肿

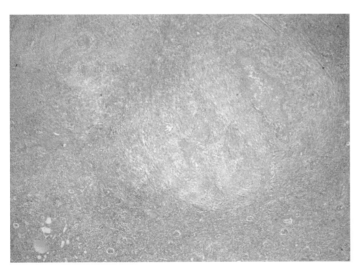

图 1-2-18-D HE×10 示结核结节

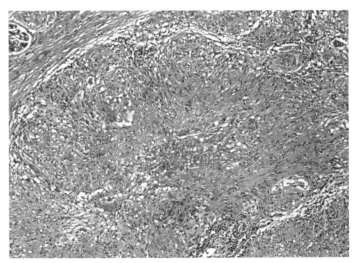

图 1-2-18-G HE×10 示结节中心坏死

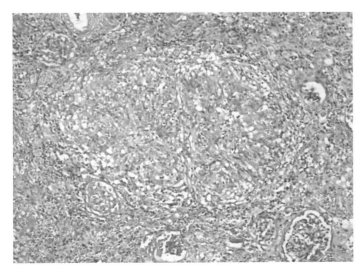

图 1-2-18-E HE×10 示结核结节

(2)空洞型肾结核:病变与粟粒性肾结核相似。如为肾活检标本,可见肾间质炎,上皮样干酪性坏死,抗酸染色常阴性。

3. **免疫组化** 一般无需,鉴别诊断时可用;抗酸染色,部分病例阳性。

4. **超微结构特点** 可见结核杆菌。

5. **分子遗传学特点** 可用 PCR 检测结核杆菌。

【鉴别诊断】

1. **结节病** 非干酪样肉芽肿,结节分界清楚,中心未见坏死,抗酸染色阴性,PCR 检测未见结核杆菌扩增。

2. **肾脏肉芽肿性炎** 未见干酪性坏死,抗酸染色阴性,PCR 检测未见结核杆菌扩增。

(何乐健)

## 十九、三聚氰胺性肾脏损害

### 【定义】

三聚氰胺(melamine)作为化工原料主要用于生成三聚氰胺-甲醛树脂,还广泛用于涂料、塑料、黏合剂、纺织、造纸等工业生产中。宠物及人特别是婴幼儿食用添加了浓度较高、含有三聚氰胺的饲料、奶粉后,引起泌尿系结石、梗阻、肾衰竭等系列肾脏损害。

### 【临床特点】

1. **发病率** 罕见。2008年,我国部分地区出现因食用三聚氰胺污染配方奶粉致少数婴幼儿泌尿系结石的、严重的公共卫生事件。

2. **症状** 泌尿系结石、少尿或无尿,可伴有呕吐、腹泻、纳差、腹胀等消化道症状,伴有发热、肉眼血尿、尿道梗阻,严重者可导致肾衰竭。

3. **实验室检查** 可见尿结晶、尿酸、尿素氮、肌酐等升高。三聚氰胺检测方法有液相检测法、气相色谱、质谱检测法及ELISA法。

4. **影像学特点** 超声检查可见肾盂、输尿管结石。多发、体积小、密度低且形态不规则;腹部螺旋CT平扫对结石性状、数量及并发症的检出高于超声检查。

5. **治疗** 对症、排石治疗。

6. **预后** 95%以上的患儿,经治疗,结石可排出,极少数患儿有肾衰竭症状。治疗后不遗留后遗症。

### 【病理学特点】

1. **肉眼检查** 可见肾充血,肾盂内偶见结晶,呈棕黄色,不规则,质较脆,多在肾盂及集合系统内形成沉渣。

2. **镜下观察** 肾小管扩张,肾远曲小管或集合管内见圆形结晶,近曲小管大多未受影响,肾间质淋巴等慢性炎细胞浸润,少数肾小球硬化,局部间质纤维化。经治疗后结晶消失,间质偶见淋巴细胞浸润,肾小球、肾小管恢复正常,未见肾小球硬化(图1-2-19-A~F)。

3. **免疫组化** LCA、CD3等淋巴细胞标志阳性。

4. **超微结构特点** 肾小管上皮细胞内细胞器肿胀、扩张,核固缩。

5. **分子遗传学特点** 未见特殊改变。

### 【鉴别诊断】

1. **儿童泌尿系结石** 发病年龄偏大,多为1~11岁儿童。

2. **草酸钙结石** 为不透X线的阳性结石,超声显示强回声并伴声影。结石呈圆形或椭圆形、桑葚样,坚硬,边缘往往不规则,尿沉渣检查常见草酸钙结晶。

3. **胱氨酸结石** 为中等不透X线的阳性结石,尿沉渣中可见胱氨酸结晶,结石密度均匀,不定形,光滑,淡黄

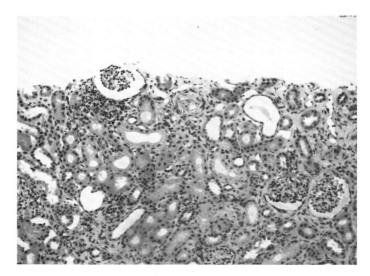

图 1-2-19-A HE×4 示肾小球、肾小管及灶状淋巴细胞浸润

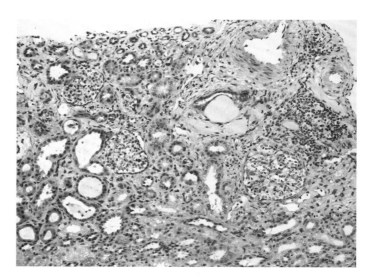

图 1-2-19-B HE×10 示肾实质、扩张的肾小管、灶状淋巴细胞、间质轻度纤维化

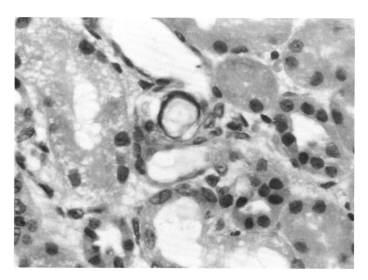

图 1-2-19-C HE×40 示肾小管内结晶

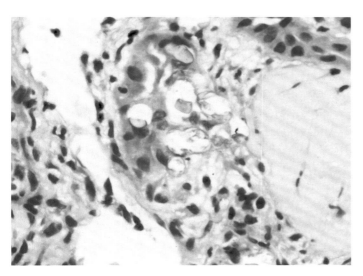

图 1-2-19-D HE×20 示肾小管内较多圆形结晶物

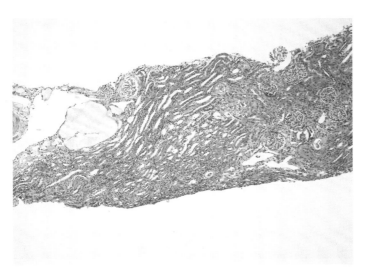

图 1-2-19-E HE×4 经治疗,1 年后肾穿刺示肾实质,偶见扩张的肾小管

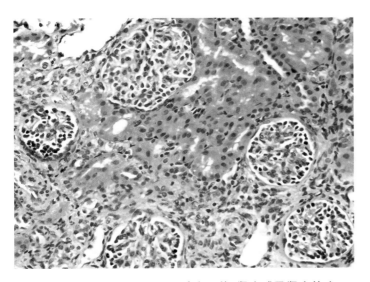

图 1-2-19-F HE×20 示上图放大照片,肾小球及肾小管疾病恢复正常

色,在酸性尿液中容易形成。

**4. 尿酸结石** 尿酸结石能透 X 线,结石为圆形或卵圆形,质硬,尿沉渣内可见尿酸结晶。

(何乐健)

## 参 考 文 献

1. Dome JS, Fernandez CV, Mullen EA, et al. Children's Oncology Group's 2013 blueprint for research:Renal tumors. Pediatric Blood and Cancer,2013,60(6):994-1000.

2. Qualman SJ,Bowen J,Amin MB,et al. Protocol for the examination of specimens from patients with wilms tumor (nephroblastoma) or other renal tumors of childhood. Archives of Pathology and Laboratory Medicine,2013,127(10):1280-1289.

3. Bechwith JB,Kiviat BN,Bonadio JF. Nephrogenic rests,nephroblastomatosis and the pathogenesis of Wilms' tumor. Pediatr Pathol,1990,10(1-2):1-36.

4. 杨宝凤,何乐健,伏利兵. 肾母细胞瘤病 1 例报道. 诊断病理学杂志,2012,19(12):461-463.

5. Doros LA,Rossi CT,Yang J,et al. DICER1 mutations in childhood cystic nephroma and its relationship to DICER1-renal sarcoma. Mod Pathol,2014,27(9):1267-1280.

6. van den Hoek J,de Krijger R,van de Ven K,et al. Cystic nephroma,cystic partially differentiated nephroblastoma and cystic Wilms' tumor in children:a spectrum with therapeutic dilemmas. Urol Int,2009,82(1):65-70.

7. 夏同礼. 现代泌尿病理学图谱. 北京:人民卫生出版社,2013.

8. Karlsson J,Valind A,Gisselsson D. BCOR internal tandem duplication and YWHAE-NUTM2B/E fusion are mutually exclusive events in clear cell sarcoma of the kidney. Genes Chromosomes Cancer,2015,55(2):120-123.

9. Ueno-Yokohata H,Okita H,Nakasato K,et al. Consistent in-frame internal tandem duplications of BCOR characterize clear cell sarcoma of the kidney. Nat Genet,2015,47(8):861-863.

10. Argani P,Perlman EJ,Breslow NE,et al. Clear cell sarcoma of the kidney:a review of 351 cases from the National Wilms Tumor Study Group Pathology Center. Am J Surg Pathol,2000,24(1):4-18.

11. 何乐健,伏利兵,王琳,等. 肾透明细胞肉瘤的临床病理学研究. 中华病理学杂志,2001,30:422-425.

12. 夏同礼. 现代泌尿病理学. 北京:人民卫生出版社,2002.

13. Geller JI,Roth JJ,Biegel JA. Biology and treatment of rhabdoid tumor. Crit Rev Oncog,2015,20(3-4):199-216.

14. van den Heuvel-Eibrink MM,van Tinteren H,Rehorst H,et al. Malignant rhabdoid tumours of the kidney(MRTKs),registered on recent SIOP protocols from 1993 to 2005:a report of the SIOP renal tumour study group. Pediatr Blood Cancer,2011,56(5):733-737.

15. Weeks DA,Beckwith JB,Mierau GW,et al. Rhabdoid tumor of kidney. A report of 111 cases from the National Wilms' Tumor Study Pathology Center. Am J Surg Pathol,1989,13(6):439-458.

16. Argani P. MiT family translocation renal cell carcinoma. Semin Diagn Pathol,2015,32(2):103-113.

17. Magers MJ,Udager AM,Mehra R. MiT family translocation-associated renal cell carcinoma:a contemporary update with emphasis on morphologic,immunophenotypic,and molecular mimics. Arch Pathol Lab Med,2015,139(10):1224-1233.

18. Srigley JR,Delahunt B,Eble JN,et al. The International Society of Urological Pathology(ISUP)Vancouver Classification of Renal Neoplasia. Am J Surg Pathol,2013,37(10):1469-1489.

19. Vujanic GM,Kelsey A,Perman EJ,et al Anaplastic sarcoma of the kidney:a clinicopathologic study of 20 cases of new entity with polyphenotypic features. Am J Surg Pathol,2007,31:1459-1468.

20. England RJ,Haider N,Vujanic GM,et al. Mesoblastic nephroma:a report of the United Kingdom Children's Cancer and Leukaemia Group(CCLG). Pediatr Blood Cancer,2011,56(5):744-748

21. Bayindir P,Guillerman RP,Hicks MJ,et al. Cellular mesoblastic nephroma(infantile renalfibrosarcoma):institutional review of the clinical,diagnostic imaging,and pathologic features of a distinctive neoplasm of infancy. Pediatr Radiol,2009,39(10):1066-1074.

22. van den Heuvel-Eibrink MM,Grundy P,Graf N,Pritchard-Jones K,et al. Characteristics and survival of 750 children diagnosed with a renal tumor in the first seven months of life:A collaborative study by the SIOP/GPOH/SFOP,NWTSG,and UKCCSG Wilms tumor study groups. Pediatr Blood Cancer,2008,50(6):1130-1134.

23. Argani P,Beckwith JB. Metanephric stromal tumour:report of 31 cases of a distinctive pediatric renal neoplasm. Am J Pathol,2000,24:917-926.

24. JN Elbe,G Sauter,JI Epstein,et al. World Health Organization Classification of Tumours. Pathology and genetics of tumours of the urinary system and male genital organs. Lyon,2004.

25. 殷敏智,张忠德,周中和. 后肾间质肿瘤的病理观察. 中华病理学杂志,2006,35(2):97-100.

26. J Toutain,Y VuPhi,M. Doco-Fenzy,et al. Identification of a complex 17q rearrangement in a metanephric stromal tumor,Cancer genet,2011,204:340-343.

27. Chami R,Yin M,Marrano P,et al. BRAF mutations in pediatric metanephric tumors. Hum Pathol,2015,46(8):1153-1161.

28. Kinney SN,Eble JN,Hes O,et al. Metanephric adenoma:the utility of immunohistochemical and cytogenetic analyses in differential diagnosis,including solid variant papillary renal cell carcinoma and epithelial-predominant nephroblastoma. Mod Pathol,2015,28(9):1236-1248.

29. Kuroda N,Maris S,Monzon FA,et al. Juxtaglomerular cell tumor:a morphological,immunohistochemical and genetic study of six cases. Hum Pathol,2013,44(1):47-54.

30. Kuroda N,Gotoda H,Ohe C,et al. Review of juxtaglomerular cell tumor with focus on pathobiological aspect. Diagn Pathol,2011,6:80.

31. Kim HJ,Kim CH,Choi YJ,et al. Juxtaglomerular cell tumor of kidney with CD34 and CD117 immunoreactivity:report of 5 cases. Arch Pathol Lab Med,2006,130(5):707-711

32. 刘汉勇,王晓玫,赖日权,等. 肝肾血管平滑肌脂肪瘤临床病理分析. 罕少疾病杂志,2014,21:8-11.

33. Osman Inci,Mustafa Kaplan,OrnerYalcin. Renal angiomyolipoma with malignant transformation,simultaneous occrurecewith malignity and other complex clinical situations. International Urology and Nephrology,2006,38:417.

34. 战忠利,张爱丽,林建韶. 单相梭形平滑肌细胞分化型肾血管平滑肌脂肪瘤1例. 诊断病理学杂志,2006,13:274.

35. 许建芳,陈莲. 68例肾血管平滑肌脂肪瘤组织形态学特点及免疫组化分析. 复旦学报(医学版),2002,29:489-491.

36. 任玉波,梁凤泉,霍立志. 双肾血管平滑肌脂肪瘤伴一侧局部恶变1例. 中华病理学杂志,1998,27:398.

37. Davis CF,Ricketts CJ,Wang M,et al. The somatic genomic landscape of chromophobe renal cell carcinoma. Cancer Cell,2014,26(3):319-330

38. Hes O,Petersson F,Kuroda N,et al. Renal hybrid oncocytic/chromophobe tumors-a review. Histol Histopathol,2013,28(10):1257-1264.

39. Srigley JR,et Delahunt B,Eble JN,et al. The International Society of Urological Pathology(ISUP)Vancouver Classification of Renal Neoplasia. Am J Surg Pathol,2013,37(10):1469-1489.

40. Thyavihally YB,Tongaonkar HB,Gupta S,et al. Primitive neuroectodermal tumor of the kidney:a single institute series of 16 patients. Urology,2008,71(2):292-296.

41. Jimenez RE,Folpe AL,Lapham RL et al. Primary Ewing's sarcoma/primitive neuroectodermal tumor of the kidney:a clinicopathologic and immunohistochemical analysis of 11 cases. Am J Surg Pathol,2002,26(3):320-327.

42. Hayakawa A,e Shimotake N,Kubokawa,et al. Primary pediatric stage Ⅲ renal diffuse large B-cell lymphoma. Am J Case Rep,2013,14:34-37.

43. Hasegawa J,Shimotake N,Kubokawa I,et al. Characteristics of intravascular large B-cell lymphoma limited to the glomerular capillaries:a case report. Case Rep Nephrol Dial,2015,5(2):173-179.

44. Yoon-Jung Boo,Jin Kim,Jong-Han Kim,et al. Inflammatory Myofibroblastic Tumor of the Kidney in a Child:Report of a Case Surgery Today,2006,36(8):710-713.

45. Fan R. Primary renal neuroblastoma:a clinical pathologic study of 8 cases. Am J Surg Pathol,2012,36:94-100.

46. yama H,Fukui l,Maeda Y. Renal hemangiopercytoma. Report of a case. Nippon Hinyokika Gakkai Zasshi,1998,89(1):50-53.

47. 张莉,张楠,伏利兵,等. 儿童肾血管周细胞瘤临床病理观察. 诊断病理学杂志,2015,22(10):577-580.

48. 涂小平,何乐建. 婴儿骨化性肾肿瘤的临床病理观察. 诊断病理学杂志,2007,14(12):427-430.

49. Sotelo-Avila C,Beekwith JB,Johnson JE. Ossifying renal tumor of infancy:a clinicopathologic study of nine cases. Arch Pathol Lab Med,1995,15(5):745-762.

50. Bonsib SM,Koontz P. Renal maldevelopment:A pediatric renal biopsy study. Mod Pathol,1997;10:1233-1238.

51. Tullus K. Vesicoureteric reflux in children. Lancet,2015,385(9965):371-379.

52. Peters CRushton HG. Vesicoureteral reflux associated renal damage:congenital reflux nephropathy and acquired renal scarring. J Urol,2010,184(1):265-273.

53. Zerres K,Valpel MC,Weib H. Cystic kidneys:genetics,pathologicalanatomy,clinical picture,and prenatal diagnosis. Hum Genet,1984,68:104-135.

54. Avni FE,Hall M. Renal cystic diseases in children:new concepts. Pediatr Nephrol,2010,40:939-946.

55. Davin JC et al. Henoch-Schönlein purpura nephritis in children. Nat Rev Nephrol,2014,10(10):563-573.

56. Kim CH,Lim BJ,Bae YS,et al. Using the Oxford classification of IgA nephropathy to predict long-term outcomes of Henoch-Schönlein purpura nephritis in adults. Mod Pathol,2014,27(7):972-982.

57. Ling C,Liu X,Shen Y,et al. Urinary CD80 levels as a diagnostic biomarker of minimal change disease. Pediatr Nephrol,2015,30(2):309-316.

58. Garin EH,Reiser J,Cara-Fuentes G,et al. Case series:CTLA4-IgG1 therapy in minimal change disease and focal segmental glomerulosclerosis. Pediatr Nephrol,2015,30(3):469-477.

59. Fogo AB. Causes and pathogenesis of focal segmental glomerulosclerosis. Nat Rev Nephrol,2015,11(2):76-87.

60. Stokes MB,D'Agati VD. Morphologic variants of focal segmental glomerulosclerosis and their significance. Adv Chronic Kidney Dis,2014,21(5):400-407.

61. Prasto J,Kaplan BS,Russo P,et al. Streptococcal infection as possible trigger for dense deposit disease (C3 glomerulopathy). Eur J Pediatr,2014,173(6):767-772.

62. Kambham N. Postinfectious glomerulonephritis. Adv Anat Pathol,2012,19(5):338.

63. Jain D,Green JA,Bastacky S,et al:Membranoproliferative glomerulonephritis:the role for laser microdissection and mass spectrometry. Am J Kidney Dis,2014,63(2):324-328.

64. Appel GB. Membranoprolferative glomerulonep glomerulonephritis-mechanisms andtreatment. Contrib Nephrol,2013,181:163-174.

65. Le Quintrec M,Lionet A,Kandel C,et al. Eculizumab for treatment of rapidly progressive C3 glomerulopathy. Am J Kidney Dis,2015,65(3):484-489.

66. Weening JJ,Fogo AB,Ginzler EM,et al. The classification of glomerulonephritis in systemic lupus erythematosus revisited. J Am Soc Nephrol,2004,15(2):241-250.

67. Roberts IS. Pathology of IgA nephropathy. Nat Rev Nephrol,2014,10(8):445-454.

68. Savige J,Gregory M,Gross O,et al. Expert guidelines for the management of Alport syndromeand thin basement membrane nephropathy. J Am Soc Nephrol,2013,24(3):364-375.

69. Kashtan CE,Segal Y. Genetic disorders of glomerular basement membranes. Nephron Clin Pract,2011,118(1):c9-c18.

70. Haas M. Alport syndrome and thin glomerular basement membrane nephropathy:a practical approach to diagnosis. Arch Pathol Lab Med,2009,133(2):224-232.

71. Rodriguez EF,Nasr SH,Larsen CP,et al. Membranous nephropathy with crescents:a series of 19 cases. Am J Kidney Dis,2014,64(1):66-73.

72. Sun N,Shen Y,He LJ. Histopathological Features of the Kidney after Acute Renal Failure from Melamine. N Engl J Med,2010,362:662-664.

73. Narayana AS. Overview of renal tuberculosis. Urology,1982,19:231-237

74. Farer LS,Lowell AM,Meador MP. Extrapulmonary tuberculosis in the United States. Am J Epidemiol,1979,109:205-217.

75. 杨文萍,武海燕,张文,等. 儿童肾母细胞瘤病理诊断共识. 中华病理学杂志,2017,46(3):149-154.

76. 何乐健,李佩娟. 双侧胎儿横纹肌瘤型肾母细胞瘤一例. 中华病理学杂志,1998,27:480.

77. 周春菊,何乐健,李佩娟. 畸胎瘤型肾母细胞瘤一例. 中华病理学杂志,1999,30:259.

78. 何乐健,李佩娟,刘淑荣,等. 外周性原始神经外胚层瘤和尤文肉瘤的临床病理和免疫组化研究. 诊断病理学杂志,2000,7:249-251.

# 第二章

# 膀胱、睾丸、附睾等

## 第一节　肿瘤性疾病

### 一、膀胱非浸润性尿路上皮乳头状肿瘤

【定义】

膀胱非浸润性尿路上皮乳头状肿瘤是指具有纤细纤维血管轴心的并被覆尿路上皮的乳头状肿瘤。根据组织学级别,由低到高,依次为膀胱尿路上皮乳头状瘤(urothelial papilloma,UP),低度恶性潜能的非侵袭性乳头状尿路上皮肿瘤(papillary urothelial neoplasm of low manignant potential,PUNLMP),低级别非浸润性乳头状尿路上皮癌(non-invasive papillary urothelial carcinoma,low grade,LGPUC),高级别非浸润性乳头状尿路上皮癌(non-invasive papillary urothelial carcinoma,high grade,HGPUC)。具体鉴别诊断见表2-1-1-1。

表 2-1-1-1　膀胱非浸润性尿路上皮乳头状肿瘤的鉴别诊断

| | UC | PUNLMP | LGPUC | HGPUC |
|---|---|---|---|---|
| 乳头 | 纤细,偶有分支,不融合 | 纤细,不融合 | 纤细,多分支,轻度融合 | 排列无序,明显融合、分支 |
| 结构 | 正常,<7层 | 排列多层,常 > 7 层,极 向完好 | 层次不定,排列紧密,极向轻度紊乱 | 层次不定,中-重度异型,极向消失 |
| 细胞 | 正常,无不典型改变 | 正常-轻度异型,细胞密度增加,体积轻度增大,染色质细腻,核仁不明显 | 轻度异型,核不规则增大,染色质轻度增粗,核仁小且规则 | 中-重度异型,核多形,染色质不均匀,核仁明显 |
| 伞细胞 | 完好 | 完好 | 几乎都缺如 | 缺如 |
| 核分裂象 | 罕见,且位于底层 | 少,且位于底层 | 少见,可出现在全层,以底层为主 | 全层均常见 |
| 病理性核分裂象 | 无 | 无 | 无 | 可见 |
| CK20 | 伞细胞表达 | 伞细胞表达 | 全层可见 | 全层可见 |
| Ki-67 | 零散分布 | 中下基底层,约50% | 全层稀疏分布 | 全层弥漫分布 |
| 染色体 | 二倍体 | 二倍体 | 常二倍体 | 常非整倍体 |
| 复发率 | 0~8% | 25%~47% | 48%~77% | 43%~74% |
| 进展率 | 0 | 3%~7% | 4%~11% | 8%~35% |

儿童常见的是膀胱尿路上皮乳头状瘤,也是本部分介绍的重点。

【临床特点】

1. **发病率**　发病率低,仅占膀胱肿瘤的1%~4%,男女比例为1.9:1,多见于青年患者,也可见于儿童。

2. **症状**　无特殊临床症状,最常见肉眼或镜下血尿。最常发生于邻近输尿管口的膀胱后壁、侧壁以及尿道。多单发。

3. **实验室检查**　膀胱镜检查单发者为膀胱黏膜表面淡红色半透明状、柔软而纤细的乳头状肿物;多发者可呈小簇状或苔藓状,大者直径可达数厘米。

4. **治疗**　首选经手术完整切除。

5. **预后**　很少复发,约0~8%,进展率0。

【病理学特点】

1. **肉眼观察**　淡红色半透明状、柔软而纤细的乳头状。

2. **镜下观察**　肿瘤组织内稀疏的乳头状结构,偶有分支,但无乳头融合,间质可有水肿或散在炎性细胞浸

润。尿路上皮无不典型性，表层上皮明显，分裂象罕见，即使存在，也位于底层，且无病理性核分裂。偶尔伴发内翻性生长模式。少数广泛累及黏膜，称弥漫性乳头状瘤病(图 2-1-1-A～H)。

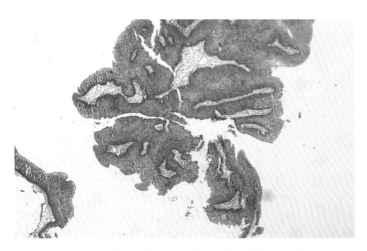

图 2-1-1-A  HE×4 示乳头状结构，纤细的纤维血管轴心

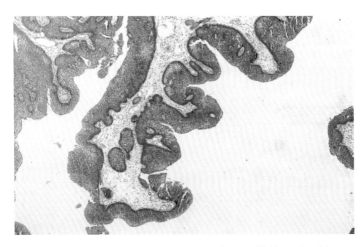

图 2-1-1-B  HE×10 示乳头状结构，纤维血管轴心，间质轻度水肿

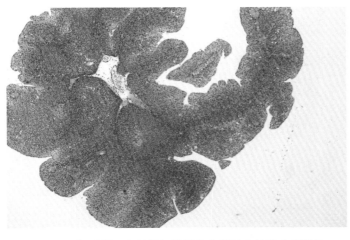

图 2-1-1-C  HE×10 示纤细的纤维血管轴心的乳头状结构

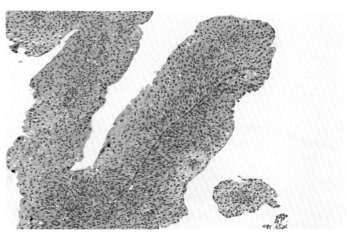

图 2-1-1-D  HE×20 示纤细的纤维血管轴心的乳头状结构，细胞极性，无异型性

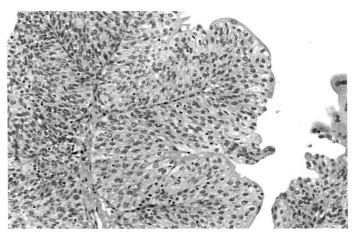

图 2-1-1-E  HE×40 示纤细的纤维血管轴心的乳头状结构，细胞极性，无异型性，未见核分裂，伞细胞完整

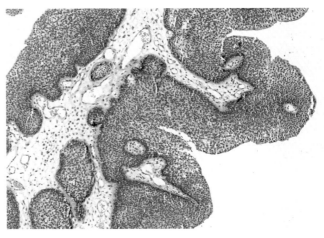

图 2-1-1-F  HE×20 示稀疏的具有纤维血管轴心的乳头状结构，间质轻度水肿

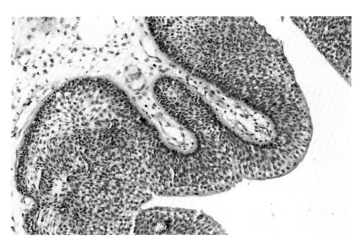

图 2-1-1-G　HE×40 示细胞极性,无异型性,未见核分裂,伞细胞完整

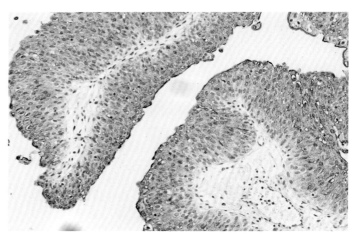

图 2-1-1-J　IHC×20 示 EMA 染色,瘤细胞强阳性

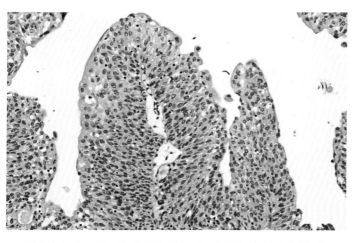

图 2-1-1-H　HE×40 示细胞极性,无异型性,未见核分裂,伞细胞完整

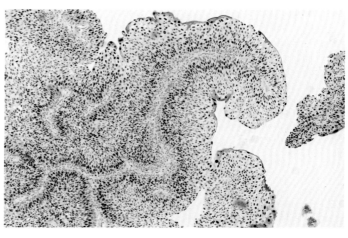

图 2-1-1-K　IHC×10 示 CyclinD1 染色,瘤细胞阳性

**3. 免疫组化**　表达上皮标记物及 p63、CyclinD1。Ki-67 增殖指数低,零散阳性表达。CK20 仅在表层上皮(伞)细胞表达(图 2-1-1-I~N)。

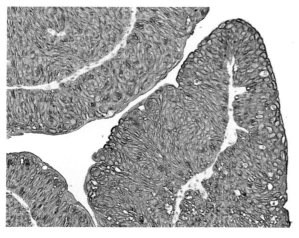

图 2-1-1-I　IHC×20 示 CK7 染色,瘤细胞阳性

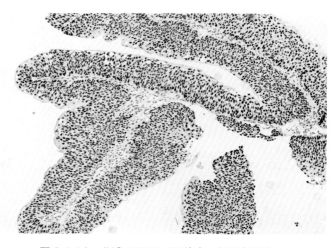

图 2-1-1-L　IHC×10 示 p63 染色,瘤细胞阳性

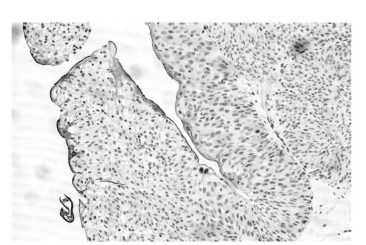

图 2-1-1-M IHC×20 示 CK20 染色,仅伞细胞阳性

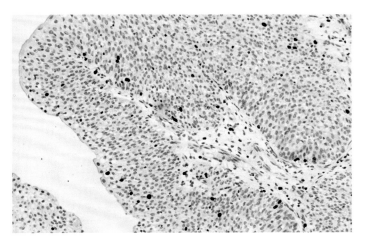

图 2-1-1-N IHC×20 示 Ki-67 染色,仅少数细胞阳性

**4. 超微结构特点** 上皮细胞的特点如细胞连接等结构。

**5. 分子遗传学特点** 二倍体肿瘤,未见或见极少数的 p53 突变,部分可见 *FGFF3* 突变。

【鉴别诊断】

1. **低度恶性潜能的非侵袭性乳头状尿路上皮肿瘤(PUNLMP)** 儿童极罕见,细胞层次增多>7层,细胞密度轻度增加,细胞体积轻度增大。用 Ki-67 免疫组织化学染色显示中下基底层细胞部分阳性表达。

2. **非典型乳头状尿路上皮增生(atypical papillary urothelial hyperplasia)** 属于膀胱癌前病变,表现为尿路上皮呈无纤维血管轴心的假乳头状增生,细胞有异型性,细胞核增大,染色质增粗,核仁明显,可见核分裂象。

(姚兴凤)

## 二、膀胱横纹肌肉瘤

【定义】

横纹肌肉瘤(rhabdomyosarcoma)是起源于横纹肌细胞或向横纹肌细胞分化的间叶细胞的一种恶性肿瘤。15%~20%横纹肌肉瘤来自于泌尿生殖道,最常见部位有前列腺、膀胱、睾丸旁区,其次是阴道、输尿管和子宫。发生于泌尿生殖道的 RMS 多为胚胎型,常形成息肉样肿物,状如一串葡萄,故又称葡萄状肉瘤;少数为腺泡型。

【临床特点】

1. **发病率** 在膀胱恶性非上皮肿瘤中发生率最高(35%),90%发生在4岁以前,成人罕见,60%为男性。

2. **症状**

(1) 主要表现为血尿和排尿困难,常伴尿痛、尿频,短期内进展为尿潴留;发生于阴道者可见肿物脱出。

(2) 体格检查:于耻骨上可扪及包块,晚期出现贫血、肾积水。

3. **实验室检查** 尿常规可见到肉眼血尿或镜下血尿。

4. **影像学特点**

(1) 膀胱镜检查:肿瘤最常见的部位是膀胱三角区,呈息肉状,外观富含黏液,常多灶发生,呈串葡萄状半透明突入膀胱腔内,可充满整个膀胱腔。

(2) B超、CT、MRI检查:可明确膀胱占位性病变,并有利于肿瘤的临床分期。B超常显示膀胱内肿瘤为混合回声区;CT显示混合密度簇状肿块,典型的为成串葡萄状。

5. **治疗** 根据肿瘤的位置、大小以及浸润范围可以行肿瘤局部切除,膀胱部分切除或膀胱全切除,术后辅以放射治疗。化疗可作为术前、术后的辅助治疗,而对于不能手术或姑息性手术者,化疗则成为主要治疗手段。

6. **预后** 发生于泌尿生殖区者预后较好,综合治疗的5年存活率约80%。

【病理学特点】

1. **肉眼观察** 肿瘤边界不清,灰白色,质较软,部分呈息肉样,状如葡萄(图 2-1-2-A~C)。

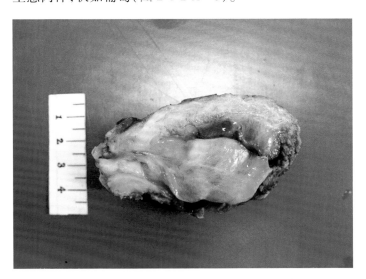

图 2-1-2-A 大体照片示膀胱半透明、息肉状肿物

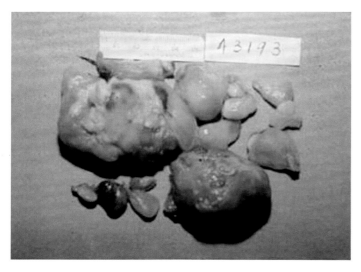

图 2-1-2-B 大体照片示膀胱多发性大小不一、葡萄状肿物

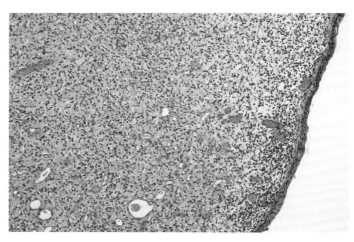

图 2-1-2-D HE×4 葡萄状横纹肌肉瘤,黏膜下有数层致密的瘤细胞,称为生发层或新生层,其下为疏松的黏液组织

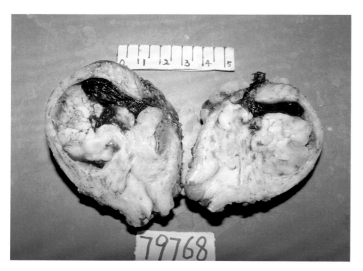

图 2-1-2-C 大体照片示膀胱内充满肿物,有灶状出血

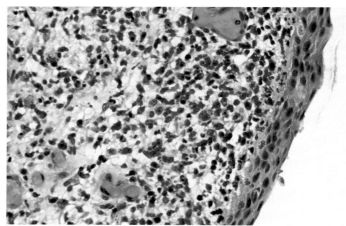

图 2-1-2-E HE×20 葡萄状横纹肌肉瘤,黏膜生发层瘤细胞,短梭形,与黏膜平行排列,其下疏松的黏液组织中瘤细胞呈星芒状,胞质少,伴有散在嗜酸性细胞浸润

**2. 镜下观察** 葡萄状横纹肌肉瘤属特殊类型的胚胎性横纹肌肉瘤,除外观像葡萄外,镜下表面被覆完整的移形上皮,紧靠上皮下为致密的带状瘤细胞即所谓的"新生层"(cambium layer),由原始细胞、肌母细胞组成,肌母细胞胞质可少、可丰富,也可见横纹,新生层下为胚胎型横纹肌肉瘤;膀胱偶见腺泡状或实性型横纹肌肉瘤。腺泡状:纤维结缔组织间隔分隔瘤细胞形成腺泡状结构,附着在纤维间隔的瘤细胞较小,空腔或腺泡中的瘤细胞较大,排列松散,胞质丰富嗜酸性,有时可见瘤巨细胞,约10%的肿瘤仅显示灶状腺泡状结构或没有明显的腺泡状结构,仅为实性小圆细胞结构,此时部分患者可检查到 FOXO1 融合基因。梭形细胞型横纹肌肉瘤在附睾等器官常见(图 2-1-2-D~U)。

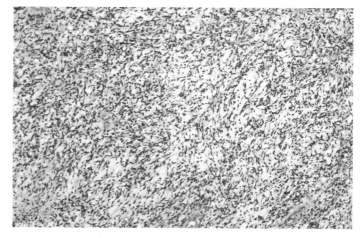

图 2-1-2-F HE×10 示瘤细胞胞质少,星芒状

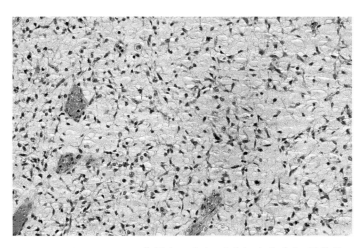

图 2-1-2-G　HE×40 示背景富于黏液，肿瘤细胞胞质少，星芒状

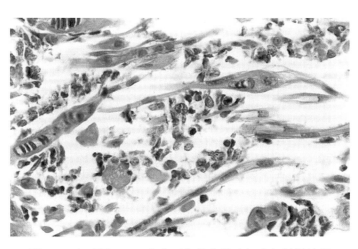

图 2-1-2-J　HE×40 示各个时期分化的瘤细胞包括原始间叶细胞、肌母细胞、横纹明显的长梭形细胞等

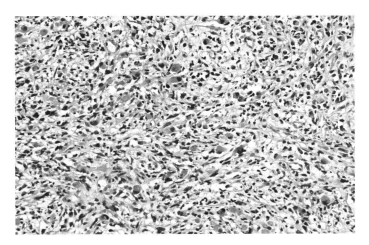

图 2-1-2-H　HE×40 示背景富于黏液，肿瘤细胞胞质少，呈星芒状，部分肌母细胞分化

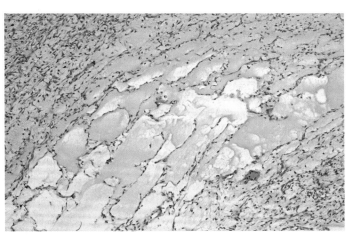

图 2-1-2-K　HE×10 示间质水肿，局部粉染蛋白液聚集，肿瘤细胞胞质少，星芒状

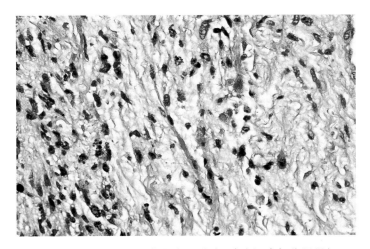

图 2-1-2-I　HE×40 示背景富于黏液，肿瘤细胞部分肌母细胞分化呈带状、蝌蚪状

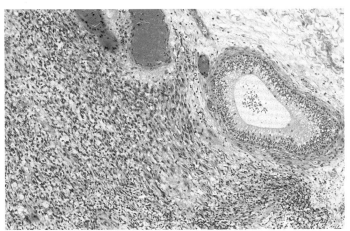

图 2-1-2-L　HE×10 胚胎型横纹肌肉瘤，示瘤细胞呈短梭形、星芒状，胞质少，有少数分化好的胞质红染的带状、蝌蚪状或带横纹的肌母细胞

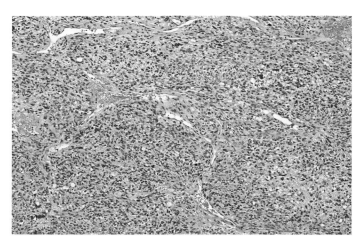

图 2-1-2-M　HE×10 示睾丸胚胎型横纹肌肉瘤,肿瘤细胞呈不规则结节状分布,结节间为薄壁分支血管

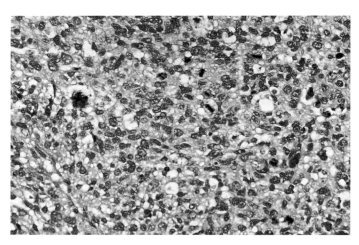

图 2-1-2-P　HE×40 胚胎型横纹肌肉瘤,肿瘤细胞异型性明显,可见病理性核分裂

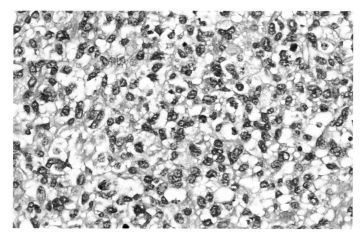

图 2-1-2-N　HE×40 胚胎型横纹肌肉瘤,肿瘤细胞胞质空泡变

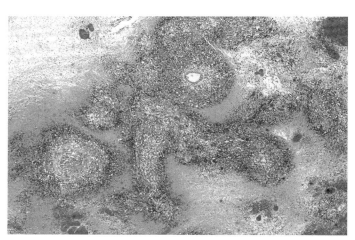

图 2-1-2-Q　HE×10 胚胎型横纹肌肉瘤,肿瘤细胞地图状坏死,围绕血管排列

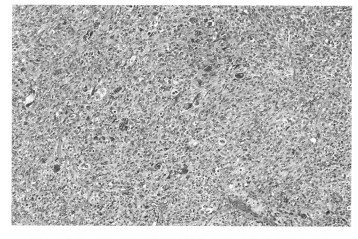

图 2-1-2-O　HE×20 胚胎型横纹肌肉瘤,少数肿瘤细胞间变

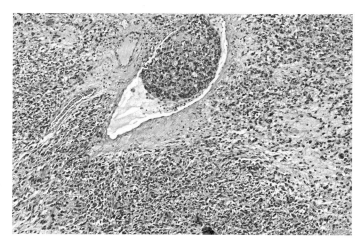

图 2-1-2-R　HE×20 胚胎型横纹肌肉瘤,脉管内瘤栓形成

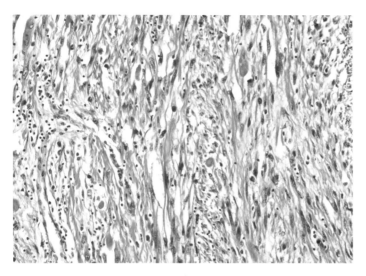

图 2-1-2-S　HE×20 示梭形细胞型横纹肌肉瘤

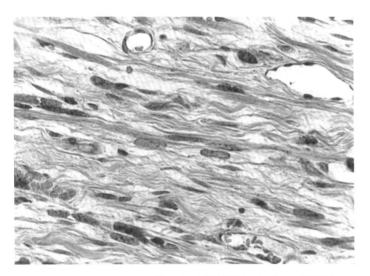

图 2-1-2-T　HE×40 示梭形细胞性横纹肌肉瘤,可见横纹
(附睾)

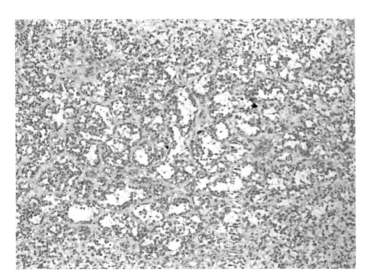

图 2-1-2-U　HE×20 示腺泡状横纹肌肉瘤

**3. 免疫组化**　特异性肌源性标记物,通常肿瘤细胞弥漫表达 CD56、Vimetin、Desmin、Myogenin、MyoD1。有时可表达 SMA、CD99(图 2-1-2-V～Y)。

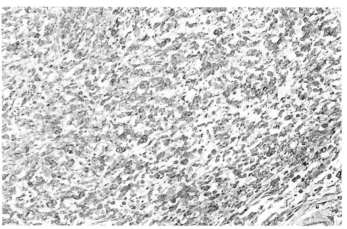

图 2-1-2-V　IHC×20 示 Vimentin 染色,瘤细胞阳性

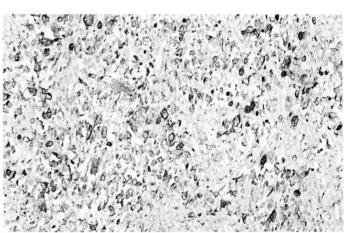

图 2-1-2-W　IHC×20 示 Desmin 染色,瘤细胞阳性

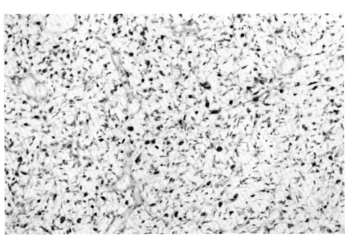

图 2-1-2-X　IHC×10 示 Myogenin 染色,瘤细胞阳性

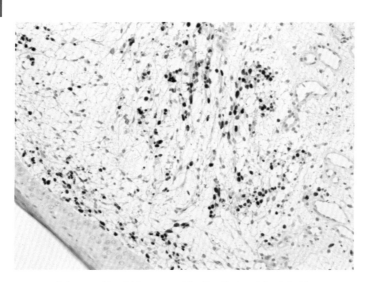

图 2-1-2-Y　IHC×10 示 MyoD1 染色,瘤细胞阳性

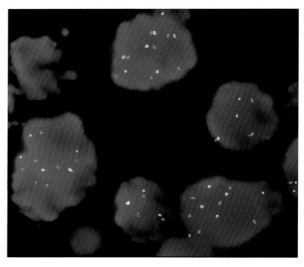

图 2-1-2-Z1　FISH 检查示 FOXO1 阳性(红绿信号分离)

**4. 超微结构特点**　瘤细胞可显示有肌原纤维分化,分化好的带状肌母细胞可见肌丝束状或杂乱排列,甚至原始横纹(图 2-1-2-Z)。

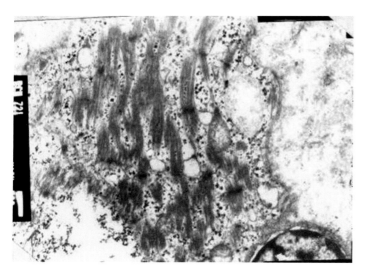

图 2-1-2-Z　透射电镜×15 000 瘤细胞胞浆内见肌丝束状排列,并见原始横纹分化

**5. 分子遗传学特点**　腺泡状横纹肌肉瘤可见染色体 t(2;13)(q35;q14)易位形成 *PAX3/FKHR* 融合基因,也可见 t(1;13)(p36;q14)易位形成 *PAX7/FKHR* 融合基因,二者均可通过 FISH 检查 FOXO1 来实现,但有 25% 左右的腺泡状横纹肌肉瘤缺乏融合基因(图 2-1-2-Z1)。

**【鉴别诊断】**

**1. 膀胱炎性息肉**　肉眼及临床很相似,但炎性息肉,细胞未见异型性,Myogenin 等肌表达阴性。

**2. 横纹肌瘤**　良性肿瘤,可为息肉或结节状,镜下可见横纹,但瘤细胞缺乏异型性。

**3. 膀胱炎性肌纤维母细胞瘤**　梭形细胞为分化的肌

纤维母细胞及纤维母细胞,并见多少不一的炎性细胞。可表达 Desmin,偶尔残留肌纤维散在表达 Myogenin,但横纹肌肉瘤弥漫表达 Myogenin、MyoD1。

(姚兴凤　何乐健)

### 三、膀胱炎性肌纤维母细胞瘤

**【定义】**

膀胱炎性肌纤维母细胞瘤(inflammatory myofibroblastic tumor,IMT)是膀胱发生的交界性肿瘤,由梭形肌纤维母细胞混有淋巴、浆细胞等炎细胞组成,过去也叫炎性假瘤/浆细胞肉芽肿等。

**【临床特点】**

**1. 发病率**　少见,儿童和青少年好发,泌尿生殖道最常见的部位是膀胱,男孩多见。

**2. 症状**　最常见的症状为血尿,其他有排尿不畅、骨盆疼痛、尿道梗阻或感染症状,或体检时偶然发现膀胱肿物。发热、体重减轻、贫血、血沉升高等全身症状少见。

泌尿生殖系统 IMT 以膀胱最多见,还见于肾脏、肾盂、输尿管、前列腺、精索、睾丸、附睾、尿道等部位。

**3. 实验室检查**　血尿,或尿路感染。偶见可有贫血、血小板增多、血沉加快、多克隆性高球蛋白血症。

**4. 影像学特点**

(1)膀胱 IMT 表现为息肉状或菜花状软组织肿块。增强扫描呈均匀或不均匀中度至显著强化,无特异性表现(图 2-1-3-A)。

(2)肾 IMT 常呈边界清楚的实性、囊性或囊实性肿物,增强扫描实性部分显著强化。

(3)输尿管 IMT,B 超可早期发现肾积水和输尿管

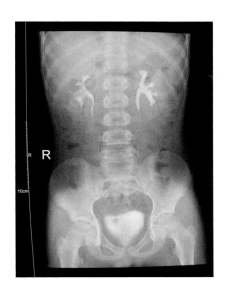

图 2-1-3-A 静脉肾盂造影示膀胱肿物

病变,CT 显示为单发或多发软组织肿物,增强扫描呈均匀或不均匀中度或显著强化。

（4）泌尿系 IVU 检查可见膀胱充盈缺损。

**5. 治疗** 首选手术完整切除。有学者建议肿瘤 >5cm 者可先行化疗或者 ALK 抑制剂治疗,肿瘤缩小后再行腹腔镜下膀胱部分切除术或根治术。术后需定期复诊。

**6. 预后** 大部分呈良性,极少数可有侵袭性行为,10%~25%病例复发。

【病理学特点】

**1. 肉眼观察** 界限清楚的结节状、团块状或息肉样肿物,直径为 1~20cm,肿块基底较广,表面高低不平,有出血及血块覆盖,切面灰白、均质,有光泽,较韧,可有旋涡状。可见出血、坏死、钙化(图 2-1-3-B)。

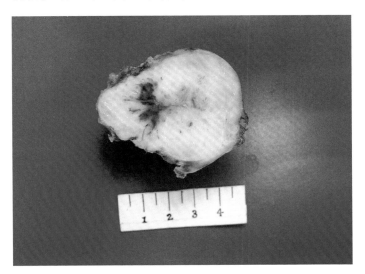

图 2-1-3-B 大体照片示肿物切面灰粉灰白、质韧、有出血灶

**2. 镜下观察** 炎症背景下不同数量纤维母细胞、肌纤维母细胞、淋巴细胞、浆细胞、嗜酸性粒细胞和组织细胞,间质为黏液性、纤维血管性或胶原性。病变可类似炎症性反应性增生,也可出现坏死、细胞异型增生。不同病例中肌纤维母细胞、纤维母细胞和炎性细胞比例不一。可伴有多少不一的玻璃样变的胶原,并见散在神经节样细胞。罕见发生恶变的 IMT 含有高度异型性多角形细胞。组织学分三型:一是黏液/血管型,像胚胎型横纹肌肉瘤;二是致密梭形细胞型;三是细胞稀少型(图 2-1-3-C~L)。

**3. 免疫组化** Vimentin 弥漫强阳性,SMA、Desmin、MSA 局灶到弥漫不等,Mogenin 少数病例散在阳性,ALK 约 50%~70%病例胞质阳性表达,CK 约 1/3 病例灶状阳性表达。S-100、MyoD1、CD117 阴性表达(图 2-1-3-M~Q)。

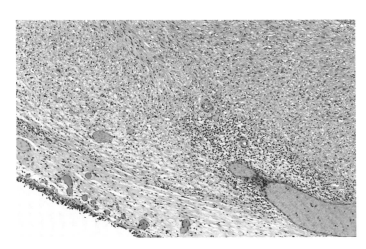

图 2-1-3-C HE×10 示肿物位于膀胱黏膜下,肌纤维母细胞、纤维母细胞束状排列,炎性细胞浸润

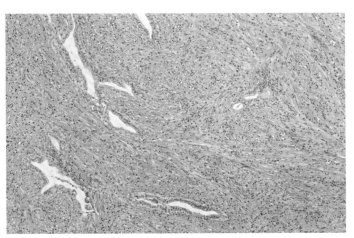

图 2-1-3-D HE×10 示肿物侵犯膀胱黏膜,肌纤维母细胞、纤维母细胞束状排列,炎性细胞浸润

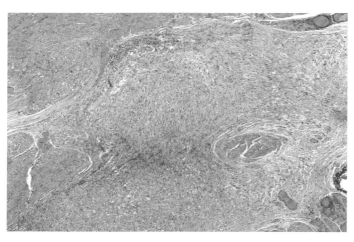

图 2-1-3-E　HE×4 示肌纤维母细胞、纤维母细胞束状排列，在平滑肌束间穿插性生长

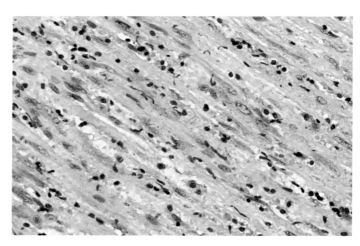

图 2-1-3-H　HE×40 示大量淋巴、浆细胞及嗜酸性细胞浸润

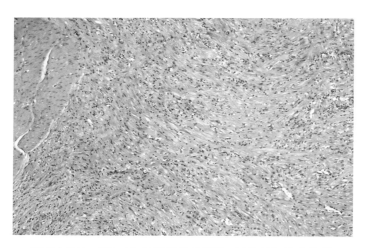

图 2-1-3-F　HE×10 示肌纤维母细胞、纤维母细胞束状排列，在平滑肌束间穿插性生长，炎性细胞浸润

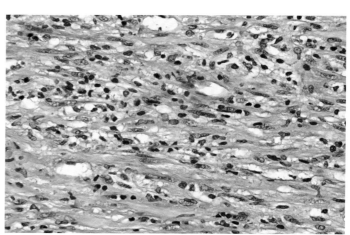

图 2-1-3-I　HE×40 淋巴、示复发瘤中大量淋巴、浆细胞及嗜酸性细胞浸润

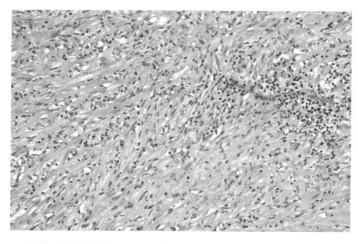

图 2-1-3-G　HE×20 示肌纤维母细胞、纤维母细胞束状排列，在平滑肌束间穿插性生长，炎性细胞浸润

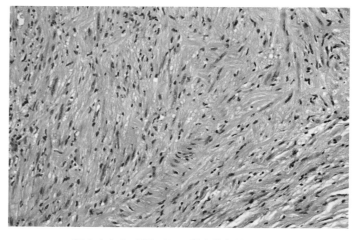

图 2-1-3-J　HE×40 示增生的纤维母细胞

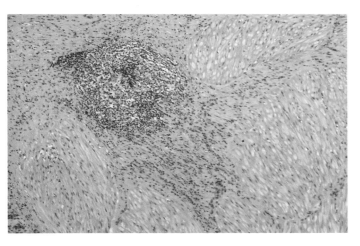

图 2-1-3-K HE×10 示淋巴滤泡形成

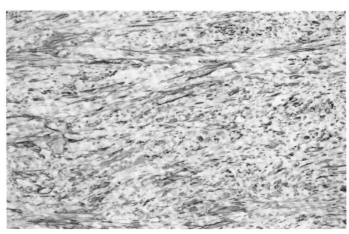

图 2-1-3-N IHC×10 示 SMA 染色,瘤细胞阳性

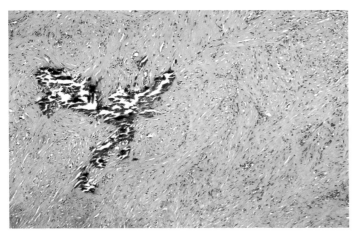

图 2-1-3-L HE×10 示局灶钙化

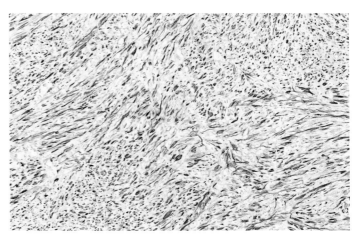

图 2-1-3-O IHC×10 示 CK 染色,瘤细胞阳性

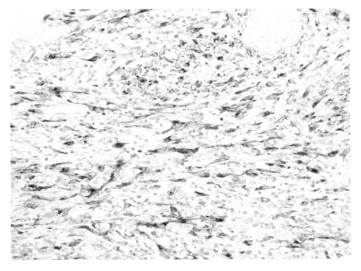

图 2-1-3-M IHC×10 示 ALK 染色,瘤细胞阳性

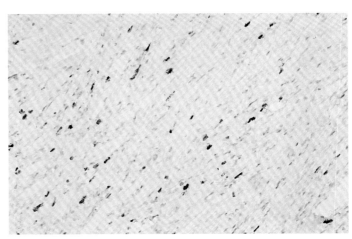

图 2-1-3-P IHC×10 示 Ki-67 染色,瘤细胞增殖指数低

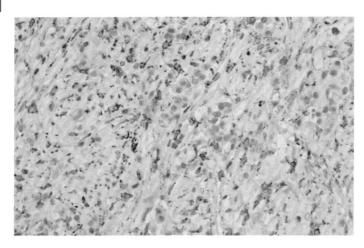

图 2-1-3-Q　IHC×10 示 CD68 染色,瘤细胞阳性

**4. 超微结构特点**　显示肌纤维母细胞和纤维母细胞特点,细胞核两端胞质中可见较丰富的内质网、线粒体等细胞器,部分病例见中间丝和密斑、密体结构。细胞周见基板及胶原纤维。少数病例细胞膜上见发育不良的桥粒(图 2-1-3-R)。

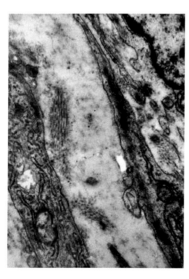

图 2-1-3-R　电镜检查×8 000 示梭形细胞胞质中见中间丝和密斑、密体结构,细胞周见不完整的基板及胶原纤维

**5. 分子遗传学特点**　有间变性淋巴瘤激酶(*ALK*)基因重排和表达,并有 *ALK* 基因与 *Rb-2* 蛋白基因的融合。其他有 t(1;2)(q25;p23),t(2;2)(p23;q13),t(2;11)(p23;p15),t(2,17)(p23,q23),和 t(2;19)(p23;p13.1),染色体 t(1;2)(q25;p23)染色体异常的报道(图2-1-3-S)。

**【鉴别诊断】**

**1. 平滑肌肉瘤**　梭形细胞束状排列,胞质明显嗜酸性,核深染,异型性明显,病理性核分裂象多见,间质缺少富于血管的水肿黏液样背景。瘤细胞表达 SMA 及 Desmin,

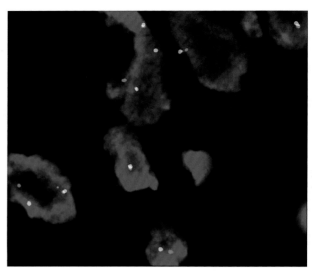

图 2-1-3-S　FISH 检测 ALK 基因状况(双色分离探针)
图示 ALK 基因断裂阴性,红绿信号点未分离

不表达 ALK。因为 IMT 长梭形细胞甚似平滑肌细胞,因此最易被误诊为平滑肌肉瘤。

**2. 横纹肌肉瘤**　可呈息肉状外观,镜下瘤细胞异型性明显,可见胞质粉染的肌母细胞,免疫组化标记物 Myogenin、MyoD1 等表达阳性,ALK 阴性。

(姚兴凤　何乐健)

## 四、卵黄囊瘤

**【定义】**

卵黄囊瘤(yolk sac tumor,YST),又称内胚窦瘤(endodermal sinus tumor),它是一种儿童最常见的、发生于睾丸的生殖细胞恶性肿瘤,生长方式多样,重演了卵黄囊、尿囊和胚外间充质形成的过程。

**【临床特点】**

**1. 发病率**　儿童睾丸肿瘤罕见,发病率为 0.5~2/100 000,其中 90%~95% 为生殖细胞肿瘤,卵黄囊瘤占青春前期睾丸生殖细胞肿瘤的 75%,平均发病年龄在 16~19 个月,右侧睾丸多见。

**2. 症状**　最常见的症状为无痛性阴囊肿块,其他包括创伤病史、发作性疼痛和阴囊积水。

**3. 实验室检查**　90% 以上患儿出现血清 AFP 升高。

**4. 影像学特点**　超声所见,典型者为实性、低回声和无囊性区;形态多规则,光点粗、亮,分布均匀,血供丰富,精索增粗。

CT 表现:影像表现为患侧睾丸明显肿大,其内软组织肿块,肿瘤呈圆形或椭圆形,多数呈实性均质密度,少数密度不均匀,呈囊实性,病灶内可见分隔带(图2-1-4-A)。

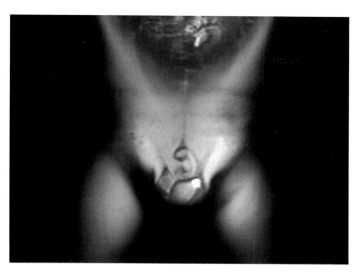

图 2-1-4-A　MRI 示睾丸实性占位

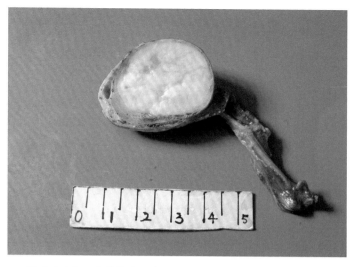

图 2-1-4-C　大体检查示睾丸肿物,灰粉、鱼肉状(此大体照片由北京儿童医院病理科提供)

**5. 治疗**　外科手术切除和辅助联合化疗。

**6. 预后**　儿童睾丸 YST 预后较好,治愈率达 80%;约 10%~20% 肿瘤,发现时,已有转移,主要是血源性转移,肺是最常见的转移的部位,其次是腹膜后淋巴结、肝和骨。

**【病理学特点】**

**1. 肉眼观察**　单纯性卵黄囊瘤常为实性、质软,切面灰白、灰黄,有时呈胶样或黏液样。较大的肿瘤可见出血、坏死,但与出现囊性区类似,也提示可能为混合性生殖细胞肿瘤(germ cell tumor,GCT)(图 2-1-4-B 、C)。

瘤体直径 1.6~7.0cm(平均 3.7cm),无包膜,灰色至黄色,切面呈黏液样。

**2. 镜下观察**　青春期前和青春期后 YST 镜下改变类似,表现为多种组织学形态类型,往往以不同比例混合存在,但多以某种形式为主。最常见的组织学类型为微囊-网状型,表现为空泡状细胞网眼状、蜂窝状排列,常伴随透明小体(hyaline globules)形成(图 2-1-4-D~H)。瘤细胞体积常较小,可含有淡染嗜酸性分泌物。内胚窦结构被称为 SD 小体(Schiller-Duval bodies)的乳头状结构组成。尽管认为 SD 小体是 YST 的组织学标志,但仅在少数病例中出现;SD 小体的特点是中央为薄壁血管及结缔组织轴心,其外被覆一层胞质透明、核仁明显的立方细胞。其他的组织学类型包括实性、巨囊性、腺管-腺泡性、乳头性、黏液瘤性、多囊泡卵黄囊样、迷路样、肝细胞样、腺样或原始内胚层型和肠型等。在任何一型中,都可出现较多的核分裂象,而透明小体则多见于肝组织样和肠型 YST 中。

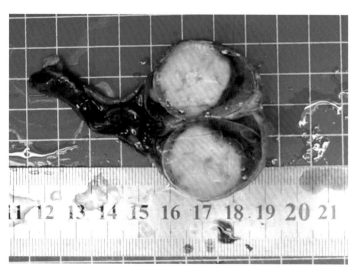

图 2-1-4-B　大体检查示灰白质软肿物一个,包膜完整,切面为囊实性,实性为淡黄色

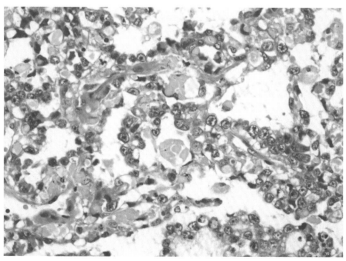

图 2-1-4-D　HE×20 示 SD 小体和透明小体

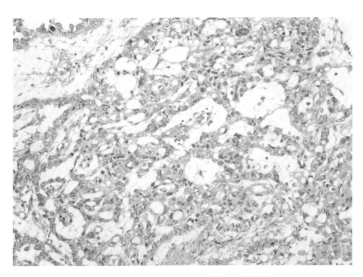

图 2-1-4-E　HE×10 示疏松网状结构

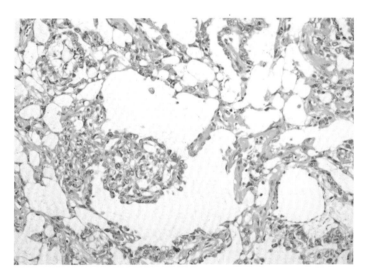

图 2-1-4-F　HE×10 示囊状结构

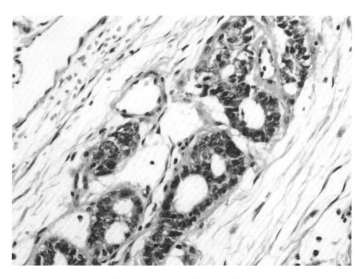

图 2-1-4-G　HE×20 示腺样结构

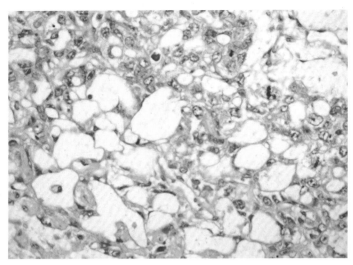

图 2-1-4-H　HE×20 示微囊结构和核分裂

（1）微囊型：最常见，表现为空泡状细胞网眼状、蜂窝状排列，常伴随透明小体（hyaline globules）形成。空泡瘤细胞核受压，呈脂肪母细胞样。瘤细胞间呈黏液状。

（2）实性型：常见，瘤细胞大小一致、片状排列，胞质淡染-透明，胞界清，可见明显的薄壁小血管形成。

（3）黏液瘤样型：常见，黏液背景中可见 CK 阳性的上皮样和梭形细胞形成，血管网明显。

（4）内胚窦型：SD 小体或肾小球样结构形成。

（5）乳头型：乳头轴心可见纤维血管形成，表面衬覆上皮可立方状、低柱状和鞋钉样。

3. **免疫组化**　肿瘤细胞 AFP 表达有一定特异性，但表现强度不一，常呈弱阳性。实际上，AFP 即使表达阴性，也不能除外 YST；Glypican-3 表达的敏感性高于 AFP；低分子量角蛋白 CAM5.2 和 CK8/18 常强表达，SALL4 阳性，而 OCT4 阴性。其他标记有 α1 抗胰蛋白酶（50%）、白蛋白和转铁蛋白等（图 2-1-4-I、J）。

4. **超微结构特点**　瘤细胞可显示连接复合体、微绒毛、胞质内糖原，以及高电子密度、无膜包绕的小体（相当于透明小体）形成。

5. **分子遗传学特点**　1 号染色体短臂缺失（特别是1p36 区），6 号（6q21-26）和 16 号染色体长臂缺失；1 号、20 号染色体长臂、3 号短臂（3p21-pter）和 22 号染色体整体获得。

【鉴别诊断】

1. **精原细胞瘤（seminoma）**　与精原细胞瘤不同，YST 实性型缺乏明显的淋巴细胞浸润和纤维间隔形成。

2. **胚胎性癌（embryonal carcinoma, EC）**　与 YST 相比，EC 瘤细胞多形性和异型性更明显，CD30（ki-1）阳性，而 AFP 或 Glypican-3 阴性表达。

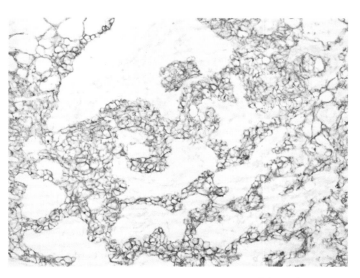

图 2-1-4-I　IHC×10 示 CK(AE1/AE3)染色阳性

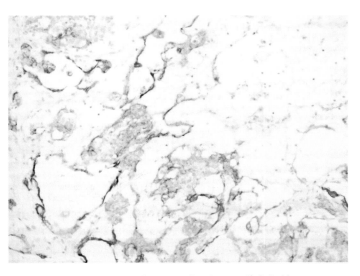

图 2-1-4-J　IHC×10 示 Glypican-3 染色阳性

3. **幼年型颗粒细胞瘤**(juvenile granulosa cell tumor, JGCT)　与 YST 相比,JGCT 多见于 5 个月内的婴儿,缺乏细胞内透明小体,无 SD 小体形成,AFP 或 Glypican-3 阴性。

（宋建明）

## 五、睾丸畸胎瘤

### 【定义】

睾丸畸胎瘤(teratomas)是由二种或三种不同胚层(内、中、外胚层)组织构成的睾丸生殖细胞肿瘤。分为成熟型畸胎瘤(即良性畸胎瘤)和未成熟型畸胎瘤(恶性畸胎瘤)。良性畸胎瘤里含有很多种成分,包括内胚层的黏液腺体,中胚层的软骨、骨、肌肉和淋巴组织,以及外胚层的鳞状上皮和神经组织等。未成熟型畸胎瘤除了成熟型畸胎瘤成分外,尚见未成熟神经上皮成分,包括原始神经

管及菊形团样结构。

### 【临床特点】

1. **发病率**　睾丸畸胎瘤的高发年龄可分为儿童和成人 2 个年龄段,儿童高发年龄在 1~2 岁,成人高发年龄在 25~35 岁。睾丸畸胎瘤约占睾丸肿瘤的 2%~9%。

2. **症状**　绝大多数患者表现为患侧睾丸无痛性肿块,肿块质硬、结节状或不规则。当并发睾丸扭转、坏死时,表现为剧烈疼痛和相应的局部症状。偶尔见于隐睾患者。

3. **实验室检查**　儿童睾丸畸胎瘤患者 AFP 水平处于相应年龄段的正常范围,但 6 个月内正常婴儿血 AFP 水平差异较大,因此,对 6 个月内的婴儿患者 AFP 水平的高低无明确的临床提示意义。血清 LDH、HCG 大多正常。

4. **影像学特点**　B 超表现为睾丸内部混杂回声团块且回声混杂不均、粗大钙化和囊性区多见,睾丸体积较健侧增大。B 超对于判断睾丸肿瘤的性质、大小、部位、肿瘤所占睾丸组织的比例甚至选择治疗方式等具有重要的临床价值,是临床上辅助诊断睾丸病变的首选方法。

5. **治疗**　小儿畸胎瘤大部分为良性,保留睾丸、单纯肿瘤完整切除即可。未成熟畸胎瘤手术完整切除、病理分级Ⅱ级以下,术后密切随访;病理分级Ⅲ级,特别是含灶状卵黄囊瘤结构者,应手术后进行化疗。青春期后睾丸畸胎瘤伴有腹膜后淋巴结转移的患者行根治性睾丸切除术+腹膜后淋巴结清扫术。隐睾发生的畸胎瘤建议瘤体、隐睾及附属物一并切除,防止恶变复发。

6. **预后**　青春前、儿童睾丸畸胎瘤预后良好,年龄越小、组织分化越成熟预后越好。在小儿即使有未分化的成分常呈良性,不发生转移。肿瘤如已浸润包膜、淋巴管或已转移则预后差。另外,睾丸间质细胞增生的畸胎瘤预后差。

### 【病理学特点】

1. **肉眼观察**　肿瘤替代部分或全部睾丸组织,肿物圆形或不规则,大小不等,包膜不规则变形,切面各处质地不一。成熟性畸胎瘤切面囊实性且以囊性为主,大小不等的囊腔内含大量皮脂、毛发、胶样、黏液样物,囊间不等量的实性区域见透明软骨或骨针,部分病例可见头节和牙齿。未成熟性畸胎瘤以实性为主,多呈灰白或灰黄色,可见坏死、钙化(图 2-1-5-A、B)。

2. **镜下观察**　畸胎瘤由外、中、内三个胚层组织构成,常含有成熟或未成熟的皮肤、牙齿、骨、软骨、神经、肌肉、脂肪、上皮等组织,少数亦可含有胃黏膜、胰、肝、肾、肺、甲状腺及胸腺等组织成分,呈不同比例分布。另外还可见一些胚胎性的肾样结构、胚胎性的肠上皮及胎儿型肝组织结构。单胚层畸胎瘤少见,来源于单一胚层,包括表皮样囊肿(不含附属器)、单纯性甲状腺肿、单纯的软骨型畸胎瘤。

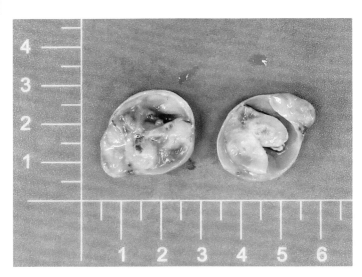

图 2-1-5-A 大体照片示囊实性成熟型畸胎瘤,囊内壁光滑,囊内含无色清亮液,实性区域,灰粉灰黄,质软,可触及骨组织

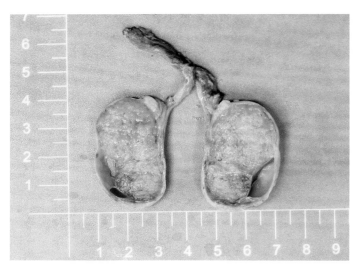

图 2-1-5-B 大体照片示未成熟型畸胎瘤,囊实性,实性部分,灰粉,质软

未成熟型畸胎瘤用于病理诊断分级依据是未成熟的神经上皮组织的多少,主要包括两种形态结构:原始神经管和未成熟的菊形团样结构。原始神经管特点:神经上皮细胞核圆形、椭圆形,核深染,核分裂象可见,胞质少,细胞排列成大小不一的管腔样结构,管腔内界膜清楚,神经管外界膜部分清晰,部分不清。神经管细胞层次可多少不一,一般在 3~7 层,细胞排列紧密。未成熟的菊形团样结构特点:主要是假菊形团,由椭圆形或小圆形细胞组成,核深染,排列呈单层或多层,围绕中央嗜伊红物质呈放射状排列。目前仍广泛应用 Norris 等提出的分级标准:Ⅰ级:任意 1 张切片中有少许未成熟神经上皮组织灶,其量不超过一个低倍视野(×40);Ⅱ级:任意 1 张切片中未成熟神经上皮组织占 1~3 个低倍视野(×40);Ⅲ级:大量的未成熟神经上皮组织,在任意 1 张切片中>3 个低倍视

野(×40)(图 2-1-5-C~O)。

畸胎瘤常合并卵黄囊瘤、无性细胞瘤、胚胎性癌、绒毛膜癌等一种或多种恶性生殖细胞瘤成分,称为恶性混合型生殖细胞肿瘤。

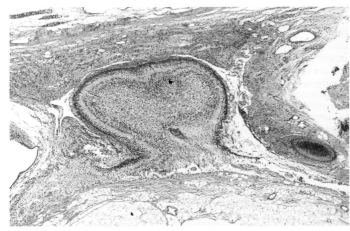

图 2-1-5-C HE×4 示脂肪、软骨、小脑脑组织、上皮等分化,肿物边缘(左上角)见少许曲细精管结构

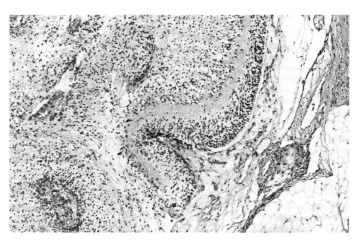

图 2-1-5-D HE×10 示脂肪、神经胶质等分化

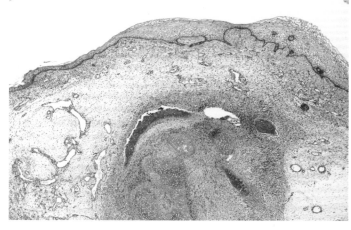

图 2-1-5-E HE×4 示皮肤、骨、软骨、脉管、纤维等组织

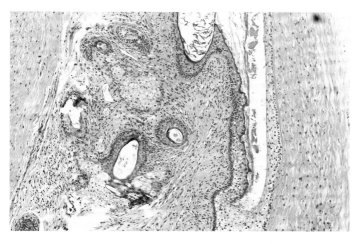

图 2-1-5-F　HE×10 示皮肤、皮肤附属器等组织

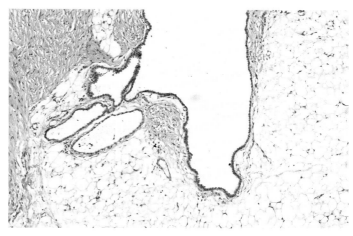

图 2-1-5-I　HE×4 示单层柱状、立方上皮、脂肪、纤维等组织

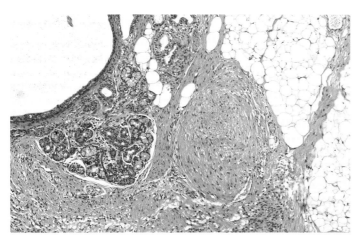

图 2-1-5-G　HE×10 示混合性腺体、肌肉、脂肪组织等组织

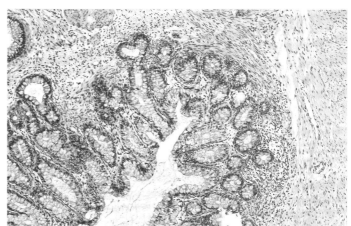

图 2-1-5-J　HE×10 示消化道上皮、平滑肌等组织

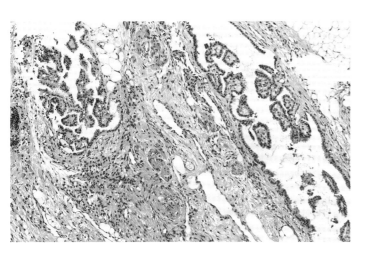

图 2-1-5-H　HE×10 示脉络丛上皮、脂肪、脑组织等组织

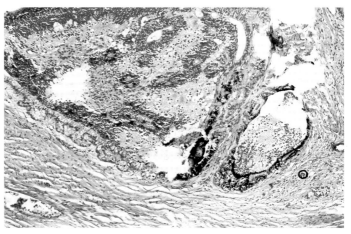

图 2-1-5-K　HE×10 示神经胶质、脉络膜上皮及未分化成熟
的原始神经管

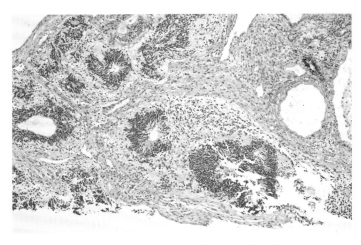

图 2-1-5-L　HE×20 示大量原始神经管

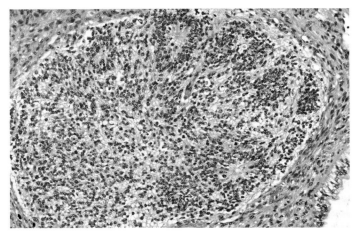

图 2-1-5-O　HE×20 示菊形团样结构

**3. 免疫组化**　各种分化组织可表达相应的标记物。不成熟神经组织 NSE、NeuN、S-100、GFAP、NF、SYN 可不同程度阳性,Ki-67 可显示未成熟神经上皮组织增殖指数升高(图 2-1-5-P、Q)。

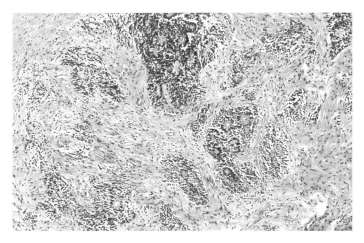

图 2-1-5-M　HE×10 示大量原始神经管及菊形团样结构

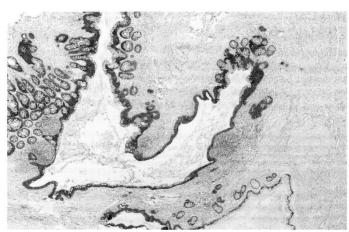

图 2-1-5-P　IHC×10 示 CK 染色,上皮组织阳性

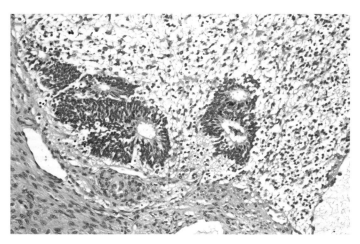

图 2-1-5-N　HE×20 示原始神经管

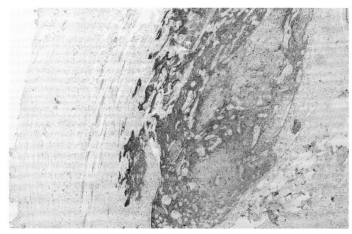

图 2-1-5-Q　IHC×10 示 GFAP 染色,神经胶质阳性

**4. 分子遗传学特点**　儿童畸胎瘤为二倍体肿瘤,而成人畸胎瘤为低三倍体肿瘤。

【鉴别诊断】

**腺癌、卵黄囊瘤、胚胎性癌**　未成熟畸胎瘤内出现腺样、乳头状结构时,需与腺癌鉴别,肿瘤细胞免疫组化 GPC-3、AFP 和 PLAP 阳性支持卵黄囊瘤诊断,而明显异型、体积大、核仁突出的肿瘤细胞且 CD30 阳性支持胚胎性癌的诊断。

（姚兴凤）

## 六、睾丸间质细胞瘤

【定义】

睾丸间质细胞瘤(leydig cell tumor)是睾丸性索间质肿瘤,由形态上像正常睾丸间质 Leydig 细胞组成。

【临床特点】

**1. 发病率**　最常见的睾丸性索间质肿瘤,约占睾丸肿瘤的 1%～3%,任何年龄均可发生,5～10 岁及 30～35 岁为两个发病高峰年龄段。多为单侧,约 3% 为双侧。

**2. 症状**　无痛性睾丸肿大,性欲减退,男子女性型乳房,睾丸未降,性早熟等。可伴隐睾、睾丸萎缩和不育。儿童多表现为假性性早熟、性生殖器巨体。

**3. 实验室检查**　睾酮、雄烯二酮、脱氢雄甾酮等升高。

**4. 影像学特点**　睾丸肿物,界限清楚。

**5. 治疗**　手术治疗。

**6. 预后**　多数肿瘤为良性,约 10% 的患者为恶性,可转移,且大多为年龄大的患者。

【病理学特点】

**1. 肉眼观察**　睾丸界限清楚的肿物,直径 1～10cm,平均 3cm,切面金黄色或灰白色,质均,可见局灶性出血和坏死,肿物大多局限睾丸内。

**2. 镜下观察**　肿瘤呈实性、岛状、带状、假滤泡样、管状排列,瘤细胞大、圆或多角性,细胞界限清楚,核圆或卵圆形,核仁明显,可见局灶核多形性,双核或多核细胞;胞质嗜酸,呈空泡、泡沫样或可见 Reinke 结晶,肿瘤还可见纤维间质、玻璃样变、水肿或黏液间质;其他罕见的有梭形细胞、透明细胞、微囊变、脂肪化生、黏液变性、骨化或钙化、横纹肌样特点等(图 2-1-6-A～F)。

常常预示恶性肿瘤的指标有:肿瘤大于 5cm、浸润周围组织、血管浸润、核异型、坏死、核分裂大于 3/10HPF。

**3. 免疫组化**　Melan-A、Calretinin、inhibin、WT1、雄激素、Vimentin 阳性;CK、PLAP、HMB45、D2-40、Oct3/4、SALL4、S-100 阴性(图 2-1-6-G～I)。

**4. 超微结构特点**　睾丸间质细胞特点。

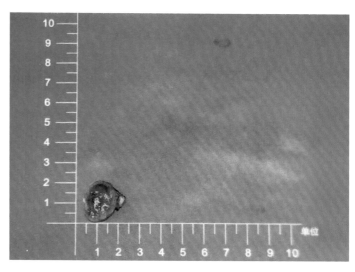

图 2-1-6-A　大体照片示睾丸灰褐色肿物,有出血

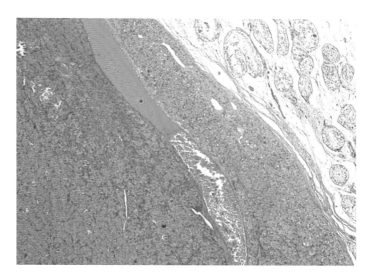

图 2-1-6-B　HE×4 示睾丸实性肿物,肿瘤与睾丸曲细精管分界清楚

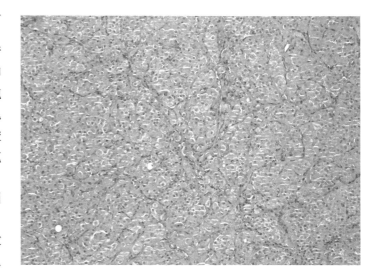

图 2-1-6-C　HE×10 示瘤细胞胞质丰富嗜酸,实性片状排列,有纤维血管分隔

图 2-1-6-D　HE×10 示胞质丰富嗜酸和透明的瘤细胞

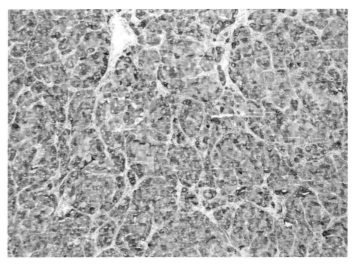

图 2-1-6-G　IHC×10 示瘤细胞 inhibin 染色阳性

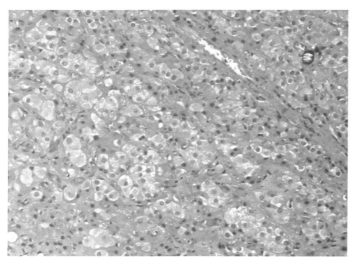

图 2-1-6-E　HE×20 示胞质丰富嗜酸、透明瘤细胞及灶状钙化

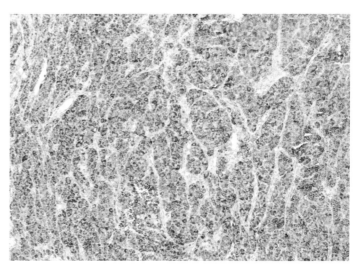

图 2-1-6-H　IHC×10 示瘤细胞 Melan-A 阳性

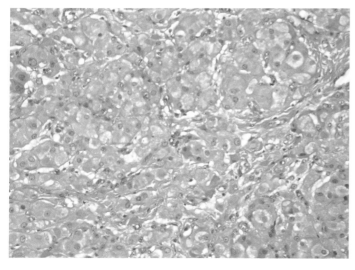

图 2-1-6-F　HE×20 示胞质丰富嗜酸的瘤细胞

图 2-1-6-I　IHC×10 示少数瘤细胞 Ki-67 染色阳性

**5. 分子遗传学特点** 未见特异性遗传学改变。

**【鉴别诊断】**

**1. Leydig 细胞增生** 直径小于 0.5cm，多灶性，与曲细精管相互交织性生长。

**2. 伴有肾上腺生殖器综合征的睾丸肿瘤(testicular tumor of the adrenogenital syndrome)** 先天性 21-α-羟化酶缺乏而造成肾上腺皮质醇合成障碍常常可导致该综合征，肉眼为多结节，多为双侧性病变，直径常大于 2cm，未见包膜，纤维分割呈结节状，绿棕色。镜下观察：肿瘤细胞被纤维间质分割呈巢状，瘤细胞胞质丰富嗜酸性，有脂色素但缺乏 Reinke 结晶体，有包绕的曲细精管。

(何乐健)

## 七、其他恶性生殖细胞肿瘤

儿童睾丸生殖细胞肿瘤中最常见的有畸胎瘤、卵黄囊瘤，少见的有精原细胞瘤、胚胎性癌、绒毛膜癌及恶性混合型生殖细胞肿瘤等。

### (一) 精原细胞瘤

**【定义】**

精原细胞瘤(seminoma)，为成人睾丸最常见的肿瘤，儿童少见，由形态一致的生殖细胞组成的肿瘤，瘤细胞胞质透明，含丰富的糖原，核大而规则，有一个或多个核仁，细胞胞界清楚。

**【临床特点】**

**1. 发病率** 精原细胞瘤约占睾丸肿瘤的 60%，发病高峰在 30~50 岁，亦可发生于儿童。常为单侧性，右侧略多于左侧。发生于隐睾的概率较正常位睾丸高几十倍。约 16% 有家族史。

**2. 症状** 肿瘤发展缓慢，睾丸呈无痛性增大，局部侵犯力较低，一般有明显界限，可伴有鞘膜积液。一般先转移至腹膜后淋巴结，晚期可发生广泛血道播散。2%~5% 的精原细胞瘤发生于睾丸外，主要有前列腺、纵隔、后腹膜、骶尾部、中枢神经系统、肺、胸腺等部位。儿童多见于纵隔、胸腺、中枢神经系统。

**3. 实验室检查** 部分患者血 HCG 和 PLAP 水平增高。

**4. 影像学特点** B 超示界限清楚而均匀的低回声，分叶或多结节状。

**5. 治疗** 首选患侧睾丸及肿瘤切除术及术后放疗，放疗应在术后尽早进行。无手术指征或不能完整切除的肿瘤应综合治疗。

**6. 预后** 该瘤为低度恶性，预后与临床分期相关，I 期肿瘤完整切除加术后化疗，治愈率>95%，其中肿瘤的体积及睾丸网的侵犯是影响预后的重要因素。手术时已发生腹膜后转移，但转移灶较小者行术后放疗，治愈率达 90%~96%。

**【病理学特点】**

**1. 肉眼观察** 患侧睾丸体积增大，有时可达正常体积的 10 倍，少数病例睾丸大小正常。肿瘤体积大小不一，大者可达数十厘米，多为 3~5cm。可伴少量鞘膜积液。切面瘤组织呈乳白、淡黄或灰黄色，实性，均匀一致，鱼肉样，界限清楚，可见不规则坏死区，囊性变和出血不常见。

**2. 镜下观察**

(1) 经典型：典型的精原细胞瘤有瘤细胞形态一致和间质内有淋巴细胞浸润两个特征。瘤细胞弥漫分布或呈条索状、柱状结构，细胞形态一致，与正常精小管内精原细胞相似，体积大、圆形或多角形、胞质透明、胞膜明显、核大、位于中央、核膜及染色质较粗，有 1~2 个嗜酸性核仁，核分裂象不多见。间质为纤细的纤维组织或致密的胶原纤维，其中有多少不等的淋巴细胞浸润，可有淋巴滤泡形成。常见肉芽肿性反应及纤维化(图 2-1-7-A、B)。

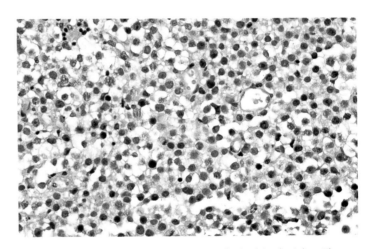

图 2-1-7-A HE×20 精原细胞瘤，经典型；瘤细胞形态一致、胞质透明

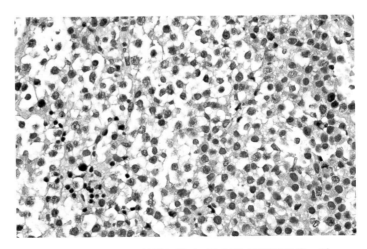

图 2-1-7-B HE×20 精原细胞瘤，经典型；瘤细胞形态一致，体积大、圆形或多角形、胞质透明、胞膜明显、核大、位于中央、核膜及染色质较粗

（2）变异型：①筛状、假腺样和小管状亚型：瘤细胞排列成筛状、假腺样和小管状，有少量淋巴细胞浸润，类似支持细胞的小管状结构。②间变型：细胞异型性明显，伴有大量核分裂象，间质淋巴细胞少。③伴有合体滋养层细胞亚型：7%精原细胞瘤伴有合体滋养层细胞，常伴局灶出血区，表达 HCG。

（3）精原细胞瘤常合并其他生殖细胞肿瘤：如卵黄囊瘤、畸胎瘤、胚胎性癌、绒癌等，组成恶性混合型生殖细胞肿瘤。

### （二）胚胎性癌（embryonal carcinoma）

**【定义】**

胚胎性癌起源于具有多分化潜能的原始生殖细胞，为高度恶性肿瘤。由未分化的上皮细胞组成，胞质丰富透明或颗粒状,生长方式多样。

**【临床特点】**

1. **发病率**　胚胎性癌约为睾丸肿瘤的 20%～30%。

2. **症状**　发病高峰在 30～40 岁,婴儿及儿童也可发生。本瘤多发生于睾丸,卵巢者极少,可发生于睾丸以外部位,如腹膜后、纵隔和骶尾部等。临床最常见睾丸无痛性肿胀,也可伴有睾丸痛。有些患者首先表现为肿瘤转移或男性乳腺发育。

3. **实验室检查**　部分患者血 AFP、HCG 水平增高。

4. **影像学特点**　肿瘤质地不均,边界不清,与周围组织混合,可以浸润白膜。

5. **治疗**　首选根治性睾丸切除术。Ⅰ、Ⅱ期患者应作高位睾丸切除术及高位精索结扎术,术前检查证实有腹膜后淋巴结转移者须淋巴结清扫术,Ⅱ期应辅以化疗或局部放疗等。Ⅲ期以化疗为主或局部放疗,并切除转移灶。

6. **预后**　胚胎性癌预后与临床分期密切相关。Ⅰ期的治愈率较高>90%。Ⅱ、Ⅲ期恶性程度高,肿瘤生长迅速,对放射线不敏感,转移较早,多经淋巴道转移到腹膜后、髂内、髂总淋巴结,血道转移到肝、肺等处也较常见,5年生存率仅 20%～30%。

**【病理学特点】**

1. **肉眼观察**　患侧睾丸轻-中度增大,外观变形,平均直径 4cm,呈结节状,有包膜,但有时不完整。切面膨隆,灰白色或茶褐色,实性,质软,出血坏死常很明显。肿瘤与周围睾丸组织分界不清,局部伸入睾丸网或附睾。

2. **镜下观察**

（1）肿瘤细胞排列多样,呈片状、巢状、腺泡状、小管状、索条状或乳头状。瘤细胞未分化,部分呈上皮样表现。细胞体积较大,呈圆形或多边形,胞质丰富,核不规则,呈泡状或深染。细胞界限不清、拥挤,核紧邻或重叠,

核分裂象及病理性核分裂象常见。肿瘤内可出现类似合体滋养层多核瘤巨细胞,孤立或成群的散在于肿瘤内。间质多少不一,并且形态很不一致,可为胶原纤维或肿瘤性原始间叶组织或肉瘤样间质,可伴有多少不等的淋巴细胞浸润。常见肿瘤累及周围曲细精管,并见周围血管、淋巴管浸润(图 2-1-7-C～E)。

（2）仅小部分胚胎性癌单独存在,大部分与精原细胞瘤或其他生殖细胞肿瘤如卵黄囊瘤、绒毛膜癌、畸胎瘤等混合存在。

### （三）混合型生殖细胞肿瘤

**【定义】**

混合型生殖细胞肿瘤,肿瘤由两种或更多类型的生殖细胞肿瘤组成。

**【临床特点】**

1. **发病率**　占生殖细胞肿瘤的 32%～54%。

2. **症状**　睾丸肿胀伴或不伴疼痛,可发生转移。

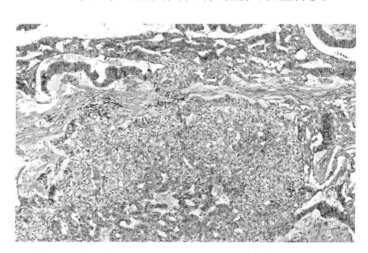

图 2-1-7-C　HE×10 胚胎性癌;肿瘤细胞排列多样,呈片状、巢状、腺泡状、小管状

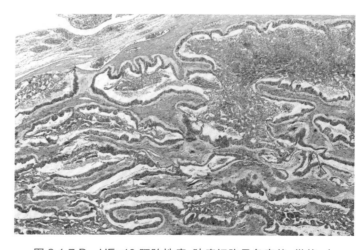

图 2-1-7-D　HE×10 胚胎性癌;肿瘤细胞呈条索状、巢状、小管状排列;左上角见少量曲细精管

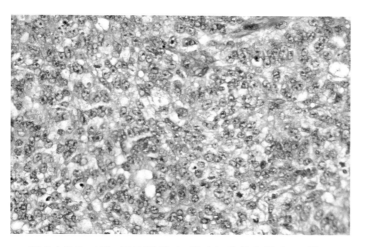

图 2-1-7-E　HE×40 胚胎性癌；肿瘤细胞体积较大，呈圆形或多边形，胞质丰富，核不规则、呈泡状；细胞界限不清、拥挤，核紧邻或重叠

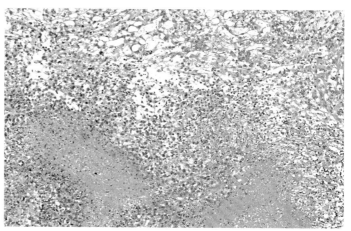

图 2-1-7-G　HE×20 恶性混合型生殖细胞瘤，精原细胞瘤+卵黄囊瘤；上方为卵黄囊瘤成分，下方为精原细胞瘤成分及地图状坏死

3. **实验室检查**　部分患者血 AFP、HCG 水平增高。

4. **影像学特点**　肿瘤质地不均，边界不清，可伴有囊性变。

5. **治疗**　首选肿瘤完整切除术，辅以放疗和化疗。

6. **预后**　有胚胎性癌、淋巴结转移和复发者预后较差；只有畸胎瘤和卵黄囊瘤者预后较好。

【病理学特点】

1. **肉眼观察**　患侧睾丸增大，外观变形，切面不均，可见实性区域、出血、坏死及囊性变。

2. **镜下观察**　由两种及两种以上的生殖细胞肿瘤组成，各自的组织形态与单一类型中的形态一致。最常见的类型有畸胎瘤、卵黄囊瘤、胚胎性癌，绒毛膜癌及精原细胞瘤相对少见。在诊断时应注明混合型肿瘤中每一种生殖细胞肿瘤的类型及比例（图 2-1-7-F~P）。

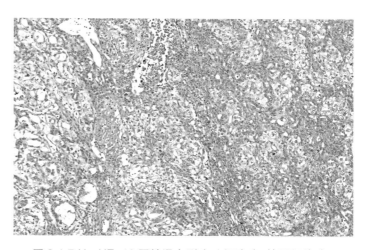

图 2-1-7-H　HE×10 恶性混合型生殖细胞瘤，精原细胞瘤+卵黄囊瘤；右侧为精原细胞瘤及卵黄囊瘤混杂，左侧为卵黄囊瘤成分

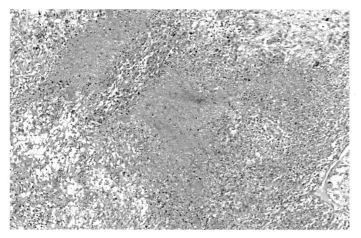

图 2-1-7-F　HE×4 恶性混合型生殖细胞瘤，精原细胞瘤+卵黄囊瘤；中间为精原细胞瘤成分，周边为卵黄囊瘤成分，并见地图样坏死

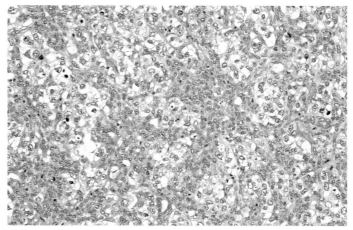

图 2-1-7-I　HE×20 恶性混合型生殖细胞瘤，精原细胞瘤+卵黄囊瘤，二者混杂一起

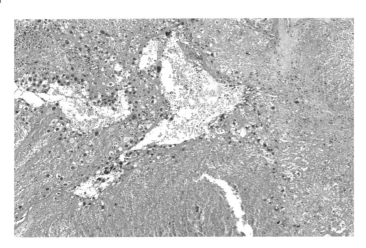

图 2-1-7-J　HE×10 绒毛膜癌，可见大片状血湖，绒癌成分漂浮其中

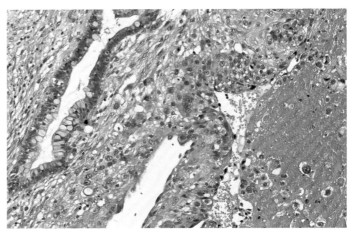

图 2-1-7-M　HE×20 恶性混合型生殖细胞瘤，成熟型畸胎瘤+绒毛膜癌；右侧为绒毛膜癌，左侧为畸胎瘤成分

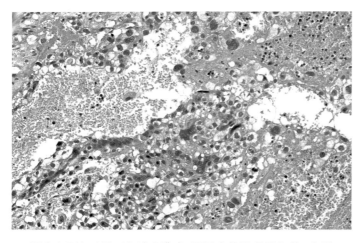

图 2-1-7-K　HE×20 绒毛膜癌，可见合体滋养层细胞、中间层滋养细胞及细胞滋养细胞

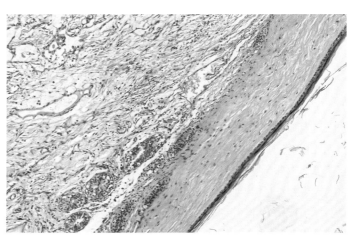

图 2-1-7-N　HE×10 恶性混合型生殖细胞瘤，成熟型畸胎瘤+卵黄囊瘤；左侧为卵黄囊瘤，右侧为畸胎瘤复层鳞状上皮成分，中间残留少量曲细精管

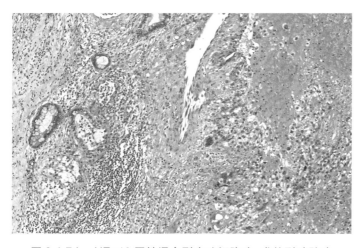

图 2-1-7-L　HE×10 恶性混合型生殖细胞瘤，成熟型畸胎瘤+绒毛膜癌；右侧为绒毛膜癌，左侧为畸胎瘤成分

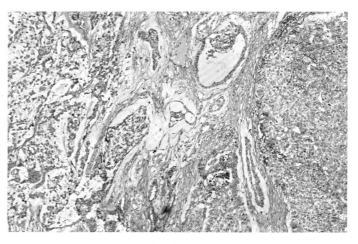

图 2-1-7-O　HE×10 恶性混合型生殖细胞瘤，胚胎性癌+卵黄囊瘤；左侧为卵黄囊瘤，右侧为胚胎性癌

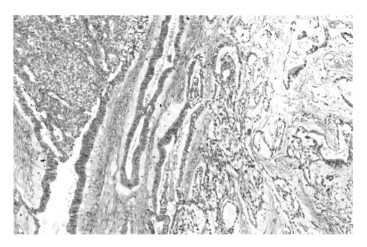

图 2-1-7-P　HE×10 恶性混合型生殖细胞瘤,胚胎性癌+卵黄囊瘤;右侧为卵黄囊瘤,左侧为胚胎性癌

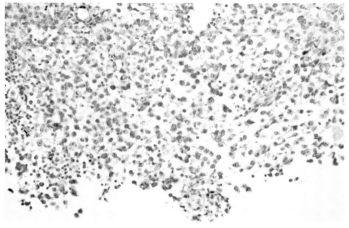

图 2-1-7-S　IHC×10 示 CK 染色,精原细胞瘤阳性

**3. 免疫组化**　免疫组化特点与在单一类型中的标记物一样(图 2-1-7-Q～Y),具体表达特点见表 2-1-7-1。

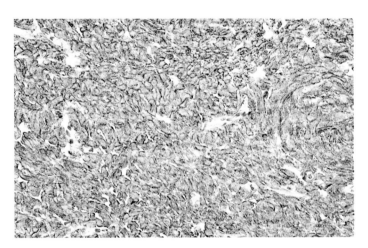

图 2-1-7-Q　IHC×10 示 CD117 染色,精原细胞瘤阳性

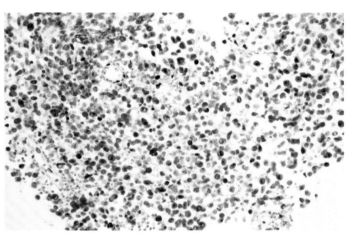

图 2-1-7-T　IHC×10 示 Ki-67 染色,精原细胞瘤瘤细胞阳性率高

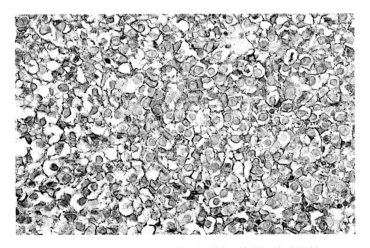

图 2-1-7-R　IHC×10 示 PLAP 染色,精原细胞瘤阳性

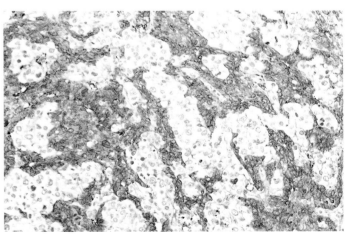

图 2-1-7-U　IHC×10 示恶性混合型生殖细胞瘤(精原细胞瘤和卵黄囊瘤),AFP 染色卵黄囊瘤阳性

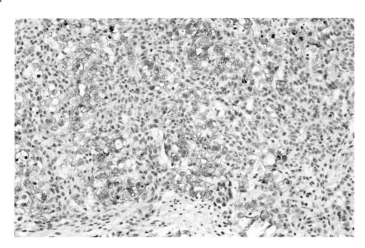

图 2-1-7-V　IHC×10 示恶性混合型生殖细胞瘤（精原细胞瘤和卵黄囊瘤），CD117 染色,精原细胞瘤染色阳性

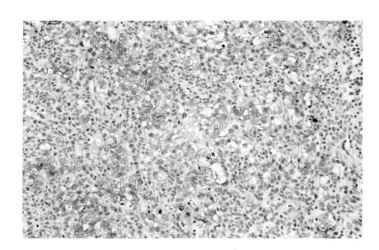

图 2-1-7-W　IHC×10 示恶性混合型生殖细胞瘤（精原细胞瘤和卵黄囊瘤），PLAP 染色,精原细胞瘤阳性

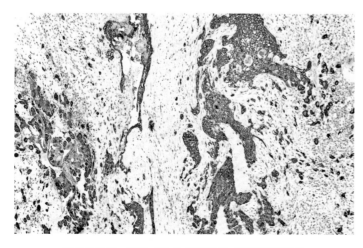

图 2-1-7-X　IHC×10 示 CK 染色,绒毛膜癌阳性

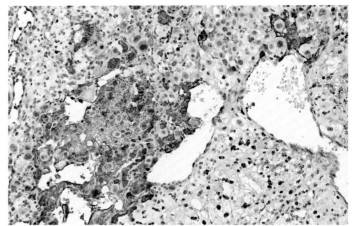

图 2-1-7-Y　IHC×10 示 HCG 染色,绒毛膜癌阳性

表 2-1-7-1　卵黄囊瘤、精原细胞瘤、胚胎性癌及幼年性粒层细胞瘤的免疫组化标记物特点

|  | 卵黄囊瘤 | 精原细胞瘤 | 胚胎性癌 | 幼年性粒层细胞瘤 |
| --- | --- | --- | --- | --- |
| AE1/AE3 | + | −/+ | + | − |
| AFP | + | − | − | − |
| GPC-3 | + | − | − | − |
| SALL4 | + | + | + | − |
| OCT4 | − | + | + | − |
| CD117 | +/− | + | − | − |
| CD30 | − | − | + | − |
| Inhibin | − | − | − | + |
| SF-1 | − | − | − | + |

【鉴别诊断】

各种不同类型的生殖细胞肿瘤相互鉴别,尤其是精原细胞瘤、胚胎性癌、卵黄囊瘤。它们各自具有不同的组织学特点,再结合免疫组化标记物的不同表达特点,不难鉴别。

（姚兴凤）

## 第二节　非肿瘤性疾病

### 一、隐睾

【定义】

隐睾（cryptorchidism）,又称睾丸下降不全,是小儿最常见的男性生殖系统先天性疾病之一。指一侧或双侧睾丸未能按照正常发育过程从腰部腹膜后下降至同侧阴囊内,而停留在下降途中,绝大多数位于腹股沟管内,异位的睾丸可位于肾脏下极至腹股沟管下端之间的任何部位。

**【临床特点】**

1. **发病率** 最常见的男性生殖系统出生缺陷,足月儿发生率约为 2%～5%,早产儿约 9%～30%,1 岁时约 0.66%,成年男性的发生率为 0.3%;80% 单侧发生。25% 的阴囊空虚的患儿为真性隐睾。

2. **症状**

(1) 没有并发症的隐睾患者一般无自觉症状。

(2) 患侧阴囊扁平,单侧者左、右侧阴囊不对称,双侧者阴囊空虚、瘪陷。

(3) 并发症:①生育能力下降或不育;②先天性腹股沟斜疝;③隐睾扭转;④隐睾损伤;⑤隐睾恶变。

3. **实验室检查** 性激素试验;核素标志的 HCG 放射性核素扫描;腹腔镜。

4. **临床分类**

(1) 二分类:①高位隐睾指睾丸位于腹腔内或靠近腹股沟内环处,约占隐睾的 14%～15%;②低位隐睾指睾丸位于腹股沟管或外环处。

(2) 四分类:①腹腔内睾丸,睾丸位于内环上方;②腹股沟管内睾丸,睾丸位于内环和外环之间;③异位睾丸,睾丸偏离从腹腔至阴囊的正常下降路径;④回缩睾丸,睾丸可推挤或拉入阴囊内,松开后又缩上至腹股沟处。

5. **治疗** 无论是单侧或双侧隐睾,隐睾确诊后,如生后 1 年仍不下降,即开始治疗。

(1) 激素治疗:包括绒毛膜促性腺激素(HCG)、黄体生成素释放激素(LH-RH)或两者联合应用。

(2) 手术治疗:初诊时已超过 6 个月或激素治疗无效,1 岁以后即可行睾丸固定术治疗,是治疗隐睾的主要方法。

(3) 腹腔镜:是目前腹内隐睾和睾丸缺如的一种安全、准确的诊断方法。不仅能对隐睾进行定位和评估,而且还能进行腹内隐睾固定或切除术。

6. **预后** 单侧隐睾 40% 不育,双侧隐睾 70% 不育。隐睾的癌变率是正常的 5～10 倍。双侧高位隐睾是最严重的类型,合并症及术后并发症多,预后差。

**【病理学特点】**

1. **肉眼观察** 隐睾常有不同程度的睾丸发育不全,体积较健侧明显缩小,质地松软,大部分患者伴有附睾、输精管发育异常(图 2-2-1-A)。

2. **镜下观察**(图 2-2-1-B～H)

(1) 每个小管的生殖细胞数量及支持细胞数量下降,小管平均直径减小。生殖小管固有膜增厚。其他还

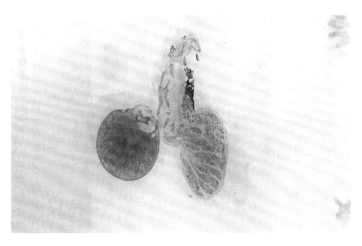

图 2-2-1-A 大体图片,隐睾,左侧为发育不全的睾丸组织,右侧为附睾

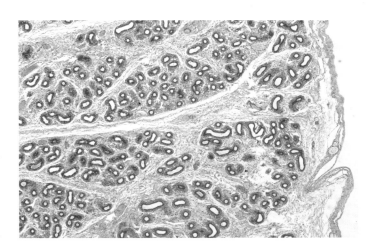

图 2-2-1-B HE×4 示附睾组织,分化较好,间质纤维组织轻度增生

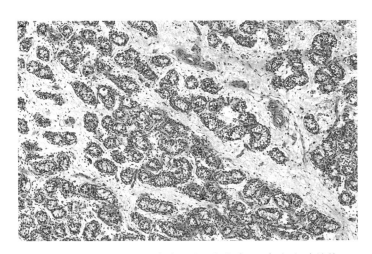

图 2-2-1-C HE×10 示睾丸组织,分化尚可,睾丸小叶结构欠清,间质纤维组织轻度增生

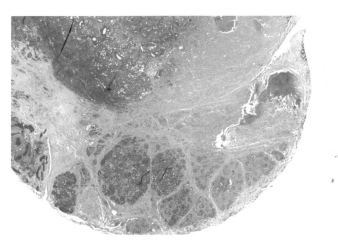

图 2-2-1-D HE×10 示睾丸组织,几乎完全钙化,隐约可见曲细精管轮廓

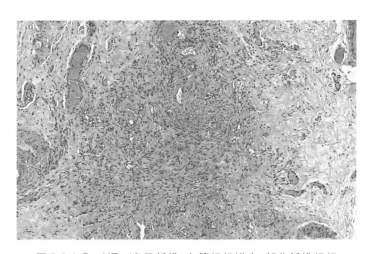

图 2-2-1-G HE×10 示纤维、血管组织增生,部分纤维组织致密

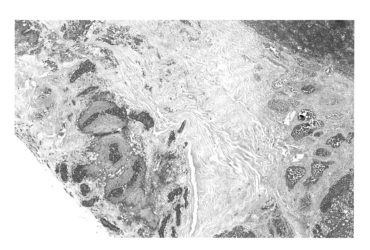

图 2-2-1-E HE×4 示睾丸组织,几乎完全钙化,见纤维组织增生、透明变性、曲细精管轮廓

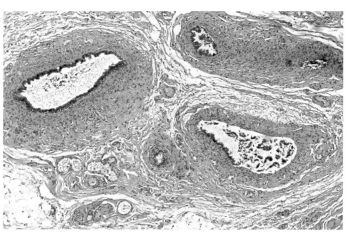

图 2-2-1-H HE×10 示纤维、血管、脂肪组织增生,其内散在输精管

包括:环形小管、小管内钙化、小管硬化,间质纤维化,间质细胞增多。

(2) 生殖细胞不发育,巨睾丸,间质性睾丸炎,男性假两性畸形,精索静脉曲张。

(3) 未下降睾丸容易发生扭转、梗死以及恶性生殖细胞肿瘤。

组织学分三型:

Ⅰ型:轻度改变,曲细精管生育指数大于 50%,曲细精管平均直径减少 10%,可见精子发生。

Ⅱ型:曲细精管生育指数 30% ~ 50%,曲细精管平均直径减少 10% ~ 30%;精子发生分布不均,仅集中在小叶内。

Ⅲ型:曲细精管生育指数小于 30%;曲细精管平均直径减少 30%;巨大精子伴有深染核、环形曲细精管、巨大曲细精管、嗜酸性小体或微石、Sertoli 细胞局灶性颗粒变

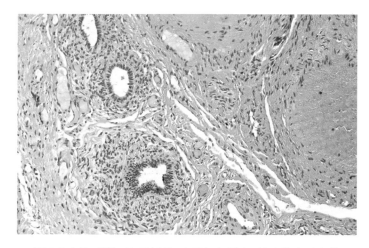

图 2-2-1-F HE×10 示纤维、血管组织增生,其内散在附睾管

性、缺乏精子发生、Sertoli 细胞充满曲细精管,曲细精管基底膜增厚及玻璃样变,间质水肿;1 岁时,间质特别是曲细精管周围纤维化;Sertoli 细胞结节(Pick 腺瘤);间质细胞(Leydig 细胞)稀少,可增生;对侧未下降睾丸可见退行性变;睾丸主质可发育不全或退化,可见曲细精管内生殖细胞肿瘤。

3. **免疫组化** 免疫组化染色无特异性。残存的曲细精管和生殖细胞免疫组化标记物没有特异性,PLAP、Oct3/4 和 CD117 阴性表达。并发恶性生殖细胞肿瘤时,有相应的肿瘤特异性标记物。

4. **超微结构特点** 睾丸生殖细胞特点。

5. **分子遗传学特点** 未见特异性改变。

【鉴别诊断】

1. **回缩性睾丸、滑动睾丸** 多见于婴幼儿。回缩性睾丸用手轻柔地向下推挤,可回纳至阴囊内,松手后睾丸可在阴囊内停留一段时间。滑动睾丸是被推进阴囊后,一旦松手睾丸即退回原来位置。均属隐睾范畴。

2. **异位睾丸** 可在耻骨联合上方、股部或会阴部找到睾丸。约占隐睾的 1%。

3. **睾丸退行性综合征** 见睾丸退行性综合征章节。

4. **曲细精管内生殖细胞肿瘤(ITGCN)** 常伴隐睾,曲细精管内不典型、异形生殖细胞增生,免疫组化:CD117、D2-40、Oct3/4、PLAP 阳性;CK、AFP、CD30 阴性。

(姚兴凤)

## 二、嗜酸细胞性膀胱炎

【定义】

嗜酸细胞性膀胱炎(eosinophilic cystitis,EC)是一种罕见的变态反应性膀胱炎,临床常表现为反复发作的尿频、尿痛和血尿,组织学见膀胱壁大量嗜酸性粒细胞浸润。常伴有过敏性疾病和嗜酸细胞增多症。

【临床特点】

1. **发病率** 罕见,儿童和妇女多见。

2. **症状**

(1) 患者常有过敏史或哮喘史。

(2) 血尿或脓尿。

(3) 反复发作的慢性膀胱刺激症状,尿频、尿急、尿痛(耻骨上区疼痛),尿痛不因排尿而减轻,严重者出现尿道梗阻、尿潴留。

3. **实验室检查**

(1) 血常规:嗜酸性粒细胞增多。

(2) 尿常规:蛋白尿、血尿或脓尿,中段尿培养阴性。

4. **影像学特点**

(1) IVU 可显示输尿管扩张或反流。

(2) 膀胱镜检查:膀胱黏膜水肿、溃疡、天鹅绒样;可见膀胱内广基新生物,多位于膀胱后壁和输尿管口周围。

(3) B 超和 CT:膀胱壁广泛增厚。

5. **治疗** 儿童有很高的自愈倾向。明确诊断后首选保守治疗,在去除可能的变应原基础上,选择抗感染、抗过敏药物和激素治疗。保守治疗效果欠佳时,手术切除。

6. **预后** EC 大多为良性病变,但易复发,需要定期随访,复查血常规、尿常规和 B 超。

【病理学特点】

1. **肉眼观察** 膀胱黏膜红斑、水肿、溃疡改变。可见类似乳头状瘤和葡萄状肉瘤样增生,或小结节、细颗粒状突起。

2. **镜下观察**(图 2-2-2-A~F) 炎症病变可为急性、慢性或两者都有。

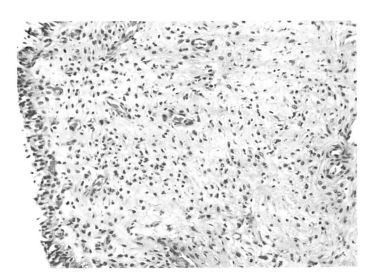

图 2-2-2-A HE×10 示膀胱黏膜下层有大量嗜酸细胞浸润

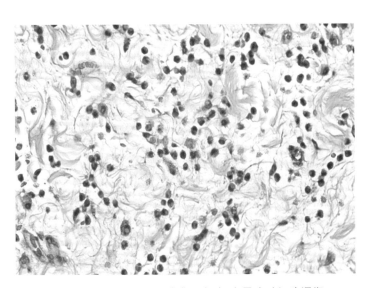

图 2-2-2-B HE×20 示黏膜下水肿、大量嗜酸细胞浸润

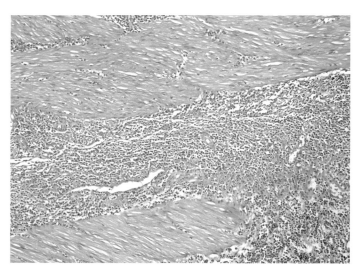

图 2-2-2-C　HE×10 示膀胱黏膜下、肌层大量嗜酸细胞浸润

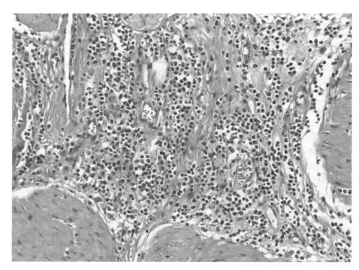

图 2-2-2-F　HE×200 示血管扩张有大量嗜酸细胞浸润

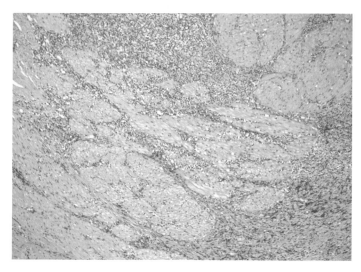

图 2-2-2-D　HE×4 示肌层大量嗜酸细胞浸润

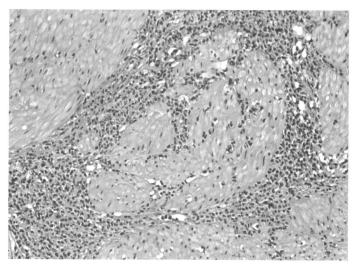

图 2-2-2-E　HE×10 示肌层大量嗜酸细胞及单核细胞浸润

（1）急性期：水肿、充血，膀胱黏膜、固有层及肌层有大量嗜酸性粒细胞浸润。

（2）局部肌肉坏死，偶见膀胱嗜酸性肉芽肿及多核巨细胞。

（3）慢性期：固有层及肌层纤维化，较少的嗜酸性粒细胞并伴有浆细胞、淋巴细胞、肥大细胞等浸润。被覆上皮增生（囊性膀胱炎）或鳞状上皮化生。

3. **免疫组化**　Desmin、Myogenin 等肌表达阴性，S-100、CD1a 阴性。

4. **超微结构特点**　嗜酸细胞、淋巴组织等炎细胞特点。

5. **分子遗传学特点**　未见特殊遗传性改变。

【鉴别诊断】

1. **膀胱肿瘤如横纹肌肉瘤、炎性肌纤维母细胞瘤**　EC 临床表现为反复发作的慢性膀胱刺激症状，但也可表现为膀胱壁的占位，而膀胱肿瘤的临床表现及相关辅助检查均缺乏特征性。组织学检查是鉴别 EC 与膀胱肿瘤的金标准，EC 镜下见膀胱壁大量嗜酸性细胞浸润，而无肿瘤成分。

2. **急性膀胱炎**　后者尿常规、尿培养常提示感染，而 EC 阴性，组织学检查 EC 有大量嗜酸性细胞浸润可鉴别。

3. **出血性膀胱炎**　B 超常提示凹凸样回声，膀胱镜检查可见散在大片出血灶，而 EC 的 B 超检查提示膀胱壁广泛增厚，膀胱镜检查见黏膜水肿、溃疡、天鹅绒样，可见息肉样新生物，出血灶不明显。组织学检查 EC 有大量嗜酸性细胞浸润可鉴别。

4. **膀胱炎性纤维母细胞瘤**　肉眼可呈息肉状，镜下除淋巴、浆细胞、嗜酸细胞等炎细胞外，还可见梭形肌纤维母细胞，免疫组化：表达 SMA 等肌纤维标志物，CD68

阳性,有时 CK、ALK 阳性。

(姚兴凤 何乐健)

## 三、睾丸退行性综合征

### 【定义】

睾丸退行性综合征(testicular regression syndrome,TRS),也称为睾丸消失综合征(vanishing testicular syndrome)。指的是部分隐睾患者患侧阴囊空虚,腹股沟区亦扪及不到睾丸或仅可扪及可疑小结节,进一步的腹腔镜探查或腹股沟探查可见精索血管和输精管末端黄豆或绿豆大样残端。病理上表现密集纤维变性、营养不良性钙化及含铁血黄素沉着。

### 【临床特点】

1. **发病率** 约占隐睾的 5%。

2. **症状** 一般无自觉症状。患侧阴囊空虚,手术探查时睾丸已经缺如,仅见睾丸、附睾残迹和/或精索血管、输精管残端。直径一般<0.5cm,大部分位于腹股沟。

3. **影像学特点** B 超示患侧睾丸缺如。

4. **治疗及预后** 下降固定手术或切除停止生长发育的睾丸。睾丸假体植入。但对于已经下降至阴囊的残端,是否需要手术切除,还存在争议。

### 【病理学特点】

1. **肉眼观察** 睾丸缺如,部分可见附睾及输精管。一般为<0.5cm 的小结节。

2. **镜下观察**

(1)病理特点主要为纤维、脂肪组织、血管增生、钙化、含铁血黄素沉着,仅极少数含有睾丸实体细胞(图 2-2-3-A~D)。据报道 0~40%存在曲细精管,曲细精管和生殖细胞共存率是 0~10%,各家报道不一致。

(2)约 4 岁以后生殖细胞消失,无癌前病变,不具备青春发育期后形成肿瘤(精原细胞瘤)的病理基础。

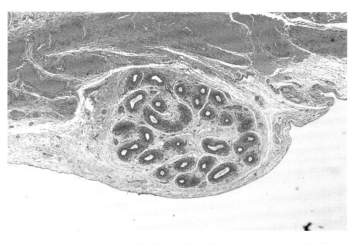

图 2-2-3-B HE×4 示纤维、血管、脂肪组织中见小灶状附睾管结构,未见曲细精管

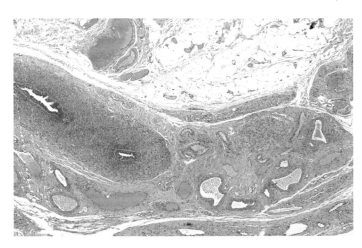

图 2-2-3-C HE×4 示纤维、血管、脂肪组织中见少量输精管结构,未见曲细精管

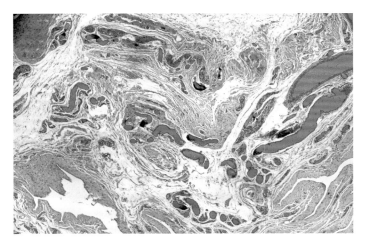

图 2-2-3-A HE×4 示纤维、血管、脂肪组织增生,未见睾丸实质

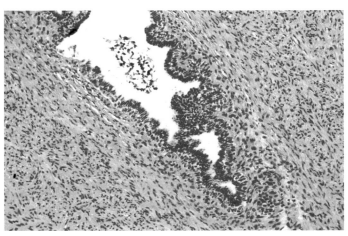

图 2-2-3-D HE×10 示小管组织周围纤维组织增生

（3）>10周岁的患儿残留物中未见曲细精管存在,支持细胞消失。

**3. 免疫组化** 残存的曲细精管和生殖细胞免疫组化标记物没有特异性,PLAP、Oct3/4 和 CD117 阴性表达。并发恶性生殖细胞肿瘤时,有相应的肿瘤特异性标记物。

**4. 超微结构特点** 未见特异性改变。

**5. 分子遗传学特点** 未见特异性改变。

【鉴别诊断】

**隐睾** 睾丸退行性综合征属于隐睾的一种,约占隐睾的5%,体积小,多为直径小于0.5cm的小结节。镜下多纤维、血管、脂肪组织增生及钙化,很少见睾丸实体细胞。

（姚兴凤）

## 四、睾丸扭转

【定义】

睾丸扭转(testicular torsion)是指由精索扭转引起的睾丸血液循环障碍,为青少年阴囊急性肿痛的疾病之一。分为鞘膜内和鞘膜外两种类型,前者占绝大多数。临床表现为突发性一侧睾丸持续性疼痛,可阵发性加剧伴恶心、呕吐。阴囊皮肤充血、水肿、发热。

【临床特点】

**1. 发病率** 从新生儿到老年人均可发生,但以儿童和20~25岁的人发病率高。鞘膜内扭转1/4 000,鞘膜外扭转占睾丸扭转的5%。鞘膜内多见于青少年,鞘膜外多见于围产儿。

**2. 症状**

（1）患侧睾丸疼痛为本病第一个症状。往往在睡眠或安静时突然发生,1/3的病例是缓慢发生的。少数患儿发病前有剧烈活动史。疼痛性质起初为隐隐作痛,慢慢加剧并变为持续性的剧烈疼痛,以致患侧睾丸无法触摸。少数患儿的疼痛沿精索向上放射。可有反射性恶心、呕吐。鞘膜外扭转:围产儿多见,常延误诊断。

（2）体征:初期检查阴囊肿大、压痛。在发生扭转后,先出现静脉回流受阻,睾丸淤血,继而动脉闭塞,睾丸缺血肿胀,睾丸和附睾界限不清。

**3. 实验室检查**

（1）多普勒超声仪血流测定:准确率高达81%~90%。表现为患侧睾丸增大,回声减低,其内血流信号明显减少或消失。

（2）放射性核素检查:准确率为87%~100%,表现为患侧睾丸血流灌注血管期减少,实质期减退或消失。

**4. 临床分型** 睾丸扭转基于精索发生扭转,往往发生于先天性睾丸系膜过长、睾丸引带发育不良、隐睾、睾丸下降不全、附睾与睾丸连接不完全、附睾与部分精索过度活动、精索过长等情况。扭转可发生于三个部位:

（1）固有鞘膜之外:扭转发生于固有鞘膜之外,新生儿多数属此型,常无痛苦,扭转的睾丸增大,变硬,但无压痛。

（2）鞘膜内:扭转发生于鞘膜内,多见于青年,睾丸系膜过长可能是诱因。

（3）睾丸与附睾之间:扭转位于睾丸与附睾之间,与二者间结合不完全有关。

**5. 治疗** 应快速诊断及治疗,以提高睾丸挽救率。如睾丸仍有活力,应立即行手术治疗,保留睾丸,将其固定在阴囊壁。如睾丸已无生机,应予以切除。双侧睾丸扭转很少见,对另一侧未扭转睾丸进行固定,是防止发生扭转的有效方法。

**6. 预后** 扭转小于6h,可不引起睾丸梗死。扭转超过24h几乎都会导致睾丸梗死;外科手术时确定的许多未梗死的睾丸,常常有某种程度的睾丸萎缩;围产儿睾丸梗死,保留睾丸成功率低;远期可引起生育能力下降。

【病理学特点】

**1. 肉眼观察**

（1）外观:睾丸肿大,呈暗红色或蓝色。

（2）切面:暗红色,质实。睾丸、附睾分界不清(图2-2-4-A)。

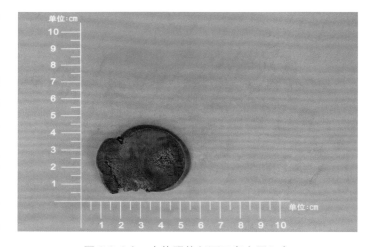

图 2-2-4-A 大体照片剖面示睾丸黑红色

**2. 镜下观察** 扭转后6h,睾丸静脉淤血,间质出血。扭转后9个半小时,睾丸间质严重出血,毛细血管壁中性粒细胞浸润。扭转后4天,睾丸出血性梗死和凝固性坏死,伴中性粒细胞浸润,间质出血。扭转后1~2个月见梗死和肉芽组织。陈旧性梗死发生纤维化、含铁血黄素沉积(图 2-2-4-B~K)。

**3. 免疫组化** 一般无需免疫组化染色。

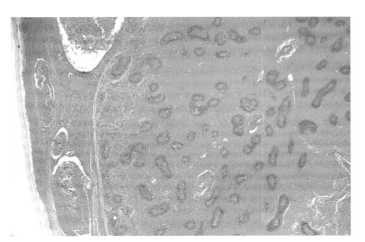

图 2-2-4-B HE×4 睾丸静脉淤血,间质出血

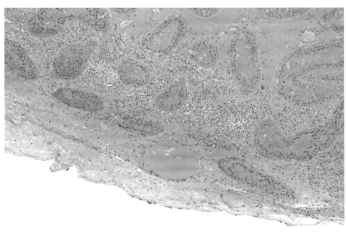

图 2-2-4-E HE×10 示睾丸显著出血、坏死,隐约可见曲细精管轮廓,间质中性粒细胞浸润

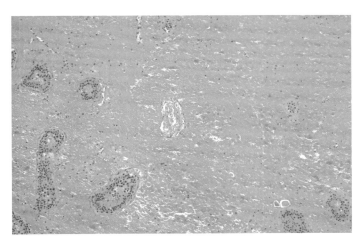

图 2-2-4-C HE×10 示睾丸显著出血、坏死,隐约可见曲细精管轮廓

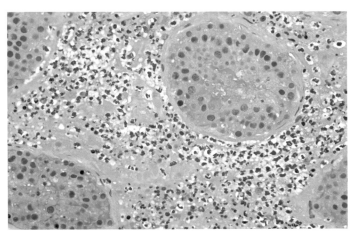

图 2-2-4-F HE×40 示睾丸显著出血、坏死,隐约可见曲细精管轮廓,间质中性粒细胞浸润

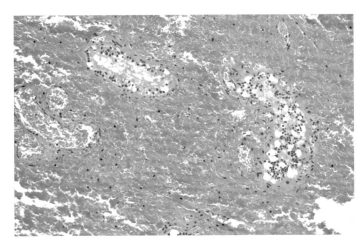

图 2-2-4-D HE×20 示睾丸显著出血、坏死,隐约可见曲细精管轮廓

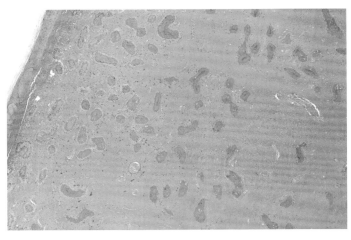

图 2-2-4-G HE×4 示睾丸显著出血、坏死,隐约可见曲细精管轮廓,间质含铁血黄素沉积

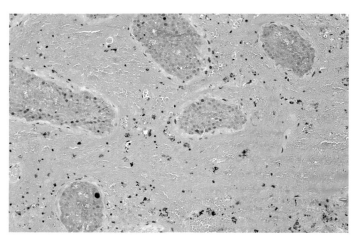

图 2-2-4-H  HE×20 示睾丸显著出血、坏死,隐约可见曲细精管轮廓,间质含铁血黄素沉积

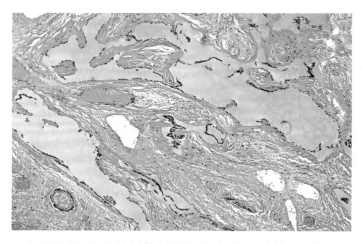

图 2-2-4-I  HE×10 示睾丸网显著出血、坏死,隐约可见轮廓

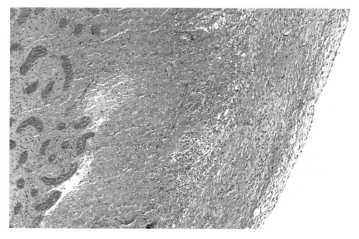

图 2-2-4-J  HE×10 示睾丸显著出血、坏死,被膜增厚,纤维组织增生,淋巴、组织细胞浸润

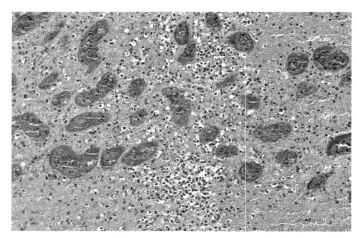

图 2-2-4-K  HE×20 示睾丸显著出血、坏死,淋巴、组织细胞浸润

**4. 超微结构特点**  可见曲细精管内生殖细胞坏死改变。

**5. 分子遗传学特点**  未见特异性改变。

**【鉴别诊断】**

**1. 睾丸炎**  阴囊肿痛,起病缓慢,有炎症症状,急性发作时有红肿热痛,借助 B 超或 CT 等影像学手段可鉴别。

**2. 附睾炎**  发病较为缓慢,能比较清楚的触及肿大的附睾轮廓,睾丸常下垂。Prehn 征阴性,即向上抬举睾丸时不会出现疼痛加重的情况,睾丸扭转则会导致疼痛加重。

**3. 睾丸附件扭转**  其症状与睾丸扭转相似,但两者的手术治疗原则一致。有时在睾丸的上方或侧方扪及豌豆大的痛性肿块,可首先考虑睾丸附件扭转。

(姚兴凤)

## 五、两性畸形

**【定义】**

两性畸形(hermaphroditism),属于先天性疾病,表现为染色体、性腺和/或生殖器解剖结构的发育异常。是胚胎发育期间分化异常所致,分为真两性畸形、男性假两性畸形和女性假两性畸形。

**【临床特点】**

**1. 发病率**  罕见。目前尚无确切的发病率的报道。

**2. 症状**

(1) 真两性畸形:性腺生殖器及性征具有男女两性的特点,即具有卵巢和睾丸,或为一个性腺内具有两种性腺组织(又称卵睾)。分为 3 种类型:一侧为卵巢,另一侧为睾丸,占 30%;两侧均为卵睾,占 20%;一侧为卵睾,另一侧为卵巢或睾丸,占 50%。染色体核型:60% 为 46XX,7% 为 46XY,33% 为二者嵌合体。外生殖器可为女性、男性或二者混合型。男性表型多数有尿道下裂、隐睾及不全性阴唇阴囊融合，女性表型多伴有阴蒂肥大及泌尿生殖窦，混合型介于男女之间。

（2）假两性畸形：分为男性假两性畸形和女性假两性畸形。

1）男性假两性畸形：具有睾丸组织，性染色质为阴性，发育有不同程度的女性内、外生殖器官。包括三种特殊类型：①睾丸女性化综合征：亦称雄激素不敏感综合征（androgen insensitivity syndrome，AIS），X连锁隐性遗传病。双侧腹股沟深环处见睾丸、附睾，分化成女性外阴和阴道下段，未见子宫、阴道上段及双侧附件。双侧睾丸曲细精管内无生精细胞，曲细精管间的间质细胞呈结节样增生，睾丸周围见发育不良的附睾组织，未见卵巢组织。②抗中肾旁管激素缺乏：中肾管发育正常、中肾旁管退化不完全。临床表现为男性，但男性第二性征不明显，并可出现发育不全的子宫和输卵管。③先天性睾丸发育不全综合征：或称小睾丸症（Klinefelter's综合征，简称克氏征），染色体典型核型为47XXY，性腺只有睾丸，无卵巢。

2）女性假两性畸形：具有卵巢组织，性染色体为XX，性染色质为阳性，外生殖器呈现不同程度的男性化，内生殖器仍为女性。包括特殊类型：先天性肾上腺皮质增生，属于常染色体隐性遗传病。

**3. 实验室检查**

（1）性染色体检查：睾丸组织、皮肤组织、骨髓、外周血均可，为避免遗漏嵌合体，采样组织可在两种以上。

（2）性染色质检查：性染色质在正常女性间期细胞核中可以找到，可采取口腔黏膜细胞、阴道壁细胞、尿沉淀细胞、皮肤、头发等，常采用口腔黏膜细胞。

（3）生化检查：内分泌激素检查。24h尿17酮类固醇的增加和孕三醇的显著增加，对诊断女性假两性畸形很有价值。

**4. 影像学特点**　B超示盆腔有无卵巢或隐睾的存在以及双侧肾上腺有无肿大，对疾病诊断很有价值。

**5. 治疗**

（1）首先手术治疗。根据社会性别的心理发展及患者和家属的意愿取舍为主，根据性腺、性器官的优势取舍为次，确认选择术后性别，以年龄越小越好，一般2~3岁为宜。一般术后性别首选女性。手术切除和术后性别相矛盾的性腺及所属内生殖道，并且行外生殖器整形术。特别注意切除发育不良的或异位的性腺，以预防恶变。

（2）术后应长期补充相应的性激素，促进和维持第二性征，同时预防骨质疏松。

**【病理学特点】**

**1. 肉眼观察**　性腺多发育不全，体积小，形态不规

则；卵睾者见卵巢和睾丸并存。

**2. 镜下观察**（图2-2-5-A~K）　性腺活检：真两性畸形同时存在卵巢和睾丸，或卵睾。男性假两性畸形见睾丸组织，可见输卵管结构，但无卵巢组织。女性假两性畸形见卵巢结构，无睾丸组织。

（1）睾丸组织：睾丸输精管、附睾、曲细精管发育不全、管壁退化、有精原细胞，但无精子生成。间质细胞增生不良，稀疏地分布于曲细精管周围。雄激素不敏感综合征可见间质细胞呈结节样增生。

（2）卵巢组织：由致密结缔组织组成的纤维带，伴有不同程度的卵巢样基质。大多数能观察到原始卵泡，可见初级卵泡、次级卵泡及排卵现象，可见输卵管组织。

（3）卵睾组织：睾丸由分化良好的曲细精管及精原细胞组成；卵巢成分为大量不同分化阶段的卵泡及卵巢间质。二者比例不同，界限可能明显，也可能不明显。

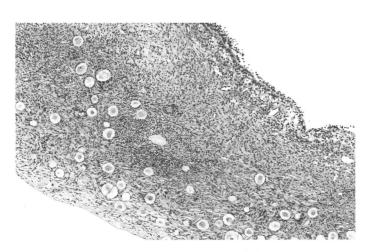

图2-2-5-A　HE×10 左上性腺

卵巢皮质中观察到大量原始卵泡，左上角见囊性卵泡（图A~H来自同一个真两性畸形病例）

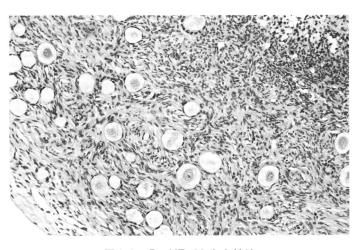

图2-2-5-B　HE×20 左上性腺

卵巢皮质中观察到大量原始卵泡

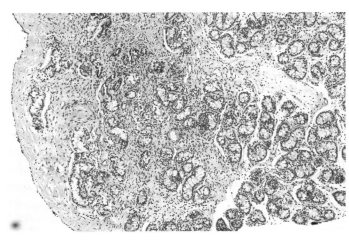

图 2-2-5-C　HE×10 左下性腺
可见睾丸曲细精管,部分发育不全,结构排列紊乱

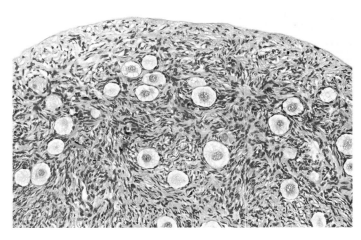

图 2-2-5-F　HE×20 右上性腺
卵巢皮质中观察到大量原始卵泡

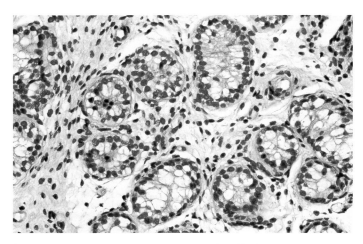

图 2-2-5-D　HE×10 左下性腺
可见睾丸曲细精管,部分发育不全

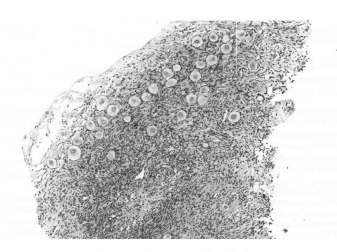

图 2-2-5-G　HE×10 右下性腺
卵巢皮质中观察到大量原始卵泡

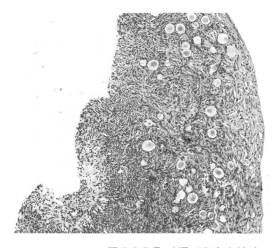

图 2-2-5-E　HE×10 右上性腺
卵巢皮质中观察到大量原始卵泡

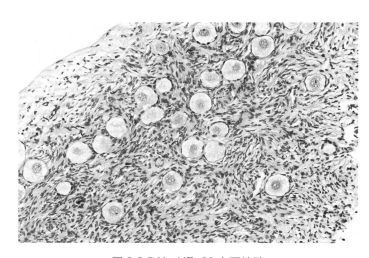

图 2-2-5-H　HE×20 右下性腺
卵巢皮质中观察到大量原始卵泡

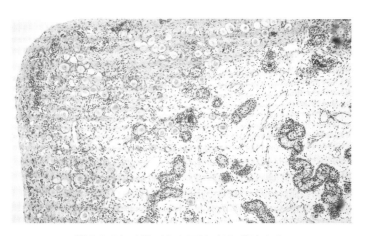

图 2-2-5-I HE×10 真两性畸形,卵睾组织

分化良好的睾丸曲细精管与大量卵巢原始卵泡共存,二者之间的界限不清

图 2-2-5-J HE×10 真两性畸形,卵睾组织

分化良好的睾丸曲细精管与大量卵巢原始卵泡,二者之间的界限不清

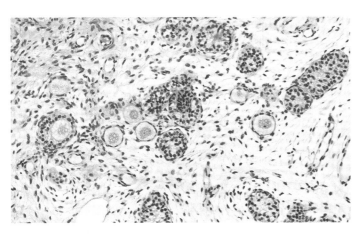

图 2-2-5-K HE×20 真两性畸形,卵睾组织

分化良好的睾丸曲细精管与大量卵巢原始卵泡共存,二者之间的界限不清

**3. 分子遗传学特点** 目前发现有 SRY、SOX9、WT1、SF1、DAX1 等分子缺陷。

【鉴别诊断】

真、假两性畸形鉴别:真两性畸形具有两种性腺组织,外阴部表现同时存在男性及女性的生殖器官,在阴唇部能扪及睾丸,有月经来潮者不难确诊。男性假两性畸形性染色体为 XY,有睾丸,具备女性内或外生殖器如盲端阴道、输卵管或子宫等,雄激素分泌正常。女性假两性畸形性染色体为 XX,阴蒂明显增大,阴唇后联合过长,会阴增宽,身材偏矮及其他男性体征,内分泌检查可见尿-17 酮类固醇与孕三醇含量增高,血浆睾丸酮也明显增高,即可确诊。真两性畸形与假两性畸形临床鉴别困难时可行性腺活检,真两性畸形同时存在卵巢和睾丸,或卵睾。假两性畸形仅见睾丸或卵巢中的一种。

(姚兴凤)

## 第三节 卵巢及女性生殖道

### 一、卵巢畸胎瘤

【定义】

畸胎瘤(teratoma)属生殖细胞源性肿瘤,由 2 或 3 个胚层(即内胚层、中胚层和外胚层)组织构成,包括:成熟性畸胎瘤(肿瘤完全由成熟组织构成),又分为成熟性囊性畸胎瘤和成熟性实性畸胎瘤;不成熟性(恶性)畸胎瘤(除含有成熟的组织外,同时还存在不成熟胚胎性或胎儿性的组织,典型的是原始性/胚胎性神经外胚层组织,包括胚胎样小体)。若两种或多种成熟组织成分中混有原始生殖细胞成分,则称为混合性生殖细胞肿瘤,常为内胚窦瘤等成分。

【临床特点】

**1. 发病率** 畸胎瘤常发生于性腺及性腺外。最常见的部位依次是骶尾部、头颈部(甲状腺区、上颌骨区即上颌寄生胎)、腹膜后、纵隔等中线部位、卵巢、睾丸及中枢神经系统等。

**2. 症状** 若肿瘤体积较小,可无任何症状,常在偶然中发现;肿瘤体积较大时,可出现肿块及肿块压迫引起的相应症状。

**3. 实验室检查** 血 AFP 常轻度升高,但很少超过 1 000ng/ml,若 AFP 水平明显升高,则提示内胚窦的可能。其他的肿瘤标记物也可升高,如 NSE、HCG、CEA 及甲状腺激素(见于卵巢甲状腺肿)。

**4. 影像学特点**

(1)X 线:肿瘤常呈类圆形,大小不等,其内可见牙齿及骨骼影。

（2）CT：成熟性囊性畸胎瘤可见囊性包块，肿块中央密度减低，周围见密度增高的囊壁组织。肿瘤组织中可见骨及牙齿等。肿瘤内脂肪成分 CT 值为 −50～−25HU。钙化及骨成分 CT 值大于 100HU。增强扫描不均匀强化，若瘤灶一过性显著强化提示恶性。

（3）MRI：瘤灶呈混杂信号，瘤内脂肪在 $T_1WI$ 和 $T_2WI$ 上均呈高信号。

**5. 治疗**　主要行肿瘤切除术。

**6. 预后**　成熟性畸胎瘤预后较好。未成熟性畸胎瘤的预后，与肿瘤的分期和分级有关。儿童患者，认为其生物学行为属良性，任何级别的未成熟性畸胎瘤均可经手术切除而治愈。若肿瘤中含有卵黄囊瘤的成分则提示其有复发可能。

**【病理学特点】**

**1. 肉眼观察**

（1）成熟性畸胎瘤：多呈囊性，囊内充满角化物、皮脂、毛发及液体，约 1/3 可见牙齿，可见突向囊腔的实性突起（突起上可见脂肪、牙齿或骨），可见成熟的脂肪、脑组织、骨及软骨、甲状腺和被覆黏膜的囊腔，也可呈实性或见微小囊腔（图 2-3-1-A、B）。

（2）未成熟性畸胎瘤：体积常较大（18cm），有包膜，大部分为实性或实性伴多发微囊，但约 26% 的呈囊性。实性区质软细腻，灰色到粉色，出血及坏死较常见（图 2-3-1-C）。

**2. 镜下观察**

（1）成熟性畸胎瘤：可见多个胚层的成分。①外胚层成分：表皮、汗腺、皮脂腺、神经组织（脑组织、脉络丛）及视网膜等。②内胚层成分：呼吸道及胃肠道结构、甲状腺。③中胚层成分：肌肉、脂肪、骨及软骨。此外，尚可见肾上腺、垂体、胰腺、肾、胸腺、乳腺及前列腺组织等少见

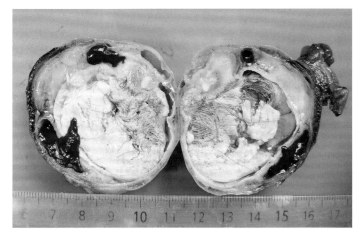

图 2-3-1-B　大体照片示卵巢成熟性囊实性畸胎瘤，切面囊实性，可见皮脂、毛发、脂肪及软骨等组织

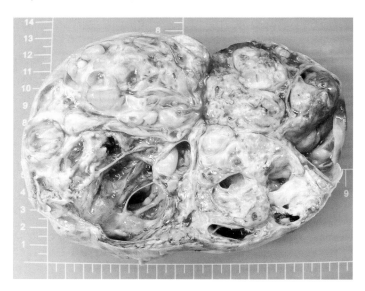

图 2-3-1-C　大体照片示卵巢未成熟性畸胎瘤，切面囊实性，可见多发微囊，实性区域质地细腻，灰白色

成分。在胎儿组织中可见核分裂象增多，但不能凭此诊断为未成熟性畸胎瘤（图 2-3-1-D～G）。

（2）未成熟性畸胎瘤：镜下可见成熟组织和不成熟性成分混合存在。其中成熟性成分与成熟性畸胎瘤相似，而未成熟性成分主要是神经组织，包括原始神经管或菊形团（图 2-3-1-H～K），有些区域似神经母细胞瘤、胶质母细胞瘤，且该区域核分裂活性明显增多。此外，尚可见不成熟的中胚叶成分，如软骨及骨组织、横纹肌及腺体等。目前根据不成熟神经组织成分的多少进行分级：

Ⅰ级：在任何一张切片中，仅 1 个低倍视野可见不成熟性成分。

Ⅱ级：在任何一张切片中，2～3 个低倍视野可见不成熟性成分。

Ⅲ级：在任何一张切片中，4 个或以上低倍视野可见

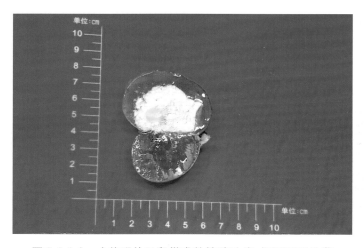

图 2-3-1-A　大体照片示卵巢成熟性畸胎瘤，切面可见头节和脂肪

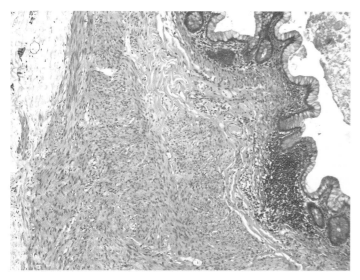

图 2-3-1-D　HE×10 成熟性畸胎瘤示肠壁结构(平滑肌及黏膜上皮)

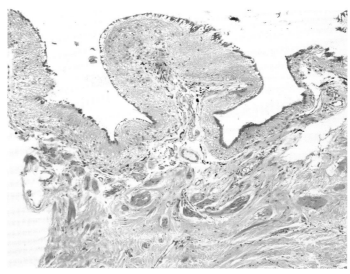

图 2-3-1-G　HE×10 成熟性畸胎瘤示神经组织

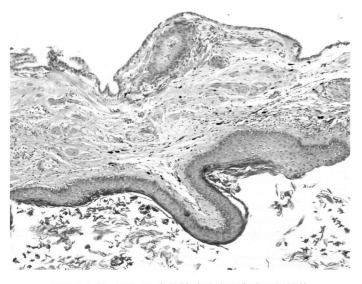

图 2-3-1-E　HE×10 成熟性畸胎瘤示表皮组织结构

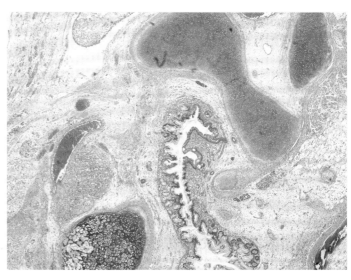

图 2-3-1-H　HE×4 未成熟性畸胎瘤,示多个胚层的成熟组织外

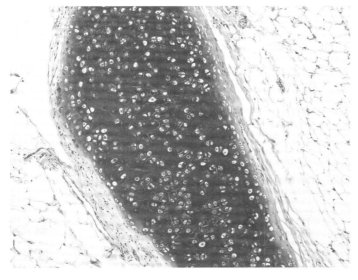

图 2-3-1-F　HE×10 成熟性畸胎瘤示软骨及脂肪组织结构

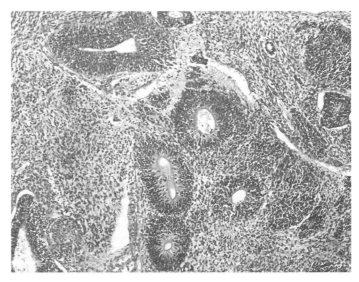

图 2-3-1-I　HE×10 未成熟性畸胎瘤,示原簦神经管结构

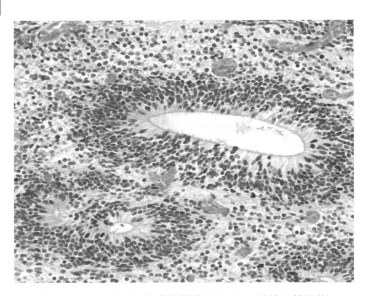

图 2-3-1-J HE×20 未成熟性畸胎瘤,示原始神经管结构

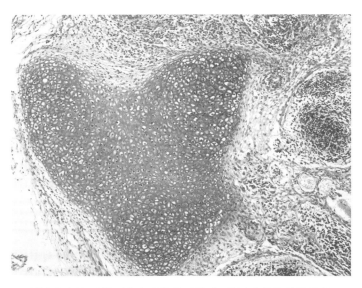

图 2-3-1-K HE×10 未成熟性畸胎瘤,示不成熟的软骨组织

不成熟性成分。

为了保证分级的准确性,必须充分取材。

3. **免疫组化** 成熟性畸胎瘤 CD56 阳性,Ki-67 指数低;不成熟的原始神经管成分呈 SALL4、SOX2、OCT4 和 GPC-3 阳性,CD56 阴性,Ki-67 指数高,未成熟的胃肠道型腺体呈 AFP 阳性。

【鉴别诊断】

1. **内胚窦瘤** 在未成熟性畸胎瘤中出现肝样或小肠样腺体的分化时,注意与伴有腺样和肝样分化的内胚窦瘤的鉴别:后者的镜下除可见内胚窦瘤的成分外,还可见不同分化阶段的巢状腺样结构,周围环绕结缔组织;若肝样分化可见肝细胞样细胞,此外,血清 AFP 可升高。

2. **外周原始神经外胚层瘤(PNET)** 一般缺乏畸胎瘤的其他成分,免疫组织化学染色 GFAP 和 CD99 呈阳

性,具有 t(11;22)(q24;q12)易位产生的 EWS/FLI-1 基因,可鉴别之。发生在中枢神经系统者则称为中枢神经系统胚胎性肿瘤,非特指类型。

(邹继珍)

## 二、无性细胞瘤

【定义】

无性细胞瘤(dysgerminoma)由单一增生的原始生殖细胞构成的肿瘤。纤维结缔组织间隔中有数量不等的淋巴细胞和巨噬细胞浸润,偶尔可见合体滋养细胞和囊腔成形。此瘤相当于睾丸的精原细胞瘤,为中度恶性的卵巢生殖细胞肿瘤。

【临床特点】

1. **发病率** 无性细胞瘤是一种少见肿瘤,占原发性卵巢肿瘤的 1%~2%,占卵巢恶性肿瘤的 3%~5%。好发于青春期及生育期妇女,75%的无性细胞瘤发生于 10~30岁。多为单侧,且右侧多于左侧,10%~15% 呈双侧性。肿瘤大小不一,平均直径 15cm。

2. **症状** 最常见的表现为腹部增大及下腹部肿块,也可出现体重下降。妊娠时,常偶然发现肿瘤;患者还可因原发性闭经而就诊时偶然发现,这些病例常伴发性腺母细胞瘤。极少数可有月经及内分泌异常,多见于见于含有合体滋养细胞或伴有其他肿瘤性生殖细胞成分(尤其是绒毛膜癌)的无性细胞瘤患者。儿童患者可发生性早熟。

3. **实验室检查** 血清 HCG、血钙可升高。

4. **影像学特点** CT 显示肿块呈实性,密度不均匀,其内见"沙砾样"高密度钙化,病灶边缘呈分叶,与周围组织分界清,体积较大(图 2-3-2-A)。

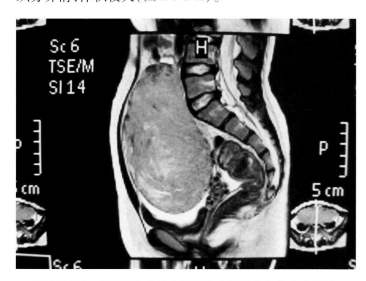

图 2-3-2-A CT 示右附件实性肿物(此图由北京儿童医院病理科提供)

**5. 治疗** 手术和化疗。

**6. 预后** 较其他生殖细胞肿瘤预后好,放疗和化疗对于无性细胞瘤有疗效。单纯型无性细胞瘤患者预后很好,5 年生存率可从 75% 到 90% 以上。有包膜的单侧无性细胞瘤患者 5 年生存率超过 90%,但接受单侧输卵管卵巢切除术的患者复发率在 18%~52%。

**【病理学特点】**

**1. 肉眼观察** 单纯型无性细胞瘤为圆形、卵圆形或分叶状的实性肿瘤,伴有光滑、灰白色且略有光泽的纤维包膜(图 2-3-2-B、C)。肿瘤大小从直径几厘米到充满盆腔及腹腔的宽至 50cm 的巨大肿块,包膜通常完整,但也会破裂,尤其是大的肿瘤,并可能导致肿瘤与周围组织粘连。质地不一,体积小和中等大者质地坚实,体积大者质软。肿瘤切面呈实性,灰红色到淡褐色。尚可见出血或坏死所导致的红色、棕色或黄色的变色区域体积较大的肿瘤尤其如此;有时可见小囊腔,但无性细胞瘤一般是实性。出现囊性区域提示可能存在其他肿瘤成分,最有可能的是畸胎瘤。

**2. 镜下观察** 由大而一致的肿瘤细胞组成,排列成片状、岛状或条带状,周围包绕含有淋巴细胞的数量不等的结缔组织间质。肿瘤细胞较大,直径 15~25μm,卵圆形或圆形,通常胞质边界可辨。细胞边界清晰。细胞质丰富淡染,颗粒状略嗜酸性或透亮(图 2-3-2-D~G)。

肿瘤细胞质内含有糖原,PAS 染色阳性且能被淀粉酶消化。冰冻组织中的肿瘤细胞质可见脂质成分。

居中的空泡细胞核较大,约占整个细胞的 1/2。细胞核卵圆形或圆形,核膜清楚,染色质细颗粒状且分布不均,含有显著的嗜酸性核仁,通常为一个但有时为两个核仁。细胞核的大小及核染色质数量通常有某种程度的不

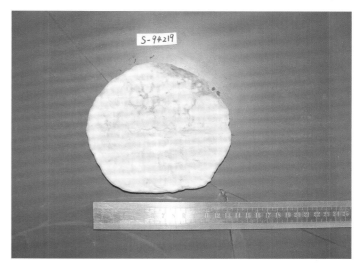

图 2-3-2-C 大体照片示肿物切面实性、灰黄色(此图由北京儿童医院病理科提供)

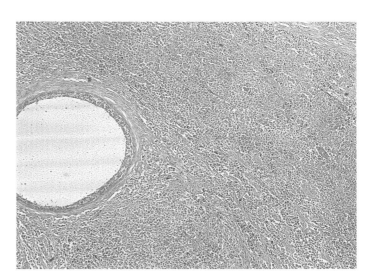

图 2-3-2-D HE×4 示片状小圆细胞及卵泡样结构

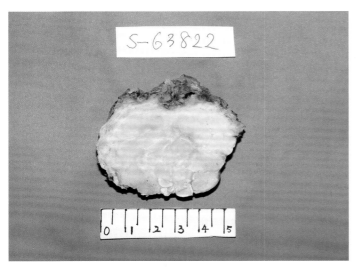

图 2-3-2-B 大体照片示肿物切面灰黄、实性(此图由北京儿童医院病理科提供)

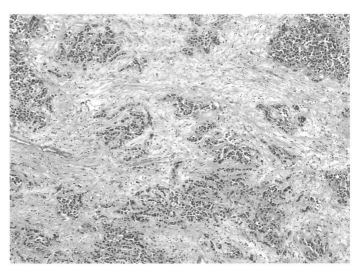

图 2-3-2-E HE×10 示疏松纤维组织分隔瘤细胞

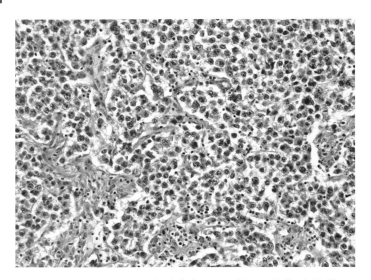

图 2-3-2-F　HE×20 示胞质丰富、透明或细颗粒状,少量淋巴细胞

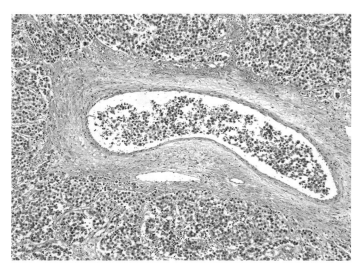

图 2-3-2-G　HE×10 示脉管内瘤细胞

一致性。可见单个核的大细胞或巨细胞,而其他特征符合典型的无性细胞瘤细胞。核分裂象几乎总会发现,少量出现或活跃。

瘤细胞周围的间质中几乎总能见到淋巴细胞浸润,数量可多可少。偶尔可见有生发中心的淋巴滤泡。结缔组织间质内可见浆细胞和嗜酸性粒细胞,有时可见肉芽肿反应。

结缔组织间质形态从疏松水肿而纤细的纤维血管网,到致密的透明变性,表现出相当大的变化。依据间质数量的不同,瘤细胞可排列成片状、小巢状、岛状、索状或条状。偶尔,由于间质太多,导致瘤细胞巢间存在较宽的间隔。有些病例玻璃样变太过于显著,以致于很难找到肿瘤细胞。相反,有些肿瘤细胞丰富,仅含有少至难以辨认的间质。在同一肿瘤的不同区域,间质的含量亦可能

会相当大的不同。

灶性坏死和出血较常见,瘤体较大或肿瘤扭转时较广泛。钙化偶见,呈小点状或斑状,伴随坏死、出血、纤维化或玻璃样变出现。偶尔,可见相对较大、圆形或卵圆形的钙化小体,可能提示"燃尽"的性腺母细胞瘤的存在。

6%~8%的无性细胞瘤中可出现个别或聚集的合体滋养巨细胞。合体滋养巨细胞可形成较大的合体细胞团,类似绒毛膜癌的合体滋养细胞,但又与后者不同,因为前者没有细胞滋养层细胞。无性细胞瘤中出现绒毛膜癌成分并不常见。

**3. 免疫组化**　多数瘤细胞 Vimentin、PLAP 阳性,有时可出现细胞骨架蛋白,如 CK(罕见),Desmin,GFAP,S-100,CEA 阳性(图 2-3-2-H ~ K)。此外还可以表达 SALL4,CD117,D2-40。

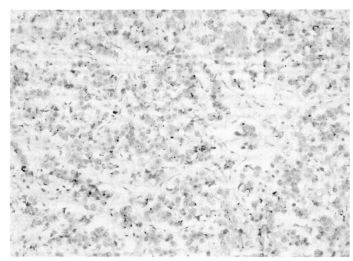

图 2-3-2-H　HE×10 示瘤细胞 CK 阳性

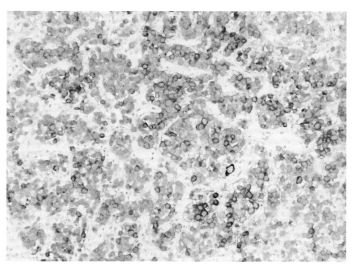

图 2-3-2-I　HE×10 示瘤细胞 PLAP 阳性

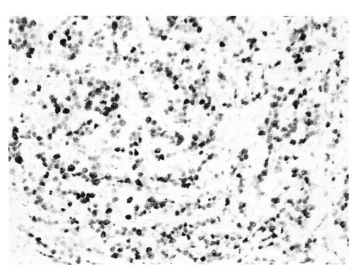

图 2-3-2-J HE×10 示 Ki-67 染色许多瘤细胞核阳性

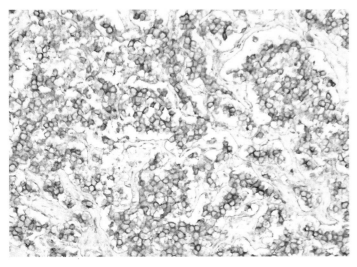

图 2-3-2-K HE×10 示瘤细胞 D2-40 阳性

4. **分子遗传学特点** 肿瘤细胞核中 DNA 数量增加，是正常体细胞的两倍。出现小等臂染色体 i(12p)是睾丸生殖细胞肿瘤，是精原细胞瘤特有的一种异常。然而，i(12p)也可见于卵巢生殖细胞肿瘤的非无性细胞瘤成分中。

比较基因组杂交发现无性细胞瘤中存在多种 DNA 拷贝数的改变。常见的改变包括 12p、12q、21q 及 22q 染色体的获得和 13q 的缺失。一部分肿瘤有癌基因 *KIT* 的突变。

【鉴别诊断】

1. **胚胎性癌** 胚胎性癌核大、深染，存在腺样和乳头状结构，核多形性通常比无性细胞瘤更显著。多数无性细胞瘤细胞角蛋白阴性。

2. **卵黄囊瘤** 瘤细胞核大小明显不一致，缺乏淋巴细胞、出现玻璃样小体和 AFP 免疫染色阳性可以鉴别。

3. **透明细胞癌** 无性细胞瘤的胞质含糖原，可被淀粉酶消化，PAS 染色强弱不等，PLAP 免疫组化常显示膜着色。透明细胞癌存在片状的透明细胞，组织学上无性细胞瘤偶尔可能貌似类固醇细胞肿瘤。表达 CD117 及 OCT-4，而类固醇细胞肿瘤细胞质呈细空泡状，表达 inhibin 和 Calretinin，这些均有利于正确诊断。

(郜红艺)

### 三、卵黄囊瘤

【定义】

卵黄囊瘤(yolk sac tumor, YST)是一种恶性生殖细胞肿瘤，起源于未分化及多潜能胚胎性细胞发生了向卵黄囊或卵黄样结构的选择性分化，形态上呈异质性的原始畸胎瘤样肿瘤。可分化成多种内胚层结构：原肠及其胚外衍生物(第二卵黄囊)；体细胞胚胎性成分，如小肠和肝脏。这类肿瘤含较多的上皮样成分，AFP 阳性。

【临床特点】

1. **发病率** 从 16 个月到 46 岁均可发生，但多数为小于 30 岁患者，10~30 岁最常见，40 岁以上罕见。

2. **症状** 肿瘤生长迅速，出现症状历时短至数天，长至 2~4 周即来就诊。初诊时 3/4 以上的患者主诉腹痛、腹部膨大或盆腹部肿块。肿瘤易穿破包膜、坏死、出血，偶并发扭转，常发生急腹痛症状。偶尔症状紧急危重，可能误诊为急性阑尾炎或异位妊娠破裂。

3. **实验室检查** 血清 AFP 水平升高。

4. **影像学特点** 肿块以实质性为主，实质密度中间夹杂的片状低密度区，边界清楚不规则，呈分叶状。增强扫描肿块不规则增强，中央部分无增强，边缘不规则，呈分叶状。肿块有包膜，但易破裂，内见较多高低密度相间的小片状模糊影。

5. **治疗** 手术加化疗。

6. **预后** 80% 以上患者可以完全治愈。有报道，单纯肝样和腺样卵黄囊瘤对化疗较不敏感，预后较差。

【病理学特点】

1. **肉眼观察** 右侧多见，肿块通常较大，直径从 3~30cm 不等，多数肿瘤超过 10cm。重量常超过 500g；通常有包膜，呈圆形、椭圆形或球形；质韧、光滑，或有些许分叶状，灰黄色，伴有出血、囊性变或胶冻样变的区域。肿瘤与周围组织可有粘连及浸润；切面主要为实性，但常见含胶冻样液体的囊性区。伴有坏死、出血及其他生殖细胞肿瘤成分，尤其是畸胎瘤时，可能会导致肿瘤外观的改变(图 2-3-3-A)。

2. **镜下观察** 卵黄囊瘤可出现多种组织学结构，且各种结构差异甚大，虽然同一肿瘤内可见所有不同结构，

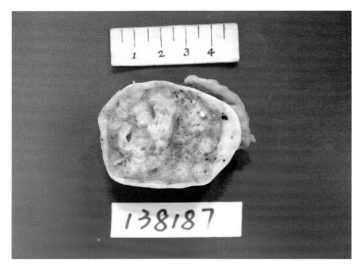

图 2-3-3-A　大体照片显示卵巢灰粉色肿物，局部有出血、坏死（此图由北京儿童医院病理科提供）

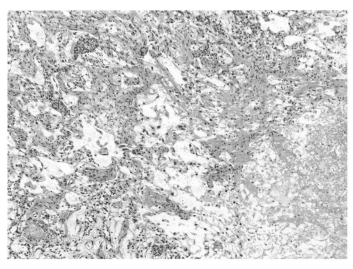

图 2-3-3-C　HE×4 示肿瘤坏死

但通常以一两种结构为主。卵黄囊瘤可见下列组织学结构：①微囊或网状结构；②内胚窦样结构；③实性结构；④管泡状结构；⑤多泡卵黄囊结构；⑥黏液瘤样结构；⑦乳头状结构；⑧大囊状结构；⑨肝样结构；⑩腺样或原始内胚层（肠型）结构（图 2-3-3-B～I）。

多泡卵黄囊结构、肝样结构及原始内胚层样（肠型）结构倾向于以单一形态组成发生，不伴其他卵黄囊瘤成分。

微囊或网状结构及黏液瘤样结构，均由疏松的空泡状网状结构构成，伴有小囊或微囊，形成蜂窝状结构。微囊衬覆扁平、多形性的间皮样细胞，细胞核大而深染或呈空泡状，核分裂活跃。空泡状网状结构内可含有淡染的 PAS 阳性的黏液样物，形成小湖或沉积物，还可形成小圆形、强嗜酸、PAS 阳性且耐淀粉酶的小球或小滴。

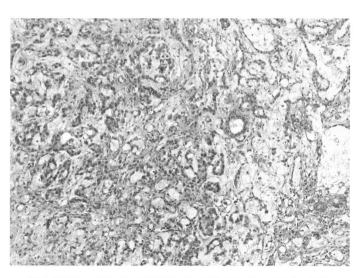

图 2-3-3-D　HE×10 示瘤细胞排列呈腺泡状、腺管状、囊性腔隙

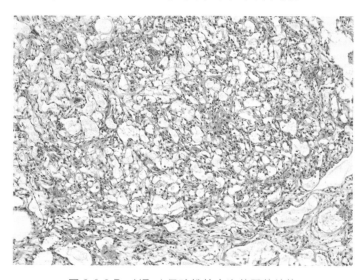

图 2-3-3-B　HE×4 示疏松的空泡状网状结构

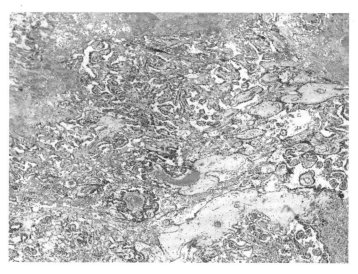

图 2-3-3-E　HE×10 示乳头状结构

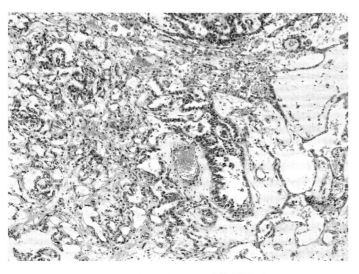

图 2-3-3-F　HE×10 示腺管样排列

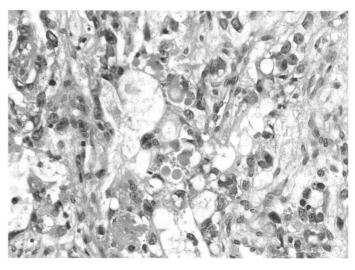

图 2-3-3-I　HE×40 示嗜酸性透明小球

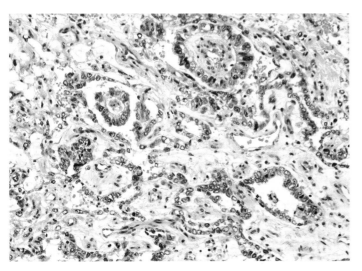

图 2-3-3-G　HE×20 示 Schiller-Duval 小体

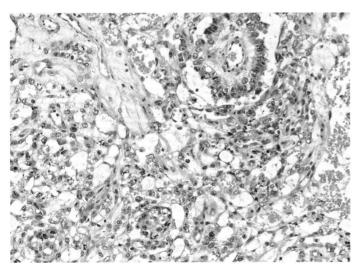

图 2-3-3-H　HE×20 示 Schiller-Duval 小体

内胚窦结构(Schiller-Duval 小体)或血管周结构是卵黄囊瘤的特征性标志。前者中央为结缔组织窄带及毛细血管,外附一层立方形或低柱状胚胎性上皮样细胞。这些细胞核大而略呈空泡状,核仁明显,可见核分裂象。外围的囊状窦隙衬覆有胞核明显深染的单层扁平细胞。这些特征性的血管周结构据说是内胚窦的重现。这些结构也被称为 Duval 窦、Schiller-Duval 小体或肾小球样结构,貌似未成熟肾小球。纵向切片时,血管周结构中央为结缔组织核心,其内含一纵向血管,后者被上皮样细胞围绕,这些上皮样细胞常形成小乳头,突入周围的囊状窦隙。

除血管周成分外,内胚窦结构还包括由互通的腔隙及管道组成的复杂迷路。此外,也包含乳头状突起及血管,其外包绕窄的结缔组织核心和呈辐射状伸入周围间质的上皮样细胞;实性结构由上皮样多边形小细胞聚集而成,胞质透明,核大,呈空泡状或核固缩,核仁明显,核分裂活跃。

管泡样结构由腺泡状、腺管状或较大的囊性腔隙和腔洞组成,囊腔衬覆扁平或立方上皮样细胞,细胞核大而显著,囊腔周围有黏液瘤样间质或细胞团。

乳头状结构中的乳头由结缔组织轴心及其被覆的上皮样细胞组成,这些上皮样细胞有显著的细胞以及细胞核的多形性,并有核分裂活性。结缔组织可有不同程度的玻璃样变。

嗜酸性透明小球可见于瘤细胞内或瘤细胞外,在一些肿瘤中大量出现而且明显。透明小球可见于上述各种组织学结构所组成的肿瘤,因而是一个有用的诊断特征。

多泡卵黄囊结构由大量囊腔或空泡组成,其外紧凑围绕着致密或疏松的结缔组织间质。空泡部分内衬柱状或立方形细胞,常见细胞基底部或腔缘空泡;部分则内衬扁平间皮样细胞。各个空泡或囊腔的大小形状不一。囊壁可见缩窄处,将间皮细胞及柱状或立方形上皮被覆的各部分分开,偶尔,整个肿瘤表现为多泡卵黄囊结构;此类肿瘤被称为多泡卵黄囊肿瘤。

肝样结构内的组成细胞具有嗜酸性、一致或颗粒状的胞质,实性排列,与肝细胞十分相似。如果肿瘤以这类细胞为主,可命名为"肝样卵黄囊瘤"。

腺样或原始内胚层(肠型)结构只是偶见,该结构中肿瘤完全由原始内胚层腺体组成,为"腺样(肠型)卵黄囊瘤"。这些肿瘤由巢状或聚集的原始内胚层腺体组成,周围围绕结缔组织,后者从疏松水肿到致密且有透明变性,质地不一。分化程度可从原始状态到相对分化较好。腺腔内可有浓缩分泌物,而肿瘤则可形似分泌黏液的腺癌。

此型卵黄囊瘤还存在一种变异型,它由大小不等的原始腺体组成,衬覆高柱或立方状的细胞,胞质嗜碱性或透明,含有类似分泌型子宫内膜癌的核下空泡,即所谓的"子宫内膜样变异型"。

偶尔,卵黄囊瘤的细胞与细胞核的多形性程度更为明显,可出现一些巨细胞,通常为单核,但有时为多核。这种表现可见于实性、乳头状及管泡状结构。

**3. 免疫组化**　AFP、角蛋白和 α-AT 常为阳性。Glypican-3 通常呈弥漫表达。SALL4 对于检测原始生殖细胞肿瘤高度敏感且特异;低分子 CK 阳性。肿瘤 CK7、EMA 阴性;肠上皮分化区常 CEA 阳性;卵黄囊瘤不表达 ER 和 PR(图 2-3-3-J～N)。

**4. 超微结构特点**　细胞核大,核仁显著,胞质内含有许多核糖体、粗面内质网及线粒体。细胞内也可存在致密的无定形物质。

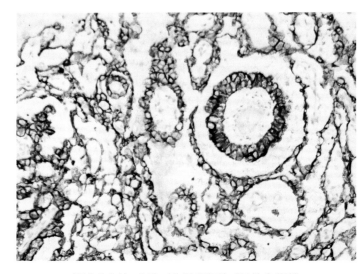

图 2-3-3-K　IHC×10 示瘤细胞 CK 染色阳性

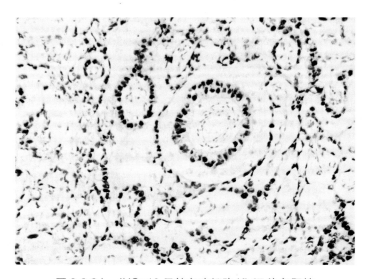

图 2-3-3-L　IHC×10 示较多瘤细胞 Ki-67 染色阳性

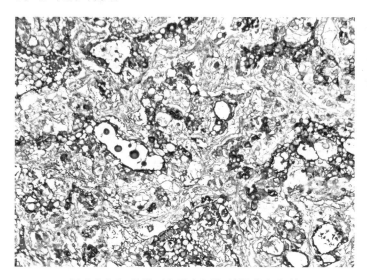

图 2-3-3-J　IHC×10 示瘤细胞 AFP 染色阳性

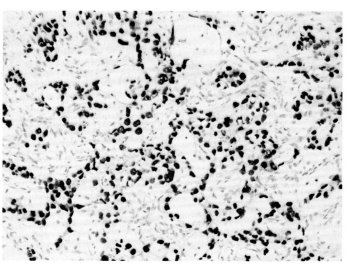

图 2-3-3-M　IHC 示瘤细胞 SALL4 染色阳性

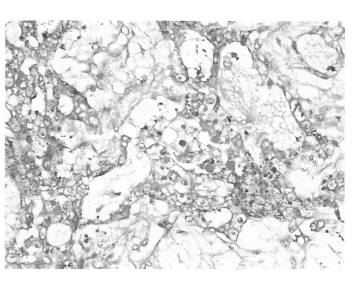

图 2-3-3-N PAS 染色示透明小球阳性

**5. 分子遗传学特点** 未见特异性遗传学改变。

**【鉴别诊断】**

**1. 透明细胞癌** 老年患者,可见较规则的管状结构,缺乏卵黄囊瘤的蜂窝状网架结构,管状腔隙常衬以鞋钉状细胞;多数透明细胞癌会有由大细胞构成的实性区,这些细胞的胞质透明,细胞核小而深染。

**2. 胚胎性癌** 缺乏卵黄囊瘤的特征样结构。肿瘤细胞较大,具有较多的颗粒性胞质,细胞核多形性明显,核仁突出。

**3. 无性细胞瘤** 卵黄囊瘤 AFP 和角蛋白阳性。

(郜红艺)

## 四、胚胎性癌

**【定义】**

胚胎性癌(embryonal carcinoma)是由与胚盘类似的、呈腺样、管状、乳头状或实性生长的上皮样细胞构成的肿瘤。胚胎性癌被认为是分化最差的生殖细胞肿瘤,既可以向体细胞分化(不同分化程度的畸胎肿瘤),也可以向胚外结构分化形成卵黄囊/卵黄结构(卵黄囊瘤)或滋养层结构(绒毛膜癌)。

**【临床特点】**

**1. 发病率** 少见,好发于 30 岁以下患者,平均诊断年龄为 12 岁。与其他恶性生殖细胞肿瘤相似,几乎总发生在儿童及年轻成人。

**2. 症状** 患者常出现盆腔包块。约半数有内分泌症状,包括同性假性性早熟和不规则出血。

**3. 实验室检查** AFP、HCG 可升高。

**4. 影像学特点** 实性非均质性包块,形态不规则,包膜尚光整,边界清晰,内部回声强弱不一,可见弥漫分布

的杂乱点状强回声间夹杂片状低回声,该包块与子宫分界尚清晰,后方无明显衰减效应。

**5. 治疗** 手术加化疗。

**6. 预后** 血清 AFP 和 HCG 水平可用于判定治疗反应。

**【病理学特点】**

**1. 肉眼观察** 切面胚胎性癌成分为实性、灰白,有含黏液的囊腔,且有轻微的颗粒状表现,较大肿瘤可有局灶坏死和出血。

**2. 镜下观察** 最原始和未分化形式的胚胎性癌,由上皮样细胞构成实性区域,细胞中等到大,多边形或卵圆形,胞质丰富,有些淡染,嗜酸且呈颗粒状,胞质边界不清,常呈合胞体样。细胞核大而明显,居中,空泡状或深染,有一定程度的不规则性。核膜清楚,常有不止一个核仁。核分裂活跃,异常核分裂象常见。通常多形性明显。可见巨细胞及多核细胞。

在分化较好的肿瘤,除了形成实性区域外,瘤细胞还会衬覆裂隙和空腔,并形成乳头。与未分化型肿瘤相比,瘤细胞更具上皮样形态,更显立方或柱状的外形。尽管有提示腺样分化的表现,但并无真正的腺体形成。乳头由实性细胞团组成,或含有囊性腔隙,或出现被肿瘤细胞围绕的小管。非常原始的间叶组织可与上皮样成分相伴出现。合体滋养巨细胞常见,或紧邻胚胎性癌细胞团,或单独存在于间质中。局灶坏死、出血亦较常见(图 2-3-4-A~F)。

**3. 免疫组化** 角蛋白、PLAP 和 NSE、CD30 阳性。EMA 总是阴性,1/3 肿瘤呈 AFP 阳性。胚胎性癌表达 CK,OCT-4 在胚胎性癌中始终阳性,SALL4 是检测包括胚胎性癌在内的原始生殖细胞肿瘤高度特异且敏感的标记物(图 2-3-4-G~I)。

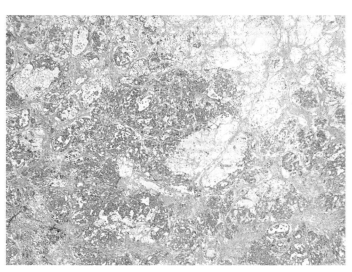

图 2-3-4-A HE×10 示肿瘤坏死及瘤细胞

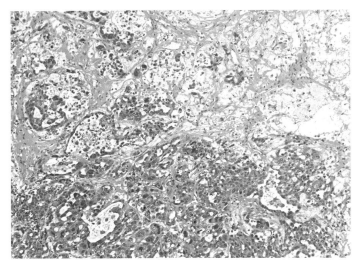

图 2-3-4-B　HE×10 示深染核大的瘤细胞

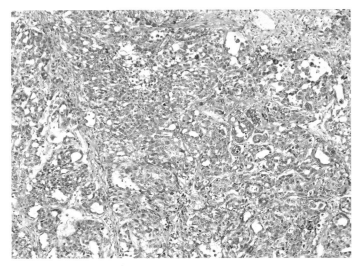

图 2-3-4-E　HE×10 示瘤细胞呈腺样、管样排列

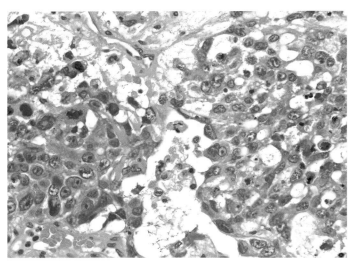

图 2-3-4-C　HE×20 示瘤细胞核大、深染、核仁明显、核分裂易见

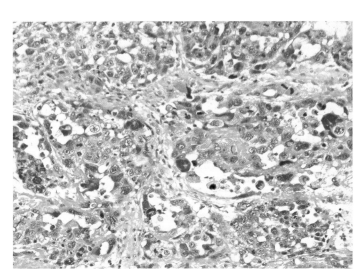

图 2-3-4-F　HE×20 示核大深染的瘤细胞

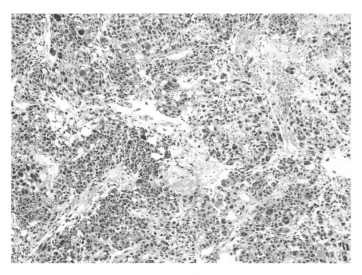

图 2-3-4-D　HE×10 示大的深染的瘤细胞

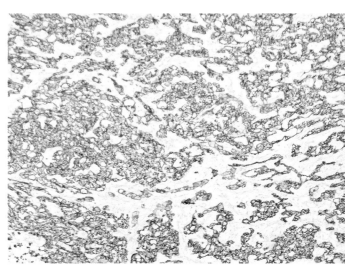

图 2-3-4-G　IHC×10 示瘤细胞 CD30 染色阳性

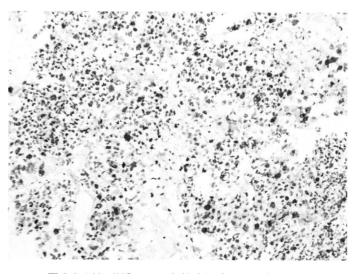

图 2-3-4-H IHC×10 示多数瘤细胞 Ki-67 染色阳性

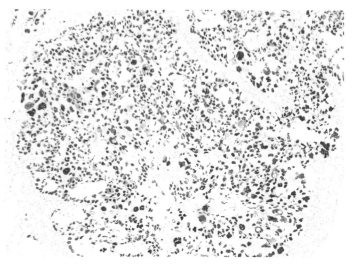

图 2-3-4-I IHC×10 示瘤细胞 SALL4 染色阳性

**4. 分子遗传学特点** 未见特异性改变。

【鉴别诊断】

1. **无性细胞瘤** 瘤细胞核仁圆而明显,通常为单个,常呈嗜酸性,出现被淋巴细胞浸润的结缔组织间质和时而可见的肉芽肿,是无性细胞瘤的突出特征。免疫组织化学染色,胚胎性癌表达 CK,但多数无性细胞瘤阴性。相反,无性细胞瘤表达 CD117,而胚胎性癌阴性,此外,一些胚胎性癌表达 AFP,而无性细胞瘤总是阴性。多数胚胎性癌 CD30 阳性,而无性细胞瘤仅偶尔阳性。最近发现,OCT-4 在胚胎性癌中始终阳性,但在无性细胞瘤中亦有表达。

2. **卵黄囊瘤** 卵黄囊瘤细胞核大小明显不一致,缺乏淋巴细胞、出现玻璃样小体和 AFP 免疫染色阳性可以鉴别。

(郜红艺)

## 五、卵巢支持间质细胞肿瘤

【定义】

卵巢支持间质细胞肿瘤(Sertoli-Leydig cell tumor)是性索间质/固醇类细胞起源的肿瘤,患者可伴有雄激素不敏感综合征。

【临床特点】

1. **发病率** 少见,占卵巢肿瘤 0.5%,多数患者小于 30 岁,网状型多见于青春期少女,平均 16 岁,占中分化、分化差的支持-间质肿瘤的 15%。

2. **症状** 腹痛,半数患者伴女性男性化。

3. **实验室检查** 血 AFP 增高。

4. **影像学特点** 卵巢实性肿物(图 2-3-5-A、B)。

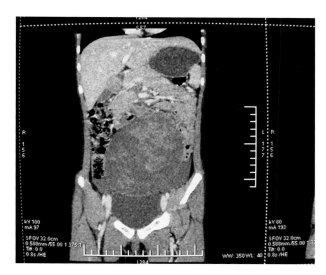

图 2-3-5-A CT 示膀胱上方不规则软组织影

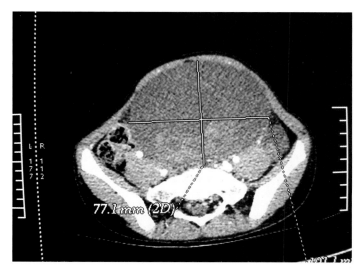

图 2-3-5-B CT 示膀胱上方不规则软组织影

5. **治疗** 手术切除肿物,临床进展期患者可加化疗。

6. **预后** 临床 I 期为良性,II 期预后差,2 年内肿瘤易复发,恶性肿瘤腹腔内扩散,不转移。

【病理学特点】

1. **肉眼观察**　肿瘤平均直径13cm,实性,分叶状,切面灰黄,分化差的肿瘤可伴坏死、出血(图2-3-5-C)。

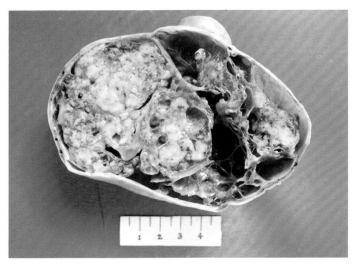

图2-3-5-C　大体照片示卵巢囊实性包块,切面灰黄色

2. **镜下观察**　组织学分为高分化、中分化和低分化三型。

(1)高分化型:杯状或柱状Sertoli细胞排列呈实性或空腔样管状结构,腔内未见分泌物,Sertoli细胞胞质少,未见核仁、核分裂及异型,肿瘤间基质见巢状Leydig细胞,其胞质丰富嗜酸,20%的肿瘤可见Reinke结晶。

(2)中分化型:占半数左右病例,管状、巢状、片状所谓不成熟Sertoli细胞,可见核分裂,基质可见Leydig细胞。

(3)分化低型:约占10%,梭形细胞形态像纤维肉瘤。

(4)网状型:占15%,管状结构像卵巢或睾丸网,见分化差的小管、裂隙状腺样结构、基质;扩张的空腔;腺腔内微乳头(短、钝、玻璃样变轴心);大乳头时像囊性腺纤维瘤;伴有异源成分的支持间质细胞肿瘤可见黏液腺、胎儿软骨及胚胎型横纹肌肉瘤(图2-3-5-D~J)。

3. **免疫组化**　Inhibin、Calretinin、CK、EMA、CD56阳性、ER、PR阳性,Sertoli细胞:CK、CD99、WT1阳性(图2-3-5-K~M),EMA阴性。

4. **超微结构特点**　支持间质细胞结构特点。

5. **分子遗传学特点**　未见特异性改变。

【鉴别诊断】

1. **成人粒细胞肿瘤**　见Call-Exner小体及核沟、微囊、巨乳头结构。

2. **类癌**　小圆细胞,免疫组化,SYN、CgA阳性。

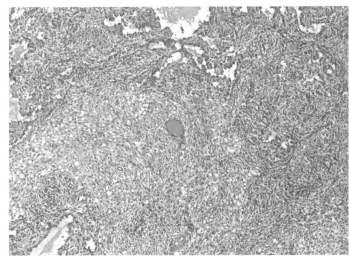

图2-3-5-D　HE×4　示梭形瘤细胞

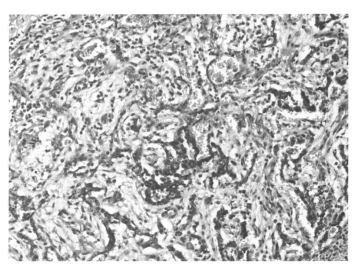

图2-3-5-E　HE×10　示裂隙状腺样结构

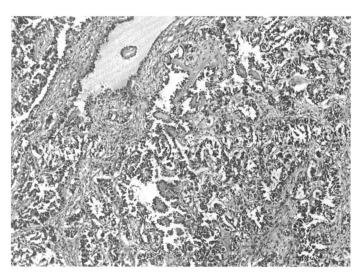

图2-3-5-F　HE×10　示微乳头结构

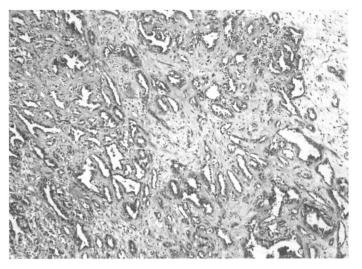

图 2-3-5-G　HE×10 示大小不等的管腔和基质成分

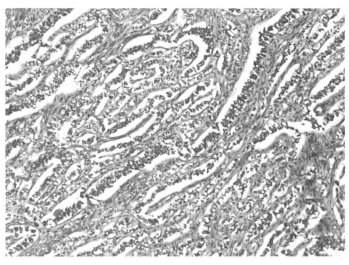

图 2-3-5-J　HE×10 示长管状结构

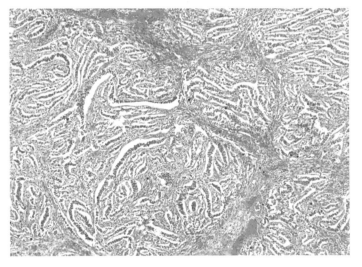

图 2-3-5-H　HE×4 示长管状结构

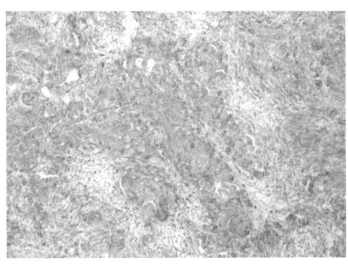

图 2-3-5-K　IHC×10 示 inhibin 染色阳性

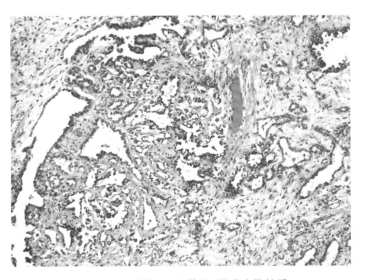

图 2-3-5-I　HE×10 示管腔、微乳头及基质

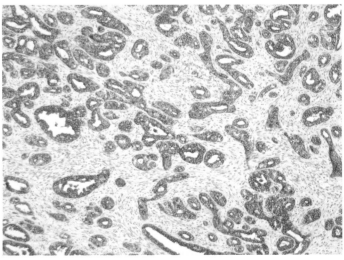

图 2-3-5-L　IHC×10 示 CK19 阳性

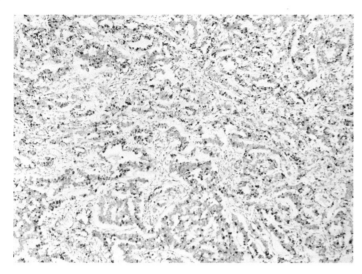

图 2-3-5-M　IHC×10 示 Ki-67 阳性

（何乐健）

## 六、伴环状小管的卵巢性索瘤

### 【定义】

伴环状小管的卵巢性索瘤（sex cord tumour with annular tubles，SCTAT），肿瘤呈现特征性的、简单和复杂的环形小管与嗜酸性玻璃体的混合物，常有钙化。可伴有局灶典型的 Sertoli 细胞瘤和/或颗粒细胞瘤。

### 【临床特点】

1. **发病率**　罕见。发病率占所有卵巢性索间质肿瘤的 2.3%。来自国内单中心数据显示发病率占同期卵巢性索间质肿瘤的 1.4%。约 1/3 患者可伴有 Peutz-Jeghers 综合征。伴 Peutz-Jeghers 综合征患者平均年龄约 27 岁，不伴 Peutz-Jeghers 综合征患者平均年龄约 34 岁。

2. **症状**　伴有 Peutz-Jeghers 综合征患者往往因其他手术或尸检时无意中发现。不伴有 Peutz-Jeghers 综合征患者表现为腹部包块，在青春期前患者可出现假性性早熟的表现。

3. **实验室检查**　血清学检查，部分患者有雌激素异常增高，另有孕激素增高的报道。

4. **影像学特点**　伴 Peutz-Jeghers 综合征患者往往为双侧性肿块，不伴有 Peutz-Jeghers 综合征一般为单侧性肿块。病变可有囊性变及钙化（图 2-3-6-A）。

5. **治疗**　手术切除为首选治疗。由于病例数少，放、化疗效果有待进一步总结。

6. **预后**　伴有 Peutz-Jeghers 综合征的肿瘤绝大部分为良性病变，偶有恶性的报道。不伴有 Peutz-Jeghers 综合征的肿瘤约 1/5 可复发，WHO 将其归为具有恶性潜能的肿瘤。但总体来看，预后较好，复发病例通过手术和/或辅助治疗，5 年总体存活率 100%。

### 【病理学特点】

1. **肉眼观察**　伴有 Peutz-Jeghers 综合征的肿瘤约 2/3 为双侧性，肿瘤常为多发，直径在 3cm 以下，肉眼不易观察到。不伴有 Peutz-Jeghers 综合征的肿瘤，几乎都是单侧，肿瘤较大，切面实性为主，呈黄色，可有囊性变及钙化（图 2-3-6-B）。

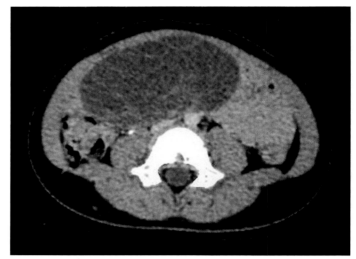

图 2-3-6-A　CT 示左腹部至盆腔见巨大类圆形低密度影，边界清晰，增强后强化不明显

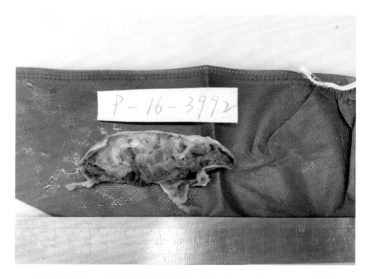

图 2-3-6-B　大体照片示瘤组织大小 8cm×5cm×4cm，表面包膜完整，切面囊实性，囊腔直径 0.3~1.4cm

2. **镜下观察**　肿瘤与正常组织边界较清（图 2-3-6-C），肿瘤出现特征性的单纯性和复杂性环状小管（图 2-3-6-D）。单纯性环状小管呈圆形，细胞核位于周边，中央为透明小体（图 2-3-6-E、F）。复杂的环状小管是由淡染细

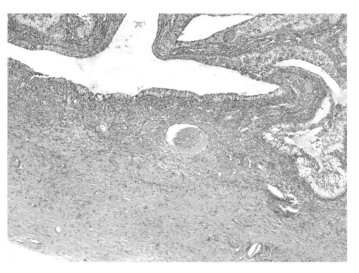

图 2-3-6-C HE×4 示肿瘤与正常组织边界较清

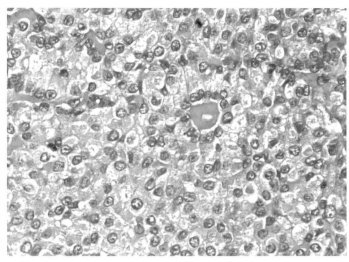

图 2-3-6-F HE×40 示单纯性环状小管

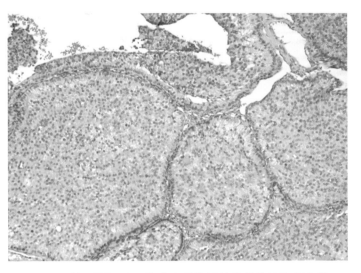

图 2-3-6-D HE×10 示肿瘤出现特征性的单纯性和复杂性环状小管

胞围绕多个透明小体形成(图 2-3-6-G~I)。一半病例可见钙化。PAS 或者网状纤维染色可见基底膜样物环绕并伸入肿瘤细胞间。部分区域可伴有局灶典型的 Sertoli 细胞瘤和/或颗粒细胞瘤图像(图 2-3-6-J)。

**3. 免疫组化** 与其他性索-间质肿瘤一样,肿瘤细胞阳性表达 α-inhibin。其他可以阳性表达的包括 AE1/AE3,Vimentin,Calretinin 等(图 2-3-6-K~M)。EMA,PLAP阴性。

**4. 超微结构特点** 一些病例中发现 charcot-bottcher细丝,提示性索成分为 Sertoli 细胞。需要注意的是,虽然超微结构的特点支持 SCTAT 有向 Sertoli 细胞分化,但鉴于其独特的临床和组织学特点,还是应将其单独归类。

**5. 分子遗传学特点** 在伴有 Peutz-Jeghers 综合征的SCTAT 中,发现生殖细胞出现编码丝氨酸/苏氨酸激酶的基因突变,而在不伴有 Peutz-Jeghers 综合征的 SCTAT 中

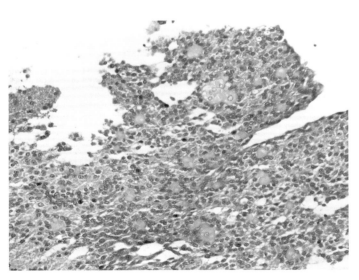

图 2-3-6-E HE×20 示单纯性环状小管呈圆形,细胞核位于周边,中央为透明小体

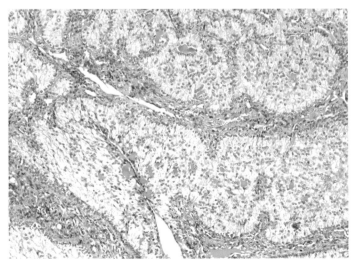

图 2-3-6-G HE×10 示复杂性环状小管更易见到

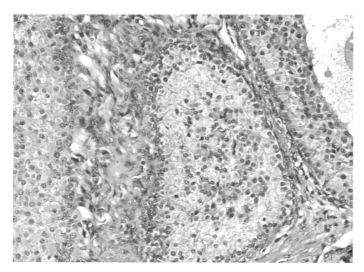

图 2-3-6-H　HE×20 示复杂性环状小管由互通的包含有多个透明小体的环状小管组成

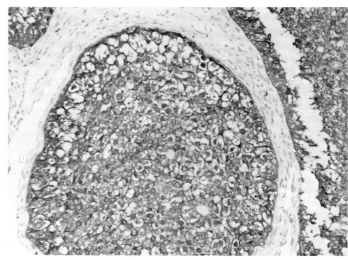

图 2-3-6-K　IHC×20 示瘤细胞 α-inhibin 染色阳性

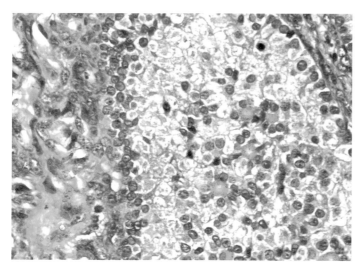

图 2-3-6-I　HE×40 示复杂性环状小管

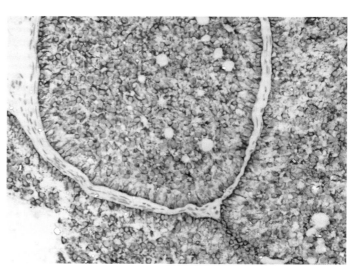

图 2-3-6-L　IHC×20 示瘤细胞 AE1/AE3 染色阳性

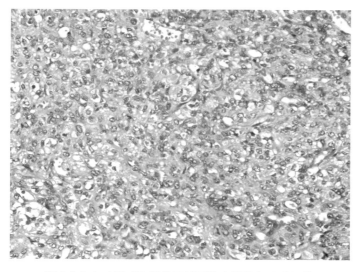

图 2-3-6-J　HE×20 部分区域可伴有颗粒细胞瘤图像

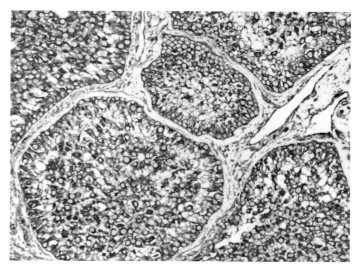

图 2-3-6-M　IHC×20 示瘤细胞染色 Vimentin 阳性

未有该发现。

【鉴别诊断】

1. **幼年型颗粒细胞瘤** 主要发生在 30 岁以下,约 80%患者出现女性假性早熟;镜下肿瘤细胞圆形,胞质丰富,嗜酸性,与成年型颗粒细胞瘤不同,肿瘤细胞核沟不明显。瘤细胞排列成结节样或弥漫生长,灶性分布大小、形状各异的巨滤泡。间质为纤维卵泡膜细胞,伴有不同程度的黄素化,水肿。缺少 SCTAT 特征性的小管结构。肿瘤细胞 α-inhibin 阳性。

2. **性腺母细胞瘤** 由与无性细胞瘤(或精原细胞瘤)相似的瘤细胞和性索衍生物混合构成。常见于儿童。90%以上患者可检测到 Y 染色体。患者常伴有男性化的女性特征。肿瘤由原始生殖细胞和类似于未成熟 Sertoli 细胞及颗粒细胞的性索-间质细胞组成。肿瘤细胞排列成巢状,周围为纤维结缔组织间隔。玻璃样变和钙化常见。有时,钙化石互相融合,导致钙化成为主要表现,被称为"燃烧尽的性腺母细胞瘤"。

3. **Sertoli 细胞瘤** 发病年龄 2～79 岁,平均年龄 30 岁。肿瘤可分泌雌激素,偶尔为雄激素。大体检查,肿瘤较大,实性分叶状,切面黄褐色。镜下肿瘤细胞呈立方到柱状上皮细胞,排列成实性或中空的管状结构。细胞核呈葵花籽样,尖端向腔面。有些肿瘤细胞胞质内含有丰富的脂质空泡。核分裂象少见。

(殷敏智)

## 七、米勒乳头状瘤

【定义】

米勒乳头状瘤(Mullerian papilloma)是宫颈及阴道发生的上皮性、良性病变。

【临床特点】

1. **发病率** 少见,多见儿童及青少年,成人罕见。

2. **症状** 乳头状病变,一般没有症状。

3. **实验室检查** 未见异常。

4. **影像学特点** 宫颈及阴道结节状病变。

5. **治疗** 手术切除。

6. **预后** 预后良好。

【病理学特点】

1. **肉眼观察** 结节状病变。

2. **镜下观察** 表面被覆单层、扁平立方、柱状或非角化鳞状上皮,细胞未见异型及核分裂,上皮呈多分枝、乳头状,乳头内见纤维轴心,某些病例还可见慢性炎细胞浸润(图 2-3-7-A～D)。

3. **免疫组化** CK 等上皮标志阳性,Ki-67 染色阳性率低(图 2-3-7-E～G)。

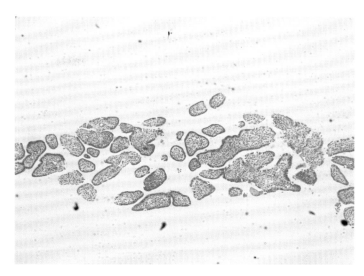

图 2-3-7-A HE×4 示乳头状结构

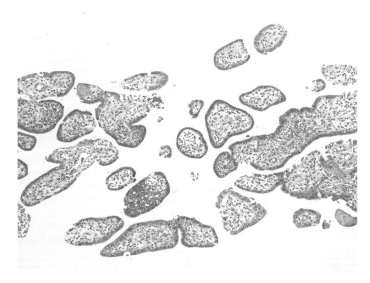

图 2-3-7-B HE×10 示乳头状结构

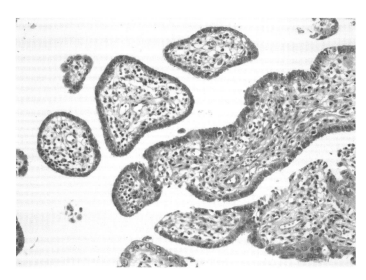

图 2-3-7-C HE×10 示乳头表面被覆单层立方上皮

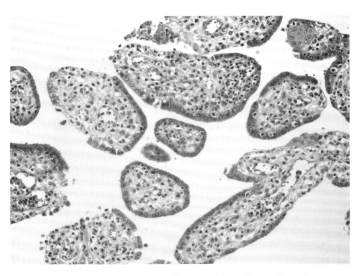

图 2-3-7-D　HE×20 示乳头表面被覆单层立方上皮

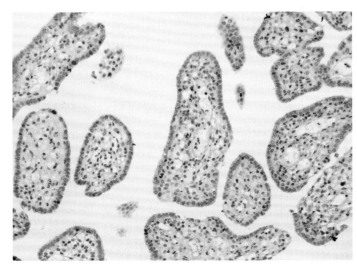

图 2-3-7-G　IHC×20 示少数细胞核 Ki-67 染色阳性

4. **超微结构特点**　上皮细胞特点。

5. **分子遗传学特点**　未见特异性改变。

【鉴别诊断】

1. **宫颈腺癌**　成人多见,细胞见明显的异型性,核分裂易见。

2. **横纹肌肉瘤**　儿童常见,可见胞质丰富的肌母细胞,免疫组化:Desmin 等表达阳性。

（何乐健）

## 八、幼年型粒层细胞瘤

【定义】

幼年型粒层细胞瘤（juvenile granulosa cell tumor, JGCT）,也称幼年型颗粒细胞瘤,是一种罕见的性索间质来源的低度恶性肿瘤,由分化程度不同的粒层细胞、卵泡膜细胞和成纤维细胞中的一种或几种构成,组织学形态与成人型粒层细胞瘤不同,主要发生在儿童和年轻人。

【临床特点】

1. **发病率**　罕见,占所有粒层细胞瘤的 5% 左右。从新生儿至 67 岁均可,但 97% 的 JGCT 发生在中青年,44% 的患者为出生后至 10 岁,34% 的患者为 10～19 岁,19% 的患者为 20～29 岁。大多数肿瘤发生于卵巢,偶发于睾丸。

2. **症状**　发病年龄儿童期多表现为假性性早熟,青春期前后可表现为腹腔包块,可有腹痛,多为单侧,双侧病变仅占 2%,还可见伴发 Ollier 病、Maffucci 综合征、Potter 综合征的病例。

3. **实验室检查**　血性激素水平升高。

4. **治疗**　外科手术切除肿物。

5. **预后**　预后良好;主要与分期相关,局限于卵巢

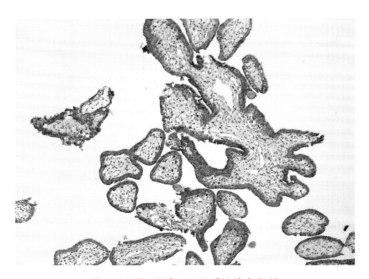

图 2-3-7-E　IHC×10 示 CK 染色阳性

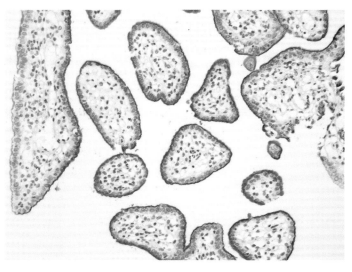

图 2-3-7-F　HE×20 IHC 示 EMA 染色阳性

（或睾丸）者，预后良好。复发多在三年内发生，复发者预后欠佳。

**【病理学特点】**

1. **肉眼观察**　多数为囊实性肿块，直径平均 12cm，囊内往往有血性液体，实性区一般为黄褐色或灰白色。少数情况下，肿瘤也可以为完全实性（图 2-3-8-A~D）。

2. **镜下观察**　实性区肿瘤细胞呈弥漫性或被纤维间隔分隔为结节性生长；囊性区主要为滤泡样结构，滤泡大小不一，形成巨滤泡或微滤泡结构。滤泡腔内可见黏液卡红染色阳性的分泌物，很少能见到 Call-Exner 小体。肿瘤细胞为粒层细胞，其间往往混杂数量不等的卵泡膜细胞，少数情况下甚至以卵泡膜细胞为主。JGCT 肿瘤细胞核通常呈圆形，罕见核沟；胞质丰富，嗜酸性或淡染。细

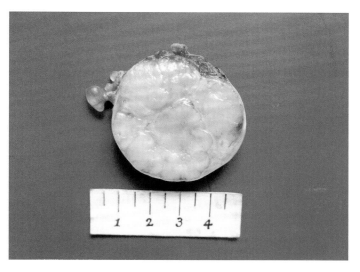

图 2-3-8-C　大体照片示肿物切面灰黄色、实性（此图由北京儿童医院病理科提供）

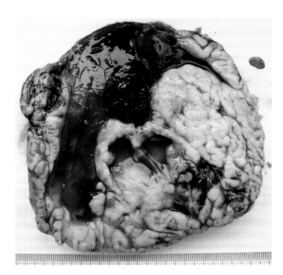

图 2-3-8-A　大体照片示肿物边界光整，呈囊实性，切面灰白色，可见出血及坏死

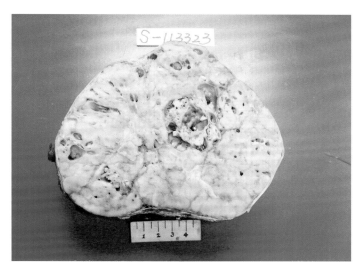

图 2-3-8-D　大体照片示圆形灰黄色肿物，囊实性（此图由北京儿童医院病理科提供）

胞异型性可以很明显，核分裂象一般容易见到，5~7/HPF，甚至可以看到病理性核分裂象。幼年型与成人型鉴别的主要点有：①黏液和水肿基质中间瘤细胞呈弥漫性增生和结节性增生；②Call-Exner 小体少或缺乏；③瘤细胞非典型性明显，可见奇异性核；④胞质丰富，浅染、嗜酸或空泡状；⑤核染色质增多，核大、深染，缺乏核沟；⑥肿瘤内散布有各种形态大小、内含蛋白样物的滤泡样空腔（图 2-3-8-E~G）。

3. **免疫组化和特殊染色**　肿瘤细胞表达 Calretinin、Foxl-2、CD99 和 Vimentin，局部表达 α-inhibin 和 CK，也可表达 CD56、S-100、WT1 和 SMA。特殊染色显示网状纤维包绕细胞巢而非单个细胞（图 2-3-8-H、I）。

4. **分子遗传学特点**　部分病例显示 12 号染色体三

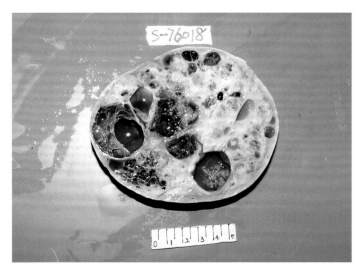

图 2-3-8-B　大体照片，切面显示卵巢囊实性肿物，实性部分灰黄色，局部有出血、坏死区（此图由北京儿童医院病理科提供）

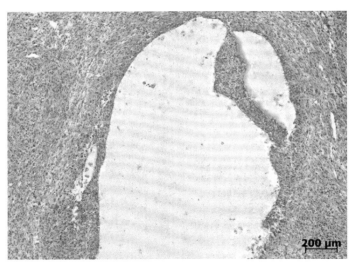

图 2-3-8-E　HE×4 示肿瘤中的巨滤泡结构

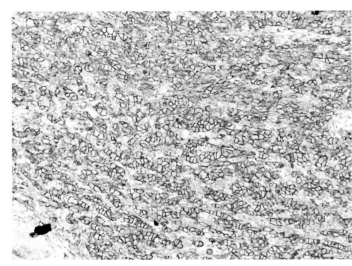

图 2-3-8-H　IHC×20 示瘤细胞 CD99 染色阳性

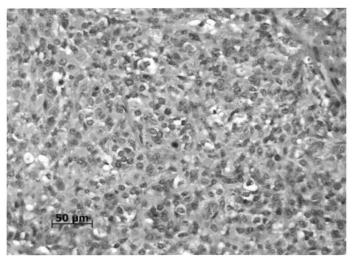

图 2-3-8-F　HE×40 示肿瘤细胞呈圆形,胞质嗜酸性、较丰富,细胞核圆形,未见核沟

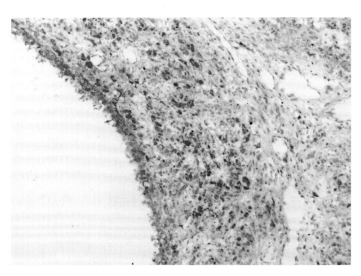

图 2-3-8-I　IHC×20 示瘤细胞 Calretinin 染色阳性

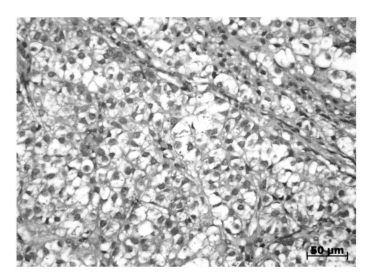

图 2-3-8-G　HE×40 示肿瘤细胞呈巢团状,以透明胞质为主

体,但临床意义尚不清楚。

【鉴别诊断】

1. **成年型粒层细胞瘤(AGCT)**　发病年龄上,AGCT 主要发生在中年至绝经后妇女,而 JGCT 多见于青春期前女性。组织学上,AGCT 瘤细胞胞质较少,核圆形或卵圆形,可见纵行核沟,瘤细胞可形成 Call-Exner 小体;JGCT 的瘤细胞中很难找到核沟和 Call-Exner 小体,而且瘤细胞有一定异型性,核染色较深。

2. **高钙血症型小细胞癌**　临床上以高钙血症为主要表现,而 JGCT 血钙不高,且往往有性激素紊乱的表现。小细胞癌的细胞核大小形状不一,异型性明显,染色较深,易见大量核分裂象,且常为病理性核分裂象。免疫组化:JGCT 的 α-inhibin 阳性而小细胞癌则阴性,小细胞癌可局灶表达 EMA 和 CK,很少表达 CD99 或 Calretinin。

3. **类癌**　岛屿状结构的类癌可与集团状排列的

JGCT 混淆,但类癌的细胞境界清楚,胞质嗜酸、颗粒状,核比 JGCT 的更规则,更圆。免疫表型:类癌细胞表达 SYN、CgA,而 α-inhibin 阴性。

**4. 多发性滤泡囊肿** 除年轻妇女外,某些性早熟的儿童可以出现多发性滤泡囊肿。有时可以与多囊性的 JGCT 相混淆。但多发滤泡囊肿的滤泡中粒层细胞层次比较均匀一致,滤泡腔规则,细胞没有异型性,没有核分裂。而 JGCT 的滤泡的大小差别很大,同一滤泡中常出现局部粒层细胞层次增多,导致滤泡腔不规则。

(张　文)

## 参 考 文 献

1. Cheng L, Darson M, Cheville JC, et al. Urothelial papilloma of the bladder:clinical and biologic implications. Cancer,1999,86:2098-2101.

2. Magi-Galluzzi C, Epstein JI. Urothelial papilloma of the bladder:a review of 34 de novo cases. Am J Surg Pathol,2004,28(12):1615-1620.

3. Leuschner I, Harms D, Mattke A, et al. Rhabdomyosarcoma of the urinary bladder and vagina:a clinicopathologic study with emphasis on recurrent disease:a report from the Kiel Pediatric Tumor Registry and the German CWS Study. Am J Surg Pathol,2001,25(7):856-864.

4. 黄澄如,孙宁,张潍平,等. 小儿睾旁横纹肌肉瘤的诊治. 中华小儿外科杂志,2009,9:597-599.

5. 何乐健,王琳,孙宁,等. 儿童横纹肌肉瘤的临床病理学研究. 中华病理学杂志,2004,33:225-228.

6. Alderman M, Kunju LP. Inflammatory myofibroblastic tumor of the urinary bladder. Arch Pathol Lab Med,2014,138(10):1272-1277.

7. Teoh JY, Chan NH, Cheung HY, et al. Inflammatory myofibroblastic tumors of the urinary bladder:a systematic review. Urology,2014,84(3):503-508.

8. Ulbright TM. Gonadoblastoma and hepatoid and endometrioid-like yolk sac tumor:an update. Int J Gynecol Pathol,2014,33(4):365-373.

9. Kao CS, Idrees MT, Young RH, et al. Solid pattern yolk sac tumor:a morphologic and immunohistochemical study of 52 cases. Am J Surg Pathol,2012,36(3):360-367.

10. Wang F, et Liu A, Peng Y, et al. Diagnostic utility of SALL4 in extragonadal yolk sac tumors:an immunohistochemical study of 59 cases with comparison to placental-likealkaline phosphatase,alpha-fetoprotein,and glypican-3. Am J Surg Pathol,2009,33(10):1529-1539.

11. McLean TW Castellino SM. Pediatric genitourinary tumors. Curr Opin Oncol,2008,20(3):315-320.

12. Hawkins E, Heifetz SA, Giller R, et al. The prepubertal testis (prenatal and postnatal):its relationship to intratubular germ cell neo-plasia:a combined Pediatric Oncology Group and Children's Cancer Study Group. Hum Pathol,1997,28(4):404-410.

13. Xu Q Pearce MS, Parker L. Incidence and survival for testicular germ cell tumor in young males:a report from the Northern Region Young Person's Malignant Disease Registry,United Kingdom. Urol Oncol,2007,25(1):32-37.

14. Kao CS, Kum JB, Idrees MT, et al. Sclerosing Sertoli cell tumor of the testis:a clinicopathologic study of 20 cases. Am J Surg Pathol,2014,38(4):510-517.

15. Perrone F, Bertolotti A, Montemurro G, et al. Frequent mutation and nuclear localization of β-catenin in sertoli cell tumors of the testis. Am J Surg Pathol,2014,38(1):66-71.

16. Kao CS, et Ulbright TM, Young RH, al. Testicular embryonal carcinoma:a morphologic study of 180 cases high lighting unusual and unemphasized aspects. Am J Surg Pathol,2014,38(5):689-697.

17. Ye H Ulbright TM. Difficult differential diagnoses in testicular pathology. Arch Pathol Lab Med,2012,136(4):435-446.

18. Cendron M, Huff DS, Keating MA, et al. Anatomical,morphological and volumetric analysis:a review of 759 cases of testicular maldescent. J Urol,1993,149:570-573.

19. Wood HM, Elder JS. cryptorchidism and testicylar cancer:separating fact from fiction. J Urol,2009,181(2):452-461.

20. Kim MS, Park H, Park CS, et al. Eosinophilic cystitis associated with eosinophilic enterocolitis:case reports and review of the literature. Br J Radiol,2010,83(990):e122-e125.

21. Rossi E, Pavanello P, Marzola A, et al. Eosinophilic cystitis and nephrogenic adenoma of the bladder:a rare association of 2 unusual findings in childhood. J Pediatr Surg,2011,46:e31-e34.

22. 孙嫱,刘小荣,周楠,等. 儿童嗜酸细胞性膀胱炎 5 例临床分析. 中国实用儿科杂志,2013:940-942.

23. Spores SE. Tisticular regression syndrome:a clinical and pathologic study of 11 cases. Arch Pathol Lab Med,2000,124(5):694-698.

24. Mneimneh WS, Nazeer T, Jennings TA. Torsion of the gonad in the pediatric population:spectrum of histologic findings with focus on aspects specific to neonates and infants. Pediatr Dev Pathol,2013,16(2):74-79.

25. Comerci J T Jr, et Licciardi F, Bergh PA, et al. Mature cystic terato-ma:a clinicopathologic evaluation of 517 cases and review of the literature. Obstet Gynecol,1994,84(1):22-28.

26. Marina NM, Cushing B, Giller R, et al. Complete surgical excision is effective treatment for children with immature teratomas with or without malignant elements:A Pediatric Oncology Group/Children's Cancer Group Intergroup Study. J Clin Oncol,1999,17(7):2137-2143.

27. Gabra HO, Jesudason EC, Mcdowell HP, et al. Sacrococcygeal terato-toma-a 25-year experience in UK regional center. Journal of Pediatric Surgery,2006,41(9):1513-1516.

28. 肖榕,宋戈萍. 卵巢生殖细胞肿瘤的 CT 及 B 超诊断. 中国医学影像学杂志,2007,15(1):15-18.

29. 梁栋,王刚. 青春期少女卵巢生殖细胞肿瘤 68 例分析. 中华妇幼临床医学杂志(电子版),2007,3(5):258-260.

30. Christopher P. Crum,Marisa R. Nucci,Kenneth R. Lee. Diagnostic Gynecologic and Obstetric Pathology. 北京:北京大学医学出版社,2007.

31. Fattaneh A. Tavassoli. pathology and genetics tumours of the breast and female genital organs. 北京:人民卫生出版社,2006.

32. Robert J. kurman,Blaustein's pathology of the female genital. 6ed. 北京:北京科学技术出版社,2014.

33. Juan Rosai. 外科病理学. 10th ed. 北京:北京大学医学出版社,2014.

34. Brown J,Sood AK,Deavers MT,et al. Patterns of metastasis in sex cord-stromal tumors of the ovary:can routine staging lymphadenectomy be omitted? Gynecol Oncol,2009,113(1):86-90.

35. Qian Q,You Y,Yang J,et al. Management and prognosis of patients with ovarian sex cord tumor with annular tubules:a retrospective study. BMC Cancer,2015,15:270.

36. Young RH,Welch WR,Dickersin GR,et al. Ovarian sex cord tumor with annular tubules:review of 74 cases including 27 with Peutz-Jeghers syndrome and four with adenoma malignum of the cervix. Cancer,1982,50(7):1384-1402.

37. RE Scully,RH Young,PB. Clement Tumors of the Ovary,Maldeveloped Gonads,Fallopian Tube,and Broad Ligament. Washington D. C:Atlas of Tumor Pathology,1998.

38. Lele SM,Sawh RN,Zaharopoulos P,et al. Malignant ovarian sex cord tumor with annular tubules in a patient with Peutz-Jeghers syndrome:a case report. Mod Pathol,2000,13(4):466-470.

39. 陈乐真. 卵巢幼年型粒层细胞瘤的临床与病理学特征. 中华妇产科杂志,2003,38(10):653-654.

40. Merras-Salmio L,Vettenranta K,Mottonen M,et al. Ovarian granulosa cell tumors in childhood. Pediatr Hematol Oncol,2002,19(3):145-156.

41. Scully RE. Ovarian tumors. Am J Patho,1977,87(3):686-720.

42. Schofield DE,Fletcher JA. Trisomy 12 in pediatric granulosa-stromal celltumors. Demonstration by a modified method of fluorescence in situ hybridization on paraffin-embedded material. Am J Pathol,1992,141(6):1265-1269.

# 第三章

# 软组织

## 第一节 肿瘤性疾病

### 一、脐带纤维性息肉

**【定义】**

脐带纤维性息肉(fibrous umbilical polyp,FUP)是一种发生于脐部的良性纤维性增生性病变。

**【临床特点】**

1. **发病率** FUP 并非罕见,2001 年系列报道 14 例此病例,好发于男婴(13/14 例),发生年龄为 3~18 个月,平均年龄及中位年龄分别为 9 个月和 8 个月。

2. **症状** FUP 通常无症状,仅表现为脐部皮肤半圆状隆起。

3. **局部检查** 脐病变常常小于 1.5cm,隆起表面为皮肤,无渗液、窦道及瘘管。

4. **治疗** FUP 属于良性的病变,可仅行观察或手术切除。

5. **预后** FUP 是良性病变。临床上常在做泌尿生殖道等手术时同时做脐部息肉手术切除。

**【病理学特点】**

1. **肉眼观察** 肿物多呈小息肉状,直径常在 0.4~1.2cm,平均 0.7cm。

2. **镜下观察** 是一种圆顶状纤维细胞增生性病变,表面覆以表皮,真皮内增生的细胞主要为肥胖或梭形、富于淡粉红色细胞质的纤维母细胞,核卵圆形淡染,常伴小核仁;部分病灶细胞可呈星状细胞或神经节样细胞,伴有少量或中等量胶原纤维,但多无明显炎症改变。肿物境界清,无包膜,血管稀少,无皮肤附件(图 3-1-1-A~C)。

3. **免疫组化** 部分纤维母细胞可表达 SMA(图 3-1-1-D)、Desmin,但不表达 CK、EMA、CD34、S-100。

**【鉴别诊断】**

1. **脐窦及脐茸** 为卵黄管残留。镜下见肠黏膜及平滑肌组织。

2. **肌纤维瘤** 病变一般不发生于脐部。由成片短梭形、胞质嗜伊红的细胞构成,肿瘤内血管丰富,常呈血管外皮瘤样结构,并可见小圆形到梭形较原始细胞。

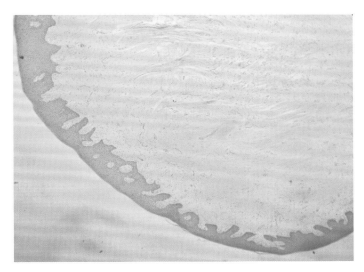

图 3-1-1-A HE×4 示表皮下圆顶状纤维细胞增生性病变,无皮肤附件

图 3-1-1-B HE×10 示稀疏的梭形纤维母细胞增生

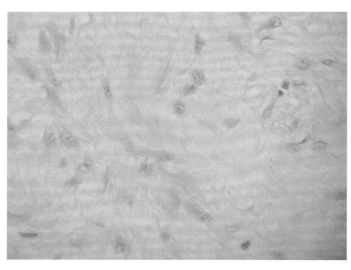

图 3-1-1-C　HE×20 示增生细胞核卵圆形淡染,伴模糊的小核仁及少量胶原

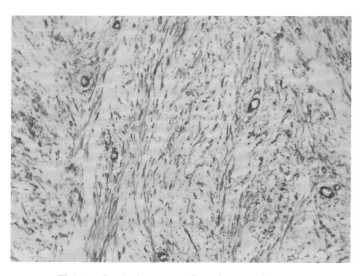

图 3-1-1-D　IHC×10 示局部细胞 SMA 染色阳性

**3. 疤痕疙瘩**　两者组织学可非常相似。但疤痕疙瘩很少单纯发生于脐部,常见于头颈部,多有外伤、感染等病史。镜下见广泛玻璃样变的胶原。

**4. 纤维瘤病**　一般不发生于脐部,病变范围大,边界不清,浸润性生长。

**5. 结节性筋膜炎**　FUP 可呈筋膜炎样改变,但部位独特,且多无炎症出血等表现。

（汤宏峰）

## 二、婴儿纤维性错构瘤

**【定义】**

婴儿纤维性错构瘤(fibrous hamartoma of infancy,FHI)是一种界限欠清的表浅软组织肿瘤,由成熟的纤维组织、脂肪组织、不成熟的嗜碱性或黏液状的原始间叶细胞等三种

成分构成,具有特征性的器官样结构;好发于婴幼儿。

**【临床特点】**

**1. 发病率**　罕见。好发小于 2 岁的婴幼儿,可为先天性,偶见大龄儿童;男孩多见,男女比例 2∶1。

**2. 症状**　多数表现为无痛性的、质硬的皮下结节或斑块,有时肿物生长较快。病变有时体积较大,但生物学行为为良性,与其他部位的错构瘤类似;最常见部位为腋窝及腹股沟,其次为躯干、四肢、头颈部。本瘤常为散发型,无家族趋势。可以其他肿瘤伴发。

**3. 实验室检查**　无特异性。

**4. 影像学特点**　超声显示界限不清和蛇形或边缘呈分叶状混合回声,类似于血管瘤、淋巴管瘤或脂肪瘤。MRI 为脂肪组织及中等密度组织的混合信号,$T_1WI$ 相呈等信号,$T_2WI$ 相呈比肌肉稍强的信号。

**5. 治疗**　局部切除病灶,常可治愈。

**6. 预后**　16% 的患者可有术后局部复发,原因常为切除不彻底。复发瘤不具有破坏性特性,再次切除即可治愈。无转移的病例报道。

**【病理学特点】**

**1. 肉眼观察**　常表现为皮下直径 1~8cm(平均 4cm)的界限不清的多块状肿物,切面常呈灰白或灰黄色纤维脂肪样组织,往往无坏死(图 3-1-2-A)。

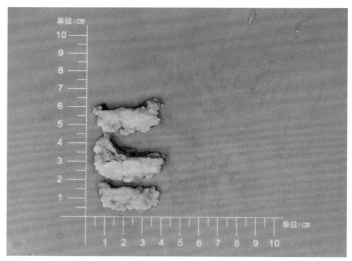

图 3-1-2-A　大体照片示灰黄色肿物(此图由北京儿童医院病理科提供)

**2. 镜下观察**　肿瘤由相互交织的成熟脂肪组织,束状中等细胞密度的纤维母细胞,和小巢状卵圆形原始细胞等三种成分构成的不规则、器官样结构(图 3-1-2-B~E)。在黏液样基质中,形成以原始细胞为中心旋涡状或球形结构。三种成分的数量多少差别可很大。

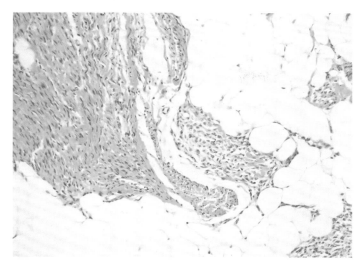

图 3-1-2-B HE×4 示相互交织的成熟脂肪组织,束状中等细胞密度的纤维母细胞,和小巢状卵圆形原始细胞等三种成分构成的不规则、器官样结构

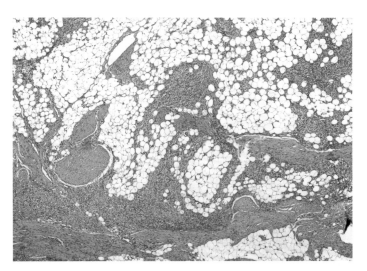

图 3-1-2-C HE×4 示原始细胞、脂肪组织及纤维母细胞(此图由北京儿童医院病理科提供)

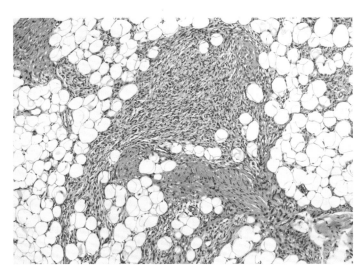

图 3-1-2-D HE×10 示脂肪组织、纤维母细胞及原始细胞呈器官样结构(此图由北京儿童医院病理科提供)

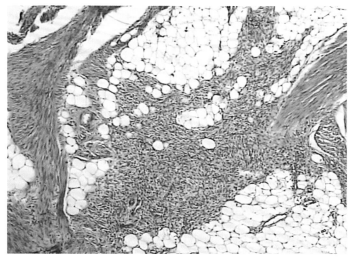

图 3-1-2-E HE×4 示原始细胞、脂肪组织及纤维母细胞(此图由北京儿童医院病理科提供)

3. **免疫组化** 部分梭形细胞 actin 和 Desmin 阳性,提示其为肌纤维母细胞,β-catenin 免疫标记阴性。

4. **超微结构特点** 纤维母细胞特点。

5. **分子遗传学特点** 已有染色体 t(2;3)(q31;q21)及 t(6;12)(q25;24.3;q13)易位的病例报道。

【鉴别诊断】

**脂肪纤维瘤病** 由脂肪和束状富于细胞的纤维母细胞构成的硬纤维瘤样病变。组织学结构类似于 FHI,但缺乏原始间叶细胞巢或器官样结构。

(Zhongxin Yu 邓志娟)

## 三、婴儿指/趾纤维瘤病

【定义】

婴儿指/趾纤维瘤病(infantile digital fibromatosis, IDF)是由增生的肌纤维母细胞构成的良性纤维性肿瘤,特征性改变是瘤细胞胞质内见嗜酸性包涵体,又称包涵体性纤维瘤病;典型病例好发于婴幼儿的指/趾。

【临床特点】

1. **发病率** 罕见。

2. **症状** 典型病例好发于婴幼儿,部分病例可为先天性,常表现为第二到第五指/趾关节伸侧、生长缓慢的孤立性红色结节。

3. **实验室检查** 无特异性。

4. **影像学特点** 常不需要。

5. **治疗** 常用的治疗方式是保守性局部切除病变。

6. **预后** 切除不彻底的病例常可复发(复发率约为74%),但病变随着患儿长大,常可消退。所以保守治疗常可治愈。

**【病理学特点】**

1. **肉眼观察** 典型病变是发生于真皮或皮下的小圆顶形结节,表面被覆完整的皮肤;结节直径常小于 2cm,表面皮肤紧张(图 3-1-3-A)。

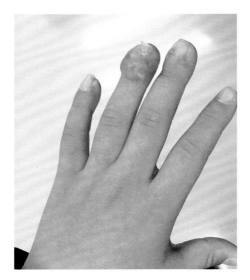

图 3-1-3-A 大体照片示左手示指结节状肿物(此图由北京儿童医院病理科提供)

2. **镜下观察** 由中等密度的梭形肌纤维母细胞构成。瘤细胞排列成旋涡状或纵横交替的片状,在细胞间常见数量不等的胶原。瘤细胞胞质内偶然可见特征性嗜酸性核旁包涵体,这些包涵体体积大小似红细胞,但不同于红细胞,包涵体大小不很一致,而且不能折光(图 3-1-3-B、C)。较大的病变可延伸到骨膜,但很少侵蚀骨质。

3. **免疫组化** 包涵体 Masson 三色染色呈红色(图 3-1-3-D),actin 染色常呈阴性;梭形细胞免疫组化标记 actin、Desmin 阳性,少数 CK 阳性,不同程度的表达 CD99、

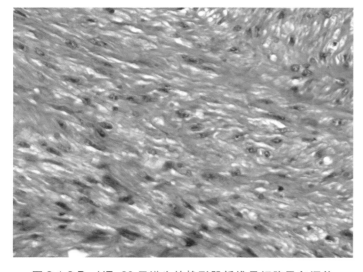

图 3-1-3-B HE×20 示增生的梭形肌纤维母细胞及包涵体(此图由北京儿童医院病理科提供)

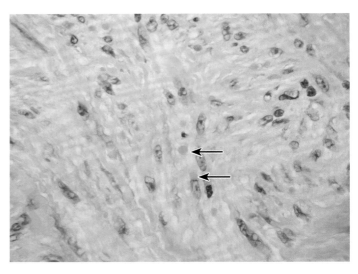

图 3-1-3-C HE×20 示肿瘤由中等密度的梭形肌纤维母细胞构成。胞质内偶有特征性嗜酸性核旁包涵体(箭头所示)

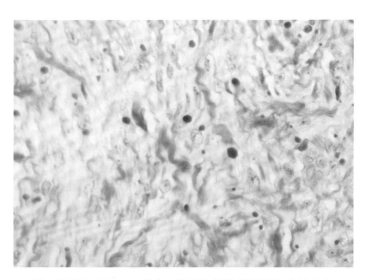

图 3-1-3-D Masson 染色×20 示包涵体呈不同大小的红色球状体

CD117、CD34 和 CD10,罕见(<5%)β-catenin 核阳性。

**【鉴别诊断】**

**婴儿纤维瘤病** 婴儿纤维瘤病是纤维母细胞/肌纤维母细胞增生性病变,呈浸润性生长方式,但细胞无异型性;当主要成分是脂肪时,又称为脂肪纤维瘤病。肿瘤常大于 2cm,多发生并局限于骨骼肌深层,很少发生于指趾。与婴儿指/趾纤维瘤病不同的是,婴儿纤维瘤病缺乏胞质内嗜酸性包涵体。

(Zhongxin Yu 邓志娟)

**四、颈纤维瘤病**

**【定义】**

颈纤维瘤病(fibromatous colli)是累及婴儿胸锁乳头肌的良性纤维性增生性疾病。

**【临床特点】**

1. **发病率** 少见,占新生儿的 0.4%,与胎儿宫内胎位不正、缺血、产伤、产钳、难产等有关。

2. **症状** 男孩多见,表现为出生 8 周内的婴儿和新生儿,胸锁乳头肌无痛性、实性包块,10%~20%患者伴有先天性斜颈,2.4%~10%患者可伴有髋部发育不良。

3. **实验室检查** 未见异常。

4. **影像学特点** 胸锁乳头肌包块。

5. **治疗** 保守治疗包括理疗和按摩,对于病变持续 1 年以上并伴有颅面部畸形者可选择手术治疗。

6. **预后** 大多数患者为自限性,4~8 个月时病变可自发性消退。

**【病理学特点】**

1. **肉眼观察** 肌肉病变,直径 2~3cm,实性、白色、侵及肌肉,但不累及周围组织。

2. **镜下观察** 纤维母细胞侵及骨骼肌纤维,病变早期,细胞密度较高,晚期纤维化明显,肌纤维肿胀、变性、萎缩,未见核异型、多形和核分裂(图 3-1-4-A～D)。

3. **免疫组化** SMA、阳性,catenin 染色核阴性(图 3-1-4-E)。

4. **超微结构特点** 纤维母细胞特点。

5. **分子遗传学特点** 未见特异性改变。

**【鉴别诊断】**

1. **纤维瘤病** 孤立或多发性病变,不局限于单一肌肉,病变包绕周围肌纤维,但不取代肌肉,catenin 核阳性。

2. **结节性筋膜炎** 不在肌束间浸润,常见黏液和轮辐状结构,混有红细胞、淋巴细胞和浆细胞。

3. **局灶性肌炎** 肌内肿块,间质混有炎细胞和致密纤维,变性和再生肌病改变。

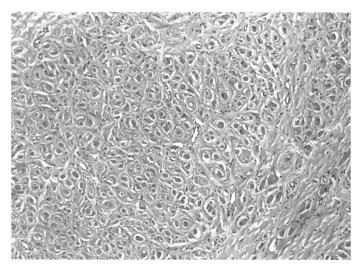

图 3-1-4-B HE×10 示纤维组织分隔骨骼肌纤维

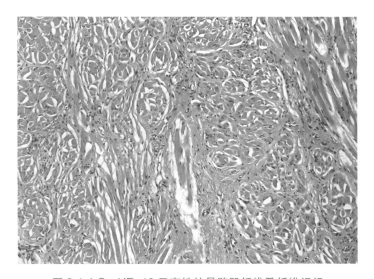

图 3-1-4-C HE×10 示变性的骨骼肌纤维及纤维组织

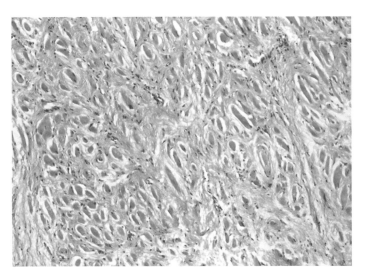

图 3-1-4-A HE×10 示纤维组织分隔骨骼肌纤维,排列紊乱

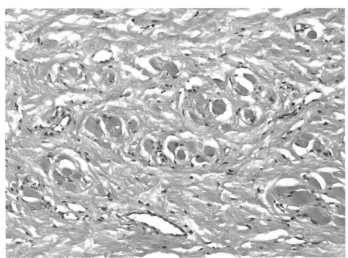

图 3-1-4-D HE×20 示残留的骨骼肌纤维

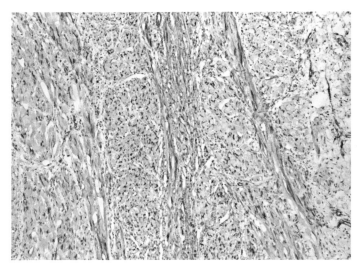

图 3-1-4-E IHC×10 示 catenin 染色阴性

（何乐健）

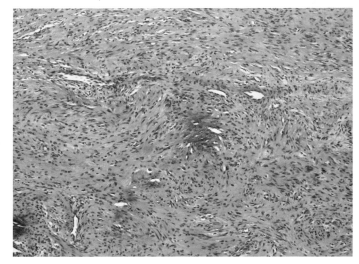

图 3-1-5-A HE×4 示梭形细胞及灶状钙化

## 五、钙化性腱膜纤维瘤

### 【定义】

钙化性腱膜纤维瘤（calcifying aponeurotic fibroma）儿童手或足起源，含有钙化或灶状软骨，浸润性纤维母细胞性病变。

### 【临床特点】

1. **发病率** 罕见。儿童多见，5~15 岁儿童好发。手指、手掌最多见，其次是足底、踝、趾等部位，皮下包块，附着于腱膜或筋膜上。

2. **症状** 无痛性缓慢生长的包块，病史可长达数年。

3. **实验室检查** 无特殊。

4. **影像学特点** 肿物可见钙化影。

5. **治疗** 手术切除病变。

6. **预后** 良好。40%~50%病例复发，偶见恶性转化病例。

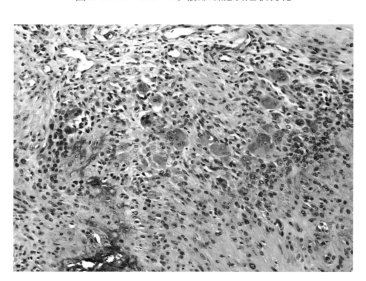

图 3-1-5-B HE×20 示破骨样巨细胞及钙化灶

### 【病理学特点】

1. **肉眼观察** 肿物直径通常小于 3cm，界限欠清，实性质硬，切面可有沙砾感。

2. **镜下观察** 肿物呈结节状生长，浸润周围组织；胶原纤维基质中分布有梭形、卵圆形纤维母细胞，二者比例不等；可见灶状钙化或软骨病灶，数量不等；上皮样软骨样细胞可包绕病灶周围，也可见破骨样巨细胞，骨化罕见（图 3-1-5-A~E）。

3. **免疫组化** 无特异性抗体表达。

4. **超微结构特点** 梭形细胞显示纤维母细胞瘤和肌纤维母细胞特点。

5. **分子遗传学特点** 未见特异性遗传性改变。

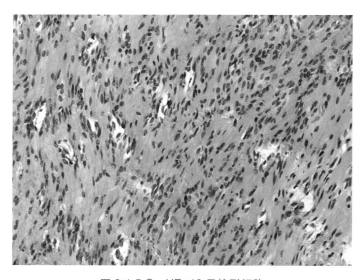

图 3-1-5-C HE×10 示梭形细胞

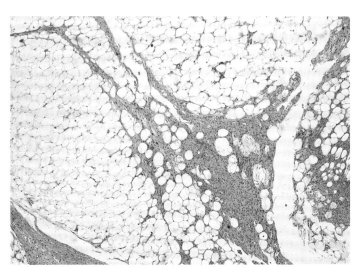

图 3-1-5-D　HE×4 示肿瘤浸润脂肪组织

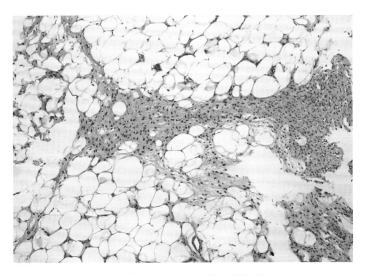

图 3-1-5-E　HE×10 示肿瘤浸润脂肪组织

【鉴别诊断】

1. **脂肪纤维瘤病**　头颈部或四肢近端多见,长梭形纤维母细胞呈索状或致密排列,钙化或破骨样巨细胞罕见。

2. **掌跖纤维瘤病**　束状纤维母细胞伴致密胶原纤维,缺乏钙化或软骨成分。

3. **单向性滑膜肉瘤**　四肢深部软组织,细胞密集,异型性明显,可见钙化,可表达 EMA,FISH 检查可见 *SS18*(SYT)基因异常。

（何乐健）

## 六、炎性肌纤维母细胞瘤

【定义】

炎性肌纤维母细胞瘤(inflammatory myofibroblastic tumor,IMT)过去被认为是一种炎性假瘤,但现在认为它是一个真性肿瘤性病变,属于一种介于良性和恶行之间的交界性肿瘤。主要发生于儿童和青少年的软组织和内脏器官。它的病理学特征是肌纤维母细胞增生伴有浆细胞、淋巴细胞及嗜酸性粒细胞等炎细胞浸润。半数以上的病例有 *ALK* 基因的遗传学改变。

【临床特点】

1. **发病率**　罕见。炎性肌纤维母细胞瘤好发于儿童、青少年和青年,平均年龄 10 岁。最常发生的部位是肺(过去称为“浆细胞肉芽肿”),是儿童肺最常见的原发性肿瘤。其他常见原发部位包括膀胱、肠系膜、网膜、消化道和其他内脏器官。

2. **症状**　患者的症状取决于肿瘤发生部位,一些患者可出现发热、不适、体重减轻和/或贫血、血小板减少、多克隆高丙种球蛋白血症和 ESR 增高等。肿物切除后,这些症状多可消失。

3. **实验室检查**　无特异性。

4. **影像学**　炎性肌纤维母细胞瘤的影像学多没有特异性。影像学表现差别很大,常类似于良性或恶性肿瘤,富含血管,增强 CT 或 MRI 常显示均一或混杂性病变。

5. **治疗**　手术切除是主要的治疗方法。少数病例应用皮质醇甾体类或非甾体类抗炎药后肿物可消退或缩小。

6. **预后**　炎性肌纤维母细胞瘤有术后局部复发潜能,但通常不发生转移。偶尔也有侵袭性生长或发生转移的病例报道(<5%的病例),这些病例被称为“炎性纤维肉瘤”。

【病理学特点】

1. **肉眼观察**　肿瘤界限清楚,没有包膜,切面呈灰白、旋涡状、鱼肉样或黏液样(图 3-1-6-A)。少数病例可

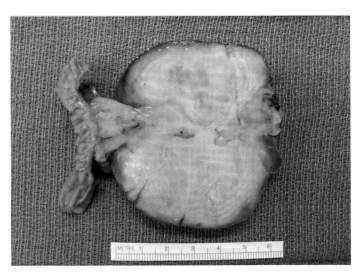

图 3-1-6-A　大体照片示一肠系膜肿瘤,界限清楚,没有包膜,切面呈灰白、旋涡状、鱼肉样或黏液

出现局灶出血、坏死和钙化。肺外病变的肿瘤直径为1~17cm,平均6cm。

**2. 镜下观察** 由梭形的肌纤维母细胞和纤维母细胞组成并伴有大量淋巴细胞和浆细胞等炎性细胞浸润。有的病例炎性细胞的浸润太明显以至于会掩盖肌纤维母细胞增生,反之亦然。病变背景由含量不同的纤维组织构成。基于梭形细胞的含量和分布,此肿瘤被分为三个组织学亚型。第一型由中等量的梭形肌纤维母细胞和疏松排列的纤维组织以及不等量的炎性细胞构成(图3-1-6-B)。这些纤维组织常含有丰富的扩张性血管,有时可有类似于肉芽组织或血管周细胞瘤样变化。第二型由密集的梭形肌纤维母细胞和大量的炎性细胞组成(图3-1-6-C~F)。这些肌纤维母细胞常常排列成束状或者轮辐状。炎性细胞多由淋巴细胞和浆细胞组成,有时还可见到具有生发中心的淋巴滤泡。偶尔也可见到神经节细胞样的肌纤维母细胞,其核呈空泡状、核仁嗜酸性、胞质呈嗜双染性。最后一型由低密度的肌纤维母细胞和大量胶原化的纤维组织构成(图3-1-6-G)。这一类型有点像疤痕组织或硬纤维瘤病。这三种类型可以以不同的比例出现在同一个肿瘤中。任何一类都可见到有丝分裂,但不应当出现非典型有丝分裂。偶尔也可见到粗大或沙砾体样钙化和骨化生,说明这是一缓慢增长性肿瘤(图3-1-6-H)。

**3. 免疫组化** 肌纤维母细胞和纤维母细胞显示不同程度的表达SMA,MSA和Desmin。Cytokeratin表达可呈局灶阳性(图3-1-6-I)。大部分病例(50%~60%)有*ALK*基因重组,所以显示ALK细胞质或细胞膜阳性染色。但此标记并不是出现在所有病例,所以染色阴性并不排除诊断。另外,其他肿瘤也可表达ALK,解读时需结合其他特征综合考虑。ALK表达可能提示预后良好。

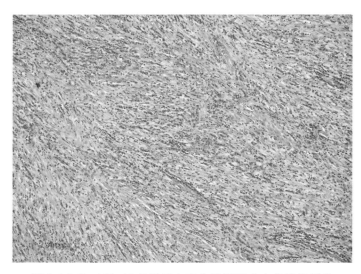

图3-1-6-C HE×10 示肿瘤由密集的排列成束状的肌纤维母细胞和大量的炎性细胞组成

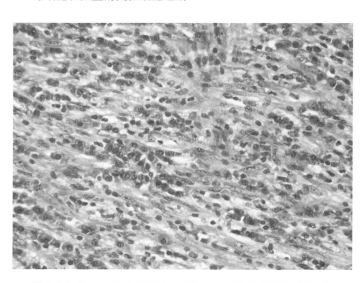

图3-1-6-D HE×20 示肌纤维母细胞看上去没有明显的非典型细胞学改变;病变中有大量的浆细胞浸润

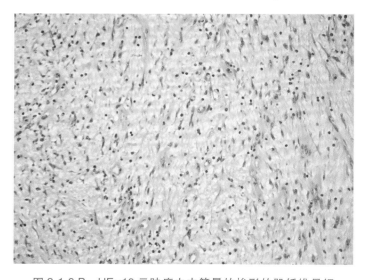

图3-1-6-B HE×10 示肿瘤由中等量的梭形的肌纤维母细胞和疏松排列的纤维组织以及不等量的炎性细胞构成

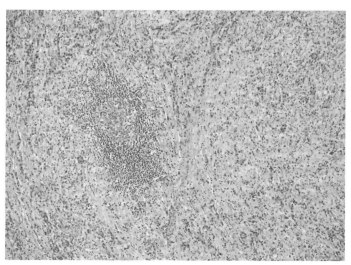

图3-1-6-E HE×10 示生发中心的淋巴滤泡

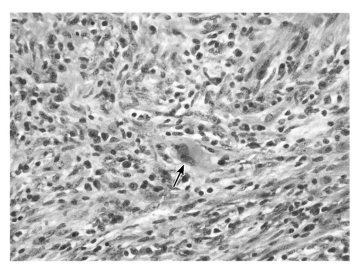

图 3-1-6-F HE×20 偶尔也可见到神经节细胞样的肌纤维母细胞,其核呈空泡状、核仁嗜酸性,胞质呈嗜双染性(箭头所示)

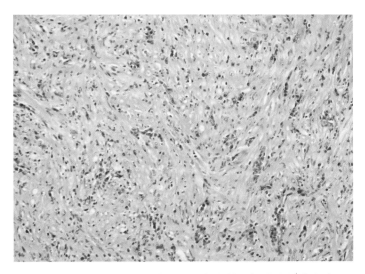

图 3-1-6-G HE×10 示肿瘤由低密度的肌纤维母细胞和大量胶原化的纤维组织构成,有点像硬纤维瘤病

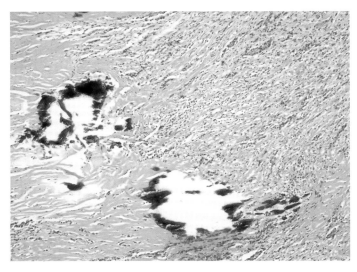

图 3-1-6-H HE×10 示病变中的钙化

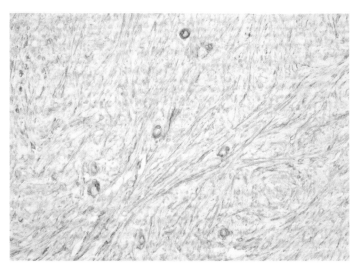

图 3-1-6-I IHC×10 示肌纤维母细胞,SMA 染色阳性

**4. 分子遗传学特点** 大部分病例(50%～60%)有 *ALK* 基因重组,可用 FISH 检查有无 *ALK* 基因重组来确定诊断。

【鉴别诊断】

**1. 经典型霍奇金淋巴瘤** 当炎性肌纤维母细胞瘤出现显著的慢性炎性伴有节细胞样细胞时,应除外霍奇金淋巴瘤。免疫组化上,炎性肌纤维母细胞瘤的瘤细胞表达 actin 和 ALK,而 CD30 和 CD15 阴性,有助鉴别诊断。

**2. 胃肠道间质瘤(gastrointestinal stroma tumor, GIST)** GIST 可能偶尔有类似于炎性肌纤维母细胞瘤组织学变化,但胃肠道间质瘤表达 CD117 和 DOG1,而 ALK 阴性,有助鉴别诊断。

(Zhongxin Yu  邓志娟)

## 七、纤维组织细胞瘤

【定义】

纤维组织细胞瘤(fibrous histiocytoma)是良性,局灶性、真皮纤维母细胞和组织细胞增生,又叫皮肤纤维瘤、纤维组织细胞瘤。

【临床特点】

**1. 发病率** 成人常见,儿童少见,四肢远端多见。

**2. 症状** 实性,孤立性肉色结节或丘疹,新病变呈粉红色,老病变为棕色,免疫抑制患者可为多灶性病变。

**3. 实验室检查** 无特殊改变。

**4. 影像学特点** 未见特殊。

**5. 治疗** 手术切除病变。

**6. 预后** 多数病变预后良好,复发患者可高达30%,也有少数转移和死亡病例报道。

**【病理学特点】**

1. **肉眼观察**　实性界限清楚的、无包膜肿物,切面灰白、灰黄,可见出血囊性变。

2. **镜下观察**　真皮梭形、组织细胞样增生,早期病变组织细胞和淋巴细胞较多,成熟病变梭形细胞更多,细胞更致密;而陈旧病变纤维化更明显;细胞异形、多形性轻,病变周围可见胶原;可见如下亚型:动脉瘤样型;细胞型、上皮样型、载脂型、非典型(图3-1-7-A~C)。

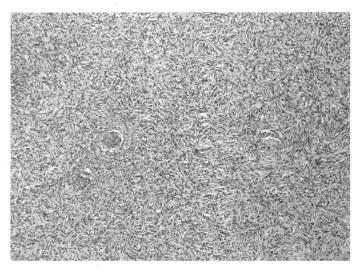

图 3-1-7-C　HE×10 示浸润的组织细胞

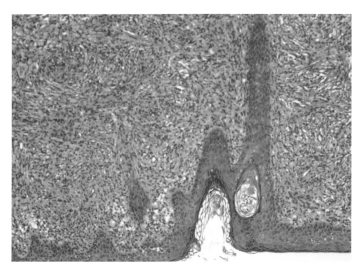

图 3-1-7-A　HE×4 示真皮梭形细胞浸润

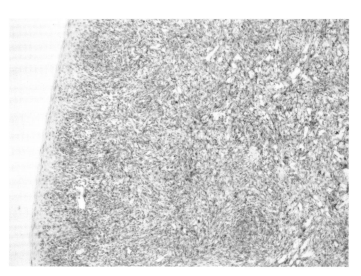

图 3-1-7-D　IHC×10 示 CD68 染色,瘤细胞阳性

脂肪组织,免疫组化:CD34 阳性,CD163、CD68、FXIIIA 阴性。

2. **非典型纤维黄色瘤**　老年人,可见非典型梭形和多形上皮样细胞。

(何乐健)

## 八、幼年性黄色肉芽肿

**【定义】**

幼年性黄色肉芽肿(juvenile xanthogranuloma)为非朗格汉斯组织细胞增生性良性肿瘤。

**【临床特点】**

1. **发病率**　少见,好发 1 岁以下的婴儿,占 75%,也可为先天性病变;绝大多数见于 3 岁以下婴幼儿,13%~30% 为较大儿童;好发部位依次为头颈部、躯干、四肢;大多为孤立性病变,也可为多发或系统性病变。10% 为皮肤多发病变,5% 可见内脏受累包括肺、肝、胰腺、脾、肾、脑、

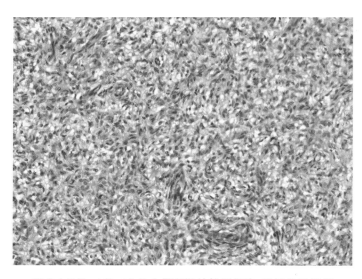

图 3-1-7-B　HE×10 示大量浸润的梭形细胞,排列呈轮辐状

3. **免疫组化**　CD163、FXIIIA、CD68 阳性,SMA 局灶阳性,CD34、S-100、CD31、Melan-A、HMB45、Desmin 阴性(图3-1-7-D)。

4. **超微结构构特点**　具有纤维组织细胞特点。

5. **分子遗传学特点**　未见特异遗传性改变。

**【鉴别诊断】**

1. **隆突性皮肤纤维肉瘤**　梭形细胞浸润,可浸润皮下

肾上腺、骨、小肠等。

2. **症状** 多为孤立性病变,内脏及深部软组织病变常常导致相应器官的肿大、肿物性病变。

3. **实验室检查** 无特殊。

4. **影像学特点** 深部软组织及内脏病变常常为界限清楚的肿物(图 3-1-8-A、B)。

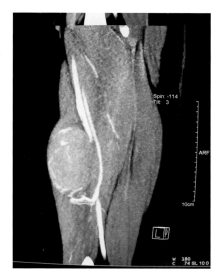

图 3-1-8-A  MRI 示右大腿实性肿物

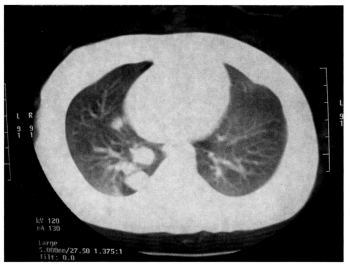

图 3-1-8-B  CT 检查示右肺结节状界限清楚影

5. **治疗** 手术切除病变;系统性病变可加以化疗。

6. **预后** 良好,具有病变稳定、可消退特点;罕见情况下,若有多器官受累的患儿,可致死。

**【病理学特点】**

1. **肉眼观察** 灰黄色肿物,质中(图 3-1-8-C~E)。

2. **镜下观察** 典型病变可见组织细胞、梭形细胞、泡沫细胞、急慢性炎细胞浸润;组织细胞可呈单核或多核,多核巨细胞即所谓托通氏巨细胞(Touton giant cell),核呈

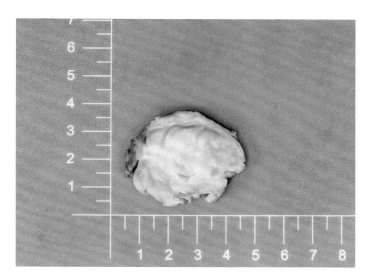

图 3-1-8-C  大体照片示软组织灰黄色肿物、质中

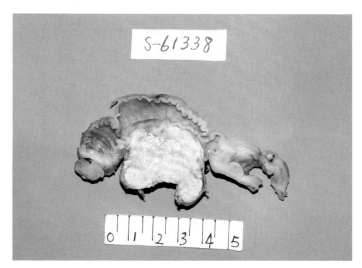

图 3-1-8-D  大体照片示胰头部肿物灰黄色、质中

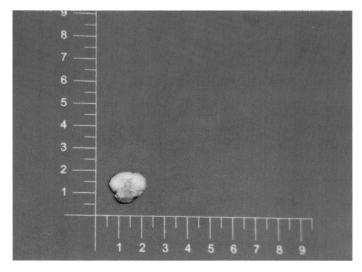

图 3-1-8-E  大体照片示椎管内灰黄色肿物

花环状,位于周边,早期病变中可未见该细胞;核分裂少见,未见核异型(图 3-1-8-F~L)。

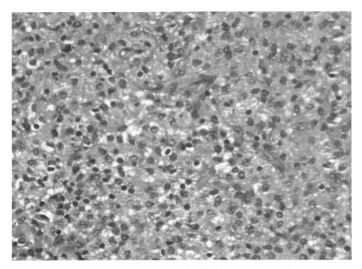

图 3-1-8-F　HE×10 示胞质丰富嗜酸的组织细胞、泡沫细胞

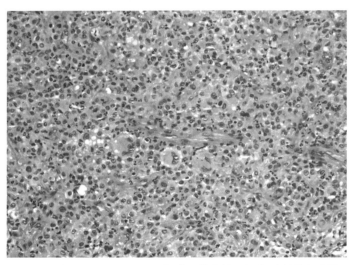

图 3-1-8-G　HE×10 示组织细胞、花环状多核巨细胞、中性粒细胞等

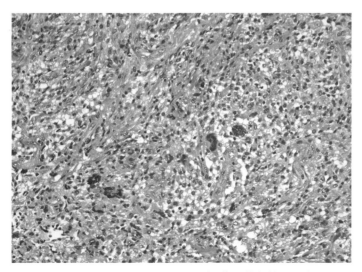

图 3-1-8-H　HE×10 示组织细胞、花环状多核巨细胞

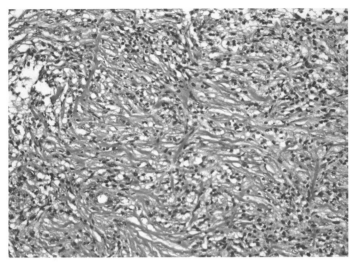

图 3-1-8-I　HE×10 示大量梭形细胞及散在淋巴细胞

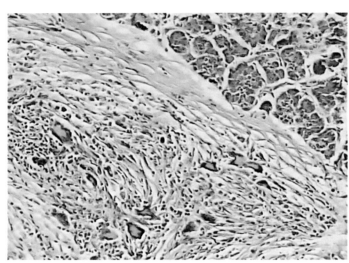

图 3-1-8-J　HE×10 示胰腺与肿瘤交界处,胰腺腺泡与托通氏巨细胞、组织细胞等

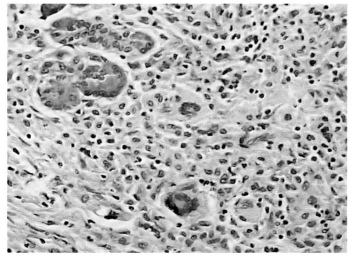

图 3-1-8-K　HE×20 示胰腺腺泡及托通氏巨细胞、泡沫细胞等

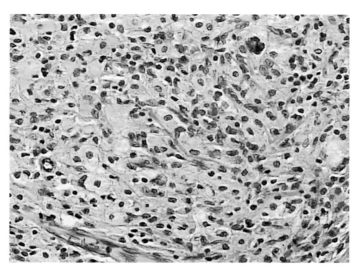

图 3-1-8-L HE×10 示托通氏巨细胞、泡沫细胞、淋巴细胞等

3. **免疫组化** CD68、CD163 阳性,而 CD1a、S-100 阴性(图 3-1-8-M、N)。

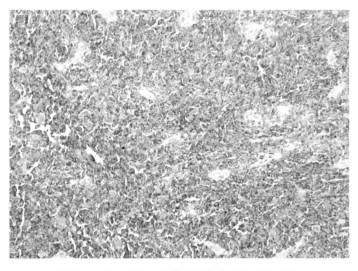

图 3-1-8-M IHC×10 示瘤细胞 CD68 染色阳性

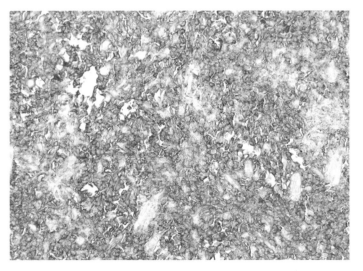

图 3-1-8-N H×10 示瘤细胞 CD163 染色阳性

4. **超微结构特点** 胞质内可见脂质空泡、胆固醇裂隙,未见 Birbeck 颗粒。

5. **分子遗传学特点** 未见特异性染色体异常。

【鉴别诊断】

1. **朗格汉斯细胞组织细胞增生症(Langerhans cell histiocytosis)** 常为多系统病变,浸润的组织细胞具有异型性,免疫组化:CD1a、Langerin 等阳性。

2. **黄色瘤(xanthoma)** 泡沫细胞增生,未见托通氏巨细胞浸润,背景炎细胞少,常伴高脂血症,成人多见。

3. **纤维组织细胞瘤/皮肤纤维瘤** 成人多见,梭形细胞轮辐状排列,病变内出血、含铁血黄素沉着,表皮增生。

(何乐健)

## 九、隆突性皮肤纤维肉瘤

【定义】

隆突性皮肤纤维肉瘤(dermatofibrosarcoma protuberans,DFSP)属于一种起源于真皮及皮下组织,介于良性和恶性之间的交界性纤维组织细胞肿瘤。它通常好发于躯干或四肢近端部位。多数患者确诊时年龄为四十岁左右成年人,但也有许多是在儿童或新生儿期就开始发病。巨细胞纤维母细胞瘤(giant cell fibroblastoma,GCF)和 Bednar 肿瘤是此瘤的亚型,它们都具有相同的遗传学改变。巨细胞纤维母细胞瘤多见于年龄小于 5 岁的儿童,故为幼年型的隆突性皮肤纤维肉瘤。Bednar 肿瘤除具有隆突性皮肤纤维肉瘤的典型特征外,还可见黑色素颗粒沉积。

【临床特点】

1. **发病率** 不常见。

2. **症状** 典型的隆突性皮肤纤维肉瘤病例表现为斑块样的皮肤结节,常有缓慢但持续生长的病史,多达数年之久。身体任何部位均可发生,但最常见于躯干,其次为四肢近端和头颈部(图 3-1-9-A、B)。患者即使是在进展期,也常没有任何如慢性消耗等系统性症状。

3. **实验室检查** 无特异性。

4. **影像学** 此瘤大部分位置表浅,所以常规不需做 MRI 检查。但 MRI 影像检查对较大肿瘤或病变不典型时,对进行术前肿瘤的精确定位有非常重要的作用。MRI 显示单个界限清楚的肿块,一般局限于皮下组织。肿块常常与肌肉在 $T_1$ 相呈等低信号,$T_2$ 相呈高信号,注入照影剂后呈均匀或斑驳性增强。

5. **治疗** 治疗方法是局部宽边切除(距离肿瘤边缘 2~3cm)。

6. **预后** 局部浸润性病变,复发率高,但很少发生恶

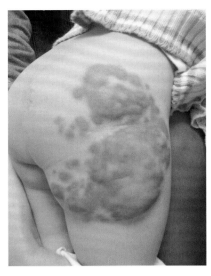

图 3-1-9-A 大体照片显示右臀部及大腿上部粉红色、斑片状、略突出皮肤的肿物（此图由北京儿童医院病理科提供）

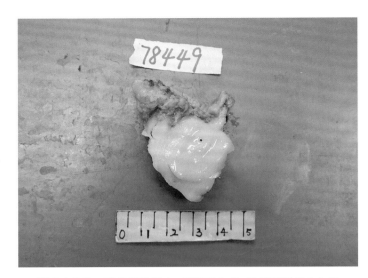

图 3-1-9-C 手术切除标本,显示灰白色、黏液样肿物（此图由北京儿童医院病理科提供）

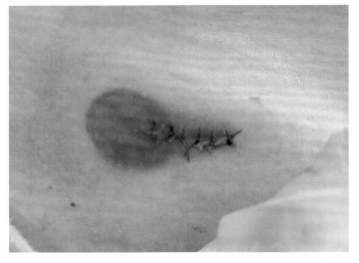

图 3-1-9-B 大体照片显示皮肤类圆形、红斑,略突出皮表（此图由北京儿童医院病理科提供）

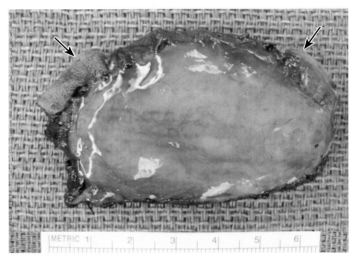

图 3-1-9-D 大体照片示真皮内的巨细胞纤维母细胞瘤;肿瘤切面呈胶冻状或半透明样改变;箭头所示为表皮表面

性转化或转移。

【病理学特点】

1. **肉眼观察** 肿瘤呈局部浸润性增长,故与周围软组织边界常不清楚。肿瘤平均直径 3～5cm,但也有直径25cm 的病例报道。切面灰白、实性。一般没有坏死样变。巨细胞纤维母细胞瘤常呈胶冻状或半透明样改变（图 3-1-9-C、D）。

2. **镜下观察** 真皮深层或皮下组织中见大小一致、纤细、梭形纤维母细胞增生。瘤细胞浸润周围脂肪常常使肿瘤边缘呈"蜂窝"样改变（图 3-1-9-E）。经典病例,瘤细胞呈轮辐状排列。细胞异型性很小,核分裂少（<5/10HPF）（图 3-1-9-F）。如核分裂增加及细胞密集,提示恶性转化为纤维肉瘤型,此时,瘤细胞可呈"人字形"排

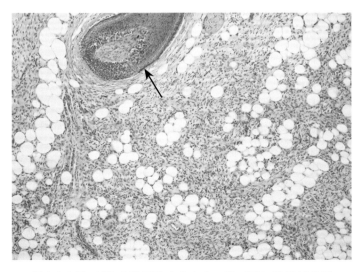

图 3-1-9-E HE×4 显示肿瘤由大小一致、纤细、梭形纤维母细胞组成,位于真皮深层并浸润周围和皮下组织中的脂肪,使肿瘤边缘呈"蜂窝"样改变;箭头所示为真皮内的毛囊

列。巨细胞纤维母细胞瘤由侵袭性、疏松排列波浪状的梭形细胞组成,伴有细胞密度不均、数量不等巨细胞及被覆巨细胞的假血管空腔。瘤细胞异型性不明显,核分裂少见(图 3-1-9-G~I)。

**3. 免疫组化** DFSP 及其亚型均表达 CD34(图 3-1-9-J)。肿瘤细胞 S-100 和ⅩⅢa 因子阴性,纤维肉瘤型 CD34 的表达常减弱或不表达。

**4. 分子遗传学特点** t(17;22)(q22;q13)染色体异位导致 COL1A1-PDGFB 基因融合,或者发生环染色体的重复部分。因此 COL1A1-PDGFB 基因融合检测可应用于临床诊断(图 3-1-9-K)。

【鉴别诊断】

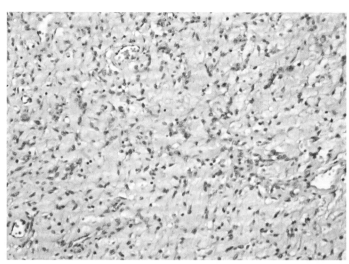

图 3-1-9-H HE×10 显示巨细胞纤维母细胞瘤;由侵袭性、疏松排列波浪状的梭形细胞组成,病变背景含有大量黏液样基质

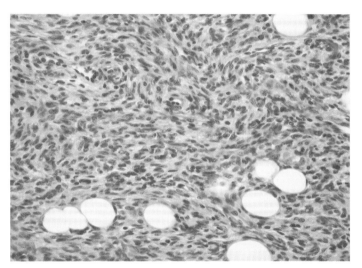

图 3-1-9-F 显示瘤细胞呈轮辐状排列,细胞异型性很小,几乎没有核分裂

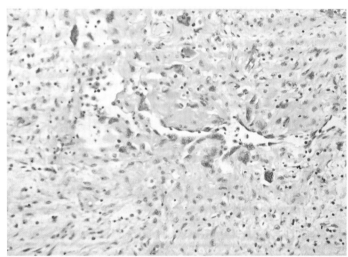

图 3-1-9-I HE×10 巨细胞纤维母细胞瘤常含有数量不等的巨细胞及被覆巨细胞的假血管空腔

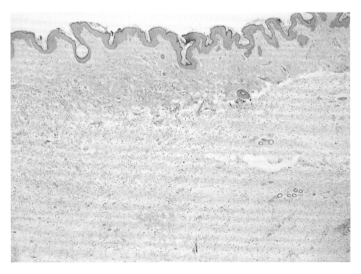

图 3-1-9-G HE×4 显示巨细胞纤维母细胞瘤;肿瘤位于真皮深层并浸润皮下组织

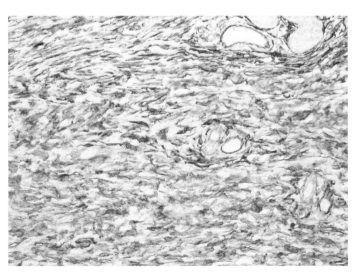

图 3-1-9-J IHC×10 隆突性皮肤纤维肉瘤及其亚型均表达 CD34

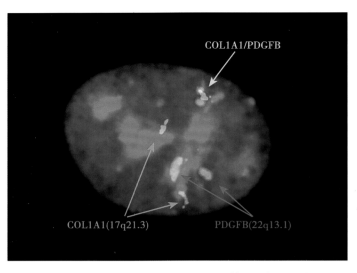

图 3-1-9-K FISH 检查:*COL1A1-PDGFB* 基因融合探针的 FISH 检测方法;黄色箭头显示 t(17;22)(q22;q13)染色体异位

1. **良性和细胞型纤维组织细胞瘤或皮肤纤维瘤**(dermatofibroma,DF) 纤维组织细胞瘤常显示丰富的胶原间质和浸润纤维分隔,但很少延伸进脂肪小叶。免疫组化:纤维组织细胞瘤可见灶状而非弥漫性 CD34 阳性反应。

2. **弥漫性神经纤维瘤** 神经纤维瘤 S-100 常弥漫阳性,但 CD34 阴性。组织学上有时有触觉小体(Meissner)样结构。

3. **恶性纤维组织细胞瘤**(malignant fibrous histiocytoma,MFH) 恶性纤维组织细胞瘤与隆突性皮肤纤维肉瘤相比,细胞异型性及多形性更加明显,核分裂也更多。

4. **黏液样脂肪肉瘤** 镜下可见脂肪母细胞,CD34 阴性,且常累及深部软组织。

(Zhongxin Yu 邓志娟)

## 十、巨细胞纤维母细胞瘤

【定义】

巨细胞纤维母细胞瘤(giant cell fibroblastoma)局灶侵袭性纤维母细胞性肿瘤,镜下以多核巨细胞衬覆假血管腔为特点,组织学和遗传学特点与隆突性皮肤纤维肉瘤相似。

【临床特点】

1. **发病率** 少见,多见于儿童和青少年,75%的患者小于 20 岁,平均 6 岁,男性多见。躯干最多见,其他部位有四肢、头颈部等。

2. **症状** 真皮或皮下软组织无痛性、缓慢生长的包块,位置常表浅,呈息肉状。

3. **实验室检查** 未见特殊。

4. **影像学特点** 非特需检查。

5. **治疗** 宽边缘肿物切除。

6. **预后** 肿物切除不彻底,复发可达 50%。

【病理学特点】

1. **肉眼观察** 肿物直径平均 3.5cm,切面灰白、灰黄、黏液样。

2. **镜下观察** 黏液、胶原基质中散布有少数梭形细胞,基质中的多核巨细胞衬覆于假血管腔内,核分裂罕见,未见坏死,少数肿瘤可见隆突性皮肤纤维肉瘤形态特点的区域(图 3-1-10-A~E)。

3. **免疫组化** 梭形细胞和多核巨细胞 CD34 阳性;S-100、SMA、Desmin、CK、FⅩⅢ阴性(图 3-1-10-F)。

4. **超微结构特点** 纤维母细胞特点。

5. **分子遗传学特点** t(17;22)(q22;q13)易位,产生 COL1A1-PDGFB 融合蛋白。

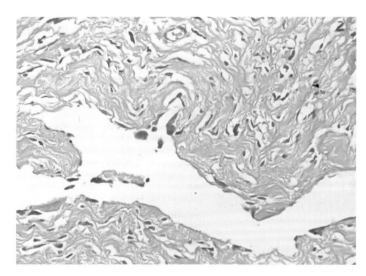

图 3-1-10-A HE×10 示假血管扩张腔隙,内覆单核或多核巨细胞

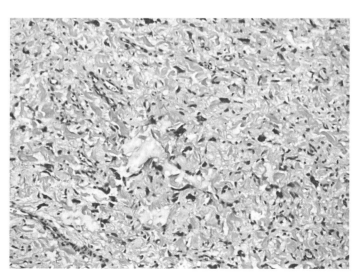

图 3-1-10-B HE×10 示假血管空腔,多核巨细胞

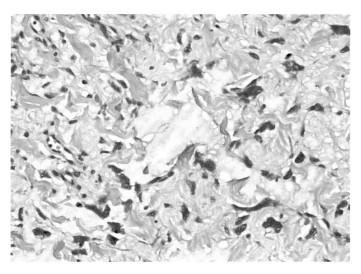

图 3-1-10-C　HE×20 示多核巨细胞

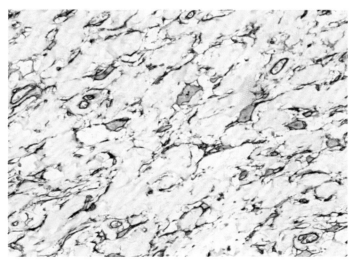

图 3-1-10-F　IHC×10 示瘤细胞 CD34 染色阳性

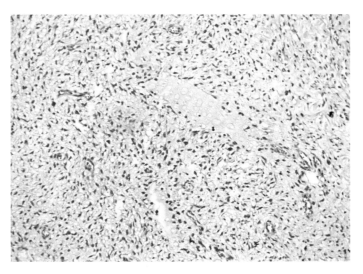

图 3-1-10-D　HE×10 示黏液基质、梭形细胞及多核巨细胞、假血管腔

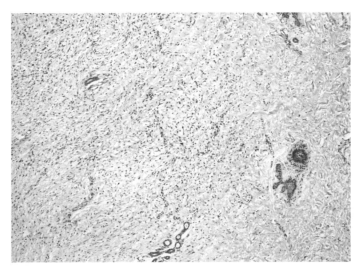

图 3-1-10-E　HE×10 示肿物边缘,见梭形瘤细胞

【鉴别诊断】

1. **隆突性皮肤纤维肉瘤**　组织学和遗传学特点与巨细胞纤维母细胞瘤相似,也可同时见到具有巨细胞纤维母细胞瘤形态特点的区域;一般来说,隆突性皮肤纤维肉瘤缺乏多核巨细胞,瘤细胞排列呈轮辐状;免疫组化二者均表达 CD34,分子生物学均有 t(17;22)(q22;q13)易位。

2. **血管肉瘤**　核异形和核分裂明显,免疫组织化学染色 CD34、CD31 阳性。

3. **皮肤纤维瘤**　形态上缺乏假血管腔,分子生物学缺乏 t(17;22)(q22;q13)易位。

（何乐健）

## 十一、横纹肌瘤性间叶错构瘤

【定义】

横纹肌瘤性间叶错构瘤( rhabdomyomatous mesenchymal hamartoma,RMH)又称横纹肌错构瘤,是一种以真皮层内随机分布成熟的横纹肌肌纤维为特征,伴有胶原纤维、脂肪、血管等其他间叶成分的良性病变,其发生可能与中胚层组织的异常迁移有关。RMH 有时可伴有先天畸形,如唇腭裂、单侧或双侧视网膜发育不全以及 Amniotic band 综合征等。

【临床特点】

1. **发病率**　RMH 较为罕见,目前国内外共报道 60 多例,多见于婴幼儿的面、颈部,少数病例发生在成人。男性多于女性。

2. **症状**　RMH 通常无症状,仅表现为局部皮肤小圆顶状丘疹或带蒂息肉,极少数表现为结节或"无蒂包块"。

3. **局部检查**　病变常常小于 2cm,质软单发或多发,常位于颏部、鼻部。其次见于眼眶、耳周及颈前区,罕见的如舌头、肛周、阴道及大踇趾。

4. **治疗**　RMH 属于良性的病变,仅需在兼顾美容效果的同时行完整的手术切除术。

5. **预后**　RMH 是良性病变,手术切除即可治愈,目前仅见个例复发报道。但由于偶可伴有先天畸形,诊断此病后需注意其是否伴有畸形综合征。

【病理学特点】

1. **肉眼观察**　肿物多呈息肉状或圆球形,部分带蒂,直径常在 0.3~1.5cm,表面复以皮肤,质地较软。

2. **镜下观察**　最显著的特征是真皮及皮下组织内存在交叉成束的成熟骨骼肌纤维,具有横纹,通常垂直于表皮排列(图 3-1-11-A、B)。数量不等的胶原和成熟脂肪围绕这些肌纤维。成熟的骨骼肌纤维之间还混有血管和神经,少数病例可伴有钙化和骨化。

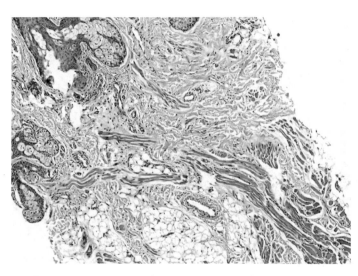

图 3-1-11-A　HE×4 示真皮层及皮下组织内存在交叉成束的成熟骨骼肌纤维,方向大致与皮肤垂直

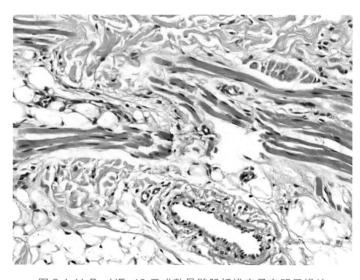

图 3-1-11-B　HE×10 示成熟骨骼肌纤维束具有明显横纹

3. **免疫组化**　横纹肌瘤性间叶性错构瘤中的骨骼肌表达 actin、Dismin 和 Myosin,脂肪及神经成分表达 S-100。

【鉴别诊断】

1. **副耳**　通常为耳屏前方与口角的连线上出现的赘生组织,镜下常见多少不一的软骨组织,缺乏成熟骨骼肌纤维。

2. **纤维上皮性息肉**　又称皮赘、软纤维瘤。病变主要由纤维血管及致密或疏松结缔组织及其被覆的鳞状上皮构成,可伴有多少不等的脂肪。缺乏成熟骨骼肌纤维。

3. **浅表脂肪瘤样痣**　为皮肤多发性丘疹样、息肉样或斑块样损害。镜下表现为真皮浅层多少不等分叶状成熟脂肪细胞沉积,缺乏成熟骨骼肌纤维。

4. **神经肌肉迷芽瘤**　肿瘤位于大神经干内,尤其臂神经和坐骨神经,故临床上有明显的神经症状。肿瘤呈多结节性,由纤维束分隔成许多小结节。小结节由分化成熟的骨骼肌纤维和神经被肌周鞘围绕而成。

5. **婴儿纤维性错构瘤**　位于皮下或深部软组织,肿瘤由成熟脂肪、梭形纤维及未分化间充质细胞构成,多缺乏成熟骨骼肌纤维。

(汤宏峰)

## 十二、胎儿型横纹肌瘤

【定义】

胎儿型横纹肌瘤(fetal rhabdomyoma)是一种显示不成熟骨骼肌分化的良性横纹肌母细胞性肿瘤。

【临床特点】

1. **发病率**　罕见,仅占所有横纹肌肿瘤的 2% 以下;胎儿型横纹肌瘤通常见于 3 岁以下的儿童,男女比例为 2~4:1。

2. **临床表现**　该肿瘤好发于头颈部软组织和黏膜,包括眼框、舌、鼻咽、颊部、软腭和咽部等,少数病例可发生于头颈以外的部位,黏膜部位的病变可以表现为息肉状,多表现为缓慢生长的肿物。

3. **影像学特点**　MRI 是首选的影像学手段,可以从多角度显示肿瘤的边界及和邻近组织的关系(图 3-1-12-A)。

4. **治疗**　手术完整切除。

5. **预后**　胎儿型横纹肌瘤是良性肿瘤,局部切除后仅有极少病例复发,未见转移病例。

【病理学特点】

1. **肉眼观察**　肿瘤一般境界清楚,没有包膜,大小一般在 2~6cm 左右,黏膜部位发生的可有蒂或呈息肉状,切面灰白色至粉红色,有光泽,黏液含量较多时,可呈胶冻样(图 3-1-12-B)。

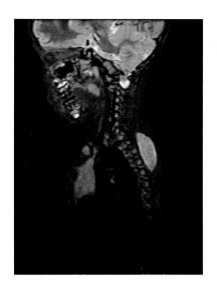

图 3-1-12-A　MRI 示项背部肌间境界清楚的肿物

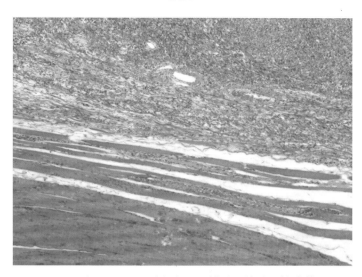

图 3-1-12-C　HE×4 示肿物与周围横纹肌的分界较清楚,但没有包膜

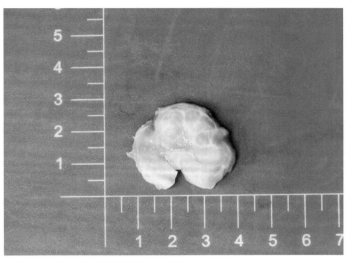

图 3-1-12-B　大体照片示肿物灰白色,质韧(此图由北京儿童医院病理科提供)

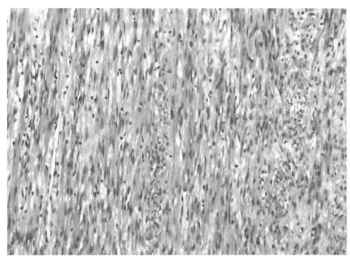

图 3-1-12-D　HE×10 示梭形横纹肌母细胞区,其间夹杂节细胞样的横纹肌母细胞

　　**2. 镜下观察**　胎儿型横纹肌瘤由两种基本成分构成,即未分化的间叶细胞和处于不同分化阶段的横纹肌母细胞。未分化的间叶细胞体积小,呈圆形、卵圆形或梭形,胞质少,核呈圆形,轻微深染,极少有核分裂象;横纹肌母细胞可显现出横纹肌分化的谱系,从神经节细胞样到带状、蝌蚪样,大部分胞质丰富,嗜酸性,部分胞质中可见横纹(图 3-1-12-C～G)。

　　按照上述两种成分的不同,可将胎儿型横纹肌瘤分为两种亚型:

　　(1)黏液型:主要由较多的处于黏液样基质未分化间叶细胞和散在的不成熟横纹肌母细胞构成,此亚型中横纹肌母细胞往往比较少,形态比较纤细、横纹常难以辨认。

　　(2)中间型:由大量的不同分化程度、各种形态的横

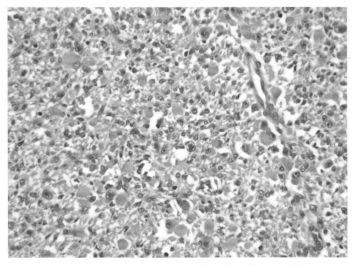

图 3-1-12-E　HE×20 示圆形和卵圆形神经节细胞样横纹肌母细胞,显示不同的分化程度,核有一定多形性

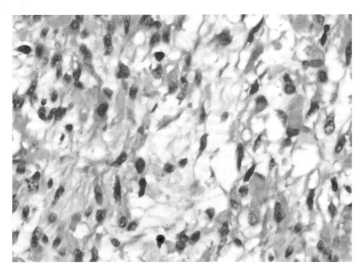

图 3-1-12-F　HE×40 示黏液基质中的未分化间质细胞,体积小呈圆形或梭形,染色质致密

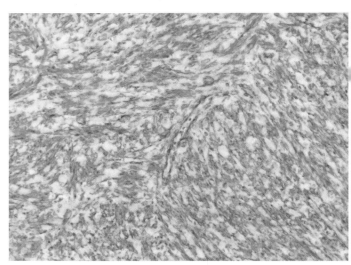

图 3-1-12-H　IHC×10 示瘤细胞 SMA 染色阳性

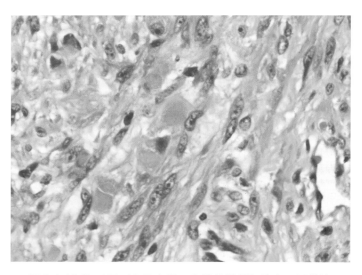

图 3-1-12-G　HE×40 示中间一个横纹肌母细胞内可见横纹

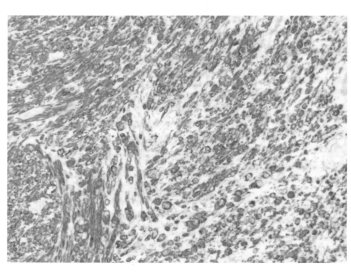

图 3-1-12-I　IHC×10 示瘤细胞 Desmin 染色阳性

纹肌母细胞和很少的未分化间叶细胞构成。此亚型以横纹肌母细胞为主,其形态可以比较宽大,常见横纹,形成所谓"带状细胞"。

一些病例细胞可以有一定多形性,核分裂象一般罕见,但少数病例相对较多,文献报道个别病例可高达 14/50HPF。

**3. 免疫组化**　肿瘤细胞表达横纹肌免疫表型,一般 MSA、Myoglobin、Desmin、Myogenin、MyoD1 阳性,SMA、S-100 可以局灶阳性,CK、EMA 阴性(图 3-1-12-H~J)。

**4. 超微结构特点**　电镜观察,肿瘤细胞内可见粗、细肌丝,肌丝呈现特征性 Z 带图像。

**5. 分子遗传学特点**　与痣样基底细胞癌综合征有关,而该综合征是一种常染色体显性遗传病,通常由肿瘤抑制基因 *PTCH1* 突变所致。

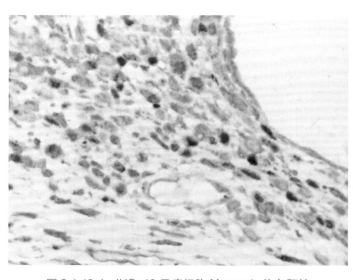

图 3-1-12-J　IHC×10 示瘤细胞 Myogenin 染色阳性

## 【鉴别诊断】

1. **胚胎性横纹肌肉瘤** 胚胎性横纹肌肉瘤一般位置较深,生长迅速,界限不清,细胞具有异型性和坏死,核分裂象易见,并可见到病理性核分裂象。

2. **婴儿型纤维瘤病** 可发生于肌组织内,但境界一般欠清晰,缺乏不成熟的横纹肌成分。

3. **梭形细胞横纹肌肉瘤** 细胞更密集,束状生长,核异型性明显,成人多位于头颈部。

（张　文）

## 十三、脂肪纤维瘤病

### 【定义】

脂肪纤维瘤病(lipofibromatosis,LF)是由脂肪组织和成熟的纤维组织混合构成的类似于硬纤维瘤病样的良性肿瘤。其生物学行为与硬纤维瘤接近,但它倾向于在婴儿和幼儿中出现,所以也被称为婴儿型类硬纤维瘤病。然而,不同于硬纤维瘤病,脂肪纤维瘤病的免疫组化没有细胞核 β-catenin 的表达。

### 【临床特点】

1. **发病率** 非常罕见。

2. **症状** 脂肪纤维瘤病通常发生在婴儿和幼儿中,约18%的病例在出生时发现,男性多见。大多数患者表现缓慢生长肿物,通常在手或足,随后是头颈或躯干部。

3. **实验室检查** 无特异性。

4. **影像学特点** 超声检查显示边界模糊的肿块,其中肿块内的脂肪组织呈高回声反应。MRI 图像显示皮下组织或深部软组织中界限不清的,含有不同的脂肪和纤维成分的软组织肿块。

5. **治疗** 治疗方法是局部完全切除。

6. **预后** 如果不完全切除,复发率高,可高达72%,但没有发现转移趋势。

### 【病理学特点】

1. **肉眼观察** 脂肪纤维瘤病表现为边界不清,无包膜的脂肪或纤维脂肪构成的皮下肿物。通常直径常在1~7cm。

2. **镜下观察** 脂肪纤维瘤病是包含比例不同的脂肪和成熟纤维组织两种成分的肿瘤。这两种成分形成模糊的小叶状结构(图 3-1-13-A)。纤维组织包括梭形的成纤维细胞束和少至中等量胶原,偶尔有黏液样基质。肿瘤细胞没有明显的细胞异型、核多形性或核分裂(图 3-1-13-B)。脂肪组织包括成熟脂肪,以及在成纤维细胞区域和成熟脂肪之间偶有空泡样类似于脂母细胞的细胞。一些人认为,脂肪组分可能代表被肿瘤浸润的自身脂肪组织,实际上这些脂肪组分确实

很难与自身脂肪组织分开。病变中常含有陷于其中的血管、神经、皮肤附件和骨骼肌组织。整体组织学改变有些类似于婴幼儿纤维性错构瘤,但不同于婴幼儿纤维性错构瘤,脂肪纤维瘤病缺乏后一种肿瘤中的原始间充质小圆细胞成分。

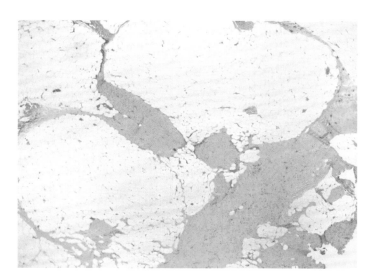

图 3-1-13-A　HE×4 显示肿瘤脂肪和成熟纤维组织两种成分组成,形成模糊的小叶状结构

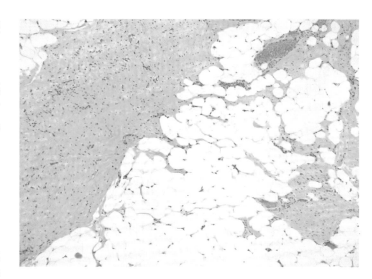

图 3-1-13-B　HE×10 显示肿瘤由成熟脂肪和纤维组织组成

3. **免疫组化** 脂肪纤维瘤病的梭形细胞通常阳性表达 CD99、CD34 和 Bcl-2,但是核 β-catenin 呈阴性表达(图 3-1-13-C)。

### 【鉴别诊断】

1. **婴幼儿纤维性错构瘤** 这是一种不规则三相分化的肿瘤,由成熟脂肪,中等量成纤维细胞的束状区域和椭圆形小簇状原始的间充质细胞组成。

2. **脂肪纤维瘤病** 类似于婴儿的纤维性错构瘤,但缺乏原始间充质小圆细胞巢。

图 3-1-13-C　IHC×10 示 β-catenin 染色,肌纤维母细胞阴性

（Zhongxin Yu　李晓晗）

## 十四、脂肪母细胞瘤/脂肪母细胞瘤病

### 【定义】

脂肪母细胞瘤/脂肪母细胞瘤病（lipoblastoma/lipoblastomatosis）是主要发生于婴幼儿的良性脂肪性肿瘤,组织形态类似胎儿脂肪组织。呈局限性生长的肿瘤称脂肪母细胞瘤,而弥漫性生长者则为脂肪母细胞瘤病。

### 【临床特点】

1. 发病率　罕见。

2. 症状　大多数患者表现为生长缓慢的软组织结节或包块。若为脂肪母细胞瘤,肿瘤境界清楚,多局限于皮下。脂肪母细胞瘤病患儿,肿瘤可浸润深部肌肉。根据发病部位的不同,肿瘤会压迫邻近组织并导致局部占位效应。脂肪母细胞瘤/脂肪母细胞瘤病的好发部位包括四肢和躯干,但有一些病例也会发生在肠系膜和腹膜后。

3. 实验室检查　无特异性。

4. 影像学特点　显示为脂肪密度的分叶状肿块,但是无法将其与脂肪瘤及脂肪肉瘤区分开来（图 3-1-14-A、B）。

5. 治疗　局部扩大切除。

6. 预后　脂肪母细胞瘤/脂肪母细胞瘤病是良性的肿瘤,不发生恶性转化及转移。若肿瘤切除不完整,可复发,复发率为 9%～22%,主要见于脂肪母细胞瘤病病变。

### 【病理学特点】

1. 肉眼观察　脂肪母细胞瘤界限清楚、有包膜;而脂肪母细胞瘤病会侵犯周围皮肤及骨骼肌。切面为黄白分叶状脂肪,有时呈黏液样（图 3-1-14-C、D）。

2. 镜下观察　脂肪母细胞瘤由成熟及未成熟的脂肪

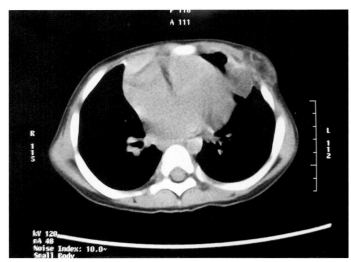

图 3-1-14-A　CT 检查示胸壁界限清楚的肿物（此图由北京儿童医院病理科提供）

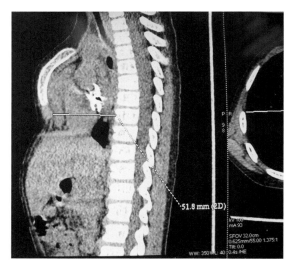

图 3-1-14-B　CT 检查示胸壁界限清楚的肿物（此图由北京儿童医院病理科提供）

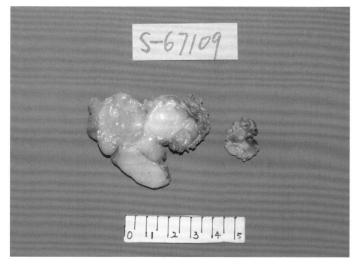

图 3-1-14-C　大体照片示灰黄、略成黏液样肿物（此图由北京儿童医院病理科提供）

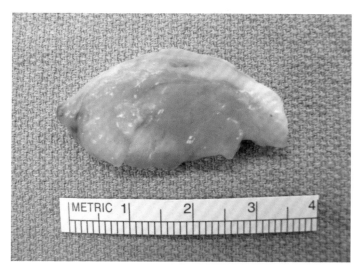

图 3-1-14-D 大体照片示肿物呈黄色、分叶状,呈黏液样的黄白色脂肪组织

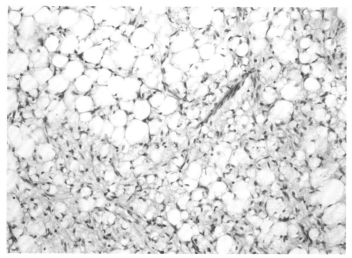

图 3-1-14-F HE×20 示不同分化阶段的脂肪细胞,包括星芒状的间叶细胞、脂肪母细胞及成熟脂肪细胞

组织构成,期间有纤细的纤维血管组织将其分隔成分叶状。背景常呈黏液样改变(图 3-1-14-E)。肿瘤中可见处于不同分化阶段的脂肪细胞,包括星芒状的间叶细胞、脂肪母细胞及成熟脂肪细胞(图 3-1-14-F)。肿瘤常常呈区域性成熟现象,即成熟的脂肪细胞位于肿瘤中心而比较不成熟脂肪细胞位于周边区域。脂肪母细胞为多泡状或蜘蛛样细胞,或呈含有圆形胞质空泡、卵圆形偏位核的印戒样细胞(图 3-1-14-G)。

**3. 免疫组化** 脂肪母细胞瘤中的原始间叶细胞常表达 Desmin;脂肪细胞表达 S-100。

**4. 分子遗传学特点** 遗传学检测显示有累及 *PLAG1* 基因的染色体 8q11-13 重排,还有 *PLAG1* 基因的过度表

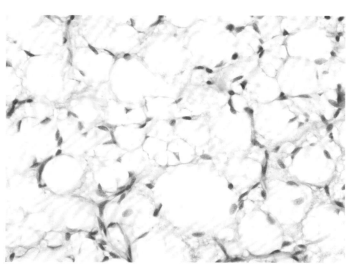

图 3-1-14-G HE×40 示脂肪母细胞为多泡状或蜘蛛样细胞,或呈含有圆形胞质空泡、卵圆形偏位核的印戒样细胞

达的报道。对疑难病例可通过 FISH 检测看有无 *PLAG1* 基因的重排而证明诊断(图 3-1-14-H)。

**【鉴别诊断】**

**1. 脂肪瘤** 脂肪瘤由成熟的脂肪组织构成,缺乏原始间叶细胞和脂肪母细胞成分,但脂肪母细胞瘤可非常成熟,且常为复发病例,镜下形态类似于脂肪瘤,但脂肪瘤缺乏 *PLAG1* 基因突变。细胞遗传学检测有无 *PLAG1* 基因的重排有助于鉴别。

**2. 黏液性脂肪肉瘤** 脂肪母细胞瘤和黏液性脂肪肉瘤都可见散布丰富的黏液样基质和弓形血管中的多泡状脂肪母细胞,但黏液性脂肪肉瘤多见于成人,年龄小于 5 岁的患者非常罕见。黏液性脂肪肉瘤缺乏 *PLAG1* 基因突变,但见 t(12;16)易位所致的 *FUS-CHOP* 基因融合,或者

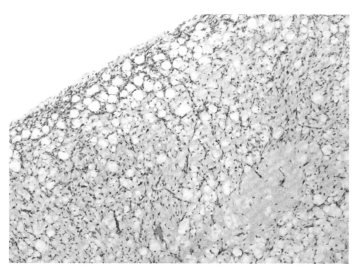

图 3-1-14-E HE×4 示脂肪母细胞瘤由成熟及未成熟的脂肪组织构成,期间有许多分枝状纤细的血管;背景呈明显的黏液样改变;肿瘤呈区域性成熟现象,即成熟的脂肪细胞位于肿瘤中心而比较不成熟脂肪细胞位于周边区域

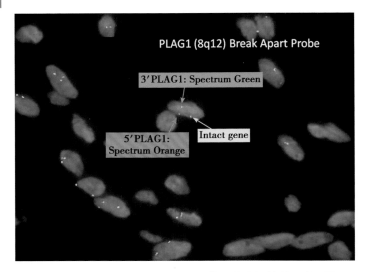

图 3-1-14-H FISH 检测:*PLAG1* 基因分离探针的 FISH 检测方法显示 *PLAG1* 基因重排(此图由 Julia Bridge 医师提供, Departments of Pathology/Microbiology, Nebraska Medical Center, Omaha, NE)

t(12;22)易位所致的 *EWSR1-CHOP* 基因融合,上述遗传学改变有助于二者鉴别。

(Zhongxin Yu 邓志娟)

## 十五、婴儿纤维瘤病

【定义】

婴儿纤维瘤病(infantile fibromatosis)是儿童四肢远端好发的浸润性,纤维脂肪软组织肿瘤,也叫脂肪纤维瘤病。

【临床特点】

1. **发病率** 少见。多数患者小于 3 岁,男孩多见。四肢远端最多见。

2. **症状** 无痛性、生长缓慢、皮下或深部软组织肿物。

3. **实验室检查** 未见特殊。

4. **影像学特点** 皮下或深部软组织肿物,界限欠清。

5. **治疗** 手术切除肿物。

6. **预后** 良好。可复发,易复发的因素有:核分裂数高,肿物切除不完整,先天性,男性。

【病理学特点】

1. **肉眼观察** 肿物灰黄、实性、界限不清,直径 1~3cm(图 3-1-15-A)。

2. **镜下观察** 梭形纤维母细胞呈束状分隔成熟脂肪组织呈叶状结构,细胞未见异型和核分裂缺乏或少见。出生几个月的小婴儿,黏液间质中见圆形、卵圆形细胞,细胞介于原始细胞及纤维母细胞之间,而韧带样型则与常人韧带样瘤相似(图 3-1-15-B~I)。

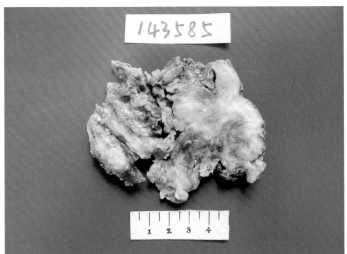

图 3-1-15-A 大体照片示灰黄色肿物,界限不清

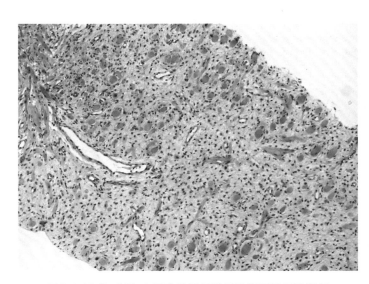

图 3-1-15-B HE×4 示残留肌纤维间见卵圆形细胞浸润

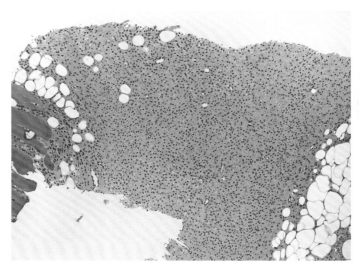

图 3-1-15-C HE×4 示卵圆形细胞浸润

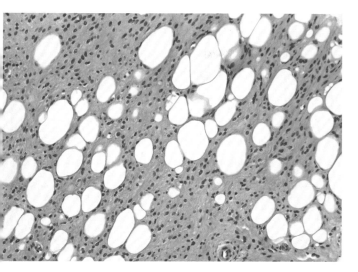

图 3-1-15-D　HE×10 示浸润的卵圆形细胞及脂肪组织

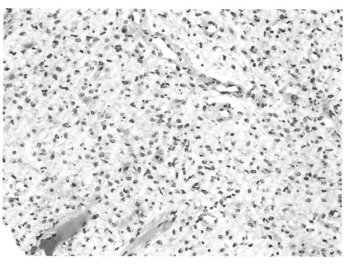

图 3-1-15-G　HE×10 示卵圆形细胞

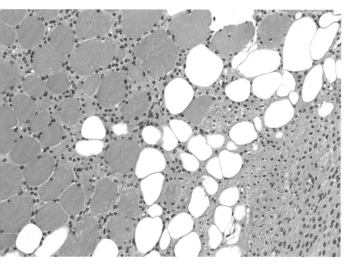

图 3-1-15-E　HE×10 示肌纤维间见卵圆形细胞浸润

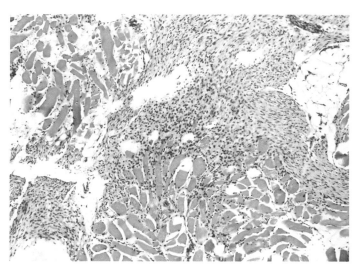

图 3-1-15-H　HE×4 示肌纤维及脂肪组织间大量卵圆形细胞浸润

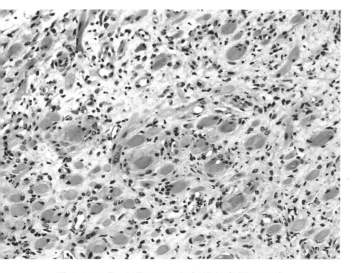

图 3-1-15-F　HE×10 示肌纤维间卵圆形细胞

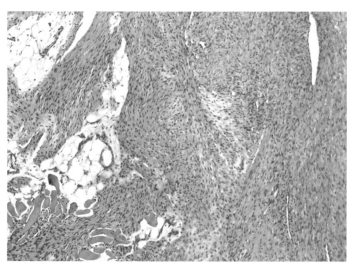

图 3-1-15-I　HE×4 示大量梭形纤维母细胞浸润

3. **免疫组化** SMA 阳性,Desmin、Myogenin 阴性(图 3-1-15-J、K)。

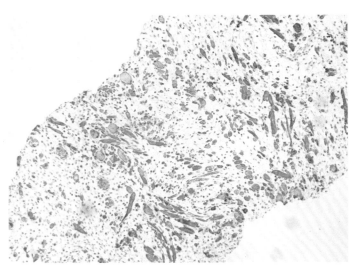

图 3-1-15-J IHC×10 示残留肌纤维 Desmin 染色阳性

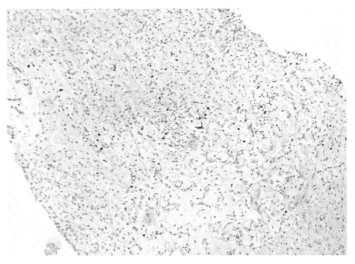

图 3-1-15-K IHC×10 示 Ki-67 染色仅极少数瘤细胞阳性

4. **超微结构特点** 肌纤维母细胞特点。

5. **分子遗传学特点** 未见特异性改变。

【鉴别诊断】

1. **婴儿纤维性错构瘤** 腋窝、四肢近端、腹股沟等多见,四肢远端如手、足罕见,镜下由成熟脂肪、纤维母细胞或肌纤维母细胞、原始间叶细胞组成。

2. **神经脂肪瘤病** 多见于正中神经及指趾神经分支,常伴巨趾,脂肪组织中见神经束膜、神经外膜浸润。

(何乐健)

## 十六、肌纤维瘤及肌纤维瘤病

【定义】

肌纤维瘤和肌纤维瘤病(myofibroma and myofibroma-tosis)是婴儿期和儿童期最常见的纤维性肿瘤之一。孤立性发生的肿瘤称为肌纤维瘤,而多灶性病变称为肌纤维瘤病。以前被称为婴儿血管外皮细胞瘤的病变现在被认为是这种肿瘤的一种特殊类型。

【临床特点】

1. **发病率** 罕见。

2. **症状** 婴儿肌纤维瘤和肌纤维瘤病可以出现在稍大儿童,或偶尔出现在成年人中,但超过 90% 的病例发生在婴儿期,期中 50% 发生在新生儿期。婴儿肌纤维瘤病的特异症状和严重程度变化很大。有些病例可能会自发消退。大多数患者表现为头颈部,躯干或四肢真皮,皮下或深部软组织中出现的孤立性结节性病变。多灶性损害可累及多种软组织部位和/或内脏器官。

3. **实验室检查** 无特异性改变。

4. **影像学特点** MRI 显示在 $T_2$ 加权图像上具有可变的中心高信号强度肿块影。在运用静脉内钆造影剂后这类肿瘤显示"靶信号",伴有周围强化,提示中心坏死。由于累及内脏多预后不良,推荐通过 MRI 对有多部位婴儿肌纤维瘤和肌纤维瘤病的患者进行常规检查以判断是否内脏受累(图 3-1-16-A)。

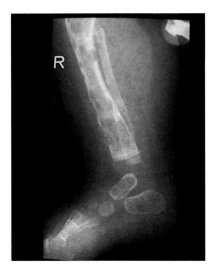

图 3-1-16-A 普通 X 线片示胫骨多发性溶骨性病变(此图由北京儿童医院病理科提供)

5. **治疗** 单一的病变有时可自行消退。手术切除可以治疗非侵袭性或大的病变。在累及内脏或不易切除的病例,化疗或干扰素治疗可能有效。

6. **预后** 孤立的软组织病变通常是良性的,并且经常自发性消失。手术后局部复发率约为 10%。内脏器官受累的多灶性病变可能是致命的,报告的死亡率高达 73%。

【病理学特点】

1. **肉眼观察** 婴儿肌纤维瘤可以是边界清晰或边界

不清,大小从小于 1cm 到大于 10cm。肿瘤一般无包膜,质实均匀,白色或棕褐色。有时会有中心坏死,出血和局灶囊性改变。广泛坏死的情况下可出现营养不良性钙化。

**2. 镜下观察** 婴儿肌纤维瘤由两种不同的成带状分布的成分组成:中央是细胞、血管丰富的血管外皮细胞瘤样区域,外周是平滑肌样肌成纤维细胞区域,后者排列成束状或旋涡状(图 3-1-16-B ~ E)。有时,瘤细胞形态很像婴儿纤维肉瘤。核分裂(高达 10/HPF)和血管内肿瘤侵犯可见,但不影响预后。另外肿瘤常伴有凝固性坏死和营养不良性钙化。

**3. 免疫组化** 肿瘤的肌成纤维细胞呈现 SMA 阳性表达(图 3-1-16-F)。结蛋白,S-100,EMA 和角蛋白表达不恒定。有时,中心细胞密集区域中的梭形细胞非常原

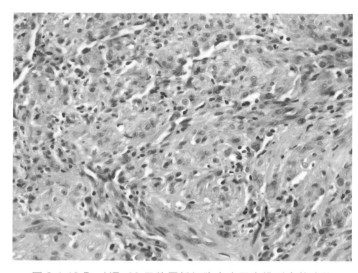

图 3-1-16-D HE×20 示外周低细胞密度区由排列束状或旋涡状平滑肌样肌成纤维细胞组成

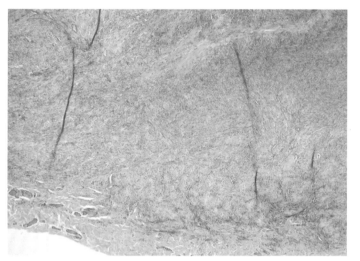

图 3-1-16-B HE×4 示肿瘤呈现区域样分布,中央是由细胞和血管丰富的区域组成,外周由低细胞密度的区域组成

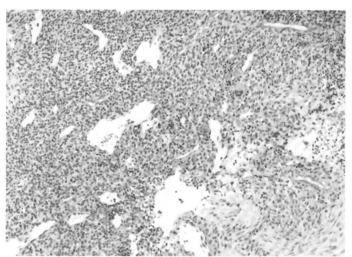

图 3-1-16-E HE×20 示另外一个病例的中心部位细胞密集区含有丰富的分支状排列的血管,很像婴儿血管外皮细胞瘤

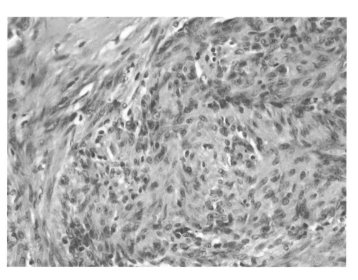

图 3-1-16-C HE×20 示中心部位细胞密集区含有丰富的血管

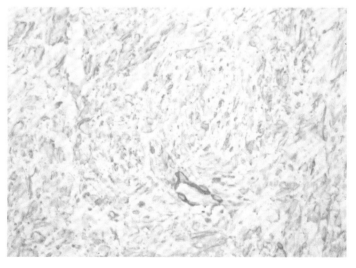

图 3-1-16-F IHC×10 示瘤细胞呈现 SMA 阳性表达

始,可只有局灶的肌纤维母细胞分化,因此 SMA 常呈局灶阳性或阴性。梭形细胞显示 CD34 阴性,由此可与经典的血管外皮细胞瘤/孤立性纤维性肿瘤,以及较大儿童和成人的皮肤纤维肉瘤区分。

**4. 超微结构特点** 具有肌纤维细胞特点。

**5. 分子遗传学特点** 偶见有 6 号染色体缺失的病例报道。

**【鉴别诊断】**

**1. 硬化型纤维瘤病** 硬化型纤维瘤病显示束状结构,缺乏婴儿肌纤维瘤的带状分布和血管排列。几乎100%的硬化型纤维瘤病呈 β-连环蛋白核阳性,这可以区分硬化型纤维瘤病与婴儿肌纤维瘤。

**2. 婴儿纤维肉瘤** 婴儿纤维肉瘤通常肿瘤体积更大,细胞更原始,并且具有 *ETV6-NTRK3* 基因重排。对诊断困难的病例,FISH 检测 *ETV6-NTRK3* 基因重排可以确定诊断。

**3. 混合型纤维瘤病** 混合型纤维瘤病具有婴儿肌纤维瘤和婴儿纤维肉瘤的重叠特征,并且显示局部旋涡和血管周细胞排列模式,但缺乏 *ETV6-NTRK3* 基因重排。这个肿瘤罕见,很可能是形态变异型的婴儿肌纤维瘤。

( Zhongxin Yu 胡永斌 )

## 十七、先天性非进展性血管瘤

**【定义】**

先天性非进展性血管瘤( congenital nonprogressive hemangioma,CNH)是指瘤体出生时已经生长达到高峰,生后不再加速生长的一组婴儿血管瘤,根据不同的临床生物学特性分为快速消退型先天性血管瘤( rapidly involuting congenital hemangioma,RICH)、不消退型先天性血管瘤( non involuting congenital hemangioma,NICH)和部分消退型先天性血管瘤( partially involuting congenital hemangiomas,PICH)。

**【临床特点】**

**1. 发病率** CNH 相对于婴儿型血管瘤非常罕见。

**2. 症状** 通常生前肿块超声就可以发现,出生时已经存在,表现为凸起的肿块或斑块,红色、紫红色,多为单发,可发生血小板减少和心脏负荷增加导致心功能衰竭。不同的是:①RICH 的肿物出生后不再增大而是快速消退是其主要特点,50%患者到 10~14 个月肿块基本消退而导致皮肤松弛呈袋状,或表面出现溃疡;②NICH 表现为平坦斑块或隆起的结节状肿块,出生后不会继续增大或随身体的长大而稍有增大,持续存在。好发部位依次为头颈部、躯干和四肢。表面红色或紫色的毛细血管扩张,周围见苍白区;③PICH 为出生后 12 个月内肿瘤类似

RICH 开始逐渐消退,然后 14~30 个月进入缓慢的消退或残留病灶持续存在不完全消退。好发于头颈部、躯干、四肢。肿块表面呈紫红色,扩张的毛细血管、静脉,边缘呈苍白色,或皮肤萎缩。

**3. 实验室检查** 无特异性指标。

**4. 影像学特点** CNH 具有类似的影像学特征,与婴儿型血管瘤具有重叠。MRI:①RICH:肿物信号不均匀,可见流空信号,$T_1$ 中等信号,$T_2$ 高密度信号。②NICH:MRI 肿瘤可见流空影,$T_2$ 加权图像为高密度毛细血管团,质地均匀,界限清楚,周围有引流滋养血管。③PICH:肿块境界清楚,$T_2$ 加强为高密度不均匀信号;表现大的流空信号。B 超:显示为回声不均匀结构,高流速,血管分布弥散,血管密度高,偶见钙化和微小动静脉瘘(图 3-1-17-A)。

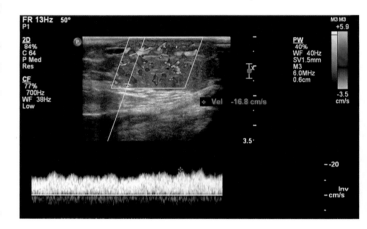

图 3-1-17-A 彩色多普勒超声示低回声包块,内部回声欠均匀,其内血流信号丰富

**5. 治疗**

(1) RICH:在出生头一周内肿瘤快速消退时进行观察,注意预防皮肤溃疡形成,在消退一定时间稳定后,肿瘤表皮松弛,可行外科切除术。

(2) NICH 和 PICH:硬化剂注射治疗;手术切除治疗;硬化剂治疗后进行手术切除。

**6. 预后** RICH 大部分在出生后 14 个月内快速完全消退。NICH 不会自行消退,或大小不变或随着身体的长大轻微增大。

**【病理学特点】**

**1. 肉眼观察**

(1) RICH:肿块凸起,表面呈粗毛细血管扩张,中间凹陷、溃疡或中央区瘢痕,边缘苍白,消退后皮肤松弛像袋状(图 3-1-17-B)。

(2) NICH:皮肤表面粗糙,可见毛细血管扩张呈紫红色或淡红色斑块,周围或见苍白色晕环(图 3-1-17-C)。

（3）PICH：肿块表面紫红色，扩张的毛细血管，周围呈苍白，由于部分消退，中央可见溃疡或皮肤松弛（图 3-1-17-D）。

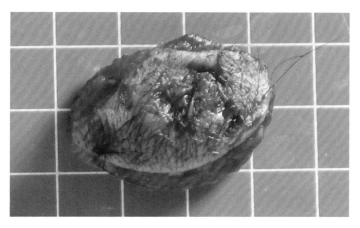

图 3-1-17-B 大体照片示灰红色肿物

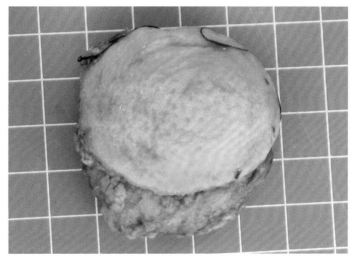

图 3-1-17-C NICH 大体照片

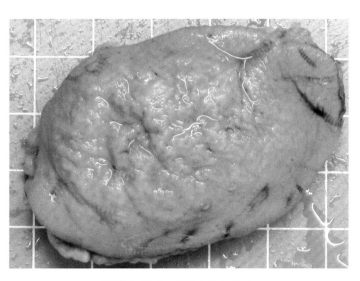

图 3-1-17-D PICH 大体照片

**2. 镜下观察**

（1）RICH：在真皮和皮下组织中呈大小不一分叶状毛细血管，由纤维组织分隔，大多数小叶中央有一个或多个薄壁的引流血管。早期血管基底膜较薄，血管内皮细胞突出，随后，基底膜增厚。消退始于病灶中央，分叶状血管较少；血栓、含铁血黄素沉积、微囊形成、灶状钙化、髓外造血可见（图 3-1-17-E～H）。

（2）NICH：病变常发生在真皮层和/或皮下组织，呈小叶状或结节状结构，小叶内由大小不一、形态不规则的微血管构成，微血管管径为 50～500μm，形状不规则，内皮细胞核呈球形，突向管腔呈"钉突样"，罕见有丝分裂和凋亡。小叶中间可见较大的星状引流血管，管壁厚薄不一，内膜由一层内皮细胞构成，管壁缺少弹力纤维，外由单层或多层周细胞包绕，基膜较薄。微血管之间由较致密的纤维组织分隔，小叶的边缘可见薄壁的淋巴管、小静脉和小动脉（图 3-1-17-I～M）。

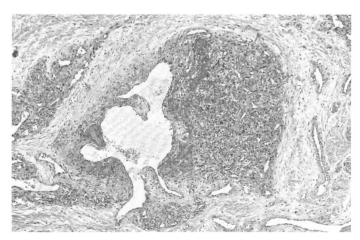

图 3-1-17-E HE×10 示分叶状结构、形态不规则的微血管，可见出血、坏死、微囊形成

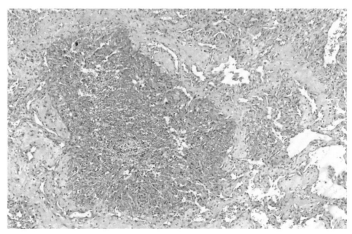

图 3-1-17-F HE×10 示分叶状结构、形态不规则的微血管，小叶中出血、坏死

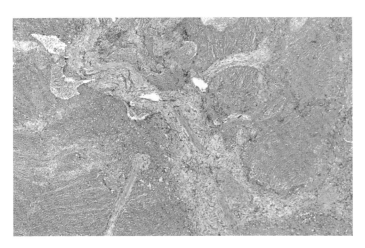

图 3-1-17-G　HE×4 示大片出血、坏死

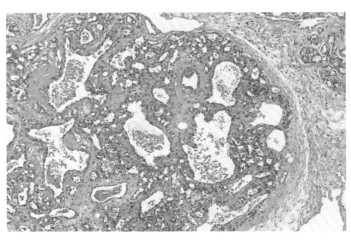

图 3-1-17-J　IHC×10 示 NICH 小叶内由大小不一、形态不规则的微血管构成，中央见较大的引流血管

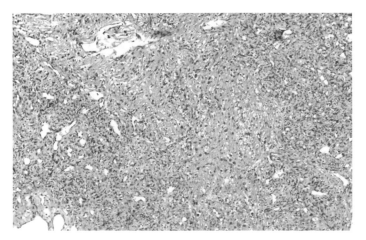

图 3-1-17-H　HE×10 示含铁血黄素沉积

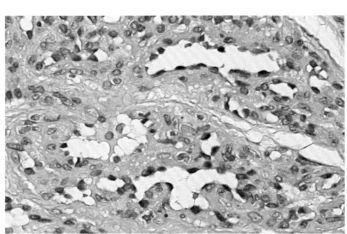

图 3-1-17-K　HE×10 示 NICH 肿瘤内皮细胞核深入到管腔内，表现为"钉头样"外观

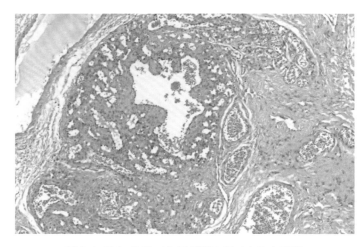

图 3-1-17-I　IHC×10 示 NICH Glut 1 染色阴性

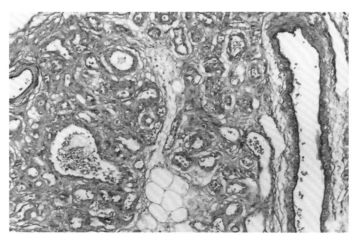

图 3-1-17-L　弹力纤维染色示 NICH 小叶内毛细血管弹力纤维染色阴性，小叶外营养血管弹力纤维染色阳性

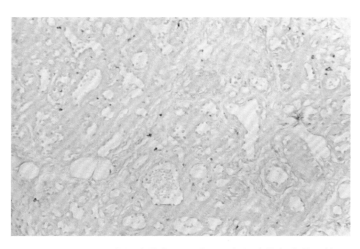

图 3-1-17-M　肥大细胞染色示 NICH 肥大细胞染色少量阳性

（3）PICH：类似 RICH 和 NICH，呈分叶状毛细血管，内皮细胞成钉突样，小叶间为纤维组织分割，或出现血栓（图 3-1-17-N、O）。

**3. 免疫组化**　CNH 表达 CD31、CD34、SMA、Vimentin；VEGF 显示弱阳性表达或不表达。均不表达 Glut1、Ley 型抗原。D2-40 在毛细血管结节中央不表达，但在小

叶边缘由于存在淋巴管结构，可以呈现小叶边缘阳性的独特形态学特征，而作为诊断的参考指标（图 3-1-17-P ~ T）。

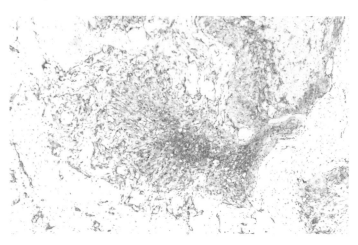

图 3-1-17-P　IHC×10 示瘤细胞 CD31 染色阳性

图 3-1-17-Q　IHC×10 示小叶周 D2-40 染色阳性

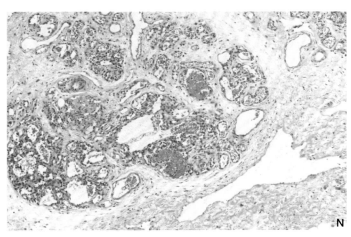

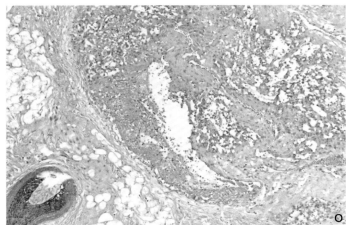

图 3-1-17-N、O　HE×10 示 PICH 小叶内由大小不一、形态不规则的微血管构成，中央可见到较大的引流血管、坏死、血栓

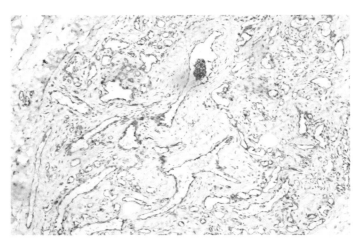

图 3-1-17-R　IHC×10 示 NICH 血管内皮 CD34 染色阳性

215

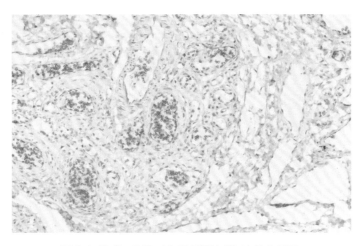

图 3-1-17-S IHC×10 示 NICH Glut1 染色阴性

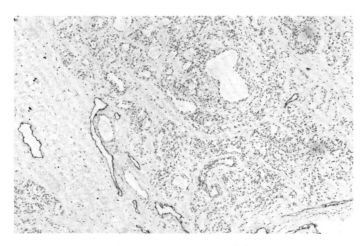

图 3-1-17-T IHC×10 示 NICH D2-40 染色,毛细血管周淋巴管阳性

【鉴别诊断】

1. **婴儿血管瘤**(infantile hemangiomas,IH) IH 增生期毛细血管内皮细胞肥胖,核分裂可见;随着消退期的进展,毛细血管内皮细胞逐渐扁平,管腔逐渐增大、规则、玻璃样变性,间质纤维脂肪逐渐增多,留下少量滋养血管。免疫组化表达 Glut1、Ley 具有鉴别诊断价值。

2. **丛状血管瘤**(tufted angioma,TA) 单发或多发,缓慢扩大的红色斑片或斑块。组织形态学为血管内皮细胞与外皮细胞呈多结节样、同心旋涡状排列,紧密排列的内皮细胞突入血管腔而使管腔呈裂隙状,"炮弹"样,部分内皮细胞肥大,可见核分裂。肿瘤细胞灶状表达 D2-40 具有鉴别诊断价值,不表达 Glut1。

3. **脉管畸形**(vascular malformation,VM) VM 是一种非肿瘤性的脉管结构,发育异常的内皮细胞处于静息状态,没有特征性的小叶状结构和钉突样血管,核分裂未见。免疫组化不表达 Glut1、WT1,淋巴管畸形广泛表达 D2-40、CD31;血管畸形可表达 CD31、CD34、SMA;Ki-67

常呈阴性表达。MRI 通常可见低信号的静脉石,无血管流空信号。

（杨文萍）

## 十八、孤立性纤维性肿瘤

【定义】

孤立性纤维性肿瘤(solitary fibrous tumor)是纤维母细胞性间叶肿瘤,具有明显的分支状鹿角样血管,最早报道病例为胸膜好发,可见身体任何部位,过去曾叫血管周细胞瘤。

【临床特点】

1. **发病率** 成人多见,儿童少见,胸膜、胸腔好发,胸外如头颈部、腹腔、腹膜后、骨盆、内脏器官等也可发生。

2. **症状** 缓慢生长、无痛性肿物,较大肿瘤可伴有低血糖等副肿瘤综合征。

3. **实验室检查** 未见特殊。

4. **影像学特点** 相关部位肿物。

5. **治疗** 手术切除肿物,恶性孤立性肿瘤可联合化疗和放疗。

6. **预后** 多为良性肿瘤,少数可复发和转移,生物学行为有时难以判断,形态上表现为良性的肿瘤,有时可转移和复发,肿物大于 10cm 的内脏肿瘤预后常常较差;所有孤立性肿瘤均应长期随访。

【病理学特点】

1. **肉眼观察** 肿物直径 1～20cm,分叶状,界限清楚,切面灰白或灰棕色,偶见出血或囊性变。

2. **镜下观察** 梭形、卵圆形纤维母细胞、胞质稀少,核仁小、大小一致、空泡状;细胞密度不一,特征性的结构是分支状或鹿角样,常见血管周围玻璃样变性;不等量纤维间质包括瘢痕疙瘩样致密玻璃样变基质;明显病例可见黏液变基质;可见肥大细胞,偶见多核巨细胞;具有下列特征提示恶性孤立性肿瘤:细胞高度致密性、局灶性多形性、核分裂大于 4/10HPF、坏死、肿瘤浸润周围组织(图 3-1-18-A～F)。

组织亚型:脂肪瘤型。

3. **免疫组化** CD34 阳性(图 3-1-18-G),STAT6 阳性、EMA、SMA 局灶阳性,catenin 阳性;CK、S-100、Desmin、CD117、DOG1、CD31 阴性。

4. **超微结构特点** 瘤细胞胞质中细胞器贫乏,偶见微丝,细胞突起,细胞连接发育不良。

5. **分子遗传学特点** 染色体 t(12q)重组,形成 *NAB2-STATE6* 融合基因。

【鉴别诊断】

1. **深部良性纤维组织细胞瘤** 组织形态类似,CD34

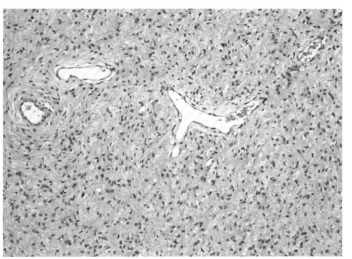

图 3-1-18-A　HE×10 示鹿角样血管及梭形细胞

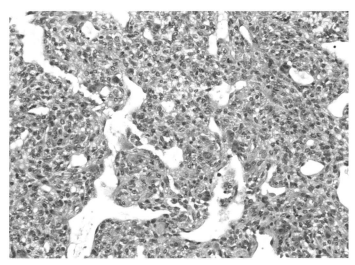

图 3-1-18-D　HE×20 示大的鹿角血管及密集细胞

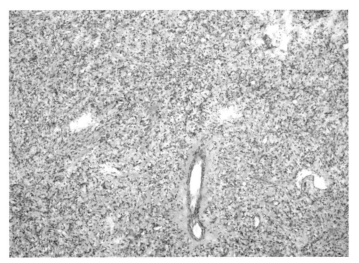

图 3-1-18-B　HE×10 示梭形细胞、卵圆细胞及血管

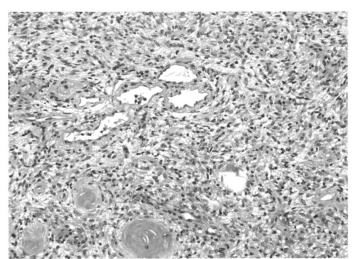

图 3-1-18-E　HE×10 示玻璃样变增粗的血管

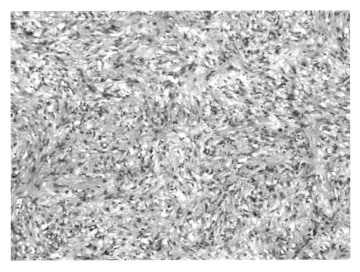

图 3-1-18-C　HE×10 示梭形瘤细胞

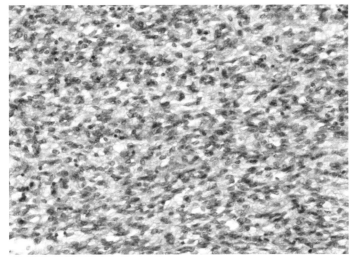

图 3-1-18-F　HE×20 示瘤细胞可见核分裂

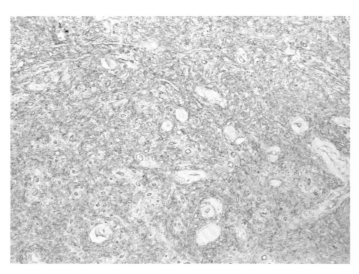

图 3-1-18-G  HE×10 示瘤细胞 CD34 弥漫阳性

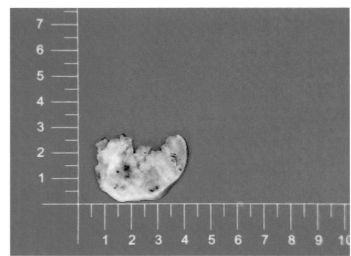

图 3-1-19-A  大体照片示软组织肿物,质中,有出血

阳性,CD68、CD163 阳性。

**2. 滑膜肉瘤**  形态相似,但 STAT6 和 CD34 阴性,可见特征性 t(X;18)易位。

**3. 梭形细胞脂肪瘤**  好发背部、颈部、肩部,STAT6 阴性。

(何乐健)

## 十九、血管球瘤

【定义】

血管球瘤(glomus tumor)血管周间质性肿瘤,由像平滑肌细胞的正常血管球体组成,与肌周细胞瘤、肌纤维瘤和血管平滑肌瘤形态类似的一大类肿瘤

【临床特点】

**1. 发病率**  罕见,多见于 20~40 岁成人。

**2. 症状**  四肢远端多见,舌下,内脏器官特别是胃肠道、骨和纵隔等;常表现为孤立性小红蓝色结节,多发性常伴有神经纤维瘤病Ⅰ型,皮肤皮下组织多见,常有疼痛。

**3. 实验室检查**  未见异常。

**4. 影像学特点**  相应部位包块。

**5. 治疗**  手术切除肿瘤

**6. 预后**  良好,局部可复发,如是恶性血管球瘤可转移或致死。

【病理学特点】

**1. 肉眼观察**  红蓝色结节,直径多小于 1cm(图 3-1-19-A)。

**2. 镜下观察**  肿瘤界限清楚,有时可见纤维性假包膜,瘤细胞呈小巢状,肿瘤周围可见小血管,实性瘤细胞中富于血管基质,瘤细胞排列呈弥漫结节、片状;瘤细胞

小、圆形,大小一致,浅嗜酸或嗜双色,核位于细胞中心,未见圆形和核分裂,偶见嗜酸细胞或上皮样细胞形态,可见玻璃样变或黏液基质,未见坏死(图 3-1-19-B~F)。

组织亚型:血管球瘤;共质性血管球瘤;血管球肌瘤;血管球瘤病。

**3. 免疫组化**  SMA 阳性(图 3-1-19-G),CD34 可阳性,Ⅳ胶原阳性,S-100、CK、SYN、Desmin 阴性。

**4. 超微结构特点**  胞质见中等量线粒体和内质网,束状、厚的肌动蛋白样中间丝结构。

**5. 分子遗传学特点**  *NOTCH* 基因重组,某些患者可见 *BRAF* 和 *KRAS* 基因突变。

【鉴别诊断】

**1. 肌周细胞瘤**  二者形态有重叠,缺乏大小一致的圆形细胞,特征性卵圆形和梭形细胞围绕血管周围生长

**2. 副神经节瘤**  巢状器官样生长,免疫组化:SYN、

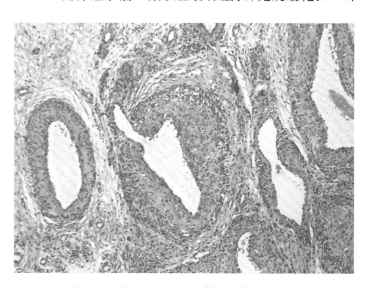

图 3-1-19-B  HE×10 示血管腔及管壁瘤细胞

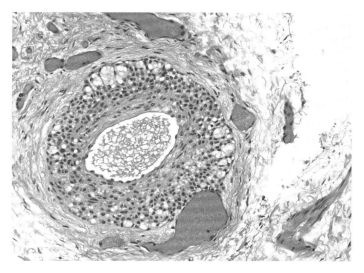

图 3-1-19-C  HE×10 示瘤细胞、黏液基质及血管

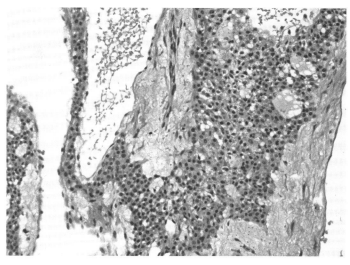

图 3-1-19-F  HE×10 示瘤细胞大小一致,胞质丰富,黏液间质

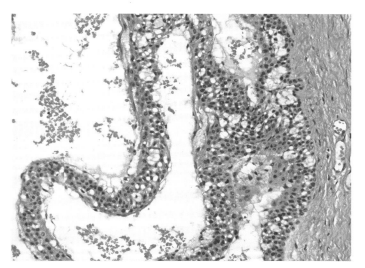

图 3-1-19-D  HE×10 示弯曲血管、黏液基质及瘤细胞

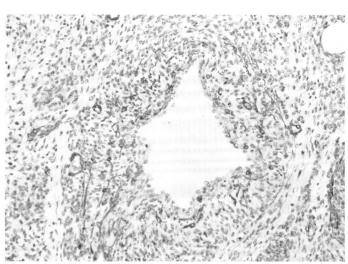

图 3-1-19-G  IHC×10 示瘤细胞 SMA 染色阳性

CgA 阳性,支持细胞 S-100 阳性,SMA 阴性。

3. **血管平滑肌瘤**  由束状排列的成熟平滑肌细胞组成,缺乏大小一致的圆形细胞,免疫组化:SMA、Desmin 阳性。

4. **类癌**  瘤细胞核染色质斑点状,免疫组化:CK、SYN、CgA 阳性,SMA 阴性。

(何乐健)

## 二十、淋巴管内乳头状血管内皮瘤

### 【定义】

淋巴管内乳头状血管内皮瘤( papillary intralymphatic angioendothelioma,PILA)是一种罕见血管病变,具有局部侵袭性的特点,为交界性肿瘤,组织学以真皮层海绵状淋巴管瘤样不规则血管,血管内见大量有胶原性轴心的衬覆内皮细胞的乳头样结构为特点。

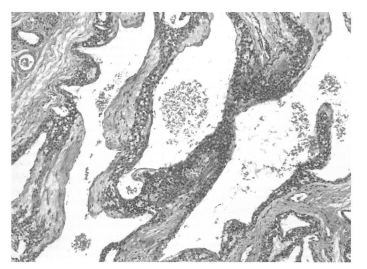

图 3-1-19-E  HE×10 示血管及瘤细胞

**【临床特点】**

1. **发病率** 罕见,目前国内外有 40 余例报道。没有年龄倾向性,任何年龄均可发生,男性略多于女性。

2. **症状** 缓慢生长的无症状性斑块和结节,通常体积较小、单发,多位于四肢、躯干及头颈部软组织,偶见于骨组织。

3. **实验室检查** 未见特殊发现。

4. **影像学特点** 肿瘤位于真皮及皮下,软组织密度,局部轻度强化,边界不清。

5. **治疗** 首选手术完整切除。在可能的情况下,建议采取扩大切除外加放疗和区域淋巴结清扫。

6. **预后** 预后良好。偶见局部复发、淋巴结转移及死于广泛肺转移报道。

**【病理学特点】**

1. **肉眼观察** 肿瘤多数位于皮下及真皮层,切面粉红色、淡黄色或略带蓝色,与周围组织界限欠清,血管特征不明显,罕见出血,可见囊腔或表面溃疡,偶尔可见卫星结节。

2. **镜下观察** 海绵状淋巴管瘤样不规则血管,血管内见大量有胶原性轴心的衬覆内皮细胞的乳头样结构,胶原性轴心表现为嗜酸性和透明性,亦称玻璃样轴心,内皮细胞立方形、圆柱形,典型者呈特征性的鞋钉状、图钉状,细胞质少,核深染,异型性小或无,核分裂象罕见(图3-1-20-A、B)。

3. **免疫组化** 肿瘤内皮细胞一般标记如:CD34、CD31、VEGF-3、FⅧ因子等阳性(图 3-1-20-C)。

乳头状玻璃样轴心:VG 染色呈红色,PAS 染色呈红色,Masson 染色呈绿色(图 3-1-20-D)。

4. **超微结构特点** 电镜观察示肿瘤细胞核不规则,

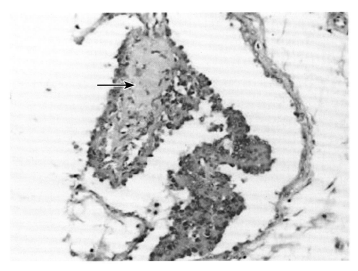

图 3-1-20-B HE×40 示血管壁与乳头衬覆鞋钉状或图钉状内皮细胞,管腔内乳头有玻璃样轴心(黑色箭头所示)

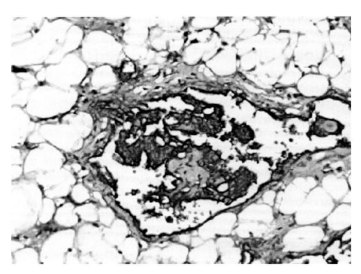

图 3-1-20-C IHCX×40 示 CD34 染色,内皮细胞阳性

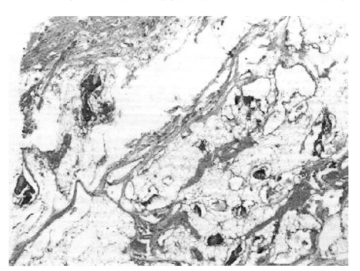

图 3-1-20-A HE×20 示肿瘤组织由不规则的扩张的薄壁腔隙构成,类似海绵状淋巴管瘤,管腔内有明显乳头状皱褶形成

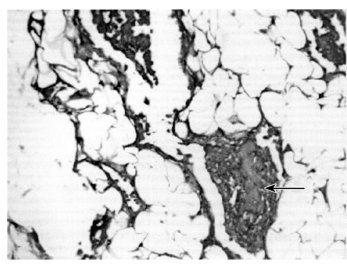

图 3-1-20-D Masson 染色×20 示内皮细胞核呈红色,玻璃样轴心呈绿色(黑色箭头所示)

核周大量胞质丝和胞饮囊泡,怀布尔-帕拉德小体(Weibel-Palade bodies)可很明显。玻璃样轴心内含有高电子密度的基底膜物质。

**【鉴别诊断】**

1. **肾小球样血管瘤** 好发年龄50~70岁,仅见于多中心性Castleman病和POEMS综合征;镜下表现为明显的血管球,无乳头状结构,更无胶原轴心。

2. **血管内乳头状内皮细胞增生** 亦称Masson瘤,此瘤有特殊病史,常在皮肤既往的血管损害基础上出现,常有触痛及明显囊性感;镜下常在血栓基础上形成乳头突起,纤维中心被覆单层内皮细胞呈扁平状,而非柱状、鞋钉状,整体类似于血栓再通。

3. **网状血管内皮细胞瘤** 与PILA密切相关,血管内可见类似于PILA的玻璃样轴心的乳头结构,但仅为部分病例局灶性发生,不是其主要特点,特征性的镜下图像是细长的分支状血管网,类似于正常的睾丸网结构。

4. **鞋钉样血管瘤** 皮损周围有一苍白晕或淤血环;镜下病变具有双相性的血管形态:真皮浅层薄壁扩张的血管呈楔形增生,只在部分区域见内衬鞋钉样细胞的乳头状突起;病变延伸至真皮深层时,管腔狭窄、裂隙样,内皮细胞更为扁平。

(姚兴凤)

## 二十一、神经纤维瘤

**【定义】**

神经纤维瘤(neurofibroma)是一种由各种神经鞘细胞,包括施万细胞,神经外膜样细胞,成纤维细胞和包绕的轴突组成的良性肿瘤。根据生长方式不同,神经纤维瘤可被分为三种亚型:局限性,弥漫性和丛状。局限性为最常见的亚型(占90%的神经纤维瘤),表现为孤立性皮肤结节或肿块。弥漫性和丛状神经纤维瘤与Ⅰ型神经纤维瘤(NFⅠ)具有密切关系,后者是一种特殊的疾病,一般见于儿童早期,伴有皮肤咖啡斑和/或虹膜色素缺陷瘤(Lisch nodule)。

**【临床特点】**

1. **发病率** 一般儿童人群中罕见,但常见于Ⅰ型神经纤维瘤患者。

2. **症状** 散发性局限性神经纤维瘤一般发生在真皮或皮下组织,表现为缓慢生长的无痛性肿块。弥漫性神经纤维瘤的特征表现是在头颈部皮下组织中的斑块状增生。丛状神经纤维瘤一般在幼年期,往往在典型的弥漫性皮肤神经纤维瘤完全形成前即发生。丛状神经纤维瘤呈多结节束状肿块,并累及大部分神经节段,可表现为缠绕状或绳状;肿块可以位于深部,也可以表浅或同时占据表浅和深部位置。

3. **实验室检查** 无特异性。

4. **影像学特点** 局限性神经纤维瘤一般呈界限清、有包膜、梭形软组织肿块,直径小于5cm。在$T_1$加权图像上,肿瘤呈现密度与肌肉相当信号。在$T_2$加权图像上,表现出不均匀性高密度信号,并且可出现靶信号征或束状信号征。浅表丛状神经纤维瘤呈不对称分布,具有弥漫性或浸润性形态,并且缺乏靶征。深部丛状神经纤维瘤不侵犯皮肤或皮下组织,表现为多结节或梭形肿块,在$T_2$像上显示靶信号征。

5. **治疗** 对局限性肿块可做单纯切除。在1型神经纤维瘤病患者,肿瘤往往很大和/或数量多,手术治疗效果差。对于这些患者,手术仅用于很大的、伴有疼痛的或位于重要器官周围会影响器官功能的病变。对一部分患者,应用顺式视黄酸,成熟诱导剂,干扰素-α和抗血管生成因子药物治疗可使肿瘤生长减慢或保持稳定。

6. **预后** 弥漫性和丛状神经纤维瘤即使在完全切除后,也可能复发,可能与肿瘤边界呈浸润性生长有关。1型神经纤维瘤病患者的神经纤维瘤具有恶性转化的潜能,准确的恶性转化率难以确定,估计见于2%~29%的患者。

**【病理学特点】**

1. **肉眼观察** 大多数局限性病变发生在真皮或皮下组织,为边界清楚但无包膜性肿块。局限性病变有时也可涉及一段神经干,导致神经干的梭形扩张,此种生长方式有时也被称为神经内亚型。局限性病变切面肉质或灰白色,有时呈黏液样变(图3-1-21-A、B)。弥漫性病变与周围组织境界不清,切面可见在浅筋膜和真皮之间的皮

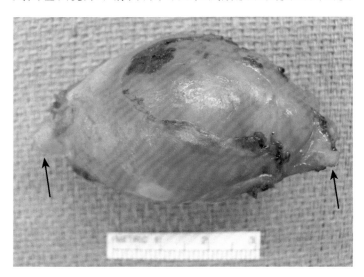

图3-1-21-A 大体照片示局限性神经内亚型神经纤维瘤,病变累及一段神经干,导致神经干的梭形扩张。箭头所示为残留的神经干

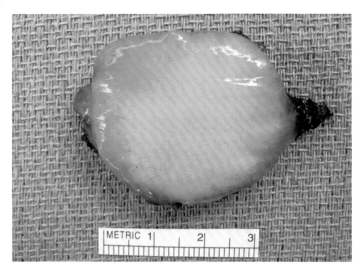

图 3-1-21-B 大体照片示局限性病变切面呈肉质或灰白色、有时呈黏液样变

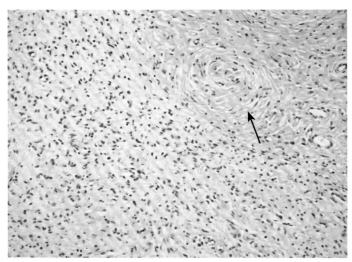

图 3-1-21-D HE×10 示弥漫性神经纤维瘤由均匀分布的短梭形或圆形施万细胞和细纤维胶原基质组成。肿瘤有时包含梅斯纳(Meissner)小体样结构(箭头所示)

下组织明显增厚,由质硬灰色肿瘤组织取代。丛状神经纤维瘤体积可以很大,累及长的神经节段,导致神经增大、扭曲,如"蠕虫状"。

2. **镜下观察** 局限神经纤维瘤由交错排列的束状梭形细胞组成、细胞核深染、波浪状。这些细胞与纤维束紧密联系在一起,就像切碎的胡萝卜丝撒在黏液样物质里(图 3-1-21-C)。肿瘤中经常可以观察到小的神经突,偶有散在分布的肥大细胞和淋巴细胞。弥漫性神经纤维瘤与周围组织境界不清,由均匀分布的短梭形或圆形施万细胞和细纤维胶原基质组成。此肿瘤在皮肤结缔组织间隙和脂肪细胞之间呈广泛浸润性生长,经常包裹正常真皮附属结构而不破坏它们。有时肿瘤中见到梅斯纳(Meissner)小体样结构(图 3-1-21-D)。丛状神经纤维瘤

表现为累及神经分支的增大、扭曲的肿块。镜下可以看到在不同的截面上切割的大小不一相互关联的神经分支(图 3-1-21-E)。肿瘤由小梭形细胞与纤维束交错排列在黏液样背景中,有时肿瘤细胞与纤维束呈现靶心样排列。早期阶段,神经内膜增厚,导致小神经束的分离。晚期阶段,肿瘤侵犯周围软组织,形成混合型丛状和弥漫性神经纤维瘤。值得注意的是,没有大体观察下的丛状神经纤维瘤改变,仅仅是镜下观察到丛状结构是不能确定丛状神经纤维瘤以及Ⅰ型神经纤维瘤病的诊断的。在所有类型的神经纤维瘤中,肿瘤细胞偶尔会显示细胞学不典型性("退化")或细胞密度增高,但不伴有其他非典型特征如明显的核分裂,坏死和出血,不应诊断为恶性病变。但是,如果存在所有的非典型特征:明显增高的细胞密度,

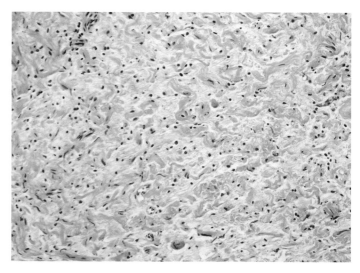

图 3-1-21-C HE×10 示局限性病变由交错排列的束状梭形细胞组成,背景常呈黏液样变,就像切碎的胡萝卜丝洒在黏液样物质里

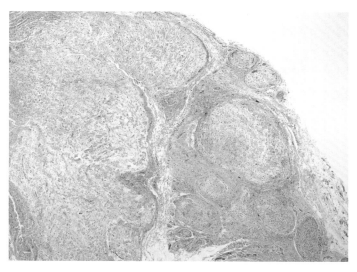

图 3-1-21-E HE×4 示丛状神经纤维瘤由扩增的神经节段构成的大小不一,相互关联的结节组成

细胞大小和形态呈多形性变和核分裂,应考虑神经纤维瘤的恶性转化(恶性周围神经鞘瘤,MPNST)。

3. **免疫组化** 肿瘤常对 GFAP,S-100 蛋白,EMA 和 Vimentin 呈阳性反应(图 3-1-21-F)。p53 和/或增加的 Ki-67 表达提示恶性转化(参见 MPNST 章节)。MPNST 中缺乏 p16 表达,因此是评估具有非典型特征肿瘤的有用标记物。

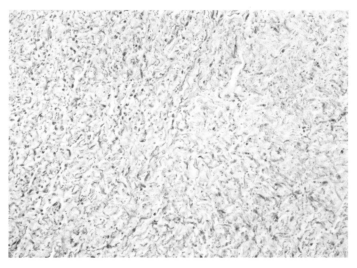

图 3-1-21-F IHC×10 示瘤细胞 S-100 染色阳性

4. **超微结构特点** 施万细胞特点。

5. **分子遗传学特点** 伴有神经纤维瘤病 I 型的患者可见 17q11.2 上 *NF1* 基因突变。与 *CDKN2A/B* 基因缺失有关。

【鉴别诊断】

1. **神经鞘瘤** 神经纤维瘤有时富有施万细胞,与神经鞘瘤的 Antoni A 区相似。与神经鞘瘤不同,神经纤维瘤没有包膜,没有明显的分区现象,通常可以见到小的神经突。

2. **黏液瘤** 神经纤维瘤有时富有黏液样背景,类似黏液瘤。与黏液瘤不同,神经纤维瘤细胞核通常具有极向,血管更明显。神经纤维瘤通常对 S-100 蛋白呈阳性反应,尽管有时仅为局灶表达。

(Zhongxin Yu 胡永斌)

## 二十二、神经鞘瘤

【定义】

神经鞘瘤(schwannoma)是一种常见的良性外周神经鞘膜肿瘤,有包膜,由肿瘤性施万细胞组成。可为 II 型神经纤维瘤病的一个表现,偶尔也可见于 I 型神经纤维瘤病患者。

【临床特点】

1. **发病率** 儿童罕见。

2. **症状** 神经鞘瘤可发生在所有年龄组的患者,但最常见于 20~50 岁的人群。儿童神经鞘瘤最常见于头颈部和上肢。双侧第八对脑神经受累可以诊断为 II 型神经纤维瘤病。另外 II 型神经纤维瘤病的儿童患者常患有多发性神经鞘瘤。

3. **实验室检查** 无特异性改变。

4. **影像学特点** 神经鞘瘤与其他神经源性肿瘤具有共同的 MRI 特征。通常表现为起源于外周神经的境界清楚、梭形肿块。在 $T_1$ 加权图像上,肿瘤呈现密度与肌肉相当或稍高信号。在 $T_2$ 加权图像上,表现出不均匀性高密度信号,并且可出现靶信号征。

5. **治疗** 单纯手术切除治疗大的或有症状的病变。

6. **预后** 在多数情况下,手术切除很少损伤原发神经。完整切除后也很少复发。

【病理学特点】

1. **肉眼观察** 神经鞘瘤有包膜、常影响小到中等大小的神经。切面质实、呈叶状,常含局灶性黏液样变。肿瘤直径一般小于 5cm。

2. **镜下观察** 大多数神经鞘瘤是由神经外膜和残留神经纤维组成的纤维包膜包绕的单一肿块。肿瘤由梭形细胞组成,这些肿瘤细胞核常呈平行紧密排列,环绕一无细胞区,形成特征性的 Verocay 小体。典型的神经鞘瘤由富含梭形细胞区域(Antoni A 区域)(图 3-1-22-A)及细胞稀少的黏液样区域(Antoni B 区域)(图 3-1-22-B)混合组成。两个区域的含量在不同肿瘤中比例差异很大,这两个区域可以混合存在或突然转化。有时肿瘤细胞可含有多形性或深染的核,此被认为是一种"退行性变"。核分裂偶尔可见,在不伴有其他非典型特征如非典型性核分裂,坏

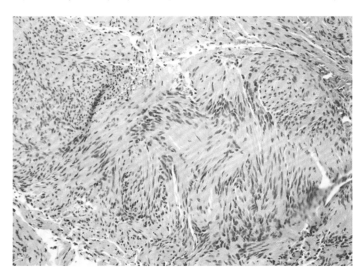

图 3-1-22-A HE×4 示典型的 Antoni A 区域-肿瘤由高密度的梭形细胞组成。许多肿瘤细胞核呈平行紧密排列,环绕一无细胞区,形成特征性的 Verocay 小体

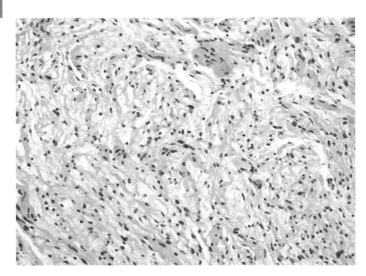

图 3-1-22-B HE×4 示典型的 Antoni B 区域-肿瘤由细胞稀少的黏液样区域组成

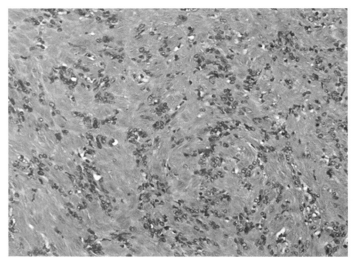

图 3-1-22-D HE×10 示栅栏状排列的瘤细胞（此图由北京儿童医院病理科提供）

死和出血的情况下，此现象不应考虑为恶性指征。通常情况下，肿瘤血管有厚厚的透明化血管壁（图 3-1-22-C～G）。

3. **免疫组化** 肿瘤细胞对 S-100 呈弥漫强阳性。肿瘤细胞也呈 SOX10 核染色阳性，提示神经嵴分化，此对于神经鞘瘤诊断非常有帮助（图 3-1-22-H）。

4. **超微结构特点** 瘤细胞具有纤细的突起，突起间为原始连接，细胞周围有基底板。

5. **分子遗传学特点** *NF* 基因突变。

【鉴别诊断】

1. **神经纤维瘤** 有时神经纤维瘤含有高密度的施万细胞，易与神经鞘瘤的 Antoni A 区域混淆。不同于神经纤维瘤，神经鞘瘤有包膜，并且具有两个不同形态区域。此外，神经鞘瘤 S-100 和 SOX10 弥漫强阳性，而神经纤维瘤通常表现为局灶阳性。

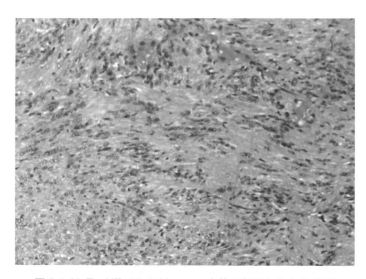

图 3-1-22-E HE×20 示 Verocay 小体（此图由北京儿童医院病理科提供）

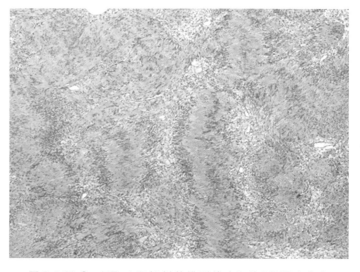

图 3-1-22-C HE×4 示栅栏状排列的瘤细胞（此图由北京儿童医院病理科提供）

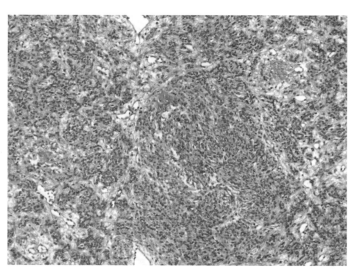

图 3-1-22-F HE×10 示细胞密集区（此图由北京儿童医院病理科提供）

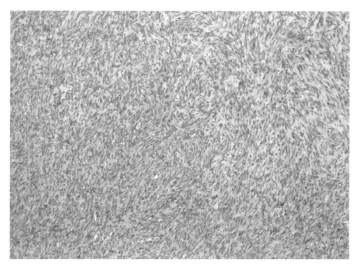

图 3-1-22-G HE×10 示细胞型神经鞘瘤（此图由北京儿童医院病理科提供）

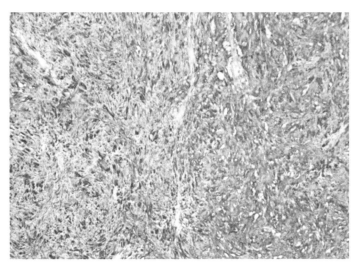

图 3-1-22-H HE×10 示 S-100 染色，瘤细胞弥漫阳性（此图由北京儿童医院病理科提供）

2. **高分化平滑肌肉瘤** 有时平滑肌肉瘤含有平行紧密排列的细胞核，类似神经鞘瘤中的 Verocay 小体。S-100 蛋白和 SOX10 免疫染色在神经鞘瘤中强阳性，但平滑肌肉瘤通常不表达。

（Zhongxin Yu 胡永斌）

## 二十三、神经纤维脂肪瘤样错构瘤

### 【定义】

神经纤维脂肪瘤样错构瘤（fibrolipomatosis hamartoma of nerve）是指增生的纤维脂肪组织浸润并包绕周围神经。

### 【临床特点】

1. **发病率** 少见，儿童患者多见，可为先天性或出生后发病。

2. **症状** 缓慢生长的皮下包块，由于肿物压迫致感觉异常和疼痛；27% 的患者伴有巨趾、指（先天性、进行性）；手、腕、前臂的掌面，正中神经及分支最常受累，尺、桡神经较少受累，坐骨神经、腓神经、颅神经极少受累。

3. **实验室检查** 未见特殊。

4. **影像学特点** MRI 由于脂肪浸润，受累神经呈梭形增大；"电话线"征。

5. **治疗** 有多种选择；完整切除，可致神经损伤；腕管松解缓解症状；变形趾指切除等。

6. **预后** 良好，不完整切除，可复发。

### 【病理学特点】

1. **肉眼观察** 黄白组织，包绕神经，形状呈香肠样肿物。

2. **镜下观察** 脂肪组织和纤维组织浸润包绕神经分支及神经束膜；神经外膜、神经束膜纤维性增厚，神经束膜增生形成所谓中心分层样结构及洋葱样结构；神经束被分离；神经萎缩；可见化生骨（图 3-1-23-A～D）。

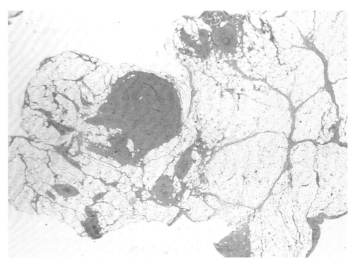

图 3-1-23-A HE×4 显示皮下脂肪组织及神经

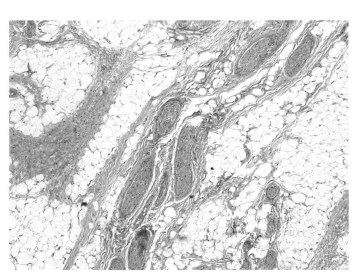

图 3-1-23-B HE×4 显示皮下脂肪组织及神经

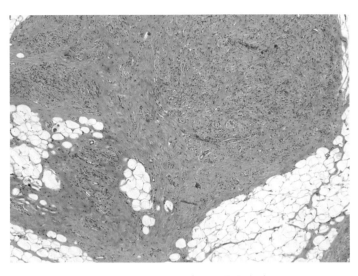

图 3-1-23-C HE×4 示神经及周围脂肪组织

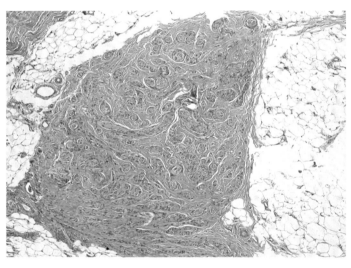

图 3-1-23-D HE×4 示神经及周围包绕的神经组织

3. **免疫组化** S-100 阳性。

4. **超微结构特点** 可见神经纤维特点

5. **分子遗传学特点** 未见特殊改变。

【鉴别诊断】

1. **神经脂肪瘤** 肿物界清,局限在神经内。

2. **神经纤维瘤** 神经成分增生,未见脂肪组织

3. **脂肪瘤病** 通常累及皮肤及皮下组织,神经成分少见。

（何乐健）

## 二十四、婴儿型纤维肉瘤

【定义】

婴儿型纤维肉瘤(infantile fibrosarcoma)是指婴儿发生的、具有侵袭性行为但较少转移的,并伴有 *ETV6-NTRK3* 融合基因的纤维母细胞性肉瘤。

【临床特点】

1. **发病率** 大多好发 1 岁以内的幼儿,约 1/2 的患儿为先天性病变。

2. **症状** 孤立性生长迅速的肿物。好发部位是四肢远端表浅和深部软组织,也可见躯干、头颈部软组织,内脏罕见。

3. **实验室检查** 未见特殊。

4. **影像学特点** 软组织实性包块,可见浸润生长(图 3-1-24-A)。

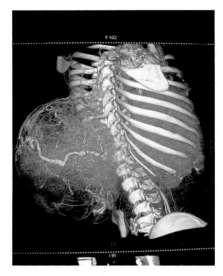

图 3-1-24-A CT 检查示有胸背部巨大软组织影

5. **治疗** 肿物根治切除加化疗。

6. **预后** 预后良好,肿瘤切除不彻底,复发率 5%~50%,转移罕见,如肿瘤累及重要器官,可致死(小于 5%)。

【病理学特点】

1. **肉眼观察** 肿物界限欠清,分叶状,切面灰白、实性、鱼肉状,可见出血坏死区(图 3-1-24-B、C)。

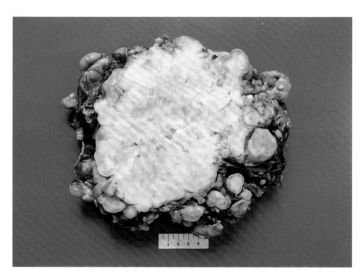

图 3-1-24-B 大体照片示肿瘤切面灰粉鱼肉状,有出血、坏死

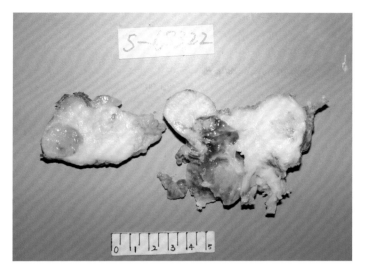

图 3-1-24-C 大体照片示肿瘤切面灰粉、有出血

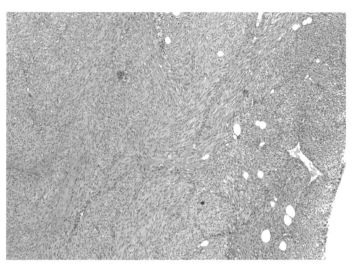

图 3-1-24-E HE×20 示梭形细胞呈"人字形"排列

2. **镜下观察** 梭形、圆形、肥胖多角形瘤细胞排列呈实性片状、带状、相互交织的束状,人字形排列,可见灶状出血坏死,钙化等,还可见血管周细胞样排列区、圆形细胞为主、黏液变性、髓外造血、片状炎细胞浸润、广泛坏死、囊性变等改变。还可见肿瘤几乎由小圆、多角形等瘤细胞组成,而梭形细胞少见的病例(图 3-1-24-D~H)。

3. **免疫组化** SMA、CD34 局灶阳性,Vimentin、CD68 可阳性,Desmin、Myogenin、CK、S-100 阴性(图 3-1-24-I、J)。

4. **超微结构特点** 纤维母细胞特点。

5. **分子遗传学特点** t(12;15)(p13;q25)易位,产生融合基因 ETV6-NTRK3,该融合基因也可见于细胞型中胚叶肾瘤(图 3-1-24-K)。

**【鉴别诊断】**

1. **滑膜肉瘤** 单项型梭形细胞为主的滑膜肉瘤易与

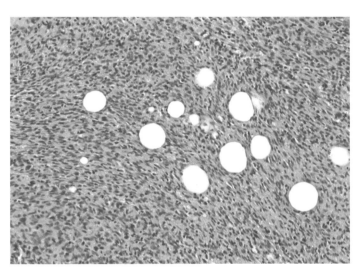

图 3-1-24-F HE×10 示肿瘤浸润脂肪组织

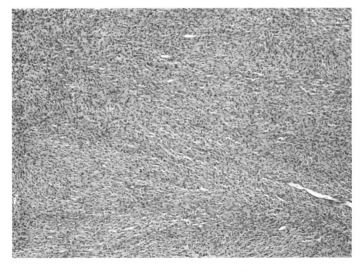

图 3-1-24-D HE×10 示密集的人梭形细胞

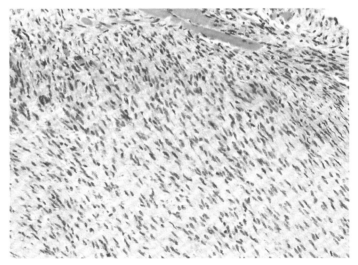

图 3-1-24-G HE×20 示梭形瘤细胞浸润肌肉组织

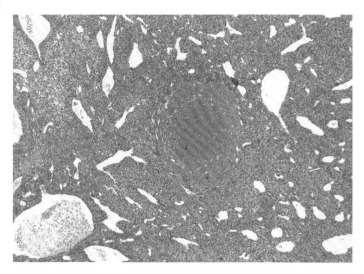

图 3-1-24-H　HE×10 示血管周细胞样结构

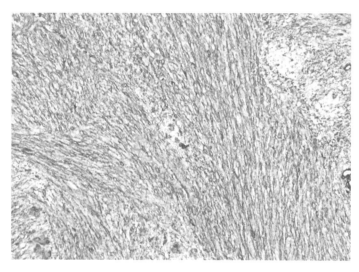

图 3-1-24-I　IHC×10 示瘤细胞 SMA 弥漫阳性

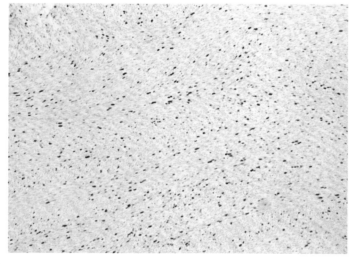

图 3-1-24-J　IHC×10 示约 30% 的瘤细胞 Ki-67 阳性

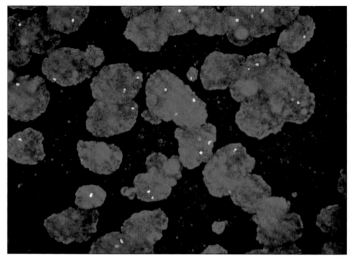

图 3-1-24-K　FISH 检测 *ETV6* 基因状况（双色分离探针）；图中箭头示 *ETV6* 基因断裂阳性细胞中存在分离的红绿信号点

婴儿型纤维肉瘤相混淆，但滑膜肉瘤多见较大儿童和青少年，免疫组化 CK、EMA、TLE1 等阳性，有特异性、t（X；18）（p11；q11）易位。

**2. 梭形细胞横纹肌肉瘤**　好发儿童附睾区，免疫组化：Desmin、Myogenin 阳性，缺乏 t（12；15）（p13；q25）易位。

**3. 脂肪纤维瘤病**　瘤细胞密度较低，异形性不明显，核分裂少见，未见坏死，缺乏 t（12；15）（p13；q25）。

（何乐健）

## 二十五、横纹肌肉瘤

横纹肌肉瘤（rhabdomyosarcoma，RMS）是儿童最常见的软组织肉瘤，美国每年大约有 350 例新病例发生。2013 年世界卫生组织（WHO）新的分类中，此类肿瘤，儿童患者分为三大类：胚胎性横纹肌肉瘤（embryonal rhabdomyosarcoma，ERMS）其中包括葡萄状横纹肌肉瘤，腺泡状横纹肌肉瘤（alveolar rhabdomyosarcoma，ARMS）和梭形细胞/硬化性横纹肌肉瘤（spindle cell/sclerosing rhabdomyosarcoma，S-ScRMS）。大多数肿瘤为散发病例，某些可作为家族性癌症综合征的一个组成部分，如 Li-Fraumeni 综合征，Beckwith-Wiedemann 综合征和 Gorlin 痣基底细胞癌综合征。

### （一）胚胎性横纹肌肉瘤

**【定义】**

胚胎性横纹肌肉瘤（embryonal rhabdomyosarcoma，ERMS）是一种具有胚胎骨骼肌细胞表型和生物学特征的原始的恶性软组织肿瘤。

**【临床特点】**

**1. 发病率**　横纹肌肉瘤是儿童最常见的软组织肉

瘤。在美国,0~20 岁的人群中,每年每百万人中就有 4.3 例新病例发生。胚胎性横纹肌肉瘤发生的频率高于腺泡状横纹肌肉瘤,约占所有儿童横纹肌肉瘤的 60% 左右。

2. **症状** 胚胎性横纹肌肉瘤通常发生在年龄较小的儿童中。大多发生在年龄小于 10 岁的儿童中(约有 36% 发生在小于 5 岁的儿童,4% 在婴儿,也有极少数在新生儿期)。它可以发生在全身各处,但是倾向于在泌尿生殖器、腹部或头颈部发生。根据肿瘤生长部位不同,出现的症状也不同。大多数症状与其占位效应或造成的阻塞有关,有时这些症状可为逐渐发生,让人误解为良性肿瘤。葡萄状横纹肌肉瘤通常发生在婴幼儿的上皮表面附近,常见的位置包括膀胱、阴道和胆管。葡萄状横纹肌肉瘤的特征性表现为从空腔脏器的表面生长出突出于表皮之上的葡萄状息肉状的肿块。

3. **实验室检查** 无特异性改变。

4. **影像特点** MRI 成像结果呈非特异性。肿瘤可以表现为边界清楚的或模糊的占位性肿块。一般在 $T_1$ 加权图像上呈低密度信号,在 $T_2$ 加权图像上呈高密度信号,在使用钆造影剂后呈不同程度信号增强。

5. **治疗** 横纹肌肉瘤的治疗应采用综合方法,包括初始化疗,手术切除(如果可行)以及通过放射治疗以控制微观局部残留病灶。横纹肌肉瘤研究小组(the Intergroup Rhabdomyosarcoma Study Group;IRSG)基于一系列治疗方案的组间比较已总结出多种与预后和复发有关的临床和病理学因素。基于这些因素,为了便于治疗,将横纹肌肉瘤分为低、中、高风险组。根据每个患者的临床和病理学特点,都应进行复发风险评估,然后制定具体的治疗方案。

6. **预后** 预后由分期、组织学分型、年龄和原发部位来确定。在目前公布的方案中,低风险患者 5 年总体生存率为 80%~90%。一般来说,胚胎性横纹肌肉瘤比腺泡状横纹肌肉瘤预后要好一些。

**【病理学特点】**

1. **肉眼观察** 胚胎性横纹肌肉瘤形成界限不清的、肉质的、浅褐色的肿块,局部可出现坏死和出血(图 3-1-25-A)。葡萄状胚胎性横纹肌肉瘤具有息肉样结构,如同连接上皮表面的一串葡萄。

2. **镜下观察** 胚胎性横纹肌肉瘤与发育中的胚胎和早期胎儿骨骼肌有明显的相似性,具有松散的、黏液样的、低细胞区域和致密的梭形细胞的高细胞交替排列(图 3-1-25-B、C)。肿瘤细胞呈现一系列细胞学改变,从非常不成熟的星形细胞到透明细胞、具有类横纹肌外观的细胞和出现横纹的分化横纹肌母细胞(图 3-1-25-D)。分化中的横纹肌母细胞的数量可多可少,有些肿瘤具有许多,

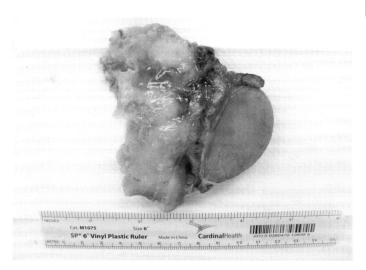

图 3-1-25-A 大体照片示睾丸旁的胚胎性横纹肌肉瘤,肿瘤切面呈鱼肉样,睾丸本身(在图片的右侧)没有肿瘤侵入

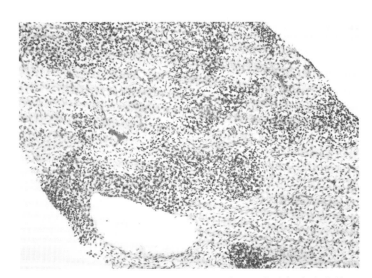

图 3-1-25-B HE×4 示典型的胚胎性横纹肌肉瘤与发育中的胚胎和早期胎儿骨骼肌有明显的相似性,具有松散的、黏液样的、低细胞区域和致密的梭形细胞的高细胞交替排列

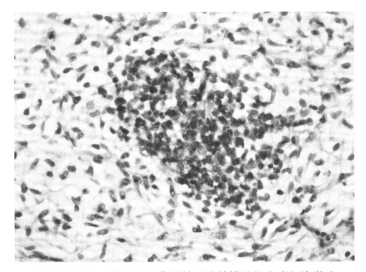

图 3-1-25-C HE×20 示典型的胚胎性横纹肌肉瘤细胞学改变,从不成熟的星形细胞到未分化梭形细胞

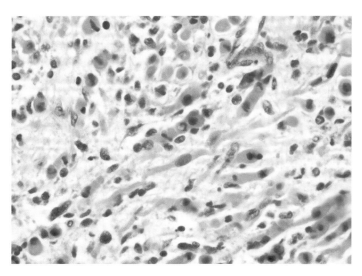

图 3-1-25-D HE×20 示典型的分化中的横纹肌母细胞

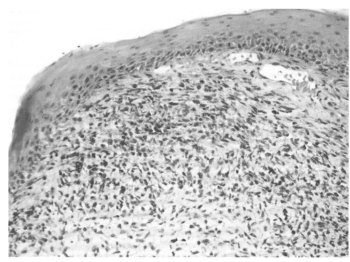

图 3-1-25-F HE×10 示葡萄状横纹肌肉瘤特征性的生发层,即在上皮下形成的未分化肿瘤细胞的致密区

而其他一些肿瘤却难找到组织学可识别的横纹肌母细胞。有时化疗后的病例可见大量横纹肌成母细胞,可能与化疗促进肿瘤细胞向更成熟的横纹肌成母细胞分化有关。一些胚胎性横纹肌肉瘤主要由未分化的圆形细胞组成,没有松散的低细胞区域,称之为密集型胚胎性横纹肌肉瘤。密集型胚胎性横纹肌肉瘤有时在组织学上很难与腺泡状横纹肌肉瘤区分,需要借助免疫组化和分子生物学方法作出鉴别。葡萄状胚胎性横纹肌肉瘤的特征在于出现生发层,即在上皮下形成未分化肿瘤细胞的致密区(图 3-1-25-E、F)。当肿瘤含有具有巨大深染核(至少是相邻核的大小的 3 倍)的细胞和非典型核分裂象(明显的多极性)的细胞时,它们被称为间变性横纹肌肉瘤(图 3-1-25-G)。间变可分为局灶性间变(Ⅰ组),指肿瘤中有单个或几个分散的间变细胞;弥漫性间变(Ⅱ组),指肿瘤中

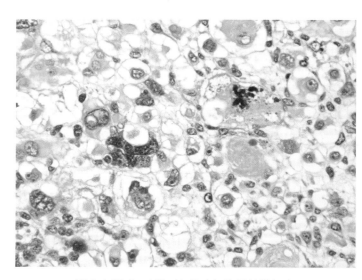

图 3-1-25-G HE×40 示瘤细胞局灶性间变

出现明显的簇状或片状分布的间变细胞。无论局灶性或弥漫性分布,在胚胎性横纹肌肉瘤中有间变细胞的存在意味着预后变差。

3. **辅助检查** 参见下文腺泡状横纹肌肉瘤。

**(二)腺泡状横纹肌肉瘤**

【定义】

腺泡状横纹肌肉瘤(alveolar rhabdomyosarcoma,ARMS)是由形态均一的含有圆形核的原始横纹肌母细胞组成的一种细胞密度很高的恶性肿瘤,大多数病例存在 *PAX3-FOXO1* 或 *PAX7-FOXO1* 融合基因。

【临床特点】

1. **发病率** 横纹肌肉瘤是儿科最常见的软组织肉瘤。在美国 0~20 岁的人中,每年每百万人中就有 4.5 例新病例发生。腺泡状横纹肌肉瘤发生的频率低于胚胎性

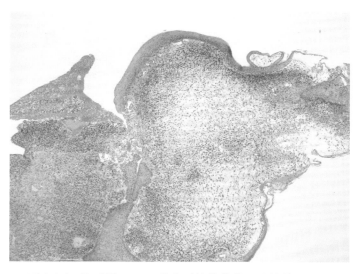

图 3-1-25-E HE×4 示耳道典型的葡萄状胚胎性横纹肌肉瘤,具有息肉样结构

横纹肌肉瘤,约占所有儿童横纹肌肉瘤的20%左右。

2. **症状** 腺泡状横纹肌肉瘤在年龄较大的儿童中比较更常见,但也发生在幼儿和成人中。这个肿瘤通常出现在肢端、大脑膜下或鼻窦区域。与胚胎性横纹肌肉瘤相比,此肿瘤具有快速生长、早期转移至区域淋巴结和骨髓,更具侵袭性的行为。

3. **实验室检查** 无特异性改变。

4. **影像学特点** 参见上文胚胎性横纹肌肉瘤。

5. **治疗** 与胚胎性横纹肌肉瘤一样,具体的治疗方案取决于疾病复发的风险评估,即针对风险的治疗方法(参见上文胚胎性横纹肌肉瘤)。

6. **预后** 与胚胎性横纹肌肉瘤一样,外科病理的分期是预测预后的重要指标。总体而言,腺泡状横纹肌肉瘤的预后比胚胎性横纹肌肉瘤差,可能是因为 *PAX-FOXO1* 基因融合。

**【病理学特点】**

1. **肉眼观察** 腺泡状横纹肌肉瘤形成膨胀性的、快速生长的软组织肿块,呈肉质、灰褐色,并且含有不等量的纤维组织。

2. **镜下观察** 典型的腺泡状横纹肌肉瘤是具有腺泡生长模式的、高度恶性圆细胞肿瘤,由细胞间黏附性差的肿瘤细胞排列在由纤维性隔膜分隔的巢或条索中(图3-1-25-H、I)。当肿瘤主要由均匀的圆形细胞组成,缺乏明显的纤维性分隔时,其被称为实性型腺泡状横纹肌肉瘤。实性型腺泡状横纹肌肉瘤在组织学上有时很像淋巴瘤,需要借助免疫组化作出鉴别。

3. **免疫组化** 辅助检查对于大多数横纹肌肉瘤的诊断至关重要。常用的标记包括 Desmin、MyoD1 和 Myoge-

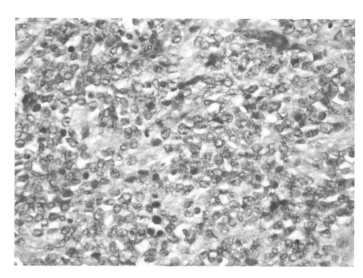

图3-1-25-I HE×40 示典型的腺泡状横纹肌肉瘤由高密度的均一圆细胞组成

nin。MyoD1 和 Myogenin 应显核染色方能称为阳性。Myogenin 被认为是最有用的诊断和分类指标。在腺泡横纹肌肉瘤中核 Myogenin 通常呈弥漫和强表达(图3-1-25-J),但在胚胎性横纹肌肉瘤则表达不一致,可呈散在或局灶阳性(图3-1-25-K),甚至是阴性的。对于后者,诊断需要有 MyoD1 和/或 Desmin 的染色阳性。Desmin 通常是阳性的(图3-1-25-L),但非特异性,因在其他梭形和圆形细胞肿瘤也可呈阳性表达。MyoD1 经常显示非特异性细胞质阳性而不是核阳性;横纹肌肉瘤偶尔显示角蛋白和 S-100 蛋白的异常表达,这可能导致误诊,因此解读时应该小心。

4. **超微结构特点** 瘤细胞胞质可见肌丝、肌节等横纹肌细胞特点。

5. **分子遗传学特点** 腺泡型横纹肌肉瘤可见染色体

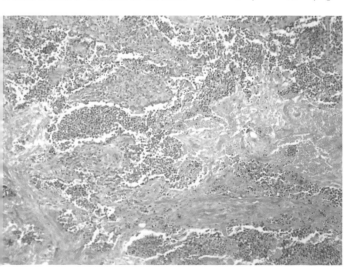

图3-1-25-H HE×4 示典型的腺泡状横纹肌肉瘤;肿瘤由细胞间黏附性差的肿瘤细胞排列在由纤维性隔膜分隔的巢或条索中组成,呈腺泡生长模式

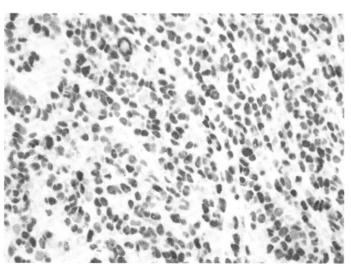

图3-1-25-J IHC×10 示腺泡状横纹肌肉瘤,Myogenin 染色瘤细胞核呈弥漫、强阳性

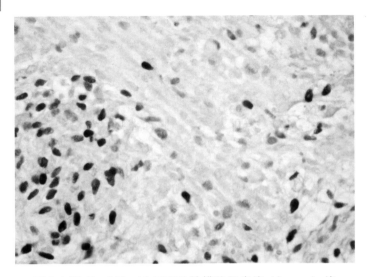

图 3-1-25-K IHC×10 示胚胎性横纹肌肉瘤,Myogenin 染色瘤细胞核呈局灶阳性

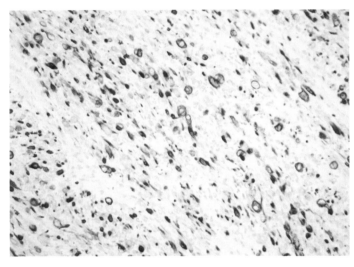

图 3-1-25-L IHC×10 示横纹肌肉瘤,瘤细胞 Desmin 染色阳性

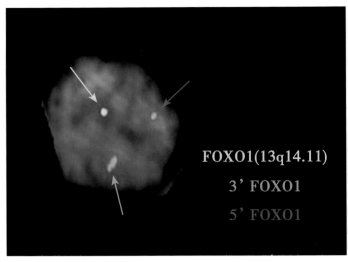

图 3-1-25-M FISH 检测,黄色箭头示没有 *FOXO1* 基因分离;绿色箭头显示 FOXO1 基因的 3' 位点和它的 5' 位点(红色箭头)分离了,也即 *FOXO1* 基因分离探针的 FISH 是阳性(Courtesy of Dr. Xianglan Lu,Departments of Pediatrics,University of Oklahoma Health Sciences Center,OK)

t(1;13) t(2;13)易位,FISH 检查可见 *FOX1* 基因。*PAX3-FOXO1* 或 *PAX7-FOXO1* 融合基因检测已成为腺泡状横纹肌肉瘤的常规诊断方法。*PAX3-FOXO1* 融合是融合阳性腺泡状横纹肌肉瘤的主要成分,有此融合阳性的肿瘤显示高度侵袭性,通常预后不良。也有一部分腺泡状横纹肌肉瘤不含融合基因,被称为融合阴性腺泡状横纹肌肉瘤。这些融合阴性的腺泡状横纹肌肉瘤的预后接近胚胎性横纹肌肉瘤。*FOXO1* 基因分离探针的 FISH 检测方法是目前最常用的而且是最敏感的检测方法(图 3-1-25-M)。

(三)梭形细胞/硬化性横纹肌肉瘤

【定义】

梭形细胞/硬化 RMS(spindle cell/sclerosing rhabdomyosarcoma)是一种具有梭形细胞形态的横纹肌肉瘤

的罕见亚型。它可发生于儿童和成年人,男性占优势。

【临床特点】

1. **发病率** 梭形细胞/硬化横纹肌肉瘤是横纹肌肉瘤的罕见亚型,占横纹肌肉瘤的所有病例的 5%~10%。

2. **症状** 在儿童,具有梭形细胞形态的横纹肌肉瘤肿瘤主要发生在副睾区,而在成年人中超过 50% 的病例发生在头颈的深部软组织。不管在儿童或成年人,具有硬化形态的病变在四肢中最常见。大多数患者表现为无痛生长的肿块。

3. **实验室检查** 无特异性改变。

4. **影像学特点** 参见上文胚胎性横纹肌肉瘤。

5. **治疗** 与胚胎性横纹肌肉瘤一样,具体的治疗方案取决于疾病复发的风险评估,即针对风险的治疗方法(参见上文胚胎性横纹肌肉瘤)。

6. **预后** 与胚胎性横纹肌肉瘤一样,外科病理的分期是预测预后的重要指标。在儿童,梭形细胞横纹肌肉瘤通常在疾病负担轻的早期即可诊断,并且预后较好(5 年生存率为 95%)。在成人,梭形细胞/硬化横纹肌肉瘤的预后明显不好。

【病理学特点】

1. **肉眼观察** 肿瘤界限清楚但无包膜。大小平均 4~6cm,范围 2~35cm。切面呈灰白色。

2. **镜下观察** 梭形细胞横纹肌肉瘤由单一的梭形细胞组成。这些细胞具有卵圆形或细长梭形的核、泡状染色质、不明显的核仁和丰富的嗜酸性细胞质(图 3-1-25-N)。有时胞质中可能显示骨骼肌横纹。梭形细胞呈束状或螺旋状、席纹状排列,有时类似平滑肌肉瘤或纤维肉瘤。硬化性横纹肌肉瘤显示广泛的基质纤维化,其中肿瘤细胞排列成巢或小梁状,有时呈现假腺泡状外观(图3-1-25-O)。

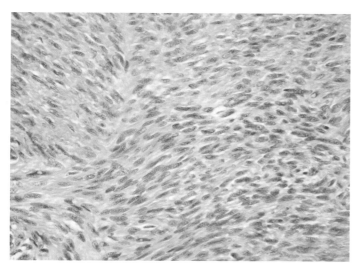

图 3-1-25-N HE×20 示梭形细胞横纹肌肉瘤由单一的梭形细胞组成

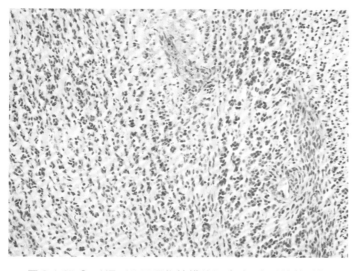

图 3-1-25-O HE×10 示硬化性横纹肌肉瘤,广泛的基质纤维化,其中肿瘤细胞排列成条索状或小梁状

3. **免疫组化** 肿瘤呈 Desmin 弥漫阳性,大多数病例同时也表达 SMA 和 MSA。绝大多数病例可见到 Myogenin 核阳性染色。硬化横纹肌肉瘤也可能仅显示非常有限的 Desmin 和 Myogenin 的表达,但是对于 MyoD1 通常呈强阳性。

【鉴别诊断】

横纹肌肉瘤需要与许多分化不良的圆形和梭形细胞肉瘤进行鉴别,包括神经母细胞瘤、尤文家族肿瘤、滑膜肉瘤、婴儿的黑素性神经外胚层肿瘤和淋巴瘤。需要仔细的进行组织学辨认横纹肌细胞分化如横纹,免疫染色证明骨骼肌源性分化,以及可能的细胞遗传学/分子检测,以确认横纹肌肉瘤的诊断。通常需使用一组免疫标记物染色来实现这个目的。

横纹肌肉瘤可能也需要与其他一些良性反应性病变、良性肿瘤性病变进行鉴别,如非典型性纤维上皮息肉。非典型纤维上皮息肉是良性反应性病变,通常出现在青少年和年轻女性。它有时肉眼观察会与葡萄状横纹肌肉瘤相混,而且两者都具有息肉样结构并且通常发生在生殖道中。但与葡萄状横纹肌肉瘤不同,非典型性纤维上皮息肉镜下观察缺乏表皮下的生发层,并且 Myogenin 染色阴性,以此可为区分。

平滑肌肉瘤和纤维肉瘤:这些肿瘤形态和梭形细胞与横纹肌肉瘤有些相近,但缺乏骨骼肌横纹并且 Myogenin 染色阴性。

( Zhongxin Yu　李晓晗)

## 二十六、恶性外周神经鞘瘤

【定义】

恶性外周神经鞘瘤(malignant peripheral nerve sheath tumor,MPNST)显示神经鞘细胞分化的恶性肿瘤,常常起源外周神经,或先前有良性神经鞘瘤,或伴有神经纤维瘤病Ⅰ型。

【临床特点】

1. **发病率** 少见,约占软组织肉瘤的 5%,20~50 岁好发,年轻患者多伴有神经纤维瘤病Ⅰ型;躯干、四肢、头颈部多见,多为深部软组织,多数起源主要神经干,以坐骨神经多见。

2. **症状** 无痛或疼痛性肿物,如已有神经鞘瘤的患者,肿物快速增大,要考虑恶性转化的可能。

3. **实验室检查** 未见特异改变。

4. **影像学特点** 深部软组织肿物(图3-1-26-A)。

5. **治疗** 手术切除肿物加化疗。

6. **预后** 较差,40% 局部复发,30%~60% 转移。

【病理学特点】

1. **肉眼观察** 肿物较大常为梭形,切面灰白、实性、胶样、鱼肉状,常见出血、坏死(图3-1-26-B~D)。

2. **镜下观察** 梭形细胞排列呈束状或轮辐状,胞质弱嗜酸,界限欠清,长形核、深染、染色质分散、粗糙,一些细胞呈波浪形、锥形,核多形性常见,局部可见上皮样细胞,偶见原始细胞;细胞密集与稀疏区可相互交替出现,密集区可呈人字形、栅栏状、轮辐状排列,血管周围密度增加;富于血管,可见比例不等的黏液、胶原基质;核分裂

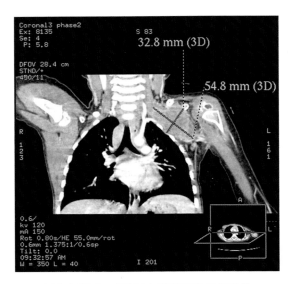

图 3-1-26-A  CT 示左锁骨下软组织肿物

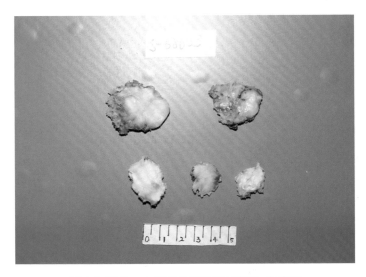

图 3-1-26-D  大体照片示肿物呈灰粉、鱼肉状

易见,常见围绕血管的地图样坏死,多为高度恶性肿瘤,而仅 10% ~ 15% 的肿瘤为低度恶性(核分裂少,未见坏死);10% ~ 15% 可见异源性间叶分化,包括肌母细胞分化-恶性蝾螈瘤(malignant triton tumor)、骨肉瘤、软骨肉瘤、血管肉瘤、脂肪肉瘤等。上皮成分如腺体等多见于伴有神经纤维瘤病 I 型患者(图 3-1-26-E~L)。

3. **免疫组化**  50% 肿瘤 S-100 染色阳性,不同程度 CD34、GFAP 阳性,CK、EMA、SMA、Desmin、HMB45 阴性;由肌源性分化时,Desmin 等肌表达阳性(图 3-1-26-M ~ O)。

4. **超微结构特点**  神经鞘细胞特点。

5. **分子遗传学特点**  未见特异性异常。

【鉴别诊断】

1. **滑膜肉瘤**  长的基质胶原和钙化,免疫组化:CK、

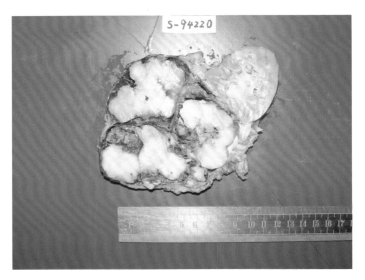

图 3-1-26-B  大体照片示腹膜后肿物,有出血坏死

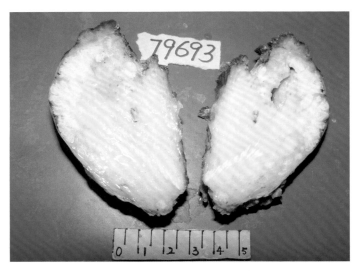

图 3-1-26-C  大体照片示肿物呈灰白色、灶状坏死

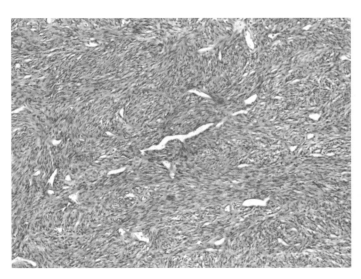

图 3-1-26-E  HE×4 示梭形细胞及丰富血管

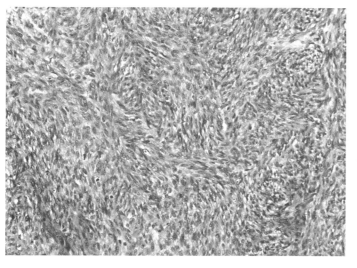

图 3-1-26-F HE×10 示密集的梭形瘤细胞

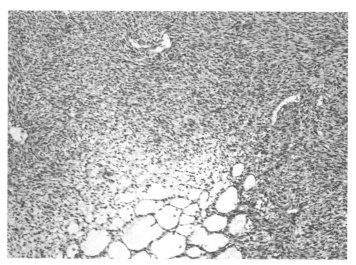

图 3-1-26-I HE×10 示肿瘤稀疏区

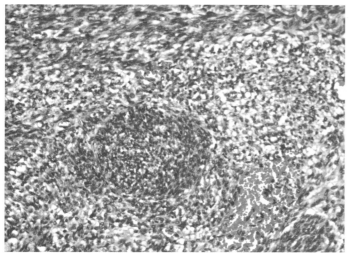

图 3-1-26-G HE×20 示原始瘤细胞聚集

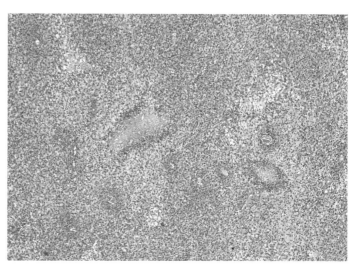

图 3-1-26-J HE×4 示肿瘤地图样坏死

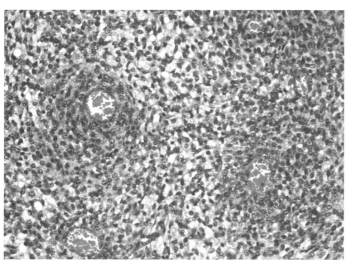

图 3-1-26-H HE×20 示瘤细胞围绕血管周围聚集

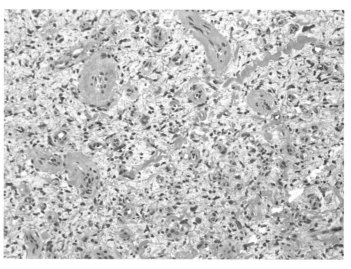

图 3-1-26-K HE×10 示粉染玻璃样变基质及稀疏瘤细胞

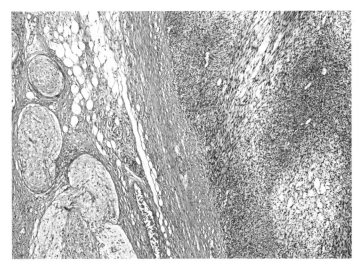

图 3-1-26-L　HE×4 示图片左侧为良性丛状神经纤维瘤,右侧瘤细胞密集,异形性明显,为恶性转化

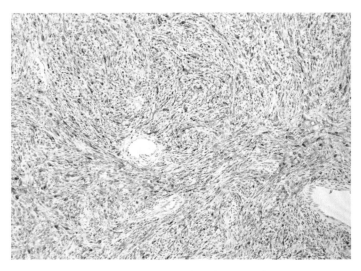

图 3-1-26-M　IHC×10 示瘤细胞 S-100 染色阳性

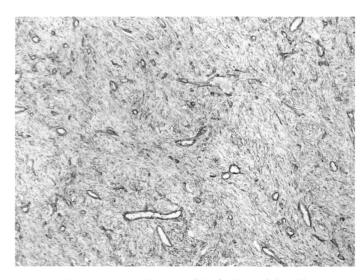

图 3-1-26-N　IHC×10 示瘤细胞 CD34 染色阳性

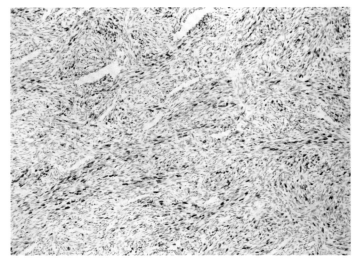

图 3-1-26-O　IHC×10 示瘤细胞 Ki-67 染色阳性率高

EMA 阳性,TFE1 阳性,*SS18* 易位基因。

2. **细胞型神经鞘瘤**　瘤细胞未见异型,被膜下可见淋巴滤泡或泡沫细胞,坏死少见,免疫组化 S-100 弥漫阳性。

( Zhongxin Yu　胡永斌)<br>(本节图片由北京儿童医院病理科提供)

## 二十七、滑膜肉瘤

【定义】

滑膜肉瘤(synovial sarcoma,SS)是细胞谱系来源不明的恶性梭形细胞肿瘤,具有包括腺体形成的多样性上皮分化和特异性染色体易位 t( X;18)( p11;q11)。

【临床特点】

1. **发病率**　儿童和青少年中常见的软组织恶性肿瘤之一,占所有软组织肉瘤的 5%～10%。

2. **症状**　滑膜肉瘤主要发生在青少年,中位年龄为13～14 岁。但其发病年龄范围广,甚至可在新生儿中发生。最常见的病变部位是下肢,但也可能发生在其他任何部位,甚至在胸部和周围神经。症状通常是一个增大的、无痛的肿块,常在膝关节附近。

3. **实验室检查**　无特异性改变。

4. **影像学特点**　MRI 成像结果通常是非特异性的。病变多表现为非常明确的肿块,在 T$_1$ 加权图像上的信号与肌肉等强度,在 T$_2$ 加权图像上呈高强度信号( 通常具有异质信号强度) 。由于它们具有倾向于排挤而不是浸润相邻结构的生长模式,滑膜肉瘤是目前报道中最常见的被误诊为良性病变的恶性软组织肉瘤。

5. **治疗**　肿瘤分级是指导临床治疗的重要指标。大多数滑膜肉瘤采用手术、化疗和放疗的综合治疗。手术应尽可能的完全切除肿瘤,辅助性的放射和化疗可以延长滑膜肉瘤患者的生存时间。

**6. 预后** 肿瘤分级是评价滑膜肉瘤预后的重要指标,其中核分裂指数是最常用及最重要的参数。通过结合手术、化疗和放射的综合治疗,超过 70% 的患者可获得长期生存。

**【病理学特点】**

**1. 肉眼观察** 滑膜肉瘤通常位于大关节周围深部软组织,有时附着于肌腱样组织。尽管被称为滑膜肉瘤,真正的滑膜内肿瘤是很罕见的。大多数肿瘤直径大于 5cm,但有些小于 1cm。

**2. 镜下观察** 根据组成肿瘤的细胞形态,滑膜肉瘤可以分为 4 个亚型:单相梭形细胞型,单相上皮细胞型,由梭形细胞和上皮细胞组成的双相型,未分化型。双相型是最常见的组织学亚型,其中梭形细胞和上皮细胞的比例在不同的病例中也各不相同。这两种成分可呈界限清楚的区域性分布或相互交错合并存在,后者的特征性改变为在密集排列的梭形肿瘤细胞背景下,有数量不等的上皮细胞形成的腺体和条索状结构(图 3-1-27-A)。梭形肿瘤细胞一般胞体较大,含有丰满的梭形细胞核(图 3-1-27-B)。这些梭形细胞常呈束状排列(图 3-1-27-C),但有时也可环绕血管分布形成血管外皮瘤样改变。单相梭形细胞型或单相上皮细胞型都很少见,但最为少见的是未分化性亚型。未分化性亚型由原始小圆形或短梭形细胞组成,形态学上与尤因肉瘤家族肿瘤或促结缔组织增生性小圆形细胞肿瘤类似(图 3-1-27-D),可能在诊断上是有挑战性的,特别是对于小活检标本,需要借助免疫组化和分子生物学方法做出鉴别。罕见病例可含有类横

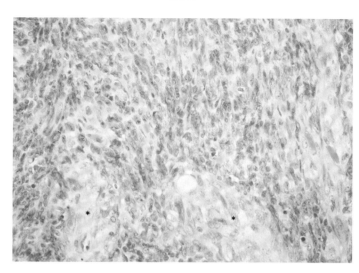

图 3-1-27-B HE×20 示肿瘤细胞形态学改变;梭形肿瘤细胞一般胞体较大,含有丰满的梭形细胞核;形成模糊腺体状结构的上皮细胞

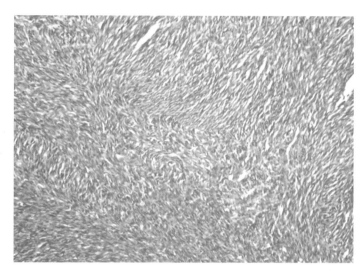

图 3-1-27-C HE×10 示在典型的滑膜肉瘤中,梭形细胞成分常呈束状排列

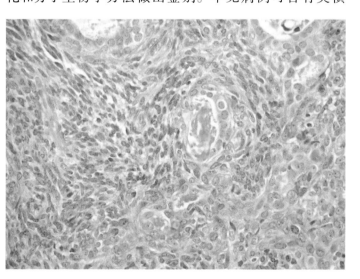

图 3-1-27-A HE×20 示双相型肿瘤由不同比例的梭形细胞和上皮细胞组成,后者在此图中呈腺体样结构,而且其腔中含有粉红色分泌物

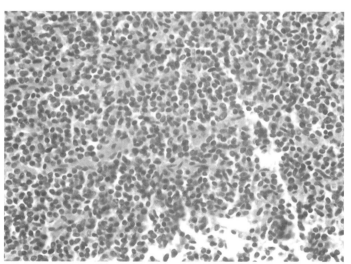

图 3-1-27-D HE×20 示未分化性亚型由原始小圆形或短梭形细胞组成

纹肌细胞。滑膜肉瘤常含有局灶性钙化(图 3-1-27-E),此现象往往提示肿瘤恶性度相对较低。另外,滑膜肉瘤常含有数量不等的细胞核分裂和区域性坏死,这两个参数是肿瘤分级的重要指标,和预后有关,应该在病理报告中给以评估。

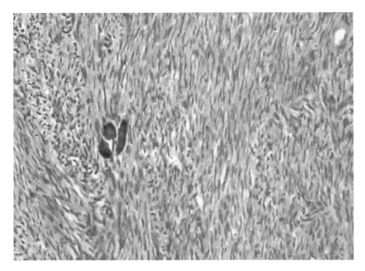

图 3-1-27-E HE×20 示滑膜肉瘤常含有局灶性钙化

**3. 免疫组化** 大多数滑膜肉瘤显示局灶性上皮膜抗原(EMA)和/或细胞角蛋白(cytokeratin)阳性染色(图 3-1-27-F)。通常 Bcl-2 和 CD99 也呈阳性染色,但非特异性。偶尔 S-100 染色也可呈阳性,此也为非特异性,而且会引起与恶性外周神经鞘瘤的混淆,所以解读时应注意。曾经有报道指出一种新的标记物 TLE1 呈阳性染色,对滑膜肉瘤的诊断有帮助,现在发现它的特异性也不够高。未分化性亚型显示明显减低或缺失 INI1 表达(图 3-1-27-G)。

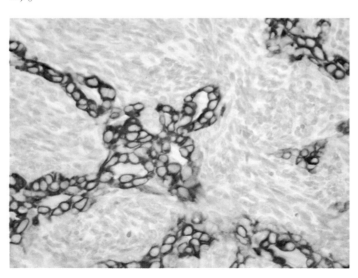

图 3-1-27-F IHC×10 示滑膜肉瘤中的上皮细胞成分呈细胞角蛋白(Cytokeratin)染色阳性

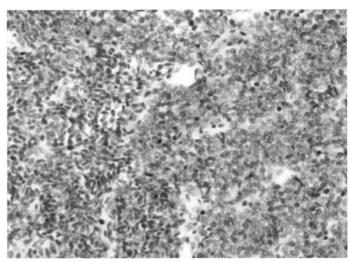

图 3-1-27-G IHC×10 示未分化性亚型滑膜肉瘤显示多数失去 INI1 蛋白表达

**4. 分子遗传学特点** 疑难的病例最好通过分子生物学方法检测有无 t(X;18)易位产生的 *SSX1-SYT* 或 *SSX2-SYT* 基因融合,进而证实诊断。*SYT* 基因分离探针的 FISH 检测方法是目前最常用的检测方法(图 3-1-27-H)。

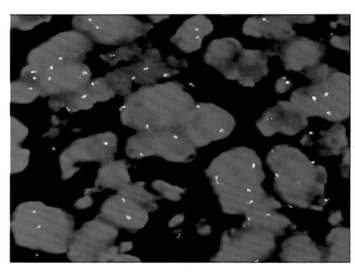

图 3-1-27-H FISH 检测 *SS18* 基因状况(双色分离探针),图示 *SS18* 基因断裂阴性,红绿信号点未分离(此图由北京儿童医院病理科提供)

**【鉴别诊断】**

具有单一梭形细胞形态的滑膜肉瘤需要与纤维肉瘤、平滑肌肉瘤、恶性外周神经鞘瘤、孤立性纤维性肿瘤/血管外皮细胞瘤和梭形细胞癌鉴别。具有双相上皮和梭形细胞成分的滑膜肉瘤较容易诊断,特别是当肿瘤位于四肢时。然而,当肿瘤发生在非常见部位时,需要与癌肉瘤、腺性恶性外周神经鞘肿瘤和恶性间皮瘤鉴别。在许多情况下,仅基于常规组织学检查不可能进行可靠诊断。诊断中常用仔细选择的免疫组织化学标记组套,并且通常需要细胞遗传或分子遗传检测确定诊断。

( Zhongxin Yu　李晓晗 )

## 二十八、卡波西样血管内皮细胞瘤

### 【定义】

卡波西样血管内皮细胞瘤( Kaposiform hemangioendo-thelioma)是指婴幼儿发生的具有局部侵袭性行为的血管源性肿瘤,形态上与卡波西肉瘤相似,主要由梭形瘤细胞组成。

### 【临床特点】

1. **发病率**　少见。好发婴幼儿、儿童,50% 为 1 岁以内的婴儿。

2. **症状**　表浅或深部软组织无痛性肿块,皮肤病变显示紫色斑块,深部组织常为多结节。可伴发 Kasabach-Merritt 综合征。

3. **实验室检查**　可有血小板减少,凝血障碍等。

4. **影像学特点**　深部软组织或器官病变可见相关部位肿物。

5. **治疗**　手术切除,某些患者可用激素、细胞毒性药物,干扰素等治疗。

6. **预后**　局部淋巴结转移少见,未见远处淋巴结转移,10% 患者因局部肿瘤或 Kasabach-Merritt 综合征而死亡。

### 【病理学特点】

1. **肉眼观察**　表浅界限不清的紫色斑块,深部软组织则为实性多结节、灰红肿物。

2. **镜下观察**　浸润性、由梭形内皮细胞组成的结节,形成裂隙样或星月形血管,形态上像卡波西肉瘤,可见含铁血黄素和红细胞,管腔不清晰,有致密的、玻璃样变纤维化基质包绕;偶见像婴儿血管瘤的圆形血管腔;圆形上皮样内皮细胞、细胞内外玻璃样变颗粒、含铁血黄素、细胞内胞质空泡、血小板丰富的纤维蛋白性微血栓等组成的肾小球样细胞巢;异型厚壁血管围绕病变周围或真皮深部、皮下组织(图 3-1-28-A～E)。

3. **免疫组化**　CD34、CD31、FLI-1、SAMA、podoplanin阳性,Glut-1、HHV8 阴性(图 3-1-28-F～J)。

4. **超微结构特点**　显示血管内皮细胞特点。

5. **分子遗传学特点**　未见特异性遗传性改变。

### 【鉴别诊断】

1. **卡波西肉瘤( Kaposi sarcoma)**　免疫抑制患者,HHV8 阳性,缺乏肾小球样和婴儿血管瘤样成分。

2. **婴儿血管瘤**　由毛细血管组成的、界限清楚、分叶

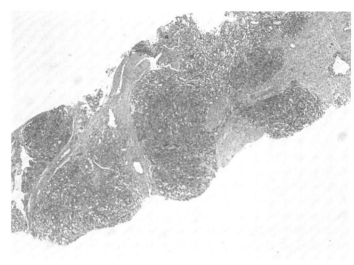

图 3-1-28-A　HE×10 示梭形和血管裂隙结构呈结节状

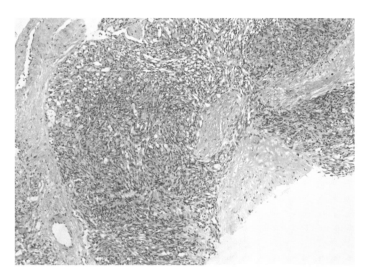

图 3-1-28-B　HE×10 示结节状梭形细胞及血管裂隙

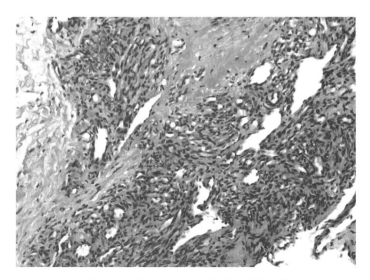

图 3-1-28-C　HE×10 示梭形细胞及血管

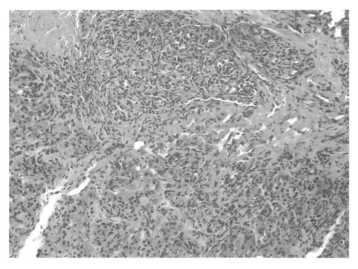

图 3-1-28-D　HE×10 示胰腺腺泡周围见梭形细胞及血管裂隙

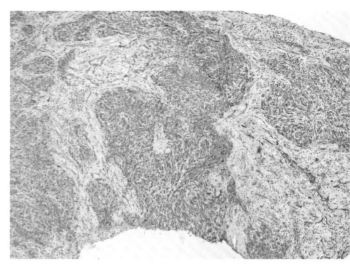

图 3-1-28-G　IHC×10 示瘤细胞 CD34 阳性

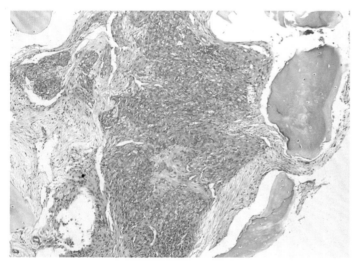

图 3-1-28-E　HE×10 示骨髓腔内见梭形细胞肿瘤及血管

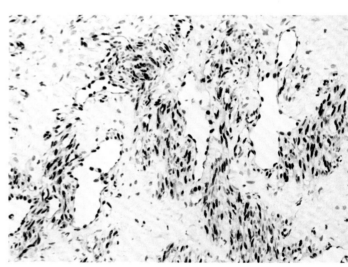

图 3-1-28-H　IHC×10 示 ERG 阳性

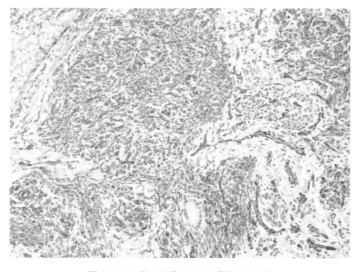

图 3-1-28-F　IHC×10 示 CD31 阳性

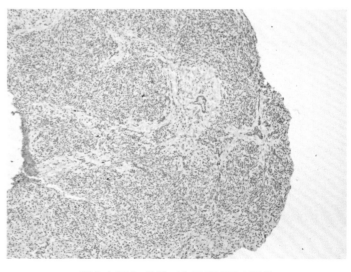

图 3-1-28-I　IHC×10 示 GLUT-1 阴性

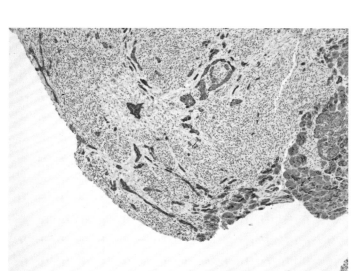

图 3-1-28-J IHC×4 示胰腺腺泡 CK 阳性,肿瘤细胞阴性

状结构,缺乏肾小球样和梭形细胞,免疫组化 Glut-1 阳性,不伴有 Kasabach-Merritt 综合征。

3. **梭形细胞血管瘤** 成人四肢远端,异位血管和梭形细胞区空泡样内皮细胞、可见血栓和静脉石。

（何乐健）

## 二十九、上皮样血管内皮细胞瘤

**【定义】**

上皮样血管内皮细胞瘤(epithelioid hemangioendothelioma)由黏液玻璃样变基质中混有上皮样血管内皮细胞组成的、恶性血管中心性血管肿瘤。

**【临床特点】**

1. **发病率** 儿童罕见。多见于 30~50 岁女性。

2. **临床症状** 表浅或深部软组织的、孤立性,常常为疼痛性肿物;约一半的患者发现时,表现为多中心性病变,30%~50% 患者有血管闭塞症状。内脏如肝、肺等也可受累。

3. **实验室检查** 无特殊。

4. **影像学特点** 表浅或深部软组织包块。

5. **治疗** 手术切除肿瘤。

6. **预后** 多数患者临床进展缓慢,约 10% 患者复发,20%~30% 患者转移,死亡率 10%~20%;肿物大于 3cm,核分裂大于 3/50HPF,为预后不良的因素。

**【病理学特点】**

1. **肉眼观察** 肿物界限清楚,结节状、灰粉、实性,血管内肿瘤则像机化血栓。

2. **镜下观察** 肿物浸润性生长,上皮样瘤细胞排列呈索状、单列状、小灶状或巢状,胞质苍白或嗜酸,见胞质内空泡,泡内见红细胞,瘤细胞小、泡状核、核仁小、核分

裂通常小于 3/50HPF,偶见梭形瘤细胞,缺乏典型、管腔形成的血管,可见黏液样透明基质,少数可见骨化或钙化,坏死少见;肺内病变则为特征性、瘤细胞充满肺泡类型,坏死常见;肝脏病变为界限清楚的肿瘤结节,常包绕有肝细胞和胆管。

伴有 *YAP1-TF3* 融合基因亚型:瘤细胞胞质更丰富,血管形成更明显(图 3-1-29-A~F)。

3. **免疫组化** 瘤细胞表达 CD31、CD34、FLI1、ERG,部分病例 CK 局灶阳性,特殊类型 TFE3 阳性;S-100、SMA、Desmin、CD117、EMA、HMB45 等阴性(图 3-1-29-G~J)。

4. **超微结构特点** 可见基底膜,胞饮囊泡,原始血管腔及 Weibel-Palade 小体。

5. **分子遗传学特点** 90% 患者染色体 t(1;3)(p36;q25)易位,形成 *WWTR1-CAMTA1* 融合基因,特殊亚型则

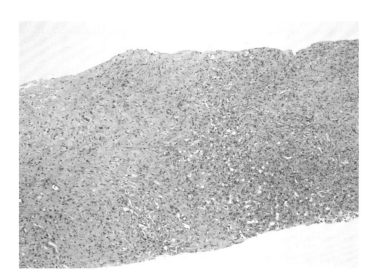

图 3-1-29-A HE×4 示富于血管的梭形细胞肿瘤

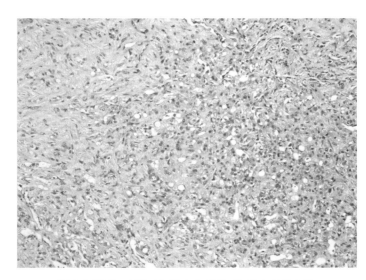

图 3-1-29-B HE×10 示小血管腔、胞质内空泡细胞

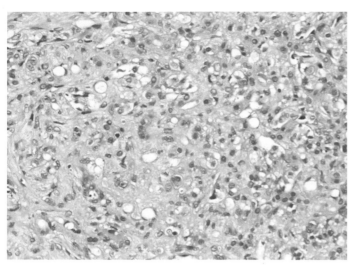

图 3-1-29-C HE×20 示胞质内空泡细胞

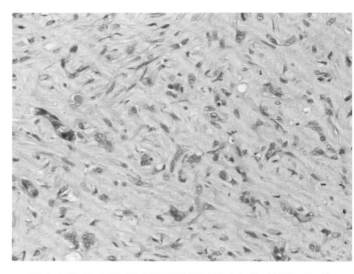

图 3-1-29-F HE×20 示异型性明显的瘤细胞、梭形细胞、胞质丰富的瘤细胞

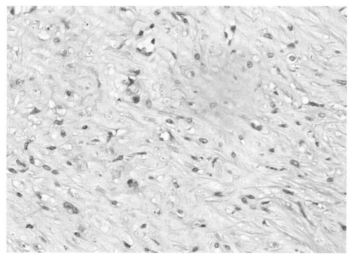

图 3-1-29-D HE×10 示胞质内空泡细胞及梭形瘤细胞

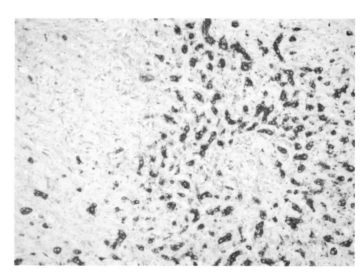

图 3-1-29-G IHC×10 示瘤细胞 CK 染色阳性

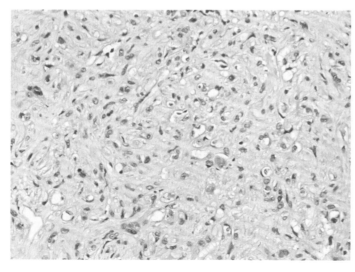

图 3-1-29-E HE×10 示少数瘤细胞有明显异型性

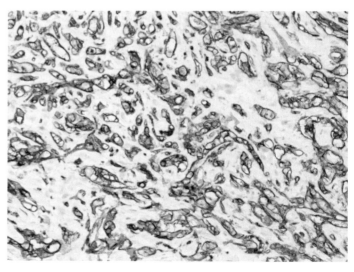

图 3-1-29-H IHC×10 示瘤细胞 CD34 染色阳性

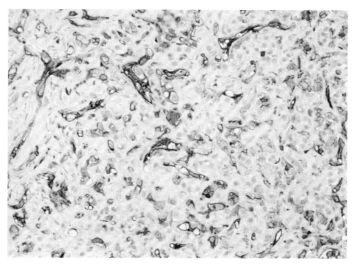

图 3-1-29-I IHC×10 示瘤细胞 CD31 染色阳性

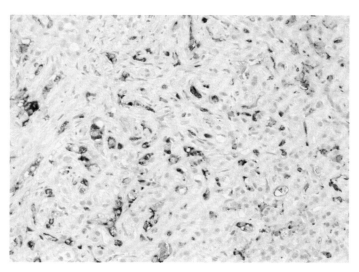

图 3-1-29-J IHC×10 示瘤细胞Ⅷ阳性

见 *YAP1-TF3* 融合基因。

【鉴别诊断】

1. **上皮样血管肉瘤** 大的上皮样细胞,呈巢状或被覆于不规则血管空腔内,核分裂及坏死常见。

2. **上皮样肉瘤** 四肢远端多见,呈肉芽肿样生长,中心有坏死,瘤细胞表达 EMA、CK,CD31 阴性,INI1 表达缺失。

3. **上皮样血管瘤** 分叶状结构,见管腔形成良好的血管,血管周边细胞 SMA 阳性,混有炎细胞特别是嗜酸细胞。

4. **假肌源性血管内皮细胞瘤** 可见梭形瘤细胞,中性粒细胞浸润,CK 弥漫阳性,CD34 阴性。

(何乐健)

# 三十、促结缔组织增生性小圆细胞肿瘤

【定义】

促结缔组织增生性小圆细胞肿瘤(desmoplastic small round cell tumor,DSRCT)是一种细胞谱系不确定的高度恶性小圆细胞肿瘤,具有明显的间质纤维组织增生,多表型肿瘤和具有特异性的染色体易位 t(11;22)(p13;q12)导致 *EWSR1* 和 *WT1* 基因融合。

【临床特点】

1. **发病率** 罕见。

2. **症状** 通常表现为腹部或盆腔的巨大肿块。其他部位发生罕见,如有发生,阴囊部位最常见。在儿科,它主要发生在青少年的男性。DSRCT 的症状和体征通常与它们发生的腹部位置相关联,包括腹部疼痛,体重减轻,腹水和肝脾肿大。

3. **实验室检查** 无特异表现。

4. **影像学特点** 大多数 DSRCT 起源于网膜或肠系膜。影像特征包括在腹膜中体积巨大、不均质的包块,常伴有中心坏死。MRI 特征包括异质性 $T_1$ 低信号和异质性 $T_2$ 高信号。经过钆给药后,异质性对比增强。

5. **治疗** 该肿瘤没有标准治疗方案。由于预后极差,多应用联合治疗,包括大剂量化疗、维持性化疗、肿物减灭手术或细胞减少手术和放射治疗。

6. **预后** 本瘤属高度恶性的肿瘤,其 5 年生存率仅达到 30%。最近的报道表明通过联合治疗可能会提高患者的存活率。

【病理学特点】

1. **肉眼观察** 腹腔内形成质硬大肿块,伴有多个卫星结节,通常直径达 10cm 或更大,并常附着于肠系膜或网膜。

2. **镜下观察** 由未分化的原始小圆或椭圆形细胞组成(图 3-1-30-A)。瘤细胞被周围密集的胶原基质包围形成界限清楚的大小不一细胞巢(图 3-1-30-B)。小圆形肿瘤细胞常常显示显著的核分裂和核碎裂,在大的细胞巢中具有明显的中心坏死和囊性变(图 3-1-30-C)。肿瘤细胞呈未分化表现,具有细胞核深染,核仁不明显和核质比率高的特点。偶尔,肿瘤细胞可能具有上皮样,印戒细胞样或横纹肌样细胞改变。

3. **免疫组化** 具有不同的多表型特征。通常会出现上皮(CK、EMA)(图 3-1-30-D),神经(NSE、S-100)和间叶(Desmin、Vimentin)标记的共同表达,但一些病变可缺乏 CK 表达。典型 Desmin 染色模式是球形或核周点状阳性(图 3-1-30-E)。WT1 免疫染色也是一个很有用的检测方法,但是应当注意的是选用针对 WT1 蛋白质的 C 末端部

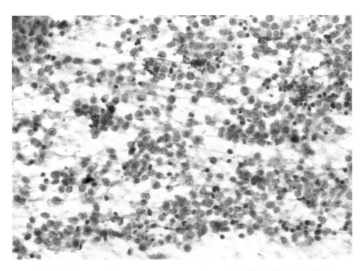

图 3-1-30-A （Papanicolaou stain）：细胞学涂片显示肿瘤细胞形态为未分化小圆形肿瘤细胞,核深染,核仁不明显,核质比率高

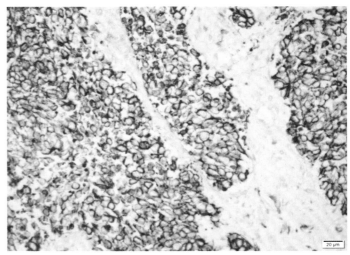

图 3-1-30-D IHC×10 示瘤细胞 CK 染色阳性

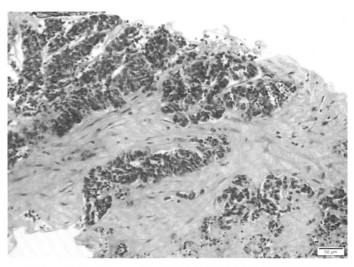

图 3-1-30-B HE×4 示肿瘤细胞被周围密集的胶原基质包围形成界限清楚的大小不一细胞巢

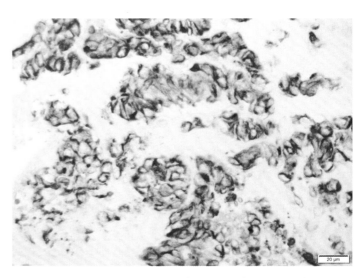

图 3-1-30-E IHC×10 示瘤细胞 Desmin 染色特征是球形或核周点状阳性

分的抗体,因为在这个融合物中只有 C 末端部分的蛋白质有表达,而非 N 末端部分。

4. **超微结构特点** 瘤细胞可见核旁中间丝团和致密核心颗粒。

5. **分子遗传学特点** 遗传学上,DSRCTs 包含 *EWSR1-WT1* 基因融合,因此通过 *EWSR1* 基因分离探针的 FISH 或 *EWSR1-WT1* 融合基因 FISH 或 RT-PCR 测试可用于诊断。

【鉴别诊断】

DSRCT 必须与其他小圆细胞肿瘤进行鉴别,包括尤因肉瘤家族、淋巴瘤、腺泡状横纹肌肉瘤、神经母细胞瘤、低分化癌和小细胞癌。在许多情况下,仅基于常规组织学检查不可能进行可靠诊断,需要在诊断过程中应用免疫组织化学指标组套。通过免疫组化,如果肿瘤细胞具有多种不同的表型特征,特别是球样或核周点样 Desmin

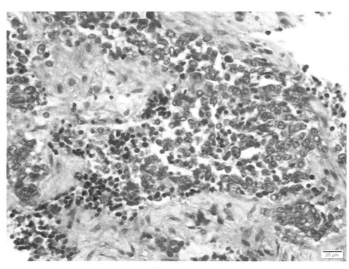

图 3-1-30-C HE×20 示肿瘤细胞常常显示明显的中心坏死和显著的核碎裂

阳性,DSRCT的诊断基本可以确定。在疑难情况下,可应用 RT-PCR 或 FISH 检测 *EWSR1-WT1* 基因融合。

（Zhongxin Yu　李晓晗）

## 三十一、上皮样肉瘤

### 【定义】

上皮样肉瘤(epithelioid sarcoma,ES)是具有上皮样形态和免疫表型的少见的软组织恶性肿瘤,于1971年正式命名,根据发病部位,分为经典型和近端型。

### 【临床特点】

**1. 发病率**　少见,占成人软组织恶性肿瘤的<1%,有文献报道其占儿童非横纹肌肉瘤样肉瘤的4%~8%,多见于10~40岁的年轻男性。

**2. 症状**　以无痛性、生长缓慢的包块为初始症状,其中经典型多见于上下肢远端的表浅部位,特别是皮下软组织,以侵犯皮肤为特点,以经久不愈的溃疡为首发症状,近端型相对少见,以中老年患者为主,主要发生于人体中线软组织,如躯干、胸腹腔、盆腔及会阴。

**3. 实验室检查**　血常规、生化等均可正常。

**4. 影像学特点**　邻近骨骼的肿物可引起骨膜反应或骨质破坏,局部软组织包块可显示与周围组织分界不清,提示其可能的侵袭性。

**5. 治疗**　以手术为主的综合治疗,包块扩大切除、根治性切除及预防性的淋巴结清扫,术后辅以放疗和化疗等综合手段。

**6. 预后**　5年存活率可达50%~80%,近端型较经典型预后差,202例ES回顾性资料显示,患者复发率达77%,转移率达45%,多数认为儿童病例:年龄<16岁、无淋巴结转移及病变完整切除的预后较好,而老年、男性、肿瘤直径>5cm、淋巴结转移及广泛坏死等提示预后较差。

### 【病理学特点】

**1. 肉眼观察**　多为实性肿物,可覆包膜,呈单结节或多结节状,部分与周围软组织分界不清,剖面呈实性,灰白均质,部分肿瘤切面因出血可呈灰黄或灰褐色,质韧(图3-1-31-A)。

**2. 镜下观察**　大部为多结节病灶,镜下见肉芽肿样结节,结节中央可见坏死及退变,可呈地图样改变伴瘤组织出血及囊性变,瘤组织由两种形态细胞构成,可同时具有上皮样和间叶分化,其中上皮样细胞呈圆形、卵圆形,胞质宽、粉染,细胞核透亮,核仁清晰,间叶性细胞多呈梭型,似纤维母细胞样,排列紧密,细胞核深染,两种细胞可互相移行,若其中一种细胞所占比例较大,则易引起诊断的困难,瘤周或肿瘤组织可被增生或

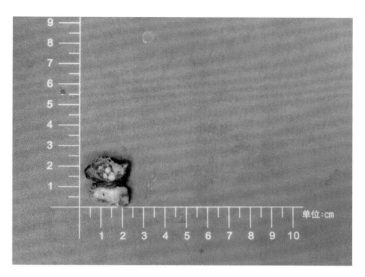

图 3-1-31-A　大体照片示多结节肿物

硬化的胶原纤维分割,或出现胶原纤维的沉积,瘤细胞间散在慢性炎细胞浸润,部分区域可见上皮样血管肉瘤及横纹肌样瘤的形态,尤其是近端型,单纯从病理形态上,几乎与恶性横纹肌样瘤难以区分,核分裂象少见,部分病例中出血营养不良性钙化和骨化伴少量黏液间质(图3-1-31-B~H)。

**3. 免疫组化**　因具有间叶性和上皮样的双向分化,肿瘤细胞可同时表达 Vimentin、CK、EMA,且上皮样和梭型细胞 Vimentin 表达几乎均阳性,上皮标志物则局灶或部分阳性,近50%的病例中 CD34 阳性,此外 CD99、Desmin、SMA、CK5/6、CK14、CK20、CK19、ERG 均可有不同程度的表达,较为特异性或具有提示性的免疫组织化学染色是近90%的 ES 病例中出现 INI1 表达的缺失,可通过免疫组织化学染色与其他肿瘤相鉴别(图3-1-31-I~M)。

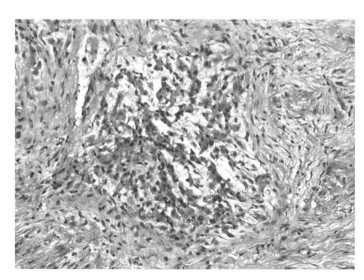

图 3-1-31-B　HE×4 示上皮样细胞及梭形细胞

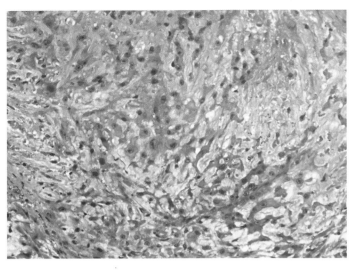

图 3-1-31-C  HE×10 示上皮样细胞及梭形细胞

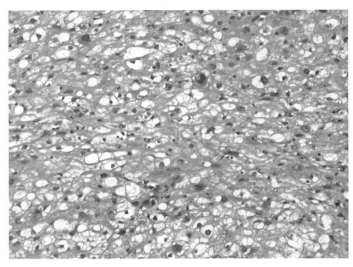

图 3-1-31-F  HE×20 示瘤细胞及浸润的炎细胞

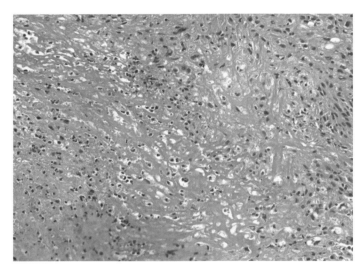

图 3-1-31-D  HE×10 示肿瘤坏死灶

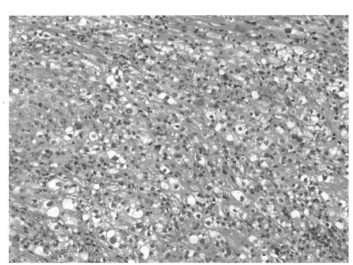

图 3-1-31-G  HE×10 示上皮样瘤细胞及炎细胞浸润

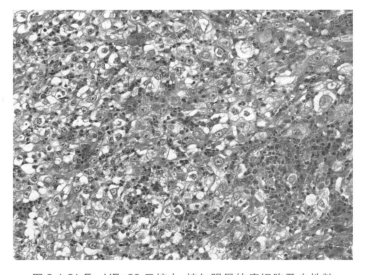

图 3-1-31-E  HE×20 示核大、核仁明显的瘤细胞及中性粒
细胞等炎细胞浸润

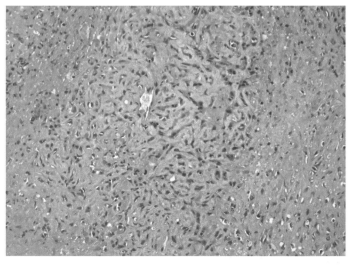

图 3-1-31-H  HE×4 示坏死、上皮样细胞及梭形细胞

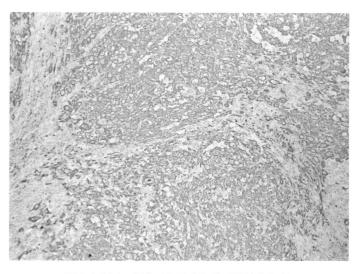

图 3-1-31-I　IHC×10 示瘤细胞 CK 染色阳性

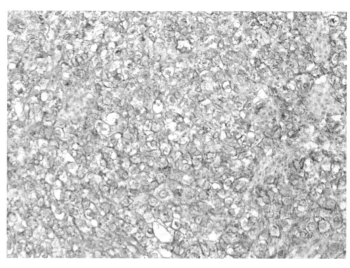

图 3-1-31-L　IHC×10 示瘤细胞 EMA 染色阳性

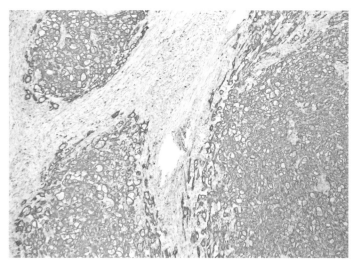

图 3-1-31-J　IHC×10 示瘤细胞 CK19 染色阳性

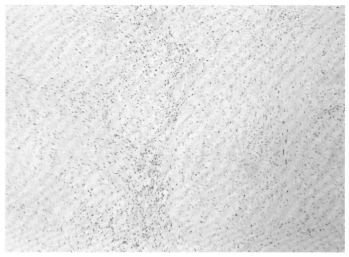

图 3-1-31-M　IHC×10 示瘤细胞 INI1 染色阴性

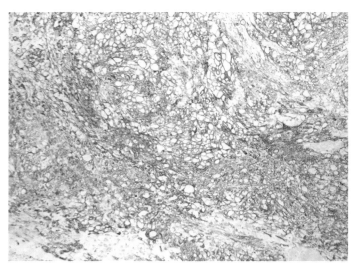

图 3-1-31-K　IHC×10 示瘤细胞 CK5/6 染色阳性

4. **分子遗传学特点**　染色体 22q11.2 上的 SMARCB1 位点的 *INI1* 基因表达缺失但仍有部分病例 *INI1* 阳性表达,提示 ES 的发病还与其他信号通路或信号机制相互作用,从而引起 CyclinD1 的过表达,最终促进 ES 的发生发展。

【鉴别诊断】

1. **肉芽肿样结构**　包括风湿结节、结核结节、炎性肉芽肿、结节病等,前者细胞成分复杂,除上皮样细胞外,还具有淋巴、浆细胞或嗜酸细胞等,细胞无明显异型性,且罕见地图样坏死及核分裂,免疫组化亦不支持。

2. **良性病变皮肤溃疡**　镜下观察病变中上皮样或多核细胞是否具有异型性及核分裂等,免疫组织化学染色是否有双向分化。

3. **滑膜肉瘤**　多位于下肢大关节附近软组织,具有双向分化的细胞,但上皮样细胞常呈腺样排列,当以其中一种细胞为主时,形态上与 ES 不易区分,免疫组织化学染色中,Bcl-2(+)、TLE1(+),INI1 蛋白表达呈弱阳性,但非阴性,具有特异性的 t(X;18)和 *SYT-SSX1/2* 融合性基因,可进一步通过基因检测鉴别。

**4. 上皮样血管肉瘤** 细胞呈上皮样分化,可见幼稚的血管腔,约 10% 的肿瘤腔内充满红细胞,无中心性坏死及肉芽肿样结构,免疫组化 CK 可为阴性,CD31 及 FⅧ因子等血管内皮标记物阳性。

**5. 肾外恶性横纹肌样瘤** 多见于<2 岁的婴幼儿,多位于软组织中线部位,瘤组织可有大片状出血、坏死,具有横纹肌样或上皮样细胞,胞质内见嗜酸性包涵体,细胞核偏位,空泡状,免疫组化:Vimentin、CK、EMA 均可阳性,INI1、Desmin、Myogenin 均阴性。

**6. 梭型细胞肿瘤及其他** 因 ES 可具有双向分化,以其梭形细胞为主时,需要与梭型细胞肿瘤,如纤维肉瘤、单向型滑膜肉瘤、恶性外周神经鞘瘤或鳞状细胞癌、恶性黑色素瘤等其他恶性肿瘤鉴别。

(徐佳童 何乐健)

## 三十二、黏液性脂肪肉瘤

### 【定义】

黏液性脂肪肉瘤(myxoid liposarcoma,MLS)是一种恶性肿瘤,由恶性脂肪母细胞、丰富的黏液性间质、明显的弓形"鸡爪样(Chicken Wire)"血管构成。以前所谓的"圆形细胞脂肪肉瘤"也属于此类,其含有密集的未分化细胞。

### 【临床特点】

**1. 发病率** 不常见。

**2. 症状** 黏液性脂肪肉瘤是成人最常见的肉瘤之一。黏液样脂肪肉瘤在儿童中较少见,但它是儿童中最常见的"成人"型肉瘤。黏液样脂肪肉瘤一般好发于青少年,常见于四肢深部软组织,特别好发于大腿部位。

**3. 实验室检查** 无特异性改变。

**4. 影像学特点** MRI 显示体积较大、通常边界清楚的分叶块肿块。病变通常缺乏脂肪信号,并且水分含量增加。MRI 不能鉴别脂肪肉瘤与脂肪母细胞瘤。

**5. 治疗** 手术是脂肪肉瘤最主要的治疗手段。普通低恶度级别黏液性脂肪肉瘤切除后,无病生存率(EFS)和总生存率(OS)约为 90%。局部复发可以通过再次手术治疗。圆形细胞脂肪肉瘤属于高度恶性的肿瘤,除手术外,还需要辅助化疗或放射治疗。

**6. 预后** 如果缺乏圆形细胞脂肪肉瘤的特征,预后很好。圆形细胞黏液样脂肪肉瘤是高度恶性的侵袭性肿瘤,预后差于普通黏液样脂肪肉瘤。

### 【病理学特点】

**1. 肉眼观察** 黏液样脂肪肉瘤一般大于 10cm。肿块呈分叶状,有部分包膜,切面呈黄白色,黏液状。

**2. 镜下观察** 黏液性脂肪肉瘤由低细胞密度的原始星状或小梭形状细胞及印戒样和多空泡脂肪母细胞组成,背景常呈黏液样改变(图 3-1-32-A),有时伴有囊性变产生肺水肿样外观(图 3-1-32-B)。此肿瘤常富含薄壁弓形分支状血管。这些血管常被称为"鸡爪样(Chicken Wire)"血管,是典型的黏液性脂肪肉瘤组织学的一个特征,有诊断意义(图 3-1-32-C)。黏液性脂肪肉瘤一般没有明显的区域性成熟现象;如果有,则为比较不成熟脂肪细胞位于肿瘤中心而较成熟的脂肪细胞位于周边区

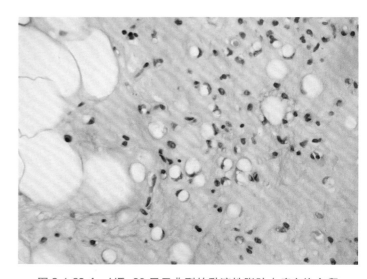

图 3-1-32-A HE×20 显示典型的黏液性脂肪肉瘤有许多印戒样和多空泡脂肪母细胞。细胞不典型,没有核分裂。背景富含黏液基质

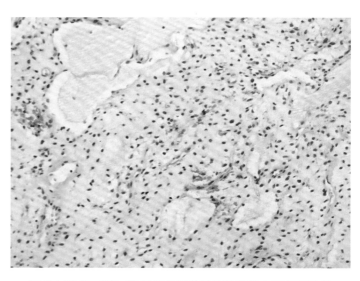

图 3-1-32-B HE×10 显示典型的黏液性脂肪肉瘤有明显的黏液样改变,并伴有囊性变,产生肺水肿样外观

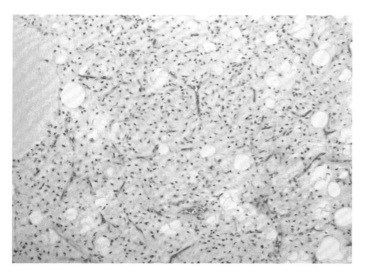

图 3-1-32-C　HE×10 显示典型的黏液性脂肪肉瘤有明显的薄壁弓形分支状血管，称为"鸡爪样（Chicken Wire）"血管，此为典型的黏液样脂肪肉瘤组织学的一个特征

域。典型的黏液性脂肪肉瘤是一种低恶度级别的肿瘤，通常缺乏明显的细胞异型和核分裂活性。圆形细胞黏液性脂肪肉瘤则显示高细胞密度，高核分裂活性，以及减少"鸡爪样（Chicken Wire）"血管减少（图 3-1-32-D）。

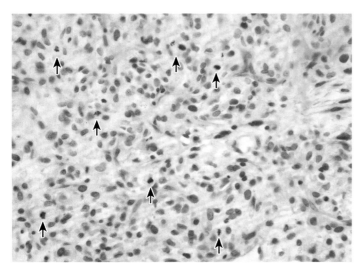

图 3-1-32-D　HE×20 示圆形细胞黏液性脂肪肉瘤则显示细胞密度增高，明显核分裂活性（箭头所示），以及"鸡爪样（Chicken Wire）"血管减少

3. **免疫组化**　S-100 阳性，CD34、SMA、Desmin、MDM2、CKD4 阴性。

4. **超微结构特点**　脂肪母细胞特点。

5. **分子遗传学特点**　典型和圆形细胞黏液性脂肪肉瘤均含有由 t（12；16）或 t（12；22）易位产生的 *FUS-DDIT3*（CHOP）或 *EWSR1-DDIT3*（CHOP）基因融合。可以通过 *DDIT3* 基因分离探针的 FISH 来明确诊断（图 3-1-32-E）。

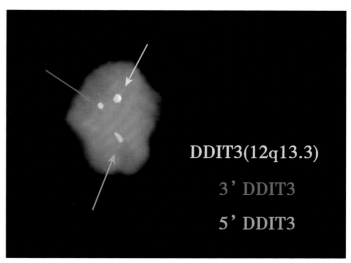

图 3-1-32-E　FISH 检查（*DDIT3* 基因分离探针检测方法）。黄色箭头显示没有 FOXO1 基因分离。绿色箭头显示 *DDIT3* 基因的 5' 位点和 3' 位点（红色箭头）分离了，也即 DDIT3 基因分离探针的 FISH 是阳性（Courtesy of Dr. Xianglan Lu，Departments of Pediatrics，University of Oklahoma Health Sciences Center，OK）

【鉴别诊断】

1. **脂肪母细胞瘤**　脂肪母细胞瘤和黏液性脂肪肉瘤均可见含有明显弓形血管的黏液样间质，多空泡脂质母细胞分布其中。但与黏液性脂肪肉瘤不同，脂肪母细胞瘤通常见于婴幼儿，常有明显的区域性成熟现象；而且与黏液性脂肪肉瘤相反，脂肪母细胞瘤中，较成熟的脂肪细胞位于肿瘤中心，而比较不成熟脂肪细胞位于周边区域。另外，脂肪母细胞瘤缺乏 *DDIT3* 基因变异，但常伴有 *PLAG1* 基因突变。在鉴别困难的病例，分子遗传学检测非常有帮助。

2. **各种小圆细胞肿瘤**　圆形细胞黏液性脂肪肉瘤类似于其他小圆细胞肿瘤，但经常观察到脂肪母细胞和典型黏液样脂肪肉瘤区域，此有助于圆形细胞黏液样脂肪肉瘤与其他小圆细胞肿瘤区分。遗传学检测有助于鉴别困难的病例。

（Zhongxin Yu　胡永斌）

## 三十三、丛状神经纤维瘤

【定义】

丛状神经纤维瘤（plexiform neurofibroma）是由施万细胞、纤维母细胞、神经周细胞、细胞外基质中的残留神经轴突组成的良性外周神经鞘肿瘤，分为三个主要类型：局限型、弥漫型及丛状。丛状与神经纤维瘤病 I 型有关。

【临床特点】

1. **发病率**　常见，儿童及青少年，丛状型多见，好发头颈部、躯干四肢，内脏及深部软组织也可见。

**2. 症状**　多数为散发性,与神经纤维瘤病Ⅰ型无关,表现为生长缓慢肿物,如生长迅速要考虑恶性转化的可能。局限型:通常较小、散发、孤立性肿物,很少与神经纤维瘤病Ⅰ型有关,神经内肿瘤常表现为梭形肿胀;弥漫型:常呈界限欠清的斑块样生长,肿物常很大,约10%的患者与神经纤维瘤病有关;丛状神经纤维瘤:见于40%的神经纤维瘤病的患者,不规则、结节性肿物,整个四肢可以受累。

**3. 实验室检查**　未见特殊异常。

**4. 影像学特点**　相应部位实性肿物(图3-1-33-A)。

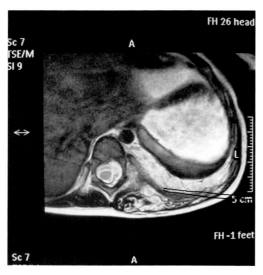

图 3-1-33-A　CT 示左背部及纵隔肿物

**5. 治疗**　手术切除肿物。

**6. 预后**　良好,局部复发少见;5%~10%伴有神经纤维瘤病的患者可恶性转化,丛状型及神经内肿瘤为恶性神经鞘瘤的前驱病变。

**【病理学特点】**

**1. 肉眼观察**　肿物多数界限清楚,弥漫性呈边界不清的斑块样生长,肿物无包膜,切面灰粉、实性胶样,一般缺乏出血、坏死囊性变。

**2. 镜下观察**

(1) 局限型:局限清楚,未见包膜,皮下由一清晰的分界,细胞密度低或中等,梭形细胞排列松散、无规律,胞质欠清,核小、深染、波浪状,核可显示变性改变,可见数量不等的黏液及胶原基质,常见肥大细胞。

(2) 弥漫型:边界不清,瘤细胞于真皮及皮下扩张性增生,皮肤附属器常包绕其中,可浸润皮下脂肪组织,梭形细胞排列松散无规律,核小、深染、波浪状,局部可呈上皮样,可见胶原基质及黏液基质,可见假触觉小体,偶见含有黑色素颗粒的树突状细胞。

(3) 丛状神经纤维瘤:多灶性无规律排列结构像增生的神经束,多结节和蛇形外观,黏液变或水肿明显,由丰富的胶原基质,可出现于弥漫型类似的区域。

恶性转化:细胞密度增加、核多形性、染色、核分裂易见、坏死(图3-1-33-B~E)。

**3. 免疫组化**　瘤细胞 S-100、CD34 染色阳性,EMA阳性,NF 轴突阳性。

**4. 超微结构特点**　施万细胞特点。

**5. 分子遗传学特点**　伴有神经纤维瘤病Ⅰ型的患者可见 17q11.2 上 *NF1* 基因突变。

**【鉴别诊断】**

**1. 恶性神经鞘瘤**　常位于深部软组织、肿瘤较大,细胞密集、核异型性明显、核分裂易见。

**2. 隆突性皮肤纤维肉瘤**　细胞密集呈浸润性生长,可浸润皮下脂肪组织,免疫组化:CD34 阳性,S-100 阴性。

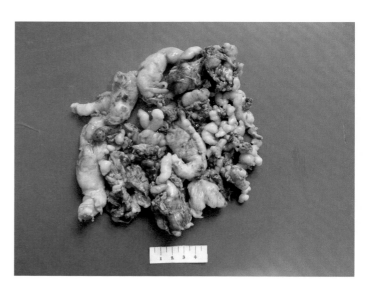

图 3-1-33-B　大体照片示多结节-蛇形肿物

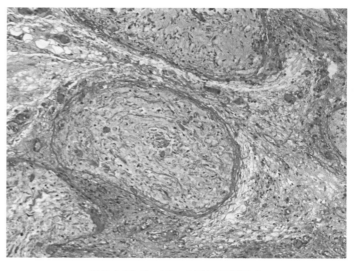

图 3-1-33-C　HE×4 示结节状肿物

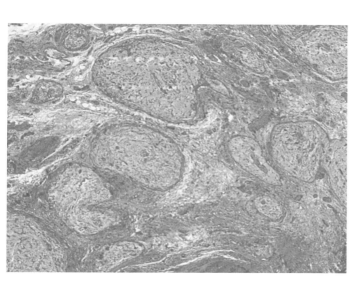

图 3-1-33-D HE×4 示结节状肿物

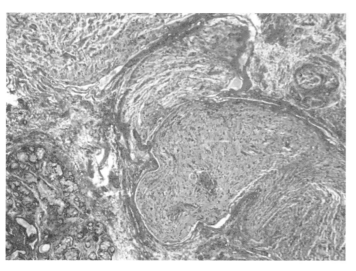

图 3-1-33-E HE×10 示结节及梭形瘤细胞

(何乐健)

## 三十四、鼻咽血管纤维瘤

### 【定义】

鼻咽血管纤维瘤（nasopharygeal angiofibroma）是鼻咽部起源的良性、富于血管的间叶性肿瘤。

### 【临床特点】

1. **发病率** 罕见，10～20 岁的男性多见，如为女性患者，需做染色体检查确定性别。

2. **症状** 无痛性、缓慢生长的肿物或斑块，鼻堵、自发性鼻衄、鼻腔分泌物增多，少数患者可有面部变形、眼球突出、鼻音、耳聋、鼻窦炎、耳炎等。

3. **实验室检查** 未见特殊。

4. **影像学特点** 鼻咽软组织肿物，引起上颌骨后壁弯曲、变形和取代翼板后部，骨性边缘可被侵蚀，血管造

影可确定营养血管，利于术前栓塞。

5. **治疗** 手术切除肿物，可选择性栓塞和激素治疗，肿物较大、肿物侵及颅内、肿物复发等可选择化疗。

6. **预后** 预后良好，局部浸袭性肿瘤，约 20% 的患者由于手术未切净而在术后 2 年内复发且常常扩展到颅内，偶见死亡病例。

### 【病理学特点】

1. **肉眼观察** 肿物直径 3～5cm，分叶状或多结节，切面灰白、灰红。

2. **镜下观察** 黏膜下界限不清的肿物，肿物由富于纤维胶原基质和大小不等、排列无序的血管组成，血管肌层可缺如，血管多数为薄壁裂隙样，从毛细血管样大小到大的、扩张性血管均可见到；纤维胶原间质由梭形或星状细胞组成，核分裂罕见，可见肥大细胞和多核巨细胞（图 3-1-34-A、B）。

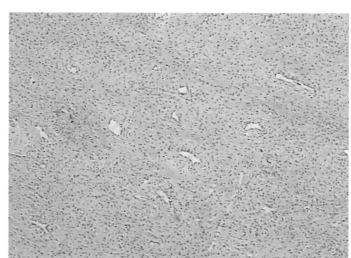

图 3-1-34-A HE×4 示大量血管及梭形细胞

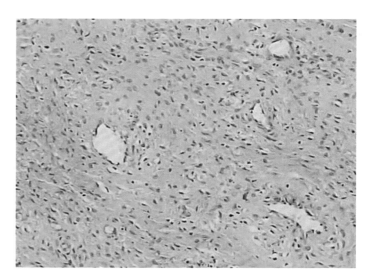

图 3-1-34-B HE×10 示梭形细胞、血管及胶原基质

3. **免疫组化** 间质细胞表达雄激素、catenin 等，而不表达 SMA、Desmin、CD34 等。

4. **超微结构特点** 显示肌纤维母细胞的特点，可见核内包涵体、粗面内质网、纤维丝、半桥粒、基板等。

5. **分子遗传学特点** 未见特异性改变。

【鉴别诊断】

1. **叶状毛细血管瘤（化脓性肉芽肿）** 常位于鼻腔，血管排列更有序分叶状生长、中心有营养血管，表面常常有溃疡和炎细胞浸润。

2. **孤立性纤维性肿瘤** 鹿角样血管，CD34 阳性。

3. **纤维瘤病** 长束状梭形细胞，catenin 阳性，雄激素阴性。

（何乐健）

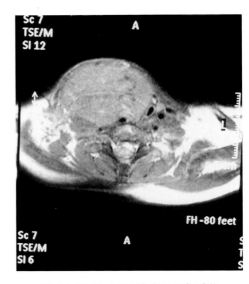

图 3-1-35-B MRI 检查示颈部肿物

## 三十五、低度恶性纤维黏液样肉瘤

【定义】

低度恶性纤维黏液样肉瘤（low grade fibromyxoid sarcoma）是由梭形细胞、胶原或黏液基质组成的低度恶性纤维母细胞性肿瘤，多数病例具有特异性 *FUS-CREB3L2* 或 *FUS-CREB3L1* 融合基因异常。

【临床特点】

1. **发病率** 罕见，好发青年人，20% 的病例小于 18 岁。四肢、躯干多见，偶见内脏器官。

2. **症状** 无痛性、缓慢生长的肿物，常长达 1 年以上，多位于软组织深部，表浅软组织多为儿童患者。

3. **实验室检查** 无特殊。

4. **影像学特点** 软组织浸润性肿物（图 3-1-35-A、B）。

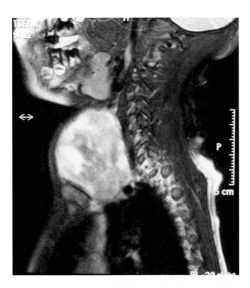

图 3-1-35-A MRI 检查示颈部软组织肿物

5. **治疗** 手术切除肿瘤并密切随访检查有无肿瘤复发和转移。

6. **预后** 临床进展缓慢，手术后数年内局部复发和转移率较低，随着随访时间增加，复发和转移率增高，常见转移部位有肺、胸膜和胸壁，表浅肿物预后较好。

【病理学特点】

1. **肉眼观察** 肿物直径 1～20cm，平均 5cm，切面灰白局部黏液样，可有囊性变，坏死罕见（图 3-1-35-C）。

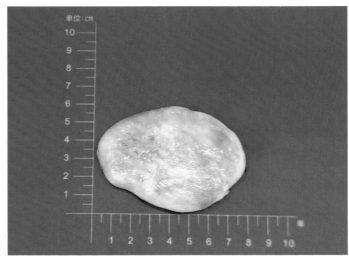

图 3-1-35-C 大体检查示肿物切面灰粉、质软，黏液样，有灶状坏死

2. **镜下观察** 肿物界限清楚，显微镜下常显示肿瘤浸润周围软组织，瘤细胞梭形、胞质不清，轻度核大或染色深核分裂较少，纤维和黏液区混合存在；纤维区细胞稀少，富有纤细纤维或胶原基质，见短束状和旋涡状结构，有时可见由稀少细胞胶原围绕的菊形团结构；黏液区细

胞较多,血管更明显,血管周围细胞可富于细胞,小血管周围可见不同程度的血管周围硬化;坏死罕见,可见囊性变、骨化生、鹿角血管等;有时复发或转移瘤中更易见到灶状细胞密集区、核分裂、多形或上皮样瘤细胞;亚型:伴有巨大菊形团形成的玻璃样变梭形细胞肿瘤(图 3-1-35-D～M)。

**3. 免疫组化** MUC4、EMA、CD34、SMA、claudin-1 阳性,Desmin、S-100、CK、catenin 阴性(图 3-1-35-N、O)。

**4. 超微结构特点** 瘤细胞显示纤维母细胞特点。

**5. 分子遗传学特点** 75%的肿瘤有 t(7;16)(q33;p11)特异性染色体易位,形成 *FUS-CREB3L2* 融合基因;还可见 t(11;16)(q11;p11)特异性染色体易位,形成 *FUS-CREB3L1* 融合基因及 *EWSR1-CREB3L1* 融合基因(图 3-1-35-P)。

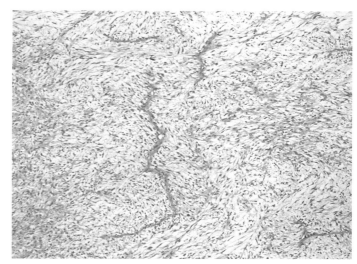

图 3-1-35-F HE×10 示胞质透明的瘤细胞、丰富血管结构

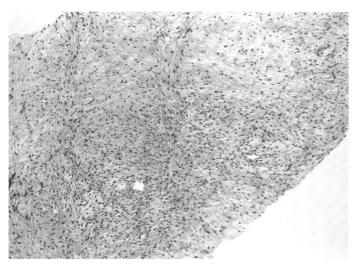

图 3-1-35-D HE×4 示稀疏梭形瘤细胞及丰富血管

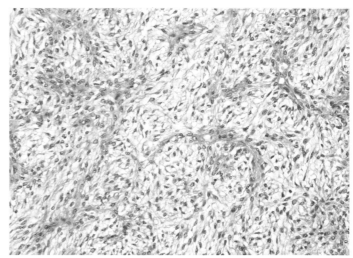

图 3-1-35-G HE×20 示胞质透明的瘤细胞、丰富血管结构

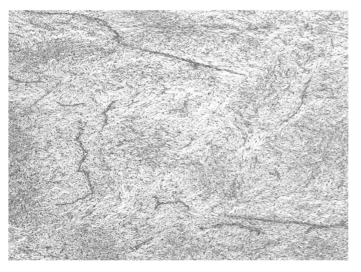

图 3-1-35-E HE×10 示稀疏梭形细胞、黏液基质、细长弯曲的小血管

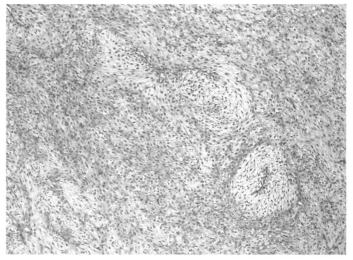

图 3-1-35-H HE×10 示丰富血管、瘤细胞巢

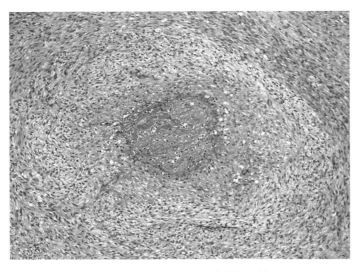

图 3-1-35-I　HE×10 示肿瘤坏死灶

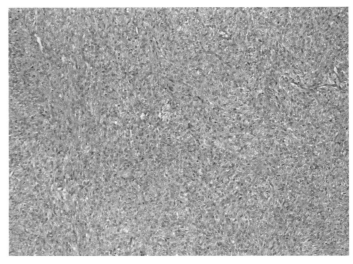

图 3-1-35-L　HE×10 示细胞密集区

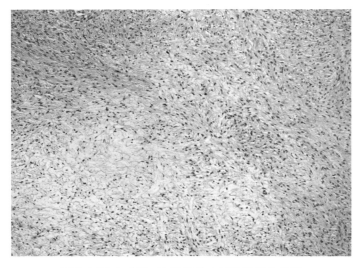

图 3-1-35-J　HE×10 示松散瘤细胞及黏液基质

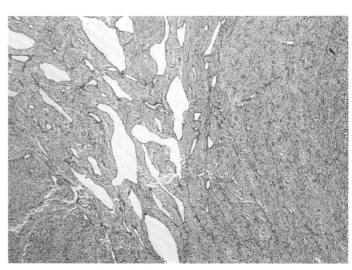

图 3-1-35-M　HE×10 示肿瘤边缘扩张的血管

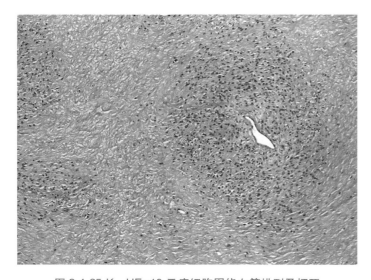

图 3-1-35-K　HE×10 示瘤细胞围绕血管排列及坏死

图 3-1-35-N　IHC×10 示 Ki-67 染色少量瘤细胞阳性

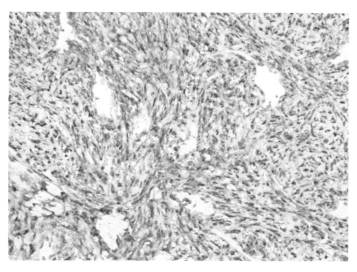

图 3-1-35-O　IHC×10 示 MUC4 染色阳性

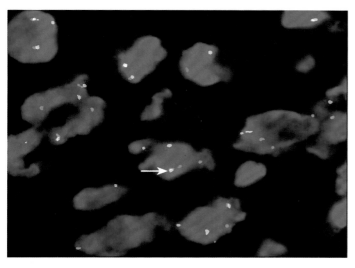

图 3-1-35-P　FISH 检测 *FUS* 基因状况（双色分离探针）。图中箭头示 FUS 基因断裂易位阳性细胞中分离的红绿信号点

**【鉴别诊断】**

1. **纤维瘤病**　长束状梭形细胞，浸润性生，catenin 阳性，MUC4 阴性，缺乏 *FUS-CREB3L2* 或 *FUS-CREB3L1* 融合基因。

2. **黏液纤维肉瘤**　成年人、表浅肿物、丰富黏液基质、核异型和多形性、MUC4 阴性，缺乏 *FUS-CREB3L2* 或 *FUS-CREB3L1* 融合基因。

（何乐健）

## 三十六、肌上皮瘤

**【定义】**

肌上皮瘤（myoepithelioma）显示肌上皮表型的软组织肿瘤，可含有导管分化结构（混合瘤）、大上皮样细胞（副脊索瘤）、肌上皮癌成分等。

**【临床特点】**

1. **发病率**　罕见，20% 的病例小于 10 岁。四肢、躯干、头颈部等多见；皮下和深部软组织，偶见骨和内脏器官。

2. **症状**　无痛性肿物。

3. **实验室检查**　未见特殊。

4. **影像学特点**　软组织肿物，界限清楚。

5. **治疗**　手术切除肿瘤。

6. **预后**　多数肿瘤生物学行为表现为良性，组织形态表现为良性的肿瘤 20% 的病例复发，偶见转移；组织形态表现为恶性的肿瘤复发和转移率高达 50%，常见转移部位为肺、骨、淋巴结和软组织。

**【病理学特点】**

1. **肉眼观察**　肿物直径 4～6cm，通常肿物界限清、结节状，实性，切面：鱼肉或胶样。

2. **镜下观察**　肿物界清、结节状或分叶状生长，有上皮、梭形、浆细胞样或透明细胞组成，轻度核多形性，核呈空泡状，核仁小，核分裂小于 2/10HPF；瘤细胞排列呈巢状、索状、片状或呈单；胶原或玻璃样变基质中见明显软骨黏液样基质，约 10% 病例见灶状软骨或骨化生；脂肪或鳞状上皮化生罕见；肌上皮癌：瘤细胞见弥漫性、中到重度核异型（核多形性、高核分裂、坏死）、肿瘤浸润周围组织、见未分化圆瘤细胞（图 3-1-36-A～I）。

组织亚型：副脊索瘤、混合瘤、皮下合体细胞性肌上皮瘤等。

3. **免疫组化**　CK、EMA、S-100、SMA、GFAP、calponin 等阳性（图 3-1-36-J～L），CD34、Brachury 阴性；INI1 表达缺失。

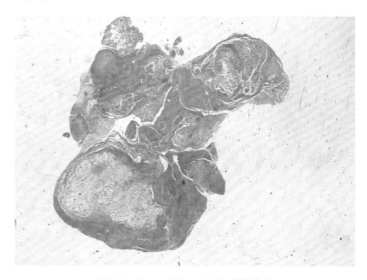

图 3-1-36-A　HE×4 示分叶状肿物

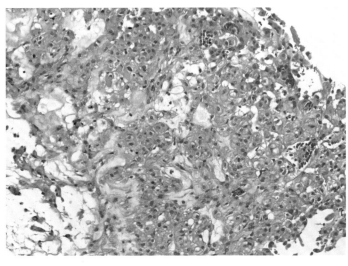

图 3-1-36-B　HE×10 示上皮样细胞

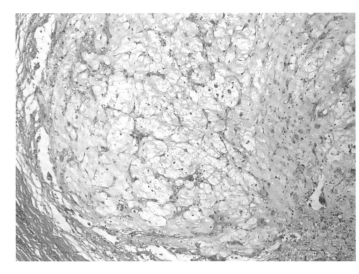

图 3-1-36-E　HE×10 示黏液样基质

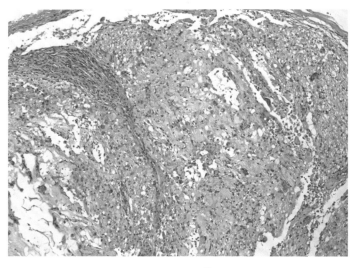

图 3-1-36-C　HE×10 示实性区,上皮样细胞

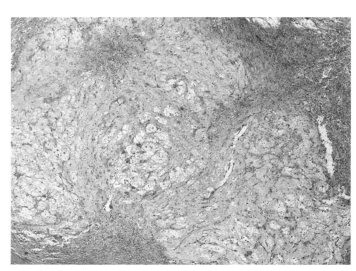

图 3-1-36-F　HE×10 示分叶状肿物,见黏液样基质

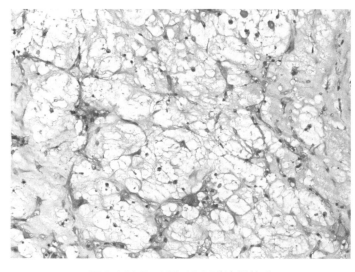

图 3-1-36-D　HE×10 示黏液样基质

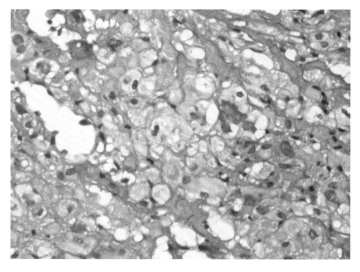

图 3-1-36-G　HE×10 示上皮样细胞

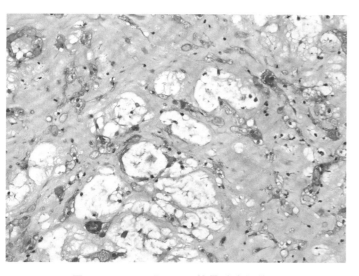

图 3-1-36-H HE×10 示软骨黏液样基质

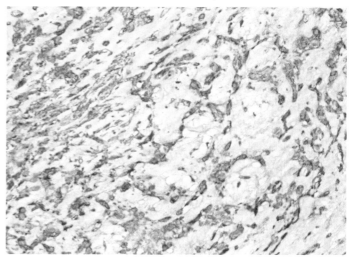

图 3-1-36-K IHC×10 示瘤细胞 EMA 染色阳性

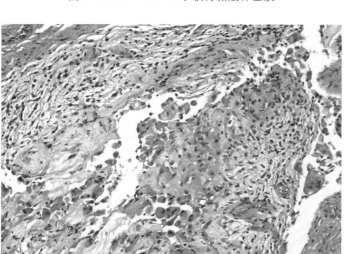

图 3-1-36-I HE×10 示浆样、上皮样细胞

图 3-1-36-L IHC×10 示瘤细胞 S-100 染色阳性

4. **超微结构特点** 具有上皮细胞和肌上皮细胞特点。

5. **分子遗传学特点** 近半数病例可见 *EWSR1* 基因重组，报道的涉及伙伴基因有 *PUS5F*、*PBX1*、*ZNF44* 等，肿瘤由导管分化时可见 *PLAG1* 基因重组。

【鉴别诊断】

1. **骨外黏液样软骨肉瘤** 形态相似，免疫组化 CK、EMA 缺乏弥漫性表达，S-100 常常灶状表达，*NR4A3* 基因重组；恶性横纹肌样瘤特征 *INI1* 缺失表达。

2. **骨化性纤维黏液样肿瘤** 肿物周边显示骨结构，S-100 阳性，Desmin 半数阳性，CK 等上皮表达阴性，缺乏 *EWSR1* 基因重组。

3. **脊索瘤** 瘤细胞多呈空泡状，免疫组化：CK、EMA、S-100、brachyury 阳性。

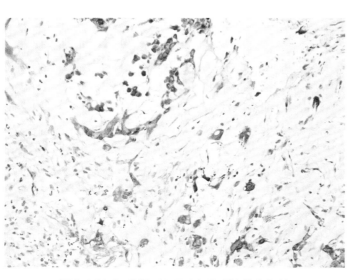

图 3-1-36-J IHC×10 示瘤细胞 CK 染色阳性

（何乐健）

### 三十七、胶质异位/鼻胶质瘤

【定义】

胶质异位/鼻胶质瘤(nasal glial heterotopia/nasal glioma)颅腔外成熟、异位的神经胶质组织形成的包块,肿物与颅内没有联系。

【临床特点】

1. **发病率** 少见,多见新生儿,通常出生时或 2 岁内儿童多见,成人少见。

2. **症状** 60%为鼻背部,30%为鼻腔肿物,其他罕见部位有舌、咽、扁桃体、眼眶、腭等。鼻背部光滑皮下包块;鼻内肿物可致鼻腔阻塞、变形,没有颅内成分或骨缺损,如有则多为脑膨出。

3. **实验室检查** 未见特殊。

4. **影像学特点** 鼻腔、鼻背部肿物,与颅内没有交通。

5. **治疗** 单纯肿物切除。

6. **预后** 良好。

【病理学特点】

1. **肉眼观察** 肿物呈实性、光滑、界清,鼻腔内肿物呈息肉状,肿物直径 1~3cm。

2. **镜下观察** 肿物边界不清,未见包膜,富于血管的结缔组织中见大小不等的巢状成熟神经胶质,可见分布均匀的星形细胞、神经纤维基质,还可见大的、肥胖型星形细胞,未见神经元;也可见脉络膜丛上皮、室管膜、视神经上皮等(图 3-1-37-A~C)。

3. **免疫组化** GFAP、S-100 阳性,EMA、CD34、SMA、Desmin 阴性(图 3-1-37-D)。

4. **超微结构特点** 胶质细胞结构特点。

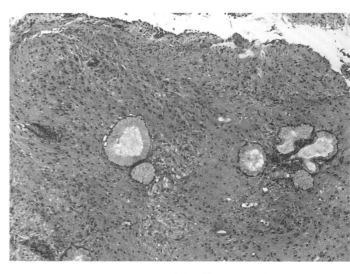

图 3-1-37-B HE×4 示黏液腺体周围充满神经胶质

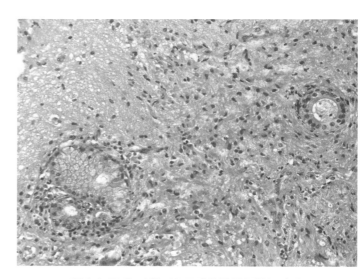

图 3-1-37-C HE×10 示腺体及周围神经胶质

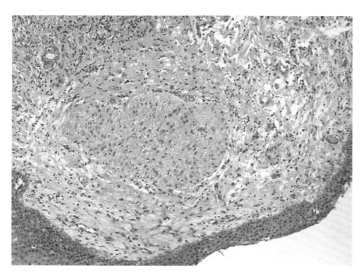

图 3-1-37-A HE×4 示被覆鳞状上皮黏膜下见神经胶质结节

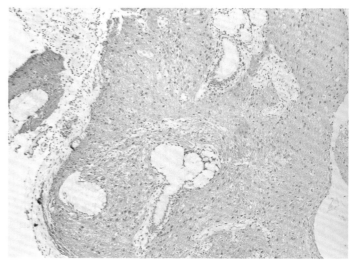

图 3-1-37-D IHC×10 示 GFAP 阳性

5. **分子遗传学特点** 未见特异性改变。

【鉴别诊断】

1. **脑膜脑膨出** 组织学二者无法区别,影像学检查显示与颅内脑组织有关联。

2. **脑膜错构瘤** 头皮前部多见,覆有脑膜上皮的裂隙空腔,小簇状脑膜上皮,纤维胶原基质,免疫组化:EMA阳性,S-100阴性。

（何乐健）

## 三十八、Gardner 纤维瘤

【定义】

Gardner 纤维瘤(Gardner fibroma)好发儿童脊柱旁或后背部的胶原纤维性病变,多数与家族性腺瘤性息肉病/Gardner 综合征有关。

【临床特点】

1. **发病率** 少见,80%的患儿为10岁以下的儿童,平均5岁。男孩稍多见,60%的病变位于背部、脊柱旁,也可见头颈部、四肢、腹部、胸部等。

2. **症状** 无痛性皮下包块,通常为孤立性,约15%的患者为多发性病变,患者可有 Gardner 综合征病史。

3. **实验室检查** 未见特殊。

4. **影像学特点** 后背部、脊柱旁软组织肿物。

5. **治疗** 手术切除病变。

6. **预后** 良性病变,如手术切除不彻底,可复发,70%病例与 Gardner 综合征有关。

【病理学特点】

1. **肉眼观察** 分界欠清的皮下包块,切面黄白、质韧。

2. **镜下观察** 致密胶原纤维相互交织形成裂隙,少量梭形纤维母细胞,边缘包绕有脂肪、血管、神经等组织(图 3-1-38-A~D)。

3. **免疫组化** catenin 阳性,cyclin-D1、CD34、CD99可阳性。

4. **超微结构特点** 胶原纤维特点。

5. **分子遗传学特点** 部分病例伴 Gardner 综合征、家族性腺瘤型息肉病或 APC 基因突变。

【鉴别诊断】

1. **项背纤维瘤** 组织学上二者相似,但项背纤维瘤好发于成人,catenin 阴性,与 Gardner 综合征无关。

2. **弹力纤维瘤** 老年人,肩背部肿物,致密胶原混有成熟脂肪组织,锯齿状弹力纤维,弹力纤维染色阳性。

3. **韧带样纤维瘤病** 深部软组织,长梭形纤维母细胞,浸润及包绕周围骨骼肌。

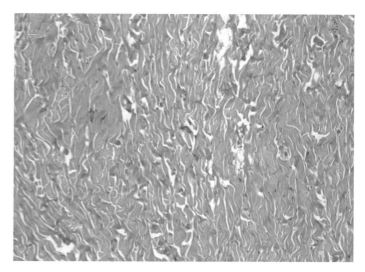

图 3-1-38-A HE×4 示粗大粉染胶原纤维束

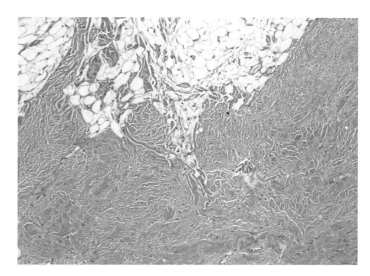

图 3-1-38-B HE×4 示胶原纤维和脂肪组织

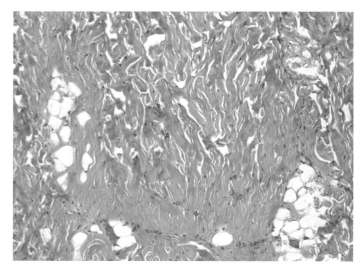

图 3-1-38-C HE×10 示胶原纤维及包绕的脂肪组织

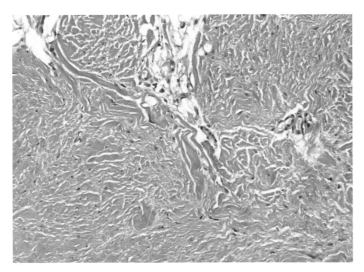

图 3-1-38-D　HE×10 示胶原纤维、包绕的脂肪及血管

（何乐健）

## 三十九、尤因肉瘤/原始神经外胚层肿瘤

### 【定义】

尤因肉瘤（Ewing sarcoma）/原始神经外胚层肿瘤（PNET）是具有不同程度神经外胚层分化的小圆细胞肉瘤。肿瘤常累及骨或软组织，具有相同的遗传学改变：22 号染色体上的 *EWSR1* 基因和转录因子 ETS 家族成员的复发性平衡易位，形成新的融合癌基因，进一步促使肿瘤发生。因为分子遗传学改变相同，尤因肉瘤和 PNET 现已被统一归入"尤因肉瘤家族（ESFTs）"系列肿瘤。

### 【临床特点】

1. **发病率**　是居横纹肌肉瘤之后，儿童最常见的肉瘤，美国 10～19 岁人群中，每百万人就有 9～10 例发生此瘤。

2. **症状**　大多数患者是青少年或年龄小于 30 岁的年轻人，但可以发生在任何年龄，甚至在婴儿期。它可以发生在骨骼系统的任何地方，但在长骨中更常见。在骨外，它可出现在几乎任何部位，但常见的部位包括肢端深层软组织、椎旁、腹膜后和胸肺（Askin 肿瘤）。肿瘤位置不同，呈现症状也不同。受累部位疼痛和肿块是最常见的临床症状。骨肿瘤患者可表现为病理性骨折，但有时表现感染样的体征和症状。

3. **实验室检查**　无特异性改变。

4. **影像学特点**　MRI 检查，软组织肿瘤呈现为边界清楚的肿块，在 $T_1$ 相上与肌肉等信号，在 $T_2$ 相上为非均匀高信号。取决于坏死和出血的程度，可表现为使用钆造影剂后信号增强。在长骨或扁骨骨干的肿瘤常显示边界不清的溶骨性病变（图 3-1-39-A）。其特征性表现是与

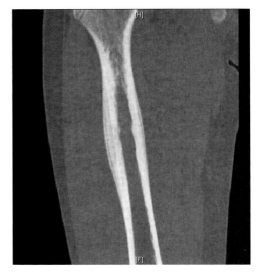

图 3-1-39-A　CT 示长骨（右侧股骨）的肿瘤呈边界不清的溶骨性病变和特征性的"洋葱皮"样多层骨膜反应及虫蚀状骨皮质破坏

"洋葱皮"样多层骨膜反应相关的渗透性或虫蚀状骨质破坏。

5. **治疗**　尽管只有少于 25% 的患者在诊断时具有明显的转移，尤因肉瘤/PNET 是一种全身性疾病，所以需要联合手术、化疗和放射治疗。由于单独接受局部治疗的患者即使没有明显的转移表现也有很高的复发率（80%～90%），推测大多数患者在诊断时已具有亚临床转移。因此，现代治疗方案都包括化疗，通常在局部治疗之前和之后进行。有一些患者可能需要放射治疗。

6. **预后**　尤因肉瘤/PNET 临床上进展很快，很多患者在化疗前即死亡。使用目前的治疗方案，尽管诊断时已发生转移的患者预后很差，但疾病局限的患者总生存率可达到 75%。

### 【病理学特点】

1. **肉眼观察**　骨和软组织中的肿瘤实性、质软、棕褐色，通常伴有坏死和出血性外观。一些肿瘤呈囊性改变（图 3-1-39-B）。

2. **镜下观察**　大多数尤因肉瘤/PNET 由均匀一致的圆形或卵圆形小细胞组成，核呈空泡状，染色质清晰，核仁一般不明显，胞质少，细胞界限不清楚。核一致性重叠，但不拥挤（图 3-1-39-C）。由于糖原的存在，细胞质一般透明，可以通过 PAS 和消化 PAS 染色来证明。这个肿瘤常常伴有坏死。典型的尤因肉瘤通常包含两种类型细胞："浅色"细胞具有圆形核，平滑、均质染色质，胞质透明或空泡状、富含糖原；"深色"细胞核呈多角形，深染的染色质。有时"深色"细胞在"浅色"细胞之间呈流线性排列（图 3-1-39-D）。尽管 PNET 被认为是尤因肉瘤相同类型的肿瘤，但 PNET 常常伴原始的神经分化，可见到 Homer-

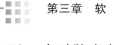

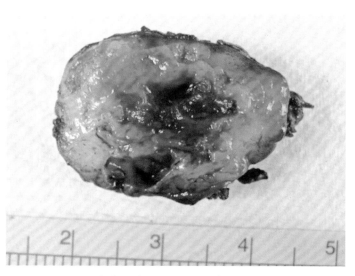

图 3-1-39-B 大体照片示软组织肿瘤呈现实性、质软、棕褐色特征,并且伴有中心坏死和出血性外观

Wright 菊形团(图 3-1-39-E)。有时肿瘤由比较大的、含有较明显的核仁的细胞组成。这即是所谓的大细胞或非典型尤因肉瘤(图 3-1-39-F ～ J)。文献中也描述了其他几种罕见的形态变异亚型,包括"釉质细胞样型",硬化型和梭形细胞肉瘤样型。这些病例诊断非常困难,通常需要做免疫组化和分子检测后,方能明确诊断。

**3. 免疫组化** 尤因肉瘤和 PNET 均显示 CD99 膜强阳性。约 70% 的病例显示 FLI1 的核阳性。肿瘤罕见表达多谱系标志物,包括 S-100,细胞角蛋白,CD117 和结蛋白(图 3-1-39-K、L)。

**4. 超微结构特点** 瘤细胞胞质可见神经内分泌及糖原颗粒。

**5. 分子遗传学特点** 尤因肉瘤和 PNET 具有相同的

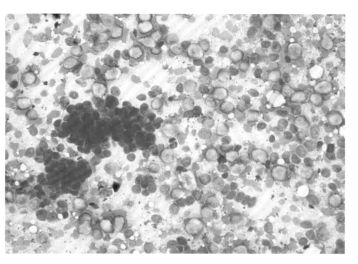

图 3-1-39-C Diff-Quick 染色:细胞学涂片示肿瘤细胞形态为未分化均匀一致小圆形肿瘤细胞,核仁不明显,胞质少,核质比率高

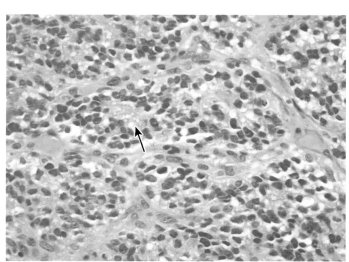

图 3-1-39-E HE×20 PNET 常常伴原始的神经分化,可见到 Homer-Wright 菊形团(箭头所示)

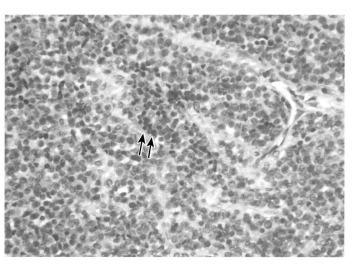

图 3-1-39-D HE×20 示两种类型细胞,"浅色"细胞具有圆形核,平滑、均质染色质,胞质透明或空泡状、富含糖原;"深色"细胞核呈多角形,深染的染色质;箭头所示为深色细胞

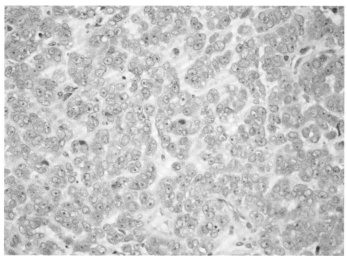

图 3-1-39-F HE×20 示大细胞或非典型尤因肉瘤由比较大的、含有较明显核仁的肿瘤细胞组成

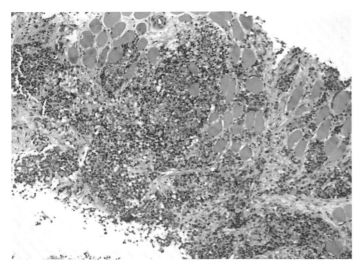

图 3-1-39-G HE×4 示小圆细胞浸润肌肉组织(此图由北京儿童医院病理科提供)

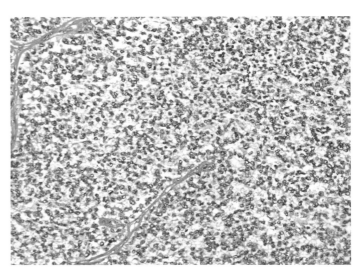

图 3-1-39-J HE×10 示小圆细胞,胞质丰富,可见 Homer-Wright 菊形团(此图由北京儿童医院病理科提供)

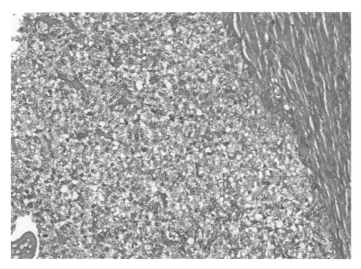

图 3-1-39-H HE×10 示小圆细胞密集排列,染色质细腻、核仁不明显、胞质丰富透亮(此图由北京儿童医院病理科提供)

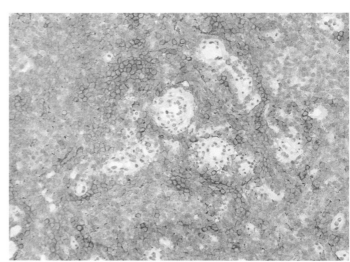

图 3-1-39-K IHC×10 示瘤细胞 SYN 染色阳性(此图由北京儿童医院病理科提供)

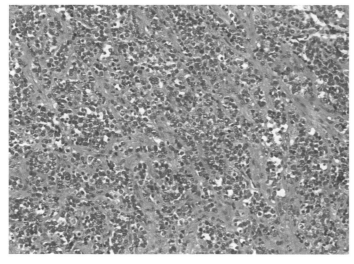

图 3-1-39-I HE×10 示小圆细胞,其间有粉染纤维基质分隔(此图由北京儿童医院病理科提供)

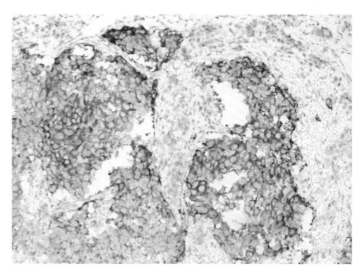

图 3-1-39-L IHC×10 示瘤细胞 CgA 染色阳性(此图由北京儿童医院病理科提供)

遗传改变。最常见的遗传变化是 t(11;22)(q24;q12)和 t(21;22)(q22;q12),导致 *EWSR1-FLI1* 和 *EWSR1-ERG* 融合基因形成(表 3-1-39-1)。*EWSR1* 基因分离探针的 FISH 检测方法是目前最常用的而且是最敏感的检测方法(图 3-1-39-M)。用这种方法,虽然不能查明伙伴融合基因,但它可以快速有效的确定是否有 *EWSR1* 重新排列组发生,从而明确诊断。应当注意的是还有其他一些肿瘤也有 *EWSR1* 重新排列组合(表 3-1-39-2),所以解读 *EWSR1* 基因分离探针 FISH 结果时一定要结合形态学改变和免疫组化结果。

表 3-1-39-1　尤因肉瘤家族中常见基因突变

| 核型 | 融合基因 | 频率 |
| --- | --- | --- |
| t(11;22)(q24;q12) | *EWSR1-FLI-1* | 90%~95% |
| t(21;22)(q22;q12) | *EWSR1-ERG* | 5%~10% |
| t(7;22)(p22;q12) | *EWSR1-ETV1* | Rare |
| t(2;22)(q33;q12) | *EWSR1-FEV* | Rare |
| t(17;22)(q12;q12) | *EWSR1-E1AF* | Rare |
| t(16;21)(p11;q22) | *FUS-ERG* | Rare |
| t(2;16)(q35;p11) | *FUS-FEV* | Rare |

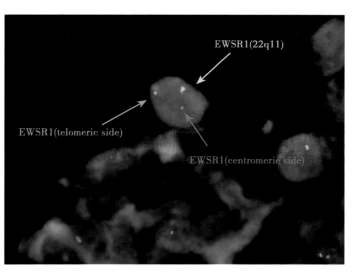

图 3-1-39-M　FISH 检查 EWSR1 基因分离探针方法,黄色箭头显示没有 *EWSR1* 基因分离。绿色箭头显示 *EWSR1* 基因和它的着丝粒(红色箭头)分离了,也即 *EWSR1* 基因分离探针的 FISH 是阳性

**【鉴别诊断】**

1. **淋巴母细胞淋巴瘤**　淋巴母细胞淋巴瘤和尤因肉瘤/PNET 均可显示 CD99 阳性染色和 CD45 阴性染色,但通过免疫组化或流式细胞术,淋巴母细胞淋巴瘤表达未成熟的 B 淋巴细胞或 T 淋巴细胞谱系标志物。

2. **转移性神经母细胞瘤**　转移性未分化神经母细胞瘤类似尤因肉瘤,但神经母细胞瘤 CD99 阴性,而尤因肉瘤/PNET 通常 CD99 阳性。

3. **横纹肌肉瘤**　大多数横纹肌肉瘤,特别是腺泡状横纹肌肉瘤,Myogenin 和 CD56 染色阳性,而尤因肉瘤/PNET 通常阴性表达。

表 3-1-39-2　常见有 *EWSR1* 突变的软组织肿瘤

| | 易位 | 融合基因 |
| --- | --- | --- |
| 尤因肉瘤家组 | t(11;22)(q24;q12) | *EWSR1-FLI-1* |
| | t(21;22)(q22;q12) | *EWSR1-ERG* |
| 血管瘤样纤维组织细胞瘤 | t(12;22)(q13;q12) | *EWSR1-ATF1* |
| 透明细胞肉瘤 | t(12;22)(q13;q12) | *EWSR1-ATF1* |
| 促结缔组织增生的小圆细胞肿瘤 | t(11;22)(p13;q12) | *EWSR1-WT1* |
| 骨外黏液样软骨肉瘤 | t(9;22)(q22;q12) | *EWSR1-NR4A4* |
| 黏液性/圆形细胞脂肪肉瘤 | t(12;22)(q13;q12) | *EWSR1-DDIT3* |
| 肌上皮癌 | t(19;22)(q13;q12) | *EWSR1-ZNF444* |

4. **滑膜肉瘤**　滑膜肉瘤可能在形态上类似尤因肉瘤,有时 CD99 染色阳性,滑膜肉瘤 INI1 表达降低和具有特定染色体易位 t(X;18)(p11;q11)。

(Zhongxin Yu　胡永斌)

## 四十、EBV 相关性平滑肌肿瘤

**【定义】**

EBV 相关性平滑肌肿瘤(Epstein-Barr virus-associated smooth muscle tumor)是指与 EBV 感染相关,发生在免疫功能低下患者、分化较好的平滑肌肿瘤。临床表现主要为疼痛和器官功能障碍,常见于常年使用免疫抑制剂治疗的器官移植患者,也可见于艾滋病患者。有三种类型:①移植后平滑肌肿瘤;②与先天性免疫缺陷相关的平滑肌肿瘤;③艾滋病病毒引起的平滑肌肿瘤。约有 30% 艾滋病病毒引起的平滑肌肿瘤不伴有 EBV 感染;移植后平滑肌肿瘤多见于大于 50 岁肝移植患者和 60% 的肾移植患者;移植后平滑肌肿瘤见于移植患者和器官捐献者,一般发生在移植后 48 个月内(从 5 岁至 29 岁),约少于 5% 患者,可发生于移植后 12 个月内。

**【临床特点】**

1. **发病率**　罕见。女性稍多于男性。儿童和成人均可发生,约 38% 移植后平滑肌肿瘤患者是儿童,而小于 40% 艾滋病病毒引起的平滑肌肿瘤见于儿童。

**2. 症状** 见于所有年龄段免疫系统功能低下的人群。最常见于艾滋病患者,亦可见于免疫功能抑制的器官移植患者和使用大剂量肾上腺皮质激素的患者。艾滋病患者主要累及中枢神经系统、消化系统、肝、皮肤、咽喉部和肺。艾滋病患者表现为肝、脑等器官的多发性肿瘤。移植后平滑肌肿瘤则主要见于肝、肺、咽喉部、肠道、脾和肾。而罕见报道的先天性免疫缺陷所致的平滑肌肿瘤则常发生于肺、喉、颅内、肝、肾上腺和脾。

**3. 实验室检查** 可用实时定量 PCR 检测血浆和血清中 EBV DNA 复制数和 EBV 滴度,以及病毒衣壳抗原浓度。艾滋病患者 CD4 阳性 T 细胞计数常小于 $200/\mu L$。

**4. 治疗** 病因不同,治疗方案不相同,包括化疗,手术切除,抗病毒治疗和减少免疫抑制剂使用剂量等。在移植后平滑肌肿瘤,以手术切除和/或减少免疫抑制剂剂量治疗为主。

**5. 预后** 组织学形态不能预测临床侵袭性和肿瘤的生物学行为。预后常与免疫抑制剂引起的疾病有关,而与肿瘤的大小和异型性无关;与患者的免疫功能状况有关,而与减少免疫抑制剂使用剂量无关。手术效果与减少免疫抑制剂使用剂量的生存率相似。

大部分患者死于感染并发症,特别是艾滋病和移植患者。在以上三组平滑肌肿瘤中,艾滋病引起的平滑肌肿瘤预后最差。

**【病理学特点】**

**1. 肉眼观察** 肿瘤大小不一(0.7~21cm),多为单个无痛性的皮下结节,可为多发性。小肠移植患者的肿瘤多呈息肉状(图 3-1-40-A),灰白色,边界清楚。切面呈旋涡状。

**2. 镜下观察(图 3-1-40-B~F)** 肿瘤的组织学特征

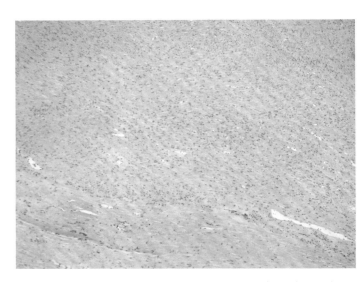

图 3-1-40-B HE×4 小肠移植患者;低倍镜示梭形肿瘤细胞呈束状、编织状排列,包膜明显

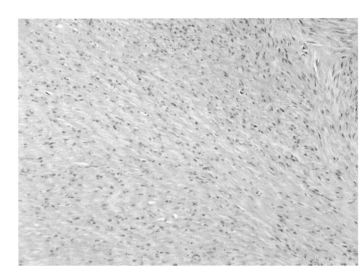

图 3-1-40-C HE×4 示瘤细胞由分化较好的,梭形平滑肌细胞和原始圆形平滑肌细胞组成,常伴淋巴细胞浸润

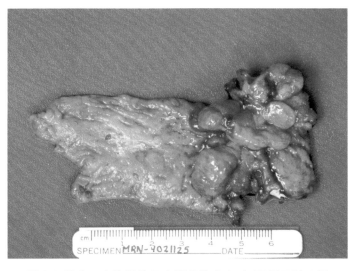

图 3-1-40-A 大体照片示小肠移植患者,切面显示肿瘤呈息肉状

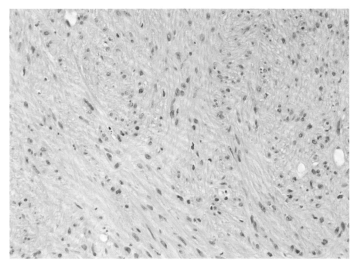

图 3-1-40-D HE×10 示肿瘤内散在淋巴细胞浸润

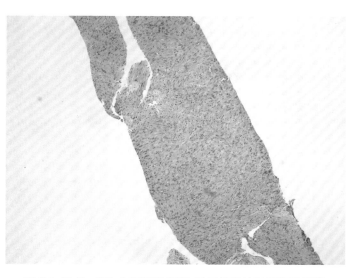

图 3-1-40-E HE×4 肝移植患者,显示梭形的肿瘤细胞取代肝细胞

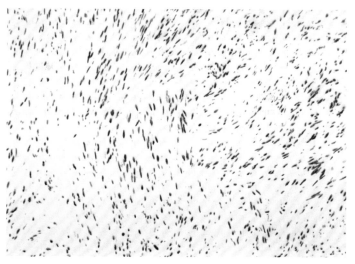

图 3-1-40-G 原位杂交染色,瘤细胞 EBER 阳性

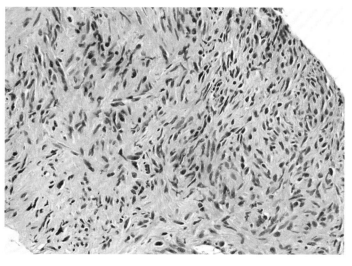

图 3-1-40-F HE×20 示分化较好肿瘤细胞呈束状、编织状排列,未见明显核分裂

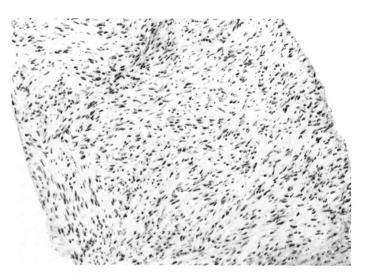

图 3-1-40-H 原位杂交染色,瘤细胞 EBER 阳性

与典型平滑肌肿瘤不同,有两个特点:①肿瘤内存在着数量不等的淋巴细胞浸润,主要是 T 淋巴细胞;②有数量不等的原始圆形肿瘤细胞存在。

肿瘤细胞主要由梭形平滑肌细胞和原始圆形平滑肌细胞组成,分化较好,呈束状、编织状排列,嗜酸性,常伴有淋巴细胞浸润。核分裂可见(1~4/HPF),但无病理性核分裂。缺乏明显异型性。无坏死和黏液样变。偶尔可见高度恶性肉瘤的特点。肿瘤细胞存在 EBV 感染是诊断的主要依据(图 3-1-40-G、H)。

**3. 免疫组化** 平滑肌肿瘤细胞免疫染色 SMA,结蛋白(Desmin)和高分子钙调素结合蛋白(H-caldesmon)阳性。浸润的淋巴细胞主要为 CD3 阳性的 T 淋巴细胞。EBV 原位杂交染色阳性支持诊断(图 3-1-40-I~L)。

**4. 分子遗传学特点** 研究证明多发性肿瘤常显示不

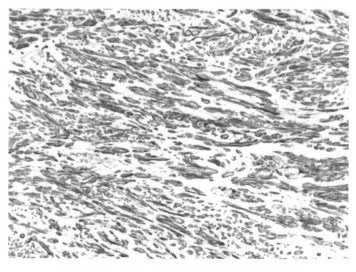

图 3-1-40-I IHC×10 示肿瘤细胞 SMA 染色阳性

图 3-1-40-J IHC×4 示 CD3 染色阳性的 T 淋巴细胞

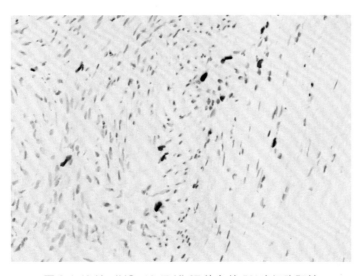

图 3-1-40-K IHC×10 示 Ki-67 染色约 5% 瘤细胞阳性

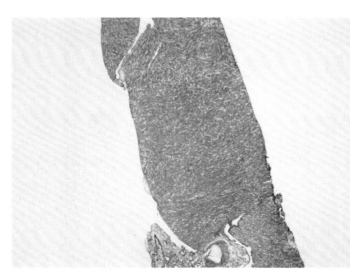

图 3-1-40-L IHC×4 示 SMA 染色瘤细胞弥漫强阳性

同的克隆。

【鉴别诊断】

1. **卡波西肉瘤** 是低度恶性,与 HHV8 感染有关的血管肿瘤。血管标记物 CD31 和 CD34 染色呈阳性,而 SMA 阴性。EBV 染色阴性。

2. **分枝杆菌梭形细胞假瘤**(mycobacterial spindle cell pseudotumor) CD68 染色呈阳性,特殊染色显示分枝杆菌。

3. **肌周细胞瘤**(myopericytoma) 良性血管肿瘤,血管标记物 CD31 和 CD34 染色呈阳性,而 SMA 阴性,EBV 染色阴性。

4. **胃肠间质瘤**(gastrointestinal stromal tumors, GIST) 梭形肿瘤细胞呈束状和片状排列。CD34 和 CD117(c-kit)染色阳性,EBV 染色阴性。

5. **滤泡树突状细胞肉瘤**(follicular dendritic cell sarcomas) 滤泡树突细胞标记 CD23 和 CD35 染色阳性。

6. **脑膜瘤** 位于硬脑膜的 EBV 感染平滑肌肿瘤须与脑膜瘤鉴别。脑膜瘤肿瘤细胞呈旋涡状排列,EMA 染色阳性,但 SMA 染色阴性。

(Larry Liang Wang 胡永斌)

## 四十一、外胚层间叶瘤

【定义】

外胚层间叶瘤(ectomesenchymomas,EMCH)是一种非常罕见的软组织恶性肿瘤。由间叶组织和神经外胚层组织构成,间叶组织最常见的是胚胎性横纹肌肉瘤,以及软骨肉瘤、脂肪肉瘤、恶性纤维肉瘤;神经外胚层组织主要由节细胞、不同分化的神经母细胞瘤、PNET 等组织构成。

【临床特点】

1. **发病率** 罕见,EMCH 多为个案报道。

2. **症状** 多表现为局部无痛性肿块偶然发现,也可由于肿块压迫出现疼痛。发生部位多位于头颈部(包括眼眶、鼻)、颅内、腹膜后、盆腔、肾、阴囊、会阴及四肢。

3. **实验室检查** 无特征性实验室检查,偶见血 NSE 增高,但尿 VMA 正常。

4. **影像学特点** 缺乏特征性的影像学表现,影像学显示实性占位性病变,与周围组织界限不清楚。

5. **治疗** 以扩大手术切除,术后化疗或同时放疗。手术复发率高,复发常发生于手术后数个月,总体生存率 60%。

6. **预后** 恶性外胚层间叶瘤恶性程度较高,可复发或直接扩散,血液转移至肺、脑、肝、骨、腹膜后扩散及淋巴管扩散。

**【病理学特点】**

**1. 肉眼观察** 通常为结节状实性肿块,切面:灰红,质嫩,鱼肉样(图 3-1-41-A)。

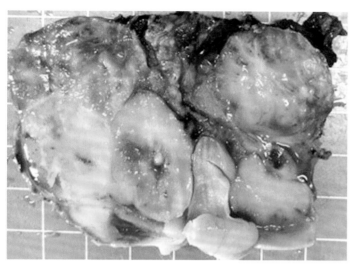

图 3-1-41-A 大体图像示实性结节状肿块,灰白、鱼肉样

**2. 镜下观察** 瘤细胞大部分由小圆细胞、短梭形及梭形细胞组成,呈弥漫分布,少数呈巢状、腺泡样分布,可见丰富的嗜伊红胞质,并可见多核巨细胞,呈胚胎性横纹肌肉瘤形态特点(图 3-1-41-B、C);还可见息肉样或裂隙样分布,在息肉的表面可见卵圆形和短梭形细胞在黏膜下构成密集的形成层,呈葡萄状肉瘤样结构(图 3-1-41-D、E),或乳头状(图 3-1-41-F),可见大片的坏死。在上述细胞中可见散在和巢状分布的大细胞,泡状核,核仁清晰,细胞间可见纤细的神经纤维丝,也可见小圆细胞呈菊形团结构(图 3-1-41-G、H);部分区域可见巢状分布的、不同分化的神经母细胞瘤和神经毡、腺泡状结构、微囊状结构(图 3-1-41-I ~ K)。

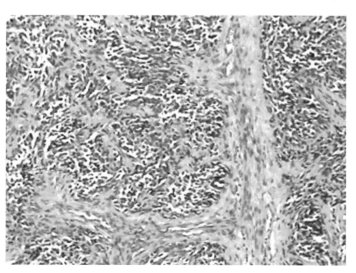

图 3-1-41-B HE×10 示肿瘤细胞呈小圆形、短梭形,由纤维组织分隔成巢状、腺泡状

部分小细胞排列成外周原始神经外胚层肿瘤结构;少数呈短梭形及梭形细胞呈神经鞘瘤样结构。

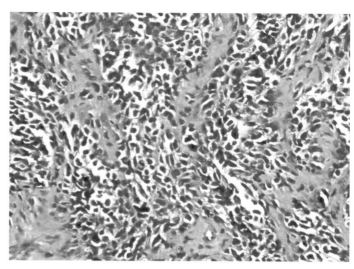

图 3-1-41-C HE×20 示胚胎性横纹肌肉瘤组织形态

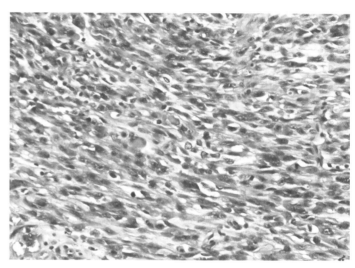

图 3-1-41-D HE×20 示梭形肿瘤细胞区域,部分胞质红染

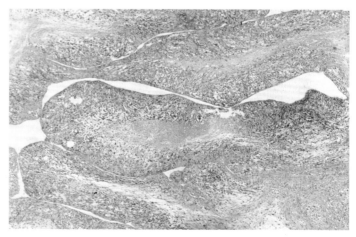

图 3-1-41-E HE×4 示卵圆形和短梭形细胞在黏膜下构成密集的形成层,呈葡萄状肉瘤样结构

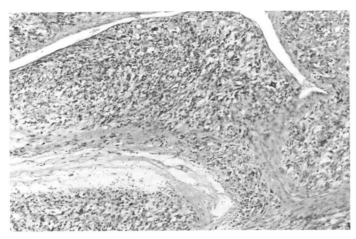

图 3-1-41-F　HE×10 示卵圆形和短梭形细胞在黏膜下构成密集的形成层,呈葡萄状肉瘤样结构

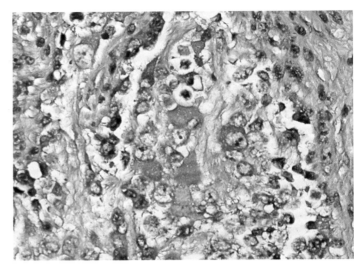

图 3-1-41-I　HE×40 示不同分化的神经母细胞、神经节细胞

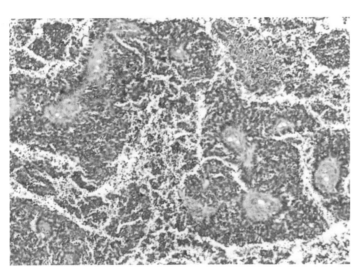

图 3-1-41-G　HE×10 示呈乳头样结构

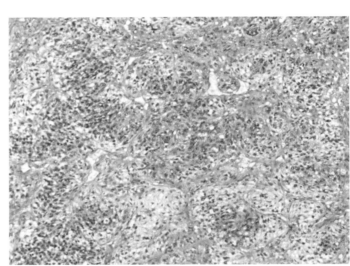

图 3-1-41-J　HE×10 示肿瘤细胞排列成器官样原始神经外胚层肿瘤结构

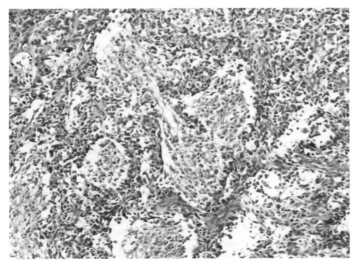

图 3-1-41-H　HE×10 示肿瘤细胞呈神经母细胞分化,细胞间有纤细的神经纤维丝,周围为胚胎性横纹肌肉瘤形态结构

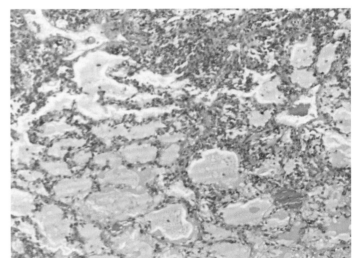

图 3-1-41-K　HE×20 示呈微囊状结构

3. **免疫组化** 神经母细胞分化细胞表达 NSE(图 3-1-41-L)、CgA 和 CD99,S-100 少数散在阳性;胚胎性横纹肌肉瘤细胞表达 Desmin(图 3-1-41-M、N)、MyoD1、HHF35、Myogenin 和 Vimtin;Myoglobin 少数阳性。束形细胞区域主要表达肌分化标记,夹杂少数神经分化标记。两种细胞均不表达 EMA、CK、LCA。

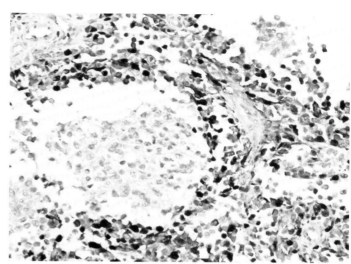

图 3-1-41-N IHC×10 示中间分化的神经母细胞区域 Ki-67 阴性表达,周围胚胎性横纹肌肉瘤区域 Ki-67 阳性表达

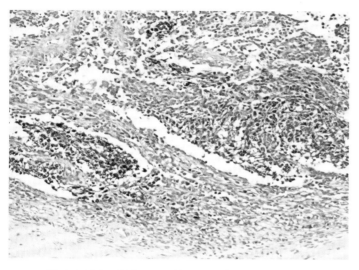

图 3-1-41-L IHC×10 示神经母细胞 NSE 阳性表达

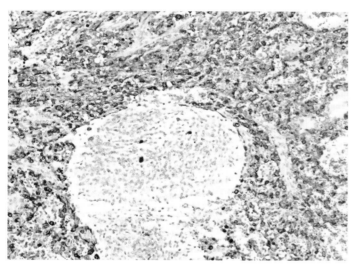

图 3-1-41-M IHC×10 示胚胎性横纹肌肉瘤区域 Desmin 阳性表达,中间神经分化部分为阴性表达

4. **超微结构特点** 可见特征性的肌原性纤维丝、Z带、横纹肌母细胞、细丝、肌管,粗面内质网,神经节细胞。

5. **遗传分子学特点** 显示 t(11;22)(q24;q12)(EWS/FLI-1)和 t(2;13)(q35;q14)(PAX3/FKHR),表达 EWS/FLI-1 嵌合转录和嵌合性 EWS/FLI-1 融合蛋白,认为恶性外胚层间叶瘤是 Ewing 肉瘤/PNET 家族中的成员,具有横纹肌肉瘤的特征。

【鉴别诊断】

1. **恶性性蝾螈瘤** 为恶性周围神经鞘膜瘤伴有横纹肌母细胞分化,组织学上肿瘤细胞以恶性周围神经鞘膜瘤的成分即梭形的肿瘤细胞(Schwann 细胞)为主要成分,同时出现真正的肿瘤性的横纹肌母细胞,而非其他部位的横纹肌肉瘤侵犯或转移。梭形细胞成分表达 S-100,支持神经鞘膜瘤成分的存在;而 Myoglobin 和 Desmin 的局灶性阳性表达可作为横纹肌肉瘤成分的存在。

2. **胚胎性横纹肌肉瘤** 是儿童最常见的软组织肉瘤,病理形态显示肿瘤由小圆、短梭形细胞组成,胞质少或嗜伊红,核深染,异性明显,以及不同分化的横纹肌母细胞,圆形或卵圆形,胞质丰富,嗜伊红,有时可见横纹。区域性黏液样背景。免疫组化:Desmin、Myoglobin、Myogenin 和 MyoD1 表达阳性,不表达神经源性标记。

3. **促纤维增生性小圆细胞肿瘤** 是一种多发生于腹腔浆膜的小圆细胞肿瘤,腹腔外较少发生,主要发生于儿童及年轻人,形态学以巢状排列的小圆细胞,周围有明显硬化的纤维性间质。免疫组化:小圆细胞同时表达多种免疫表形,表达上皮性分化、肌源性分化、神经源性分化,Myogenin、MyoD1 总是阴性。细胞遗传学 t(11;22)(q13;q12)。

4. **畸胎瘤** 肿瘤常含有成熟的内胚层、中胚层及外胚层组织结构,未成熟畸胎瘤中可含有原始神经外肿瘤组织形态结构,但常常可以看见神经管样结构,有别于恶性外胚层间叶瘤。

(杨文萍)

## 四十二、神经肌肉迷走瘤

【定义】

神经肌肉迷走瘤(neuromuscular choristoma)由成熟的骨骼肌纤维混有外周神经纤维细胞组成的良性神经内膜肿瘤。又称神经肌肉错构瘤。

【临床特点】

1. **发病率**　少见,大多见于儿童,特别是婴幼儿。

2. **症状**　好发大的神经如臂丛神经、坐骨神经等部位,有相关神经受累的症状。

3. **实验室检查**　未见特殊。

4. **影像学特点**　相关部位结节状肿物。

5. **治疗**　手术切除病变。

6. **预后**　良性病变,常复发。

【病理学特点】

1. **肉眼观察**　结节状或梭形扩张性肿物,常为孤立性,也可多灶性,切面结节状,附着神经。

2. **镜下观察**　神经束增大,混有骨骼肌纤维。周围有致密,细胞稀疏的纤维组织包绕,有些区域间韧带样纤维瘤病成分(图3-1-42-A～C)。

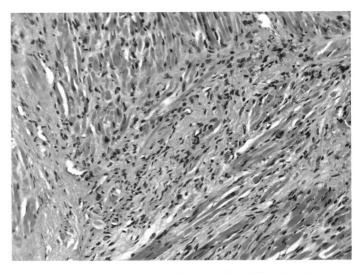

图 3-1-42-C　HE×10 示骨骼肌纤维、纤维瘤病成分

3. **免疫组化**　S-100 等神经表达阳性,Desmin 肌表达阳性(图 3-1-42-D、E)。

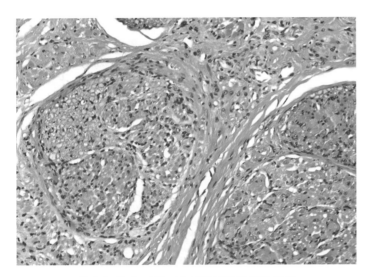

图 3-1-42-A　HE×10 示神经及骨骼肌纤维

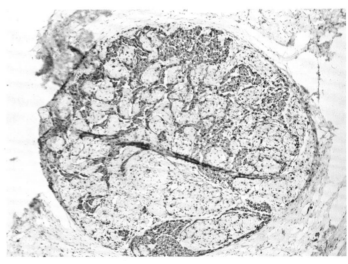

图 3-1-42-D　IHC×10 示 S-100 染色阳性

4. **超微结构特点**　神经纤维细胞及骨骼肌纤维细胞特点。

5. **分子遗传学特点**　未见特异性改变。

【鉴别诊断】

1. **韧带样纤维瘤病**　较大、浸润性病变,长束状纤维母细胞/肌纤维母细胞增生,受压或扩张的血管,均匀分布的胶原纤维,缺乏包绕的神经肌肉。

2. **神经脂肪瘤病**　肿瘤见脂肪成分,神经外膜病变。

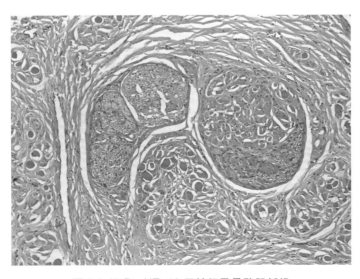

图 3-1-42-B　HE×10 示神经及骨骼肌纤维

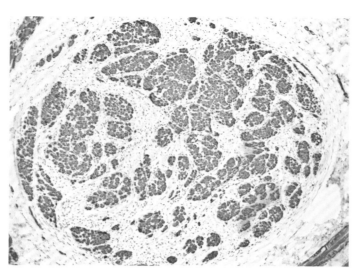

图 3-1-42-E IHC×10 示肌纤维 Desmin 染色阳性

(何乐健)

## 四十三、淋巴管瘤及淋巴管瘤病

### 【定义】

淋巴管瘤及淋巴管瘤病(lymphangioma and lymphangiomatosis)是淋巴管良性增生性疾病,肿瘤可表浅、深部或弥漫多发(淋巴管瘤病)。多数淋巴管瘤为先天性发育畸形或错构瘤。

### 【临床特点】

1. **发病率** 较常见,约占儿童良性肿瘤的6%,大多见于2岁以下的儿童,头颈部最多见,也可见与腋窝、腹部、内脏、躯干四肢等。腹腔内多见于肠系膜、网膜和腹膜后。

2. **症状** 囊性肿物,可位于表浅或深部,肿物可较大,生长缓慢,无痛性,淋巴管瘤病表现为多囊性病变,肿物质软,有波动感,腹腔内肿物,可致腹部变形、梗阻、扭转和梗死。

3. **实验室检查** 未见异常。

4. **影像学特点** 超声检查显示单囊或多囊无回声肿物,CT 显示:非增强性囊性均值性病变(图 3-1-43-A、B)。

5. **治疗** 手术切除肿瘤,病变内注射硬化剂。

6. **预后** 良好,切除不完整,可复发,累及重要器官的淋巴管瘤病,可有致命危险。

### 【病理学特点】

1. **肉眼观察** 多囊性空腔,充满透亮或白色液体(图 3-1-43-C ~ E)。

2. **镜下观察** 大小不等交织成网的空腔,内覆内皮细胞,内皮细胞未见异型,小,圆形或扁平,扩张的空腔,内见嗜酸性蛋白碎屑,淋巴细胞和红细胞,囊壁间质纤维

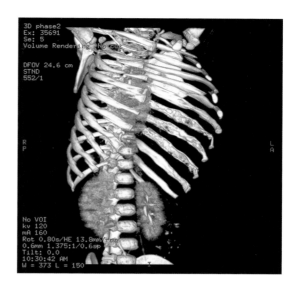

图 3-1-43-A 影像学示左 7 ~ 9 肋骨骨质破坏

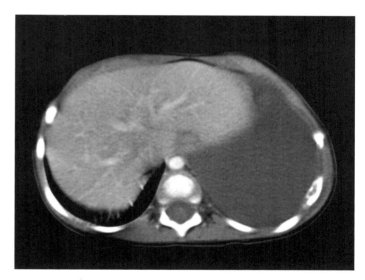

图 3-1-43-B CT 示左胸腔积液

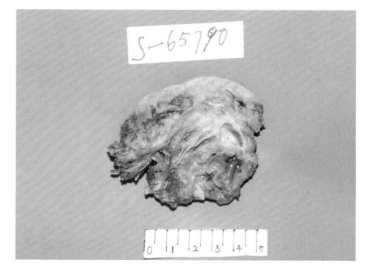

图 3-1-43-C 大体照片示胸壁大小不等的囊性肿物

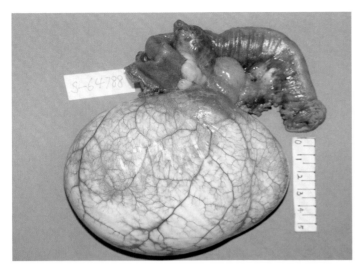

图 3-1-43-D　大体照片示肠系膜囊性肿物

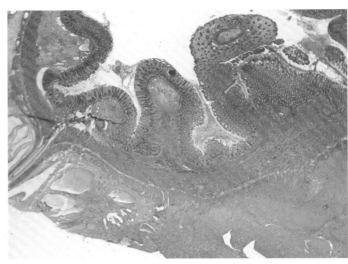

图 3-1-43-F　HE×4 示肠壁大小不等的管腔,内有粉染液

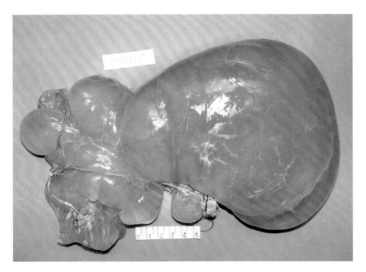

图 3-1-43-E　大体照片示网膜囊性肿物

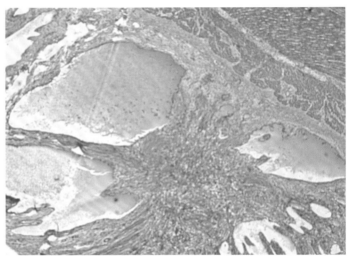

图 3-1-43-G　HE×10 示扩张的管腔节粉染液

化,偶尔间黏液样变性,还可见淋巴细胞浸润、淋巴滤泡形成,含铁血黄素沉着,大的管壁可见平滑肌(图 3-1-43-F~I)。

3. **免疫组化**　CD31、CD34、Ⅷ 阳性,D2-40、VEGFR阳性(图 3-1-43-J)。

4. **超微结构特点**　显示淋巴管结构特点。

5. **分子遗传学特点**　伴有与 Noonan 综合征,Maffucci 综合征,13、18、21 三体等异常综合征,与 *VEGFR3*、*FLT4*、*PROX1*、*POXC2*、*SOX18* 基因突变有关。

【鉴别诊断】

1. **血管瘤**　血管较小,蛋白液少,淋巴细胞较少。

2. **淋巴管瘤样卡波西肉瘤**　梭形瘤细胞,核深染,异型性明显,裂隙样空腔 HHV8 阳性。

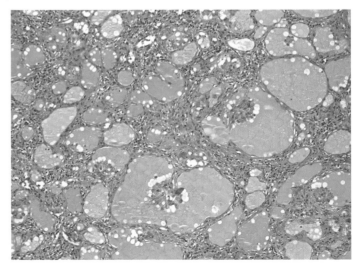

图 3-1-43-H　HE×10 示脾脏淋巴管瘤见大小不等扩张的管腔

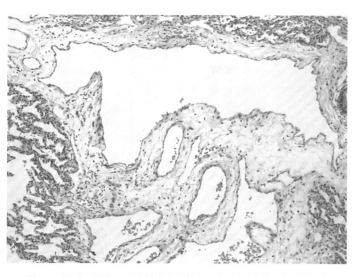

图 3-1-43-I　HE×10 示肺淋巴管瘤,周围见肺泡,中间为扩张的管腔

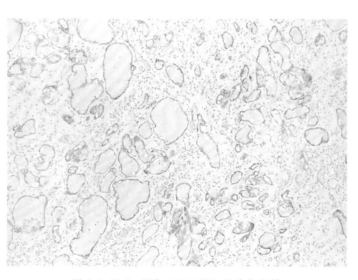

图 3-1-43-J　IHC×10 示 D2-40 染色阳性

（何乐健）

## 四十四、血管肉瘤

### 【定义】

血管肉瘤(angiosarcoma)形态和/或免疫表型显示血管/内皮细胞分化的恶性肿瘤。

### 【临床特点】

1. **发病率**　少见。儿童血管肿瘤的 1%～2% 为血管肉瘤,肉瘤的 0.3% 为血管肉瘤。可发生腹膜后、腹部、盆腔、胃肠道、子宫、肾脏、肺、四肢、骨、皮肤等部位。

2. **症状**　常常是无痛性包块。

3. **实验室检查**　无特殊。

4. **影像学特点**　血管丰富的肿瘤,具有侵袭性特点。

5. **治疗**　手术切除肿瘤加化疗。密切随访。

6. **预后**　总存活率 30%,局部复发和远处转移常见,以肺、脑、骨等多见。死亡率高。

### 【病理学特点】

1. **肉眼观察**　多结节界限不清,切面红棕色,有出血,直径不等,小到数厘米,也可较大。

2. **镜下观察**　多结节、边界不清浸润性生长的肿物,形态与肿瘤分化程度有关,分化好的区域,可见不规则、网状血管形成,腔内覆有多层内皮细胞,核异形、核分裂多见;分化较差的实性区域,瘤细胞呈梭形、上皮样或多形性,可见局灶性胞质内腔隙,间质有淋巴细胞浸润(图 3-1-44-A～E)。

3. **免疫组化**　CD31、CD34、ERG、FLI-1、Ⅷ等阳性,D2-40 表达各异;上皮样血管肉瘤 CK 阳性,SMA、Desmin、HHV8 阴性(图 3-1-44-F～H)。

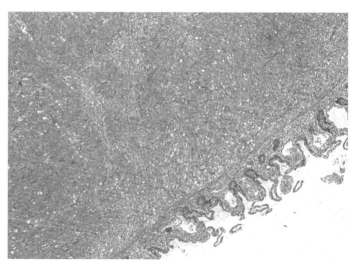

图 3-1-44-A　HE×4 示小肠壁小细胞肿物

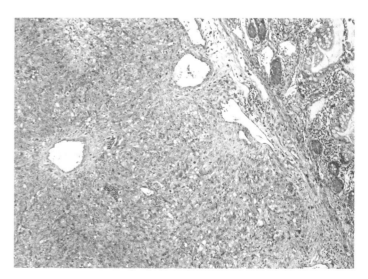

图 3-1-44-B　HE×10 示小肠壁肿物,小瘤细胞,富于小血管

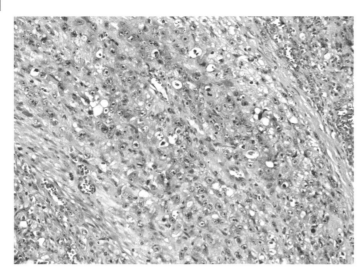

图 3-1-44-C　HE×20 示瘤细胞核大,核仁显著,少数胞质透亮,形成血管样空腔

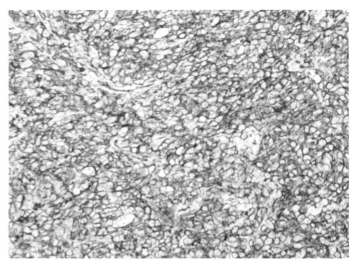

图 3-1-44-F　IHC×10 示瘤细胞 CD31 弥漫阳性

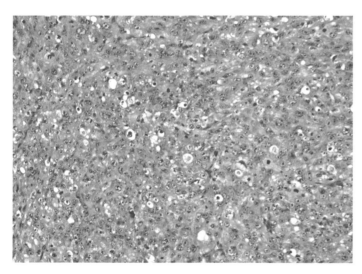

图 3-1-44-D　HE×20 示胞质丰富嗜酸或透亮的瘤细胞

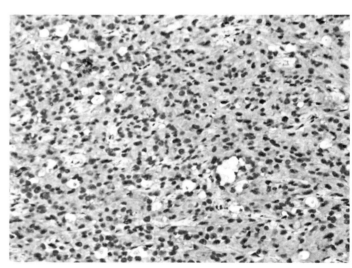

图 3-1-44-G　IHC×10 示瘤细胞 ERG 阳性

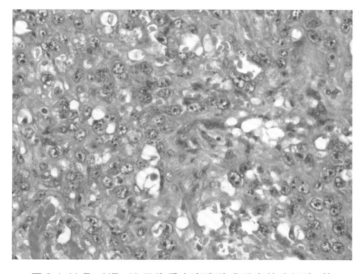

图 3-1-44-E　HE×40 示胞质丰富嗜酸或透亮的瘤细胞,管腔样结构,内含红细胞

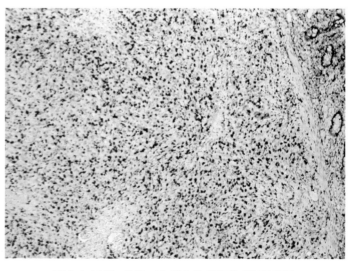

图 3-1-44-H　IHC×10 示多数瘤细胞 Ki-67 阳性

4. **超微结构特点** 内皮细胞特点,可见基板、吞饮囊泡、紧密连接等,Weibel-Palade 小体少见。

5. **分子遗传学特点** 放疗后/淋巴水肿相关性(继发)肿瘤 MYC(8q24)扩增;25%的患者有 FLT4(VEGFR3)(5q35)扩增。

【鉴别诊断】

1. **血管瘤** 分叶状结构,界限较清,非浸润性生长,内皮细胞未见异形等。

2. **卡波西肉瘤** 梭形细胞肿瘤血管形成不明显,HHV8 阳性。

3. **上皮样肉瘤** 形态上像上皮样血管肉瘤,CK、CD34、ERG 等可阳性,但 CD31 阴性,INI1 表达缺失。

4. **乳头状内皮细胞增生** 病变较小,细胞缺乏异形、核分裂、坏死的特点。

(何乐健)

## 四十五、婴儿色素性神经外胚层瘤

【定义】

婴儿色素性神经外胚层瘤(melanotic neuroectodermal tumor of infacy)是婴幼儿好发的、少见的、生长较快的、起源神经脊的肿瘤。

【临床特点】

1. **发病率** 罕见,大多见于 1 岁以下的婴幼儿。

2. **症状** 生长迅速,无痛性肿物,可向邻近骨浸润。好发上颌骨、下颌骨、颅骨等头面部,其他少见部位有附睾、脑、皮肤、纵隔等。

3. **实验室检查** 尿香草扁桃酸可增高。

4. **影像学特点** 实性包块。

5. **治疗** 手术切除肿瘤。

6. **预后** 大多为良性,少数肿瘤可复发和转移。

【病理学特点】

1. **肉眼观察** 肿物界限清楚,直径 2~6cm,切面灰黑、蓝色。

2. **镜下观察** 胶原纤维间质分割肿瘤呈不规则巢状、索状腺泡状,其空腔间隙内覆有大的上皮样细胞,核大、胞质丰富、嗜酸,内见黑色素颗粒;神经母细胞常呈簇状位于巢状瘤细胞中央或单独分布,其细胞小、核深染、胞质少,核分裂少见(图 3-1-45-A~G)。

3. **免疫组化** 上皮样细胞表达 CK、HMB45,神经母细胞表达 SYN、CD56、CD57、NSE 等;两种细胞均不表达 Desmin 和 Myogenin(图 3-1-45-H~L)。

4. **超微结构特点** 可见黑色素颗粒及神经内分泌颗粒的两种瘤细胞。

5. **分子遗传学特点** 未见特殊改变。

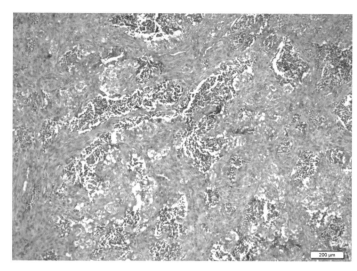

图 3-1-45-A HE×4 显示胶原纤维将肿瘤分割呈不规则巢状

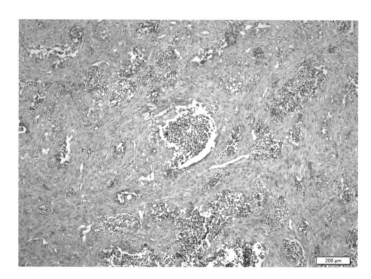

图 3-1-45-B HE×10 显示胶原纤维、巢状肿瘤组织、空腔结构

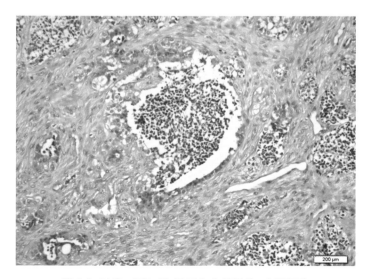

图 3-1-45-C HE×10 显示上皮样细胞、小圆细胞

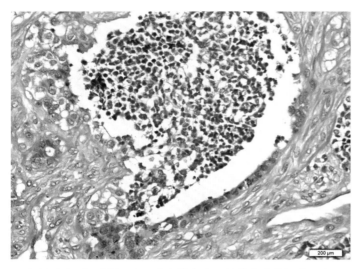

图 3-1-45-D　HE×20 示含有黑色素颗粒的上皮样细胞和小圆细胞

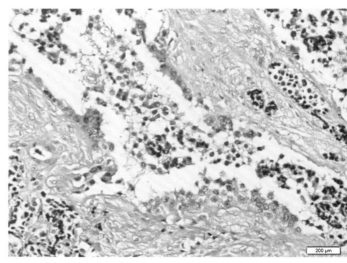

图 3-1-45-G　HE×20 示含有黑色素颗粒的上皮样细胞和小圆细胞

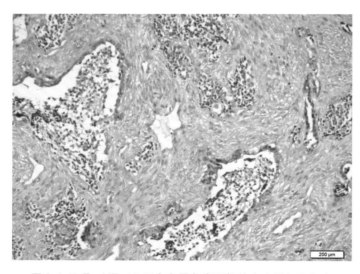

图 3-1-45-E　HE×10 示含有黑色素颗粒的上皮样细胞和小圆细胞

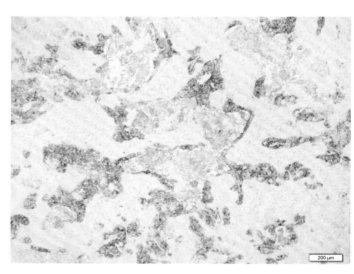

图 3-1-45-H　IHC×10 显示 HMB45 染色,上皮样细胞阳性

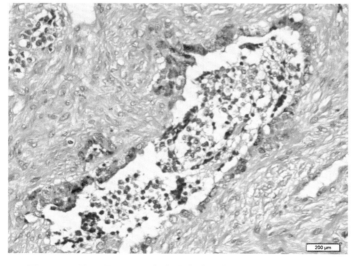

图 3-1-45-F　HE×20 示含有黑色素颗粒的上皮样细胞和小圆细胞

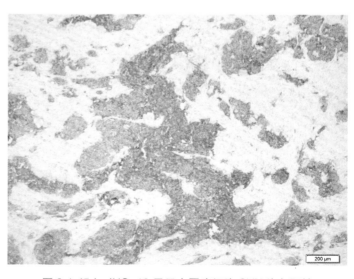

图 3-1-45-I　IHC×10 显示小圆瘤细胞 SYN 染色阳性

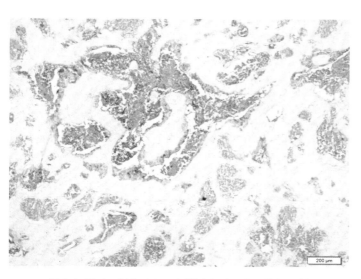

图 3-1-45-J　IHC×10 示小圆瘤细胞 NSE 染色阳性

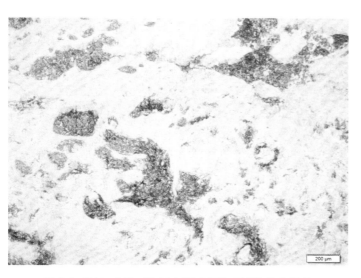

图 3-1-45-K　IHC×10 示小圆瘤细胞 CD56 染色阳性

图 3-1-45-L　IHC×10 示少数小圆细胞 Ki-67 染色阳性

【鉴别诊断】

1. **横纹肌肉瘤**　腺泡状横纹肌肉瘤，形态结构与婴儿色素性神经外胚层瘤相似，但未见有含有色素颗粒的上皮样细胞，免疫组化：瘤细胞表达 Desmin、Myogenin 的肌源性标志，HMB45 阴性，FISH 检查 FOX1 阳性。

2. **神经母细胞瘤**　小圆形神经母细胞，未见含有黑色素的大细胞，免疫组化：TH、NB84 阳性，而 HMB45 阴性。

3. **促纤维组织增生型小圆细胞肿瘤**　婴幼儿少见，未见含黑色素颗粒的大细胞，免疫组化：CK、Desmin 等阳性，但 HMB45 阴性。

4. **淋巴瘤**　未见含黑色素颗粒的瘤细胞，免疫组化：LCA、T、B 等阳性，HMB45 阴性。

5. **恶性黑色素瘤**　儿童少见，肿瘤细胞表达 S-100、HMB45、Melan-A 等，CK 阴性。

（何乐健）

## 四十六、腺泡状软组织肉瘤

【定义】

腺泡状软组织肉瘤（alveolar soft part sarcoma）是软组织恶性肿瘤，形态特点是大、多角形瘤细胞形成假腺泡样结构，并具有特征性分子遗传学改变 t（X；17）（p11.2；q25）易位，形成 *APSL-TFE3* 基因。

【临床特点】

1. **发病率**　少见，好发儿童和青少年；女孩多见。

2. **症状**　无痛性、肌肉内缓慢生长的包块。好发下肢、头颈部。

3. **实验室检查**　未见特殊。

4. **影像学特点**　软组织界限清楚的包块（图 3-1-46-A、B）。

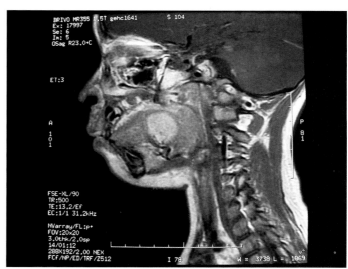

图 3-1-46-A　MRI 示舌根部肿物

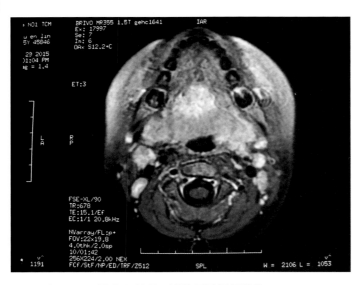

图 3-1-46-B 　MRI 示舌根部肿物

图 3-1-46-D 　HE×10 示密集的肿瘤组织

**5. 治疗** 手术切除肿瘤。

**6. 预后** 开始进展较慢,总体预后较差,多数患者起病时,临床分期高,远期复发、肺脑转移常见;肿物小于5cm、诊断时未见转移、诊断年龄小于 10 岁为预后好的因素。

【**病理学特点**】

**1. 肉眼观察** 四肢肿瘤,直径 3~10cm,头颈部通常较小 1~3cm。

**2. 镜下观察** 瘤细胞呈多角形,胞质嗜酸、颗粒状,中心或偏位核,核仁明显;瘤组织被纤维血管分割成巢状和分叶状;假腺泡样结构,或实性片状结构;核分裂少见,坏死罕见(图 3-1-46-C~H)。

**3. 免疫组化** TFE3、Desmin 阳性,vinentin、Myogenin、MyoD1、CK、S-100、HMB45、SMA 等阴性(图 3-1-46-I)。

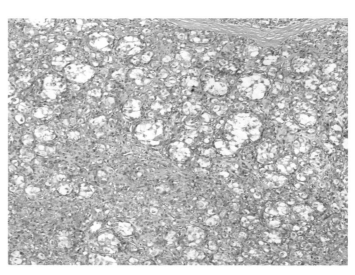

图 3-1-46-E 　HE×10 示腺泡结构

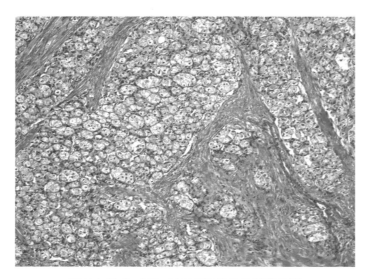

图 3-1-46-C 　HE×10 示腺泡结构及纤维分隔

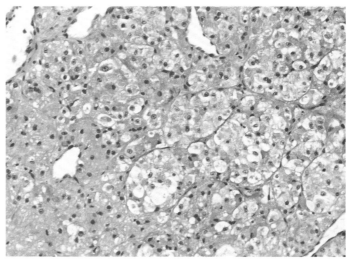

图 3-1-46-F 　HE×20 示器官样结构

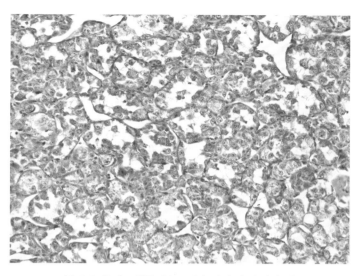

图 3-1-46-G HE×20 示瘤细胞丰富嗜酸胞质

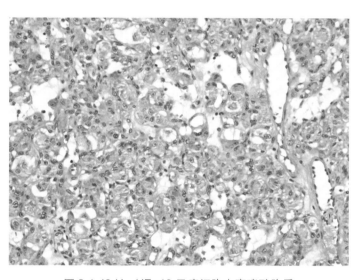

图 3-1-46-H HE×10 示瘤细胞丰富嗜酸胞质

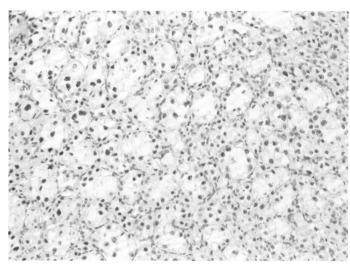

图 3-1-46-I IHC×10 示 TFE3 染色,瘤细胞阳性

4. **超微结构特点** 瘤细胞间见发育不良的细胞连接,胞质内见大小不等的棒状或菱形结晶体。

5. **分子遗传学特点** t(X;17)(p11.2;q25)易位,形成 *APSL-TFE3* 基因(图 3-1-46-J)。

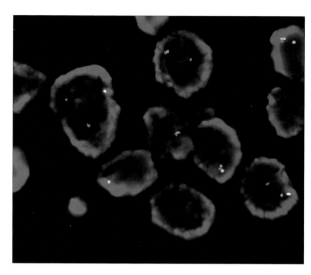

图 3-1-46-J FISH 检查 TFE3 示红绿信号分离

【鉴别诊断】

1. **转移性肾细胞癌** 成人多见,免疫组化:CK、pax-8、Vinentin 阳性;儿童型肾细胞癌分子遗传学改变相似,有 *APSL-TFE3* 基因。

2. **副神经节瘤** 异型性更明显,免疫组化:SYN、CgA 阳性。

(何乐健)

## 四十七、肾外恶性横纹肌样瘤

【定义】

肾外恶性横纹肌样瘤(extrarenal malignant rhabdoid tumor,E-MRT)是一种好发于婴幼儿和儿童罕见的高度恶性肿瘤,肿瘤细胞核大偏位,染色质空泡状,核仁大而明显,核分裂象易见,胞质丰富,嗜伊红色,内含嗜伊红包涵体。

【临床特点】

1. **发病率** 罕见。

2. **症状** 常因局部肿块就诊,常常有局部压迫症状。发生在中枢神经系统可出现恶心呕吐、肢体活动障碍等。

3. **实验室检查** 无特征性实验室检查。

4. **影像学特点** 缺乏特征性的影像学表现,影像学显示实性占位性不均匀性病变。

5. **治疗** 以局部手术根治性治疗为主,辅以化疗和放疗。

6. **预后** E-MRT 的生物学行为具有侵袭性,早期易

复发和转移,病死率很高,软组织 E-MRT 5 年生存率<
50%,平均生存 16 个月;中枢神经系统常在诊断后 1 年内
死亡。

【病理学特点】

1. 肉眼观察　肿瘤常呈实性,与周围组织境界不清
楚,无明显包膜,切面灰红、紫红、鱼肉样,可见坏死(图 3-
1-47-A)。

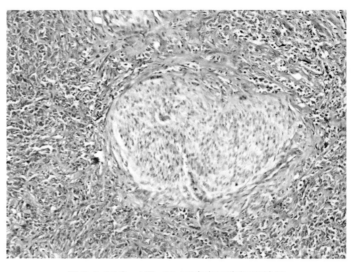

图 3-1-47-C　HE×10 示肿瘤细胞侵犯神经

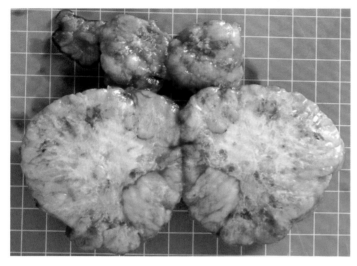

图 3-1-47-A　大体照片示软组织肿瘤,鱼肉状

2. 镜下观察　肿瘤细胞呈单一的大细胞,弥漫生长,
易侵入血管(图 3-1-47-B)、神经(图 3-1-47-C)和周围软
组织(图 3-1-47-D)。肿瘤细胞呈圆形,泡状,核仁清楚,
胞质丰富,嗜伊红,可见核旁嗜伊红包涵体(图 3-1-47-E~
G)。区域性疏松黏液样结构和腺泡样结构(图 3-1-47-H、
I)。

3. 免疫组化　肿瘤细胞显示多种组织成分的免疫表
型,瘤细胞表达 Vimentin(图 3-1-47-J)、CK(图 3-1-47-K)、

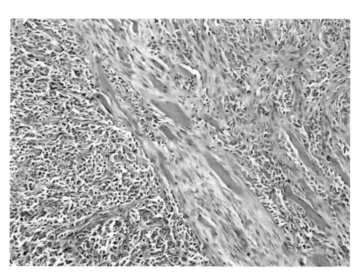

图 3-1-47-D　HE×10 示肿瘤细胞弥漫侵入深部软组织

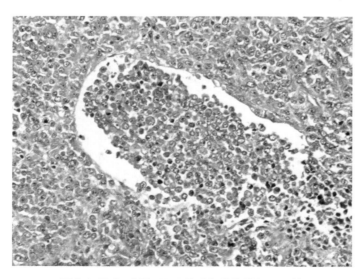

图 3-1-47-B　HE×10 示肿瘤细胞弥漫侵入血管

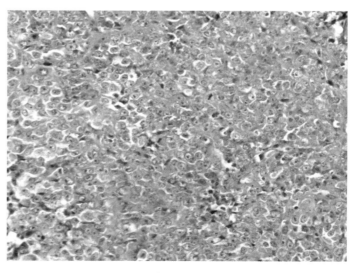

图 3-1-47-E　HE×20 示肿瘤细胞呈圆形,泡状,核仁清楚,
胞质丰富,嗜伊红

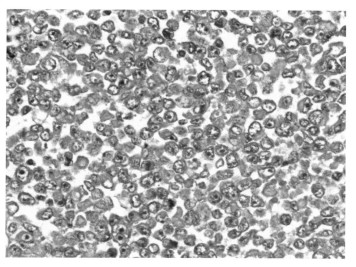

图 3-1-47-F　HE×20 示肿瘤细胞胞质丰富,可见核旁嗜伊
红包涵体

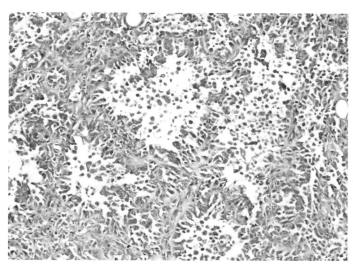

图 3-1-47-I　HE×10 示肿瘤细胞排列呈腺泡样结构

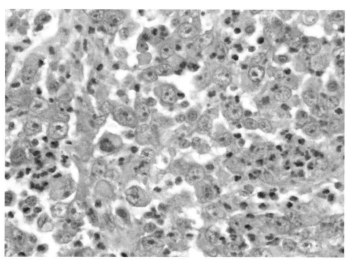

图 3-1-47-G　HE×40 示肿瘤细胞胞质丰富,可见核旁嗜伊
红包涵体

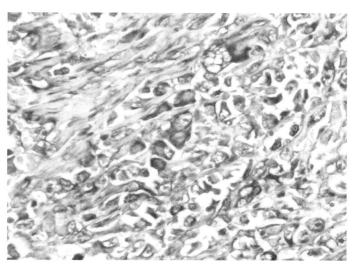

图 3-1-47-J　IHC×10 示肿瘤细胞表达 Vimetin 阳性

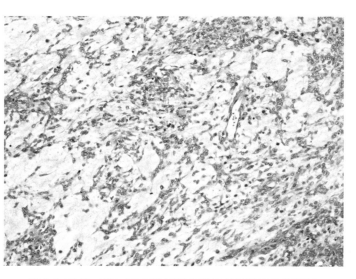

图 3-1-47-H　HE×10 示肿瘤细胞排列呈疏松黏液样区域

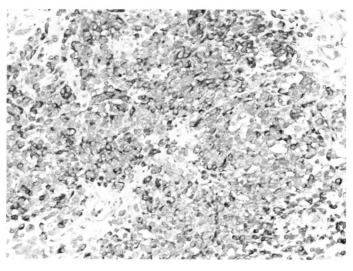

图 3-1-47-K　IHC×10 示肿瘤细胞表达 CK 阳性

EMA,少数病例可表达 CD99、NSE、SMA、S-100,不表达 INI1 (图 3-1-47-L)、Desmen、Myogenin、CD31、CD34、HMB45。

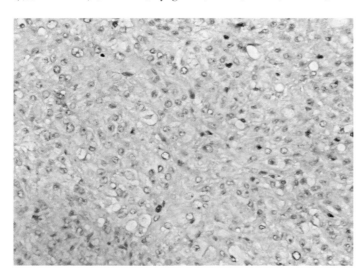

图 3-1-47-L IHC×10 示肿瘤细胞 INI1 阴性表达

**4. 超微结构特点** 瘤细胞分化较为原始的细胞,胞质内细胞器稀少。瘤细胞核旁胞质内的细胞器被直径为 8~10nm 的中间丝所代替,中间丝排列成旋涡状或束状结构(图 3-1-47-M)。

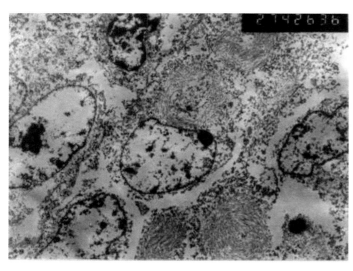

图 3-1-47-M 电镜检查示瘤细胞旁可见直径为 8~10nm 的旋涡状中间丝结构

**5. 分子遗传学特点** 90% 以上的病例显示 22q 11.2~12.2 基因缺失,位于染色体 22q 上的肿瘤抑制基因 *SMARCB*(hSNF5/INI1)的缺失和突变,其编码的 INI1 蛋白表达缺失。Inv(11)(p13p15)在先天性 E-MRT 具有重要的作用。

**【鉴别诊断】**

**1. 胚胎性横纹肌肉瘤** 病理形态显示肿瘤由小圆、短梭形细胞,胞质少或嗜伊红,核深染,异性明显,以及不

同分化的横纹肌母细胞,圆形或卵圆形,胞质丰富,嗜伊红,有时可见横纹,区域性黏液样背景;免疫组化:Desmin、Myoglobin、Myogenin 和 MyoD1 表达阳性,不表达神经源性标记。

**2. 上皮样横纹肌肉瘤** 成人多见,多发生于四肢,多位于肌内,少数位于皮下,肿瘤由形态一致的上皮样细胞组成,无腺泡状结构,免疫组化表达肌源性标记,预后差,易发生局部复发和转移,死亡率高。

**3. 近端型上皮样肉瘤** 多见于中青年,发生于四肢浅表和深部软组织,肿瘤呈结节状排列,有中央退变和坏死倾向,坏死结节融合呈"地图样";瘤细胞上皮样,圆形、卵圆形、短梭形,嗜伊红胞质,也可见包涵体结构。免疫组化表达:CK、EMA、Vimentin,大部分病例 INI1 表达缺失。

**4. 朗格汉斯细胞组织细胞增生症** 朗格汉斯细胞体积较大,胞质丰富,弱嗜酸性,细胞核呈圆形、椭圆形或分叶状,核仁明显,胞核常出现核沟,伴嗜酸性粒细胞、淋巴细胞、多核巨细胞;免疫组化:均强表达 CD1a、S-100、Langerin;电镜:可见 Birbeck 颗粒。

**5. 间变性大细胞淋巴瘤** 肿瘤细胞呈圆形、卵圆形、多形性,可见明显核仁,胞质丰富,无核旁包涵体,免疫组化可鉴别:表达 CD30、EMA 以及 T 淋巴细胞标记,INI1 阳性表达。

(杨文萍)

## 四十八、透明细胞肉瘤

**【定义】**

透明细胞肉瘤(clear cell sarcoma)一种软组织发生的伴有黑色素细胞分化的恶性肿瘤,也叫软组织黑色素瘤。

**【临床特点】**

1. **发病率** 罕见,10~40 岁多见,也可见儿童。

2. **症状** 好发部位四肢、足部等疼痛。

3. **实验室检查** 未见特异性改变。

4. **影像学特点** 软组织肿物,界限欠清。

5. **治疗** 肿物局部手术切除为主要治疗方式,肿瘤对化疗不敏感。

6. **预后** 预后差,5 年存活率 67%,10 年为 33%。

**【病理学特点】**

1. **肉眼观察** 肿物平均 2~5cm,灰白色、分叶状,与腱鞘或腱膜关系密切;偶尔可见棕黑色黑色素沉着。

2. **镜下观察** 圆形、卵圆形、梭形细胞排列呈巢状、束状,其间见胶原交织分割,瘤细胞胞质透明、浅染、嗜酸,核仁明显,位于中央,约半数局部可见黑色素颗粒,还可见花环状巨细胞,核分裂各异(图 3-1-48-A~D)。

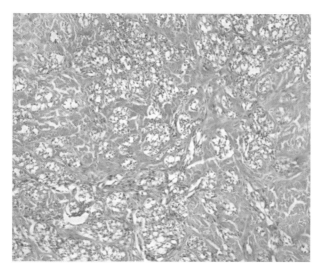

图 3-1-48-A HE×10 示透明瘤细胞呈巢状并被胶原纤维分割

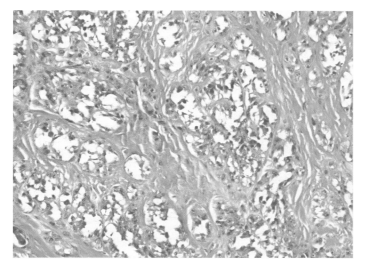

图 3-1-48-B HE×20 示瘤细胞大的核仁和粗大胶原纤维

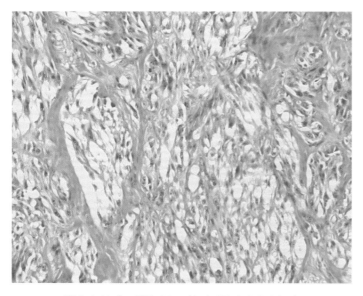

图 3-1-48-C HE×20 示梭形、圆形透明瘤细胞

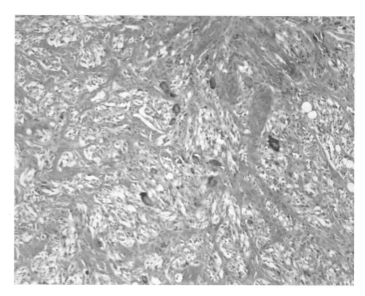

图 3-1-48-D HE×10 示花环状瘤巨细胞

3. **免疫组化** HMB45、Melan-A、S-100 阳性(图 3-1-48-E、F),还可局灶性表达的抗体有:SYN、CD56、NSE、CD34 等。

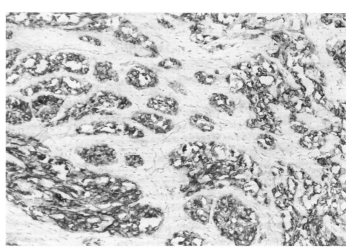

图 3-1-48-E IHC×10 示瘤细胞 HMB45 染色阳性

4. **超微结构特点** 瘤细胞胞质内可见黑色素小体。

5. **分子遗传学特点** 90% 肿瘤有染色体 t(12;22)(q13;q12)易位,FISH 检测有 *EWSR-ATF1* 融合基因;6% 肿瘤有染色体 t(2;22)(q13;q12)易位,FISH 检测有 *EWSR-CREB1* 融合基因。

【鉴别诊断】

1. **转移性黑色素瘤** 形态上和免疫表型难以与透明细胞肉瘤鉴别,一般来说,转移性黑色素瘤有原发病灶,*BRAF* 和 *NRAS* 基因突变,缺乏 EWSR-ATF1 和 *EWSR-CREB1* 融合基因。

2. **细胞型蓝痣** 缺乏核异形、核分裂少见,有 *GNAQ*

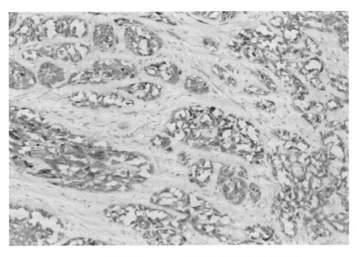

图 3-1-48-F IHC×10 示瘤细胞 S-100 染色阳性

基因突变,缺乏 *EWSR-ATF1* 和 *EWSR-CREB1* 融合基因。

3. **血管周上皮样细胞肿瘤** 肿瘤同时可有平滑肌和黑色素分化,HMB45 和 MART-1 阳性,SAM、Desmin 阳性,缺乏 *EWSR-ATF1* 和 *EWSR-CREB1* 融合基因。

4. **恶性外周神经鞘瘤** S-100 阳性,而 HMB45 和 Melan-A 阴性,缺乏 *EWSR-ATF1* 和 *EWSR-CREB1* 融合基因。

5. **单向型滑膜肉瘤** 梭形细胞肿瘤,深部软组织好发,CK、EMA、TLE-1 等阳性,*SSY* 基因易位。

(何乐健)

## 四十九、血管周上皮样细胞肿瘤

### 【定义】

血管周上皮样细胞肿瘤(perivascular epithelioid cell tumor,PEComa)是起源具有肌黑色素双表达的间叶性肿瘤,PEComa 家族性肿瘤包括血管平滑肌脂肪瘤、肺糖原瘤和肺淋巴管平滑肌瘤病,以肝肾最为多见。

### 【临床特点】

1. **发病率** 少见。可发生腹膜后、腹部、盆腔、胃肠道、子宫、肾脏、肺、四肢、骨、皮肤等部位。

2. **症状** 常常是无痛性包块;部位特异性症状,如子宫肿瘤出血,胃肠道肿瘤阻塞和便血等。还可表现为TSC(结节性硬化综合征)症状如癫痫发作、发育迟缓、行为异常等。

3. **实验室检查** 无特殊。

4. **影像学特点** 实性肿物。

5. **治疗** 手术切除肿瘤。密切随访。

6. **预后** 良好。

### 【病理学特点】

1. **肉眼观察** 界限清楚,实性,切面粉红或灰白。平均直径 6cm(图 3-1-49-A)。

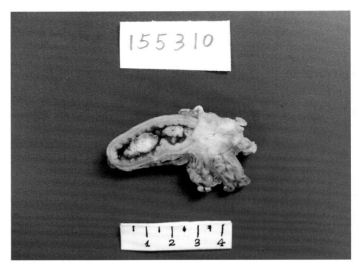

图 3-1-49-A 大体照片示阑尾腔内灰黄色肿物

2. **镜下观察** 上皮样细胞、梭形细胞排列呈片状、巢状、小梁状,胞质透明、嗜酸性颗粒状,一些大的上皮样细胞呈蜘蛛样;核圆形或卵圆形、核仁小,有轻微多形性;瘤细胞巢间见薄壁毛细血管;局部可见厚壁大血管、多核巨细胞、胞质内黑色素颗粒。恶性 PEComa 标准:细胞密度增加伴有明显核多形性或异形、核分裂丰富、浸润性生长、坏死、血管浸润(图 3-1-49-B~I)。

3. **免疫组化** 典型病例表达 SMA、Desmin 及 HMB45、Melan-A 等;也有肿瘤上述标志非全部表达,或者仅表达肌或黑色素标志。少数可有 TFE3 阳性、S-100 局灶阳性,CD117 阳性(图 3-1-49-J~M)。

4. **超微结构特点** 瘤细胞胞质见糖原及黑色素小体。

5. **分子遗传学特点** 某些肿瘤缺乏 *TSC2* 突变,可有 *TFE3* 基因融合。

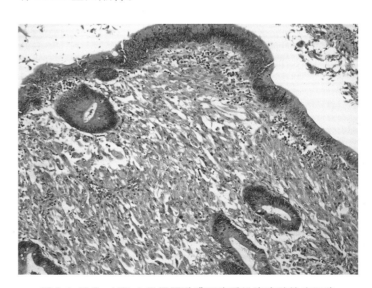

图 3-1-49-B HE×4 示阑尾黏膜下胞质粉染嗜酸的瘤细胞

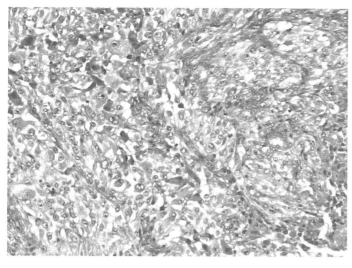

图 3-1-49-C　HE×10 示片状胞质嗜酸瘤细胞

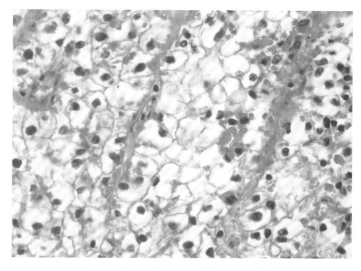

图 3-1-49-F　HE×20 示透明瘤细胞

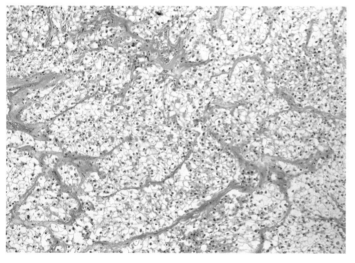

图 3-1-49-D　HE×10 示肝脏肿瘤瘤细胞,胞质透明,片状排列

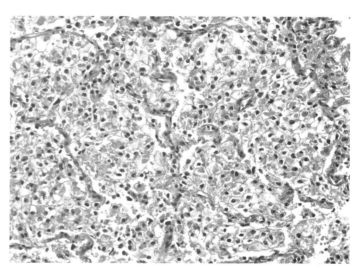

图 3-1-49-G　HE×10 示胞质透明及嗜酸瘤细胞

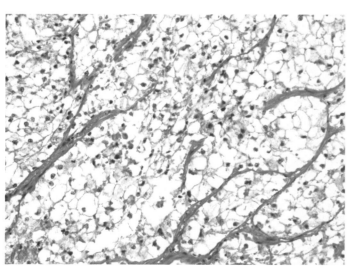

图 3-1-49-E　HE×10 示胞质透明的瘤细胞

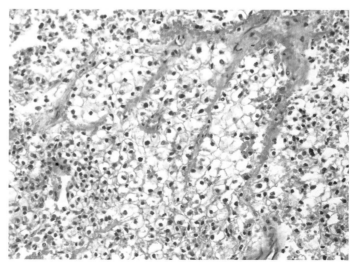

图 3-1-49-H　HE×10 示胞质嗜酸及透明瘤细胞

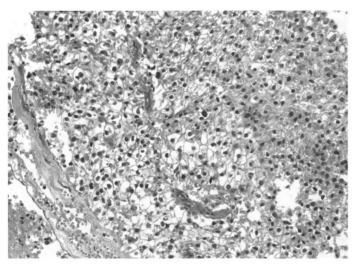

图 3-1-49-I HE×10 示胞质嗜酸及透明瘤细胞

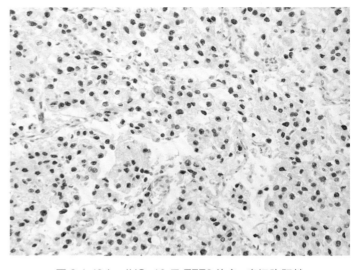

图 3-1-49-L IHC×10 示 TFE3 染色,瘤细胞阳性

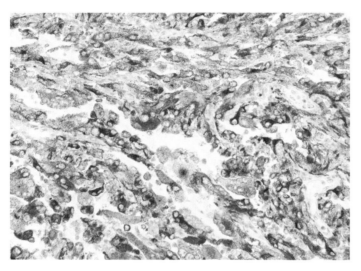

图 3-1-49-J IHC×10 示瘤细胞 HMB45 阳性

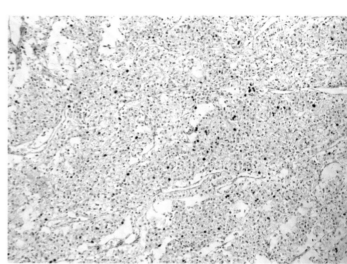

图 3-1-49-M IHC×10 示 Ki-67 染色,少数瘤细胞核阳性

【鉴别诊断】

1. **平滑肌肉瘤** 与梭形细胞 PEComa 形态上类似,但免疫组化:HMB45、Melan-A 阴性。

2. **黑色素瘤** 临床黑色素瘤病史、显著细胞异形、核仁明显,S-100 阳性,通常不表达 SMA、Desmin 等肌源性标志。

3. **透明细胞肉瘤** 形态上二者类似,免疫组化 S-100、HMB45、Melan-A 阳性,但 SMA、Desmin 阴性,可见 *EWSR1-ATF1* 基因异常。

4. **腺泡状软组织肉瘤** 儿童多见,好发头颈部,胞质嗜酸或透明上皮样,*APSL-TFE3* 基因、HMB45 阴性。

(何乐健)

## 五十、软组织淋巴瘤

【定义】

软组织淋巴瘤(lymphoma of soft tissue)为软组织原发,

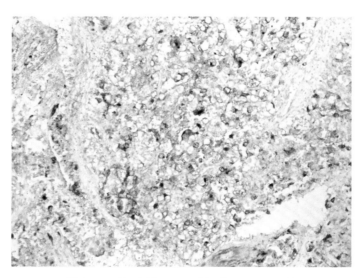

图 3-1-49-K IHC×10 示瘤细胞 HMB45 阳性

皮肤或淋巴结未受累的一组恶性淋巴组织增生性疾病。

【临床特点】

1. **发病率**　原发软组织的罕见,多为系统性淋巴瘤累及软组织导致的病变。儿童和青少年以淋巴母细胞性淋巴瘤多见。

2. **症状**　软组织包块,可有系统性症状。

3. **实验室检查**　未见特殊。

4. **影像学特点**　软组织实性肿物。

5. **治疗**　化疗或放疗。

6. **预后**　取决于肿瘤类型,弥漫性大 B 细胞淋巴瘤具有更强的侵袭性生物学行为。

【病理学特点】

1. **肉眼观察**　实性肿物,鱼肉状。

2. **镜下观察**　形态特点与组织学类型相关,淋巴母细胞性淋巴瘤:小蓝细胞肿瘤特点,为原始小淋巴细胞;间变性大细胞淋巴瘤:片状大的上皮样细胞;弥漫大 B 细胞淋巴瘤:片状中到大的恶性淋巴细胞(图 3-1-50-A ~ G)。

3. **免疫组化**　LCA 阳性,淋巴母细胞性淋巴瘤 TdT 阳性;间变大细胞淋巴瘤 ALK、CD30 阳性(图 3-1-50-H ~ J)。

4. **超微结构特点**　各型淋巴瘤的超微结构特点。

5. **分子遗传学特点**　弥漫大 B 性淋巴瘤,C-MYC 可阳性。

【鉴别诊断】

1. **横纹肌肉瘤**　小圆细胞肿瘤,免疫组化:Desmin、Myogenin 等肌表达阳性。

2. **PNET**　小圆细胞肿瘤,免疫组化:LCA、TdT 阴性,FLI-1 阳性,可见 *EWSR1* 融合基因。

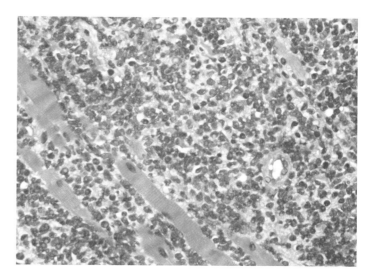

图 3-1-50-B　HE×20 示残留肌纤维及大小一致的瘤细胞,软组织内 T 淋巴母细胞性淋巴瘤

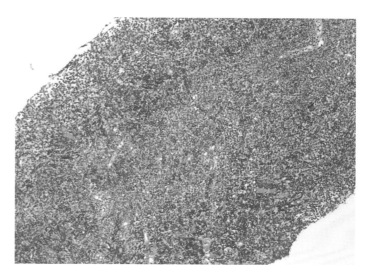

图 3-1-50-C　HE×10 示软组织内大量小圆细胞浸润,为 B 淋巴母细胞性淋巴瘤

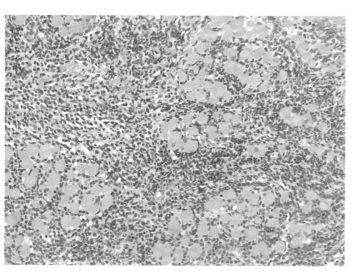

图 3-1-50-A　HE×10 肌纤维中见大量小圆细胞浸润,软组织内 T 淋巴母细胞性淋巴瘤

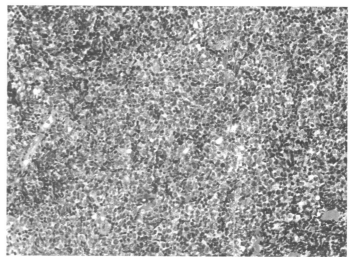

图 3-1-50-D　HE×20 示残留肌纤维及小圆细胞,为 B 淋巴母细胞性淋巴瘤

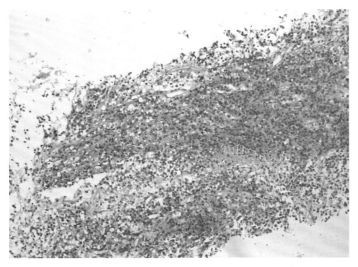

图 3-1-50-E　HE×10 示小圆细胞浸润软组织，为 ALK 阳性间变大细胞淋巴瘤

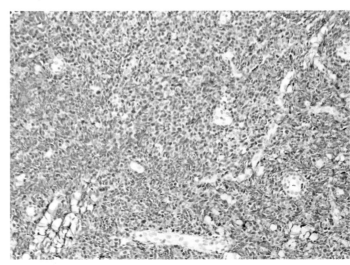

图 3-1-50-H　IHC×10 示瘤细胞核 TdT 弥漫阳性

图 3-1-50-F　HE×10 示肌纤维中见大量瘤细胞浸润，为髓性肉瘤

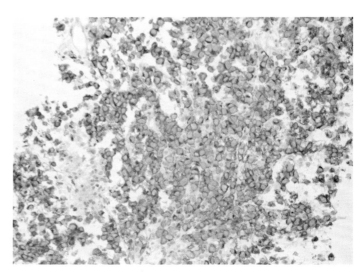

图 3-1-50-I　IHC×10 示瘤细胞 ALK 染色阳性

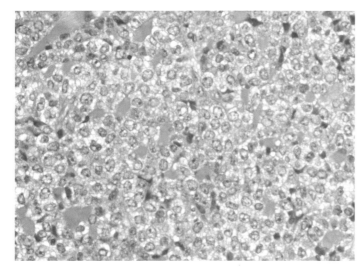

图 3-1-50-G　HE×20 示浸润的瘤细胞及残留肌纤维，为髓性肉瘤

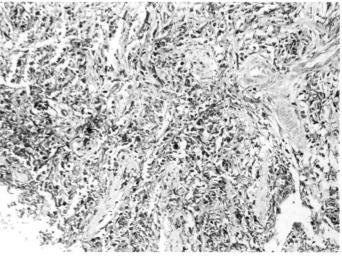

图 3-1-50-J　IHC×10 示 CD68 染色，瘤细胞弥漫阳性

3. **滑膜肉瘤** 免疫组化:CK、EMA 阳性,LCA 阴性,可见 *SS18* 融合基因。

(何乐健)

## 五十一、婴儿原始黏液性间叶性肿瘤

### 【定义】

婴儿原始黏液性间叶性肿瘤(primitive myxoid mesen-chymal tumor of infancy,PMMTI)是一种新近发现的软组织肿瘤,罕见,尚未被 2013 年出版的 WHO 软组织肿瘤分类收录。

### 【临床特点】

1. **发病率** 主要发生于新生儿或婴儿,在已报道的 16 例病例中,男性 10 例,女性 6 例,男女比为 1.67:1。

2. **症状** 绝大多数病例表现为局部生长的肿瘤,部位主要分布于躯干(7 例)、头颈部(5 例)和四肢(4 例),其中 1 例肿瘤从背胸部延伸至下颈部和腹部,并累及椎管,压迫脊髓。

3. **影像学特点** 颈部巨大占位向颈部椎管内侵犯伴 C5-7 左侧附件骨质病变(图 3-1-51-A、B)。

4. **治疗** 目前对 PMMTI 的治疗以手术完整切除为主,化疗在 PMMTI 中的治疗效果不确定。

5. **预后** PMMTI 可能是一种中间性或低度恶性的肿瘤,肿瘤切除不净可以局部复发,但极少发生转移,偶可致患儿死亡。肿瘤复发后可能出现恶性度增高和侵袭性增强,需要引起重视。对该肿瘤的生物学行为和预后的明确认识还有赖于长期的随访和更多病例的积累。

### 【病理学特点】

1. **肉眼观察** 大体上,肿瘤无包膜,常呈多结节状,境界相对较为清楚,局部可呈浸润性生长,累及邻近的组织。切面呈灰白色或灰褐色,质韧,可有中央性坏死。

2. **镜下观察** 由弥漫性生长的幼稚性间叶细胞组成,瘤细胞在形态上可呈卵圆形、短梭形或小多边形,核染色质均匀,核仁不明显,核分裂象 1~10/10HPF(平均 4/10HPF)不等。间质呈黏液样,富含分支状的薄壁血管网,部分病例内也可见扩张的血管。在部分肿瘤性结节的周边可见胶原纤维化区域,瘤细胞相对密集,可呈短束状或鱼骨样排列,类似先天性纤维肉瘤或婴儿型纤维瘤病。部分病例中可见小囊腔样结构,或假腺泡状结构,少数病例中还可见菊形团样结构(图 3-1-51-C~H)。

3. **免疫组化** 所有病例均弥漫强阳性表达 Vimentin (图 3-1-51-I),文献中另有 5 例弱阳性表达 CD99,1 例弱阳性表达 CD117 和 Nestin,但均缺乏特异性。其他标记

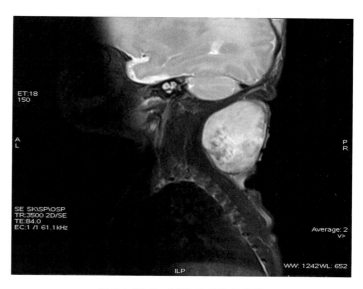

图 3-1-51-B MRI 示项背部肿块

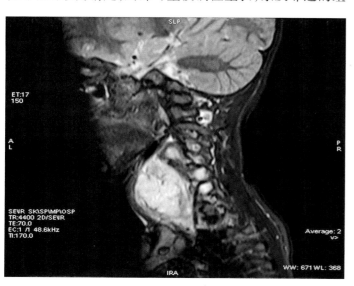

图 3-1-51-A MRI 示颈部巨大肿块

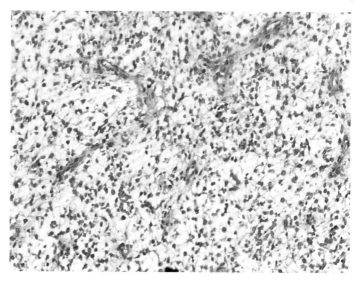

图 3-1-51-C HE×10 示肿瘤由幼稚的原始间叶细胞和黏液样基质组成

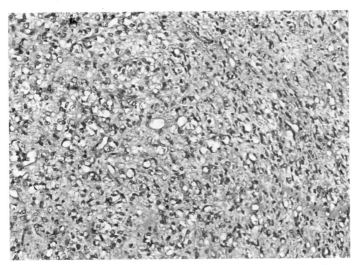

图 3-1-51-D HE×10 示部分区域瘤细胞胞质呈空泡状,类似脂肪母细胞

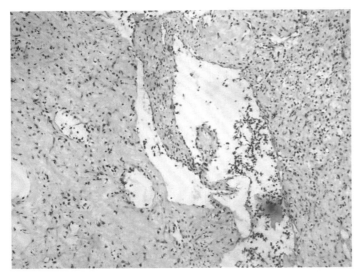

图 3-1-51-E HE×10 部分区域呈囊样,可见假乳头结构

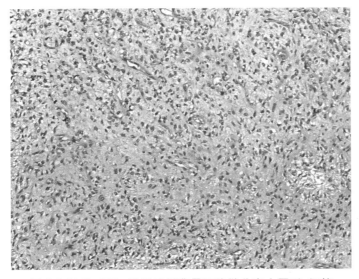

图 3-1-51-F HE×10 黏液样背景下弥散分布小圆形、短梭形和多角形细胞

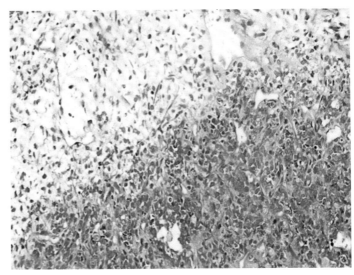

图 3-1-51-G HE×10 示复发性肿瘤内的瘤细胞密度明显增加,异型性明显

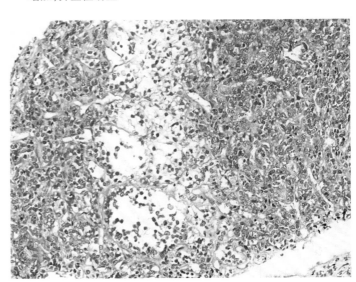

图 3-1-51-H HE×10 示复发性肿瘤内的假腺泡状结构

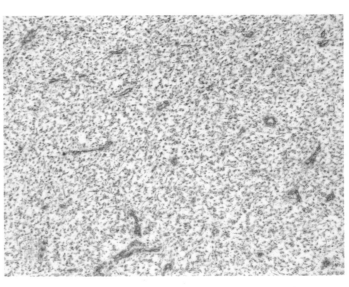

图 3-1-51-I IHC×10 瘤细胞弥漫性表达 Vimentin 标记

包括上皮性（如 AE1/AE3、CAM5.2 和 EMA）、肌源性或肌纤维母细胞性（如 SMA、Desmin、MSA、h-CALD、Myogenin）以及 CD34、Bcl-2 和 S-100 蛋白等标记物均为阴性。

**4. 超微结构特点** 瘤细胞显示为分化幼稚的纤维母细胞，核染色质深、胞质内缺乏中间丝，但含有高尔基复合体、游离核糖体、粗面内质网、桥粒连接和溶酶体。

**5. 分子遗传学特点** 4 例行细胞遗传学检测，分别为 46XY；46XX；46，X，der（Y）t（Y；9）（q12；p11）der（9）t（3；Y；9）（p13；q12；p11）或 t（3；9）（p12；p11），der（18）t（1；18）（q12；q23）；51，XX，+10，+11，+17，+18，+19。5 例采用 RT-PCR 检测先天性纤维肉瘤相关的融合性基因 *ETV6-NTRK3*，均为阴性。细胞和分子遗传学检测提示 PMMTI 是一种不同于先天性或婴儿型纤维肉瘤的间叶性肿瘤。

**【鉴别诊断】**

**1. 先天性婴幼儿纤维肉瘤** 临床上与 PMMTI 有一定的重叠，多发生于四肢，镜下以梭形细胞为主，常呈交织状、条束状或鱼骨样排列。瘤细胞较 PMMTI 更为丰富，间质偶可伴有黏液样变性。瘤细胞也是主要表达 Vimentin，但部分病例可灶性表达 α-SMA，RT-PCR 或 FISH 可检测出 *ETV6-NTRK3* 融合性基因。

**2. 脂肪母细胞瘤** 好发于 3 岁以下婴幼儿，多发生于肢体，少数可位于头颈部，肿瘤组织在大体上呈分叶状，由成熟程度不等的脂肪细胞组成为其主要形态特征，FISH 检测可显示 *PLAG1* 基因重排。

**3. 胚胎性横纹肌肉瘤** 好发于婴幼儿的头颈部和生殖区，镜下由异型性明显的小圆形细胞、卵圆形或短梭形间叶样细胞组成，间质可呈黏液样，免疫组化标记显示瘤细胞表达 Desmin、Myogenin 和 MyoD1 等肌源性标记。

**4. 低度恶性纤维黏液样肉瘤** 主要发生于中青年，极少发生于新生儿或婴幼儿。镜下由交替性分布的纤维样和黏液样区域组成，部分病例中可见巨菊形团结构。FISH 检测可显示 *FUS-CEB3L2*（BBF2H7）融合性基因。

（陈　莲）

# 五十二、伴有 CIC-DUX4 易位的未分化圆形细胞肉瘤

**【定义】**

伴有 CIC-DUX4 易位的未分化圆形细胞肉瘤（undifferentiated round cell sarcoma with CIC-DUX4 translocation）是伴有 CIC-DUX4 易位，未见明显细胞分化特点的高度恶性软组织肉瘤。又称 CIC-重排肉瘤。

**【临床特点】**

**1. 发病率** 罕见，儿童和青年人好发，6～62 岁均有报道。

**2. 症状** 好发部位为四肢，其他如躯干、头颈部、脑、骨盆等也有报道；表现为快速生长的、表浅或深部软组织肿块。

**3. 实验室检查** 未见特异性改变。

**4. 影像学特点** 软组织质均、分叶状肿物（图 3-1-52-A、B）。

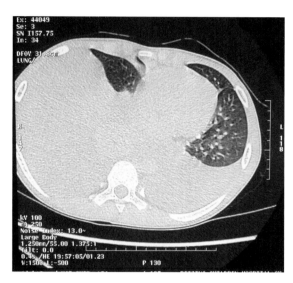

图 3-1-52-A　CT 检查示腹腔肿物

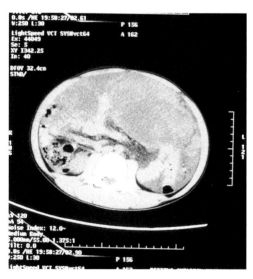

图 3-1-52-B　CT 检查示右纵隔肿物，右肺受压，纵隔左移

**5. 治疗** 肿物局部手术切除为主要治疗方式，加化疗及放疗。

**6. 预后** 预后差，多数患者 2 年内死亡，5 年存活率仅为 43%，肿瘤转移率高。

**【病理学特点】**

**1. 肉眼观察** 肿物较大，切面鱼肉状，可见出血、坏死（图 3-1-52-C）。

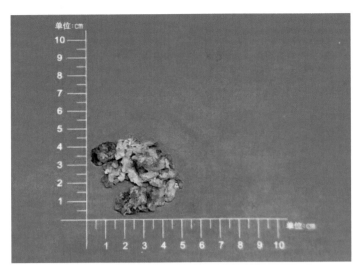

图 3-1-52-C　大体照片,示肿瘤呈鱼肉状

图 3-1-52-E　HE×10 示小圆细胞,排列呈假菊形团样

**2. 镜下观察**　片状致密小圆形瘤细胞,中度核多形性,染色质粗糙、核仁明显,胞质界限不清,瘤细胞可见局灶性透明胞质,核分裂易见,有时可见梭形瘤细胞,可见地图样坏死,局部可呈黏液样,或索状排列(图 3-1-52-D~N)。

**3. 免疫组化**　无特殊,84% CD99 阳性,仅 23% 弥漫阳性,16% 的肿瘤 CD99 阴性,其他如 WT1、FLI-1、ERG、INI1 阳性,S-100、CK、Desmin、Myogenin、TLE1(图 3-1-52-O~Q)。

**4. 超微结构特点**　未分化瘤细胞特点。

**5. 分子遗传学特点**　肿瘤有染色体 t(4;19)(q35;q13、1)易位,t(10;19)(q26;q13)易位。FISH 检测可见 8 染色体三体及 *CIC-DUX4* 融合基因(图 3-1-52-R)。

**【鉴别诊断】**

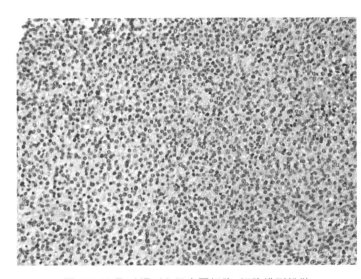

图 3-1-52-F　HE×20 示小圆细胞,细胞排列松散

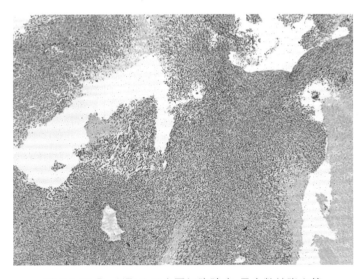

图 3-1-52-D　HE×4 示小圆细胞肿瘤,见少数扩张血管

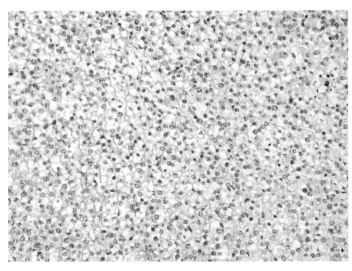

图 3-1-52-G　HE×20 示小圆细胞,胞质透明

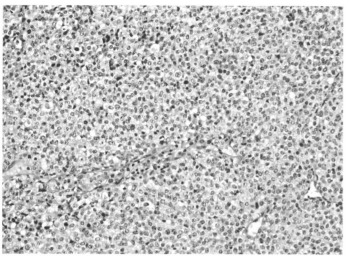

图 3-1-52-H　HE×20 示瘤细胞大小一致,胞质透明或丰富,核分裂易见

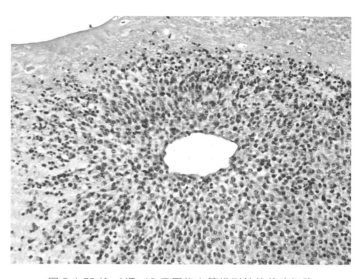

图 3-1-52-K　HE×10 示围绕血管排列的片状瘤细胞

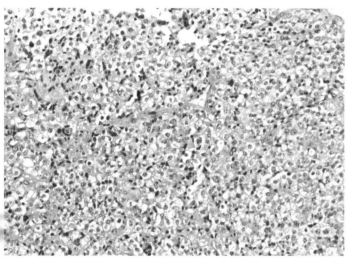

图 3-1-52-I　HE×20 示灶状肿瘤坏死

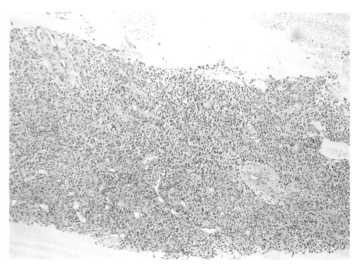

图 3-1-52-L　HE×4 示富于血管的小圆细胞肿瘤

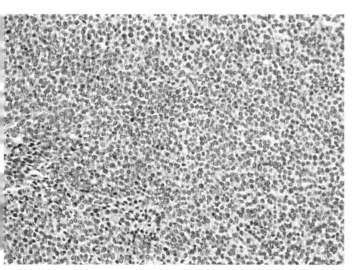

图 3-1-52-J　HE×20 示瘤细胞核分裂易见

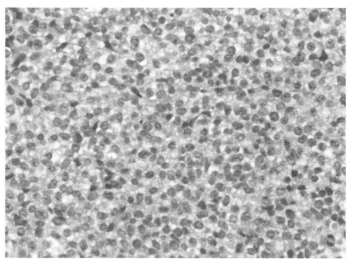

图 3-1-52-M　HE×40 示瘤细胞大小一致,核圆形,染色质细腻,核仁不明显

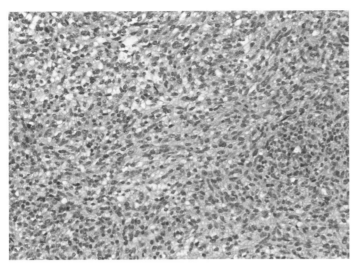

图 3-1-52-N  HE×20 示梭形瘤细胞

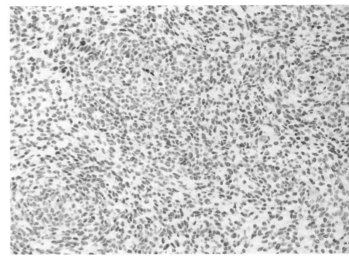

图 3-1-52-Q  IHC×10 示 FLI1 染色,瘤细胞核阳性

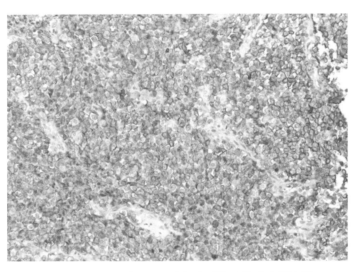

图 3-1-52-O  IHC×10 示瘤细胞 CD99 胞膜弥漫阳性

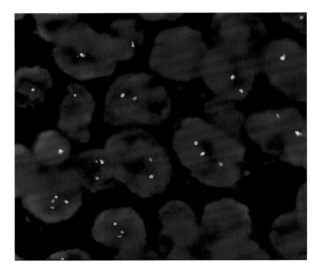

图 3-1-52-R  FISH×40 示 *CIC-DUX4* 融合基因

1. **PNET/尤因肉瘤**  细胞大小更为一致、染色质更为细腻、胞质透明更常见、CD99 弥漫膜阳性、*EWSR1* 易位基因阳性。

2. **外周神经鞘瘤**  梭形细胞,S-100 阳性。

3. **滑膜肉瘤**  免疫组化 CK、EMA、CD99 通常阳性,TLE1 阳性,可见 *SS1* 融合基因。

4. **恶性外周神经鞘瘤**  S-100 阳性,而 HMB45 和 Melan-A 阴性,缺乏 *EWSR-ATF1* 和 *EWSR-CREB1* 融合基因。

5. **腺泡状横纹肌肉瘤**  腺泡状生长,可见肌母细胞,Myogenin、Desmin 阳性,*FOXO1* 融合基因。

(何乐健)

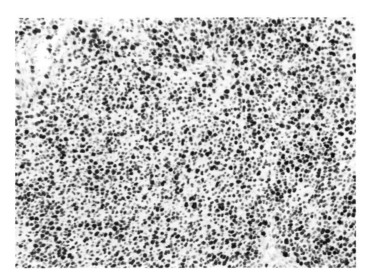

图 3-1-52-P  IHC×10 示 Ki-67 染色,多数瘤细胞阳性

## 第二节　非肿瘤性疾病

### 一、结节性筋膜炎

【定义】

结节性筋膜炎（nodular fasciitis）是纤维母细胞/肌纤维母细胞起源、良性、自限性肿瘤，多数肿瘤可见 USP6-MYH9 融合基因。

【临床特点】

1. **发病率**　较常见，儿童和青少年多见。

2. **症状**　无痛性、短期内（通常数周、几月）生长迅速的包块。多数位于皮下，少数可见骨骼肌，偶见真皮；四肢、躯干、头颈部最多见，四肢远端、关节少见；颅骨筋膜炎多见于婴幼儿。

3. **实验室检查**　未见特殊。

4. **影像学特点**　未见特殊。

5. **治疗**　手术切除病变。

6. **预后**　良性病变，复发少见，可自发性消退，未见转移或恶性转化的病例报道。

【病理学特点】

1. **肉眼观察**　肿物通常较小，常小于 3cm，界清但未见包膜，切面质硬、黏液样。

2. **镜下观察**　病变界限较清，局部可显示浸润性，胖梭形，纤维母细胞和肌纤维母细胞增生，胞质嗜酸，空泡状核，1～2 个核仁，细胞像培养细胞，未见核深染或多形性，核分裂易见，但未见病理性核分裂；肿物呈束状或轮辐状排列，常见疏松黏液样基质，可见红细胞外渗及淋巴细胞浸润；还可见破骨样巨细胞；瘤内出血或囊性变罕见，化生骨形成罕见。组织亚型：血管内筋膜炎，起源小到中等血管（图 3-2-1-A～E）。

3. **免疫组化**　SMA、弥漫阳性，偶尔 Desmin 阳性，病变内组织细胞 CD68 阳性（图 3-2-1-F、G）；CK、S-100、CD34、catenin、阴性。

4. **超微结构特点**　纤维母细胞瘤和肌纤维母细胞瘤特点，胞质内大量扩张的粗面内质网。

5. **分子遗传学特点**　多数肿瘤可见 USP6 基因重组（17p13），60%～70% 病例可见 USP6-MYH9 融合基因。

【鉴别诊断】

1. **炎性肌纤维母细胞瘤**　慢性炎细胞特别是浆细胞浸润，通常肿物较大，ALK 阳性。

2. **增生型筋膜炎/肌炎**　可见大的、神经节样肌纤维母细胞，缺乏 USP6-MYH9 融合基因。

3. **韧带样纤维瘤病**　较大、浸润性病变，长束状纤维

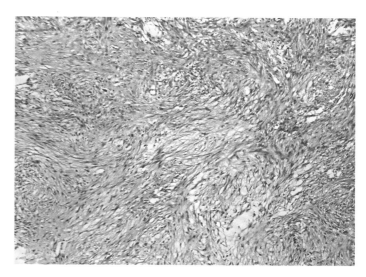

图 3-2-1-A　HE×10 示梭形细胞及黏液基质

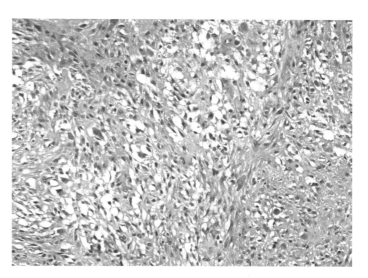

图 3-2-1-B　HE×10 示多核巨细胞

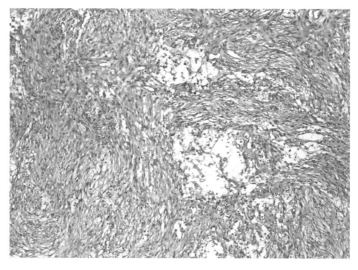

图 3-2-1-C　HE×10 示微囊结构

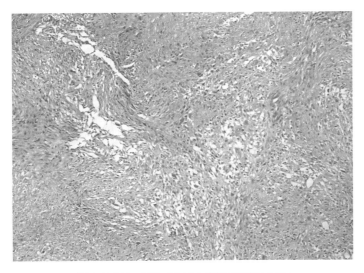

图 3-2-1-D　HE×10 示血管及多核巨细胞

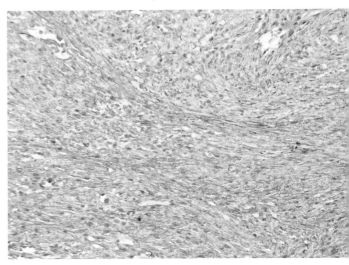

图 3-2-1-G　IHC×10 示 SMA 染色阳性

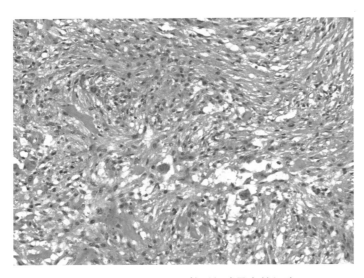

图 3-2-1-E　HE×10 示梭形细胞及多核细胞

母细胞/肌纤维母细胞增生,受压或扩张的血管,均匀分布的胶原纤维,catenin 阳性。

**4. 软组织动脉瘤样骨囊肿**　可见大的、扩张的、充满血液的空腔,病变周围可见化生骨,可见 *USP6* 基因,未见 *MYH9* 基因。

（何乐健）

## 二、骨化性肌炎

### 【定义】

骨化性肌炎(myositis ossificans,MO)是一种发生在肌肉或其他软组织的良性、非肿瘤性、反应性瘤样病变,该病变具有独特的临床、影像及病理特点。病因尚不十分清楚,外伤被认为是最常见的诱发因素。MO 被分为 3 种类型:①进行性骨化性肌炎;②外伤相关的局限性骨化性肌炎;③非外伤相关的局限性骨化性肌炎。

### 【临床特点】

**1. 发病率**　属少见病变,每发病率为 1/100 万,性别无差异,常发生在 20~40 岁(平均年龄 23.8 岁)的人群,儿童很少见。

**2. 症状**　在疾病的最初 1~2 个星期内,患者常有局部迅速进展的剧烈疼痛,并出现局部肿胀,可伴有受累部位皮肤红斑的改变。

**3. 实验室检查**　实验室检查常常正常,但少数病例可以出现轻度白细胞、血沉、C 反应蛋白和血清碱性磷酸酶升高等。

**4. 影像学特点**　疾病的第 1~2 个星期初期,影像检查大多未见异常改变;损伤后的 2~4 个星期,影像检查即可发现局部类圆形肿块,周围可见成熟钙化的边界,病变中央更透亮(图 3-2-2-A~C)。

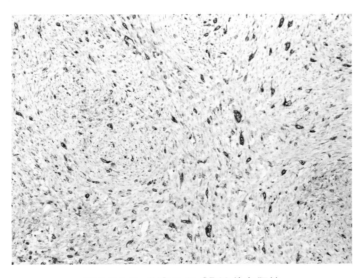

图 3-2-1-F　IHC×1 示 CD68 染色阳性

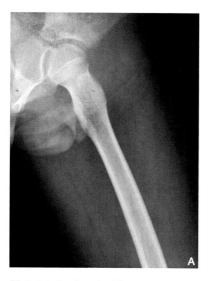
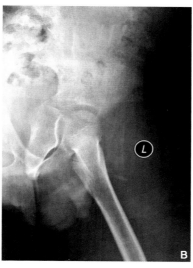
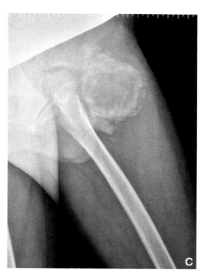

图 3-2-2-A~C 左髋部及股骨平扫 A、B、C（从左至右）分别于第 1、第 2、第 4 星期末拍摄。A 中无异常发现，B 中隐约可见不完整的稍高密度区（箭头示），C 中左髋前方股四头肌内可见明显占位，外周环形密度增高区，中央密度较外周稍低

**5. 治疗** 没有标准方案，以保守治疗为主，或以手术切除的方式，最佳手术切除时间为创伤后 9~12 个月。

**6. 预后** 预后良好，复发不常见，即使手术切缘是阳性的。

**【病理学特点】**

**1. 镜下观察** 组织学特征病变第 1 个星期可见富于血管的纤维母细胞增生（图 3-2-2-D），这些原始的间质细胞可以富于核分裂（图 3-2-2-E），在活检组织中易被误诊为恶性病变。随着疾病的发展，第 3~4 个星期肿块内部出现钙化和骨化（图 3-2-2-F）。第 6~8 个星期在肿块最外层出现完整的皮质骨骨壳，其内包括骨及骨髓。特征性的三层带状结构是诊断 MO 的重要病理特征（图 3-2-2-

G），它包括：①最内层是增生的纤维母细胞，可伴有肌肉的出血、坏死（图 3-2-2-H）；②中间层内为骨母细胞和不成熟的骨及软骨内骨化的软骨岛（图 3-2-2-I）；③最外层为成熟的骨组织，与外周正常组织之间还有黏液纤维组织相隔（图 3-2-2-J）。

**2. 免疫组化及分子病理学** 免疫组化染色及分子病理学检测在诊断 MO 中并没有特异的提示作用。

**【鉴别诊断】**

**1. 骨外骨肉瘤** 临床均可出现疼痛，骨化性肌炎的疼痛是逐渐降低的，而骨肉瘤的疼痛是持续性的，或可能加重；影像学表现：骨化性肌炎的钙化是先出现在外周，可向中央继续，而骨肉瘤的钙化是先出现在中央，进而向四周扩展；骨外骨肉瘤更常发生在老年人，组织学形态上

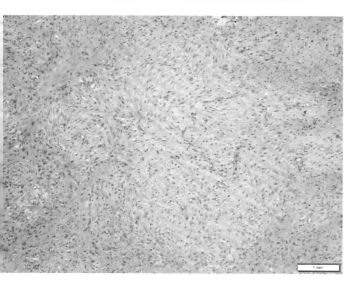

图 3-2-2-D HE×4 示富余黏液及血管的疏松排列的纤维母细胞

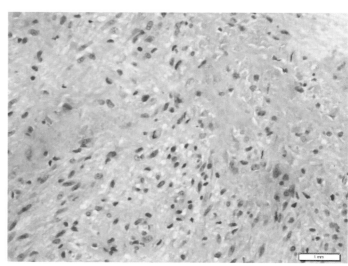

图 3-2-2-E HE×40 示部分区域核分裂象易见

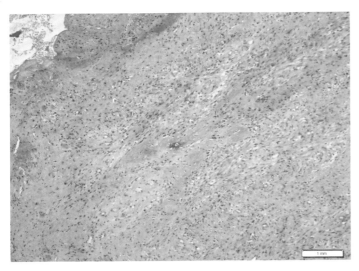

图 3-2-2-F HE×10 示不成熟骨组织,中央见蓝染钙化

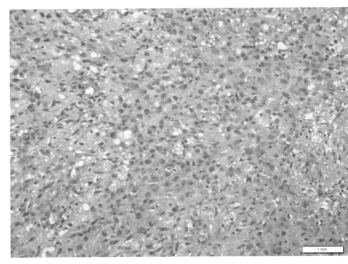

图 3-2-2-I HE×20 示部分不成熟骨组织内可见片状核偏位、胞质粉染的骨母细胞

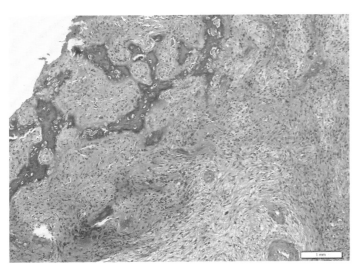

图 3-2-2-G HE×10 示三层带状结构,从左至右依次为骨组织、不成熟骨组织及增生的纤维母细胞

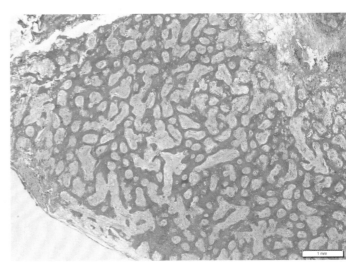

图 3-2-2-J HE×4 示病变外周为成熟骨组织

缺乏"带状现象",骨样基质的分布随意无规律,肿瘤细胞异性明显,核呈多形性、染色质深染,这些特点在骨化性肌炎中则难以见到。

2. **软组织动脉瘤样骨囊肿** 有时在影像检查中很难与骨化性肌炎鉴别,在组织学形态上肿瘤内可见充满红细胞的囊腔,囊壁可见形态温和、增殖活跃的梭形细胞,其内见成簇的破骨样巨细胞,"蓝骨"的出现更提示动脉瘤样骨囊肿。

3. **骨化性纤维黏液样肿瘤** 好发成人,四肢多见,临床进展缓慢,少数患者可复发,病理改变见梭形、圆形细胞、黏液样基质,病变周围骨壳包围。

(张 楠)

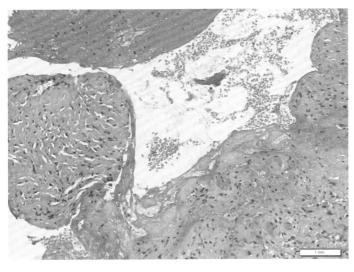

图 3-2-2-H HE×20 示病变内见变性肌纤维、出血及囊性变区域

## 三、分枝杆菌性假瘤

### 【定义】

分枝杆菌性假瘤(mycobacterial pseudotumor)是罕见假瘤性病变,患者因免疫功能低下如 AIDS、婴儿卡介苗接种等,感染细胞内鸟型分枝杆菌而引起的长梭形细胞增生所致。

### 【临床特点】

1. **发病率** 罕见,儿童或成人免疫功能低下患者。
2. **症状** 免疫功能低下相关症状。可累及淋巴结、皮肤、肺、脑、脾、鼻腔软组织等。
3. **实验室检查** 免疫功能低下。
4. **影像学特点** 淋巴结肿大。
5. **治疗** 对症治疗。
6. **预后** 抗分枝杆菌治疗有效。

### 【病理学特点】

1. **肉眼观察** 淋巴结肿大,切面灰粉。
2. **镜下观察** 纤维母细胞、肌纤维母细胞、上皮样细胞、梭形组织细胞增生,排列呈束状、轮辐状,混有小淋巴细胞(图3-2-3-A)。抗酸染色分枝杆菌阳性(图3-2-3-B)。
3. **免疫组化** CD68、lysozyme 阳性。
4. **超微结构特点** 可见分枝杆菌。
5. **分子遗传学特点** 未见特异发现。

### 【鉴别诊断】

1. **Kaposi 肉瘤** 梭形细胞胞质可见嗜酸性透明小体,核分裂多见,免疫组化:CD31、CD34、HHV8 阳性,而 CD68 阴性,抗酸染色阴性。
2. **炎性肌纤维母细胞瘤** 梭形细胞混有淋巴、浆细胞、中性粒细胞等,免疫组化:CD68 阳性,但抗酸染色阴性。

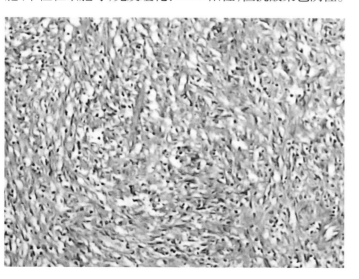

图 3-2-3-A　HE×10 示梭形细胞增生,混有淋巴细胞

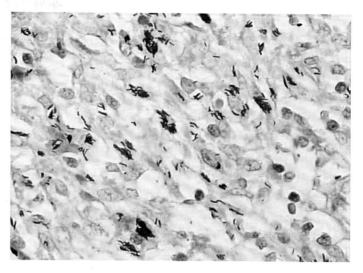

图 3-2-3-B　抗酸染色阳性

(何乐健)

## 参 考 文 献

1. Ford T, Widgerow AD. Umbilical keloid: an early start. Ann Plast Surg, 1990, 25: 214-215.
2. Vargas SO. Fibrous umbilical polyp: a distinct fasciitis-like proliferation of early childhood with a marked male predominance. Am J Surg Pathol, 2001, 25(11): 1438-1442.
3. Fletcher C, Bridge J, Hogendoorn P, Mertens F (Eds). World Health Organization Classification of Tumours. Pathology and Genetics of Tumours of Soft Tissue and Bone. 4th ed. Lyon, France: IARC Press, 2013.
4. Goldblum J, Folpe A, and Weiss S (Eds). Enzinger and Weiss's Soft Tissue Tumors. 6th ed. Philadelphia: Elsevier Saunders, 2014.
5. Eich GF, Hoeffel JC, Tschäppeler H, et al. Fibrous tumours in children: imaging features of a heterogeneous group of disorders. Pediatr Radiol, 1998, 28(7): 500-509.
6. Lee S, Choi YH, Cheon JE, et al. Ultrasonographic features of fibrous hamartoma of infancy. Skeletal Radiol, 2014, 43(5): 649-653.
7. Yu Z, Parham D. Biopsy Interpretation of Pediatric Lesions. Philadelphia: Wolters Kluwer Health, 2014.
8. Fletcher C, Bridge J, Hogendoorn P, et al. World Health Organization Classification of Tumours. Pathology and Genetics of Tumours of Soft Tissue and Bone. 4th ed. Lyon, France: IARC Press, 2013.
9. Goldblum J, Folpe A, Weiss S (Eds). Enzinger and Weiss's Soft Tissue Tumors. 6th ed. Philadelphia: Elsevier Saunders, 2014.
10. Yu Z, Parham D. Biopsy Interpretation of Pediatric Lesions. Philadelphia: Wolters Kluwer Health, 2014.
11. Adamoli P, Pavone P, Falsaperla R, et al. Rapid spontaneous resolution of fibromatosis colli in a 3-week-old girl. Case Rep Otolaryngol, 2014: 264940.
12. Kumar B, Pradhan A. Diagnosis of sternomastoid tumor of infancy

by fine-needle aspiration cytology. Diagn Cytopathol, 2011, 39(1): 13-17.

13. Im S, Yoo C, Choi HJ, et al. Calcifying fibrous tumor presenting as rectal submucosal tumor: first case reported in rectum. World J Surg Oncol, 2014, 12: 28.

14. Valladolid G, Weisenberg E, Sundaresan R, et al. Calcifying fibrous tumor of the small intestine associated with Castleman-like lymphadenopathy. J Gastrointest Surg, 2014, 18(6): 1205-1208.

15. Patnana M, Sevrukov AB, Elsayes KM, et al. Inflammatory pseudotumor: the great mimicker. Am J Roentgenol, 2012, 198(3): 217-227.

16. Jedrych J, Nikiforova M, Kennedy TF, et al. Epithelioid cell histiocytoma of the skin with clonal ALK gene rearrangement resulting in VCL-ALK and SQSTM1-ALK gene fusions. Br J Dermatol, 2015, 172(5): 1427-1429.

17. Doyle LA, Fletcher CD. Metastasizing "benign" cutaneous fibrous histiocytoma: a clinicopathologic analysis of 16 cases. Am J Surg Pathol, 2013, 37(4): 484-495.

18. Song M, Kim SH, Jung DS, et al. Structural correlations between dermoscopic and histopathological features of juvenile xanthogranuloma. J Eur Acad Dermatol Venereol, 2011, 25(3): 259-263.

19. Kaur MR, Brundler MA, Stevenson O, et al. Disseminated clustered juvenile xanthogranuloma: an unusual morphological variant of a common condition. Clin Exp Dermatol, 2008, 33(5): 575-577.

20. LeBoit P, Burg G, Weedon D, et al. World Health Organization Classification of Tumours. Pathology and Genetics of Skin Tumours. Lyon, France: IARC Press, 2006.

21. Laffan EE, Ngan BY, Navarro OM. Pediatric soft-tissue tumors and pseudotumors: MR imaging features with pathologic correlation: part 2. Tumors of fibroblastic/myofibroblastic, so-called fibrohistiocytic, muscular, lymphomatous, neurogenic, hair matrix, and uncertain origin. Radiographics, 2009, 29(4): e36.

22. Macarenco RS, Zamolyi R, Franco MF, et al. Genomic gains of COL1A1-PDFGB occur in the histologic evolution of giant cell fibroblastoma into dermatofibrosarcoma protuberans. Genes Chromosomes Cancer, 2008, 47(3): 260-265.

23. Jha P, Moosavi C, Fanburg-Smith JC. Giant cell fibroblastoma: an update and addition of 86 new cases from the Armed Forces Institute of Pathology, in honor of Dr. Franz M. Enzinger. Ann Diagn Pathol, 2007, 11(2): 81-88.

24. Hendrick S J, Sanchez R L, Blackwell S J, et al. Striated muscle hamartoma: description of two cases. Pediatr Dermatol, 1986, 3(2): 153-157.

25. Mills A. E. Rhabdomyomatous mesenchymal hamartoma of skin. Am J Dermatopathol, 1989, 11: 58-63.

26. Orozco-Covarrubias L, Carrasco-Daza D, Diaz-Noriega A, et al. Rhabdomyomatous Mesenchymal Hamartoma: A Deep Subcutaneous Lesion in the Sternoclavicular Area. Pediatr Dermatol, 2016, 33

(1): e36-e37.

27. Fontecilla NM, Weitz NA, Day C, et al. Rhabdomyomatous mesenchymal hamartoma presenting as a skin tag in a newborn. JAAD Case Rep, 2016, 2(3): 222-223.

28. Fletcher CDM, Unni KK, Mertens F. 软组织与骨肿瘤病理学和遗传学. 程虹, 金木兰, 李增山, 等译. 北京: 人民卫生出版社, 2006.

29. Kapadia SB, Meis JM, Frisman DM, et al. Fetal rhabdomyoma of the head and neck: a clinicopathologic and immunophenotypic study of 24 cases. Hum Pathol, 1993, 24(7): 754-765.

30. Hahn H, Wicking C, Zaphiropoulous PG, et al. Mutations of the human homolog of Drosophila patched in the nevoid basal cell carcinoma syndrome. Cell, 1996, 85(6): 841-851.

31. Parida L, Fernandez-Pineda I, Uffman JK, et al. Clinical management of infantile fibrosarcoma: a retrospective single-institution review. Pediatr Surg Int, 2013, 29(7): 703-708.

32. Adem C, Gisselsson D, Dal Cin P, et al. ETV6 rearrangements in patients with infantile fibrosarcomasand congenital mesoblastic nephromas by fluorescence in situ hybridization. Mod Pathol, 2001, 14(12): 1246-1251.

33. Alaggio R, Barisani D, Ninfo V, et al. Morphologic Overlap between Infantile Myofibromatosis and Infantile Fibrosarcoma: A Pitfall in Diagnosis. Pediatr Dev Pathol, 2008, 11(5): 355-362.

34. Enjoinm O, Mullikon JB. Vasonlar tumors and vascular malformations (new isaucs). Adv Dennatol, 1997, 13: 375-423.

35. Boon LM, E. jolrm O, Mullikon JB. congenital hemangioma: evidonce for accelerated involutioil. J Pediatr, 1996, 128(3): 329-335.

36. Enjolras 0, Wassef M, Chapot R. Introduction: ISSVA classification//Enjolras 0, Wassef M. Color atlas vascular tumors and vascular malformations. London: Cambridge University Press, 2007.

37. North PE, Waner M, James CA, et al. Congenital nonprogressive hemangioma: a distinct clinicopathologic entity unlike infantile hemangioma. Arch Dermatol, 2001, 137(12): 1607-1620.

38. Enjolras, Mulliken JB, Boon LM, et al. Non-involuting congenital hemangioma: a rare cutaneous vascular anomaly. Plast Reconstr Surg, 2001, 107(7): 1647-1654.

39. Christou E, Parsi K. Non-involuting congenital haemangioma of the eyelid: successful treatment with fluroscopic ultrasound guided sclerotherapy and surgical excision. Phlebology, 2014, 29(1): 4-8.

40. Berenguer B, Mulliken JB, Enjolras O, et al. Rapidly involuting congenital hemangioma: clinical and histopathologicfeatures. Pediatr Dev Pathol, 2003, 6(6): 495-510.

41. Nasseri E, Piram M, McCuaig CC, et al. Partially involuting congenital hemangiomas: A report of 8 cases and review of the literature, J Am Acad Dermatol, 2014, 70(1): 75-79.

42. Krol A, MacArthur CJ. Congenital Hemangiomas Rapidly Involuting and Noninvoluting Congenital Hemangiomas. Arch Facial Plast

Surg,2005,7(5):307-311.

43. 杨文萍,徐红艳,曾松涛,等. 儿童不消退型先天性血管瘤的临床病理特征及鉴别诊断. 中华病理学杂志,2015,44(7):495-498.

44. Demicco EG,Park MS,Araujo DM,et al. Solitary fibrous tumor:a clinicopathological study of 110 cases and proposed risk assessment model. Mod Pathol,2012,25(9):1298-1306.

45. Cheah AL,Billings SD,Goldblum JR,et al. STAT6 rabbit monoclonal antibody is a robust diagnostic toolfor the distinction of solitary fibrous tumour from its mimics. Pathology,2014,46(5):389-395.

46. Mravic M,LaChaud G,Nguyen A,et al. Clinical and Histopathological Diagnosis of Glomus Tumor:An Institutional Experience of 138 Cases. Int J Surg Patho,2015,23(3):181-188.

47. Handa U,Khurana U,Singhal N,et al. Cytologic diagnosis of intravascular papillary endothelial hyperplasia:a report of two cases and review of cytologic literature. Acta Cytol,2012,56(2):199-203.

48. Inoue H,Miyazaki Y,Kikuchi K,et al. Intravascular papillary endothelial hyperplasia of the oral cavity. J Oral Sci,20115,3(4):475-480.

49. Hébert-Blouin MN,Scheithauer BW,Amrami KK,et al. Fibromatosis:a potential sequela of neuromuscular choristoma. J Neurosurg,2012,116(2):399-408.

50. Cunniffe G,Fernández J,Alonso T,et al. Thyroid orbitopathy obscuring the diagnosis of a rare neuromuscular hamartoma of the superior rectus muscle in an adult. Orbit,2010,29(3):168-170.

51. Parida L,Fernandez-Pineda I,Uffman JK,et al. Clinical management of infantile fibrosarcoma:a retrospective single-institution review. Pediatr Surg Int,2013,29(7):703-708.

52. Adem C,Gisselsson D,Dal Cin P,et al. ETV6 rearrangements in patients with infantile fibrosarcomas and congenital mesoblastic nephromas by fluorescence in situ hybridization. ModPathol,2001,14(12):1246-1251.

53. Ries LAG,Smith MA,Gurney JG,et al. Cancer Incidence and Survival among Children and Adolescents:United States SEER Program. National Cancer Institute,1999,99:1975-1995.

54. 何乐健,王琳,孙宁,等. 儿童横纹肌肉瘤的临床病理学研究. 中华病理学杂志,2004,33:225-228.

55. Bates JE,Peterson CR,Dhakal S,et al. Malignant peripheral nerve sheath tumors(MPNST):a SEER analysis of incidence across the age spectrum and therapeutic interventions in the pediatric population. Pediatr Blood Cancer,2014,61(11):1955-1960.

56. Pekmezci M,Reuss DE,Hirbe AC,et al. Morphologic and immunohistochemical features of malignant peripheral nerve sheath tumors and cellular schwannomas. Mod Pathol,2015,28(2):187-200.

57. Lyons LL,North PE,Mac-Moune Lai F,et al. Kaposiform hemangioendothelioma:a study of 33 cases emphasizing its pathologic,immunophenotypic,and biologic uniqueness from juvenile hemangio-

ma. Am J Surg Pathol,2004,28(5):559-568.

58. Anderson T,Zhang L,Hameed M,et al. Thoracic epithelioid malignant vascular tumors:a clinicopathologic study of 52 cases with emphasis on pathologic grading and molecular studies of WWTR1-CAMTA1 fusions. Am J Surg Pathol,2015,39(1):132-139.

59. Vicens RA,Patnana M,Le O,et al. Multimodality imaging of common and uncommon peritoneal diseases:a review for radiologists. Abdom Imaging,2015,40(2):436-456.

60. Rekhi B,Gorad BD,Chinoy RF,et al. Clinicopathological features with outcomes of a series of conventional and proximal-type epithelioid sarcomas,diagnosed over a period of 10 years at a tertiary cancer hospital. Virchows Arch,2008,453(2):141-153.

61. de Vries J,Hoekstra HJ,Oosterhuis JW,et al. Epithelioid sarcoma in children and adolescents:a report of four cases. J Pediatr Surg,1989,24:186-188.

62. Renkonen S,Heikkilä P,Haglund C,et al. Tenascin-C,GLUT-1,and syndecan-2 expression in juvenile nasopharyngeal angiofibroma:correlations to vessel density and tumor stage. Head Neck,2013,5(7):1036-1042.

63. Thway K,Chisholm J,Hayes A,et al. Pediatric low-grade fibromyxoid sarcoma mimicking ossifying fibromyxoid tumor:adding to the diagnostic spectrum of soft tissue tumors with a bony shell. Hum Pathol,2015,46(3):461-466.

64. Jo VY,Fletcher CD. Myoepithelial neoplasms of soft tissue:an updated review of the clinicopathologic,immunophenotypic,and genetic features. Head Neck Pathol,2015,9(1):32-38.

65. Riffaud L,Ndikumana R,Azzis O,et al. Glial heterotopia of the face. J Pediatr Surg,2008,43(12):e1-e3.

66. Levesque S,Ahmed N,Nguyen VH,et al. Neonatal Gardner fibroma:a sentinel presentation of severe familial adenomatous polyposis. Pediatrics,2010,126(6):e1599-e1602.

67. Coffin CM,Hornick JL,Zhou H,et al. Gardner fibroma:a clinicopathologic and immunohistochemical analysis of 45 patients with 57 fibromas. Am J Surg Pathol,2007 31(3):410-416.

68. Deyrup AT,Lee VK,Hill CE,et al. Epstein-Barr virus-associated smooth muscle tumors are distinctive mesenchymal tumors reflecting multiple infection events:a clinicopathologic and molecular analysis of 29 tumors from 19 patients. Am J Surg Pathol,2006,30(1):75-82.

69. Wong KHet,Chan KC,Lee SS,et al. Epstein-Barr virus-associated smooth muscle tumor in patients with acquired immunodeficiency syndrome. J Microbiol Immunol Infect,2007,40(2):173-177.

70. Dekate J,Chetty R. Epstein-Barr Virus-Associated Smooth Muscle Tumor. Arch Pathol Lab Med,2016,140:718-722.

71. PurginaB,Rao UN,Miettinen M,et al. AIDS-Related EBV-Associated Smooth Muscle Tumors:A Review of 64 Published Cases. Patholog Res Int,2011,10:561548.

72. 张忠德,殷敏智,奚政君,等. 恶性外胚层间叶瘤临床病理观察.

诊断病理学杂志,2007,14(5):347-349.

73. Kösem M,Ibiloğlu I,Bakan V,et al. Ectomesenchymoma:case report and review of the literature. Turk J Pediatr,2004,46(1):82-87.

74. Blei F. Lymphangiomatosis:clinical overview. Lymphat Res Biol,2011,9(4):185-190.

75. Gupta SS,Singh O,et al. Cystic lymphangioma of the breast in an 8-year-old boy:report of a case with a review of the literature. Surg Today,2011,41(9):1314-1318.

76. Patel SH,Hayden RE,Hinni ML,et al. Angiosarcoma of the Scalp and Face:The Mayo Clinic Experience. JAMA Otolaryngol Head Neck Surg,2015,141(4):335-340.

77. Camuzard O,Rosello O,Maschi C,et al. Melanotic neuroectodermal tumor of infancy:case report and review of the literature. Rev Laryngol Otol Rhinol(Bord),2011,132(3):173-176.

78. Chaudhary A,Wakhlu A,Mittal N,et al. Melanotic neuroectodermal tumor of infancy:2 decades of clinical experience with 18 patients. J Oral Maxillofac Surg,2009,67(1):47-51.

79. Chamberlain BK,McClain CM1,Gonzalez RS,et al. Alveolar soft part sarcoma and granular cell tumor:an immunohistochemical comparison study. Hum Pathol,2014,45(5):1039-1044.

80. 王坚,朱雄增. 软组织肿瘤病理学. 北京:人民卫生出版社,2008.

81. 沈无名,张忠德,马靖,等. 小儿恶性横纹肌样瘤33例临床病理分析. 诊断病理学杂志,2013,20(9):531-534.

82. Lee HL,Ho WY,Lam YL,et al. Prognostic factors associated with clear cell sarcoma in 14 Chinese patients. J Orthop Surg(Hong Kong),2014,22(2):236-239.

83. Kiuru M,Hameed M,Busam KJ. Compound clear cell sarcoma misdiagnosed as a Spitz nevus. J Cutan Pathol,2013,40(11):950-954.

84. Schoolmeester JK,Dao LN,Sukov WR,et al. TFE3 Translocation-associated Perivascular Epithelioid Cell Neoplasm(PEComa)of the Gynecologic Tract:Morphology,Immunophenotype,Differential Diagnosis. Am J Surg Pathol,2015,39(3):394-404.

85. Derenzini E,Casadei B,Pellegrini C,et al:Non-Hodgkin lymphomas presenting as soft tissue masses:a single center experience and meta-analysis of the published series. Clin Lymphoma Myeloma Leuk,2013,13(3):258-265.

86. 王晗,刘奇颖,王坚,等. 婴儿原始黏液性间叶性肿瘤. 中华病理学杂志 2014:43(6):375-378.

87. Alaggio R,Ninfo V,Rosolen A,et al. Primitive myxoid mesenchymal tumor of infancy:a clinicopathologic report of 6 cases. Am J Surg Pathol,2006,30(3):388-394.

88. Solomon DA,Brohl AS,Khan J,et al. Clinicopathologic features of a second patient with Ewinglike sarcoma harboring CIC-FOXO4 gene fusion. Am J Surg Pathol,2014,38(12):1724-1725.

89. Oliveira AM,Chou MM. USP6-induced neoplasms:the biologic spectrum of aneurysmal bone cyst and nodular fasciitis. Hum Pathol,2014,45(1):1-11.

90. Bagnulo A,Gringmuth R. Treatment of Myositis Ossificans with acetic acid phonophoresis:a case series. J Can Chiropr Assoc,2014,58(4):353-360.

91. Peter GB. Bengin soft tissue tumors. 5th ed. Missouri:Mosby Elsevier,2010.

92. S Tatsushi,Y Tetsurou,M Toshiaki. Mycobacterial spindle cell pseudotumor is a rare tumor-like lesion characterized by the proliferation of spindle cells engorged with mycobacterial microorganisim. J Cutaneous Pathol,2007,34(4):346.

93. A Morrison,KA Gyure,J Stone,et al. Mycobacterial spindle cell pseudotumor of the brain:a case report and review of the literature. Am J Surg Pathol,1999,23(10):1294-1299.

94. 樊嵘,何乐健. 儿童尤文肉瘤样小圆细胞肿瘤诊断进展. 中华病理学杂志,2015,44(1):67-68.

95. 何乐健. 新近认识的几种儿童罕见肿瘤或疾病的病理诊断. 中华病理学杂志,2018,47(11):817-821.

# 第四章

# 骨关节疾病

## 第一节　肿瘤性疾病

### 一、骨软骨瘤

**【定义】**

骨软骨瘤(osteochondroma)是良性软骨性肿瘤,起源于干骺端或骨突区域,骨表面起源通过软骨内化骨而增大。

**【临床特点】**

1. **发病率**　最常见原发性骨肿瘤,多为孤立性病变,发病率35/100万,好发20岁以下青少年,男性多于女性。临床多为单发,孤立性病变;也可为多发性病变,称多发性、遗传性骨软骨瘤病。

2. **症状**　许多患者无症状;某些患者为缓慢生长的肿物,可有疼痛。

3. **实验室检查**　无特殊。

4. **影像学特点**　骨表面不规则隆起,病变处皮质骨与宿主皮质骨,以及松质骨与松质骨均相连续,软骨帽厚薄不一(图4-1-1-A~C)。

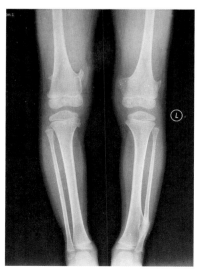

图4-1-1-A　X线片示双膝关节上方、股骨远端骨表面不规则隆起

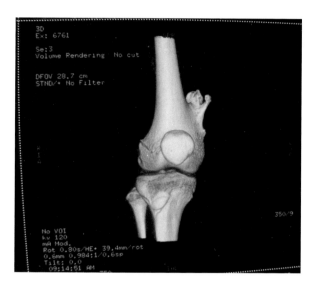

图4-1-1-B　X线检查三维重建图像示股骨远端表面不规则突起

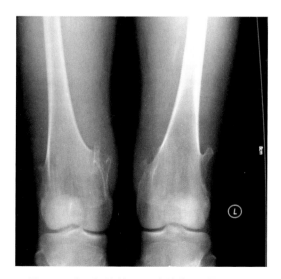

图4-1-1-C　X线片示双膝关节、股骨远端骨表面不规则隆起

5. **治疗**　无症状的肿瘤,不需手术治疗,对于有症状、活动受限、体积过大、有压迫症状等可手术治疗。

6. **预后**　良好,恶性转化病例罕见。

【病理学特点】

1. **肉眼观察** 肿物直径 1~20cm,平均 2~3cm,可见光滑,蓝白色的软骨帽(图 4-1-1-D、E)。

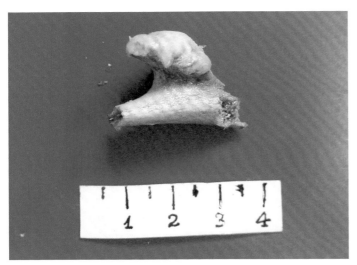

图 4-1-1-D 大体照片示骨及相连的肿物

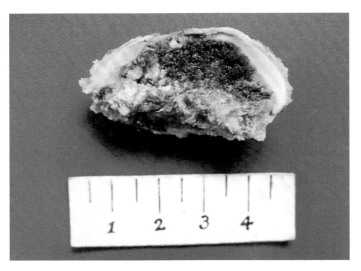

图 4-1-1-E 大体照片切面示软骨帽及骨髓组织

2. **镜下观察** 见典型的三层结构:外层为纤维层,由致密纤维组织组成,中间为透明软骨帽,内层为骨柄,由骨小梁和其间的骨髓组成(图 4-1-1-F~H)。

3. **免疫组化** 未见特殊。

4. **超微结构特点** 具有软骨细胞的特点。

5. **分子遗传学特点** 染色体 8q24,*EXT1* 和 *EXT2* 基因突变。

【鉴别诊断】

1. **奇异性骨旁骨软骨瘤性增生** 手足骨旁,骨组织附着骨不相连;镜下,梭形细胞、软骨和骨三种成分混合。

2. **骨旁骨肉瘤** 缺乏骨软骨瘤三层经典结构,骨小

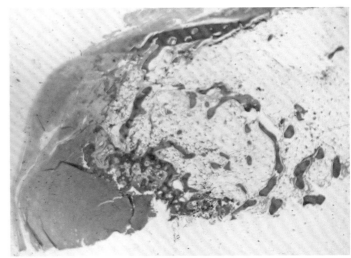

图 4-1-1-F HE×4 示纤维层、软骨帽、骨小梁及骨髓

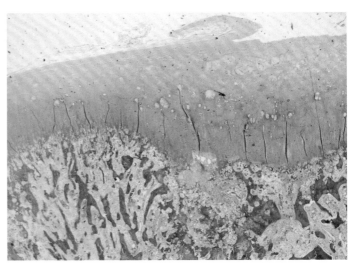

图 4-1-1-G HE×4 示纤维层、软骨帽、骨小梁及骨髓

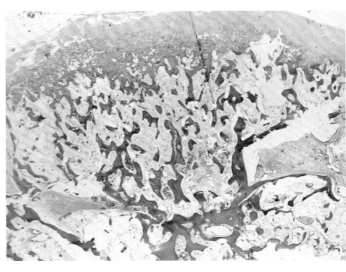

图 4-1-1-H HE×4 示纤维层、软骨帽、骨小梁及骨髓

梁间未见正常分化的脂肪组织和造血组织,充满梭形细胞和纤维,系可见异型性。

**3. 骨旁骨化性肌炎**　骨表面起源,其下骨皮质完整,缺乏透明软骨帽。

（何乐健）

## 二、内生性软骨瘤

**【定义】**

内生性软骨瘤(enchondroma)是骨的良性原发性肿瘤,由髓腔内、分化好的软骨细胞及其基质组成的肿瘤。

**【临床特点】**

**1. 发病率**　较常见,多发生于手的管状骨,而非内生性软骨瘤好发长骨。多发性软骨瘤常伴发 Ollier 病或 Maffucci 综合征,Ollier 病两个或两个以上的短骨和长骨发生内生性软骨瘤;Maffucci 综合征:两个或两个以上内生性软骨瘤伴有骨外血管瘤。

**2. 症状**　无痛性、缓慢生长的肿块,运动后或继发病理性骨折后可有疼痛。

**3. 实验室检查**　无特殊。

**4. 影像学特点**　骨的界限清楚的透亮区,病变中可出现钙化影(图 4-1-2-A、B)。

**5. 治疗**　无症状病变,不需治疗;手的内生性病变可实施刮除术或骨移植。

**6. 预后**　良好,3%～4% 可局部复发,局部复发时应怀疑软骨肉瘤的可能。

**【病理学特点】**

**1. 肉眼观察**　肿瘤直径小,常小于 3cm（长骨小于 5cm）,灰白发亮的软骨结节。

**2. 镜下观察**　肿瘤位于长骨,细胞稀少,双核细胞

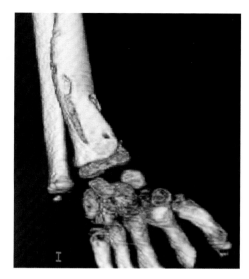

图 4-1-2-B　三维重建影像显示手骨多发性病变

少,黏液变性未见;手和足等短骨,细胞密度高,常见双核细胞,可见黏液变,像 1 级软骨肉瘤;伴有 Ollier 病的肿瘤细胞密集,也可见黏液变(图 4-1-2-C～G)。

**3. 免疫组化**　S-100 阳性。

**4. 超微结构特点**　软骨细胞特点。

**5. 分子遗传学特点**　染色体 5、6、7、12、17 异常。

**【鉴别诊断】**

**1. 低度恶性软骨肉瘤**　肿瘤呈浸润性生长,细胞密度更大,细胞异型性明显。

**2. 软骨黏液样纤维瘤**　见黏液及纤维成分,缺乏形成良好的透明软骨。

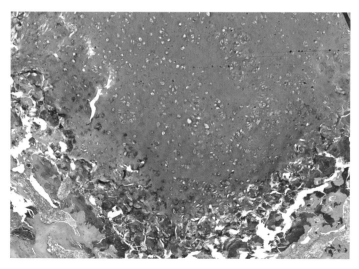

图 4-1-2-C　HE×4 显示软骨细胞及软骨基质

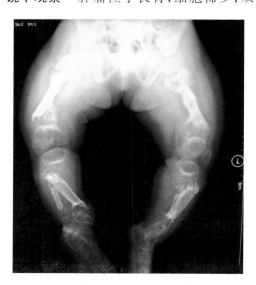

图 4-1-2-A　X 线片示双下肢多发性骨透亮区

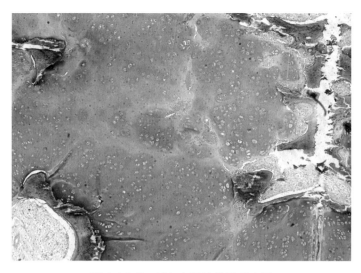

图 4-1-2-D　HE×4 示软骨及反应骨

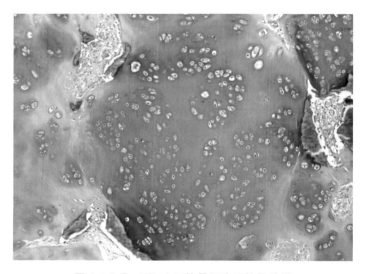

图 4-1-2-E　HE×4 示软骨细胞及软骨基质

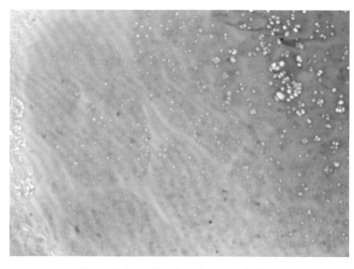

图 4-1-2-F　HE×10 示软骨细胞及基质

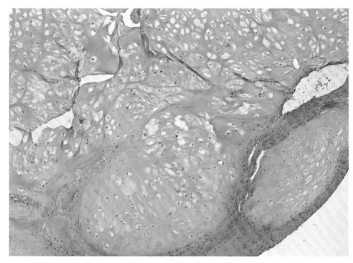

图 4-1-2-G　HE×4 示分叶状软骨组织

（何乐健）

## 三、软骨母细胞瘤

### 【定义】

软骨母细胞瘤（chondroblastoma）是指由软骨母细胞组成的良性生软骨性肿瘤，典型病例起源于骨骼发育未成熟个体的骨骺。

### 【临床特点】

1. **发病率**　少见，约占骨原发性肿瘤的 1%，骨良性肿瘤的 3% 以下，好发 10~25 岁青少年，而婴幼儿和老年人罕见。66% 发生在长骨骨骺，最常见部位是股骨远端和近端，其他依次为胫骨近端和肱骨近端，37% 局限于骨骺，65% 累及骨骺和干骺端，绝大多数位于髓腔。

2. **症状**　疼痛、肿胀、运动受限、关节僵硬、病理性骨折。

3. **实验室检查**　无特殊。

4. **影像学特点**　骨骺界限清楚的溶骨性病变，25% 病变见钙化，未见骨膜反应。

5. **治疗**　肿物刮除术和骨移植。

6. **预后**　14%~18% 患者复发，颞骨和肋骨患者复发率高，局部复发通常于肿物刮除术后 1~3 年内发生，肺转移发生在组织学良性的软骨母细胞瘤，通常于诊断 5 年后发生。

### 【病理学特点】

1. **肉眼观察**　肿物直径 1~19cm，平均 3.6cm，85% 小于 5cm，界清，圆形或卵圆形，灰红、灰白、沙砾感，出血囊性变常见。

2. **镜下观察**　细胞密集边界明显，病变周围可见反应性骨；肿物有单核软骨母细胞和多核破骨型巨细胞组成,软骨母细胞排列呈片状,胞质嗜酸性边界清,偏心性、肾形或咖啡豆型,与朗格汉斯细胞组织细胞增生症的细胞相似,可见核分裂及坏死,坏死常常出现在钙化区域,软骨基质可呈粉红色或嗜碱性,单个细胞的基质矿化,形成所谓细铁丝网状;破骨巨细胞散在分布,出血和基质区数量较多(图4-1-3-A～C)。

3. **免疫组化** 软骨母细胞表达 S-100、SOX9;瘤细胞 SMA、CK、EMA、RANKL 阳性;破骨样巨细胞 CD68 阳性。

4. **超微结构特点** 软骨细胞特点。

5. **分子遗传学特点** 多数患者可见基因 *H3F3A* 突变,5、7 号染色体异常。

【鉴别诊断】

1. **软骨黏液样纤维瘤** 起源于骺端,而非骨骺,分叶状伴软骨黏液样区域,未见细铁丝网状结构。

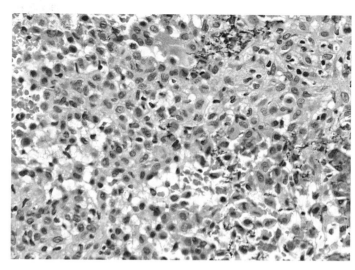

图 4-1-3-C HE×20 示瘤细胞界限清楚、大小较一致可见核沟

2. **动脉瘤样骨囊肿** 缺乏软骨母细胞和肿瘤性软骨基质,囊壁由梭形细胞、破骨型巨细胞、反应性编织骨组成。

3. **软骨母细胞型骨肉瘤** 肿瘤呈浸润性生长,瘤细胞异型性明显,影像学更具侵袭性。

(何乐健)

## 四、骨样骨瘤

【定义】

骨样骨瘤(osteoid osteoma)是指良性成骨性肿瘤,特点是肿瘤小,有限生长,疼痛感,主要由编织骨小梁和骨母细胞组成。

【临床特点】

1. **发病率** 占原发性良性骨肿瘤的 13%,高峰发病年龄 5～25 岁,男性多见。好发长管状骨,特别是股骨近端的骨骺和骨干,脊柱骨少见。

2. **症状** 局部疼痛特别是夜间疼痛,关节痛,肿胀。

3. **实验室检查** 前列腺素增高。

4. **影像学特点** 病变直径 1～2cm,圆形透 X 线病变,中心矿化,周围硬化(图 4-1-4-A、B)。

5. **治疗** 射频消融,肿物刮除术或局部切除。

6. **预后** 良好,可复发。

【病理学特点】

1. **肉眼观察** 肿物直径小于 2cm,圆形,界清黑红中心灰白斑点状,周围包绕致密硬化骨。

2. **镜下观察** 由任意排列、交织成网的编织骨小梁包绕的成骨细胞组成,可见灶状软骨,有时成骨细胞可为上皮样,肿瘤骨可为片状或实性,散在成骨细胞常位于骨小梁的表面,还可见富于血管的疏松结缔组织,偶见炎细胞(图 4-1-4-C～F)。

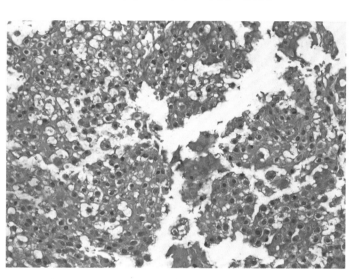

图 4-1-3-A HE×10 示瘤细胞呈"鹅卵石"样排列

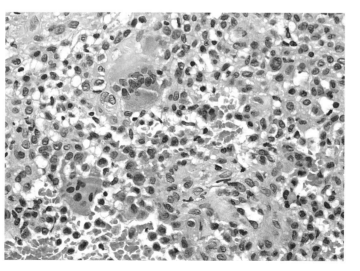

图 4-1-3-B HE×10 示多核巨细胞及软骨母细胞

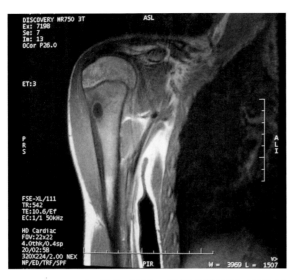

图 4-1-4-A MRI 检查 T₁WI 示肱骨骨骺端圆形低信号

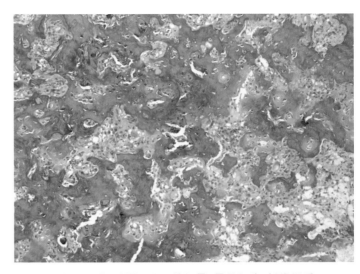

图 4-1-4-D HE×10 示编织骨、骨母细胞、纤维间质

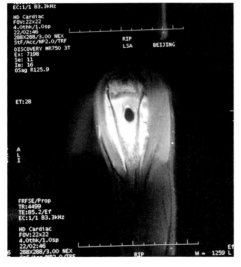

图 4-1-4-B MRI 检查 T₂WI 示病变周围骨髓水肿

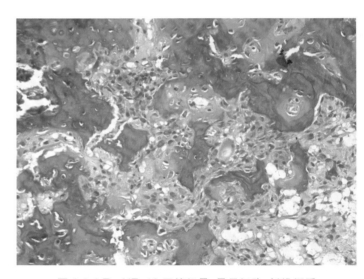

图 4-1-4-E HE×10 示编织骨、骨母细胞、纤维间质

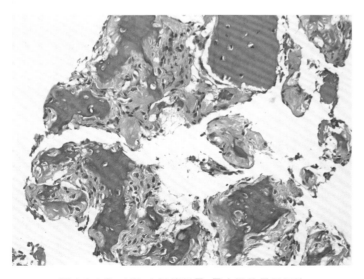

图 4-1-4-C HE×4 示编织骨、骨小梁及骨母细胞

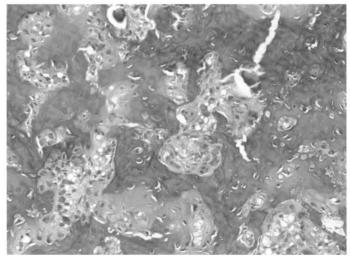

图 4-1-4-F HE×10 示编织骨、骨母细胞、纤维间质

3. **免疫组化** S-100、NF 阳性。

4. **超微结构特点** 具有骨母细胞的特点。

5. **分子遗传学特点** 见染色体 22q 畸形及染色单体的报道病例。

【鉴别诊断】

1. **骨母细胞瘤** 直径大于 2cm，形态有重叠。

2. **骨内脓肿** 富于炎细胞核肉芽组织。

3. **骨折** 反应性编织骨网围绕骨小梁排列。

（何乐健）

## 五、骨母细胞瘤

【定义】

骨母细胞瘤（osteoblastoma）示是指良性骨样、成骨性肿瘤伴有较多骨母细胞衬覆于骨小梁、散在破骨巨细胞、疏松纤维血管基质。肿瘤直径大于 2cm，又称巨大骨样骨瘤。

【临床特点】

1. **发病率** 罕见，仅占原发骨肿瘤的 1%，原发良性骨肿瘤的 3%，男女比例为 2∶1，70% 以上的患者为 20 岁以下的青少年。30% 的肿瘤累及脊柱骨特别是椎骨的后部，依次为颈椎、腰椎、胸椎、骶骨等；长骨骨干或干骺端，12% 累及肱骨，10% 胫骨，9% 足踝骨；10% 颅面骨，最常见是下颌骨。

2. **症状** 疼痛、肿胀、活动受限，脊柱病变常常有神经压迫症状。

3. **实验室检查** 血清肿瘤标志物通常正常。

4. **影像学特点** 膨胀性、界限清楚的肿物，直径大于 2cm，周围有薄层硬化（图 4-1-5-A、B）。

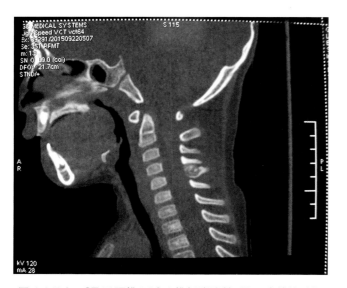

图 4-1-5-A CT 示颈椎 5（$C_5$）椎板膨胀性、界限清楚的肿物

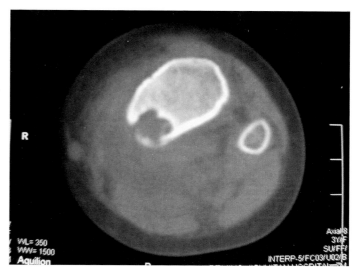

图 4-1-5-B CT 示胫骨近端膨胀性肿物

5. **治疗** 肿物刮除术或完整切除。

6. **预后** 预后良好，刮除术后有 20% 患者复发，偶有恶性转化的病例报道。

【病理学特点】

1. **肉眼观察** 肿物直径 2~20cm，多数肿物 3~5cm，孤立、界限清楚，灰白、黑红，质硬沙砾感，10% 肿物伴囊性变。

2. **镜下观察** 病变由相互交织的、不成熟骨样基质和骨小梁散布于疏松纤维血管基质中，骨母细胞衬覆于骨小梁，圆形卵圆形，中等量胞质嗜酸或紫色胞质核偏位，染色质细腻，血管纤维基质交织小梁间空腔，可见核分裂，但未见异形，坏死缺乏，偶见动脉瘤样骨囊肿样改变；软骨亚型：可见分化良好的透明软骨；上皮样亚型：上皮样骨母细胞细胞大、多角性、丰富嗜酸性胞质、泡状核、核仁明显；该型具有侵袭性生物学行为；假恶性型：骨母细胞大、深染、空泡核代表变性改变（图 4-1-5-C~H）。

3. **免疫组化** 与其他肿瘤鉴别诊断时，可应用。

4. **超微结构特点** 类似成骨细胞，有发育良好的粗面内质网。

5. **分子遗传学特点** 未见特异性发现。

【鉴别诊断】

1. **骨样骨瘤** 组织形态与骨母细胞瘤相似，但肿瘤直径小于 2cm，周围有大片状反应性硬化骨。

2. **动脉瘤样骨囊肿** 硬化骨边缘不明显，充满血液的腔隙、纤维分隔，间隔内有反应性编织骨。

3. **骨母细胞样骨肉瘤** X 线有骨质破坏、骨膜反应，显示恶性表现；镜下瘤细胞有异形、非典型核分裂伴肿瘤性坏死。

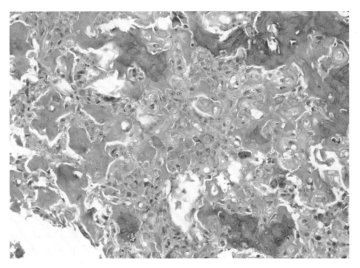

图 4-1-5-C　HE×4 示骨样基质、纤维血管及骨母细胞

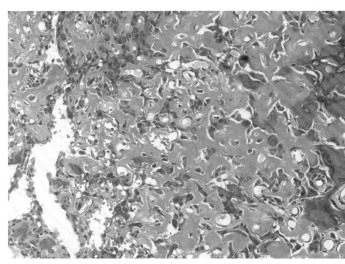

图 4-1-5-F　HE×10 示骨样基质、骨母细胞

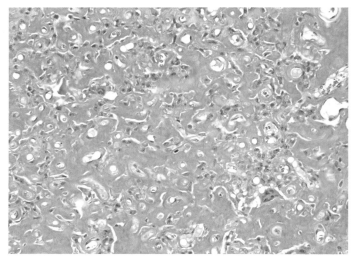

图 4-1-5-D　HE×4 示骨样基质、骨母细胞

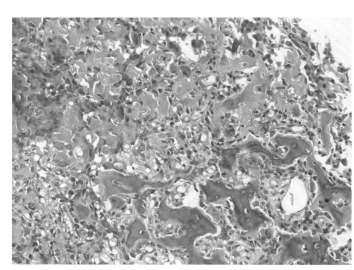

图 4-1-5-G　HE×10 示骨样基质、骨母细胞

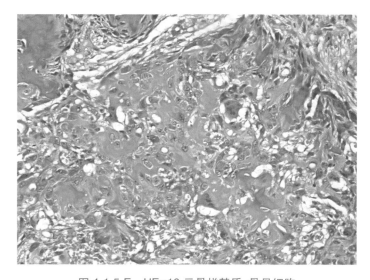

图 4-1-5-E　HE×10 示骨样基质、骨母细胞

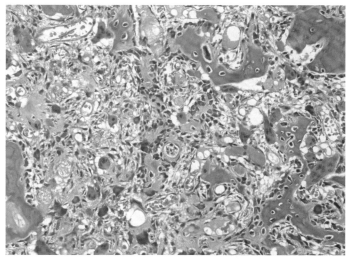

图 4-1-5-H　HE×10 示骨样基质、纤维血管及骨母细胞

（何乐健）

## 六、巨细胞肿瘤

【定义】

巨细胞肿瘤（giant cell tumor）是良性、局部侵袭性肿瘤，由卵圆形或多角形单核细胞混有较多破骨样巨细胞组成。

【临床特点】

1. **发病率** 少见，占原发性骨肿瘤的5%，良性骨肿瘤的20%，30~50岁患者多见，儿童患者罕见。绝大多数位于长骨的骨骺-干骺端。

2. **症状** 疼痛、肿胀、病理性骨折。

3. **实验室检查** 无特殊异常。

4. **影像学特点** 边界清楚的溶骨性病变，有时被一薄层硬化缘包围，有时边缘没有硬化，有时突破皮质累及软组织。

5. **治疗** 手术刮除、原位切除、药物、放疗等。

6. **预后** 刮除术后，局部复发率25%，1%~2%巨细胞肿瘤转移。

【病理学特点】

1. **肉眼观察** 肿瘤直径5~15cm，肿瘤易碎，出血，红棕色，实性局部囊性变，侵蚀骨皮质，肿物边界清楚。

2. **镜下观察** 肿瘤由单核间质细胞组成，多核破骨样巨细胞散在分布，单核细胞可显示合体生长，细胞界限欠清，胞质少，嗜酸，细胞核圆形或椭圆形，空泡状，核仁位于中央，形态与巨细胞核相似，单核细胞核分裂活跃，有不同程度异形，可见灶状坏死和血管浸润，还可见含铁血黄素沉着、泡沫组织细胞浸润、囊性变、反应性骨形成等继发改变（图4-1-6-A~E）。

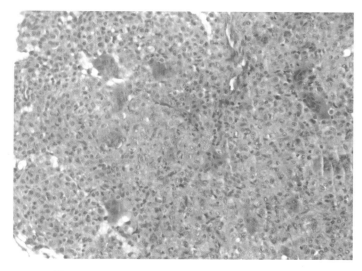

图 4-1-6-B HE×10 示单核间质细胞及多核巨细胞

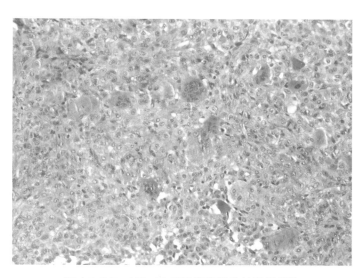

图 4-1-6-C HE×10 示巨细胞及单核间质细胞

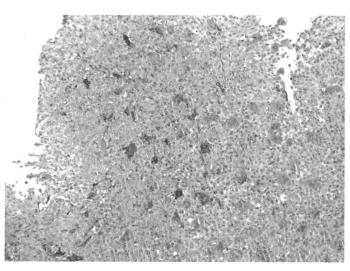

图 4-1-6-A HE×4 示单核间质细胞及多核巨细胞

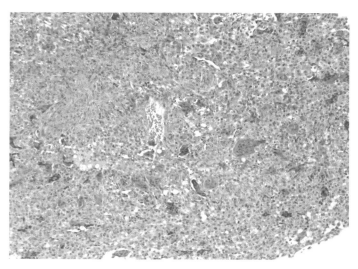

图 4-1-6-D HE×10 示巨细胞及单核间质细胞

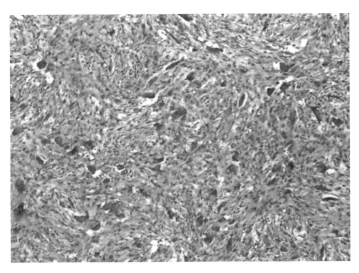

图 4-1-6-E　HE×10 示巨细胞及单核间质细胞

**3. 免疫组化**　巨细胞表达 CD68（图 4-1-6-F），破骨样巨细胞 RANK 阳性，单核瘤细胞 p63 阳性。

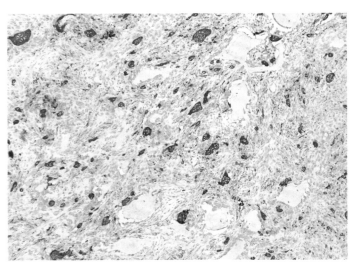

图 4-1-6-F　IHC×10 示 CD68 染色阳性

**4. 超微结构特点**　丰富粗面内质网、高尔基体、线粒体、偶见脂滴。

**5. 分子遗传学特点**　未见特殊改变。

【鉴别诊断】

**1. 非骨化性纤维瘤**　未见特征性巨细胞瘤样结构区域。

**2. 软骨母细胞瘤**　单核瘤细胞，"格子样"钙化，免疫组化：S-100 阳性，p63 阴性。

**3. 动脉瘤样骨囊肿**　原发性动脉瘤样骨囊肿与继发的囊肿性巨细胞肿瘤鉴别困难，FISH 检测可见 t（16；17）异常。

（何乐健）

# 七、长骨成釉细胞瘤

【定义】

长骨成釉细胞瘤（adamantinoma of long bone，ALB）是一种主要发生于胫骨的原发性低度恶性上皮性肿瘤。组织学特征类似于颌骨的造釉细胞瘤。

【临床特点】

**1. 发病率**　ALD 罕见，占所有恶性原发性骨肿瘤的 0.4%，发病年龄 3～86 岁，中位年龄约 25～30 岁，仅 3% 患者发生于 10 岁以下。男性发病率略高于女性。

**2. 症状**　骨 ALD 好发于胫骨（约占 85%～90%），部分病例同时伴有同侧腓骨病灶（约占 10%），偶尔发生于尺骨、股骨、肱骨、桡骨、肋骨、坐骨、跗骨、跖骨、头顶骨、椎骨及胫前软组织。主要症状是局部进行性肿胀，间歇性微痛或钝痛。患者常有局部创伤史，约 23% 可出现病理性骨折。

**3. 影像学特点**　表现为长骨骨干皮质内或皮质下肥皂泡样膨胀的溶骨性病变，边界清楚并有硬化缘。晚期，肿瘤扩展，患骨增粗变形。

**4. 治疗**　以手术切除为主。本病对化疗、放疗均不敏感。

**5. 预后**　属低度恶性肿瘤，切除不全易复发。约 10%～30% 患者可出现淋巴结转移和肺、肝、脑等部位远处转移。

【病理学特点】

**1. 肉眼观察**　肿瘤多呈分叶状，灰白色，内含沙砾样骨，可见囊腔形成。

**2. 镜下观察**　ALD 组织学特征：由岛状上皮细胞巢和梭形纤维性成分构成，不同标本中两者比例差异显著。根据其组织学形态特点分为 2 型：经典型成釉细胞瘤和骨纤维结构不良样成釉细胞瘤。

经典型成釉细胞瘤根据上皮细胞的生长方式可分为 4 种形式：①基底细胞型：条索样和巢状细胞周边基底细胞栅栏样排列，中央为星网状结构，类似于基底细胞癌。②管样结构型：细胞巢内似大小不一的裂隙，部分裂隙内有含红细胞的管腔，另一些裂隙被覆立方形或圆柱形细胞，类似腺样结构。③梭形细胞型：纯梭形细胞组成，周围没有栅栏样细胞排列，有时细胞排列为鱼骨样，相似于纤维肉瘤。④鳞状细胞型：可见多数具有鳞状上皮分化的细胞巢，上皮岛中有角化珠形成。虽然上皮组织类型以基底细胞型最常见，管样次之，鳞状细胞型少见，但在同一病变中多为几种类型混合存在，而以一种为主。其中梭形细胞型更易复发（图 4-1-7-A、B）。

骨纤维结构不良样成釉细胞瘤，儿童多见。镜下主

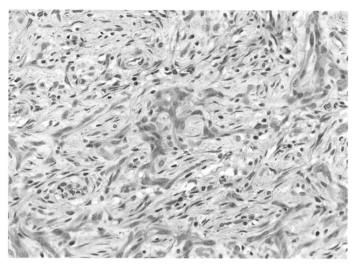

图 4-1-7-A　HE×20 成釉细胞瘤,岛状上皮细胞巢和梭形纤维性成分混合构成

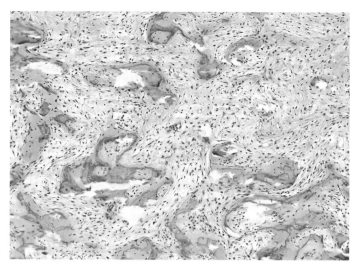

图 4-1-7-C　HE×10 骨纤维结构不良样成釉细胞瘤,纤维组织内可见少量巢状上皮样细胞团

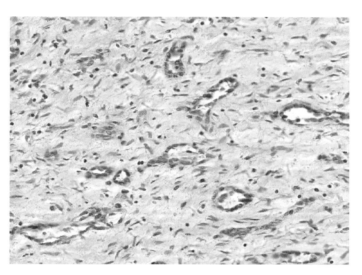

图 4-1-7-B　HE×20 管样结构型成釉细胞瘤,纤维组织内可见腺样结构

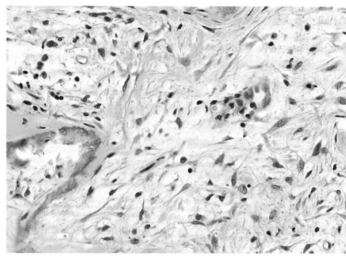

图 4-1-7-D　HE×20 巢状上皮样细胞团内见裂隙样腺样结构

要由梭形纤维细胞和散在的不成熟编织状骨小梁组成,在纤维组织间可见少量上皮样细胞呈巢团状分布,其内可有裂隙样结构,上皮样细胞无明显异型性(图 4-1-7-C、D)。

　　**3. 免疫组化**　纤维组织表达 Vimentin,上皮细胞表达 CK、EMA,也可表达 Vimentin、p63 等(图 4-1-7-E)。

　　**4. 超微结构特点**　上皮样细胞质内有线粒体、粗面内质网、张力原纤维,形成腺样结构的肿瘤细胞可有微绒毛,细胞底部有基膜,在细胞之间可见有许多桥粒。

　　**5. 分子遗传学特点**　染色体数目异常主要是 7、8、12、19 号和/或 21 号染色体的扩增。

　　**【鉴别诊断】**

　　**1. 骨纤维结构不良**　在儿童,骨纤维结构不良样成釉细胞瘤可伴有明显骨纤维结构不良成分。两者区别在

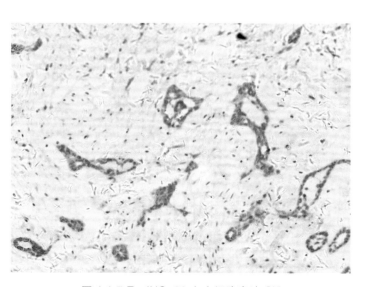

图 4-1-7-E　IHC×20 上皮细胞表达 CK

于仔细寻找病变中有无 CK 阳性上皮细胞巢。

2. **转移性癌** 老年常见，且一般上皮细胞异型较明显，癌细胞与周围间质分界清楚。

3. **滑膜肉瘤** 主要发生于软组织中，单纯发生于骨内极罕见，肿瘤上皮多为腺样结构，且在遗传学上具有特异性的 *SYT-SSX* 融合性基因。

4. **造釉细胞瘤样尤因肉瘤** 骨的造釉细胞瘤样尤因肉瘤非常罕见，两者均表达上皮性标志物，但造釉细胞瘤样尤因肉瘤还表达神经外胚层肿瘤标志物且具有特征性染色体易位。

（汤宏峰）

## 八、软骨肉瘤

### 【定义】

软骨肉瘤（chondrosarcoma）是指形成软骨基质的恶性肿瘤，原发性软骨肉瘤起源正常骨，而继发性软骨肉瘤常起源于良性病变如内生性软骨瘤、骨软骨瘤等或放疗后。

### 【临床特点】

1. **发病率** 较常见，约占恶性骨肿瘤的 20%，50~70 岁老年人多见，儿童罕见。骨盆最常见。

2. **症状** 疼痛、逐渐肿大的包块、病理性骨折。

3. **实验室检查** 无特殊。

4. **影像学特点** 病灶中心透亮伴有点状或环状钙化，骨皮质增厚或膨胀变薄，内层常有侵蚀（图 4-1-8-A）。

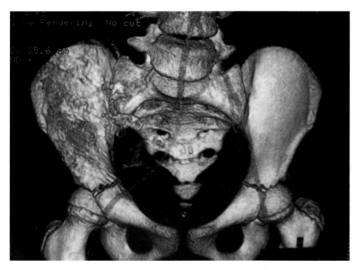

图 4-1-8-A 影像学重塑显示右侧骨盆骨肿物

5. **治疗** 低度恶性肿瘤刮除术，而高度恶性肿瘤，外科手术切除，放疗适合不能切除肿瘤的患者

6. **预后** 预后与组织学分级密切相关，Ⅰ级表现为局部浸袭性行为，Ⅱ级和Ⅲ级 5 年存活率仅为 50%。

### 【病理学特点】

1. **肉眼观察** 肿瘤常较大，大于 10cm，低度恶性肿瘤充满骨髓腔，骨皮质增厚；高度恶性肿瘤破坏骨皮质，常常形成软组织包块，肿瘤性透明软骨灰白发亮（图 4-1-8-B）。

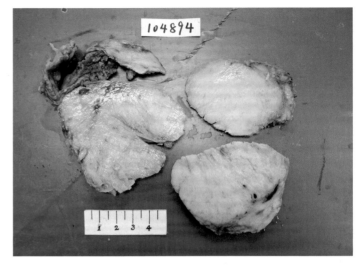

图 4-1-8-B 大体照片示灰白、发亮的肿物

2. **镜下观察** 浸润性生长，透明或黏液样肿瘤基质，肿瘤性软骨细胞大小不一，胞质中等量，偶呈空泡状，透明软骨中的瘤细胞呈圆形或卵圆形，局限于陷窝，而黏液基质中的瘤细胞呈双极或星形，排列呈束和簇状，瘤细胞显示不同程度异型（图 4-1-8-C~F）。

3. **免疫组化** S-100 可阳性。

4. **超微结构特点** 丰富粗面内质网、高尔基体、线粒体，偶见脂滴。

5. **分子遗传学特点** *IDH1* 和 *IDH2* 基因突变。

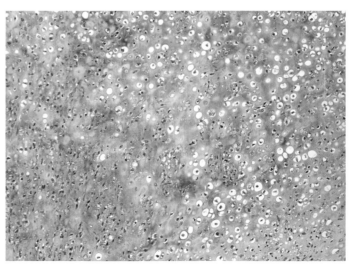

图 4-1-8-C HE×10 大量不成熟软骨细胞

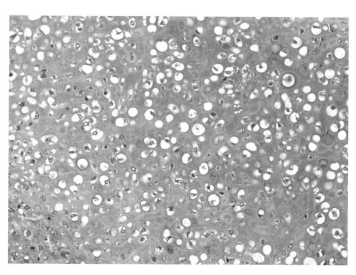

图 4-1-8-D　HE×10 示不成熟软骨细胞

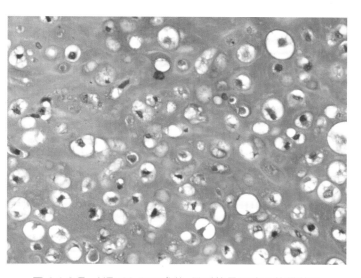

图 4-1-8-E　HE×20 示不成熟、异型软骨细胞及软骨基质

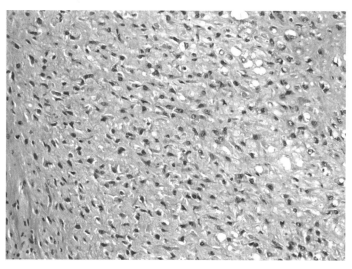

图 4-1-8-F　HE×10 示梭形及星形细胞,胞质粉染

【鉴别诊断】

1. **内生性软骨瘤**　非浸润性生长,瘤细胞缺乏明显异型。

2. **软骨黏液样纤维瘤**　边界清楚,纤维黏液样组织,丰富的血管,影像学显示非侵袭性特征,常见破骨样巨细胞。

3. **透明细胞软骨肉瘤**　长骨干骺端,见透明细胞,化生骨,破骨样巨细胞。

（何乐健）

## 九、骨肉瘤

【定义】

骨肉瘤(osteosarcoma)为间叶组织起源的恶性肿瘤,瘤细胞形成骨或骨样基质。

【临床特点】

1. **发病率**　最常见、非淋巴造血系统起源的骨恶性肿瘤。60%患者小于 25 岁,小于 5 岁的儿童罕见,男性稍多。好发长骨干骺端,如股骨远端,胫骨近端,肱骨近端等,但任何骨均可发生。

2. **症状**　局部疼痛和肿胀等非特异症状。

3. **实验室检查**　血清碱性磷酸酶升高。

4. **影像学特点**　表现各异,骨破坏,浸润周围软组织,Codman 三角(图 4-1-9-A、B)。

5. **治疗**　活检后实施新辅助化疗,影像学评估治疗效果,手术切除原发肿瘤。

6. **预后**　预后与组织学类型有关,即肿瘤对术前化疗反应有关,低度恶性中心型骨肉瘤、骨旁、骨膜型骨肉瘤预后好,经典型骨肉瘤 60%～80%无病生存率,血管扩张型与经典型类似,小细胞型预后差。

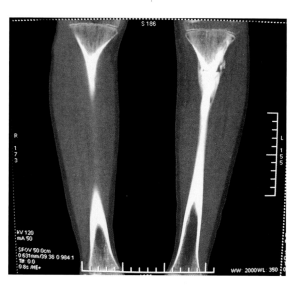

图 4-1-9-A　X 线片是左胫骨干骺端肿物,骨膜反应明显

315

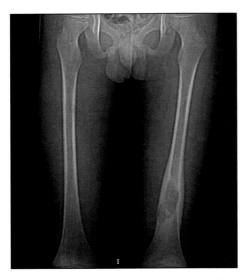

图 4-1-9-B X线片示左股骨远端溶骨性破坏,可见骨膜反应

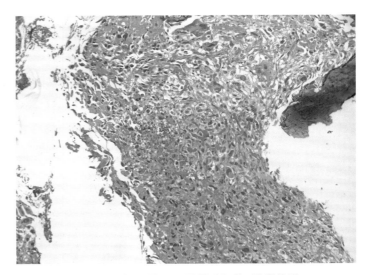

图 4-1-9-C HE×4 示骨及瘤细胞、骨样基质

COG 将肿瘤对化疗反应分为:

Ⅰ级:无治疗效果。

Ⅱ级:有明显效果。

A:治疗后仍有 50%以上活的肿瘤组织;B:治疗后见 5%~50%的活的肿瘤组织。

Ⅲ级:治疗后见小于 5%的活的肿瘤。

Ⅳ级:治疗后未见获得性肿瘤组织。

化疗诱导 90%以上肿瘤组织坏死,肿瘤无病存活率将达 90%。

【病理学特点】

1. 肉眼观察 肿瘤质硬、沙砾样、有出血,扩散至髓腔,可呈跳跃性病变或卫星结节,破坏骨皮质,软组织受累呈鱼肉状包绕骨组织。

2. 镜下观察 恶性瘤细胞可产生骨样基质,均质性、嗜酸性,带状不规则形,骨母细胞围绕边缘,血管浸润及坏死常见(图 4-1-9-C~L)。

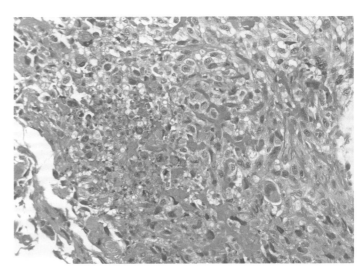

图 4-1-9-D HE×10 示异型瘤细胞及骨样基质包绕瘤细胞

经典型中又分为:①软骨母细胞型:除骨样基质外,还可见恶性分叶状软骨成分。②纤维母细胞型:大量梭形细胞肿瘤成分中仅见少量骨样基质。③骨母细胞型:大量非矿化骨样基质和矿化的骨小梁。④血管扩张型:形态结构像动脉瘤样骨囊肿,基质细胞显示多形性。⑤小细胞型:除骨样基质外,瘤细胞小,形态像淋巴瘤或尤因肉瘤。

低度恶性中心型骨肉瘤:少数梭形瘤细胞,轻度异型性,核分裂少,梭形细胞包绕骨小梁穿透骨髓腔,骨样基质数量不等,形态像纤维发育不良。

骨旁骨肉瘤:细胞稀少的梭形细胞,未见异型性,丰富胶原,骨小梁形成良好,骨样基质未见,核分裂罕见,数

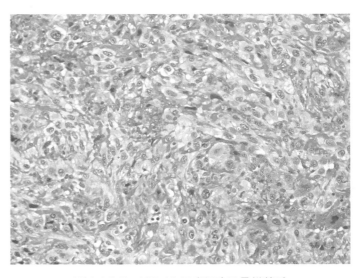

图 4-1-9-E HE×10 示瘤细胞及骨样基质

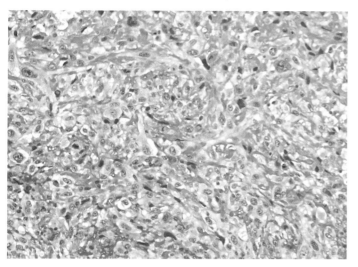

图 4-1-9-F　HE×10 示异型瘤细胞及骨样基质

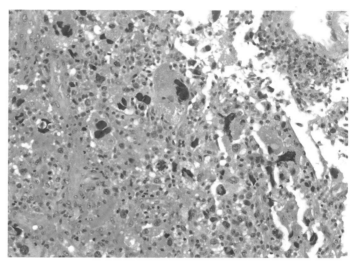

图 4-1-9-I　HE×10 示瘤巨细胞及核分裂

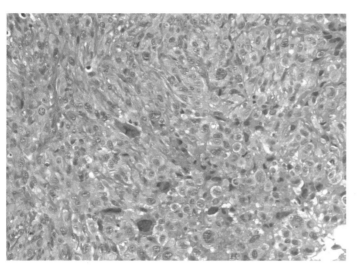

图 4-1-9-G　HE×20 示核分裂

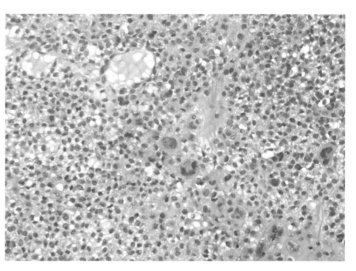

图 4-1-9-J　HE×10 示异形瘤细胞及瘤巨细胞

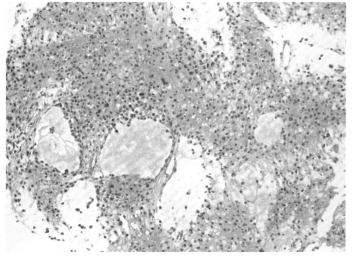

图 4-1-9-H　HE×10 示微囊结构及软骨样瘤巨细胞

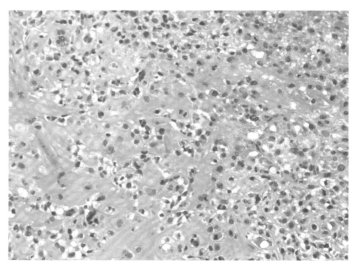

图 4-1-9-K　HE×10 示瘤细胞及骨样基质

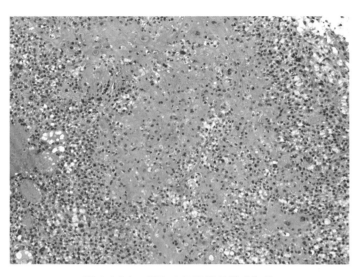

图 4-1-9-L　HE×4 示软骨母样瘤细胞

量不等的软骨,病变边缘包绕的骨骼肌中见梭形细胞群。

骨膜骨肉瘤:中度分化良好的软骨母细胞性骨肉瘤,分叶状结构,有异型软骨细胞,肿瘤周边见梭形瘤细胞。

高度恶性表面骨肉瘤:骨表面肿瘤,形态像经典型,见间变的瘤细胞。

3. **免疫组化**　未见特异抗体,软骨区 S-100 可阳性,CD99 阳性,CKEMA 可阳性(图 4-1-9-M)。

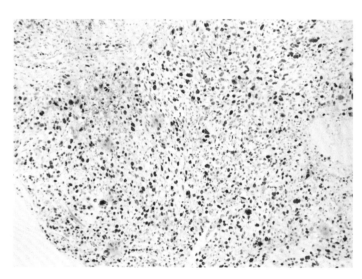

图 4-1-9-M　IHC×10 示 Ki-67 染色,大量瘤细胞阳性

4. **超微结构特点**　胞质丰富的内质网和高尔基体,提示骨母细胞分化。

5. **分子遗传学特点**　高度恶性骨肉瘤显示伴有结构和数量改变的、复杂的核型,低度恶性骨肉瘤显示环状染色体。

【鉴别诊断】

1. **巨细胞肿瘤**　间质细胞和巨细胞均匀分布,未见

异型及非典型核分裂。

2. **骨瘤**　影像学显示骨髓腔连续性,小梁间空腔充满脂肪性骨髓,未见梭形细胞增生。

3. **骨母细胞瘤**　有时与骨母细胞样骨肉瘤鉴别困难,骨肉瘤可浸润骨小梁、肿瘤常大于 5cm、可见异型核分裂、有骨样基质沉着。

（何乐健）

## 十、动脉瘤样骨囊肿

【定义】

动脉瘤样骨囊肿(aneurysmal bone cyst,ABC)是由多房性、充满血液囊腔引起的骨破坏性、膨胀性良性肿瘤,可分为原发性和继发性。

【临床特点】

1. **发病率**　少见,发病率 0.15/100 万,大多见于 20 岁以下的儿童和青少年。大多数病例好发上下肢长的干骺端,椎骨、颅面骨等也可发生。

2. **症状**　疼痛、肿胀,也可有病理性骨折。

3. **实验室检查**　无特殊改变。

4. **影像学特点**　长骨干骺端膨胀性、溶骨性、多房性囊状病变,病变稳定后周边有反应性骨壳(图 4-1-10-A)。

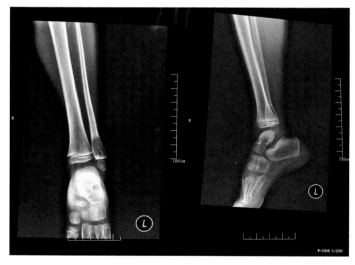

图 4-1-10-A　X 线片示腓骨下端膨胀性、溶骨性病变

5. **治疗**　病变刮除术或切除。

6. **预后**　良好,可复发和自发性消退,恶性转化罕见。

【病理学特点】

1. **肉眼观察**　多囊性充满血液的囊腔有薄层灰白色纤维分隔,也可见实性灰白色区域。

2. **镜下观察**　大小一致胖梭形纤维母细胞,散在多核破骨样巨细胞,反应性编织骨,坏死少见,囊壁缺乏被

覆上皮,瘤细胞缺乏异型和病理性核分裂(图 4-1-10-B ~ E)。

3. **免疫组化** 单核、巨噬细胞标志 CD68 等阳性。

4. **超微结构特点** 具有巨噬细胞特点。

5. **分子遗传学特点** 染色体易位 t(16;17)(q22;p13)导致 *CDH11-USP6* 融合基因。

【鉴别诊断】

1. **巨细胞修复性肉芽肿** 发生在小骨和颌骨,未见 *CDH11-USP6* 融合基因。

2. **继发性动脉瘤样骨囊肿** 各种骨良性和恶性肿瘤可继发有动脉瘤样骨囊肿改变,原发动脉瘤样骨囊肿学仔细取材,继发性动脉瘤样骨囊肿未见 *CDH11-USP6* 融合基因。

3. **血管扩张型骨肉瘤** 肉眼很像 ABC,但纤维分隔

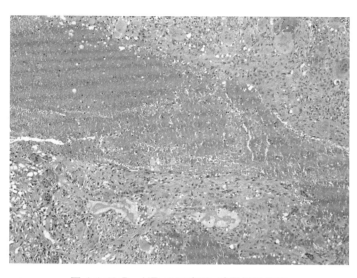

图 4-1-10-D HE×4 示囊腔、破骨样巨细胞

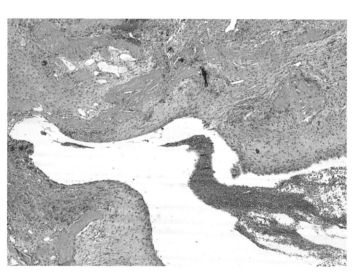

图 4-1-10-B HE×4 示未见上皮被覆的囊腔、纤维母细胞、巨细胞、编织骨

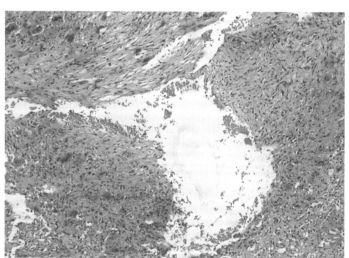

图 4-1-10-E HE×10 示囊腔、巨细胞、纤维母细胞等

中见异型性明显的肿瘤细胞,核分裂多见。

(何乐健)

## 十一、尤因肉瘤

【定义】

尤因肉瘤(Ewing sarcoma)是由小圆细胞组成的高度恶性、分化差的肿瘤。

【临床特点】

1. **发病率** 较骨肉瘤少,占骨原发性恶性肿瘤的 5%~8%,男性多见,5~25 岁儿童、青少年多见。胫骨、肱骨、股骨、前臂等常见。

2. **症状** 疼痛、局部肿胀,发热,体重减轻等,偶尔患者可未见肿物。

3. **实验室检查** 血清 HDL 及 ESR 升高,有时可见贫血、白细胞升高。

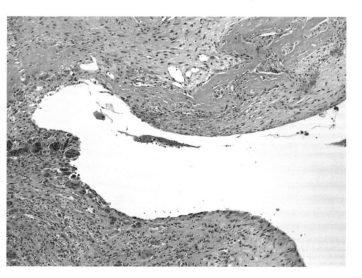

图 4-1-10-C HE×10 示未见上皮被覆的囊腔、纤维母细胞、巨细胞、编织骨

**4. 影像学特点**　肿物边界不清,常见为骨穿透性、侵袭性、骨溶解,骨破坏呈虫蚀状,周边软组织可水肿。

**5. 治疗**　手术加化疗和放疗。

**6. 预后**　肿瘤局限,未见转移的病例,经手术、化疗等综合治疗,5 年存活率约 70%,而一开始就有转移的患者,5 年存活率仅为 25% 易转移,常见转移部位有淋巴结、肺、脑、骨等。

【病理学特点】

**1. 肉眼观察**　肿物质软,鱼肉状,可见出血、坏死(图 4-1-11-A)。

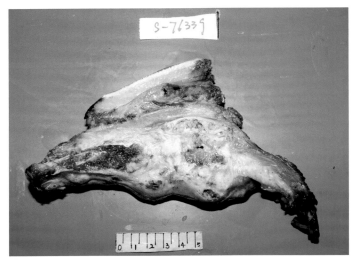

图 4-1-11-A　大体照片示肋骨肿物,切面鱼肉状

**2. 镜下观察**　肿瘤由大小一致的小圆细胞组成,胞质稀少,苍白,颗粒状,透明及嗜酸,细胞界限不清,核圆,核膜清楚,染色质呈胡椒样,由 1~2 个小核仁,核分裂少见。瘤细胞排列呈片状,有时可见假菊形团结构(图 4-1-11-B~D)。

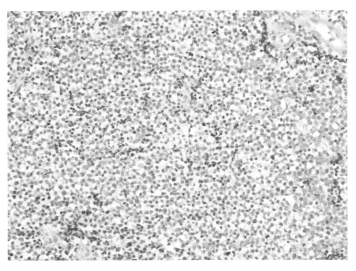

图 4-1-11-B　HE×10 示小圆细胞,胞质透明

图 4-1-11-C　HE×10 示小圆细胞肿瘤

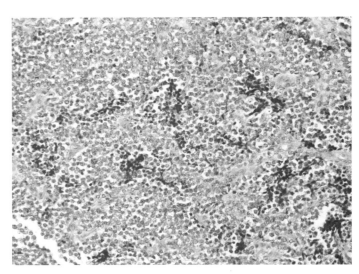

图 4-1-11-D　HE×10 示小圆细胞肿瘤及假菊形团样结构

**3. 免疫组化**　CD99、FLI-1、SYN 等(图 4-1-11-E、F)阳性表达。

**4. 超微结构特点**　胞质内见糖原颗粒。

**5. 分子遗传学特点**　90%~95% 的肿瘤可见 t(11;22)(q24;q12)易位,FISH 检查 EWSR1-FLI-1 阳性(图 4-1-11-G)。

【鉴别诊断】

**1. 淋巴瘤**　小圆细胞肿瘤,免疫组化:LCA、TdT、CD3、CD20 等可阳性。

**2. 横纹肌肉瘤**　小圆细胞肿瘤,分化差时,鉴别困难;免疫组化:Desmin、Myogenin 等肌表达阳性。

**3. 小细胞骨肉瘤**　小细胞骨肉瘤可见成骨等改变,免疫组化:神经标志阴性,未见 EWSR1 基因。

**4. 朗格汉斯细胞组织细胞增生症(LCH)**　胞质丰富,核呈肾形或咖啡豆样,免疫组化:CD1a、S-100、Langerin

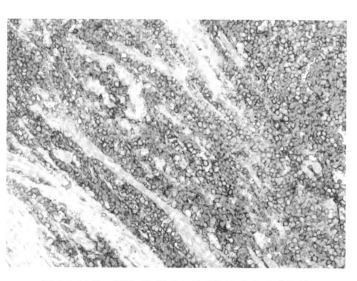

图 4-1-11-E　IHC×10 示瘤细胞 CD99 染色胞膜阳性

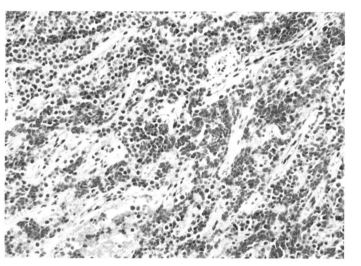

图 4-1-11-F　IHC×10 示 FLI-1 染色阳性

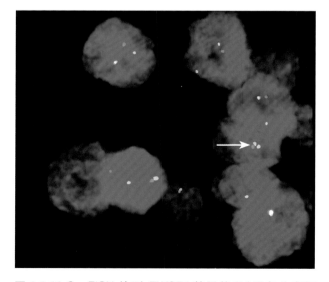

图 4-1-11-G　FISH 检测 EWSR1 基因状况（双色分离探针）。图中箭头示 EWSR1 基因断裂阳性细胞中分离的红绿信号点

阳性。

（何乐健）

## 十二、非骨化性纤维瘤

【定义】

非骨化性纤维瘤（nonossifying fibroma）是指伴破骨样巨细胞的良性纤维母细胞增生，病变局限于骨皮质时称纤维皮质缺损；而肿物较大累及髓腔时称非骨化性纤维瘤，又称纤维黄色瘤、良性纤维组织细胞瘤、干骺端纤维缺损。

【临床特点】

1. 发病率　少见，多见于 4~8 岁儿童及 10~15 岁的青少年，男女比例为 2∶1；干骺端特别是下肢远端股骨、近端胫骨及远端胫骨，扁骨或短管状骨少见；病变多为单发，多发少见且常伴神经纤维瘤病 I 型及 Jaffe-Campanacci 综合征。

2. 症状　多无症状，常常是影像学检查时偶尔发现病变存在，而病变较大引起骨折时可有疼痛。

3. 实验室检查　无特殊。

4. 影像学特点　干骺端、偏心性、溶骨性病变，累及骨皮质，常常是邻近髓腔；分叶状轮廓，边缘硬化，影像检查特点明显，多不需活检就可以确定诊断（图 4-1-12-A）。

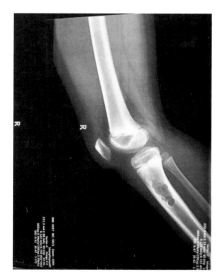

图 4-1-12-A　X 线检查示胫骨干骺端、偏心性、溶骨性病变

5. 治疗　无症状病变，不需治疗；大的病变可实施刮除术。

6. 预后　良好。

【病理学特点】

1. 肉眼观察　偏心性、界限清楚卵圆形病变，有硬化边缘。病变下皮质变细或完全吸收；病变较软、红棕色；

可见囊性变;病理骨折后可见出血和坏死区。

**2. 镜下观察** 梭形纤维母细胞排列呈轮辐状,核分裂少见,病变区域可见散在分布的破骨样巨细胞;含铁血黄素、泡沫细胞、囊性变等继发改变,骨折时可见坏死区(图4-1-12-B~D)。

**3. 免疫组化** CD68等阳性。

**4. 超微结构特点** 纤维母细胞特点。

**5. 分子遗传学特点** 未见特殊遗传性改变。

【鉴别诊断】

**1. 骨巨细胞瘤** 中年人,骺、骨干,单核细胞,未见梭形细胞。

**2. 实性动脉瘤样骨囊肿** 肿瘤内反应性骨,轮辐状结构不明显。

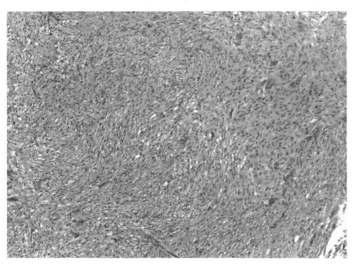

图4-1-12-B HE×10 示梭形细胞片状排列,期间散在破骨样巨细胞

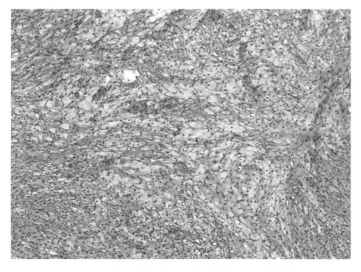

图4-1-12-C HE×10 示梭形细胞、泡沫样细胞

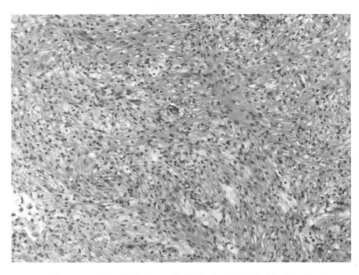

图4-1-12-D HE×10 示泡沫细胞、巨细胞、梭形细胞

(何乐健)

## 十三、脊索瘤

【定义】

脊索瘤(chordoma of bone)是指呈现脊索分化的恶性肿瘤。

【临床特点】

**1. 发病率** 发病率0.08/100 000,可见于任何年龄,但常见于40~70岁患者,20岁以下患者较少见,其中仅5%发生在儿童,女性发病稍多见。

绝大部分脊索瘤为散发性,仅少数病例有家族史。后者为常染色体显性遗传,在有些家族中,该疾病常伴有 *Brachyury* 基因(为脊索发育必需的一种转录因子)的双倍扩增。约7%的散发者也可出现 *Brachyury* 基因的扩增。少数儿童脊索瘤患者可伴有结节硬化综合征。主要发生在人体中线部位的骨组织,约45%发生在颅底斜坡,40%发生于骶尾部,其余发生在脊柱,分别为颈椎(占10%)、胸椎(占2%)及腰椎(占2%)。只有极少数发生在中线以外的骨组织和软组织。儿童肿瘤更易发生在颅部。

**2. 症状** 主要是肿瘤压迫或浸润破坏周围正常组织而引起的相应症状,如颅底的肿瘤可出现头颈部疼痛、复视、面神经麻痹。斜坡的肿瘤可引起脑干受压或颅神经麻痹,骶尾部肿瘤可见溶骨性破坏,可出现下背部或骶尾部疼痛。若侵犯椎骨导致脊髓压迫症状。或直接扩散侵及腹膜后出现相应症状。较大的肿瘤可压迫肠管(可触及实性肿物)及膀胱或侵犯皮肤。而蝶枕部肿瘤则多见于儿童和青春期患者,可表现为鼻部、鼻旁或鼻咽部肿块,可累及多个颅神经,并可导致骨破坏。偶尔可引起致死性急性小脑脑桥出血。

3. **影像学特点**　可见不规则的溶骨性骨破坏区,偶见成骨性病变,肿瘤内可见钙化;骶尾部的肿瘤常延伸至周围间隙,仅经过 X 线检查较难识别。

4. **治疗**　采用外科手术切除的方法,最理想的是能完整切除肿瘤,肿瘤复发较常见。

5. **预后**　肿瘤的预后取决于肿瘤的部位和大小,肿瘤虽生长缓慢,但呈侵袭性生长,10 年生存率约为 40%。约 40% 以上的非颅内肿瘤可转移到肺、骨、淋巴结和皮下组织。软骨样脊索瘤的预后较好,而去分化脊索瘤预后较差。

【病理学特点】

1. **肉眼观察**　脊索瘤呈凝胶状、质软、分叶状、灰棕色,可见软骨样区域,伴灶状出血。通常几厘米大小(图 4-1-13-A)。

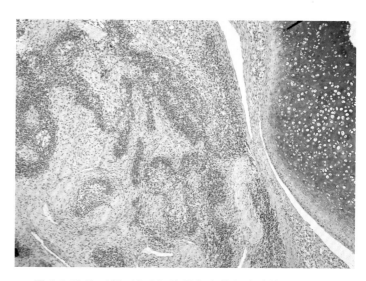

图 4-1-13-B　HE×10 瘤细胞呈条索状和分叶状生长,被多少不等的、含大量黏液的纤维间质分隔

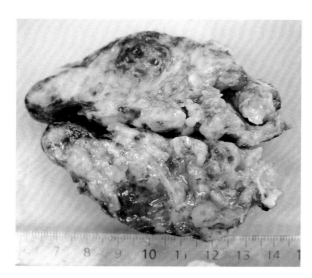

图 4-1-13-A　大体照片示肿物切面呈凝胶状、质软、分叶状,可见软骨样组织及小灶状出血

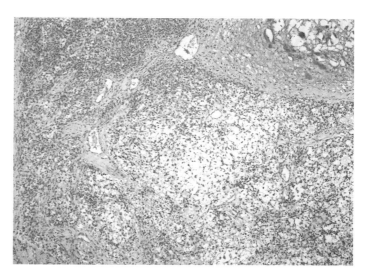

图 4-1-13-C　HE×10 示间质黏液性变

2. **镜下观察**　似不同发展阶段的正常脊索组织,瘤细胞呈条索状和分叶状排列,被富含大量黏液的纤维间质分隔。瘤细胞可呈上皮样或梭形,部分瘤细胞(即空泡状细胞)体积极大,胞质空泡状、透明或嗜酸性,有明显的泡状核;部分胞质空泡中含有糖原或黏液。其他瘤细胞体积较小,胞核及核仁均不明显,核分裂象少见或无。可见灶状骨及软骨组织(图 4-1-13-B～E)。若软骨样分化极为广泛时,则称为软骨样脊索瘤(chondroid chordoma),最常发生于蝶枕部,也可见于骶尾部,对这一肿瘤类型尚有争议。典型的脊索瘤中出现高级别梭形细胞灶和/或灶状多形性肉瘤成分时,称为去分化脊索瘤(dedifferentiated chordoma),提示预后不良。

3. **免疫组化**　瘤细胞可呈 S-100、CK、EMA 和 Vimentin

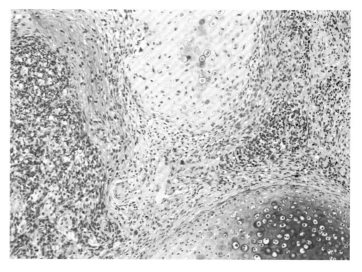

图 4-1-13-D　HE×10 示瘤细胞可呈上皮样或梭形,部分瘤细胞体积极大

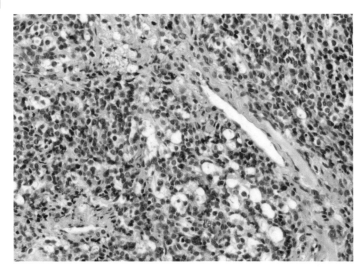

图 4-1-13-E HE×20 胞质空泡状,透明或嗜酸性,有明显的泡状核,胞核及核仁均不明显,核分裂象少见

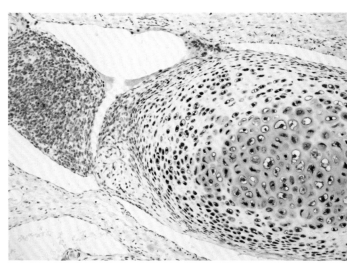

图 4-1-13-G IHC×10 示 S-100 染色瘤细胞阳性

阳性表达。HBME-1、SOX9、SHH、EMA、CK(主要为 CK8、CK19、CK5)、组织蛋白酶-K 和钙粘着蛋白也呈阳性表达,但很少表达 CEA(图 4-1-13-F～I)。Brachyury 呈阳性表达,且对脊索瘤具有高度特异性,有助于脊索瘤与其他形态相似肿瘤的鉴别,包括癌、软骨肉瘤、脊索样脑脊膜瘤等。经脱钙制片后,可能造成 Brachyury 的丢失。少数脊索瘤可表现为 INI1 的丢失。在去分化脊索瘤的去分化部分,Brachyury、CK、EMA 和 S-100 不呈阳性表达。

**4. 超微结构特点** 瘤细胞内可见线粒体-粗面内质网构成的复合体和粗面内质网中平行排列的束状交联微管,还可见桥粒(表明其上皮性质)和糖原颗粒。

**5. 分子遗传学特点** 通常显示二倍体或亚二倍体核型,染色体 1、3、4、10 和 13 常缺失,7 号染色体的获得。

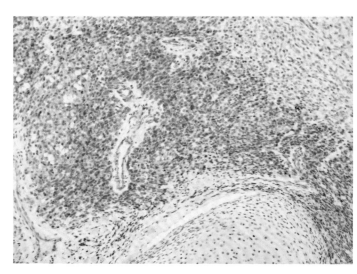

图 4-1-13-H IHC×10 示 N-cadherin 染色瘤细胞阳性

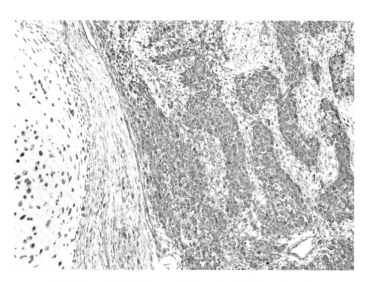

图 4-1-13-F IHC×10 示 Vimentin 染色瘤细胞阳性

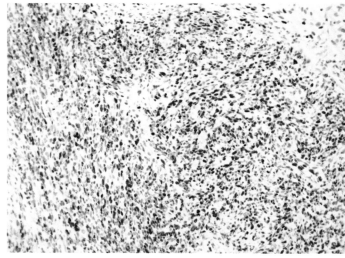

图 4-1-13-I IHC×10 示 Ki-67 染色,多数瘤细胞核阳性

比较基因组杂交显示，最常见的是−1p、−3p、+5q、+7q、+12q 和+20q。70%的患者具有 *CDKN2A* 和 *CDKN2B* 的纯合性或杂合性丢失；*Brachyury* 7q33 和 EGFR 7p12 位点的获得较常见。在 *Brachyury* 的编码区或其他基因的突变热点（包括 *EGFR*、*KRAS*、*NRAS*、*HRAS*、*BRAF*、*FGFR1-4*）均未见体细胞突变。脊索瘤也未见 *IDH1* 和 *IDH2* 的突变，有助于其与软骨源性肿瘤的鉴别。

【鉴别诊断】

1. **软骨肉瘤**　尤其是软骨样脊索瘤有明显软骨样分化时，易误诊为软骨肉瘤。但软骨肉瘤镜下缺乏纤维间隔，且免疫组织化学染色 CK 呈阴性。

2. **转移性癌**　空泡状瘤细胞较明显时，极易和转移性癌相混淆，但后者镜下常无分叶状结构，免疫组织化学染色 S-100 呈阴性。

3. **黏液性脂肪肉瘤**　脊索瘤含有体积较大的空泡状细胞，间质含有大量黏液，两者易混淆。但脂肪肉瘤可见脂肪母细胞，常见于四肢，有染色体 t(12;16) 异位。

此外还应和黏液乳头状室管膜瘤（CK 阴性），以及脊索样脑膜瘤（镜下可找见典型脑膜瘤的结构，S-100 常阴性）鉴别。

（邹继珍）

## 十四、单纯性骨囊肿

【定义】

单纯性骨囊肿（simple bone cyst，SBC）是一种少见的、良性骨假性囊肿，常单发、单房且囊内含血清样液体，病因尚不十分清楚，外伤被认为是最常见的诱发因素。

【临床特点】

1. **发病率**　常发生在年轻人，主要是 20 岁以内的人群，性别趋势不明显，男性略多于女性。

2. **症状**　临床表现是隐匿的，部分为常规影像学检查时发现。但有些患者临床症状为受累区域的骨膨胀、疼痛及感觉障碍，甚至出现病理性骨折。

3. **实验室检查**　实验室检查一般正常。

4. **影像学特点**　X 线和 CT 显示干骺-骨干的孤立的、单一的囊性透亮区域，可不规则但有界限，伴或不伴边缘硬化的占位，MRI 可以发现少见部位的 SBC，如颅骨。病变主要发生在长骨（90%），最多见于肱骨（65%），其次股骨（25%），SBC 占颌面部区域囊性病变的 1%~2%（图 4-1-14-A、B）。

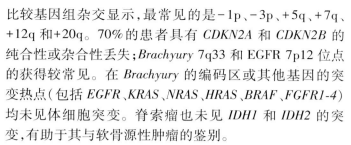
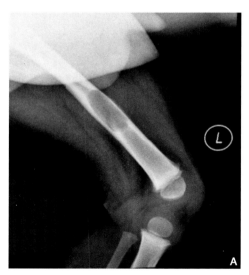
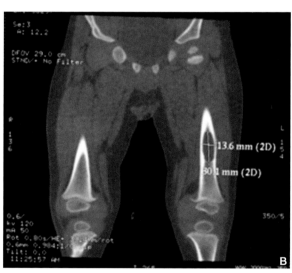

图 4-1-14　单纯性骨囊肿影像资料
左股骨中段 A 及 B 分别为 X 线及 CT 检查，均显示孤立的、单房的透亮区，为界限清楚的囊性占位

5. **治疗**　无统一治疗方案：①如症状是隐匿的，可观察，待其自然消退；②抽吸囊腔内容物；③手术切除等。被广泛接受的治疗方法是手术切除并刮除周围骨壁，仔细刮除病变可以促进骨的再生并减少复发。

6. **预后**　预后良好，手术后复发罕见。

【病理学特点】

1. **肉眼观察**　界限清楚的囊腔，内充满血性浆样液体，囊壁薄。

2. **镜下观察**　囊壁缺乏上皮被覆，由散在纤维母细胞、胶原纤维、纤维素沉积等成分构成的薄层纤维组织的囊壁，还可见破骨样巨细胞、含铁血黄素、泡沫样组织细胞；有时还可见伴有病理性骨折，此时与动脉瘤样骨囊肿鉴别困难（图 4-1-14-C～E）。

3. **免疫组化**　未见特殊。

4. **分子遗传学特点**　未见特异性改变。

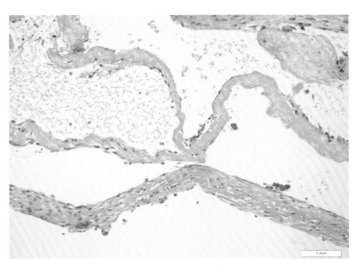

图 4-1-14-C　HE×10 薄层结缔组织囊壁,无上皮被覆

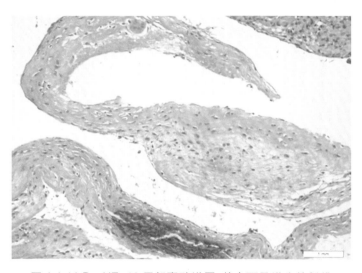

图 4-1-14-D　HE×10 局部囊壁增厚,其内可见增生的纤维母细胞

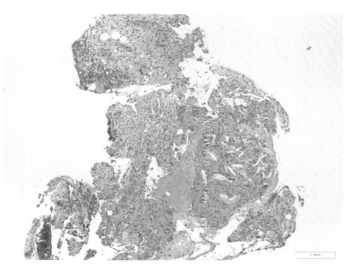

图 4-1-14-E　HE×4 可见继发炎性肉芽组织形成,多核巨细胞反应及胆固醇结晶形成

**【鉴别诊断】**

1. **动脉瘤样骨囊肿(ABC)**　二者很相似,临床上较 SBC 有更侵袭的病程,ABC 影像学检查中 CT 和 MRI 可显示囊内部的间隔和特征性的多液平面,溶骨性和膨胀性特征更明显,组织学形态上,肿瘤内可见充满红细胞的囊腔,囊壁可见形态温和、增殖活跃的梭形细胞,其内见成簇的破骨样巨细胞,"蓝骨"的出现更提示动脉瘤样骨囊肿。

2. **骨内腱鞘囊肿**　囊肿位于关节附件,囊壁为较厚的纤维组织,囊内为胶冻样物质,囊内未见上皮被覆,类似软组织腱鞘囊肿。

(张　楠)

## 十五、朗格汉斯细胞组织细胞增生症

**【定义】**

朗格汉斯细胞组织细胞增生症(Langerhans cell histiocytosis,LCH)是指骨朗格汉细胞肿瘤性增生。

**【临床特点】**

1. **发病率**　罕见,占骨原发性肿瘤的 1%。多见于 20 岁以下的儿童和青少年。75% 的患者为小于 30 岁,弥漫性病变多见于 2 岁以内的幼儿,男女比例为 2:1。颅面骨(41%)最常见,其他骨依次为股骨(20%)、骨盆(12%)、肩胛骨(12%)、椎骨(10%)、四肢远端骨(5%)及下颌骨;单一骨病变多见,除骨病变外还可累及皮肤、淋巴结、肺等器官。

2. **症状**　除局部疼痛外、还可有病理性骨折。其他症状与累及部位、数量以及肿物大小有关。

3. **实验室检查**　可未见异常。

4. **影像学特点**　多为界限清楚的溶骨性病变,颅骨病变形成所谓"凿孔状边缘""斜面边缘",皮质受累可引起骨膜反应(图 4-1-15-A、B)。

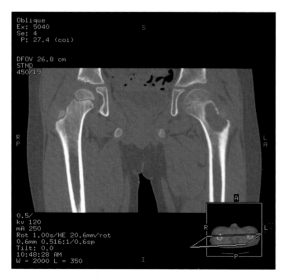

图 4-1-15-A　CT 示左股骨溶骨性病变,边界清楚

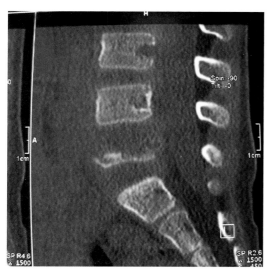

图 4-1-15-B CT 示椎骨压缩性骨折

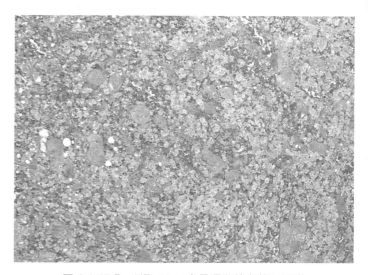

图 4-1-15-D HE×10 示大量浸润的多核巨细胞

5. **治疗** 治疗方案取决于病变部位、大小、患儿年龄、是否有多发病变;单一骨病变通常可凿取病变或病变内直接注射皮质激素;对于外科手术困难的部位,可用低剂量的放疗;对于弥漫性暴发性病变可实施化疗。

6. **预后** 单骨性病变预后良好;多骨性病变预后差。

【病理学特点】

1. **肉眼观察** 病变界限清楚,灰黄、质软,直径 1~3cm。

2. **镜下观察** 朗格汉细胞增生为圆形或卵圆形组织细胞,直径 10~15μm,排列呈片状或聚集呈团,或呈单,胞质嗜酸,核位于中央呈"咖啡豆样核"或深凹陷核,染色质浅淡,核仁不明显;"咖啡豆样核"细胞即可见中央纵行核沟;多数朗格汉细胞为单核,少数也可是多核,核分裂易见但异形罕见;嗜酸细胞多少不定,后可见其他炎细胞如淋巴细胞、浆细胞、巨噬细胞、中性粒细胞、破骨样巨细胞等(图 4-1-15-C~I)。

图 4-1-15-E HE×10 示大量嗜酸细胞及组织细胞

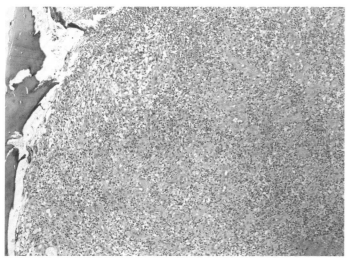

图 4-1-15-C HE×4 示骨内大量组织细胞浸润

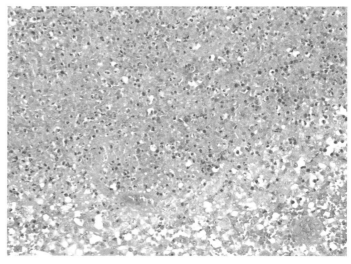

图 4-1-15-F HE×10 示瘤组织坏死及边缘组织细胞及多核细胞

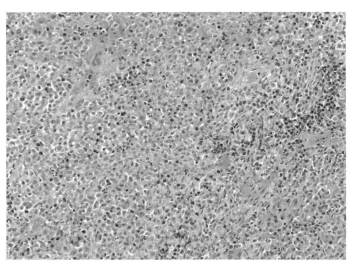

图 4-1-15-G　HE×10 示大量嗜酸细胞、组织细胞

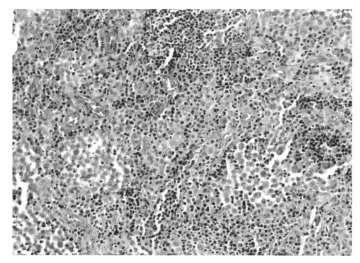

图 4-1-15-H　HE×10 示大量淋巴细胞、嗜酸细胞、组织细胞

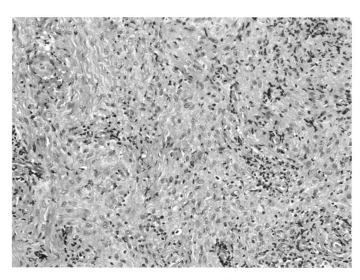

图 4-1-15-I　HE×10 示纤维性病变

3. **免疫组化**　CD1a、S-100、Langerin 阳性（图 4-1-15-J、K）。

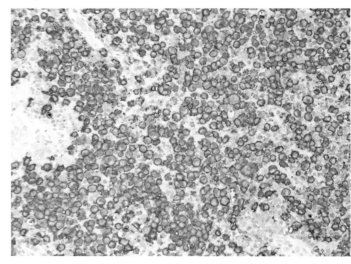

图 4-1-15-J　IHC×10 示 CD1a 阳性

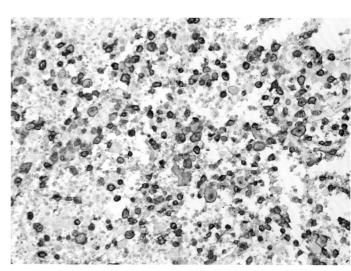

图 4-1-15-K　IHC×10 示 Langerin 阳性

4. **超微结构特点**　可见 Birbeck 颗粒即"网球拍样"结构（图 4-1-15-L）。

5. **分子遗传学特点**　可见 *BRAF* 基因突变。

【鉴别诊断】

1. **急慢性骨髓炎**　可见中性、淋巴、组织细胞，也可见骨坏死，但未见特征性朗格汉斯细胞，免疫组化：CD1a、S-100 等阴性。

2. **朗格汉斯细胞肉瘤**　多见于成人，细胞异形明显，核分裂常常大于 50/10HPF，坏死明显，嗜酸细胞少见，CD56 常常阳性。

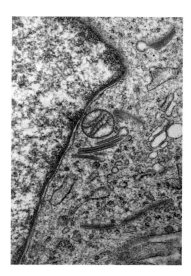

图 4-1-15-L 电镜检查示胞质内 Birbeck 结构

（何乐健）

## 十六、婴儿胸壁错构瘤

### 【定义】

婴儿胸壁错构瘤（chest wall hamartoma of infancy）是指良性、非肿瘤性病变，表现为肋骨膨胀性病变，结节性软骨、间叶组织、继发动脉瘤样骨囊肿样改变；也叫胸壁婴儿型错构瘤（infantile hamartoma of the chest wall）、软骨间叶错构瘤、间叶瘤、胸壁间叶错构瘤、婴儿血管错构瘤等。

### 【临床特点】

1. **发病率** 罕见，占原发性骨肿瘤的 0.05%，多数病例见于新生儿，97% 的病例为 1 岁以内的婴儿，男女比例为 2∶1。病变位于前部或侧部肋骨，偶见鼻道的报道，9% 为多灶性和双侧病变。

2. **症状** 多无症状，也可由产程困难、呼吸困难，肿物可生长较快。

3. **实验室检查** 未见特殊。

4. **影像学特点** 膨胀性肿块，常伴有软骨型钙化，累及单一或多块肋骨，骨质破坏常提示"恶性"超声检查显示混合性囊实性均质性回声（图 4-1-16-A～C）。

5. **治疗** 偶有肿物进展或消退的报道，但多发生在 1 岁以内的婴儿；症状明显可选择外科手术切除肿物。

6. **预后** 多数良好，病变切除不完整，可复发。

### 【病理学特点】

1. **肉眼观察** 病变界限清楚，分叶状肿物，直径 2～15cm，囊性出血性区域混有红棕色软组织、灰白实性结节状软骨（图 4-1-16-D、E）。

2. **镜下观察** 肿瘤由实性和囊性区组成，囊性区形

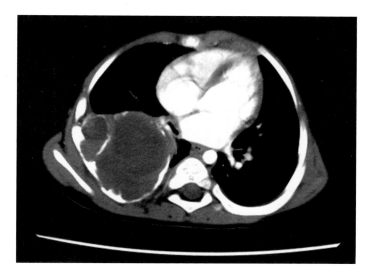

图 4-1-16-A CT 检查示右胸壁肿物，突向胸腔

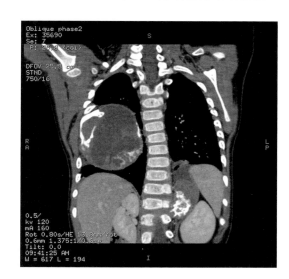

图 4-1-16-B CT 检查示胸壁肿物，占据右胸腔

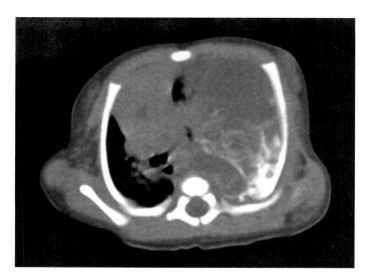

图 4-1-16-C CT 检查示左胸壁肿物

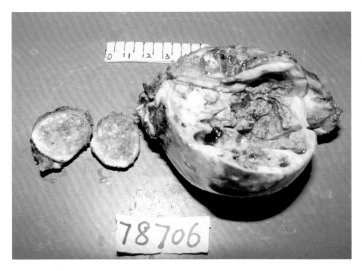

图 4-1-16-D　大体照片示囊性肿物,见软骨

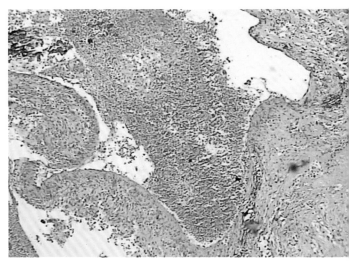

图 4-1-16-F　HE×4 血管样囊腔

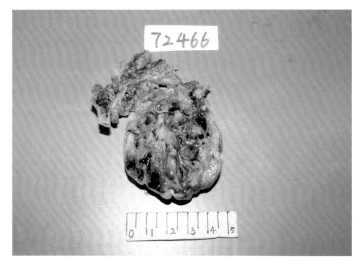

图 4-1-16-E　大体照片示囊实性肿物

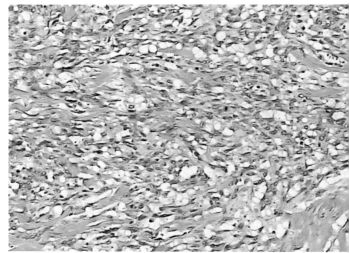

图 4-1-16-G　HE×10 示梭形瘤细胞

态类似动脉瘤样骨囊肿:出血空腔、囊壁为梭形间质细胞伴有多核巨细胞,细胞未见异形核异常核分裂;外周实性部分,细胞密集的软骨结节伴骨化,软骨成熟,细胞密集和较原始形态;还可见软骨母细胞瘤增生、编织骨和骨样组织区域(图 4-1-16-F~L)。

3. **免疫组化**　软骨区 S-100 阳性。

4. **超微结构特点**　显示间叶细胞结构特点(图 4-1-16-M)。

5. **分子遗传学特点**　一例患儿伴有 Widemann-Beckwith 综合征,提示 11p15.5 环形基因的可能。

【鉴别诊断】

1. **动脉瘤样骨囊肿**　都有囊性区、组织形态类似,但动脉瘤样骨囊肿缺乏实性软骨结节。

2. **软骨肉瘤**　肿瘤细胞异型性显著、可见病理性核分裂。

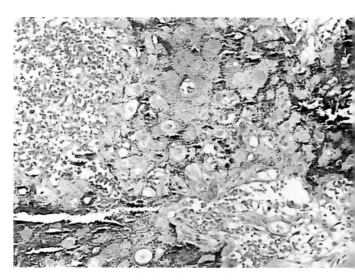

图 4-1-16-H　HE×20 示软骨组织

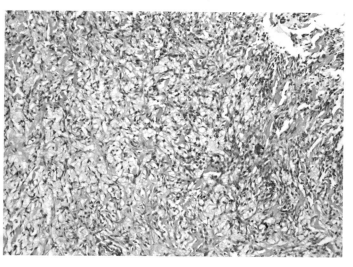

图 4-1-16-I　HE×10 示梭形细胞

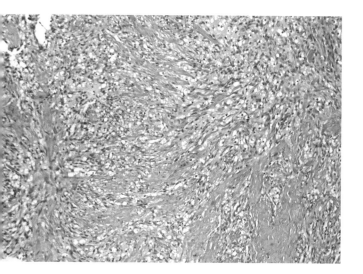

图 4-1-16-J　HE×10 示梭形细胞及纤维组织

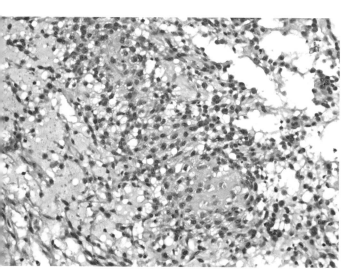

图 4-1-16-K　HE×10 示原始细胞及黏液组织

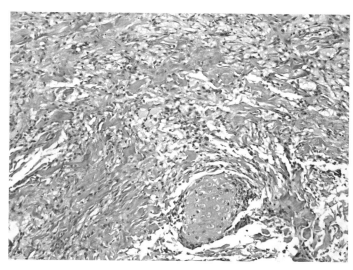

图 4-1-16-L　HE×10 示软骨结节

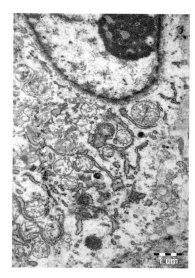

图 4-1-16-M　电镜检查示细胞质内大量线粒体及粗面内质网结构

（何乐健）

## 十七、淋巴瘤

### 【定义】

淋巴瘤（bone lymphoma）是指起源于骨或扩展到邻近软组织的淋巴瘤。

### 【临床特点】

1. **发病率**　约 20% 的淋巴瘤可累及骨，而原发性骨淋巴瘤罕见，仅占骨恶性肿瘤的 5%~7%，占淋巴瘤的 1% 以下，结外淋巴瘤的 5%，多数情况下，是除骨以外其他结外或淋巴结等器官或组织的淋巴瘤累及骨的继发性淋巴瘤。一般来说，在诊断骨淋巴瘤 4~6 个月时间内，骨以外的其他器官未见有淋巴瘤，也未见白血病累及骨时方可诊断原发性骨淋巴瘤。

**2. 症状**　骨痛,肿物肿胀、红斑、病理性骨折,神经压迫症状,其他少见症状可有高钙、发热、贫血、嗜睡等。常常累及股骨、骨盆骨、胫骨/腓骨、肱骨、脊柱、下颌骨、尺骨/桡骨、颅骨、肩胛骨等。

**3. 实验室检查**　未见特殊改变。

**4. 影像学特点**　虫蚀状改变伴有硬化和溶骨性区域混合存在。原发性肿瘤,多为溶骨性病变,少数是混合及硬化性病变;近半数患者可见骨膜穿透性病变,即所谓"洋葱皮样"改变(图 4-1-17-A)。

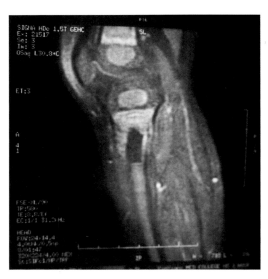

图 4-1-17-A　CT 显示胫骨近端溶骨性破坏

**5. 治疗**　化疗和放疗。继发病理性骨折时,可实施手术。

**6. 预后**　弥漫性大 B 细胞淋巴瘤 10 年存活率75%;间变型大细胞淋巴瘤预后较差,ALK 阳性的间变大细胞淋巴瘤 5 年存活率 80%,而 ALK 阴性的仅为 50%;T淋巴母细胞性淋巴瘤预后较 B 淋巴母差,儿童总存活率80%,而成人仅为 50%;临床分期低的 Burkitt 淋巴瘤预后较分期高的预后好,达 80%,而儿童 Burkitt 淋巴瘤预后较成人好。

**【病理学特点】**

**1. 肉眼观察**　病变位于骨髓腔,可破坏骨皮质而累及软组织,实性,灰白及鱼肉状,常伴坏死。

**2. 镜下观察**　弥漫大 B、淋巴母细胞性淋巴瘤(图 4-1-17-B、C)、间变大细胞淋巴瘤(图 4-1-17-D~G)、Burkitt淋巴瘤(图 4-1-17-H)是儿童最常见骨原发性淋巴瘤。

**3. 免疫组化**

(1) 弥漫大 B 细胞淋巴瘤:表达 CD20、CD19、PAX5、CD79a、CD10 和 Bcl-2。

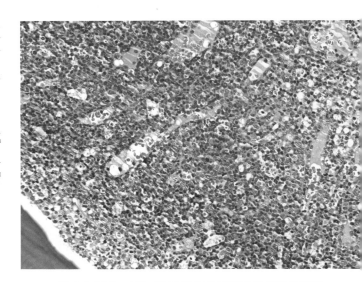

图 4-1-17-B　HE×10 示淋巴母细胞淋巴瘤骨髓浸润

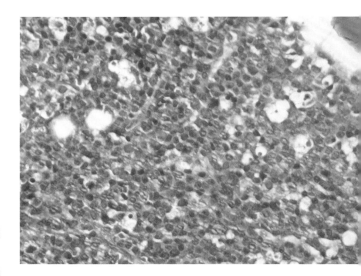

图 4-1-17-C　HE×20 示浸润的淋巴母细胞

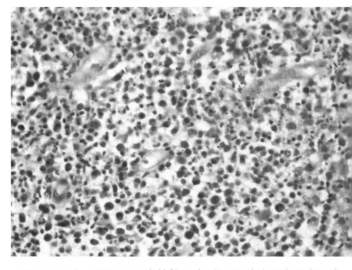

图 4-1-17-D　HE×10 示中性粒细胞、淋巴细胞中混有间变细胞

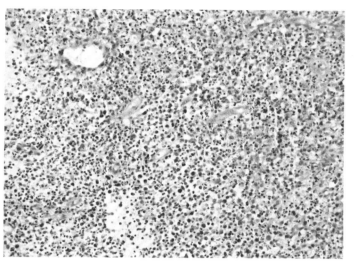

图 4-1-17-E HE×10 示小淋巴细胞及异型间变细胞

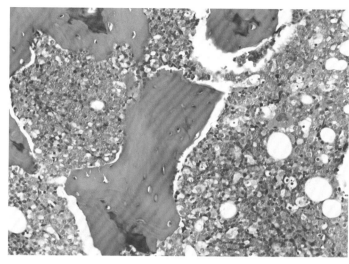

图 4-1-17-H HE×20 示 Burkitt 淋巴瘤,星空结构

（2）间变大细胞淋巴瘤:表达 CD30、CD2、CD8、CD43、CD4、CD3、CD8、EMA、ALK(图 4-1-17-I、J)。

（3）Burkitt 淋巴瘤:表达 CD20、CD19、Bcl-6、CD10、Ki-67,大于 95%的瘤细胞阳性(图 4-1-17-K)。

（4）淋巴母细胞性淋巴瘤:表达多为 T 细胞标志阳性,此外,还表达 CD10、CD99、TdT、FLI1、CD43、LCA 等(图 4-1-17-L、M)。

**4. 超微结构特点** 淋巴细胞特点。

**5. 分子遗传学特点** 弥漫大 B 细胞淋巴瘤 *Bcl-2*、*Bcl-6*、*MYC* 基因突变;间变大细胞淋巴瘤 *ALK* 基因易位;Burkitt 淋巴瘤 *MYC* 基因易位。

**【鉴别诊断】**

**1. 尤因肉瘤** 小圆细胞肿瘤,表达 CD99、FLI1 等,但 LCA 阴性。

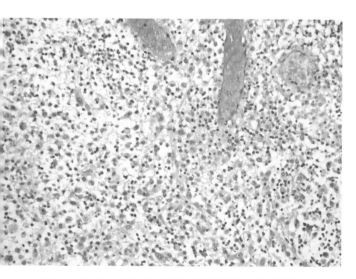

图 4-1-17-F HE×10 示淋巴细胞中混有间变细胞

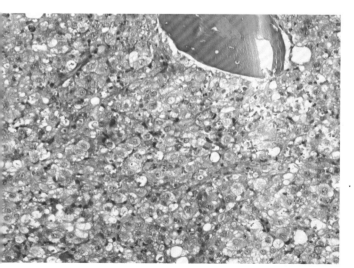

图 4-1-17-G HE×20 示间变瘤细胞

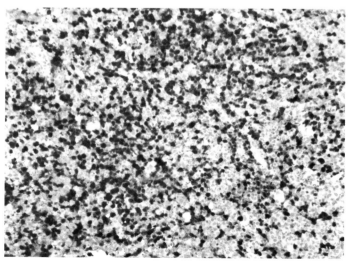

图 4-1-17-I IHC×10 示 ALK 染色阳性

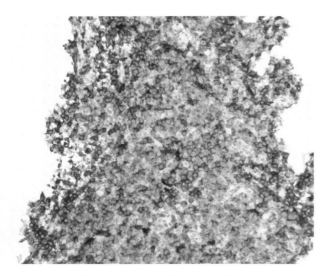

图 4-1-17-J　IHC×10 示 CD30 染色阳性

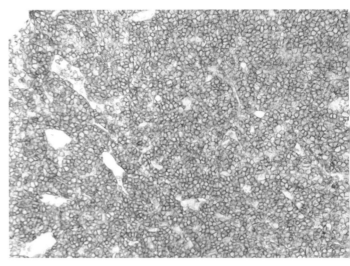

图 4-1-17-M　IHC×10 示 CD8 阳性

2. **神经母细胞瘤**　小圆细胞肿瘤,表达 TH、PGP9.5、SYN、CgA 等,不表达 LCA。

3. **横纹肌肉瘤**　小圆细胞肿瘤,表达 Desmin、Myogenin 等肌源性标志,但不表达 LCA。

（何乐健）

## 十八、Gorham-Stout 病

### 【定义】

Gorham-Stout 病是指骨骼血管瘤病,为多系统、良性血管性肿瘤累及一个或多个解剖区域的多块骨骼,肿瘤还可累及软组织和内脏。也叫骨囊性血管瘤病,骨淋巴管扩张,大块骨溶解症等。

### 【临床特点】

1. **发病率**　少见,儿童和青少年好发。累及颅骨、颌骨、四肢、肩部、骨盆、脊柱、肋骨等。

2. **症状**　患儿可无症状或局部有疼痛、骨折,软组织包块等。心包或胸膜受累可引起乳糜胸或胸水。

3. **实验室检查**　未见特殊。

4. **影像学特点**　骨骼血管瘤病表现为多灶性圆形或卵圆形透亮区呈蜂窝状改变,病变界限清楚。

Gorham-Stout 病表现为髓腔、皮质透亮区病变融合导致进行性骨质溶解、骨折、碎片化、骨质消失;邻近软组织可萎缩(图 4-1-18-A~D)。

5. **治疗**　单一病变可手术剔除或局部切除病变;多发多系统病变,采用手术、放疗和药物等综合治疗。络氨酸激酶抑制剂和血管生长因子抑制剂等可供选择。

6. **预后**　单骨性病变预后良好;多骨性病变预后差,15%患者可致死。

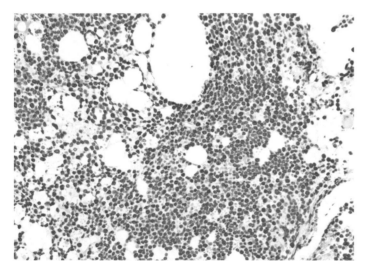

图 4-1-17-K　IHC×10 示 Ki-67 约 100% 瘤细胞阳性

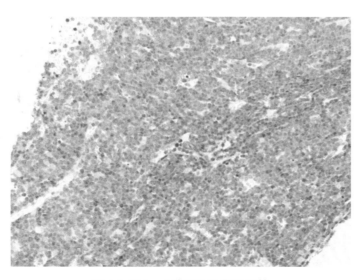

图 4-1-17-L　IHC×10 示 TdT 阳性

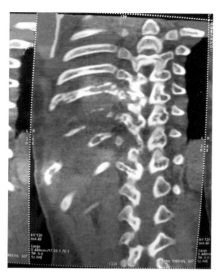

图 4-1-18-A CT 示胸椎 T$_{7-11}$ 多发性透亮区

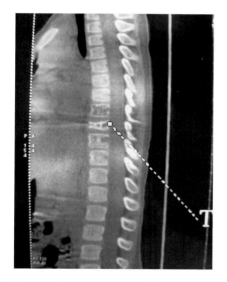

图 4-1-18-B MRI 示胸椎 T$_{7-11}$ 多发性透亮区

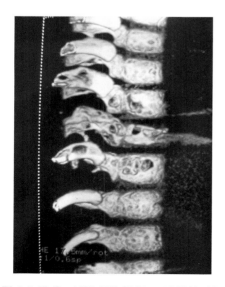

图 4-1-18-C MRI 示胸椎 T$_{7-11}$ 溶骨性破坏

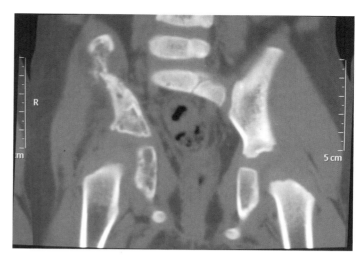

图 4-1-18-D CT 检查示骨盆多发性骨质破坏

【病理学特点】

1. **肉眼观察** 骨骼血管瘤病，界限清楚、圆形或卵圆形、出血性、海绵状肿块；Gorham-Stout 病肿块不明显，骨和软组织破坏。

2. **镜下观察** 血管、毛细血管、淋巴管等增生扩张，充满血液，管腔大小不一（图 4-1-18-E、F）。

3. **免疫组化** CD31、CD34、ERG、D2-40 染色阳性（图 4-1-18-G）。

4. **超微结构特点** 具有血管瘤特点。

5. **分子遗传学特点** 已有 *EWSR1-NFATC1* 融合基因的个案报道。

【鉴别诊断】

血管瘤和淋巴管瘤组织形态类似，影像学特点有助于鉴别，Gorham-Stout 病病变范围广，表现为髓腔、皮质透亮区病变融合导致进行性骨质溶解。

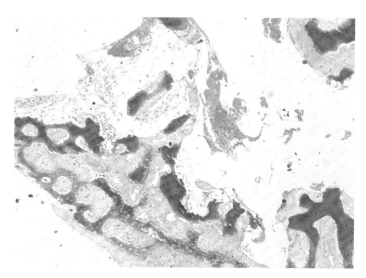

图 4-1-18-E HE×4 示骨质中增生的血管

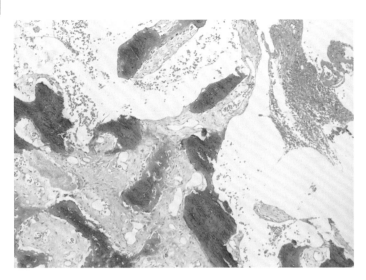

图 4-1-18-F　HE×10 示骨质中增生的血管

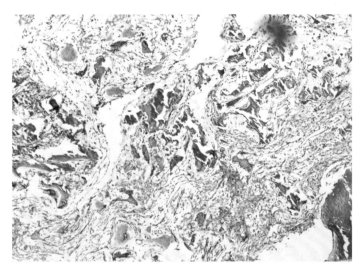

图 4-1-18-G　IHC×10 示 CD34 染色阳性

（何乐健）

## 第二节　非肿瘤性疾病

### 一、骨髓炎

【定义】

骨髓炎（osteomyelitis）各种原因引起骨的急、慢性炎症性病变。骨髓炎可通过血道感染，也可经软组织直接扩散至骨，按病因可分为细菌、真菌、分枝杆菌等感染性及非感染性。

【临床特点】

1. **发病率**　少见，急性骨髓炎多由金黄色葡萄球菌、链球菌、沙门氏菌等引起，而慢性肉芽肿病的骨髓炎多由曲霉菌等引起，1%～2%结核菌感染可导致急性骨髓炎。

2. **症状**　急性期可有高烧等全身症状，红肿、热、痛等局部症状；慢性期可见局部溃破、流脓、有死骨或空洞形成等。

3. **实验室检查**　白细胞可正常或增高，血沉及 C 反应蛋白增高。

4. **影像学特点**　X 线检查，骨质特别是长骨不规则增厚和硬化，骨吸收或空洞，大小不等的死骨等，如椎体感染 CT 检查有时可见椎旁脓肿（图 4-2-1-A、B）。

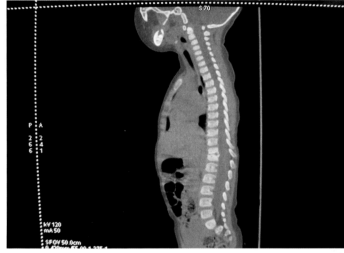

图 4-2-1-A　CT 检查示 $T_{11}$～$T_{12}$ 骨质破坏

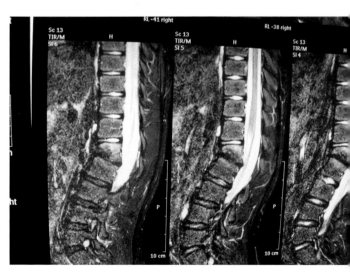

图 4-2-1-B　CT 检查示 $L_1$ 骨质破坏

5. **治疗**　手术加抗感染治疗。

6. **预后**　多数良好。

【病理学特点】

1. **肉眼观察**　骨髓水肿、出血、坏死。

2. **镜下观察**　急性期可见中性粒细胞、淋巴细胞；亚急性期可见浆细胞；慢性期则可见淋巴细胞、浆细胞及组织细胞浸润；结核性感染可见干酪性肉芽肿。囊性纤维化至骨髓感染可为上皮样肉芽肿性病变（图 4-2-1-C ~ E）。

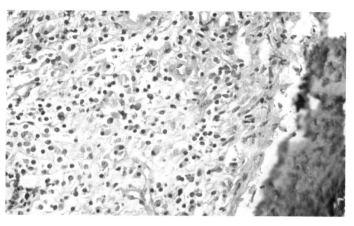

图 4-2-1-C　HE×10 示骨髓中大量淋巴、浆细胞浸润，有纤维化

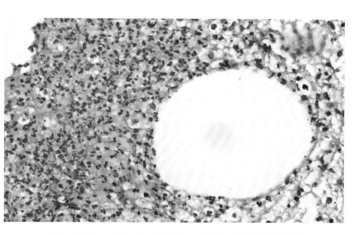

图 4-2-1-D　HE×10 示骨髓中大量中性粒细胞浸润

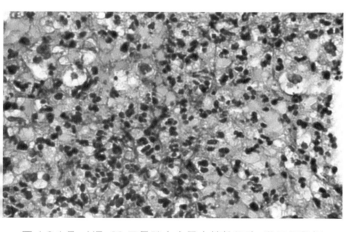

图 4-2-1-E　HE×20 示骨髓中大量中性粒细胞、淋巴组织细胞浸润

3. **免疫组化**　CD68 阳性，CD3 等阳性，结核感染，抗酸染色阳性，PAS、六胺银染色可显示有无真菌感染。

4. **超微结构特点**　炎细胞结构特点。

5. **分子遗传学特点**　Majeed 综合征引起的骨髓炎，可有 *IL1RN* 基因和 *LPIN2* 基因突变。

【鉴别诊断】

1. **骨朗格汉斯细胞组织细胞增生症**　除可见淋巴、中性粒细胞等炎细胞外，还可见胞质丰富的、核呈肾形、有核的组织细胞，免疫组化 CD1a、Langerin、S-100 等阳性。

2. **淋巴瘤**　瘤细胞异型性明显，可见核分裂。

（何乐健）

## 二、肌营养不良

【定义】

肌营养不良（Duchenne muscular dystrophy，DMD；Becker muscular dystrophy，BMD）是指 Xp21 位点上肌萎缩蛋白（dystrophin）基因突变引起的遗传性骨骼肌疾病，表现为肌纤维损伤，进行性纤维化和功能丧失。

【临床特点】

1. **发病率**　占新生男孩的 1/3 500 ~ 5 000。

2. **症状**　男孩，出生时通常无症状，出生 2 年后，出现活动笨拙，跑爬困难、常跌倒，近端肌群变弱，腓肠肌假性肥大；3 ~ 6 岁时：蹒跚步态、近端肌群肌力变弱、智力低于平均水平；20 岁时失去行动能力，脊柱后侧凸，呼吸肌受累，因呼吸衰竭和感染而死亡，心脏受累；BMD：发作年龄平均 12 岁，平均 40 岁左右失去行动能力，心脏受累，不孕等。

3. **实验室检查**　血清肌酸磷酸激酶升高。

4. **影像学特点**　肌电图显示肌病。

5. **治疗**　激素及基因治疗。

6. **预后**　不良，多数于 20 岁内死亡。

【病理学特点】

1. **肉眼观察**　肉眼显示肌肉变性或未见明显异常。

2. **镜下观察**　肌活检显示肌纤维大小不一、萎缩、孤立性肥大的圆形、致密高度收缩性纤维伴有嗜酸性肌质，肌纤维坏死，纤维再生，周边肌束周围或内，进行性脂肪和结缔组织增多，轻度炎细胞浸润（图 4-2-2-A ~ E）。

3. **免疫组化**　DMD：不同程度保留 N-末端，C-末端广泛缺失，肌萎缩蛋白（rod domain 染色）缺失；BMD：N-末端，C-末端保留或轻度减少。

4. **超微结构特点**　肌丝模糊，肌纤维间脂滴堆积，肌纤维核膜周围线粒体及糖原颗粒聚集（图 4-2-2-F）。

5. **分子遗传学特点**　外周血白细胞、绒膜绒毛和羊水检测肌萎缩蛋白（*Dystrophin*）基因突变。

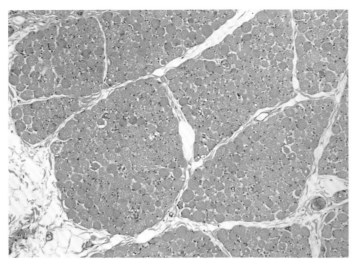

图 4-2-2-A HE×4 示肌纤维变性、大小不一

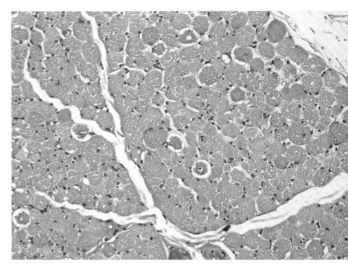

图 4-2-2-D HE×10 示肌纤维变性

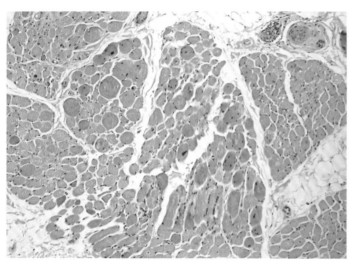

图 4-2-2-B HE×10 示肌纤维变性,萎缩、肥大、大小不一,横纹模糊

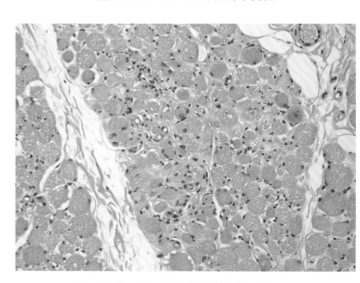

图 4-2-2-E HE×10 示肌纤维变性,大小不一

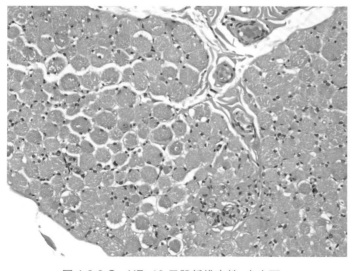

图 4-2-2-C HE×10 示肌纤维变性,大小不一

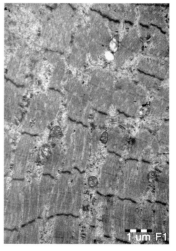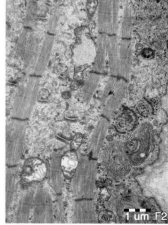

图 4-2-2-F 电镜检查示肌原纤维呈明显的退行性改变,可见少量萎缩及坏死,肌丝间大小不等的肌溶灶。部分线粒体有肿胀,基质密度下降,嵴断裂或空泡变。肌节排列较紊乱,部分 Z 线缺失

## 【鉴别诊断】

炎性肌病肌纤维间见淋巴等炎细胞浸润，未见 *Dystrophin* 基因突变。

（何乐健）

## 参 考 文 献

1. Sade R, Ulusoy OL, Mutlu A, et al. Osteochondroma of the lumbar spine. Joint Bone Spine, 2017, 84（2）:225.

2. Qasem SA, DeYoung BR. Cartilage-forming tumors. Semin Diagn Pathol, 2014, 31（1）:10-20.

3. Ferrer-Santacreu EM, Ortiz-Cruz EJ, Díaz-Almirón M, et al. Enchondroma versus chondrosarcoma in long bones of appendicular skeleton: clinical and radiological criteria-a follow-up. J Oncol, 2016, 2016:8262079.

4. Zhang L, Yang M, Mayer T, et al. Use of MicroRNA biomarkers to distinguish enchondroma from low-grade chondrosarcoma. Connect Tissue Res, 2017, 58（2）:155-161.

5. Abboud S, Kosmas C, Novak R, et al. Long-term clinical outcomes of dual-cycle radiofrequency ablation technique for treatment of osteoid osteoma. Skeletal Radiol, 2016, 45（5）:599-606.

6. Boscainos PJ, Cousins GR, Kulshreshtha R, et al. Osteoid osteoma. Orthopedics, 2013, 36（10）:792-800.

7. Amary MF, Berisha F, Mozela R, et al. The H3F3 K36M mutant antibody is a sensitive and specific marker for the diagnosis of chondroblastoma. Histopathology, 2016, 69（1）:121-127.

8. Fang D, Gan H1, Lee JH, et al: The histone H3. 3K36M mutation reprograms the epigenome of chondroblastomas. Science, 2016, 352（6291）:1344-1348.

9. Lucas DR et al. Osteoblastoma: clinicopathologic study of 306 cases. Hum Pathol, 1994, 25（2）:117-134.

10. Sobti A, Agrawal P, Agarwala S, et al. Giant cell tumor of bone-an overview. Arch Bone Jt Surg, 2016, 4（1）:2-9.

11. Wojcik J, Rosenberg AE, Bredella MA, et al. Denosumab-treated giant cell tumor of bone exhibits morphologic overlap with malignant giant cell tumor of bone. Am J Surg Pathol, 2016, 40（1）:72-80.

12. Cleven AH, Höcker S, Briaire-de Bruijn, et al. Mutation analysis of H3F3A and H3F3B as a diagnostic tool for giant cell tumor of bone and chondroblastoma. Am J Surg Pathol, 2015, 39（11）:1576-1583.

13. Ratra A, Wooldridge A, Brindley G. Osteofibrous Dysplasia-like Adamantinoma of the Tibia in a 15-Year-Old Girl. Am J Orthop（Belle Mead NJ）, 2015, 44（10）:E411-E413.

14. Most MJ, Sim FH, Inwards CY. Osteofibrous dysplasia and adamantinoma. J Am Acad Orthop Surg, 2010, 18（6）:358-366.

15. 秦晓飞, 郭建刚, 韩志. 长骨造釉细胞瘤临床病理分析. 中华病理学杂志, 2013, 42（2）:398-399.

16. Vanel D, Kreshak J, Larousserie F, et al. Enchondroma vs. chondrosarcoma: A simple, easy-to-use, new magnetic resonance sign. Eur J Radiol, 2012, 82（12）:2154-2160.

17. Amary MF, et al. IDH1 and IDH2 mutations are frequent events in central chondrosarcoma and central and periosteal chondromas but not in other mesenchymal tumours. J Pathol, 2011, 224（3）:334-343.

18. Ferraresi V, Nuzzo C, Zoccali C, et al. Chordoma: clinical characteristics, management and prognosis of a case series of 25 patients. BMC Cancer, 2010, 10:22.

19. Tena-Suck ML, Collado-Ortíz MA, Salinas-Lara C, et al. Chordoid meningioma: a report of ten cases. J Neurooncol. J Neurooncol, 2010, 99（1）:41-48.

20. Larizza, Mortini P, Riva P, et al. Update on the cytogenetics and molecular genetics of chordoma. Hered Cancer Clin Pract, 2005, 3（1）:29-41.

21. Hs CB, Rai BD, Nair MA, et al. Simple bone cyst of mandible mimicking periapical cyst. Clin Pract, 2012, 2（3）:e59.

22. Gunawat P, Shaikh ST, Karmarkar V, et al. Endoscopic excision of symptomatic simple bone cyst at skull base. J Clin Diagn Res, 2016, 10（10）:3-4.

23. Flores IL, Hanmilton ME, Zanchin-Baldissera E, et al. Simple and aneurysmal bone cyst: Aspects of jaw pseudocysts based on an experience of Brazilian pathology service during 53 years. Med Oral Patol Oral Cir Bucal, 2017, 22（1）:64-69.

24. Bacci G, Longhi A, Versari M, et al. Prognostic factors for osteosarcoma of the extremity treated with neoadjuvant chemotherapy: 15-year experience in 789 patients treated at a single institution. Cancer, 2006, 106:1154-1161.

25. Bedi HS, Kaufman DV, Choong PF, et al. Osteosarcoma of the scapula arising in osteogenesis imperfecta. Pathology, 1999, 31:52-54.

26. Berry M, Mankin H, Gebhardt M, et al. Osteoblastoma: a 30-year study of 99 cases. J Surg Oncol, 2008, 98:179-183.

27. van den Berg H, Kroon HM, Slaar A, et al. Incidence of biopsyproven bone tumors in children: a report based on the Dutch pathology registration "PALGA". J Pediatr Orthop, 2008, 28:29-35.

28. Ghermandi R, Terzi S, Gasbarrini A, et al. Denosumab: non-surgical treatment option for selective arterial embolization resistant aneurysmal bone cyst of the spine and sacrum. Case report. Eur Rev Med Pharmacol Sci, 2016, 20（17）:3692-3695.

29. Sukov WR, Franco MF, Erickson-Johnson M, et al. Frequency of USP6 rearrangements in myositis ossificans, brown tumor, and cherubism: molecular cytogenetic evidence that a subset of "myositis ossificans-like lesions" are the early phases in the formation of soft-tissue aneurysmal bone cyst. Skeletal Radiol, 2008, 37（4）:321-327.

30. Hung YP, Fletcher CD, Hornick JL, et al: Evaluation of ETV4 and WT1 expression in CIC-rearranged sarcomas and histologic mimics.

Mod Pathol,2016,29(11):1324-1334.

31. Machado I,Navarro L,Pellin A,et al. Defining Ewing and Ewing-like small round cell tumors(SRCT):The need for molecular techniques in their categorization and differential diagnosis. A study of 200 cases. Ann Diagn Pathol,2016,22:25-32.

32. Mankin HJ,Trahan CA,Fondren G,et al. Non-ossifying fibroma,fibrous cortical defect and Jaffe-Campanacci syndrome:a biologic and clinical review. Chir Organi Mov,2009,93(1):1-7.

33. Wootton-Gorges SL. MR imaging of primary bone tumors and tumor-like conditions in children. Radiol Clin North Am,2009,47(6):957-975.

34. Zeng K,Ohshima K,Liu Y,et al. BRAFV600E and MAP2K1 mutations in Langerhans cell histiocytosis occur predominantly in children. Hematol Oncol,2017,35(4):845-851.

35. 王朝夫,朱雄增. 第4版WHO骨肿瘤分类解读. 中华病理学杂志,2013,42(10):652-654.

36. Tsuji Y,Maeda K,Tazuke Y,et al. Mesenchymal hamartoma of the bilateral chest wall in neonates. Pediatr Surg Int,2012,28(9):939-942.

37. Lisle DA,Ault DJ,Earwaker JW. Mesenchymal hamartoma of the chest wall in infants:report of three cases and literature review. AustralasRadiol,2003,47(1):78-82.

38. Chisholm KM,Ohgami RS,Tan B,et al. Primary lymphoma of bone in the pediatric and young adult population. Hum Pathol,2017,60:1-10.

39. Demircay E,Hornicek FJ Jr,Mankin HJ,et al. Malignant lymphoma of bone:a review of 119 patients. Clin Orthop Relat Res,2013,471(8):2684-2690.

40. Ramani P,Shah A. Lymphangiomatosis. Histologic and immunohistochemicalanalysis of four cases. Am J Surg Pathol,1993,17(4):329-335.

41. Cannon SR. Massive osteolysis. a review of seven cases. J Bone Joint Surg Br,1986,68(1):24-28.

42. Arbajian E,Magnusson L,Brosjö O,et al. A benign vascular tumor with a new fusion gene:EWSR1-NFATC1 in hemangioma of the bone. Am J Surg Pathol,2013,37(4):613-616.

43. Arnold SR,Elias D,Buckingham SC,et al. Changing patterns of acute hematogenous osteomyelitis and septic arthritis:emergence of community-associated methicillin-resistant Staphylococcus aureus. J Pediatr Orthop,2006,26:703-708.

44. Copley LAB. Pediatric musculoskeletal infection:trends and antibiotic recommendations. J Am Acad Orthop Surg,2009,17:618-626.

45. Samaha FJ,Quinlan JG. Dystrophinopathies:classification and complication. J Child Neurol,1996,11:13.

46. Kunkel LM. Analysis of deletions in DNA from patients with Becker and Duchenne myscular dystrophy. Nature,1986,322:72.

# 第五章

## 皮肤疾病

### 第一节 肿瘤性疾病

#### 一、幼年性黄色肉芽肿

**【定义】**

幼年性黄色肉芽肿（juvenile xanthogranuloma，JXG）是儿童皮肤最常见的非朗格汉斯细胞组织细胞增生症的一种。多发于儿童和婴幼儿的面部、颈部和躯干等部位，表现为黄色、褐色或红色丘疹或结节。JXG 可随着年龄的增长逐渐消退。

**【临床特点】**

**1. 发病率** 国外报道发病多见于 1 岁以内的婴儿，国内资料显示约 30% 在 1 岁以内发病，5 岁内发病者占 70% 以上，平均年龄 4.58 岁，男性多见。

**2. 症状** 皮肤出现孤立性或多发性红、黄色丘疹或结节。

**3. 治疗** 预后良好，除皮肤外，如有多系统或脏器受累包括眼眶、口腔、胰腺、肺、软组织、中枢神经系统和骨等，或危及生命，可适当应用化疗。

**4. 预后** 良性疾病，90% 以上切除后无再发，个别患儿皮疹可随年龄增长而增多。

**【病理学特点】**

**1. 肉眼观察** 单发或多发的皮损活检，多为黄色、黄褐色或红色或蓝黑色，直径 1~10mm（图 5-1-1-A）。

**2. 镜下观察** 大多数病变局限于真皮内，呈结节状，界限不清，真皮内组织细胞弥漫性致密浸润，胞质内可见不同程度的脂质空泡形成。同时可见包括 Touton 巨细胞在内的多核细胞，以及混有淋巴细胞和嗜酸性粒细胞，病变一般不累及表皮，核分裂罕见，病程较长的病例以纤维母细胞增生和纤维化为主。深在型者可累及皮下组织或肌肉（图 5-1-1-B~F）。

根据病变细胞的特点可分为早期、经典、移行和混合型四种，其中移行型特点类似纤维组织细胞瘤样，经典型特点为组织细胞空泡形成明显和 Touton 细胞的出现，早期型者组织细胞空泡不明显。

**3. 免疫组化** 病变细胞表达巨噬细胞的标记 CD68，但一般不表达 S-100、CD1α 和 Langerin。已报道有 S-100 阳性的 JXG。

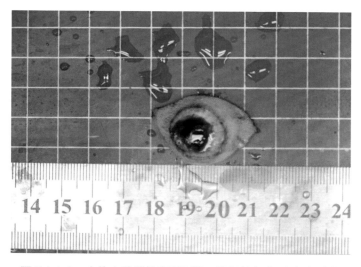

图 5-1-1-A　大体皮肤活检表面可见一隆起的灰黄、灰褐色肿物

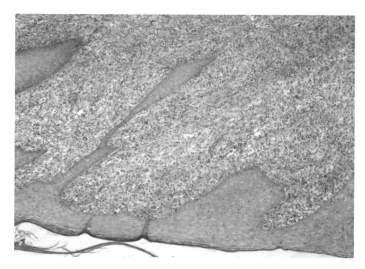

图 5-1-1-B　HE×4 示真皮内混合性炎性细胞弥漫性浸润

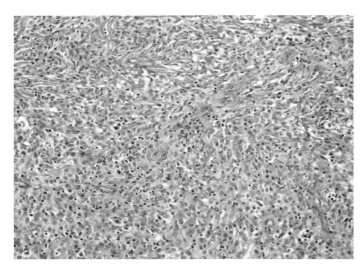

图 5-1-1-C　HE×10 示组织细胞、淋巴细胞和散在嗜酸性粒细胞等

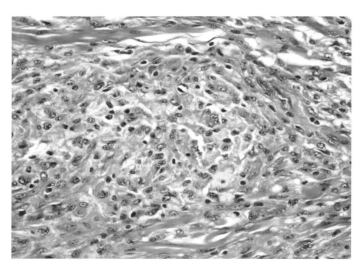

图 5-1-1-D　HE×20 示空泡状组织细胞、散在嗜酸性粒细胞

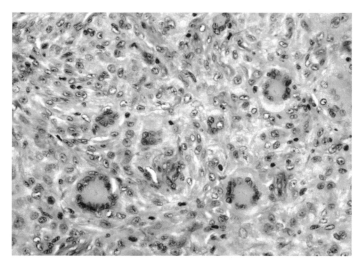

图 5-1-1-E　HE×40 示 Touton 巨细胞

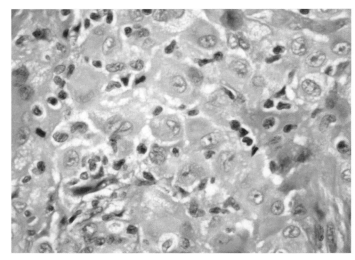

图 5-1-1-F　HE×40 示空泡状组织细胞

【鉴别诊断】

1. 良性头部组织细胞增生症（benign cephalic histocytosis）　该病组织学表现与 JXG 类似，但它是一种临床可以自愈的特殊类型 LCH。

2. 朗格汉斯细胞组织细胞增生症　JXG 早期与 LCH 组织相似，鉴别主要靠免疫组织化学，JXG 细胞一般 S-100 阴性，CD1α 和 Langerin 阴性，而 CD68 强阳性。对鉴别困难的病例，可行电镜检查，LCH 可见 Birbeck 颗粒，而 JXG 则无。

3. 皮肤纤维瘤　通常见致密胶原基质，表皮增生。

（宋建明）

## 二、朗格汉斯细胞组织细胞增生症

【定义】

朗格汉斯细胞组织细胞增生症（Langerhans cell histiocytosis，LCH），是一种朗格汉斯组织细胞增生引起的一种克隆性疾病，该细胞特征性的表达 S-100、CD1α 和 Langerin，电镜显示存在 Birbeck 颗粒。传统上，LCH 在临床可分为三类：①Letterer-Siwe 病，特点是 1 岁以内、急性播散性起病伴内脏累及；②Hand-Schuller-Christian 综合征，表现为年幼儿童、慢性发病、多系统累及，尤其是骨骼系统，较少累及内脏；③嗜酸性肉芽肿，儿童晚期或成人慢性、局灶性发病，单骨或多骨病变。皮肤累及可见于所有 LCH 类型，尤其是 Letterer-Siwe 病。

【临床特点】

1. 发病率　发病率为 0.28～0.89/100 000 新生儿，多见于 1 岁以内的婴儿，男女比例 2∶1。

2. 症状　皮肤出现斑疹、丘疹，常为弥漫性，尤其见于头皮和肛门生殖器区，类似脂溢性皮炎。偶尔可出现水疱、溃疡或荨麻疹(风团)。

3. **实验室检查** 分患儿可出现血沉(ESR)加快,血小板减少($<100×10^9$)等。

4. **治疗** 治疗方法和临床类型密切相关。病变累及骨时,可外科刮除。播散性表现可行化疗。难以切除的病例可低剂量放射治疗。

5. **预后** LCH累及单一系统或器官者3年生存率可达100%,而累及多系统或器官者,3年生存率约80%。

**【病理学特点】**

1. **肉眼观察** 皮肤活检组织较小,少数可出现溃疡等。

2. **镜下观察** 真皮乳头层内朗格汉斯组织细胞增生,表皮与真皮交界处界限不清,经常增生细胞深入表皮。病变细胞特征为胞质丰富、淡染,胞核呈肾形、蚕豆形或咖啡豆样、核沟明显。病变内可出现多少不一的多核组织细胞和嗜酸性粒细胞浸润(图5-1-2-A、B)。

3. **免疫组化** 病变细胞表达S-100、CD1α和Langerin。已报道有S-100阳性的JXG(图5-1-2-C～E)。

4. **超微结构特点** 胞质可见Birbecks颗粒。

5. **分子遗传学特点** 系统性病变瘤细胞可见 *BRAF* 基因突变。

**【鉴别诊断】**

1. **伴朗格汉斯细胞组织细胞增生的其他皮肤疾病** 如蕈样霉菌病、皮肤B细胞假淋巴瘤和霍奇金淋巴瘤,都可出现朗格汉斯细胞组织细胞增生,甚至结节形成,主要根据原发主要疾病的特点来鉴别。

2. **先天性自限性网织组织细胞增生** 该病是一种LCH疾病谱系中的良性病变,在出生时或很快就自发消退;镜下表现与LCH不同,该组织细胞胞质丰富、嗜酸性

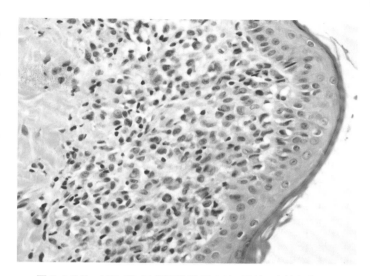

图 5-1-2-B HE×20 示瘤细胞胞质丰富、淡染,胞核呈肾形、蚕豆形或咖啡豆样、核沟明显,并混有多核组织细胞及嗜酸性粒细胞浸润

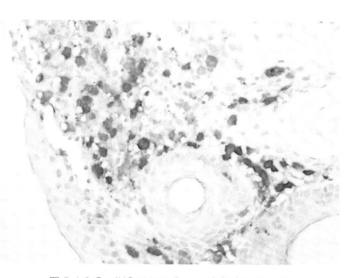

图 5-1-2-C IHC×10 示 S-100 染色瘤细胞阳性

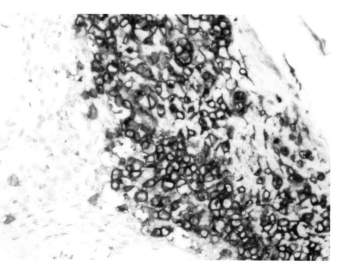

图 5-1-2-D IHC×10 示 CD1α 染色瘤细胞阳性

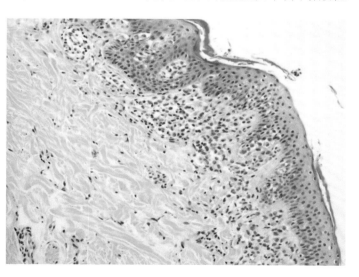

图 5-1-2-A HE×4 示真皮乳头层和网状层浅层内朗格汉斯组织细胞增生,表皮与真皮交界处界限不清

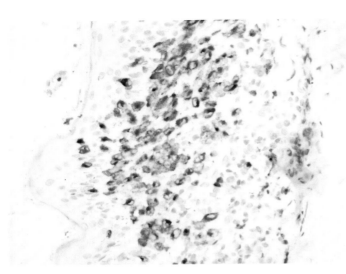

图 5-1-2-E　IHC×10 示 Langerin（CD207）染色瘤细胞阳性

伴毛玻璃样改变。

（宋建明）

### 三、皮下脂膜炎样 T 细胞淋巴瘤

#### 【定义】

皮下脂膜炎样 T 细胞淋巴瘤（subcutaneous panniculi-tis-like T-cell lymphoma）是指局限于皮下脂肪，并可扩展至真皮深层的皮肤原发性 T 细胞淋巴瘤。

#### 【临床特点】

1. **发病率**　少见，30~40 岁成人多见，20 岁以下的病例约占 20%。

2. **症状**　女性多见，女：男为 2：1，皮肤红斑或紫色结节或位置较深的斑块，直径 1~20cm，累及四肢、躯干、面部、颈部、腋窝、腹股沟、臀部，孤立性病变少见，50% 伴贫血、血细胞减少、ESR 升高、肝功能异常，通常未见淋巴结肿大，但可见肝脾肿大，20% 的患者伴有嗜血细胞综合征。

3. **实验室检查**　贫血、血细胞减少，ESR 升高、肝功能异常等。

4. **影像学特点**　超声检查显示皮下弥漫性强回声区域，CT 显示皮下浸润性结节。

5. **治疗**　口服激素，化疗和放疗；对于反复复发、弥漫性病变，可选择干细胞移植。

6. **预后**　5 年存活率 80%~90%，伴有嗜血细胞综合征较差，仅为 46%。

#### 【病理学特点】

1. **肉眼观察**　皮肤结节性病变，皮表可见坏死溃疡。

2. **镜下观察**　多形性小、中、大的淋巴细胞和组织细胞浸润皮下脂肪小叶；可见吞噬红细胞；吞噬细胞碎片形

成"豆袋细胞"，多数病例可见核碎及脂肪坏死；表皮常未见累及；血管浸润及血管破坏少见；肿瘤细胞核深染，胞质少；瘤细胞围绕脂肪细胞形成所谓"花边"浸润；可见反应性小淋巴细胞；偶见肉芽肿形成；中性粒细胞和嗜酸细胞少见；浆细胞罕见（图 5-1-3-A~E）。

3. **免疫组化**　CD2 阴性，CD3-/+，CD8 阳性，βF 阳性，CD30 阴性，CD56-/+，TIA-1、granzyme、perforin 等阳性；少数病例也可 CD4 和 CD8 均阴性或 CD4 和 CD8 均阳性（图 5-1-3-F、G）。

4. **超微结构特点**　T 细胞结构特点。

5. **分子遗传学特点**　T 细胞受体单克隆基因重排。

#### 【鉴别诊断】

1. **皮肤 γ/δT 细胞淋巴瘤**　肿瘤常累及表皮和真皮，表皮可有溃疡，免疫组化：CD56 阳性，TCRδ 阳性，βF 阴性，CD8 阴性。

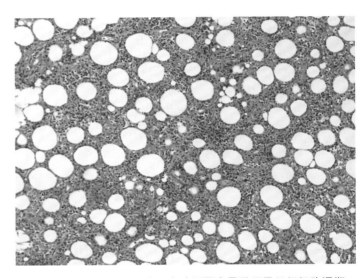

图 5-1-3-A　HE×10 示皮下脂肪间隔大量淋巴及组织细胞浸润

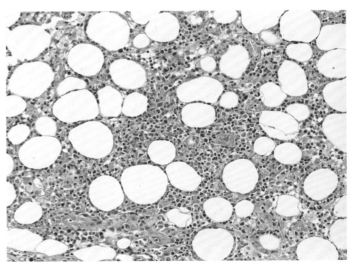

图 5-1-3-B　HE×20 示浸润的淋巴细胞，核异型性明显

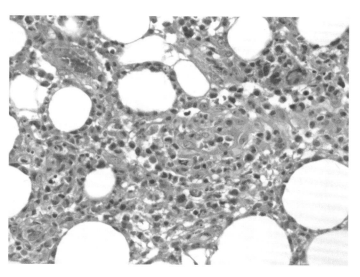

图 5-1-3-C　HE×20 示豆袋细胞及异型性明显瘤细胞

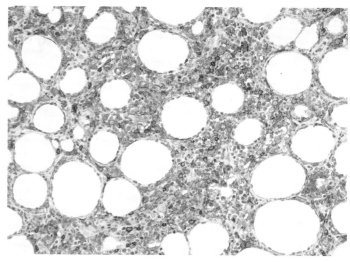

图 5-1-3-F　IHC×10 示 CD4 染色,瘤细胞阳性

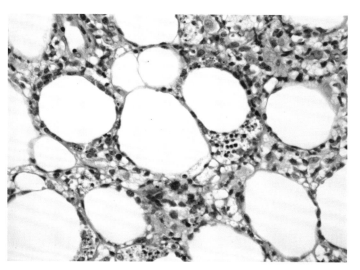

图 5-1-3-D　HE×20 示吞噬细胞

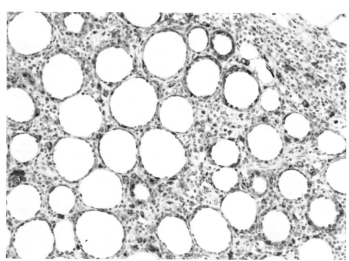

图 5-1-3-G　IHC×10 示 CD68 染色,瘤细胞阳性

2. **鼻型结外 NKT 细胞淋巴瘤**　二者形态相似,但 NKT 细胞淋巴瘤常浸润真皮和表皮,EBV 阳性,NK 细胞无 *TCR* 基因重排。

3. **良性脂膜炎**　浸润细胞未见异型、未见 *TCR* 基因重排。

(何乐健)

## 四、幼年性黑色素瘤

### 【定义】

幼年性黑色素瘤(juvenile melanoma),或称 Spitz 痣(Spitz nevus),又称梭形和上皮样细胞痣,Sophie Spitz 于 1948 年提出,认为是一种恶性黑色素瘤的幼年型,预后好。但实际上,Spitz 痣与黑色素瘤的鉴别诊断仍存在很大的挑战性。Spitz 痣主要为后天获得性,先天性者罕见。

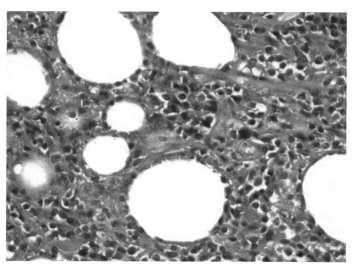

图 5-1-3-E　HE×20 示异型性明显的瘤细胞

【临床特点】

1. **发病率** 罕见,发病率在 1.4~7/100 000,多见于 14 岁以内的儿童。

2. **症状** 皮肤表现多为孤立性,最大径小于 1cm,粉红色、隆起性结节。临床上与血管瘤或化脓性肉芽肿类似,个别情况下也可出现多发。常见的发生部位为肢体,尤其是大腿,其他包括躯干和头颈部。

3. **治疗** 对于 12 岁以内、大小不足 1cm 者,可每 3~6 个月随访一次,如无色泽、大小和形状的改变,随访间隔可延长到 1 年。如病变大于 1cm,出现结节、溃疡和生长加快或不对称性生长等必须外科切除。对于 12 岁以上,尤其是怀疑有不典型性或恶变时,应该外科切除。

4. **预后** 儿童 Spitz 痣一般为良性,复发率低。

【病理学特点】

1. **肉眼观察** 隆起的皮肤结节,粉色或肉色,最大径通常小于 1cm(图 5-1-4-A)。

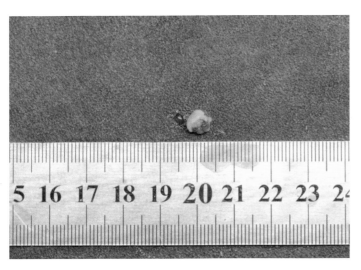

图 5-1-4-A 大体照片示皮肤表面见一肿物

2. **镜下观察** Spitz 痣可分为交界性、混合性和皮内痣三种类型。具有色素痣的特征性表现,如分布对称、界限清楚、具有成熟分化特性(指痣细胞从皮肤浅部至深部体积逐渐变小)。痣细胞体积大,梭形和/或上皮样细胞在不同病例多少不一,梭形细胞为主更多见(约 45%),其次为梭形和上皮样细胞混合性(约 35%),而单纯上皮样者仅占 20%。梭形细胞排列呈束状、与表皮方向垂直。

Spitz 痣可出现不典型特征,包括痣细胞及其细胞核的明显多形性、核增大、不规则、嗜酸性核仁明显、核内假包涵体和不典型核分裂等。痣细胞可派杰样浸润表皮、核分裂较多,使得与黑色素瘤的鉴别困难,甚至难以区分。嗜酸性透明小球(Kamino bodies)多见于 Spitz 痣(图 5-1-4-B、C),存在于真皮与表皮交界处,PAS 染色和三色

染色均为阳性。常在痣细胞巢和表皮之间出现人工造成的假性裂隙,多为局灶性。Spitz 痣常见的其他表现包括假上皮瘤样表皮增生、角化过度、角化不良、片状血管周围淋巴组织细胞浸润、真皮乳头层血管扩张及巨核、多核痣细胞等。

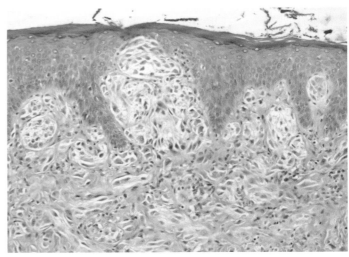

图 5-1-4-B HE×10 示梭形、上皮样痣细胞巢状排列,其边缘可见裂隙形成

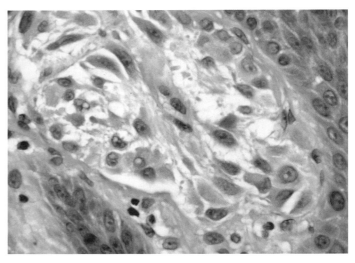

图 5-1-4-C HE×40 示痣细胞核仁不明显,无异型

不典型 Spitz 痣的恶性潜能不能确定,介于典型 Spitz 痣和 Spitz 痣样黑色素瘤之间。

晕样(halo)Spitz 痣,指皮肤痣边缘脱色素,痣细胞周围出现密集的淋巴细胞浸润,常见于 combined Spitz 痣和其他色素痣。

3. **免疫组化** 病变细胞表达 S-100,HMB45 阳性,Ki-67 增殖指数低(<2%~5%),p16 阳性和 E-cadherin 弥漫性表达(图 5-1-4-D、E)。

4. **分子遗传学特点** FISH 探针检测 *RREB1*(6p25)、

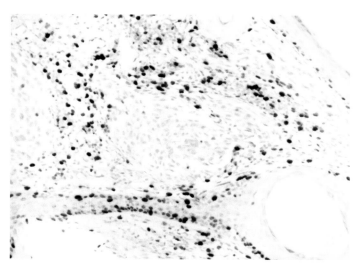

图 5-1-4-D IHC×10 示 Ki-67 增殖指数约 15%

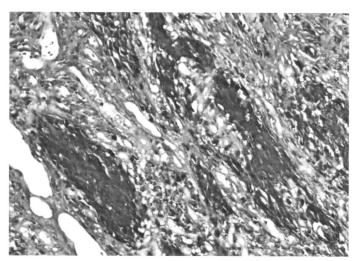

图 5-1-4-E IHC×10 示 S-100 染色阳性

*MYB*(6q23)和 *CCND1*(11q13)基因和着丝粒 6(Cep 6)拷贝数正常,而在不典型 Spitz 痣和黑色素瘤中出现异常改变。

11.8%的 Spitz 痣可出现 *HRAS* 基因突变和扩增,罕见 *NRAS* 和 *BRAF* 基因突变。

【鉴别诊断】

1. **恶性黑色素瘤** 与 Spitz 痣相比,黑色素瘤细胞核间变更明显,无成熟现象,分布不对称,出现不典型核分裂。在以下情况下,应怀疑恶性黑色素瘤,包括年龄>10岁、病变>1cm、皮肤溃疡和累及皮下组织。

2. **黑色素痣** 与 Spitz 痣相比,其他色素痣无 Kamino 小体和特征性裂隙出现。儿童 Spitz 痣样的黑色素瘤(Spitzoid melanoma):Ferrara 等认为该瘤不同于相应的成人型,不存在 *BRAF* 或 *NRAS* 基因突变,其发生在 Spitz 痣基础上,而出现非 Spitz 痣样的多形性瘤细胞克隆,皮肤

镜下可见红色结节伴不典型血管形态模式,且色素明显。

(宋建明)

## 五、种痘水疱病样淋巴瘤

【定义】

种痘水疱病样淋巴瘤(hydroa vacciniforme-like lymphoma,HVLL),或称种痘样水疱病样淋巴增殖性疾病(hydroa vacciniforme-like EBV-associated T cell lymphoproliferative disease,HVLLPD)是一种发生于儿童的 EBV 阳性皮肤 T 细胞淋巴瘤,表现为皮肤反复发作性水疱脓疱疹,具有明显的临床和病理特征,与严重的蚊虫叮咬过敏、种痘水疱病样皮疹、嗜血细胞综合征、日光敏感等有关。

【临床特点】

1. **发病率** 种痘水疱病样淋巴瘤好发亚洲、拉丁美洲、墨西哥儿童和青少年,其发病可能和其对 EBV 的细胞免疫缺陷有关。

2. **症状** 皮肤表现多为在皮肤溃疡和结痂前出现丘疹、水疱(图 5-1-5-A)。部分病例可出现全身症状,包括发热、消瘦、淋巴结肿大和肝脾肿大。该病的发病部位主要为日光暴露处的皮肤,尤其是面部。

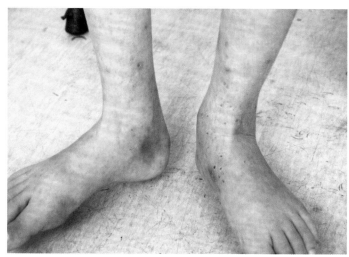

图 5-1-5-A 双下肢陈旧性白色斑点

3. **实验室检查** 患儿可出现血清白蛋白下降,白蛋白/球蛋白比值下降,尿肌酐减低,超敏 C 反应蛋白增高,IgG 和 IgA 增高,EBV DNA 增高。

4. **治疗** 该病对免疫调节剂反应良好,接受放疗、化疗的患者部分死于感染并发症,部分患者会进展为系统性淋巴瘤。

5. **预后** 临床过程变异较大。在进展为系统性病变前 10~15 年,可出现反复皮肤改变。一旦出现系统性累

及,临床过程更具有侵袭性。蚊虫叮咬过敏者,临床侵袭性更强,且常和嗜血细胞综合征有关。

【病理学特点】

1. **肉眼观察**　皮肤活检一般为小的组织块,表面可出现溃疡等改变。

2. **镜下观察**　瘤细胞一般为小到中等大的T细胞,核大、染色深,早期病变细胞未见明显非典型性。瘤细胞浸润广泛,可从表皮到皮下组织,表现为坏死、血管中心为主和血管侵犯。肿瘤被覆的表皮常出现溃疡。病变内可出现表皮下水肿和/或水疱形成,以及嗜酸性粒细胞和肥大细胞浸润。病情进展瘤细胞可见异型,病变范围扩大,可浸润皮下脂肪组织,甚至形成瘤结节(图5-1-5-B～E)。

3. **免疫组化**　瘤细胞可表达CD3(图5-1-5-F)、CD2、TIA-1和GrB,少数CD56阳性,CD20阴性。

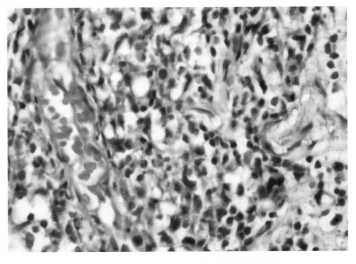

图 5-1-5-D　HE×20 示瘤细胞浸润血管

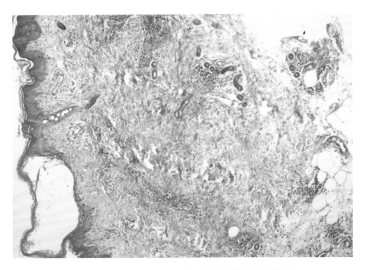

图 5-1-5-B　HE×4 示表皮内可见水疱形成

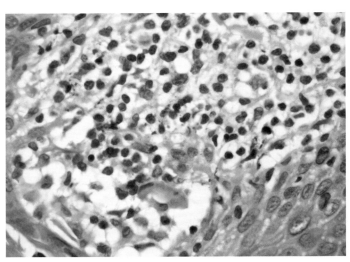

图 5-1-5-E　HE×40 示个别瘤细胞变性、坏死

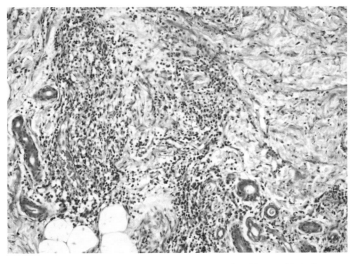

图 5-1-5-C　HE×10 示瘤细胞围绕皮肤附件和血管分布

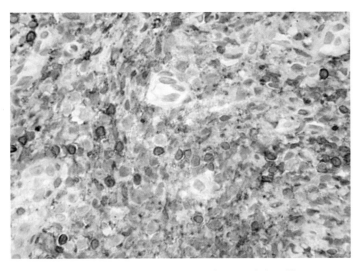

图 5-1-5-F　IHC×10 示瘤细胞 CD3 染色阳性

**4. 分子遗传学特点** 大部分病例存在克隆性 *TCR* 基因重排,而一些 NK 细胞源性的病例则无该基因的重排。

EBER 原位杂交在所有不典型细胞中表达阳性(图 5-1-5-G),但 LMP1 一般为阴性。可通过末端重复序列分析检测 EBV 的单克隆性。

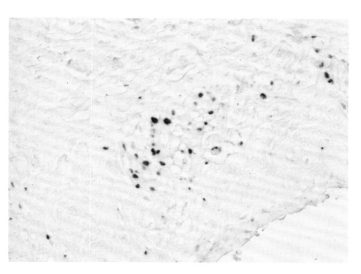

图 5-1-5-G 原位杂交,瘤细胞 EBER 染色阳性

**【鉴别诊断】**

1. **结外/皮肤 NK/T 细胞淋巴瘤** 瘤细胞核形不规则、浸润、破坏血管,CD2、CD56、CD57、CD43、粒酶 B、TIA1 和穿孔素阳性。NK 细胞型者,CD3、CD4、CD5 和 CD8 阴性。

2. **皮下脂膜炎样 T 细胞淋巴瘤** 瘤细胞浸润皮下脂肪小叶内,不浸润真皮,可出现组织细胞,但无其他炎性细胞伴随。CD56 阴性,EBERs 原位杂交阴性。

3. **原发性皮肤 γ/δT 细胞淋巴瘤** 瘤细胞累及表皮、真皮和皮下,TCR-γ/δ、CD2、CD3、CD56 阳性,CD8、CD30 阴性,EBER 阴性。

(宋建明)

## 六、基底细胞癌

**【定义】**

基底细胞癌(basal cell carcinoma,BCC)是发生在皮肤的恶性肿瘤,继黑色素瘤后常见的皮肤恶性肿瘤之一。

**【临床特点】**

1. **发病率** 发病高峰 70 岁左右,发生在儿童患者极罕见,90%发生在头颈部区域,儿童患者常与遗传性疾病相关,比如痣样基底细胞癌综合征(Gorlin-Goltz syndrome)及着色性干皮病、Bazer-Dupre-Christolz 综合征、白化病等。

2. **症状** 临床表现多样,典型的临床表现是中央存在溃疡的隆起,周围质地较硬;其他的临床表现包括白色或半透明的丘疹、伴有鳞屑的斑块或者不易愈合的溃疡(图 5-1-6-A)。

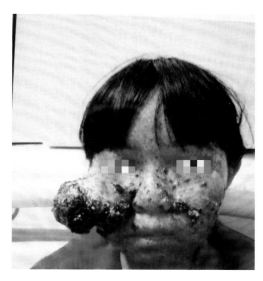

图 5-1-6-A 右面部巨大结节状肿物,表面坏死溃疡形成

3. **实验室检查** 无特殊。

4. **影像学特点** 无特殊。

5. **治疗** 手术治疗为主。

6. **预后** 手术切缘净时(扩大切除 4mm)总体预后良好,治愈率达 80%~99%,但有 20%病例复发。

**【病理学特点】**

1. **肉眼观察** 肿瘤灰粉,实性,质稍硬。

2. **镜下观察** 基底样细胞,高核质比,单个坏死细胞及少量核分裂象,肿瘤细胞巢周围可见栅栏样排列的细胞核,肿瘤细胞与周围基质见人工裂隙,部分病例可见肿瘤细胞巢间可有吞噬黑色素的巨噬细胞(图 5-1-6-B~F)。

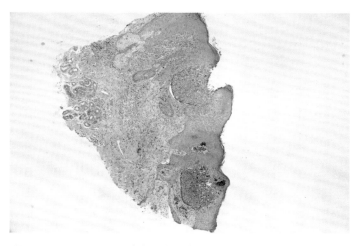

图 5-1-6-B HE×4 示肿瘤细胞结节状分布,局部表面见溃疡形成

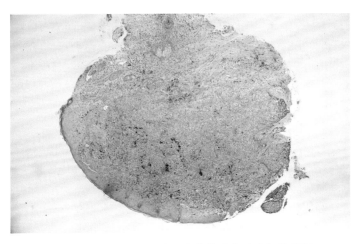

图 5-1-6-C　HE×4 示真皮内片状分布肿瘤细胞巢团

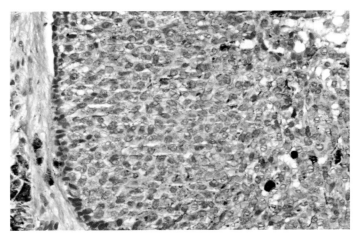

图 5-1-6-F　HE×40 示巢状基底细胞及噬黑色素细胞

**3. 免疫组化**　肿瘤细胞免疫组化标记 EMA、AE1/AE3、p63 可呈阳性表达,Ki-67 增殖指数较高(图 5-1-6-G~I)。

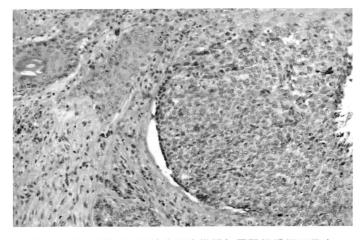

图 5-1-6-D　HE×20 示肿瘤细胞巢团与周围间质间可见人工裂隙,外周基底样细胞栅栏样排列

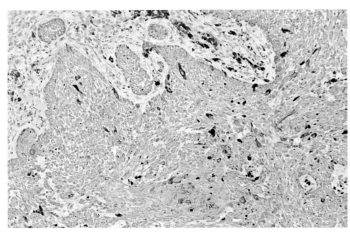

图 5-1-6-G　IHC×20 示肿瘤细胞 AE1/AE3 呈阳性表达

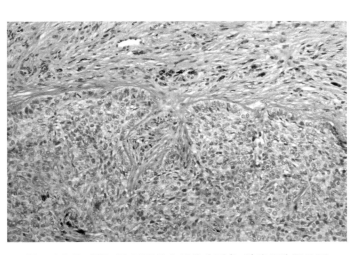

图 5-1-6-E　HE×20 示可见少量核分裂象,肿瘤细胞间及周围间质内可见噬黑色素反应

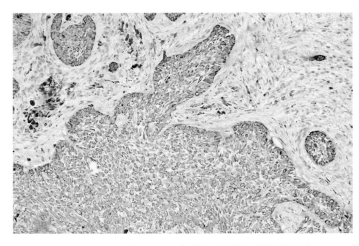

图 5-1-6-H　IHC×20 示肿瘤细胞 EMA 呈阳性表达

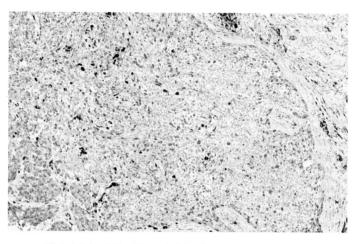

图 5-1-6-I　IHC×20 示肿瘤细胞 Ki-67 增殖指数较高

**4. 超微结构特点**　基底细胞特点。

**5. 分子遗传学特点**　68% BCC 与染色体 9q22 上基因失活有关，后者为肿瘤抑制基因。基底细胞痣样综合征和色素性干皮病均是遗传性基因突变性疾病，这类患者易患基底细胞癌，患有基底细胞痣样综合征的患者存在 PTCH1 胚系突变。

**【鉴别诊断】**

**1. 毛发上皮瘤**　儿童多见的毛囊肿瘤，常多发。组织学上基底样细胞由两层或两层以上细胞呈器官样排列，间质常存在明显纤维化，使肿瘤细胞呈条索样上皮岛。

**2. 黑色素瘤**　色素型基底细胞癌应与黑色素瘤鉴别，免疫组织化学对鉴别有意义，黑色素细胞标记 HMB45、Melan-A 及 S-100 阳性表达。

（张　楠）

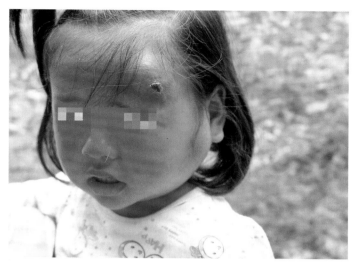

图 5-1-7-A　大体照片示前额结节状肿物

## 七、皮肤淋巴母细胞性淋巴瘤

**【定义】**

皮肤淋巴母细胞性淋巴瘤（lymphoblastic lymphoma of skin）原始前驱淋巴细胞起源的恶性淋巴细胞性肿瘤。大多为系统性病变累及皮肤，原发性病变极为罕见。

**【临床特点】**

**1. 发病率**　罕见，发病率 2.18~7.7/100 万。

**2. 症状**　皮肤 B-细胞淋巴母细胞淋巴瘤，儿童及青少年常见，也可发生于新生儿，常常表现为头颈部、较大的、孤立性、红斑；治疗后复发的病例，常常是皮肤病变为首发症状，表现为孤立性或局灶性丘疹或肿瘤，难以辨认；皮肤 T-细胞淋巴母细胞性淋巴瘤，多见于成人，表现为局部或全身性皮肤、皮下组织较大的肿物，常常伴有累及纵隔和中枢神经系统（图 5-1-7-A~C）。

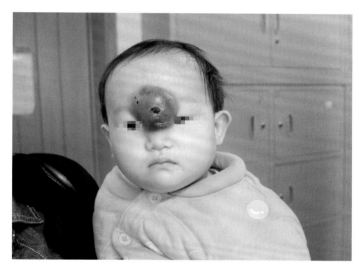

图 5-1-7-B　大体照片示前额结节状肿物

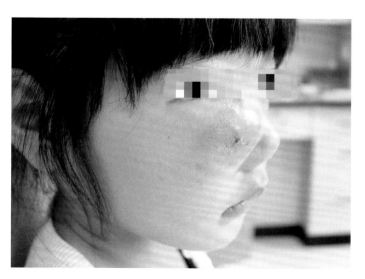

图 5-1-7-C　大体照片示面部结节状肿物

3. **实验室检查** 少数患者骨髓可见肿瘤浸润。

4. **影像学特点** 皮肤肿物。

5. **治疗** 系统性化疗,可选择骨髓移植。

6. **预后** 皮肤局灶性病变预后较好。

【病理学特点】

1. **肉眼观察** 皮下肿物,灰粉鱼肉状。

2. **镜下观察** 真皮和皮下脂肪组织可见致密、片状、大小一致的瘤细胞浸润,瘤细胞中等大小,圆形或卵圆形、扭曲核、染色质细腻,核仁不明显,胞质少,核分裂和坏死(凋亡)细胞易见,呈星空样结构,而继发性皮肤 B 细胞淋巴母细胞淋巴瘤类似皮肤炎症性改变;皮肤 T-细胞淋巴母细胞淋巴瘤与 B 细胞淋巴母细胞淋巴瘤组织形态相似(图 5-1-7-D、E)。

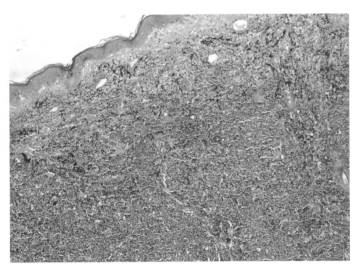

图 5-1-7-D HE×4 示皮下见大量小圆细胞浸润

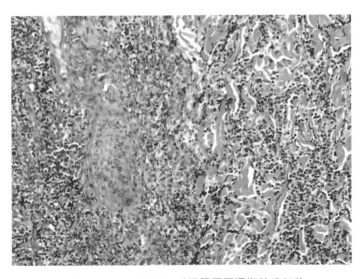

图 5-1-7-E HE×10 示附属器周围浸润的瘤细胞

3. **免疫组化** 皮肤 B 细胞淋巴母细胞淋巴瘤可表达 CD79a、CD20、TdT、CD10、PAX5、CD34 等,而皮肤 T 细胞淋巴母细胞淋巴瘤可表达 CD3、CD2、CD7、CD1a、CD99、TdT 等(图 5-1-7-F)。

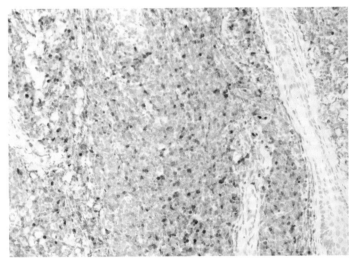

图 5-1-7-F IHC×10 示瘤细胞 TdT 染色阳性

4. **超微结构特点** 淋巴母细胞形态特点。

5. **分子遗传学特点** 免疫球蛋白重链(J H)重组;B 细胞淋巴母细胞淋巴瘤复发病例基因异常有:t(9;22)(q34;q11.2);*BCR-ABLt*(v;11q23);*MLlt*(12;21)(p13;q22);*TEL-AML1*(ETV6-RUNX1);t(5;14)(q31;q32);*IL3-IGH*;t(1;19)(q23;p13.3);*E2A-PBX1*(TCF3-PBX1)。

【鉴别诊断】

1. **髓系肉瘤** 皮肤髓系肉瘤与皮肤淋巴母细胞性淋巴瘤形态相似,但髓系肉瘤表达 CD68、MPO 等标志。

2. **母细胞浆细胞样树突细胞肿瘤** 表达 CD4、CD56,但未见 J H 重组。

(何乐健)

## 八、皮肤间变性大细胞淋巴瘤

### 【定义】

皮肤间变性大细胞淋巴瘤(cutaneous anaplastic large cell lymphoma,C-ALCL),是一种由间变的、多形性或免疫母细胞样的大细胞构成的淋巴瘤,大部分(>75%)肿瘤细胞表达 CD30。在诊断原发性 C-ALCL 之前,必须排除患儿有蕈样霉菌病(mycosis fungoides,MF)的证据或病史的存在,否则应该诊断为 MF 转化到肿瘤阶段(瘤细胞 CD30 表达阳性或阴性)。同时,诊断 C-ALCL 时,也必须除外系统性 ALCL 的皮肤累及,而后者是一种独立的疾病,与 C-ALCL 具有不同的细胞遗传学特征、临床经过和预后。

### 【临床特点】

1. **发病率** C-ALCL 是第二常见的皮肤 T 细胞淋巴瘤,平均发病年龄 60 岁,儿童散在发病,男女比例 2～

3：1。

2. **症状** 最常累及的部位包括躯干、面部、四肢和臀部等。大多数患者表现为孤立性或局灶性结节或肿瘤，有时出现丘疹，常伴溃疡形成。约20%患者可出现多发性。皮肤病变可出现部分或完全性自然消退，这点类似 LYP 蕈样霉菌病。此类淋巴瘤常见皮肤再发性病变。约10%患者可出现皮肤外的累及，主要为淋巴结(图 5-1-8-A)。

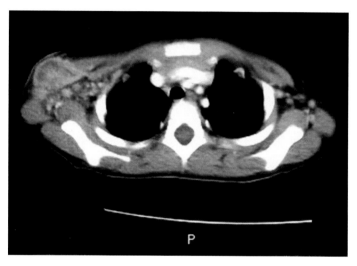

图 5-1-8-A MRI 示腋下包块

3. **治疗** 对于孤立性或局灶性病变者，可采取外科切除或放射治疗。对于不适合进行切除和放疗者，可行低剂量化疗或局部热疗。对于多发或难治性者，可进行系统性化疗，如 CHOP 方案等。

4. **预后** 预后良好，10 年生存率约90%。出现多灶性皮肤病变和累及淋巴结者与单纯皮肤肿瘤者预后类似。同时，是否出现瘤细胞间变与临床表现、临床行为或预后无关。

【病理学特点】

1. **肉眼观察** 皮肤结节或丘疹性、肿物性病变，可有溃疡形成，切面鱼肉状。

2. **镜下观察** CD30 阳性瘤细胞，体积大，弥漫、片状浸润生长，通常不侵犯表皮。大多数病例瘤细胞具有间变性，表现为核圆形、卵圆形或不规则性，明显的嗜酸性核仁，丰富的胞质。约20%～25%病例并无间变性改变。肿瘤细胞周围常出现反应性淋巴细胞浸润。溃疡形成者，可出现表皮明显增生，表现为蕈样霉菌病样形态，表现为多量反应性 T 细胞、组织细胞、嗜酸性粒细胞和中性粒细胞，而 CD30 阳性的瘤细胞却稀少。尤其是在中性粒细胞丰富的化脓性变异型中炎症背景会特别明显(图 5-1-8-B～D)。

3. **免疫组化** 瘤细胞具有活化的 CD4 阳性的 T 细

图 5-1-8-B HE×10 示异型淋巴、组织细胞样细胞弥漫或不规则片状排列

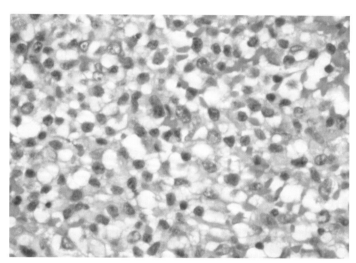

图 5-1-8-C HE×20 示瘤细胞核大，圆、卵圆或不规则，核较空，核仁明显，核分裂易见，胞质丰富，粉染或淡染

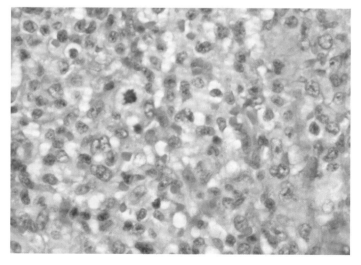

图 5-1-8-D HE×40 示瘤细胞核分裂易见，胞质丰富，粉染或淡染

胞免疫表型,伴有 CD2、CD5 和/或 CD3 的不同程度表达丢失,而常常表达细胞毒性蛋白(Granzyme B,TIA1)。少数病例(<5%)可表现 CD8 阳性 T 细胞表型。75% 的瘤细胞表达 CD30。与系统性 ALCL 不同,C-ALCL 表达皮肤淋巴细胞抗原(CLA),但不表达 EMA 或 ALK。CD15 一般阴性。个别病例可表达 CD56,但与预后差无关(图 5-1-8-E、F)。

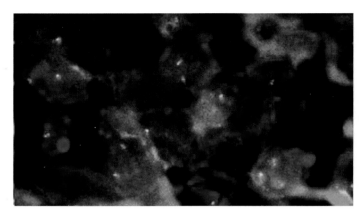

图 5-1-8-G　FISH 示瘤细胞不存在 *ALK* 基因易位

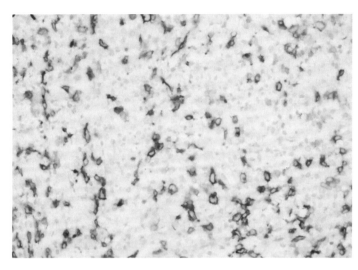

图 5-1-8-E　IHC×10 示 CD30 染色瘤细胞阳性

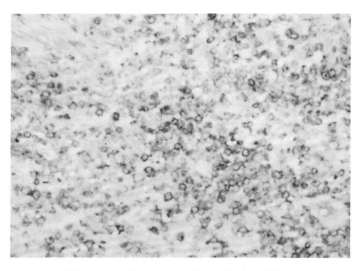

图 5-1-8-F　IHC×10 示 CD4 染色瘤细胞阳性

4. **超微结构特点**　T 淋巴细胞特点。

5. **分子遗传学特点**　大部分病例存在克隆性 *TCR* 基因重排,而一般不表达 TCR 蛋白。

与系统性 ALCL 不同,C-ALCL 不存在 2 号染色体 *ALK* 基因易位改变(图 5-1-8-G)。

【鉴别诊断】

1. **系统性 ALCL 累及皮肤**　与 C-ALCL 不同,系统性者通常表达 EMA 和 ALK。

2. **蕈样霉菌病恶性转化**　有蕈样霉菌病的病史;CD30 阴性。

3. **皮肤霍奇金淋巴瘤**　典型的 R-S/H 细胞表达 CD15 和 BSAP,而 CD45 和 T 细胞表型阴性。

4. **淋巴瘤样丘疹病**　该病一般不出现溃疡,累及真皮而不浸润皮下脂肪组织,且少见自然消退。

（宋建明）

## 九、表皮痣

【定义】

表皮痣(epidermal nevus)是一种表皮角质细胞增生性病变,表现为出生时或出生后局部表皮粗糙,组织学特征和乳头状脂溢性角化病类似。该病可伴发颅骨异常和骨骼病变等,当与骨骼改变、神经障碍和眼部异常等同时出现时称为表皮痣综合征。

【临床特点】

1. **发病率**　出生时或儿童早期出现,男女比例 1∶1。

2. **症状**　褐色到棕褐色疣状、线性斑块。常见的发生部位为肢体,尤其是大腿,包括躯干和头颈部。

3. **治疗**　治疗手段为激光治疗或外科局部切除。

4. **预后**　一般预后良好。罕见起源于表皮痣的肿瘤,包括基底细胞癌、鳞状细胞癌和角化棘皮瘤。

【病理学特点】

1. **肉眼观察**　隆起的皮肤结节,粉色或肉色,最大径通常小于 1cm(图 5-1-9-A)。

2. **镜下观察**　大部分的病变具有以下特征:过度角化,乳头瘤病和棘层肥厚。常出现颗粒细胞层增生和基底细胞色素增加。组织学类型多样,包括表皮溶解性过度角化、局灶棘层溶解角化不良、疣状过度角化和炎症性线性疣状表皮痣型等,且每种病变内存在一种以上的组织学类型(图 5-1-9-B~D)。

相关的综合征包括:炎症性线性疣状表皮痣综合征,

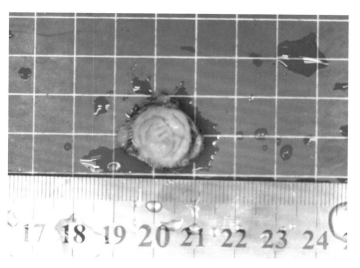

图 5-1-9-A 大体照片示皮肤活检显示结节状肿物形成

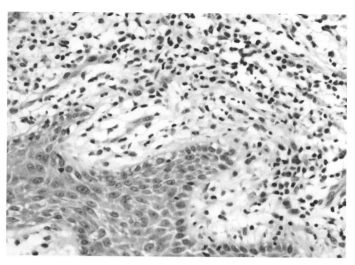

图 5-1-9-D HE×40 示真皮组织细胞、淋巴细胞浸润伴轻度水肿

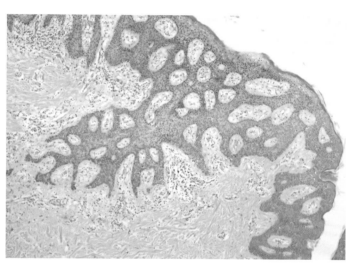

图 5-1-9-B HE×10 示表皮过度角化、棘层增生和上皮脚下伴局部网状结构形成

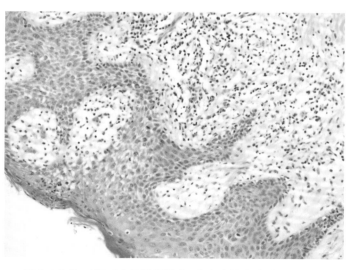

图 5-1-9-C HE×20 示棘层增生,真皮内较多炎性细胞浸润

通常表现为下肢持续存在的线性瘙痒性斑块,镜下可见银屑病样表皮增生,正角化和角化不全相间分布,角化不全多伴颗粒层减少,而正角化区则多伴颗粒层增生,真皮浅层血管周围少量炎性细胞浸润。

线性皮脂腺表皮痣(器官样痣综合征)表现为皮脂腺痣和大脑异常。

线性黑头粉刺痣(linear nevus comedonicus),白内障可能是主要特征。

线性表皮痣综合征,病变包括神经、眼球和/或骨骼异常等,也可出现智力障碍、癫痫和运动异常。

【鉴别诊断】

1. **脂溢性角化病**(seborrheic keratosis) 该病和表皮痣组织学表现类似,但不见于儿童。

2. **线状苔藓**(lichen striatus) 该病多出生后起病,过度角化和棘层增生不明显,可出现海绵变性、角化不良,以及明显的苔藓样变和毛囊周围炎等。

3. **黑色棘皮病**(acanthosis nigricans) 该病特征性位于腋窝和颈部,表现为对称性、色素增加和绒状平滑的斑块,但棘层肥厚不明显或缺少。

4. **银屑病**(psoriasis) 该病角化不全局限,无正角化和角化不全相间排列现象。

5. **融合性网状乳头状瘤病**(confluent and reticulated papillomatosis of Gougerot and Carteaud) 该病被认为是黑色棘皮病的一种变型,特征是在乳头状瘤区域间出现波浪状角化过度和棘层肥厚。

(宋建明)

## 十、黑色素细胞痣

**【定义】**

黑色素细胞痣(melanocytic nevus)是局灶性、良性痣细胞性黑色素细胞肿瘤,包括交界痣、皮内痣和复合痣。其特殊类型有:气球状细胞痣、晕痣、Spitz痣、色素性梭形细胞痣、先天性黑色素细胞痣和发育不良痣。

**【临床特点】**

1. **发病率** 较高。一般为后天性病变,常于1岁以后出现,多见于3~15岁患者。男女发病相仿。

2. **症状** 常见于头颈部和躯干,初期呈棕色至黑色斑疹,以后可呈乳头瘤样或结节状,直径一般<1mm,极少数者>1cm或更大,边界整齐,色泽均匀对称恶变时表现为原皮损迅速增大、隆起、边缘潮红、色素加深、自觉痒感等。

3. **实验室检查** 无特殊。

4. **治疗** 外科手术切除。

5. **预后** 一般预后均较好,发生恶变预后差。

**【病理学特点】**

1. **镜下观察** 黑色素细胞痣由痣细胞构成,痣细胞聚集成巢,痣巢的边界清楚,痣细胞内含有色素痣细胞可逐渐演化,由浅入深,痣细胞体积由大变小,胞核也逐渐变小,趋向成熟,最后退化。痣细胞还可向神经方向分化。

按痣细胞巢与表皮真皮交界的位置关系,黑色素细胞痣分为以下三种类型:

(1)交界痣:皮损多数扁平或稍隆起,无毛发,浅黄褐色。镜下:痣细胞巢局限于表皮下部或基底层内,一般不侵入表皮上部和真皮上部。痣细胞巢与表皮相连,可见所谓的"滴落现象"(图5-1-10-A、B)。

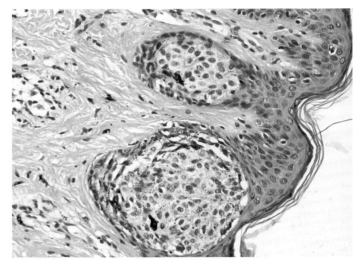

图5-1-10-B HE×10 示痣细胞主要由透明痣细胞组成,大小、形态较一致,巢边界清楚

(2)皮内痣:皮内痣绝大多数呈乳头瘤状、半球状或有蒂的皮损,表面常有毛发。镜下:痣细胞巢完全位于真皮内,痣细胞较成熟,病变的上部大都为上皮样痣细胞,内含中等量黑色素,排列成巢或条索状,周边可见纤维间隔,痣巢内可见散在的多核巨细胞(核小而深染,大小不一,排列成堆或菊花簇样)(图5-1-10-C~F)。

(3)复合痣:皮损常为轻度隆起或轻度乳头瘤状,镜下具有皮内痣和交界痣的双重结构特征,即表皮内和真皮内都有痣细胞巢(图5-1-10-G~J)。

2. **免疫组化** 黑色素细胞一般对黑色素染色(如Fontana-Masson银染法)、酪氨酸酶及DOPA反应,还可行免疫组化染色,如S-100、NSE、Melan-A、HMB45、小眼畸形转录因子、Sox10、PAX3和Vimentin等呈阳性。

3. **超微结构特点** 痣细胞内可见黑色素小体。

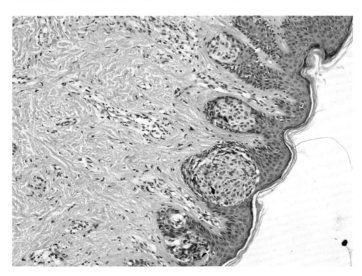

图5-1-10-A HE×4 示皮肤交界痣,痣细胞巢局限于表皮下部或基底层内,未侵入表皮上部和真皮上部

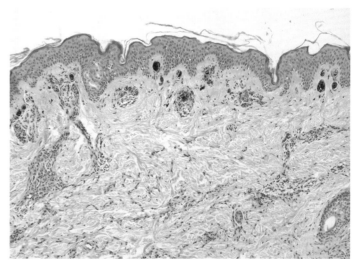

图5-1-10-C HE×4 示皮内痣,痣细胞巢完全位于真皮内

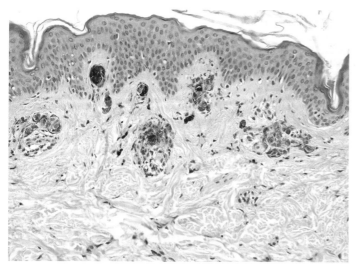

图 5-1-10-D　HE×10 示痣细胞较成熟,病变上部大都为上皮样痣细胞

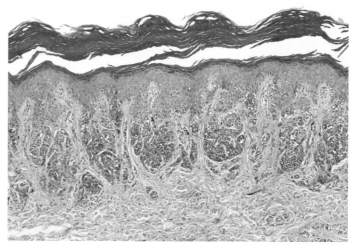

图 5-1-10-G　HE×4 示复合痣,具有皮内痣和交界痣的双重结构特征

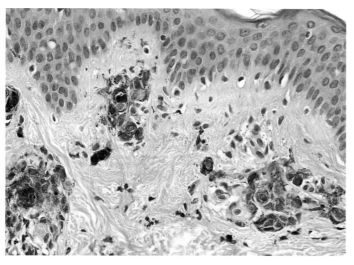

图 5-1-10-E　HE×20 示中等量黑色素,排列成巢或条索状,周边可见纤维间隔

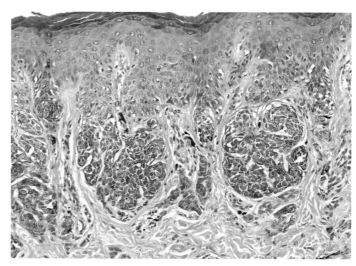

图 5-1-10-H　HE×10 示复合痣,具有皮内痣和交界痣的双重结构特征

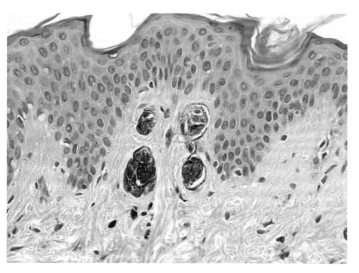

图 5-1-10-F　HE×20 示中等量黑色素,排列成巢或条索状,周边可见纤维间隔

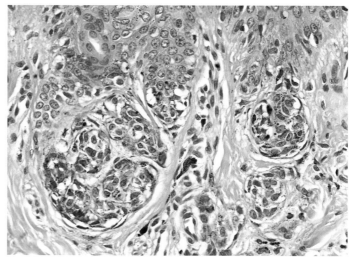

图 5-1-10-I　HE×20 示复合痣,具有皮内痣和交界痣的双重结构特征

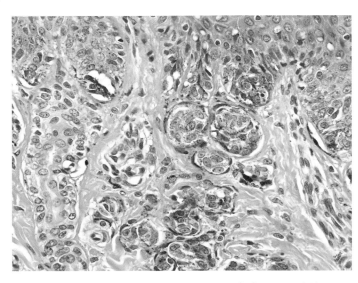

图 5-1-10-J　HE×20 示复合痣,具有皮内痣和交界痣的双重结构特征

**4. 分子遗传学特点**　常有 *BRAF* 基因的激活性突变,最常见的是 *T1799A* 突变。*NRAS* 突变并不常见,目前尚未发现有 *CDKN2A* 基因突变。

**【鉴别诊断】**

**1. 恶性黑色素瘤**　几乎见于青春期后的患者,大多数发生于日光照射的部位。病变不对称,边界不清楚。镜下:细胞含有明显的黑色素,异型性明显,可见核沟、核折叠和假包涵体及嗜酸性大核仁,核分裂象较丰富,并可见痣细胞浸润周围组织的现象,痣细胞幼稚不成熟。分子遗传学检查具有 *CDKN2A* 基因突变。

**2. 雀斑样痣**　常见于儿童的棕色斑,和阳光暴露无关。镜下可见基底层的黑色素增多,可见单个的黑色素细胞,无痣巢的形成。

**3. 色素斑**　是指角化细胞内异常色素潴留,见于太阳暴露的部位,一般儿童较少见。

**4. 咖啡牛奶斑**　为皮肤浅棕色圆形或卵圆形的色素斑,常见于神经纤维瘤病 I 型的患者。镜下虽可见基底层黑色素增多,但并无痣细胞巢的结构。

**5. 雀斑**　为较常见的皮肤棕红色色素斑,多见于皮肤较白的患者,但其镜下仅可见基底层的黑色素增多,并无痣细胞巢的结构。

## 十一、特殊类型黑色素细胞痣

### (一)先天性黑色素细胞痣

**【定义】**

先天性黑色素细胞痣(congenital melanocytic nevus)是黑色素细胞痣的一种特殊类型,与后天性黑色素痣不同,先天性黑色素细胞痣通常较大,易累及真皮网状层和皮下组织,累及皮肤附属器、立毛肌、神经及血管。单个痣细胞穿插于真皮胶原束之间分布。

巨大先天性黑色素痣:是先天性黑色素痣的一个亚型,又称为巨型色素痣或巨型毛痣,指直径在 20cm 以上的痣,或占人体表面积的 20% 或以上的痣,表面积可达 144cm² 以上,常伴有小的"卫星"痣和黏膜痣,位于头皮者可导致头皮明显增厚呈脑回状(称为"脑回状先天性痣")。

巨大先天性黑色素痣有时伴有脑膜或大脑的黑变病(所谓的神经皮肤黑变病),可继发皮肤或中枢神经系统恶性黑色素瘤和其他类型的恶性肿瘤,如恶性外周神经鞘瘤、皮肤恶性黑色素性神经内分泌瘤、横纹肌肉瘤、脂肪肉瘤以及圆形或梭形细胞未分化肿瘤。

**【临床特点】**

**1. 发病率**　先天性发生者占 1%~2% 的新生儿,出生时即可发现。

**2. 症状**　较大的黑色素痣,皮损对称,隆起,边界清楚,色泽均匀,褐色至深棕色的斑丘疹,常为单个,一般直径大于 1.5cm,中等量毛发。脑回状先天性痣:位于头皮,肤色,具有脑回状沟纹。若位于肢端,在足跟或指端见蓝黑色的斑片。也可呈密集排列的褐色至黑色丘疹。巨大先天性色素痣,可沿先天性生皮节分布的倾向,覆盖整个头皮、肩部、肢体或躯干的大部分(图 5-1-11-A~D),形如帽、靴、肩垫、泳衣或袜套状,色深、质软、有浸润感,周围可见散在的小卫星状损害。头颈部巨大先天性色素痣患者可伴有软脑膜黑色素细胞增生症,不仅可有癫痫和精神发育障碍,还有原发性软脑膜黑色素瘤。约 6.3%~12% 的可恶变。

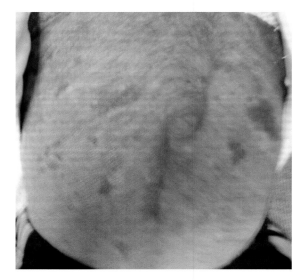

图 5-1-11-A　大体照片示先天性巨大色素痣,躯干皮损,腰背部病变

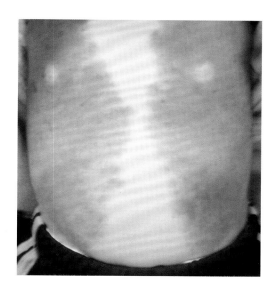

图 5-1-11-B 大体照片示先天性巨大色素痣,胸腹部病变

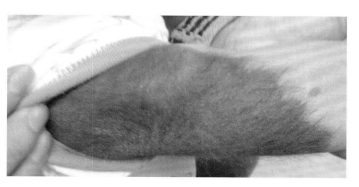

图 5-1-11-C 大体照片示先天性巨大色素痣,右上臂及右肩部病变

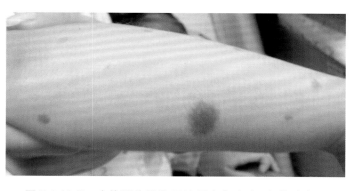

图 5-1-11-D 大体照片示先天性巨大色素痣,右前臂尚可见散在的皮肤色素痣及咖啡色斑

**3. 治疗** 可在出生时、婴儿期,尽早切除病变,以防恶变。

【病理学特点】

**1. 镜下观察** 先天性黑色素细胞痣与后天性黑色素细胞痣的病理变化大致相同,可为复合痣或皮内痣。虽单凭镜下特征不易将两者绝对区分开,但先天性者具有以下不同:病变较广;痣细胞在真皮上部常呈宽带状分布,可扩展至网状层甚至皮下组织,倾向于围绕小血管,以及皮肤附件(如毛囊、小汗腺导管、皮脂腺)、神经及肌肉的周围;痣细胞在真皮网状层内常呈单个、单行或双行穿插于胶原间。常见神经分化,若神经分化极为突出时称为神经痣。脑回状痣常为皮内痣,并有类似神经纤维瘤中所见的神经样改变。肢端黑色素细胞痣为复合痣,真皮上部分色素明显增多,深部血管及小汗腺周围可见无色素痣细胞聚集。斑点状簇集性色素痣为皮内痣,痣细胞主要围绕在毛囊或小汗腺周围。

巨大型先天性色素痣的病理变化较非巨大型先天性色素痣复杂,可有多种成分的组合,可为复合痣或皮内痣、神经痣和蓝痣,常以其中的一种成分为主,但蓝痣相对少见。

**2. 分子遗传学特点** 先天性色素痣具有 *BRAF* 基因突变,但无染色体的异常。

（二）蓝痣

【定义】

蓝痣(blue nevus)是一种真皮良性黑色素细胞肿瘤,包括普通型蓝痣、富于细胞型蓝痣和上皮样蓝痣。

【临床特点】

**1. 发病率**

（1）普通蓝痣:女性多见,常自幼发生,皮损一般为单个,偶尔可多个,体积较小,直径<1cm,灰蓝色或青黑色半球状小结节,质硬,界限清楚,不发生恶变。

（2）细胞型蓝痣:罕见,为灰蓝色结节或皮下肿块,直径 1~3cm 或更大,体积较大,颜色深,表面光滑或不平整,偶见恶变,少数病例可局部复发或局部淋巴结转移。

有时蓝痣同时可合并黑色素痣,一般颜色很深。

**2. 症状**

（1）普通型蓝痣:最常见于头颈部、四肢伸侧,尤其是手背和足背以及腰、臀部等,还可发生于口腔、阴道、宫颈、腋窝淋巴结和前列腺等处。富于细胞型蓝痣常见于臀部和骶尾部、下背部,其次为头颈部和四肢。上皮性蓝痣的发生部位与普通型相似。女性多见,常自幼发生,皮损一般为单个,偶尔可多个,体积较小,直径<1cm,灰蓝色或青黑色半球状小结节,质硬,界限清楚,不发生恶变。

（2）细胞型蓝痣:罕见,为灰蓝色结节或皮下肿块,直径 1~3cm 或更大,体积较大,颜色深,表面光滑或不平整,偶见恶变,少数病例可局部复发或局部淋巴结转移。

有时蓝痣同时可合并黑色素痣,一般颜色很深。

**3. 治疗** 单纯性病变切除即可。

**4. 预后** 一般均为良性病变,复发较罕见。

【病理学特点】

**1. 镜下观察** 普通型蓝痣的痣细胞主要位于真皮

中、深部,偶尔扩及或靠近皮下组织。黑色素细胞细长或梭形,尖端有长而带波形的树状突,胞质内含有丰富的、细小的黑色素颗粒,可将胞核遮蔽。细胞排列成束或弥漫分布,其长轴大都与表皮平行,表皮和病变之间有一个未受累的真皮带,一般表皮无变化(图 5-1-11-E~H)。在黑色素细胞的周边常混有不等量的成纤维细胞和噬黑色素细胞(该细胞体积较大,内含黑色素颗粒较粗,无树枝状突,多 Dopa 反应呈阴性)。

**2. 免疫组化** 对黑色素染色、S-100 蛋白以及其他黑色素细胞性标记物(Melan-A、HMB45)均呈阳性表达。

**3. 分子遗传学特点** 普通型蓝痣不伴有 *BRAF* 和 *NRAS* 基因突变,无染色体异常。当普通型蓝痣的黑色素

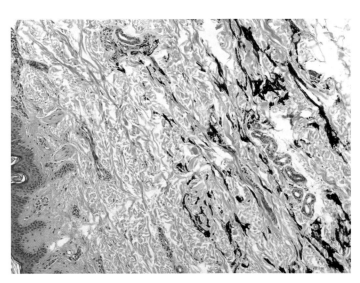

图 5-1-11-E HE×4 示普通型蓝痣,显示痣细胞主要位于真皮中、深部,近皮下组织

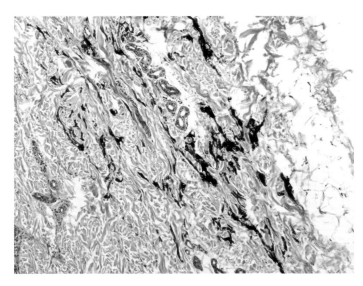

图 5-1-11-F HE×4 示细胞排列成束或弥漫分布,其长轴大都与表皮平行,表皮和病变之间可见未受累的真皮带,表皮无明显变化

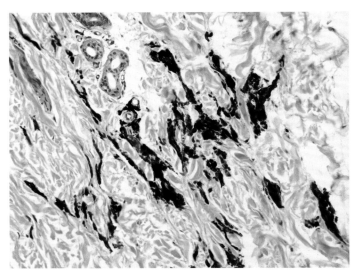

图 5-1-11-G HE×10 示黑色素细胞细长或梭形,胞质内含有丰富的、细小的黑色素颗粒,遮蔽胞核

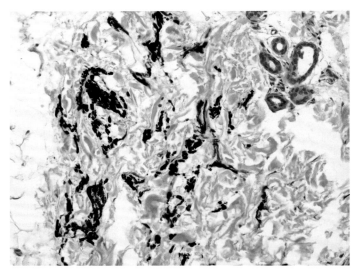

图 5-1-11-H HE×10 示黑色素细胞细长或梭形,胞质内含有丰富的、细小的黑色素颗粒,遮蔽胞核

颗粒被误诊为含铁血黄素颗粒时,应与隆突性皮纤维肉瘤鉴别。隆突性皮纤维肉瘤镜下由形态单一的、丰富的梭形瘤细胞所构成,细胞呈旋涡状排列,可见中度-高度的核分裂活性,泡沫状或含铁血黄素细胞;免疫组化染色呈 Vimentin、HHF35 和 CD34 阳性。在遗传学上,有 22 号染色体衍生的超数目环状染色体,或 t(17;22)(q22;q13)异位,产生的融合基因 *COL1A1* 和 *PDGFB*。此外,与来自皮肤或眼的转移性恶性黑色素瘤的鉴别。

富于细胞的蓝痣病变常累及皮下组织,病变边界清楚,其中可见很多含黑色素的、有树突状突起的黑色素细胞、胖梭形细胞和上皮样细胞呈簇状排列,细胞极为丰富。梭形细胞常呈岛状分布,细胞核呈卵圆形,胞质丰富淡染,黑色素可多可少。在梭形细胞岛的周围可见富含

黑色素的噬黑色素细胞。有时细胞型蓝痣可出现以下形态的变异:痣巢之间可见显著的富于细胞的间质(硬化性细胞型蓝痣)、局灶气球样变、缺乏黑色素(无色素性细胞型蓝痣)以及间质的变性,包括血管簇形成(古老蓝痣)。免疫组织化学染色:细胞型蓝痣的免疫组织化学染色与普通型蓝痣相同(图 5-1-11-I～L)。

若细胞型蓝痣具有结构或细胞学的不典型性,但又不足于诊断恶性病变时,则称为"不典型"蓝痣。但这一名称有争议。"不典型"蓝痣的梭形细胞核呈多形性,并可见畸形多核巨细胞及周围炎细胞浸润,但核分裂象很少或无,也无坏死。细胞型蓝痣偶尔可恶变,发生恶变时,皮损增大,可伴有溃疡或发生转移。镜下:具有细胞型蓝痣的特点和恶性变化,如瘤细胞浸润性生长、核多形

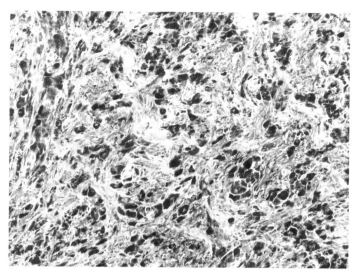

图 5-1-11-K　HE×20 示胞核卵圆形,胞质丰富淡染,黑色素易见

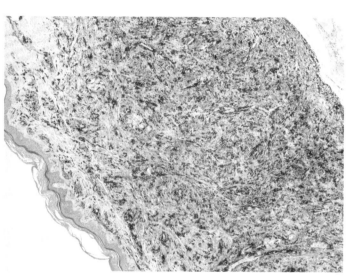

图 5-1-11-I　HE×4 富于细胞的蓝痣,病变位于真皮,边界清楚

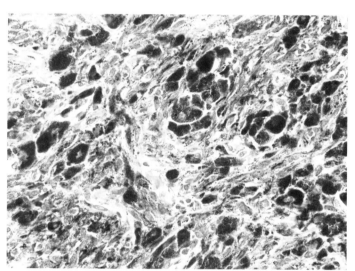

图 5-1-11-L　HE×20 示梭形细胞岛的周围可见富含黑色素的噬黑色素细胞

性以及异形、核分裂象多见,还可见坏死及溃疡形成等。

**【鉴别诊断】**

1. **皮肤纤维瘤**　在一些陈旧性蓝痣,因黑色素细胞减少而纤维组织相对明显时,需与之鉴别。皮纤维瘤虽也可见梭形细胞,但无黑色素细胞,此外免疫组织化学染色也不表达黑色素细胞的标记物,有助于鉴别。

2. **蓝痣恶变**　除黑色素细胞不典型外,常见坏死灶,并可见残留的黑色素细胞。有时鉴别起来较困难。

3. **蒙古斑**　本病多见于黄种人婴儿的骶尾部,偶见于背部,为单个,偶尔多个,圆形或卵圆形青蓝色斑片,但本病镜下真皮内黑色素细胞不多,也叫分散。

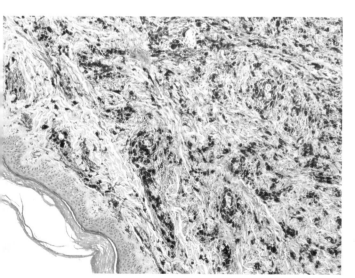

图 5-1-11-J　HE×10 示含黑色素的黑色素细胞、胖梭形细胞和上皮样细胞呈簇状排列,细胞极为丰富,呈岛状分布

(邹继珍)

## 十二、儿童恶性黑色素瘤

**【定义】**

儿童恶性黑色素瘤(childhood melanoma),指发生在 18 或 20 岁以下、青春期前人群的恶性黑色素瘤,尽管其病理组织形态与成人型相似,但其发生、临床表现和预后均与成人黑色素瘤不同。

按照其发生年龄不同,将其分为先天性黑色素瘤、婴儿黑色素瘤和儿童黑色素瘤,来源有三种:正常皮肤、由其他黑色素病特别是先天性巨大黑色素痣恶变转化及母体黑色素瘤通过胎盘转移。

**【临床特点】**

1. **发病率** 罕见,20 岁以下人群中,其仅占所有恶性肿瘤的 1%～3%。其中 1～4 岁占 3.8%,5～9 岁占 5.7%,10～14 岁占 17.3%,15～19 岁占 73.2%;一般没有性别差异。部分病例可为家族性或遗传性。

2. **症状** 病变主要发生于躯干和四肢,仅 20% 发生于头颈部。与成人不同,大部分儿童恶性黑色素瘤没有前驱病变,由正常皮肤发生,当表现为含黑色素皮损时,如出现皮损的不对称、边界不清、色素不均、直径大于 6mm、病变进展等特征(ABCDE 标准),提示为恶性黑色素瘤。值得注意的是,部分病损表现为不含黑色素的肿块,可以类似血管瘤、化脓性肉芽肿、疣等良性病变,容易被临床忽视。有些恶性黑色素瘤也可以从其他黑色素病变发展而来,如先天性巨大痣出现病变迅速增大、出血、溃疡或形成可触及的包块等,均应考虑恶性黑色素瘤的可能。

3. **治疗** 广泛、完整切除肿瘤被认为是治疗该病变的最佳方法,放疗、化学和免疫治疗效果往往不佳。

4. **预后** 儿童黑色素瘤的整体预后较成人好,小于 20 岁黑色素瘤患者的 5 年生存率在 90% 以上;肿瘤厚度和肿瘤分期仍是决定预后的最重要因素。在不同来源的儿童黑色素瘤中,一般认为通过胎盘转移者预后较好。

**【病理学特点】**

1. **肉眼观察** 一般为带皮肤的隆起或平坦型病变,表面呈息肉状或乳头状,少数可形成明显肿块。病变往往边界不清,有不同程度黑色素沉着。部分病变表面可见溃疡及出血(图 5-1-12-A)。

2. **镜下观察** 发生于儿童的黑色素瘤可分:①普通性黑色素瘤:组织学上与发生于成人者相似,可在表皮内呈派杰样、雀斑样或巢状分布;②小细胞性黑色素瘤:由形态一致的小细胞构成,似淋巴瘤,瘤细胞常排列成片或形成器官样,胞核嗜碱性、圆形、染色质致密细胞密度高;③似 Spitz 痣的黑色素瘤:以表皮增生、楔形轮廓。环绕

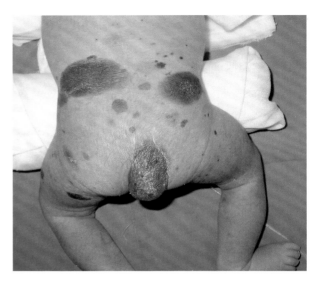

图 5-1-12-A 大体照片示起源于骶尾部先天性巨大痣的黑色素瘤,结节状

于真皮细胞巢周围的表皮裂隙、大的上皮样细胞和束状排列的梭形细胞为特征(图 5-1-12-B～E)。

3. **免疫组化** 黑色素瘤的标志很多,可分为 3 组,包括分化标志、进展标志和其他标志。但临床常用的诊断标志主要有 HMB45 及 S-100、Melan-A 等(图 5-1-12-F、G)。肿瘤细胞 S-100 几乎 100% 阳性,由于需要鉴别的肿瘤很多都是阴性,S-100 阳性虽然没有特异性,但实用性较好。HMB45 识别的是黑色素小体的特殊蛋白(g100),特异性较 S-100 要高。但当黑色素细胞分化非常低不形成黑色素小体时也可阴性。Melan-A 是一个敏感性和特异性都很高的标志,在皮肤黑色素瘤及其转移灶中的敏感性都要高于 HMB45。嗜银染色对于确认切片上颗粒是否为黑色素也有一定的作用。

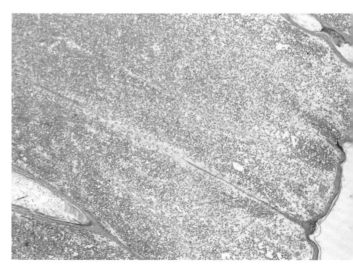

图 5-1-12-B HE×4 示大小一致的肿瘤细胞在真皮内呈片状分布

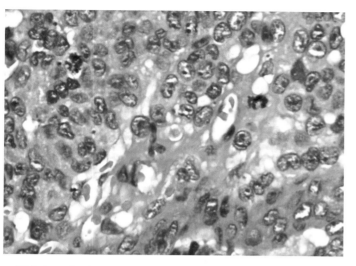

图 5-1-12-C HE×40 示瘤细胞胞质少,核为嗜碱性、核质比较大,染色质呈粗,核分裂象可见,并见多个病理性核分裂象

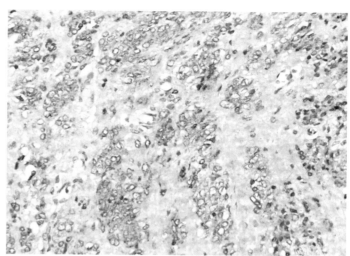

图 5-1-12-F IHC×10 示瘤细胞 HMB45 染色阳性

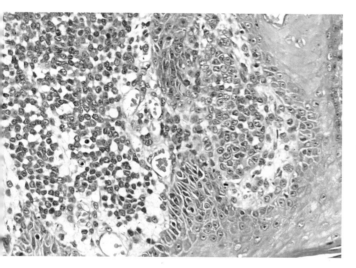

图 5-1-12-D HE×20 显示肿瘤细胞浸润表皮

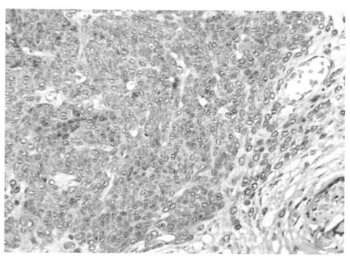

图 5-1-12-G IHC×10 示瘤细胞 S-100 染色阳性

4. **超微结构特点** 电镜下可以看到特征性的黑色素小体,有助于与其他肿瘤鉴别。小体为圆形或瓜子样,其内颗粒呈指纹状排列(图 5-1-12-H)。

5. **分子遗传学特点** 目前研究发现,儿童恶性黑色素瘤存在多种基因改变(包括 CDKN2A 和 CDK4 等),涉及 Rb、p53、Akt 和 MAPK 等多个信号通路。

【鉴别诊断】

1. **先天性黑色素细胞痣中的增生性结节** 是位于先天性痣中的非典型性黑色素细胞增生,主要见于新生儿期。镜下表现为类圆形上皮样或梭形细胞构成的结节,有些细胞核有异型性,可见分裂象但缺乏坏死和交界活性。一般认为倾向黑色素瘤诊断的指标是:病变较大(>6mm)、不对称、形成溃疡、表皮内浸润、高分裂活性、病理性核分裂等。

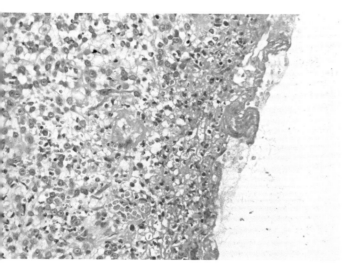

图 5-1-12-E HE×10 显示肿瘤表面溃疡形成

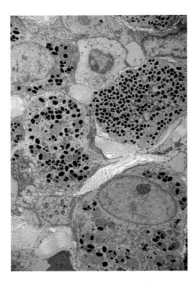

图 5-1-12-H　电镜观察示瘤细胞内大量黑色素小体（此图由北京儿童医院病理科提供）

2. Spitz 痣　可以见到核分裂象和表皮内派杰样分布,有时很难与黑色素瘤鉴别。但病变不对称、表皮溃疡、黑色素细胞缺乏由浅至深的成熟、显著的核异型、高分裂活性、病理性核分裂等提示黑色素瘤。某些病变兼有两者特点,可诊断为"非典型 Spitz 痣"或仅进行描述性诊断,前哨淋巴结活检可能有助于明确诊断。

3. 癌　包括鳞癌、腺癌、小细胞癌等。当癌分化程度低时,形态学上与黑色素瘤鉴别有一定困难,可借助免疫组化进行鉴别,癌的上皮标记 CK 及 EMA 为阳性,而 HMB45 及 S-100 为阴性。

4. 恶性淋巴瘤　恶性黑色素瘤小细胞型肿瘤体积小,胞质少,弥漫分布,形态与恶性淋巴瘤很相似,但恶性淋巴瘤淋巴细胞相关标记阳性。

5. 原始神经外胚层肿瘤　可见神经性 Homer-Wright 菊形团结构。免疫组化:CD99 阳性,HMB45 阴性。

（张　文）

## 十三、表皮囊肿

### 【定义】

表皮囊肿,又称表皮包涵囊肿（epidermal inclusion cyst）,病因不明,可能由真皮内植入表皮成分并增生所致。

### 【临床特点】

1. 发病率　较常见,大多位于皮肤,新生儿多见小的表皮囊肿,颈部、躯干、四肢、头皮等部位常见,也可见于中枢神经系统,成人乳腺,骨及生殖道也可发生。

2. 症状　皮下结节,呈孤立性,较小,常无症状,生长缓慢。

3. 实验室检查　无特殊。

4. 影像学特点　无特殊。

5. 治疗　通常不需治疗,囊肿继发感染或影响外观时,可手术切除病变。

6. 预后　良好,病变可消失,手术切除不彻底,病变可复发;恶变率低。

### 【病理学特点】

1. 肉眼观察　圆形、界限清楚的皮下结节,常单发,灰黄、实性,中心常有小孔。直径 1~4cm。结节内充满白黄色、干酪样物。

2. 镜下观察　囊壁被覆包含有颗粒层的复层鳞状角化上皮,囊腔内见角化物及碎屑,囊壁破裂可有异物巨细胞形成（图 5-1-13-A、B）。

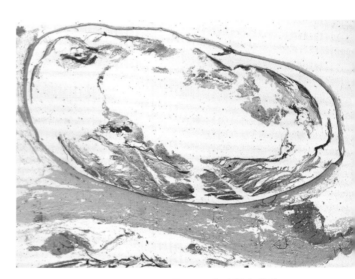

图 5-1-13-A　HE×4 示囊肿及角化物

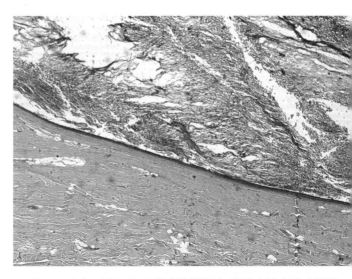

图 5-1-13-B　HE×10 示囊肿及囊肿壁,囊壁未见皮肤附属器

3. 免疫组化　未见特殊。

4. 超微结构特点　无需特别检查。

**5. 分子遗传学特点**　多发性表皮囊肿常伴 Gardner 综合征。

【鉴别诊断】

**1. 皮样囊肿**　囊壁可见皮肤附属器等结构。

**2. 毛发囊肿**　囊壁被覆鳞状上皮缺乏颗粒层,囊壁可见致密角化及局灶钙化。

**3. 钙化上皮瘤**　镜下可见基底样细胞、移形细胞和影细胞。

（何乐健）

## 十四、肥大细胞增生症

【定义】

肥大细胞增生症是指肥大细胞克隆性、肿瘤性增生性疾病,可累及一个或多个器官系统。根据疾病的主要累及的部位和临床表现,分为皮肤肥大细胞增生症(cutaneous mastocytosis,CM)或系统性肥大细胞增生症(systemic mastocytosis,SM)。CM 是指病变局限于皮肤,包括色素性荨麻疹、肥大细胞瘤(孤立性皮肤肥大细胞增生症)、弥漫性和红皮病性皮肤肥大细胞增生症以及持久性发疹性斑状毛细血管扩张症。SM 是指皮肤以外的至少一个器官受累,伴或不伴有皮肤病变,包括惰性系统性肥大细胞增生症、系统性肥大细胞增生症伴有克隆性非肥大细胞的血液系统疾病、侵袭性系统性肥大细胞增生症、肥大细胞白血病、肥大细胞肉瘤、皮肤外肥大细胞瘤。

【临床特点】

**1. 发病率**　罕见,据估计约为 5~10/100 万。

皮肤肥大细胞增生症中,色素性荨麻疹最常见,肥大细胞瘤占儿童 CM 的 10%~15%,而弥漫性肥大细胞增生症则较罕见。

系统性肥大细胞增生症中,惰性系统性肥大细胞增生症最常见,占 SM 的 46%,其次为系统性肥大细胞增生症伴克隆性非肥大细胞的血液系统疾病,占 40%;侵袭性系统性肥大细胞增生症占 12%,而肥大细胞白血病、肥大细胞肉瘤及皮肤外肥大细胞瘤则较罕见。

年龄:本病可见于任何年龄,2/3 儿童患者常 2 岁以内发病。CM 最常见于儿童,50% 的患儿在 6 个月前,甚至出生时就可出现典型皮损。SM 多见于 20 岁以后,儿童较罕见。

性别:CM 男性稍多见,而 SM 男女比为 1:1~3。

部位:约 80% 的患者有皮肤受累,CM 病变仅局限于皮肤;SM 病变至少累及 1 个皮肤外的器官,如骨髓、肝脾、淋巴结及胃肠道黏膜,外周血受累(肥大细胞白血病)较罕见,一半以上的 SM 伴皮肤受累。

**2. 症状**　因肥大细胞的浸润和释放组胺等介质而引起的相应症状。

（1）CM:皮肤潮红、水疱和瘙痒,约半数患者摩擦皮肤可出现荨麻疹和瘙痒(Darier 征);还可出现头疼、胃肠道症状(反酸、消化性溃疡、腹泻等)、呼吸系统症状(气短、哮喘加重)、心血管症状(心动过速、低血压、晕厥,甚至罕见的休克)等全身症状。

色素性荨麻疹:幼儿型可为显性遗传性疾病,表现为多发性棕色斑块、丘疹或结节性皮损,皮损可弥漫分布,偶尔单发,病变发作时形成荨麻疹,摩擦或划痕后出现 Darier 征。常于青春期好转或消退,一般无系统性损害,进展为 SM 较罕见。

可有 5 种皮损表现:①斑丘疹型;②结节型;③孤立型,也称肥大细胞瘤;④持久性发疹性斑状毛细血管扩张症;⑤弥漫型皮肤肥大细胞增生症。

（2）SM:属相对较少见的病变,常累及肝脾、淋巴结、骨髓、肺及胃肠道等皮肤以外的器官,最常累及骨髓。

**3. 实验室检查**　血清总类胰蛋白酶:SM 患者常持续升高(>20ng/ml),CM 患者可正常或轻度升高。组胺:在弥漫性皮肤肥大细胞增生症时常明显升高。

**4. 治疗**

（1）CM 的治疗:使用抗组胺的药物和局部使用类固醇减轻症状。

（2）SM 的治疗:目前尚无治愈的病例。对伴有 *c-kit* 基因突变者,使用 PKC412 酪氨酸激酶抑制剂可能有一定疗效。

**5. 预后**　儿童的 CM 预后较好,50% 以上患儿可完全改善,只有极少者可进展,但转化为 SM 却罕见。而成人的 CM 一般不消退,常伴有 SM。

SM:惰性肥大细胞增生症寿命正常;侵袭性系统性肥大细胞增生症者仅几个月的生存期;伴有非肥大细胞性白血病的 SM 者,其生存期取决于白血病的类型。

【病理学特点】

**1. 肉眼观察**　皮肤丘疹或结节。

**2. 镜下观察**　在受累的组织中可见肿瘤性肥大细胞浸润。

（1）CM:色素性荨麻疹在真皮乳头层和网状层内可见较多肥大细胞浸润(图 5-1-14-A~D),肥大细胞常位于血管及附件周围。弥漫型,肥大细胞在真皮乳头层和网状层的上部呈带状弥漫浸润。肥大细胞瘤,肥大细胞可呈肿瘤样排列,真皮乳头和网状层呈致密的片状,也可侵及皮下组织,胞质较丰富且胞质内可见异染颗粒(甲苯胺蓝和吉姆萨染色比 HE 染色更能清晰显示颗粒),但细胞异型性不明显。表皮一般正常。

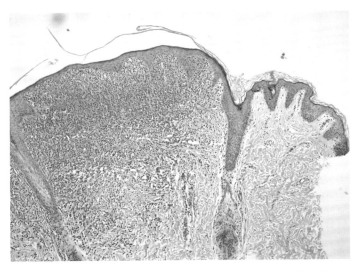

图 5-1-14-A　HE×4 示真皮乳头层和网状层内可见较多肥大细胞浸润

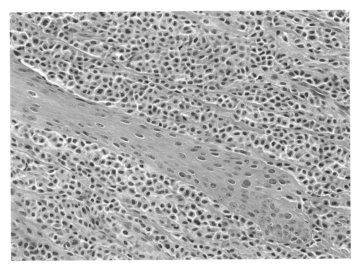

图 5-1-14-D　HE×20 示肥大细胞

（2）SM：骨髓、肝脾、淋巴结及胃肠道黏膜内均可见肥大细胞浸润。骨髓中浸润的肥大细胞数量是正常的 4 倍，才诊断骨髓受累。浸润的细胞常位于骨小梁旁、血管周围，同时伴淋巴细胞、嗜酸性粒细胞、组织细胞和纤维母细胞的浸润。累及淋巴结者，皮质旁可见局灶或弥漫浸润的肥大细胞，正常结构破坏较罕见，伴生发中心和血管的增生，可见嗜酸性粒细胞、浆细胞浸润和胶原纤维的存在。脾脏的红髓和/或白髓均可受累，可见嗜酸性粒细胞和纤维化。肝脏的病变，在胆管周围可见肥大细胞组成的肉芽肿样病灶，以及肝窦内散在的肥大细胞浸润。

免疫组化染色、组化染色：甲苯胺蓝染色（图 5-1-14-E、F）及吉姆萨染色，肥大细胞胞质内可见紫红色颗粒。

**3. 免疫组化**　正常的肥大细胞表达 CD9、CD45、CD68 和 CD117（CD117 虽敏感，但不特异）。成熟性和肿

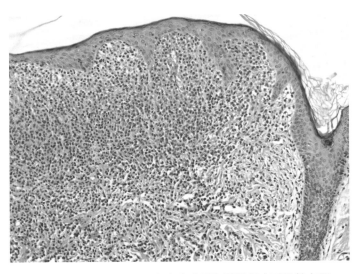

图 5-1-14-B　HE×10 示真皮乳头层和网状层内可见较多肥大细胞浸润

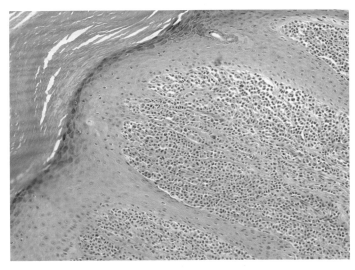

图 5-1-14-C　HE×10 示真皮乳头层大量浸润的肥大细胞

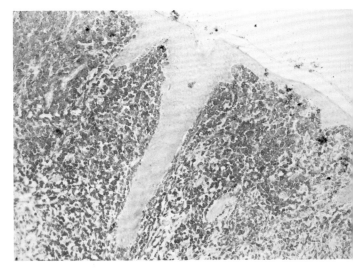

图 5-1-14-E　甲苯胺蓝染色×10 示肥大细胞胞质内紫红色颗粒

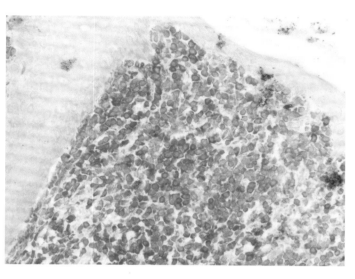

图 5-1-14-F 甲苯胺蓝染色×20 示肥大细胞胞质内紫红色颗粒

瘤性的肥大细胞均表达胰蛋白酶;成熟性肥大细胞表达糜蛋白酶,而不典型性或不成熟性肥大细胞却不表达。正常肥大细胞既不表达 CD14、CD15 和 CD16,也不表达 T 细胞和 B 细胞相关抗原。

而肿瘤性肥大细胞同时表达 CD2、CD117 和/或 CD25,这也是 WHO 诊断标准中最基本的标准。

4. **分子遗传学特点** 常伴有 *c-kit* 基因的点突变,最常见的突变点是编码酪氨酸激酶的外显子 17 的 D816V,其中 95% 的成人 SM 和 35% 的儿童 CM 都有该位点的突变;此外还包括 D816Y、D816H、D816F 和 D816I 位点的突变,且多见于 CM 患者。44% 的儿童 CM 可见外显子 8、9、11 活化的点突变。

罕见的伴 *c-kit* 种系突变的家族性病例也有报导。约 30% 的 SM 伴有 *TET2* 突变,而其中约一半 *TET2* 基因突变者,同时携带 *c-kit* D816V 的突变。

【鉴别诊断】

1. **反应性肥大细胞增生** 也可见肥大细胞的浸润,但缺乏致密性肥大细胞浸润,缺乏细胞不典型性和异常抗原表达。

2. **先天性大疱性皮肤病** 色素性荨麻疹和弥漫性皮肤肥大细胞增生症的水疱,临床上很像疱性疾病。但疱病皮损中无肥大细胞的浸润。

3. **皮肤淋巴瘤** 可见肥大细胞轻度增多,但适当的免疫组织化学染色可鉴别之。

4. **肥大细胞性白血病** 是一种进行性髓系肿瘤,可见较多不成熟的、不典型的肥大细胞浸润,骨髓中肥大细胞占 25% 以上,外周血中占 10% 以上。

(邹继珍)

## 十五、钙化上皮瘤

【定义】

钙化上皮瘤(calcifying epithelioma of Malherbe)是发生于真皮或皮下组织的结节状良性肿瘤,起源于毛发基质,向毛母质细胞方向分化,又称为毛母质瘤(pilomatrico-ma)、毛囊漏斗-毛母质瘤(infundibulo-matrix tumor)、毛囊漏斗-毛母质囊肿(infundibular-pilomatrix cyst)。

【临床特点】

1. **发病率** 可见于任何年龄,但大多数患者小于 20 岁(占 60% 以上),儿童期或青年期发病,女性较男性多见,无遗传性。

2. **症状** 好发于头颈部,也可见于躯干上部及四肢。表现为皮肤深部的单发结节,偶尔多发,直径几毫米至几厘米大小(通常 0.5~3.0cm),甚至可达 5cm,质地坚硬骨样,可呈分叶,偶呈囊性。表面皮色正常或略带红色的蓝色改变,触之凹凸不平,无明显自觉感觉,表面可见糜烂及溃疡。生长缓慢,若肿瘤出血可致体积快速增大。据文献报道,多发病变者可伴有家族史者、Turner 综合征、Gardner 综合征和肌营养不良。

3. **实验室检查** 无特殊。

4. **影像学特点** 无特殊。

5. **治疗** 单纯肿瘤手术切除即可治愈。

6. **预后** 肿瘤复发罕见,目前尚无肯定的转为恶性的报道。

【病理学特点】

1. **肉眼观察** 病变呈灰棕色-黄白色结节,直径 0.5~3cm,质硬,结节内可见钙化或骨化(图 5-1-15-A、B)。

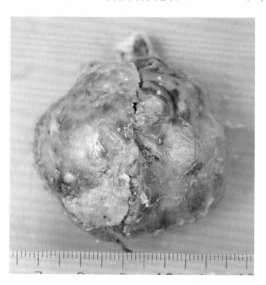

图 5-1-15-A 大体照片示肿瘤表面呈多结节状,包膜完整

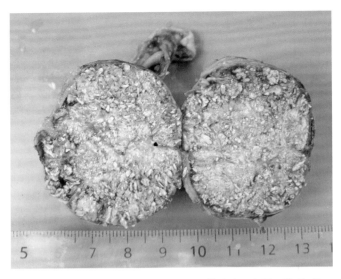

图 5-1-15-B　大体照片示肿物切面黄白色,实性,质硬,其中可见散在钙化

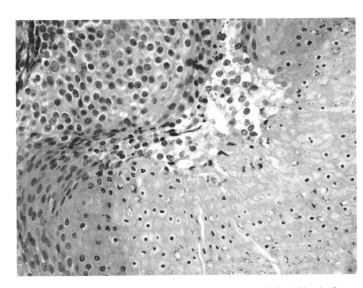

图 5-1-15-D　HE×20 示核圆形或卵圆形,深染嗜碱性,胞质较少,胞膜不清楚的嗜碱性粒细胞和影细胞

**2. 镜下观察**　在真皮深层或皮下脂肪组织浅层内见境界清楚的不整形的细胞团,由嗜碱性上皮样细胞与嗜酸性影细胞(Shadow cell)组成,其间可见角化。前者核圆形或卵圆形,深染嗜碱性,似表皮的基底细胞,胞质较少,但胞膜不清楚,可见核分裂象。后者嗜酸性,胞质较丰富,胞膜清楚,核不着色只有核影。两者之间有过渡型细胞。新病变中嗜碱性上皮样细胞多,陈旧性病变中影细胞较多,甚至不见嗜碱性粒细胞。细胞团周围可见纤维组织间质,间质内可见异物巨细胞和慢性炎细胞浸润。影细胞间可见钙化,可伴有灶状骨化、含铁血黄素、黑色素、淀粉样变及髓外造血等(图 5-1-15-C~F)。

**3. 免疫组化**　CK 阳性,S-100 阳性,CK15 阴性;基底样细胞表达 β-catenin,过渡型细胞表达 Bcl-2 和 involucrin。

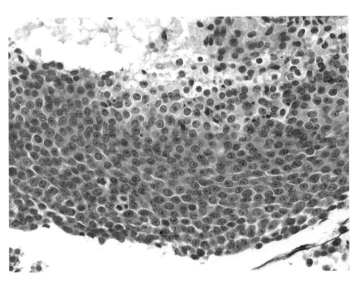

图 5-1-15-E　HE×20 示嗜碱性粒细胞

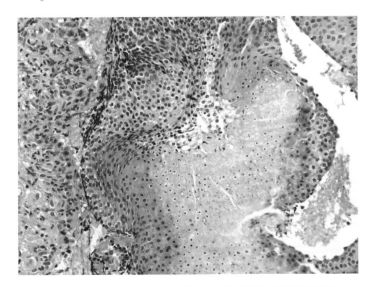

图 5-1-15-C　HE×10 示嗜碱性上皮样细胞与嗜酸性影细胞

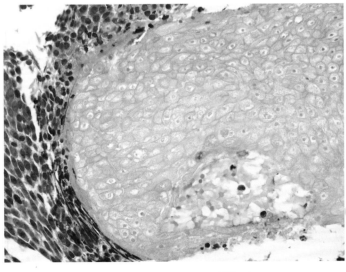

图 5-1-15-F　HE×20 示影细胞

4. **超微结构特点** 上皮细胞特点。

5. **分子遗传学特点** 伴有 *β-catenin* 基因的突变。

**【鉴别诊断】**

1. **毛母质癌** 老年人；还可见明显的细胞不典型性及坏死，核分裂活性较高；局部呈侵袭性生长，边缘浸润，可伴有溃疡形成；可见淋巴及血液转移。

2. **基底细胞癌** 较小的基底细胞癌标本有可能被误诊为本病，尤其是针吸或穿刺活检的小标本，且只见有嗜碱性粒细胞时更易误诊。故必须要求临床送检足够量的标本才利于做出正确的诊断。此外，基底细胞癌无影细胞，患者的年龄有助于两者的鉴别。

（邹继珍）

## 第二节　皮肤非肿瘤性疾病

### 一、新生儿皮下脂肪坏死

**【定义】**

新生儿皮下脂肪坏死（subcutaneous fat necrosis of the newborn）为良性病变，是发生于新生儿期和婴儿早期的疾病，罕见的小叶性脂膜炎，其特征为皮下脂肪组织出现无痛性结节及斑块，能自行消退，预后良好。

**【临床特点】**

1. **发病率** 罕见。

2. **症状** 新生儿皮下脂肪坏死多见于生后几天至几周发育良好的足月新生儿，常有异常分娩史，如围产期窒息、胎粪吸入、低体温、母婴 Rh 血型不合、产伤、败血症等，患儿出现无痛性皮下结节，直径几毫米至几厘米不等，压之不凹陷；表面皮肤外观正常或为红色或紫红色，损害对称分布于骨性隆起部位、上肢、肩部、臀部、大腿和面颊部，结节常软化、有波动感，有时液化。

3. **实验室检查** 少数病例伴血小板减少症、低血糖、高甘油三酯血症、高钙血症。

4. **治疗** 无特殊治疗，主要针对皮肤病变部位和严重程度进行护理、保暖、预防感染及营养支持。

5. **预后** 本病通常为自限性的良性疾病，多数病例在数周至数月内自行吸收，一般不遗留瘢痕。

**【病理学特点】**

**镜下观察** 组织学改变具有特征性，表现为皮下脂肪弥漫性坏死，单个脂肪细胞肿胀并含有大量放射状排列的针状裂隙（图 5-2-1-A~D）。冰冻切片在此裂隙中含有晶状体，偏振光下此种结晶体呈双折光性。有明显的炎性细胞浸润，包括多形核细胞、淋巴细胞、组织细胞和大量异物巨细胞（图 5-2-1-E）。陈旧性损害可见纤维化和钙化（图 5-2-1-F）。

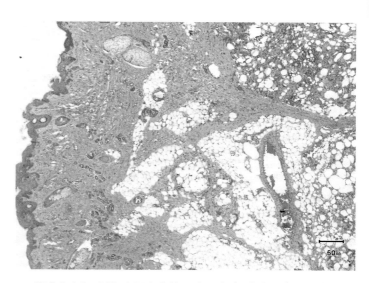

图 5-2-1-A　HE×4 示病变位于皮下脂肪，表皮及真皮正常

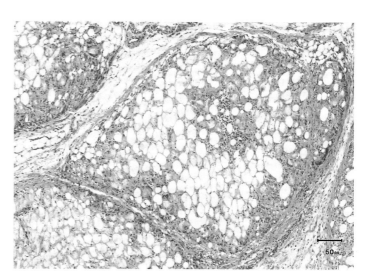

图 5-2-1-B　HE×4 示病变表现为皮下脂肪弥漫性坏死，累及脂肪小叶，小叶间隔存在

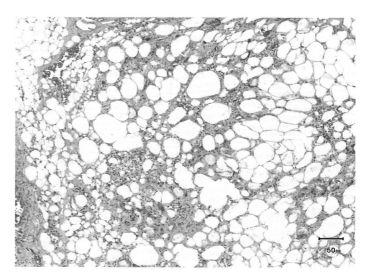

图 5-2-1-C　HE×4 示病变内单个脂肪细胞肿胀，脂肪空泡大小不一

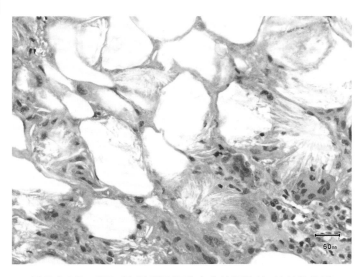

图 5-2-1-D　HE×20 示脂肪细胞内含特征性的、放射状排列的嗜酸性结晶,周围可见异物巨细胞反应

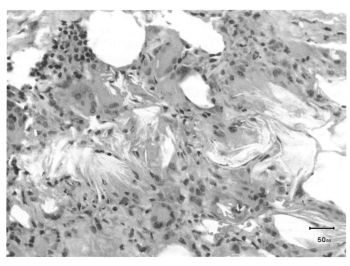

图 5-2-1-E　HE×20 示脂肪坏死灶周围是慢性炎性细胞浸润,并可见多量异物巨细胞

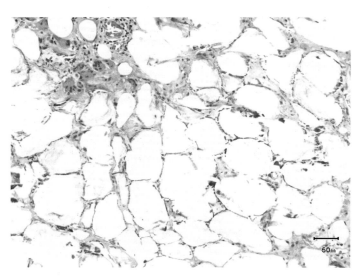

图 5-2-1-F　HE×10 示脂肪细胞坏死伴钙盐沉积,可呈格子样分布

【鉴别诊断】

1. **新生儿冻伤**　常见于早产儿,营养较差,初发于足、小腿,可延及全身,有凹陷性水肿。

2. **新生儿硬肿症**　多见于早产儿,为出生几周内皮下脂肪出现弥漫性、快速进展的蜡样硬结,预后差,死亡率高达 75%~90%。组织学很少或无脂肪坏死、炎症或巨细胞浸润,缺乏钙盐沉积,皮下组织中有宽纤维带。

（王风华）

## 二、环状肉芽肿

【定义】

环状肉芽肿(grandular annulare)是一种特发性肉芽肿性皮肤病。

【临床特点】

1. **发病率**　任何年龄均可发病,女性多见。

2. **症状**　皮损可单发,也可多发。典型损害为小而光滑的硬性丘疹,互相融合或密集排列成环状,正常皮色或紫红色。身体任何部位均可发疹,但常见于手背、前臂及下肢伸侧。病程缓慢,无自觉症状,经过数年后可自行消退,不留痕迹。

临床上分为五个亚型:①局限型,②泛发型,③穿通型,④皮下型,⑤丘疹型。

3. **实验室检查**　无特殊。

4. **影像学特点**　无特殊。

5. **治疗**　病变部位常用皮质激素。

6. **预后**　多数病变可自发性消退。

【病理学特点】

1. **肉眼观察**　皮肤淡红色丘疹或结节,可融合,直径 1~2mm 至 1~5cm,界限清楚(图 5-2-2-A)。

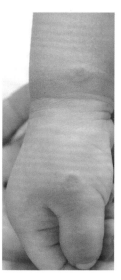

图 5-2-2-A　大体照片示局限型环状肉芽肿,手背和腕部典型的环状皮疹

**2. 镜下观察** 环状肉芽肿的主要组织学特征是栅栏状肉芽肿。肉芽肿的中央为变性的胶原纤维(渐进性坏死),周围常见放射状排列的组织细胞、淋巴细胞和成纤维细胞。病变主要位于真皮上、中部,也可累及真皮深部和皮下组织(图 5-2-2-B、C)。除穿通性环状肉芽肿以外,表皮一般正常,有时可有轻度角化过度、角化不全或棘层肥厚。胶原纤维变性可以为完全变性,也可以为不完全变性(图 5-2-2-D、E)。

胶原完全变性的病灶范围较大,界限清楚。病灶内胶原纤维淡染,均质化,有的可见少量核碎屑,有些呈嗜酸性颗粒状碎片(图 5-2-2-F~I)。在不完全变性的胶原纤维束之间有时可见淡蓝色阿辛蓝染色阳性的黏液样物质。有些病例可见像结节病的上皮样细胞结节(图 5-2-2-J),伴巨细胞浸润。环状肉芽肿病灶除淋巴细胞浸润外,也可见少量嗜酸性粒细胞浸润(图 5-2-2-K),也普遍见于

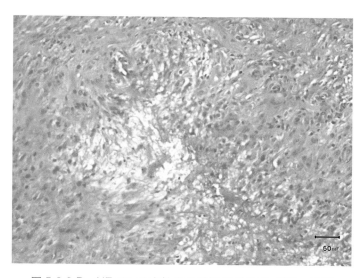

图 5-2-2-D HE×10 示病灶中央胶原纤维变性,淡染,界限清楚,周围组织细胞、淋巴细胞呈栅栏状围绕

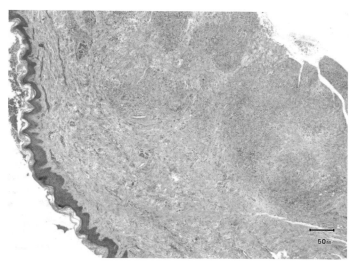

图 5-2-2-B HE×4 示环状肉芽肿病灶位于真皮中、下部

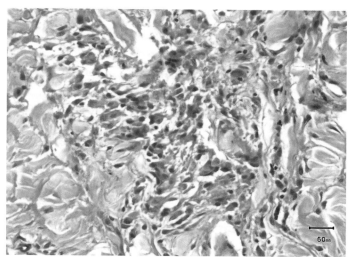

图 5-2-2-E HE×20 示病灶胶原纤维变性不明显,间质大量组织细胞、淋巴细胞浸润

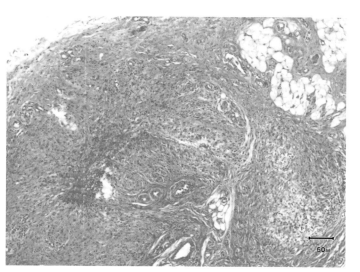

图 5-2-2-C HE×4 示环状肉芽肿病灶位于真皮下部及皮下组织

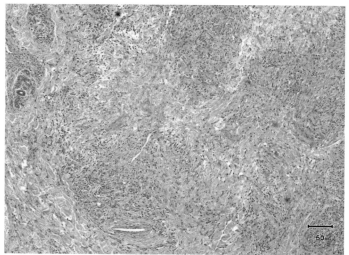

图 5-2-2-F HE×4 示病灶中央胶原纤维变性,淡染,界限清楚,周围组织细胞、淋巴细胞呈栅栏状围绕

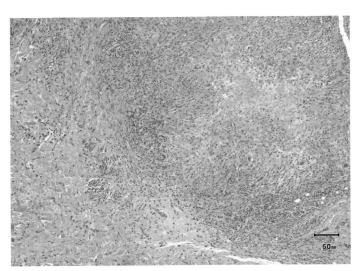

图 5-2-2-G HE×4 示病灶中央胶原纤维变性,淡染,界限清楚,周围组织细胞、淋巴细胞呈栅栏状围绕

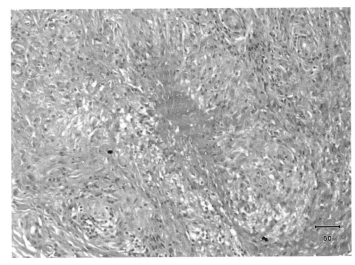

图 5-2-2-J HE×4 示病灶中央胶原纤维嗜酸性颗粒状,周围可见上皮样结节

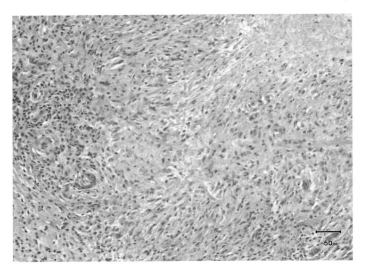

图 5-2-2-H HE×10 示病灶周围组织细胞、淋巴细胞呈栅栏状围绕,成纤维细胞增生

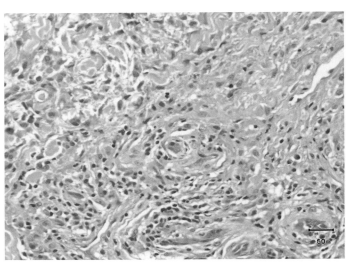

图 5-2-2-K HE×10 示病灶周围大量组织细胞、淋巴细胞及少量嗜酸性粒细胞浸润

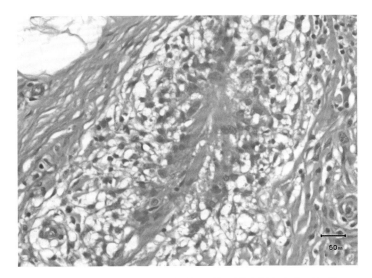

图 5-2-2-I HE×20 示小灶变性,病灶周围大量组织细胞围绕

周围组织中的血管周。

穿通型环状肉芽肿的组织学比较特殊,紧接表皮下面即可见胶原纤维完全变性灶,并由栅栏状排列的组织细胞所围绕,并可形成穿通性隧道将变性坏死物排出。

**3. 免疫组化及特殊染色** 环状肉芽肿中央弹力纤维染色示变性区弹力纤维缺失(图 5-2-2-L),可见阿辛蓝染色的黏液样物,周围组织细胞 CD68、CD163 阳性(图 5-2-2-M)。

【鉴别诊断】

**1. 类脂质渐进性坏死** 与环状肉芽肿比较,类脂质渐进性坏死血管病变显著,小血管壁常增厚和内皮细胞增生,巨细胞数目较多,类脂质沉积广泛,胶原变性亦较广泛,且常伴有透明变性,黏蛋白量较少或缺如。

**2. 风湿和类风湿性结节** 在组织学上与环状肉芽

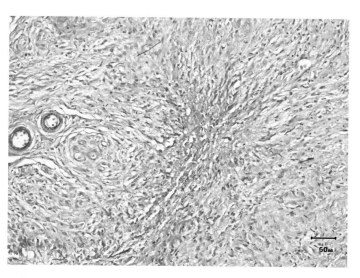

图 5-2-2-L 弹力纤维染色×10 示病变区弹力纤维断裂或消失

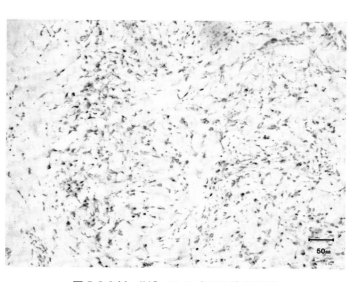

图 5-2-2-M IHC×20 示 CD68 染色阳性

肿很难区别。如无风湿病和类风湿的其他临床表现或依据时,最好考虑诊断为环状肉芽肿皮下结节。

（王凤华）

## 三、结节性红斑

### 【定义】

结节性红斑(erythema nodosum)是好发于下肢的炎症性脂膜炎,以下肢伸侧疼痛性红斑、结节为临床特征的皮下脂膜炎性疾病。

### 【临床特点】

1. **发病率** 好发于青少年,儿童少见。

2. **症状** 急性期出现头痛、低热、乏力、关节痛等,临床表现为突然出现的热的、红色触痛结节,呈对称性,好发于小腿伸侧,也可见于上肢、面部及躯干,儿童可见于掌跖骨,稍高出皮表,直径 1~5cm,类似撞伤后的肿块。

结节可由鲜红色逐渐变为青紫色、黄色,病变持续 3~6 周后可消退,亦可反复发作。

3. **实验室检查**

（1）白细胞计数高、血沉快、贫血。

（2）依据所怀疑病因进行针对性的实验室检查,包括:链球菌、结核、支原体、衣原体、病毒,寄生虫感染;药物相关以及合并疾病等,如:溃疡性结肠炎、Crohn 病、Behcet 病、结节病、Sweet 病、猫抓病、恶性肿瘤等。

4. **治疗** 非激素类抗炎药物及支持治疗,卧床休息,持续性或有疼痛的病变可用皮质激素。

5. **预后** 预后较好,6 周左右病变自发性消退。

### 【病理学特点】

1. **肉眼观察** 皮下结节性病变,直径 1~5cm。

2. **镜下观察** 组织学表现为典型的小叶间隔脂膜炎,可见血管炎改变、出血及不同程度的急慢性脂膜炎（图 5-2-3-A、B）。小叶间隔内为早期急性炎症时,可见多量中性粒细胞浸润伴少量嗜酸细胞（图 5-2-3-C）,小叶间隔水肿、增宽,可见多量组织细胞围绕小静脉形成裂隙样空间,即 Miescher 结节/肉芽肿,伴多核巨细胞形成（图 5-2-3-D~H）,局灶结缔组织内可见纤维素样坏死、红细胞外渗、出血;慢性炎症时多量淋巴、组织细胞浸润（图 5-2-3-I、J）,但其病变较急性期轻;增宽的纤维间隔内可见血管炎改变,真皮小血管周及皮肤附属器旁见散在及片状急慢性炎细胞浸润,有时伴脂肪坏死。

### 【鉴别诊断】

1. **皮下脂膜炎样 T 细胞淋巴瘤** 以多发皮下结节为临床表现,肿瘤在皮下组织内弥漫浸润,通常无间隔残留,常无表皮及真皮的累及。特征性的组织形态表现为单个脂肪细胞周围见肿瘤细胞围绕,具有成熟 T 细胞表型。

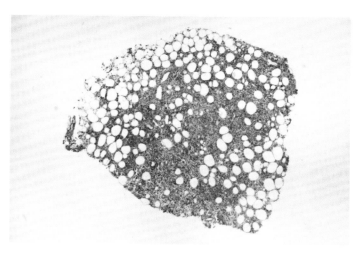

图 5-2-3-A HE×4 示皮下脂肪组织呈小叶间隔脂膜炎样改变

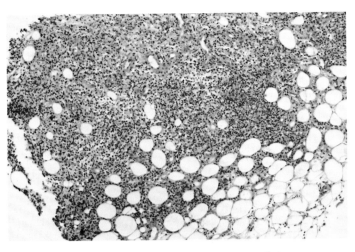

图 5-2-3-B HE×10 示小叶间隔性脂膜炎

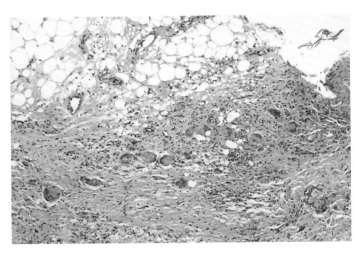

图 5-2-3-E HE×10 示组织细胞聚集,Miescher 结节/肉芽肿形成

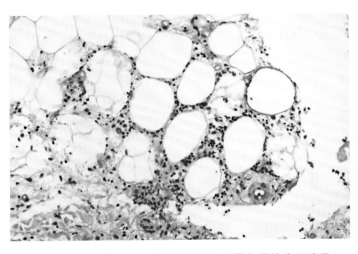

图 5-2-3-C HE×10 示皮下脂肪间隔多量急慢性炎细胞及嗜酸性粒细胞浸润,呈早期病变改变

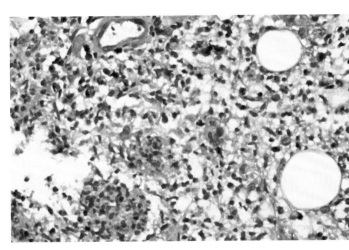

图 5-2-3-F HE×20 示肉芽肿形成

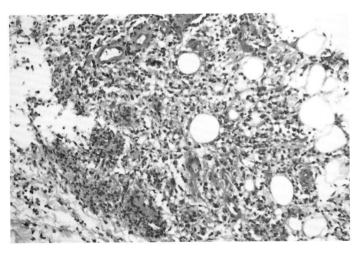

图 5-2-3-D HE×10 示纤维间隔中,肉芽肿形成

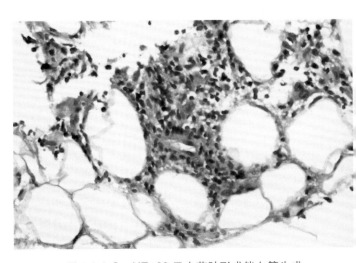

图 5-2-3-G HE×20 示肉芽肿形成伴血管生成

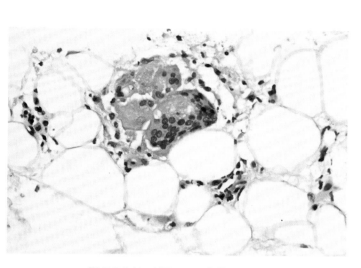

图 5-2-3-H　HE×20 示多核巨细胞

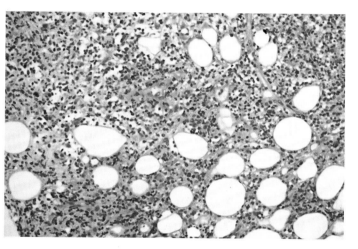

图 5-2-3-I　HE×10 示脂肪间隔慢性炎症时改变

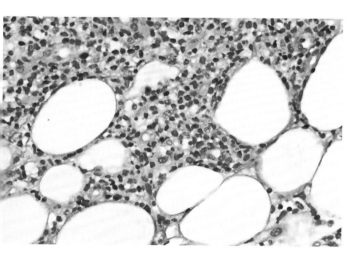

图 5-2-3-J　HE×20 示脂肪间隔慢性炎症,多量淋巴、组织细胞浸润

**2. 血管炎**　血管炎病变累及皮下脂肪小叶时,可被误诊为结节性红斑。但其往往在真皮表现更为明显,而结节性红斑以皮下脂肪间隔改变为主。

（徐佳童　何乐建）

## 四、儿童慢性大疱性疾病

**【定义】**

儿童慢性大疱性疾病( chronic bullous disease of child-hood)是罕见的自身免疫或药物诱导性皮肤大疱性疾病,直接免疫荧光检查基底膜可见连续性线状 IgA 沉着。

**【临床特点】**

**1. 发病率**　罕见,好发于 4~5 岁儿童,口腔周围和肛门及生殖器周围、下腹部、大腿等部位多见,病情进展时累及手掌、足底及黏膜。

**2. 症状**　皮肤张力大的囊泡和水疱,红斑,偶尔为皮肤糜烂;偶见环形水疱,形成玫瑰花结样或串珠样外观。

**3. 实验室检查**　病变明显的病例,IgA 可阳性。

**4. 影像学特点**　无特殊改变。

**5. 治疗**　儿童患者常为自限性,仅需支持治疗。

**6. 预后**　儿童患者,50% 以上患儿 2 年内,病变恢复。

**【病理学特点】**

**1. 肉眼观察**　表皮水疱。

**2. 镜下观察**　早期病变显示表皮真皮交界处中性粒细胞浸润,可伴有轻度空泡改变,真皮乳头顶部可见微脓肿形成;晚期病变显示表皮下疱,常伴大量中性粒细胞、嗜酸性粒细胞及其他炎细胞浸润,表浅血管周围淋巴细胞浸润偶尔见中性粒细胞及嗜酸性粒细胞浸润;水疱空腔内细胞稀少的病例罕见(图 5-2-4-A 、B)。

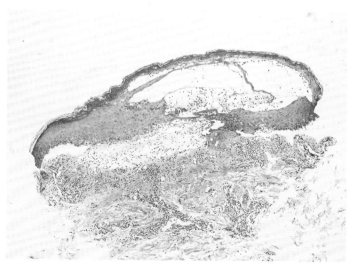

图 5-2-4-A　HE×4 显示表皮下疱,有炎细胞浸润

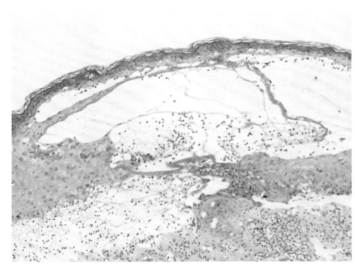

图 5-2-4-B  HE×10 示疱及周围淋巴、中心、嗜酸性粒细胞浸润

3. **免疫荧光染色**  直接免疫荧光：真皮和表皮交界处显示 IgA 线状沉着，还可见微弱的 IgM、IgG、C3 沉着间接免疫荧光：60% ~ 70% 患者血清上皮 BMZ IgA 抗体阳性，而药物诱导的病变则阴性。

4. **超微结构特点**  未见特异改变。

5. **分子遗传学特点**  未见特异性改变。

【鉴别诊断】

1. **疱疹样皮炎**  早期病变中性粒细胞聚集在真皮乳头，表皮下裂隙基底部见晚期病变于空泡腔内见较多中性粒细胞，直接免疫荧光：真皮乳头见颗粒状 IgA 沉着。

2. **类天疱疮**  成人多见，儿童分两型，婴儿型好发 1 岁以内肢端皮肤；外阴局灶型：仅累及外阴，自限性，不遗留疤痕；表皮下疱伴有嗜酸性粒细胞浸润，直接免疫荧光显示基底膜线状 IgG 或 C3 沉着。

3. **大疱性红斑狼疮**  获得性张力性，囊泡、大疱疹，起源系统性红斑狼疮；免疫荧光：IgG、IgM、IgA 阳性。

（何乐健）

## 五、遗传性大疱性表皮松解症

【定义】

遗传性大疱性表皮松解症（epidermolysis bullosa, inherited）是一组异源性、非炎性、遗传性、皮肤疾病，表现为皮肤轻微创伤后形成水疱或糜烂。

【临床特点】

1. **发病率**  发病率 50/100 万，染色体显性或隐性遗传。

2. **症状**  床分三型：即单纯型、复合型和营养不良型。单纯型一般皮肤水疱轻，愈合后不遗留瘢痕，多与染色体显性遗传有关；复合型少见，水疱愈合后也不遗留瘢痕，与染色体隐性遗传有关；营养不良型，为创伤诱导的水疱，愈合后遗留瘢痕，有甲营养不良，黏膜和胃肠病变，皮肤发炎不全，贫血等症状。

3. **实验室检查**  一般未见特殊。营养不良型患者可有贫血。

4. **影像学特点**  未见特殊。

5. **治疗**  对症治疗；基因或蛋白疗法正在研究中。

6. **预后**  自限性病变，但可复发或转为慢性。

【病理学特点】

1. **肉眼观察**  皮肤水疱。

2. **镜下观察**  表皮下水疱，细胞缺乏。活检时应取新鲜水疱，至少做常规病理及免疫荧光检查，有条件的单位，可加做电镜检查（图 5-2-5-A、B）。

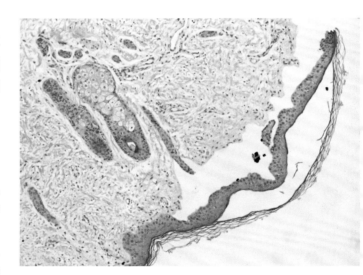

图 5-2-5-A  显示表皮下疱

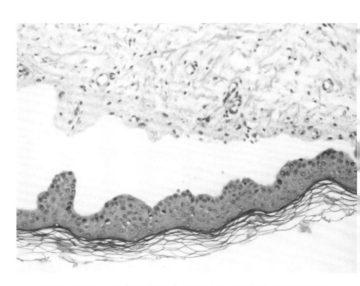

图 5-2-5-B  示表皮内及表皮下水疱，其内未见细胞成分

3. **免疫荧光染色** 阴性。

4. **超微结构特点** 表皮裂隙位置和基底膜形态有助于诊断。

5. **分子遗传学特点** 单纯型:角蛋白5、角蛋白14基因突变;复合型:层粘连蛋白5、XⅦ胶原、整合素基因突变;营养不良型:Ⅶ胶原基因突变。

【鉴别诊断】

1. **迟发性皮肤卟啉病** 皮肤光照暴露部位,通常手背处水疱,水疱位于表皮下,保留真皮乳头。

2. **大疱性类天疱疮** 除水疱外,通常真皮炎细胞浸润明显。

3. **中毒性表皮坏死** 表皮显著坏死。

(何乐健)

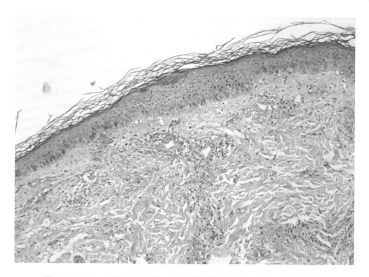

图 5-2-6-A  HE×4 示真皮血管周围中性、淋巴细胞浸润

## 六、白细胞碎裂性血管炎

【定义】

白细胞碎裂性血管炎(leukocytoclastic vasculitis)是皮肤最常见的血管炎,常常为特发性,典型病变位于小腿皮肤,表现为可触及紫癜,是由各种疾病引起的组织学上、相似的血管反应,而非真正疾病;儿童白细胞碎裂性血管炎少见,过敏性紫癜是最常见的类型。

【临床特点】

1. **发病率** 少见,好发下肢,非对称性红斑(可触及紫癜),其他部位如躯干四肢也可见。

2. **症状** 最常见的表现为非对称性下肢红斑、紫癜,也可见多形红斑样,丘疹结节样,大泡性水疱,脓疱或溃疡等,还可有发热、不适、关节痛、肌肉痛及皮肤瘙痒等。

3. **实验室检查** 许多疾病可引起白细胞碎裂性血管炎,故可检查白细胞计数、尿常规、ASO、抗核抗体(ANA)、补体、肝炎病毒血清学检查等。

4. **影像学特点** 未见特殊。

5. **治疗** 卧床休息,严重或顽固性病变非激素类抗炎药物等,全身系统性或坏死病变可用皮质激素。

6. **预后** 自限性病变,但可复发或转为慢性。

【病理学特点】

1. **肉眼观察** 红斑、紫癜,丘疹、水疱等。

2. **镜下观察** 血管壁纤维素样坏死、内皮细胞肿胀、血管周围中性粒细胞为主,偶见淋巴、嗜酸或组织细胞浸润,由于核碎裂产生明显的核尘现象。毛细血管后微静脉和毛细血管襻受累最明显,表皮下可见血栓形成、缺血性坏死、水疱、脓疱形成;病变较重时,炎症改变可累及真皮网状层深部或皮下脂肪组织,有时可见大血管炎。

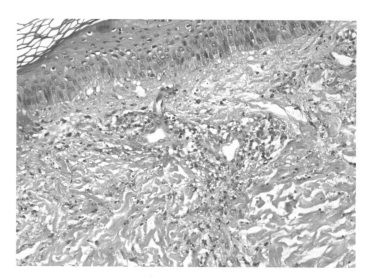

图 5-2-6-B  HE×10 示真皮血管周围中性、淋巴细胞浸润

组织亚型:(图 5-2-6-A~C)

过敏性紫癜:组织学形态与其他原因引起的白细胞

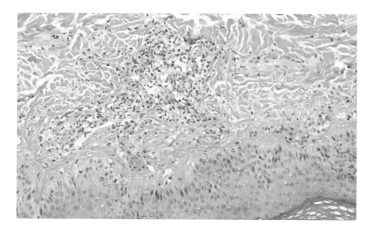

图 5-2-6-C  HE×10 示真皮周围血管中性、淋巴细胞浸润

碎裂性血管炎相似,但直接免疫荧光受累血管壁 IgA、C3 沉积,但老的陈旧坏死性病变免疫荧光可阴性,临床上伴有关节炎、腹痛、血尿,偶尔心脏或神经系统症状。

荨麻疹性血管炎:临床表现为荨麻疹,活检显示白细胞碎裂性血管炎,病变持续 24～72h,皮肤瘙痒常伴自身免疫性疾病等全身性疾病,常伴低补体血症,白细胞碎裂、红细胞外渗和真皮水肿,血管壁病变可轻微或严重。

感染性血管炎:临床表现败血症(脑膜炎双球菌、链球菌、葡萄球菌等),皮肤病变以脑膜炎双球菌为多见,下肢受压部位,典型小血管炎改变,革兰氏等细菌染色阳性。

**3. 免疫荧光染色** 直接免疫荧光早期病变纤维蛋白原、C3、IgM 小血管壁沉着,进展期纤维蛋白原、白蛋白、IgG 阳性,晚期病变纤维蛋白原、C3 阳性。

**4. 超微结构特点** 未见特异改变。

【鉴别诊断】

**1. Sweet 综合征** 与白细胞碎裂性血管炎早期病变相似,弥漫性中性粒细胞浸润,缺乏纤维素样血管改变或坏死。

**2. 结节性血管炎** 凝固性坏死及干酪性样坏死明显。

**3. 结节性多动脉炎** 皮肤中等动脉坏死性血管炎。

(何乐健)

## 七、色素失禁症

【定义】

色素失禁症(incontinentia pigmenti,IP),又称 Bloch-Sulzberger 综合征,是一种罕见的 X 连锁显性遗传性疾病,外胚层发育不良而导致皮肤、头发、指甲、牙齿以及内脏器官受累为一种系统性疾病。

【临床特点】

**1. 发病率** IP 罕见,女孩与男孩发病比为 20:1,在女性的发生率为 1/50 000,据报道极少数男孩患病可幸存,因其染色体为异常核型:47,XXY。

**2. 症状**

(1) 皮肤表现:IP 皮肤表现临床分为四期:第一期为红斑水疱期,于出生时或生后不久出现红斑、水疱,主要分布于四肢,排列成行,常伴有血中嗜酸性粒细胞升高。第二期为疣状增生期,少见且短暂,由角化过度性疣状丘疹或斑块组成的损害最常见于肢体,发生于先前的水疱形成部位。第三期为色素沉着期,为色素失禁症的特征性表现,表现为奇特的网状色素沉着,呈泼墨状、条状、旋涡状的褐色或灰色色素沉着于躯干或四肢(图 5-2-7-A)。第四期为萎缩期,此期表现为皮肤苍白,斑状萎缩,色素减少,以躯干部损害最显著,至成年期通常不易觉察,萎缩部位皮肤无毛发。

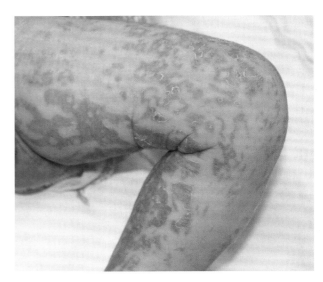

图 5-2-7-A 色素失禁症:四肢网状、泼墨状色素沉着具有特征性

(2) 神经系统改变:除了皮肤损害外,IP 患者还有神经系统的表现,包括癫痫、小儿脑病、智力低下、小头畸形、脑共济失调等。IP 患者中有神经系统表现的占 IP 患者总数的 30%。大多神经症状表现在新生儿期,极少患者表现在青春期和成人期。

(3) 口腔及牙齿表现:IP 患者中约 50% 左右存在牙齿和口腔异常,其中牙齿异常常表现为缺齿、出牙延迟、牙阻生、牙冠畸形,如圆锥形牙、副牙尖。常见的口腔异常表现为唇腭裂和高颚弓。

(4) 眼部病变:眼部异常病例占 25%～35%。眼部的表现包括:斜视、视网膜血管的变化、视神经萎缩、小眼畸形和白内障等。视网膜分离伴纤维血管性晶状体后膜是最常见的眼内异常。

**3. 实验室检查** 血嗜酸性粒细胞数量增高。

**4. 治疗** 皮肤病变无需特殊治疗,推荐眼科学检查与其他检查如神经系统检查相结合。

**5. 预后** 眼受累可导致严重的并发症包括眼盲,中枢神经系统并发症包括癫痫发作,发育迟缓等。

【病理学特点】

**1. 肉眼观察** 通常皮肤活检标本较小,根据不同时期皮肤表面可能见到水疱、结痂或色素沉着。

**2. 镜下观察**

(1) 水疱期:表现为色素性粒细胞性海绵水肿,偶尔有角化不良细胞聚集。真皮内有慢性炎性细胞浸润伴显著的嗜酸性粒细胞增多(图 5-2-7-B～F)。

(2) 疣状期:显示角化过度、棘层肥厚、乳头瘤样增

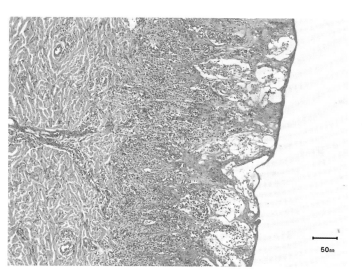

图 5-2-7-B HE×4 示水疱期见表皮内、角质层下嗜酸性脓疱

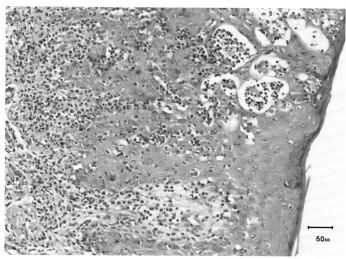

图 5-2-7-E HE×10 示水疱期示局灶棘层肥厚,上皮内及真皮均见大量嗜酸性粒细胞浸润

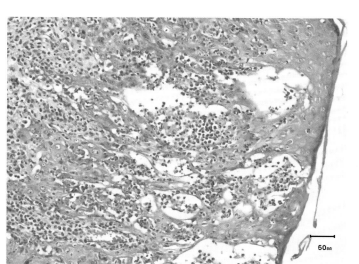

图 5-2-7-C HE×10 示水疱期示表皮内嗜酸性脓疱及嗜酸性粒细胞浸润

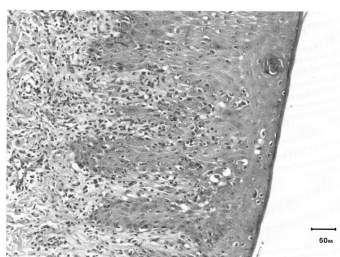

图 5-2-7-F HE×10 示水疱期示表皮内有散在角化不良细胞,胞质红染

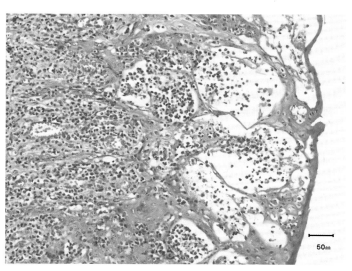

图 5-2-7-D HE×10 示水疱期示表皮内嗜酸性脓疱及嗜酸性粒细胞浸润

生及局灶性角化不良(图 5-2-7-G ~ K)。角化不良细胞特征性的排列成旋涡状结构。

(3) 色素沉着期:表现为真皮内明显色素失禁伴大量的噬黑色素细胞,表皮基底细胞有变性(图 5-2-7-L、M)。

(4) 萎缩期:表现为表皮萎缩,皮肤附属器可消失。

**3. 分子遗传学特点** IP 由位于染色体 Xq28 上的 *NEMO*( nuclear factor kB essential modulator) 基因突变所致,90%为 *NEMO* 基因 4-10 外显子缺失突变。

【鉴别诊断】

**1. 新生儿脓疱疮** 好发于新生儿,起病急。基本损害为广泛分布的多发性大脓疱,脓疱周围有红晕。疱壁薄,易破溃,破溃后成红色糜烂面。可伴有高热、畏寒等全身中毒症状,严重者可危及生命。脓液细菌培养可见金黄色葡萄球菌或溶血性链球菌生长。IP 患儿一般无全

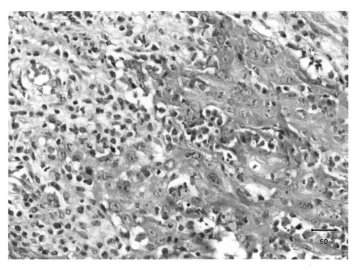

图 5-2-7-G　HE×20 示水疱期示真皮大量淋巴细胞及嗜酸性粒细胞浸润

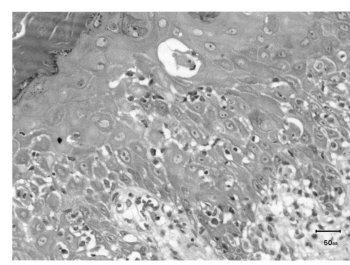

图 5-2-7-J　HE×20 示疣状增生期示表皮基底细胞有变性

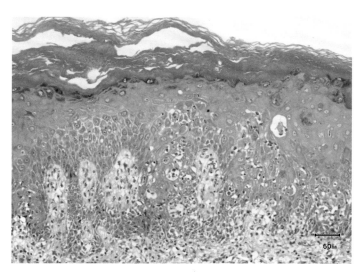

图 5-2-7-H　HE×10 疣状增生期示表皮角化过度,棘层肥厚,表皮内少量嗜酸性粒细胞浸润

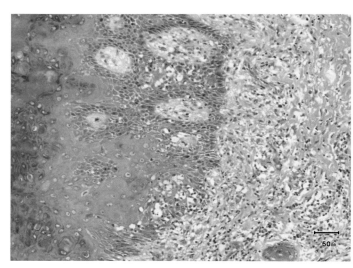

图 5-2-7-K　HE×10 示疣状增生期示表皮棘层肥厚,乳头瘤样增生,真皮可见淋巴细胞及嗜酸性粒细胞浸润

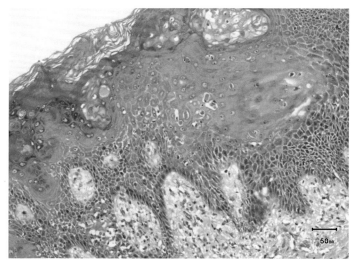

图 5-2-7-I　HE×10 示疣状增生期示表皮内散在角化不良细胞

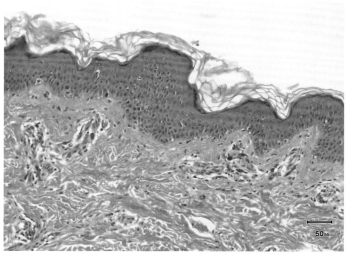

图 5-2-7-L　HE×10 示色素沉着期示真皮噬黑色素细胞增多

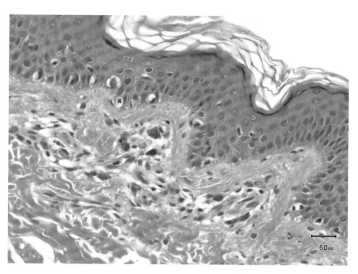

图 5-2-7-M　HE×20 示色素沉着期示真皮噬黑色素细胞增多

身症状。组织学脓疱位于表皮上层、颗粒层下，疱内少或无炎性细胞，真皮上部可见中性粒细胞浸润。

**2. 先天性大疱性表皮松解症**　幼年发病者大多有家族史，皮损多见于四肢关节伸侧及其他易摩擦部位，水疱消退后有糜烂和萎缩，病情较重者可累及黏膜。组织病理表现为表皮下疱，浸润细胞少。色素失禁症极少累及黏膜。

**3. 幼年大疱性类天疱疮**　发病年龄大多小于 5 岁，可以在出生后数周内出现，男孩多见。对称分布于颈部、胸腹部和四肢屈侧，亦可累及掌跖，黏膜损害比成人多见。反复发作 3~4 年可以自愈。组织学表现为表皮下炎症型水疱，疱内容为凝固的血清、纤维蛋白及大量炎性细胞，尤其是嗜酸性粒细胞，也可见中性粒细胞。

（王凤华）

## 八、红斑狼疮

### 【定义】

红斑狼疮（lupus erythematosus）是多系统自身免疫性疾病，有几个亚型可单独或与多个内脏器官一起累及皮肤。

### 【临床特点】

**1. 发病率**　少见，20% 为 20 岁以下的青少年，其中多数为 11~15 岁，青春期前男女发病相同，而青春期后，男女之比为 1:6

**2. 症状**　光敏感性；盘状皮疹；面颊部皮疹；关节炎；浆膜炎；口腔溃疡；肾脏病变（持续蛋白尿、弥漫性系膜增生性肾小球肾炎等）；血液系统受累（溶血性贫血、白细胞减少、血小板减少）；神经系统受累（精神状况改变、周围神经病、癫痫发作、精神病）；免疫学检查（抗核抗体、抗平滑肌抗体、抗磷脂抗体阳性）；抗核抗体滴度异常。上述症状或检查有 4 个以上阳性就可诊断系统性红斑狼疮（图 5-2-8-A）。

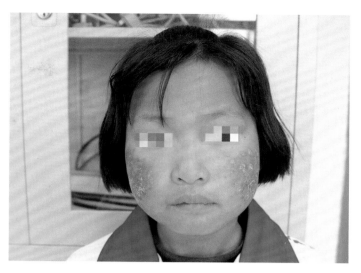

图 5-2-8-A　大体照片示双面颊"蝴蝶样斑"

**3. 实验室检查**　抗核抗体（ANA）阳性，抗双链 DNA（dsDNA），抗平滑肌抗体（rRNP），ssDNA 阳性，血细胞计数，血清补体降低，ESR 升高，外周血检查可见狼疮细胞。

**4. 影像学特点**　未见特异改变。

**5. 治疗**　抗红斑狼疮治疗。

**6. 预后**　预后取决于病变类型及系统受累程度，10 年存活率近 90%，儿童主要死亡原因：肾衰、中枢神经系统受累、心衰、感染。

### 【病理学特点】

**1. 肉眼观察**　皮疹、红斑、斑块、水疱等。

**2. 镜下观察**　表皮角化过度伴角栓形成，表皮萎缩，真皮浅层淋巴细胞浸润，基底层空泡改变，皮肤附属器和血管见片状淋巴细胞浸润，真皮毛细血管周围见纤维素样物沉着（图 5-2-8-B~D）。

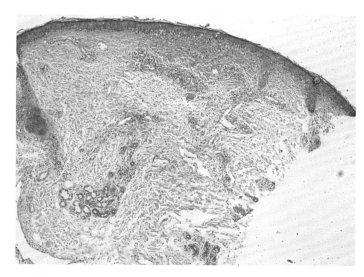

图 5-2-8-B　HE×4 示皮突变平，真皮及附属器周围大量炎细胞浸润

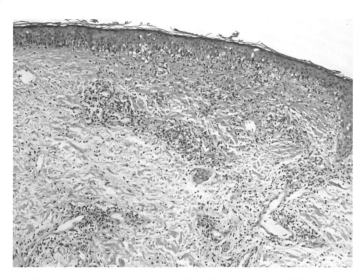

图 5-2-8-C HE×10 示基底细胞液化、血管周围片状淋巴细胞浸润

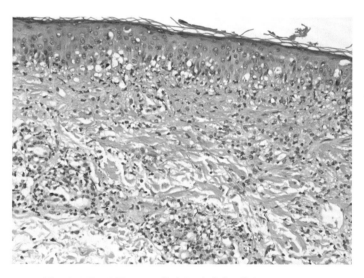

图 5-2-8-D HE×20 示基底细胞液化,基底层空泡改变

3. **免疫荧光染色** 直接免疫荧光示真皮和表皮交界处显示 IgG、IgM 线状沉着,少数为颗粒状或网状沉着。

4. **超微结构特点** 免疫反应物出现在基底膜下与致密斑紧密结合。

5. **分子遗传学特点** 未见特异改变。

【鉴别诊断】

1. **皮肌炎** 对称性红斑伴异色病"胸部 V 形,Gottron 征",真皮黏液较多。

2. **线状扁平苔藓** 局部或全身性紫色、瘙痒、多角形丘疹,疾病进展期,表皮真皮交界处线状致密炎细胞浸润呈锯齿状,表皮可见 Civatte 小体,真皮浅层见胶样小体(坏死角化细胞)。

(何乐健)

## 九、皮肌炎

【定义】

皮肌炎(dermatomyositis,DM)是一种主要累及横纹肌和皮肤,引起皮肤和肌肉弥漫性炎症的自身免疫性结缔组织病,也是一种免疫性微血管病,临床表现多样,可累及多个系统和器官,并可伴发肿瘤。

【临床特点】

1. **发病率** 本病少见,约为每年 0.5~8.4/100 万。可发生于任何年龄,其中有两个高峰,其一为儿童期(5~18 岁),其二为中年时期(45~64 岁)。青少年皮肌炎的发病率大约是每年 1/100 万,女性多发,男女之比 1∶2,好发于 10 岁以前。

2. **症状** DM 根据发病年龄分为青少年型(JDM)和成年型(ADM)。临床特点是特征性皮疹,对称性四肢近端肌肉无力,血清肌酸激酶升高,肌电图呈肌源性改变。皮肤特征十分特殊,通常患者出现眶周水肿和皮肤淡红-紫红色,被称作淡紫色红斑(Heliostrope 征),尤其上眼睑常受累,皮损表现典型对称,可累及面部并波及颈部、躯干上部、四肢伸侧、手指和手背侧。其他皮肤特征包括掌指关节伸侧的红斑性丘疹(Gottron 丘疹)、指/趾甲周红斑、毛细血管扩张等。

对称分布的四肢近端肩带肌肉无力是 DM 最常见的特征。双腿通常最先受累,患者出现离开座椅费力、上楼困难、梳头或从枕头上抬头费力等症状。食管受累出现吞咽困难。可出现声嘶。累及胸廓肌肉可出现严重呼吸困难。

DM 的肌电图具有特征性表现,为随意收缩时波幅减低、持续时间短、多相点位三联征和肌肉刺激的突然爆发。休止期出现自然电位纤维颤动伴阳性锐波、过度激惹和奇异的高频重复放电。

皮肤血管炎是儿童型皮肌炎的重要特征,常伴发肢端溃疡、甲周梗死、口腔溃疡。儿童也常出现皮肤、软组织、肌肉组织钙化。

3. **实验室检查** 血清肌酶升高是 DM 的诊断标准之一,包括肌酸激酶(CK)、天冬氨酸转氨酶(AST)、乳酸脱氢酶(LDH)、肌酸激酶同工酶(CK-MB)。部分病例可出现抗 Jo-1 抗体(抗组氨酰 tRNA 合成酶抗体)、抗核抗体。非特异性发现包括血沉加快、高 γ 球蛋白血症。

4. **治疗** 首选皮质类固醇激素,包括泼尼松、甲泼尼龙。原则:早期、足量、持续用药。可加用免疫抑制剂人免疫球蛋白。

5. **预后** 大部分病例对激素治疗敏感,可治愈。

**【病理学特点】**

**1. 镜下观察**

（1）肌肉：肌肉病理最常见的改变为肌纤维变性、萎缩，萎缩纤维直径明显变小，常呈束周分布，即在肌束边缘出现一到两层萎缩的肌纤维，这也是皮肌炎的特征性改变。肌纤维内可见空泡、核肥大和核内移，肌束内可见散在的肌纤维坏死（图 5-2-9-A）。肌束膜增宽伴结缔组织增生，有单核、淋巴细胞浸润（图 5-2-9-B、C）。

（2）皮肤：皮肤表现多种多样。红斑性皮疹表现为轻度角化过度和表皮萎缩，伴表皮突消失。真皮浅层出现轻度慢性炎性细胞浸润。有些病例出现显著的角化过度、毛囊角栓、真皮水肿和大量基底膜样物质，与红斑狼疮的病理特征相似。Gottron 丘疹的特征为角化过度、轻度乳头瘤病、棘层肥厚或表皮萎缩和界面皮炎。真皮经

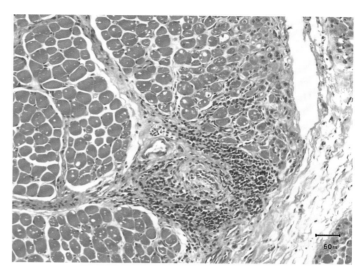

图 5-2-9-C　HE×10 示肌束间、血管周围显著单核细胞、淋巴细胞浸润

常出现大量阿辛蓝染色阳性物质，有时可见局灶性钙化和脂膜炎改变。青少年皮肌炎经常出现钙沉积和闭塞性血管病（图 5-2-9-D~F）。

**2. 超微结构特点**　电镜检查表现不特异，肌膜可见锯齿状皱褶，肌丝有局灶性溶解，Z 线排列紊乱，呈水纹状，T 管扩张，线粒体、糖原颗粒、脂滴明显增多；微血管内皮细胞肿胀，浆膜缺失，胞质内可见异常细胞器肌微管网状结构改变。

**【鉴别诊断】**

**1. 多发性肌炎**　以近端肌无力为主要表现，无皮肤损害。肌纤维改变倾向于单个肌纤维坏死，炎细胞浸润多位于肌纤维束内。

**2. 进行性肌营养不良**　Duchenne 型肌营养不良是一种 X 连锁隐性遗传性疾病，男性发病，一般 6 岁左右开

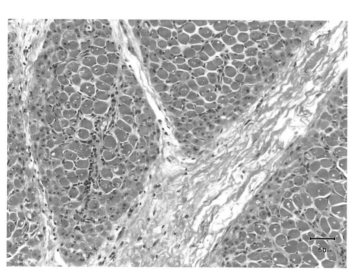

图 5-2-9-A　HE×10 示显著的肌束周肌纤维萎缩，肌束周边 1~2 层肌纤维直径明显减小

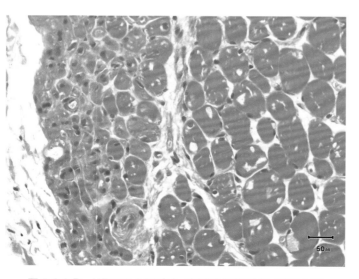

图 5-2-9-B　HE×20 上图放大，束周肌纤维萎缩，肌核内移

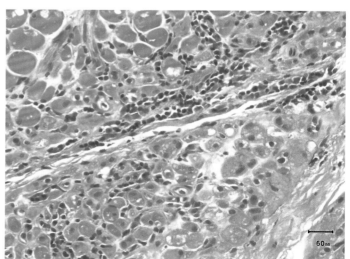

图 5-2-9-D　HE×20 示肌束膜炎性细胞浸润

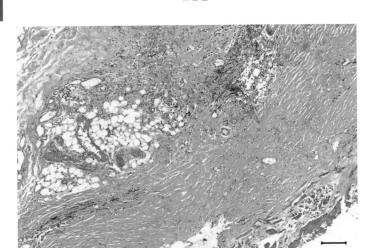

图 5-2-9-E　HE×10 示青少年皮肌炎皮下钙盐沉积

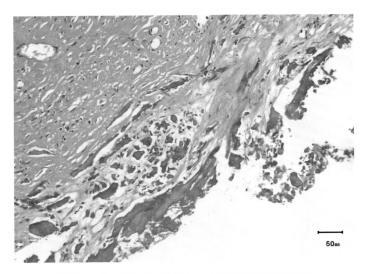

图 5-2-9-F　HE×20 示青少年皮肌炎皮下钙盐沉积

始,以进行性加重的对称性肌无力为特征,血清酶学检查肌酸激酶(CK)呈持续、显著升高,天冬氨酸转氨酶(AST)、丙氨酸转氨酶(ALT)、乳酸脱氢酶(LDH)均升高。肌活检示肌纤维变性、肥大、横纹消失,免疫组化抗肌萎缩蛋白(dystrophin)肌膜表达缺失。

（王凤华）

## 参 考 文 献

1. Gianotti R, Alessi E, Caputo R. Benign cephalic histiocytosis: a distinct entity or a part of a wide spectrum of histiocytic proliferative disorders of children? A histopathological study. Am J Dermatopathol, 1993, 15(4): 315-319.

2. Janssen D, Harms D. Juvenile xanthogranuloma in childhood and adolescence: a clinicopathologic study of 129 patients from the kiel pediatric tumor registry. Am J Surg Pathol, 2005, 29(1): 21-28.

3. Stover DG, Alapati S, Regueira O, et al. Treatment of juvenile xanthogranuloma. Pediatr Blood Cancer, 2008, 51(1): 130-133.

4. Liu ZQ, Liu R, Shi XD, et al. Juvenile xanthogranuloma: 3 cases report and literature review. Zhonghua Xue Ye Xue Za Zhi, 2011, 32(9): 614-617.

5. Tahan SR, Pastel-Levy C, Bhan AK, et al. Juvenile xanthogranuloma. Clinical and pathologic characterization. Arch Pathol Lab Med, 1989, 113(9): 1057-1061.

6. Song M, Kim SH, Jung DS, et al. Structural correlations between dermoscopic and histopathological features of juvenile xanthogranuloma. J Eur Acad Dermatol Venereol, 2011, 25(3): 259-263.

7. Pileri SA, Grogan TM, Harris NL, et al. Tumours of histiocytes and accessory dendritic cells: an immunohistochemical approach to classification from the International Lymphoma Study Group based on 61 cases. Histopathology, 2002, 41(1): 1-29.

8. Chikwava K, Jaffe R. Langerin (CD207) staining in normal pediatric tissues, reactive lymph nodes, and childhood histiocytic disorders. Pediatr Dev Pathol, 2004, 7(6): 607-614.

9. Christie LJ, Evans AT, Bray SE, et al. Lesions resembling Langerhans cell histiocytosis in association with other lymphoproliferative disorders: a reactive or neoplastic phenomenon? Hum Pathol, 2006, 37(1): 32-39.

10. Bhatia S, Nesbit ME, Jr, Egeler RM, et al. Epidemiologic study of Langerhans cell histiocytosis in children. J Pediatr, 1997, 130(5): 774-784.

11. Stalemark H, Laurencikas E, Karis J, et al. Incidence of Langerhans cell histiocytosis in children: a population-based study. Pediatr Blood Cancer, 2008, 51(1): 76-81.

12. 谢小志,张忠德,奚政君,等. 38 例儿童 Langerhans 细胞组织细胞增生症临床病理观察. 临床与实验病理学杂志, 2006, 22(3): 298-301.

13. 李垣君,牛会林,田金生,等. 儿童朗格汉斯细胞组织细胞增生症 42 例临床分析. 临床皮肤科杂志, 2011, 40(6): 348-349.

14. Lau L, Krafchik B, Trebo MM, et al. Cutaneous Langerhans cell histiocytosis in children under one year. Pediatr Blood Cancer, 2006, 46(1): 66-71.

15. 张立新,何乐健. 儿童皮下脂膜炎样 T 细胞淋巴瘤临床病理特点及其与 EB 病毒关系的研究. 中国麻风皮肤性病杂志, 2005, 26(8): 587-590.

16. Parveen Z, Thompson K. Subcutaneous panniculitis-like T-cell lymphoma: redefinition of diagnostic criteria in the recent World Health Organization-European Organization for Research and Treatment of Cancer classification for cutaneous lymphomas. Arch Pathol Lab Med, 2009, 133(2): 303-308.

17. Hahtola S, Burghart E, Jeskanen, et al. Clinicopathological characterization and genomic aberrations in subcutaneous panniculitis-like T-cell lymphoma. J Invest Dermatol, 2008, 128(9): 2304-2309.

18. Ferrara G, Gianotti R, Cavicchini S, et al. Spitz nevus, Spitz tumor, and spitzoid melanoma: a comprehensive clinicopathologic over-

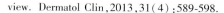
view. Dermatol Clin,2013,31(4):589-598.

19. Lott JP,Wititsuwannakul J,Lee JJ,et al. Clinical characteristics associated with Spitz nevi and Spitzoid malignant melanomas:the Yale University Spitzoid Neoplasm Repository experience,1991 to 2008. J Am Acad Dermatol,2014,71(6):1077-1082.

20. Dika E,Ravaioli GM,Fanti PA,et al. Spitz Nevi and Other Spitzoid Neoplasms in Children:Overview of Incidence Data and Diagnostic Criteria. Pediatr Dermatol,2017,34(1):25-32.

21. Dika E,Fanti PA,Fiorentino M,et al. Spitzoid tumors in children and adults:a comparative clinical,pathological,and cytogenetic analysis. Melanoma Res,2015,25(4):295-301.

22. Cho-Vega JH. A diagnostic algorithm for atypical spitzoid tumors:guidelines for immunohistochemical and molecular assessment. Modern Pathology,2016,29(7):656-670.

23. Barrionuevo C,Anderson VM,Zevallos-Giampietri E,et al. Hydroa-like cutaneous T-cell lymphoma:a clinicopathologic and molecular genetic study of 16 pediatric cases from Peru. Appl Immunohistochem Mol Morphol,2002,10(1):7-14.

24. Chen HH,Hsiao CH,Chiu HC. Hydroa vacciniforme-like primary cutaneous CD8-positive T-cell lymphoma. Br J Dermatol,2002,147(3):587-591.

25. 曹娟,文飞球,宋建明,等. 儿童种痘样水疱病样淋巴瘤临床病理观察. 中华实用儿科临床杂志,2014,29(24):1914-1917.

26. 徐子刚,马琳,申昆玲,等. 牛痘样水疱病与Epstein-Barr病毒潜伏感染的关系. 中华皮肤科杂志,2005,38(4):238-239.

27. Gailani MR,Leffell DJ,Zeigler A,et al. Relationship between sunlight exposure and a key genetic alteration in basal cell carcinoma. J Natl Cancer Inst,1996,88:349-354.

28. Fujii K,Miyashita T. Gorlin syndrome(nevoid basal cell carcinoma syndrome):Update and literature review. Pediatr Int,2014,56:667-674.

29. Chimenti S,Fink-Puches R,Peris K,et al. Cutaneous involvement in lymphoblastic lymphoma. J Cut Pathol,1999,26:379-385.

30. Trupiano JK,Bringelsen K,Hsi E. Primary cutaneous lymphoblastic lymphoma presenting in an 8-week old infant. J Cutan Pathol,2002,29:107-112.

31. Grümayer ER,Ladenstein RL,Slavc I,et al. B-cell differentiation pattern of cutaneous lymphomas in infancy and childhood. Cancer,1988,61:303-308.

32. Tomaszewski MM,Moad JC,Lupton GP. Primary cutaneous Ki-1(CD30)positive anaplastic large cell lymphoma in childhood. J Am Acad Dermatol,1999,40(5 Pt 2):857-861.

33. Kumar S,Pittaluga S,Raffeld M,et al. Primary cutaneous CD30-positive anaplastic large cell lymphoma in childhood:report of 4 cases and review of the literature. Pediatr Dev Pathol,2005,8(1):52-60.

34. Ju E,Adigun C,Dunphy C,et al. Anaplastic large cell lymphoma:an unusual presentation in a 7-year-old girl. Pediatr Dermatol,2012,29(4):498-503.

35. Perry E,Karajgikar J,Tabbara IA. Primary cutaneous anaplastic large-cell lymphoma. Am J Clin Oncol,2013,36(5):526-529.

36. Bekkenk MW,Geelen FA,van Voorst Vader PC,et al. Primary and secondary cutaneous CD30(+) lymphoproliferative disorders:a report from the Dutch Cutaneous Lymphoma Group on the long-term follow-up data of 219 patients and guidelines for diagnosis and treatment. Blood,2000,95(12):3653-3661.

37. Liu HL,Hoppe RT,Kohler S,et al. CD30+ cutaneous lymphoproliferative disorders:the Stanford experience in lymphomatoid papulosis and primary cutaneous anaplastic large cell lymphoma. J Am Acad Dermatol,2003,49(6):1049-1058.

38. 李薇,冉玉平,李甘地,等. ALK-1蛋白阳性的原发性皮肤CD30+间变性大细胞淋巴瘤1例. 临床皮肤科杂志,2005,34(9):574-576.

39. 金妍,周小鸽,何乐健. 儿童系统性EB病毒阳性T细胞淋巴组织增殖性疾病的临床病理观察. 中华病理学杂志,2009,38(9):600-608.

40. 周小鸽,何乐健,金妍. EB病毒淋巴增殖性疾病国际分类的新进展. 中华病理学杂志,2009,38(4):220-223.

41. Rogers M. Epidermal nevi and the epidermal nevus syndromes:a review of 233 cases. Pediatr Dermatol,1992,9(4):342-344.

42. Asch S,Sugarman JL. Epidermal nevus syndromes. Handb Clin Neurol,2015,132:291-316.

43. 曾跃平,渠涛,马东来,等. 疣状表皮痣62例临床与病理分析. 中国皮肤性病学杂志,2010,24(10):915-917.

44. Brandling-Bennett HA,Morel KD. Epidermal Nevi. Pediatric Clinics of North America,2010,57(5):1177-1198.

45. Sugkraroek S. Inflammatory linear verrucose epidermal nevus. Archives of Dermatology,2012,104(4):385-389.

46. Akelma AZ,Cizmeci MN,Kanburoglu MK,et al. A Diagnostic Dilemma:Inflammatory Linear Verrucous Epidermal Nevus versus Linear Psoriasis. Journal of Pediatrics,2013,162(4):879-879.

47. Requena C,Requena L,Kutzner H,et al. Spitz nevus:a clinico-pathological study of 349 cases. Am J Dermatopathol,2009,31(2):107-116.

48. Tannous ZS,Mihm MC Jr,Sober AJ,et al. Congenital melanocytic nevi:clinical and histopathologic features,risk of melanoma,and clinical management. J Am Acad Dermatol,2005,52(2):197-203.

49. Murali R,McCarthy SW,Scolyer RA. Blue nevi and related lesions:a review highlighting atypical and newly described variants,distinguishing features anddiagnostic pitfalls. Adv Anat Pathol,2009,16(6):365-382.

50. Schaffer J V. Pigmented lesions in children:when to worry. Curr Opin Pediatr,2007,19(4):430-440

51. Downard CD,Rapkin LB,Gow KW. Melanoma in children and adolescents. Surg Oncol,2007,16(3):215-220.

52. Lange JR,Palis BE,Chang DC,et al. Melanoma in children and

teenagers：an analysis of patients from the National Cancer Data Base. J Clin Oncol,2007,25(11):1363-1368.

53. Ruiz-Maldonado R, Orozco-Covarrubias ML. Malignant melanoma in children. A review. Arch Dermatol,1997,133(3):363-371.

54. Strouse JJ, Fears TR, Tucker MA, et al. Pediatric melanoma：risk factor and survival analysis of the surveillance, epidemiology and end results database. J Clin Oncol,2005,23(21):4735-4741.

55. 张文,范丽,冯亭,等. 新生儿先天性黑色素瘤临床病理观察. 诊断病理学杂志,2009,16(4):277-280.

56. Lin J, Hocker TL, Singh M, et al. Genetics of melanoma predisposition. Br J Dermatol,2008,159(2):286-291.

57. Goins MR, Beasley MS, et al. Pediartric neck masses. oral maxillofac Surg Clin North Am,2012,244(3):457-468.

58. Briley L D, Phillips CM. Cutaneous mastocytosis：a review focusing on the pediatric population. Clin Pediatr,2008,47(8):757-761.

59. Metcalfe DD. Mast cells and mastocytosis. Blood,2008,112(4):946-956.

60. Uzzaman A, Maric I, Noel P, et al. Pediatric-onset mastocytosis：a long term clinical follow-up and correlation with bone marrow histopathology. Pediatr Blood Cancer,2009,53(4):629-634.

61. Bodemer C, Hermine O, Palmérini F, et al. Pediatric mastocytosis is a clonal disease associated with D816V and other activating c-kit mutations. J Invest Dermatol,2010,130(3):804-815.

62. Zamanian A, Farshchian M, Farshchian M. Clinical and histopathologic study of pilimatricoma in Iran between 1992-2005. Pediatr Dermatol,2008,25(2):268-269.

63. Taaffe A, Wyatt EH, Bury HP. Pilimatricoma (Malherbe). A clinical and histopathologic survey of 78 cases. Int J Dermatol,1988,27(7):477-480.

64. Phillip HM, Eduardo C, Scott RG. 皮肤病理学与临床的联系(上卷). 3 版. 朱学骏,孙建方,译. 北京:北京大学医学出版社,2006.

65. 陈锡唐,刘季和,邱丙森,等. 实用皮肤组织病理学. 广州:广东科技出版社,1993.

66. Neill, J. H. The differential diagnosis of erythema nodosum. Del Med J,1991,63:683-689.

67. White WL, Wieselthier JS, Hitchcock MG. Panniculitis：recent developments and observations. Semin Cutan Med Surg,1996,15:278-299.

68. Hnsaricq F, Stein SL, Petronic-Rosic V. Autoimmune bullous diseases in childhood. Clin Dermatyol,2012,30(1):114-127.

69. Bergman R. Immunohistopathologic diagnosis of epidermolysis bullosa. Am J Dermatopathol,1999,21(2):185-192.

70. Uitto J, Richard G. Progress in epidermolysis bullosa：genetic classification and clinical implications. Am J Med Genet C Semin Med Genet,2004,131C(1):61-74.

71. Carlson JA. The histological assement of cutaneous vasculitis. Histopathol,2010,56(1):3-23.

72. Monari P, Gualdi G, Fantini F, et al. Cutaneous neonatal lupus erythematosus in four siblings. Br J Dermatol,2008,158(3):626-628.

73. Sampaio MC, de Oliveira ZN, Machado MC, et al. Discoid lupus erythematosus in children-a retrospective study of 34 patients. Pediatr Dermatol,2008,25(2):163-167.

74. 高影,单立贞. 幼年皮肌炎 35 例临床分析及文献复习. 中华风湿病学杂志,2012,16(2):132-134.

75. Blin SJ, Wetter DA, Andersen LK, et al. Calcinosis cutis occurring inassociation with autoimmune connective tissue disease：the Mayo clinic experience with 78 patients, 1996-2009. Arch Dermatol,2012,148(4):455-462.

# 第六章

## 脑和脊髓

## 第一节 肿瘤性疾病

### 一、节细胞肿瘤及节细胞胶质瘤

#### （一）节细胞胶质瘤

**【定义】**

节细胞胶质瘤（ganglioglioma，GG）是一种分化良好、生长缓慢的胶质神经元肿瘤，由发育不良的节细胞和肿瘤性胶质细胞组成，WHO 分级为 I 级。当肿瘤有间变性胶质成分时，称之为间变型节细胞胶质瘤，WHO 分级为 III 级。目前，WHO II 级的诊断标准还未明确。

**【临床特点】**

1. **发病率** 节细胞胶质瘤占所有中枢神经系统肿瘤的 1.3%，发病年龄从 2 个月到 70 岁不等，平均诊断时的年龄为 8.5~25 岁，男女之比为 1.1~1.9∶1。

2. **症状** 临床症状依据肿瘤的大小和部位不同而有所差异；发生在大脑的常表现为局灶性癫痫，可持续 1 个月到 50 年不等，平均中位持续周期为 6~25 年。发生在脑干和脊髓的在诊断前平均癫痫持续时间分别为 1.25 和 1.4 年。

3. **实验室检查** 无特殊。

4. **影像学特点** 典型的影像学表现为皮层内的囊性占位和界限清楚的皮层和皮层下 FLAIR 和 $T_2WI$ 信号增强，对比增强可从无到明显，可以实性、边缘或结节状强化。30%肿瘤可有钙化，定位在大脑浅部的肿瘤可表现为扇贝状颅顶。

5. **治疗** 手术治疗。

6. **预后** WHO I 级的良性肿瘤，预后良好。97%患者为 7.5 年无复发。肿瘤的胶质成分可以发生间变，当 Ki-67 增殖指数高和 p53 标记指数高时预示着侵袭性生物学行为和预后不良。

**【病理学特点】**

1. **肉眼观察** 界限清楚、实性或囊性病变、占位效应通常不明显。可伴有钙化，但出血和坏死罕见。

2. **镜下观察** 肿瘤组织由神经元和胶质成分组成（图 6-1-1-A），可以表现为显著的异质性，即节细胞胶质瘤的形态学谱系可以从主要由神经元表型的变异型到主要为胶质成分的变异型，甚至有中间分化细胞组成的变异型。发育不良神经元可以成簇分布，缺乏细胞器结构。细胞体积大，核周 Nissl 体聚集，或出现双核（图 6-1-1-B）。胶质成分数量不等，往往是肿瘤中增殖的细胞群，可以是纤维型星形细胞瘤、少突胶质细胞瘤、毛细胞型星形细胞瘤。可见血管周围网状纤维网。偶见核分裂和小灶坏死。有时出现透明细胞的形态。当肿瘤组织中出现血管周围的淋巴细胞套、微钙化和嗜酸性颗粒小体时，支持节细胞胶质瘤的诊断。

3. **免疫组化** 肿瘤组织的神经元成分可以表达 MAP2、NF、CgA 和 SYN，正常神经元弱表达或不表达 CgA，当 CgA 弥漫性、强表达时提示为发育不良神经元。肿瘤中的节细胞、中间型细胞和胶质细胞 BRAF V600E 蛋白可呈阳性表达。70%~80%节细胞胶质瘤 CD34 表达阳性。胶质成分 GFAP 阳性表达。MAP2 在节细胞胶质瘤中星形细胞成分不像弥漫型胶质瘤，往往呈弱表达或

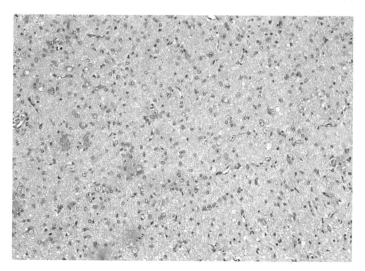

图 6-1-1-A　HE×20 示肿瘤组织由神经元和胶质成分组成

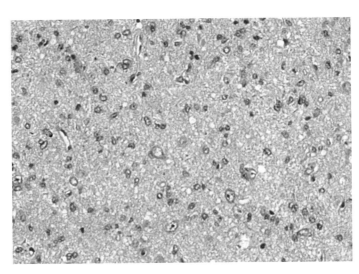

图 6-1-1-B HE×40 示神经元成簇,细胞大,核周 Nissl 体聚集,有的可见出现双核

图 6-1-1-C IHC×20 Ki-67 染色,显示胶质细胞的增殖指数较低

不表达。Ki-67 增殖指数为 1.1%~2.7%(图 6-1-1-C)。

4. **超微结构特点** 致密的核心颗粒是肿瘤性节细胞中的特征,还可见到神经内分泌的囊泡、突触以及微管长轴突起;星形细胞中可以出现大量中间丝和邻近间质的基底膜。

5. **分子遗传学特点** 20%~60%节细胞胶质瘤中可检测到 *BRAF V600E* 突变,其他如多形性黄色星形细胞瘤、毛细胞型星形细胞瘤和胚胎发育不良性神经上皮肿瘤,也可检测到。

【鉴别诊断】

1. **弥漫型胶质瘤** 肿瘤组织中陷进去的皮层内节细胞为正常的皮质神经元或存在有反应性活化的小胶质细胞,CD68、CD45 阳性时易误诊为肿瘤性成分,但弥漫型胶质瘤的 IDH1/2 突变检测阳性,可以此鉴别。

2. **少突胶质细胞瘤** 神经元周围卫星现象是浸润性胶质瘤的特征。

3. **胚胎发育不良性神经上皮肿瘤** 皮质病变;通常实性而非囊性;结节状结构,突出的少突胶质细胞样细胞;大神经元漂浮在小黏液池中;没有慢性炎细胞浸润。

4. **脑室外中枢神经细胞瘤** 肿瘤组织中出现分支状毛细血管,SYN 表达阳性。

5. **乳头状胶质神经元肿瘤** 硬化的血管被覆 GFAP 表达阳性的立方或扁平细胞,硬化血管间有 NeuN 表达阳性的细胞。

6. **局灶皮层发育不良(FCD)** 没有囊或致密的结构;没有血管周围的淋巴细胞;$T_2WI$ 和 FLAIR MRI 呈现为白质内高信号。

（二）节细胞肿瘤

【定义】

节细胞瘤(gangliocytoma,GC)是一种罕见、分化良好的神经上皮肿瘤,由大量不规则成簇的肿瘤性成熟性节细胞组成,常伴有发育不良的特征。间质由非肿瘤性的胶质成分组成。WHO I 级。

【临床特点】

1. **发病率** 罕见,主要发生在儿童,癫痫外科报道发病率为 3.2%左右。

2. **症状** 同节细胞胶质瘤。

3. **实验室检查** 无特殊。

4. **影像学特点** 同节细胞胶质瘤。

5. **治疗** 手术治疗。

6. **预后** 良性肿瘤,预后良好。

【病理学特点】

1. **肉眼观察** 同节细胞胶质瘤。

2. **镜下观察** 肿瘤组织由不规则成簇的大、多极神经元组成,常伴有发育不良特征。双核神经元常见,发育不良的节细胞密度可以接近灰质,也可以很高。节细胞可以表现为分化程度很低,但核分裂罕见;间质由非肿瘤性的胶质成分组成。

3. **免疫组化** 肿瘤性节细胞可不同程度表达 SYN、NF、CgA 和 MAP2,NeuN 弱表达或不表达。

4. **超微结构特点** 节细胞中可见致密颗粒及突触连接。

5. **分子遗传学特点** 20%~60%节细胞胶质瘤中可检测到 *BRAF V600E* 突变。小脑发育不良性节细胞瘤(Lhermittr-Duclos 病)与 Cowden 综合征有关。

【鉴别诊断】

1. **节细胞胶质瘤** 胶质成分是肿瘤性,细胞丰富。

**2. 中枢神经系统节细胞性神经母细胞瘤**　同外周节细胞性神经母细胞瘤形态,肿瘤细胞 SYN 表达阳性,很少表达 NeuN。

（王立峰）

## 二、室管膜下巨细胞星形细胞瘤

【定义】

室管膜下巨细胞星形细胞瘤(subependymal giant cell astrocytoma,SEGA),也称室管膜下巨细胞瘤(subependymal giant cell tumor)是一种由节细胞样的星形细胞构成的良性肿瘤,位于侧脑室壁,常与结节硬化相关,WHO Ⅰ级。

【临床特点】

1. **发病率**　肿瘤常发生在 20 岁以下的青年人,平均年龄 13 岁,男女发病率无差异。

2. **症状**　最常见的症状是脑积水和/或脑出血,或长期的癫痫病史;也可以为结节性硬化患者的首发症状。

3. **实验室检查**　无特殊。

4. **影像学特点**　肿瘤常位于邻近室间孔的侧脑室壁,CT 显示肿瘤界限清楚,常为等密度和低密度混杂影,MRI 显示 $T_1$ 及 $T_2$ 加权像混杂密度影(图 6-1-2-A)。

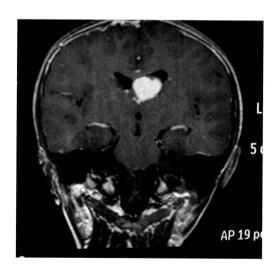

图 6-1-2-A　MRI 显示脑室内占位,明显强化

5. **治疗**　手术切除。

6. **预后**　预后良好,但也有手术后 22 年或 47 年复发的病例报道。

【病理学特点】

1. **肉眼观察**　肿瘤灰黄、灰红,实性,其内见多个微囊,部分肿瘤内片状出血。

2. **镜下观察**　肿瘤细胞多样性为本肿瘤的特征,主要由三种不同比例的肿瘤细胞混合组成,即:在纤维化的

背景下,见短梭形或长梭形细胞、中间大小的多角形或肥胖细胞以及神经节细胞样细胞。肿瘤细胞核圆形或卵圆形,染色质细腻,有时可见明显的核仁。梭形肿瘤细胞间界限较清,丰富的伸长胞质,有时围绕血管排列,与室管膜菊形团相似。多角形或肥胖样的肿瘤细胞常核偏位,胞质均质、嗜酸性。神经节细胞样肿瘤细胞常呈多核细胞出现。罕见肿瘤内可以出现肿瘤细胞轻度异型性、核分裂象、微血管增生,甚至小灶坏死,但这些都不能作为肿瘤侵袭性的标志。肿瘤内可见较多微血管,管壁可玻璃样变性,钙化常见(图 6-1-2-B～G)。

3. **免疫组化**　肿瘤细胞表达 GFAP,不同病例阳性细胞比例不同。S-100 常阳性表达。部分病例可以出现神经元标记物阳性(图 6-1-2-H～J)。

4. **超微结构特点**　肿瘤细胞质内可见多量中间丝,肿瘤细胞间可见连接复合体,在血管外菊形团形成的肿瘤细胞内可见鞭毛小体及 9+2 方式排列的纤毛,在一些伴有神经元分化的细胞内可见分泌颗粒。

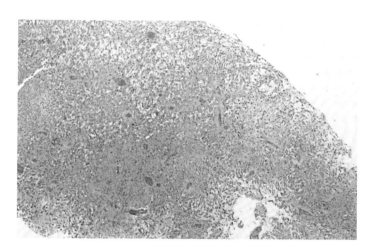

图 6-1-2-B　HE×4 示肿瘤内富于微血管,肿瘤细胞呈梭形或圆形,胞质丰富

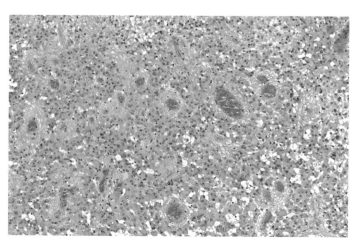

图 6-1-2-C　HE×10 示瘤细胞围绕血管形成菊形团样结构

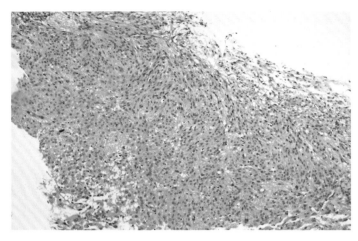

图 6-1-2-D　HE×10 示梭形瘤细胞略呈编织样结构

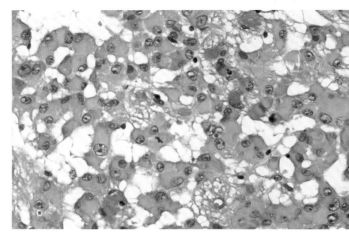

图 6-1-2-G　HE×40 示圆形瘤细胞核较大、圆形,部分见核仁,部分细胞核偏位,胞质均质、嗜酸性,可见双核肿瘤细胞,偶见核分裂象

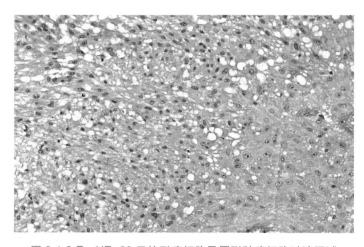

图 6-1-2-E　HE×20 示梭形瘤细胞及圆形肿瘤细胞过渡区域

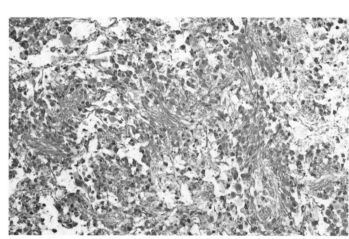

图 6-1-2-H　IHC×10 示 GFAP 染色,瘤细胞阳性

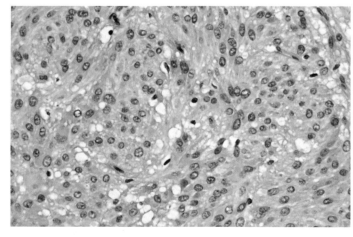

图 6-1-2-F　HE×40 示梭形瘤细胞核呈小圆形,染色质颗粒状,核仁不明显,胞质向两极伸长

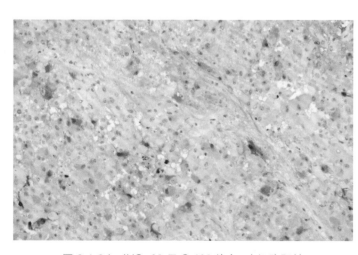

图 6-1-2-I　IHC×20 示 S-100 染色,瘤细胞阳性

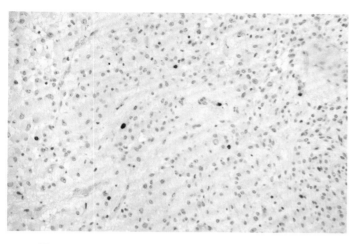

图 6-1-2-J IHC×20 示 Ki-67 染色,瘤细胞增殖指数低

**5. 分子遗传学特点** SEGA 与结节性硬化相关,后者是一种遗传学疾病,由于位于 9q 的 *TSC1* 基因和位于 16p 的 *TSC2* 基因的失活突变引起,导致由这些基因编码的蛋白 tuberin 和 hamartin 形成复合体的功能出现障碍而致病。此外在 SEGA 中也发现了 *BRAF V600E* 的突变。

【鉴别诊断】

**1. 室管膜瘤** 细胞密度更高,肿瘤细胞较小且形态均一,多见血管外假菊形团,及少量真菊形团,肿瘤细胞表达 EMA 蛋白,神经元标记无表达。

**2. 节细胞胶质瘤** 组织形态上出现更明显的神经节细胞的分化,常见血管外周淋巴细胞套及嗜酸性小体,更多的细胞表达 SYN 及 NF 蛋白。

**3. 肥胖星形细胞瘤** 肿瘤常为脑实质的占位,且表现为增生性生长模式,肿瘤细胞无神经元免疫表型。

(张 楠)

## 三、颅咽管瘤

【定义】

颅咽管瘤(craniopharyngioma)起源于颅骨蝶鞍胚胎残存(embryonic remnants)雷可氏囊(the Rathke pouch)的上皮性肿瘤,分两种组织学类型:造釉细胞亚型(adamantinomatous craniopharyngioma)和乳头状亚型(papillary craniopharyngioma)颅咽管瘤,WHO I 级。

【临床特点】

**1. 发病率** 颅咽管瘤占颅内肿瘤的 1.2%~4.6%,发病率为 0.5~2.5/100 万。占儿童颅内肿瘤的 5%~11%,是儿童颅内最常见的非神经上皮肿瘤。发病年龄呈两极分布,高峰值见于小儿(5~15 岁)和中老年(45~60 岁)。男女发病无差别,日本人多见。

**2. 症状** 临床症状一般不典型,因肿瘤发生部位、大小和生长方向而异。如视力异常(62%~84%)、内分泌异常(52%~87%),认知受损,性格改变,肥胖贪食,脑积水和颅内压增高等。

**3. 实验室检查** 可有不同垂体激素释放,包括生长激素,促卵泡黄体生成素,促甲状腺激素,肾上腺皮质激素水平降低。

**4. 影像学特点** 造釉细胞亚型 MRI 特点是囊实型肿物(图 6-1-3-A、B),囊性部分 $T_1$ 高信号,实性部分 $T_1$ 等信号;增强 MRI 实性部分呈对比增强,囊性部分只呈边界环形对比增强。CT 检查呈囊实性,部分区域对比增强以及局部钙化。乳头状亚型 CT 及 MRI 呈现典型的均匀无钙化实性占位性病灶。

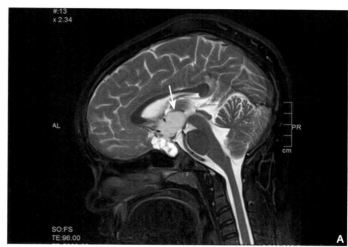

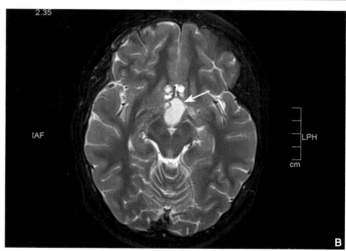

图 6-1-3-A、B MRI 示囊性液体内含有大量蛋白质,颅咽管瘤在 $T_1$ 加权像上呈明亮肿物(箭头所示)

**5. 治疗** 手术完整切除和部分肿瘤切除手术结合放疗是主要的治疗方式。放射治疗广泛用于不完全切除的肿瘤。

**6. 预后** 预后良好,但也有手术后 22 年或 47 年复发的病例报道。

【病理学特点】

**1. 肉眼观察** 造釉细胞亚型肿瘤与周围组织粘连而呈不规则交界,肿瘤实性部分呈分叶状,囊性部分含有深绿或褐色机油样液体,其中含大量胆固醇晶体。有时会看到纤维化、钙化、骨化等继发性变化。

乳头状亚型肿瘤大多实性,很少有囊性部分,不含机油样液体,肿瘤表面可呈波浪或菜花状。

**2. 镜下观察** 造釉细胞亚型低倍镜下呈分叶状,部分囊性肿物(图6-1-3-C)。由分化良好的网状上皮排成不规则条索、螺旋小结(whorl-like cell clusters)或者小梁状,很像牙髓组织。这些上皮细胞围绕星型网状结构(stellate reticulum),在周边处呈柱状栅栏样排列(图6-1-3-D~F)。湿性角蛋白(wet keratin)形成的浅色小结由无核的鳞状上皮残存鬼影(ghost-like)细胞组成,有时会伴有钙化(图6-1-3-G~I)。由于胆固醇裂隙(cholesterol clefts),肿瘤有时会表现巨细胞肉芽肿(giant cell-rich granuloma)反应,黄色肉芽肿(xanthogranuloma)更为常见(图6-1-3-J、K)。退行性变化例如含有角质残渣和扁平上皮内膜的囊性区(图6-1-3-L),纤维化,慢性炎症,广泛钙化,罕见骨化等等。肿瘤一般界限清楚,有时可形成舌样肿瘤小岛延伸到周边脑组织引发纤维状星型胶质细胞增生(piloid gliosis)和形成大量Rosenthal纤维(图6-1-3-M、N)。肿瘤恶性变常见于放疗后。

乳头状亚型由分化良好、排列紧密的非角化鳞状上皮组成(图6-1-3-O),通常不含钙化、螺旋小结(whorl-like cell clusters)、湿性角蛋白(wet keratin)或者栅栏样排列周边上皮。有时会见到小的含有纤维血管中心的乳突样结构,纤毛上皮和杯状细胞(goblet cells)罕见。

**3. 免疫组化** 上皮细胞表达各种角蛋白(Ckpan、

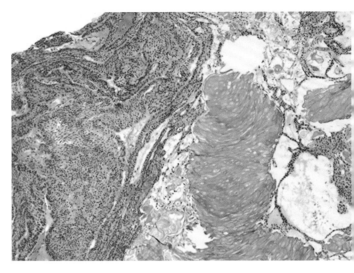

图6-1-3-D HE×10 示多囊性肿物,由分化良好的造釉细胞样上皮组织和不含细胞的角蛋白组成

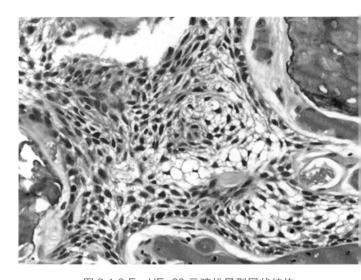

图6-1-3-E HE×20 示疏松星型网状结构

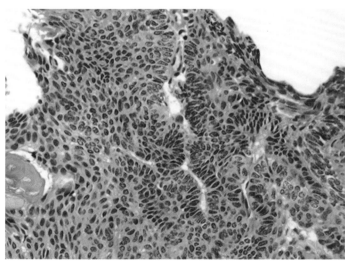

图6-1-3-F HE×20 示排列紧密的上皮周边呈栅栏样

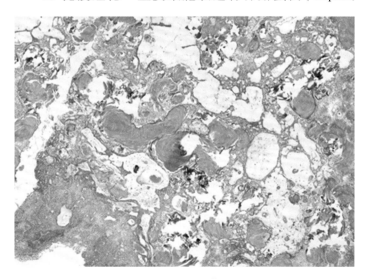

图6-1-3-C HE×4 示复杂多囊性肿物,由分化良好的造釉细胞样上皮组织和不含细胞的湿性角蛋白组成

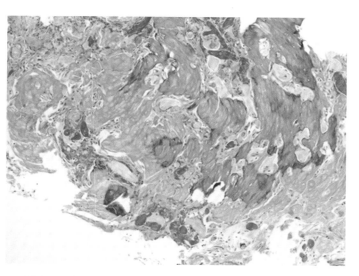

图 6-1-3-G　HE×10 示由无核的上皮残存鬼影细胞组成许多角蛋白小节

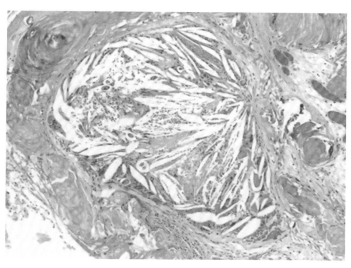

图 6-1-3-J　HE×10 示囊性成分破裂引起肉芽肿反应,可见巨核细胞和胆固醇裂隙

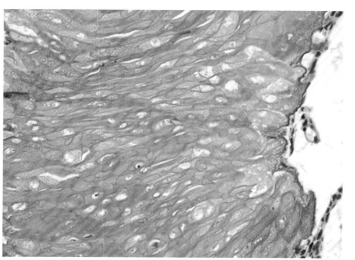

图 6-1-3-H　HE×20 示鬼影细胞

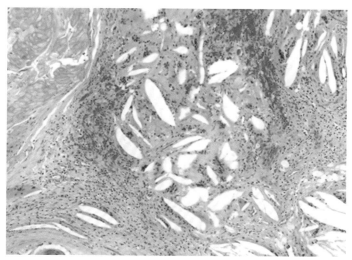

图 6-1-3-K　HE×10 示囊性成分破裂引起肉芽肿反应,可见巨核细胞和胆固醇裂隙

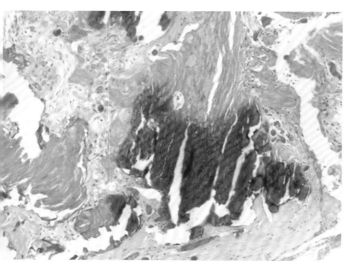

图 6-1-3-I　HE×20 示角蛋白小节和钙化

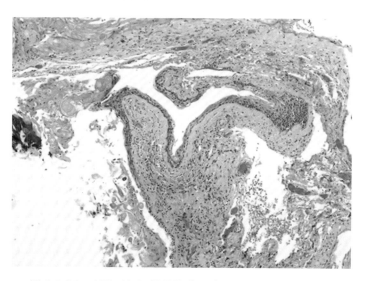

图 6-1-3-L　HE×10 示颅咽管瘤可表现退行性变而形成由扁平鳞状上皮覆盖的囊状肿物,周边组织表现慢性炎症

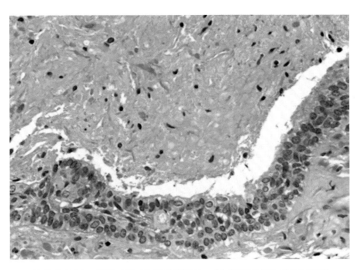

图 6-1-3-M　HE×20 示颅咽管瘤一般界限清楚,有时可形成舌样肿瘤小岛

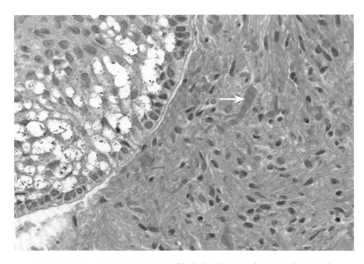

图 6-1-3-N　HE×40 示颅咽管瘤有时可形成舌样肿瘤小岛延伸到周边脑组织引发毛细胞样胶质细胞增生(piloid gliosis)和形成大量 Rosenthal 纤维(箭头)

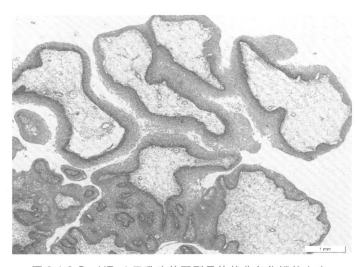

图 6-1-3-O　HE×4 示乳头状亚型呈片状非角化鳞状上皮,可见乳头样结构,乳头轴心为纤维血管组织(此图由北京儿童医院病理科提供)

CK5/6、CK7、CK8、CK14、CK17、CK19、上皮膜抗原 EMA)、β-catenin 在造釉细胞亚型的旋涡小体内呈细胞核阳性表达(图 6-1-3-P)。

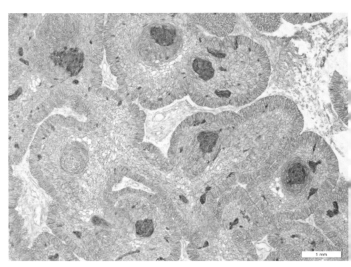

图 6-1-3-P　IHC×20 示 β-catenin 在造釉细胞亚型中旋涡样上皮细胞团呈细胞核及细胞质阳性表达(此图由北京儿童医院病理科提供)

4. **分子遗传学特点**　几乎所有的病例都有 *BRAF V600E* 突变。

【鉴别诊断】

1. **有鳞状上皮化生的 Rathke 囊肿**　通常是发生颅骨蝶鞍区内而不是上方,鳞状上皮组织部分可覆盖带有纤毛和/或含有黏液的细胞,不含钙化和湿性角质物,β-catenin 只在胞质表达而不呈核阳性。

2. **表皮样囊肿(epidermoid cyst)**　由单个薄壁囊泡组成,内膜由角化鳞状上皮覆盖,囊泡内主要含有角质残渣,不含湿性角质物,表皮细胞底层也不呈栅栏状排列。

3. **颅骨蝶鞍区黄肉芽肿**　有胆固醇裂隙(cholesterol clefts)、吞噬细胞、巨细胞、炎细胞和坏死组织残渣、含铁血黄素沉积物等组成,偶含上皮组织,但不会有齿釉质型上皮,也不会核表达 β-catenin,一般认为是一种反应性损伤。

4. **毛细胞星形细胞瘤(pilocytic astrocytoma)**　比颅咽管瘤周边的纤维状星型胶质细胞增生细胞密度高,有实性区域和疏松小囊泡区域两种形态表现。

(李荣　Jie Zhang)

## 四、脑膜血管瘤病

【定义】

脑膜血管瘤病(meningioangiomatosis, MA)是一种罕

见的良性错构瘤性病变,发生在脑膜及脑皮质。以血管瘤样微血管形成伴脑膜上皮及纤维母细胞的增生为特征。50%患者与 NF2 相关,极少数 MA 患者伴发脑膜瘤、血管畸形或少突胶质细胞瘤。

【临床特点】

1. **发病率**　各年龄段均可发病,散发型 MA 发病中位年龄 18.6 岁,绝大部分位于颞叶及额叶。

2. **症状**　慢性病程,常表现为难治性癫痫或头痛。

3. **实验室检查**　无特殊。

4. **影像学特点**　CT 显示病变内不同程度的钙化,MRI 示 $T_1$ 低信号,$T_2$ 高信号(图 6-1-4-A、B)。

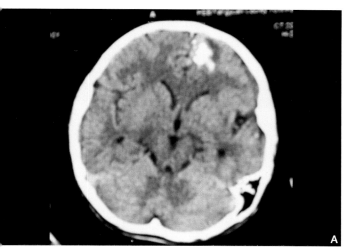

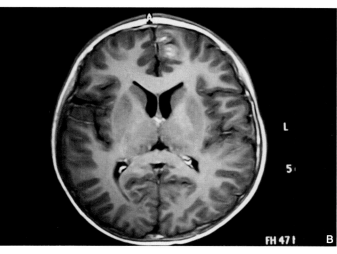

图 6-1-4-A、B　CT(A)及 MRI(B)显示左额叶占位

5. **治疗**　手术切除是主要的治疗手段,对于弥漫性病变,手术无法完整切除的患者可采用贝伐单抗(bevaci-zumab)治疗,原理为抑制血管生长因子 A 来阻断血管生成。

6. **预后**　手术完整切除后预后良好。

【病理学特点】

1. **肉眼观察**　部分病例为孤立、界限较清的皮质内增厚区,伴脑膜斑块形成;部分病例,尤其在 NF2 患者中则表现为弥漫、多发及囊性病变。

2. **镜下观察**　皮质内小血管的增生,血管周围脑膜上皮细胞或纤维母细胞围绕形成袖套结构,血管壁可见胶原沉积,潜在白质受累。软脑膜增厚伴血管周围钙化常见。肿瘤内可见多少不等的沙砾体形成。脑膜上皮及血管成分在不同病变构成比例不同,有些病变以血管畸形为主,有些病变以脑膜上皮/纤维母细胞增生为主。病变内可见残存的神经元及神经胶质(图 6-1-4-C~H)。

3. **免疫组化**　增生血管内皮细胞表达 CD34、CD31、ERG 等血管内皮标记,增生的脑膜上皮细胞、纤维母细胞表达 Vimentin、EMA。残存神经元及神经胶质可出现相应免疫组织化学蛋白标记,如 NeuN 及 GFAP 等(图 6-1-4-I~M)。此外肿瘤内可见丰富的网织纤维(图 6-1-4-N)。

4. **超微结构特点**　肿瘤内增生的脑膜上皮细胞可见细胞间桥粒连接及指状突起。

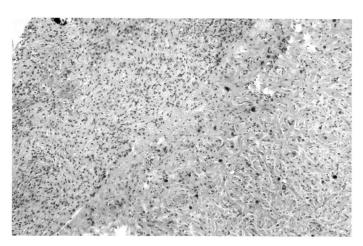

图 6-1-4-C　HE×10 示脑膜明显增厚,可见梭形脑膜细胞增生及钙化,脑皮质内可见增生小血管,伴多量沙砾体形成

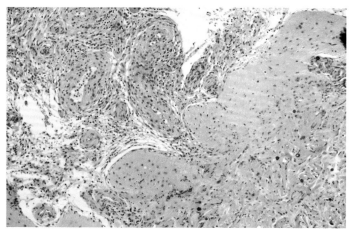

图 6-1-4-D　HE×10 示增厚脑膜内可见围绕血管袖套样排列的脑膜上皮/纤维母细胞

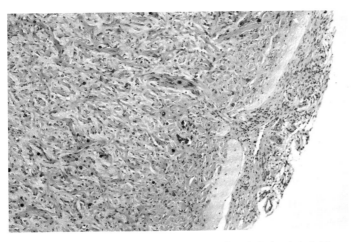

图 6-1-4-E  HE×10 示局部增生的脑膜上皮向邻近脑实质内插入

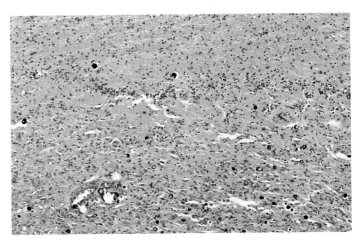

图 6-1-4-H  HE×10 示病变存在累及白质（图片上方）倾向，其内可见少量沙砾体

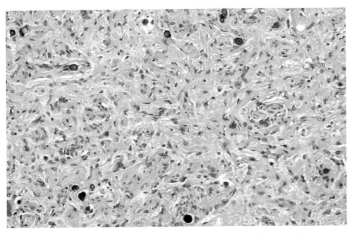

图 6-1-4-F  HE×20 示小血管增生明显，部分管壁胶原沉积

图 6-1-4-I  IHC×10 示 CD31 染色，增生血管内皮细胞阳性

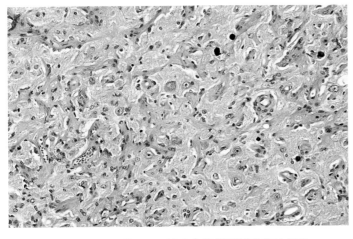

图 6-1-4-G  HE×20 示增生血管间可见残存神经元

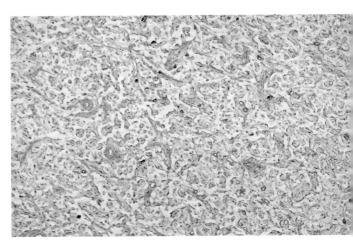

图 6-1-4-J  IHC×10 示 Vimentin 染色，血管内皮及周围增生细胞弥漫阳性

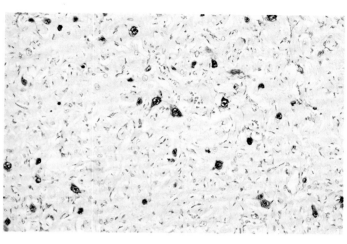

图 6-1-4-K IHC×20 示 NeuN 染色,残存神经元阳性

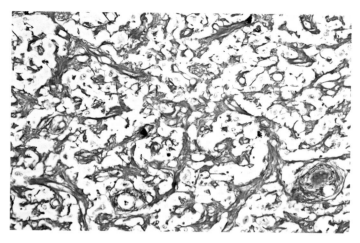

图 6-1-4-N 网织纤维染色×20 示肿瘤内有丰富的网织纤维

5. **分子遗传学特点** 伴发 NF2 或脑膜瘤的患者存在 22 号染色体的异常,有报道脑膜瘤相关肿瘤抑制基因就位于 22 号染色体上。

【鉴别诊断】

1. **侵袭性脑膜瘤** 病情进展快,肿瘤指状侵犯脑实质,细胞异型较明显。

2. **节细胞胶质瘤** 肿瘤中节细胞存在形态异常,常见血管外周淋巴细胞套及嗜酸性小体。

3. **动静脉畸形** 表现为血管大小及薄厚不均,增生血管间可见正常脑组织,且血管周缺乏增生的脑膜上皮或纤维母细胞。

（张 楠）

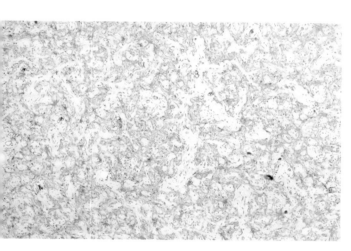

图 6-1-4-L IHC×10 示 GFAP 染色,残存胶质细胞阳性,病变组织阴性

## 五、脉络丛肿瘤

【定义】

脉络丛肿瘤是一类来源于脉络丛上皮的肿瘤,包括脉络丛乳头状瘤(choroid plexus papilloma)、不典型脉络丛乳头状瘤(atypical choroid plexus papilloma)及脉络丛癌(choroid plexus carcinoma)。

【临床特点】

1. **发病率** 脉络丛肿瘤常见于儿童,占儿童中枢神经系统肿瘤 5%,1 岁以内儿童脑肿瘤的 20%。脉络丛乳头状瘤是脉络丛癌的 5 倍。性别无差异。脉络丛肿瘤主要发生在侧脑室、四脑室及三脑室。

2. **症状** 临床症状与肿瘤引起的颅内压升高及脑积水有关,婴儿患者可出现头围增大。

3. **实验室检查** 无特殊。

4. **影像学特点** CT 呈等密度或高密度实性、分叶状占位。MRI(图 6-1-5-A)的 $T_1$ 相与周围灰质等密度,$T_2$ 相呈高密度占位,对比增强。脉络丛乳头状瘤常边界清

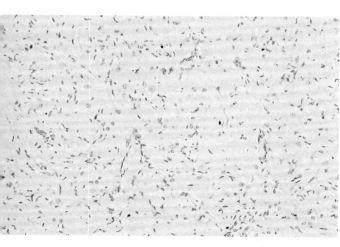

图 6-1-4-M HC×20 示病变细胞增殖指数 Ki-67 极低<1%

楚,而脉络丛癌可向周围脑实质内浸润性生长,且肿瘤周围存在水肿。

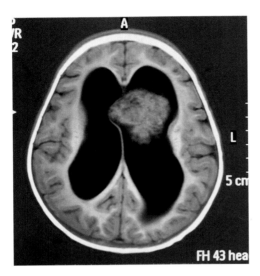

图 6-1-5-A MRI 示侧脑室至第三脑室占位

**5. 治疗** 手术完整切除是脉络丛肿瘤的主要治疗手段,脉络丛癌无法手术完整切除的患者辅以联合化疗或局部放疗。

**6. 预后** 脉络丛乳头状瘤完整切除预后良好,5 年生存率 80% 以上;脉络丛癌更具侵袭性,易转移及复发,其生存率仅为前者的一半;不典型脉络丛乳头状瘤手术切除术后需临床密切随诊,因为这部分患者易局部复发。

【病理学特点】

**1. 肉眼观察** 肿瘤呈"菜花"样,易碎,表面细颗粒,灰粉、灰红,实性,质软。

**2. 镜下观察**

(1) 脉络丛乳头状瘤(WHO Ⅰ级):含有纤维血管轴心的乳头结构构成,乳头表面被覆单层立方或柱状上皮,肿瘤细胞质嗜酸或透明,肿瘤细胞拥挤,细胞形态较温和,罕见核分裂象。肿瘤内可出现黄瘤变、玻璃样变或钙化。

(2) 不典型脉络丛乳头状瘤(WHO Ⅱ级):脉络丛乳头状瘤中肿瘤细胞核分裂活跃(≥2/10HPF)即被认为不典型脉络丛乳头状瘤,其他常见改变包括:局灶乳头状结构消失或成片排列,肿瘤细胞密度增加、出现核的多形性和坏死。

(3) 脉络丛癌(WHO Ⅲ级):组织学结构及细胞形态均和中枢神经系统其他原发或转移的肿瘤无法鉴别,细胞出现明显恶性改变,表现为多形性上皮样肿瘤细胞成片排列,富于核分裂象;有一部分病例局灶保留了乳头状结构特征(图 6-1-5-B~H)。

**3. 免疫组化** 脉络丛乳头状瘤肿瘤细胞弥漫表达

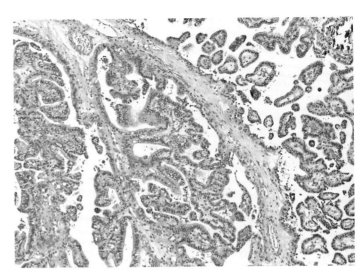

图 6-1-5-B HE×20 示脉络丛乳头状肿瘤的肿瘤细胞围绕纤维血管轴心呈乳头样排列

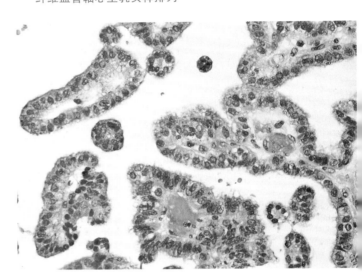

图 6-1-5-C HE×40 上图高倍显示肿瘤细胞虽拥挤排列,但总体呈单层柱状或立方上皮,未见核分裂象

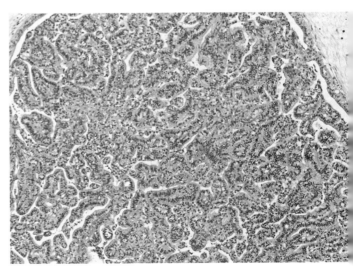

图 6-1-5-D HE×20 示不典型脉络丛乳头状肿瘤的肿瘤细胞乳头状结构不明显,呈实性排列

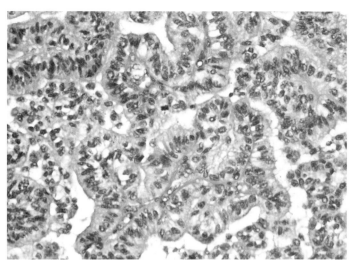

图 6-1-5-E HE×40 上图高倍显示肿瘤细胞内可见核分裂象

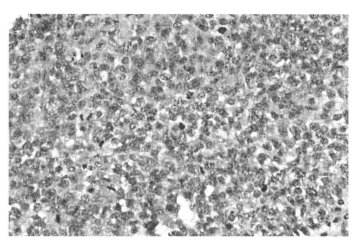

图 6-1-5-H HE×40 示肿瘤细胞异型明显,核分裂易见

AE1/AE3 及 Vimentin,其他上皮标志包括 CAM5.2 及 CK7 阳性,但 CK20 及 CEA 阴性;90% 以上病例 S-100 阳性表达,局灶表达 GFAP 及 SYN;脉络丛癌表达大部分同前,但 Ki-67 增殖指数高,且常出现 p53 阳性表达(图 6-1-5-I~O)。

**4. 超微结构特点** 肿瘤细胞顶端微绒毛、纤毛结构,细胞间紧密连接,肿瘤细胞与邻近毛细血管内皮间有弥漫的基底膜样物质。

**5. 分子遗传学特点** 脉络丛肿瘤的特异性基因学改变还未发现。有研究显示脉络丛乳头状肿瘤存在多个染色体的获得,包括染色体 5、7、8、9、12、15、17、18、20 和 21,染色体 10 和 22q 的缺失。脉络丛癌存在染色体 1、4、8q、9p、12、14q、20q 和 21 的获得,染色体 5、10q、18q 和 22q 的缺失。最近的研究显示在脉络丛癌中存在 PGDF 受体的扩增及表达,从而提供了 PGDF 受体通路靶向治疗的靶点。

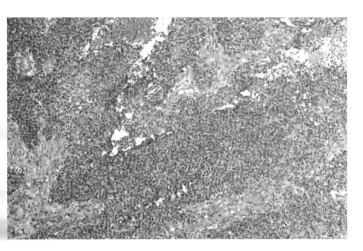

图 6-1-5-F HE×10 示脉络丛癌的肿瘤细胞异型性明显,实性片状排列

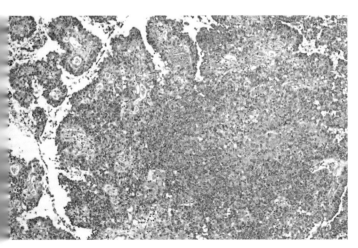

图 6-1-5-G HE×10 示部分病例脉络丛癌局部仍保留乳头状结构

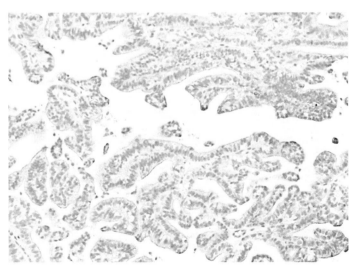

图 6-1-5-I IHC×10 示 CK 染色,瘤细胞外缘侧阳性

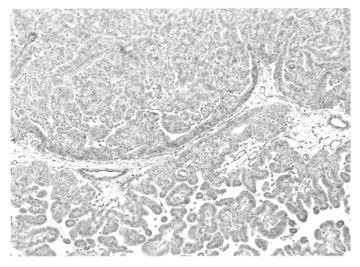

图 6-1-5-J IHC×10 示 Vimentin 染色,瘤细胞弥漫阳性

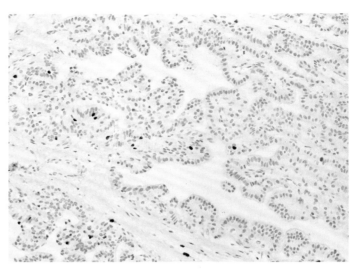

图 6-1-5-M IHC×20 示 Ki-67 染色,WHO Ⅰ 级瘤细胞增殖指数低约为 2%

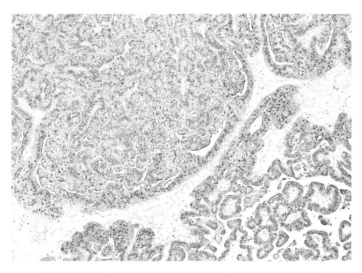

图 6-1-5-K IHC×10 示 S-100 染色,瘤细胞弥漫阳性

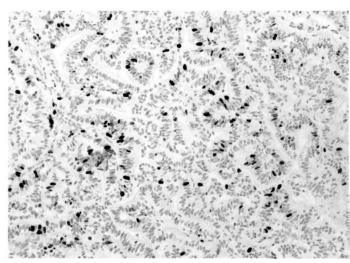

图 6-1-5-N IHC×20 示 Ki-67 染色,WHO Ⅱ 级,瘤细胞增殖指数约为 10%

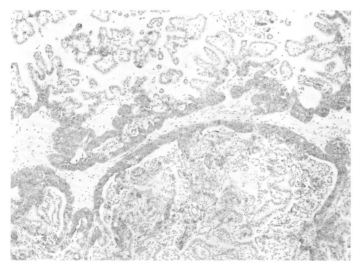

图 6-1-5-L IHC×10 示 GFAP 染色,部分瘤细胞阳性

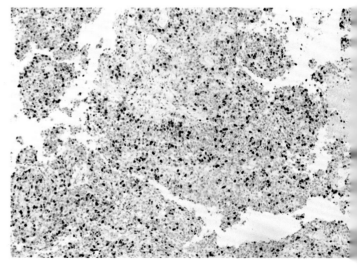

图 6-1-5-O IHC×20 示 Ki-67 染色,WHO Ⅲ 级,瘤细胞增殖指数高达 30%

【鉴别诊断】

1. **转移癌** 原发肿瘤免疫组织化学染色具有诊断意义。

2. **室管膜瘤** 肿瘤存在假菊形团和室管膜菊形团形成,肿瘤细胞弥漫表达 GFAP 及特征性表达 EMA,不表达 AE1/AE3。

3. **髓母细胞瘤** 儿童后颅窝常见胚胎性肿瘤,肿瘤细胞呈高核质比、染色质深染,且弥漫表达神经元标记 SYN、MAP2 及 NeuN,且不表达上皮源性标记,如 AE1/AE3 等。

（张　楠）

## 六、松果体实质肿瘤

松果体实质肿瘤（pineal parenchymal tumors）属罕见肿瘤,约占儿童脑肿瘤 2%,主要包括松果体细胞瘤、中分化松果体实质瘤及松果体母细胞瘤。

### （一）松果体细胞瘤（pineocytomas）

【定义】

是一种界限清楚,生长缓慢的肿瘤,肿瘤细胞单一,类似于松果体细胞,特征是形成松果体细胞瘤菊形团,WHO I 级。

【临床特点】

1. **发病率** 仅占颅内肿瘤的 0.1%~0.5%,且常见于成人,女性稍多见,男女比 0.6:1。

2. **症状** 常引起梗阻性脑积水及颅压升高。头疼为最常见的症状,一些患者出现中脑压迫引起的眼球运动障碍,如小脑受压会出现共济失调症状。偶尔肿瘤内出血的患者会出现急性且严重的临床经过（'松果体中风'）。

3. **实验室检查** 无特殊。

4. **影像学特点** 实性、界限清楚的松果体及三脑室区占位,对比增强。CT 常出现钙化,肿瘤内可以出现小囊,如出现大囊更倾向为非肿瘤性的松果体囊肿。

5. **治疗** 治疗为完整切除,对于有肿瘤残余或复发的患者可以采取放疗。

6. **预后** 预后良好,不出现转移。有报道松果体细胞瘤有复发潜能。

【病理学特点】

1. **肉眼观察** 灰色或棕灰色界限清楚的肿瘤,切面均质,常呈细颗粒状,一些肿瘤出现退行性改变,比如小囊及出血。坏死罕见。

2. **镜下观察** 分化良好的肿瘤细胞,很像松果体细胞,成片或分叶状排列,在多数病例中,肿瘤细胞呈均一性,胞质嗜酸性,短突起,圆形细胞核,染色质细颗粒状,核仁不明显。可见微钙化,但是核分裂象缺乏,坏死罕见。最具特征性的结构是松果体细胞瘤性菊形团（pineocytomatous rosettes）,即中央为卵圆形嗜酸性区域,为肿瘤细胞质形成的网状结构,没有血管轴心,松果体菊形团与 Homer-Wright 菊形团类似,但是体积更大。一部分松果体细胞瘤中会出现神经节样细胞,或多形性多核巨细胞,后两者提示惰性生物学行为。

3. **免疫组化** 肿瘤细胞 NSE 及 SYN 阳性表达,尤其是菊形团结构。NF 及其他神经元或神经内分泌标记,包括 III β-tubulin,MAP2,tau 和 CgA 阳性表达不确定。S-100 一般阴性表达。GFAP 阳性仅提示反应性星形细胞。Ki-67 增殖指数低。

4. **超微结构特点** 正常松果体细胞特征,包括致密核心（分泌）囊泡,透明（突触型）囊泡,泡状棒状（突触带）和神经纤维丝,肿瘤细胞质内可见微管结构。

5. **分子遗传学特点** 比较基因组学未发现染色体的获得及丢失,但是通过微阵列研究发现松果体细胞瘤中存在与褪黑素合成相关酶的编码基因（TPH1 及 ASMT）及涉及视网膜的光传导的基因（OPN4、RGS16 及 CRB3）的高表达。

【鉴别诊断】

**正常松果体腺体** 在活检标本中与正常的松果体腺体鉴别困难。然而正常松果体常显示分叶状生长,增殖指数低且缺乏松果体菊形团。

### （二）中分化松果体实质瘤（pineal parenchymal tumour of internediate differentiation，PPTID）

【定义】

组织学形态特征无法归入松果体细胞瘤及松果体母细胞瘤中,恶性程度介于松果体细胞瘤及松果体母细胞瘤之间,肿瘤细胞弥漫分布或呈大的分叶状结构,单一的肿瘤细胞较松果体母细胞瘤细胞分化更明显。根据生物学行为,将其分为 II 或 III 级,但未确定。

【临床特点】

1. **发病率** 占所有松果体实性肿瘤的 45%,可以发生在任何年龄组,但是常见于成人,中位年龄 41 岁。女性较高发,男女比为 0.8:1。

2. **症状** 症状同其他松果体实质瘤。

3. **实验室检查** 无特殊。

4. **影像学特点** PPTID 常出现局部向周围的累犯,CT 有时会出现肿瘤外周的钙化,MRI 显示 $T_1$ 低信号,$T_2$ 高信号的占位,不论在 CT 还是 MRI 均显示对比增强。

5. **治疗** 对于高级别肿瘤,建议手术切除并联合放化疗。

6. **预后** 低级别肿瘤常局部复发,高级别肿瘤有播散倾向。根据核分裂象、Ki-67增殖指数及神经元和神经内分泌分化程度的不同,报道的5年整体生存率从39%~74%。

有研究对PPTID的生物学行为进行了分级,Ⅱ级肿瘤为核分裂象<6/10HPF,且弥漫表达NF蛋白;Ⅲ级肿瘤为核分裂象≥6/10HPF;或<6/10HPF,但是阴性表达NF蛋白。

【病理学特点】

1. **肉眼观察** 同松果体细胞瘤。

2. **镜下观察** 存在两种组织结构:单一肿瘤细胞弥漫排列及分叶状排列,后者可见纤细血管将肿瘤细胞分割成叶状结构,PPTID有中等或较高的细胞密度。肿瘤细胞呈圆形细胞核,有轻度或中度异型性,胡椒面样染色质,细胞质较松果体母细胞瘤易见,部分细胞质空亮。在松果体细胞瘤中出现的多形性细胞在PPTID也可以存在,表现为怪异的神经节样细胞,单核或多核,丰富的细胞质。核分裂象低或中等。

3. **免疫组化** 肿瘤细胞弥漫表达SYN及NSE。CgA及NF表达不确定。Ki-67增殖指数3.5%~16.1%。

4. **超微结构特点** 同松果体细胞瘤。

5. **分子遗传学特点** 比较基因组学研究发现在PPTID中存在3.3染色体的获得及2号染色体的丢失,最常见的染色体失衡为4q、12q获得及22丢失。一个通过RT-PCR方法研究发现高级别PPTID中存在四种基因的表达:*PRAME*、*CD24*、*POU4F2*及*HOXD13*。

【鉴别诊断】

**混合性的松果体细胞瘤及松果体母细胞瘤** 混合性的松果体细胞瘤及松果体母细胞瘤不能归入PPTID中,要归入松果体母细胞瘤中,见后。

## (三)松果体母细胞瘤(pineoblastoma)

【定义】

是位于松果体区域的恶性胚胎性肿瘤。WHOⅣ级。

【临床特点】

1. **发病率** 约占松果体实性肿瘤的47%,松果体母细胞瘤绝大多数发生在儿童,女性较多发,男女比为0.7:1。

2. **症状** 临床表现为梗阻性脑积水及颅内压升高的表现,与松果体细胞瘤相比,病程短且症状剧烈。

3. **实验室检查** 无特殊。

4. **影像学特点** 相对较大、边界不清的占位,常向周围脑实质或脑膜累犯,对比明显增强(图6-1-6-A)。

5. **治疗** 手术切除后联合放化疗。

6. **预后** 预后差,成人5年整体生存率25.7~77个月。小于18个月的患儿预后更差,较大龄儿童接受放化

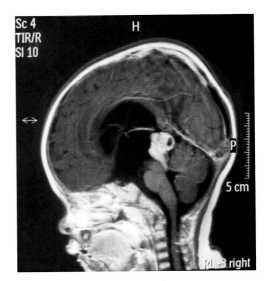

图6-1-6-A MRI显示松果体区占位

疗后,3年无进展生存率为61%。

【病理学特点】

1. **肉眼观察** 肿瘤显示灰粉、质软,可出现出血及坏死,破坏正常松果体结构。

2. **镜下观察** 肿瘤细胞特征为蓝染小圆细胞,核质比例高,胞质稀少,染色质深染,细胞密度高,核分裂象易见,凋亡及坏死常见,并常伴发钙化。大多数病例中可见微血管增生。肿瘤细胞无序生长,经常没有明显的分叶状结构。松果体菊形团不常见,但是Homer-Wright菊形团和Flexner-Wintersteiner菊形团常见,少数病例中可见"小花(fleurettes)"形成(图6-1-6-B~J)。

(1)混合性松果体细胞瘤/松果体母细胞瘤(mixed pineocytoma-pineoblastoma):混合性肿瘤的诊断有时存在争议,要存在明显双相特征,即松果体细胞瘤(而非正常松果体组织)及松果体母细胞瘤混合存在,并有两种肿瘤交替区。

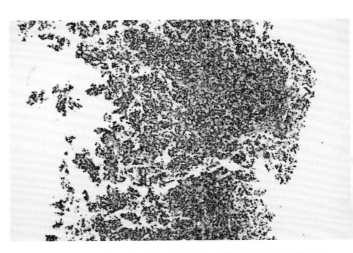

图6-1-6-B HE×10 示高密度蓝染小圆肿瘤细胞弥漫分布

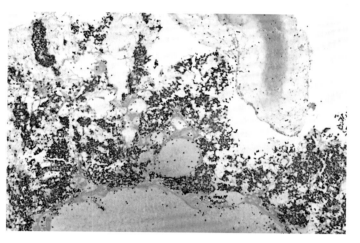

图 6-1-6-C HE×10 示肿瘤内见片状出血,肿瘤细胞间界限不清

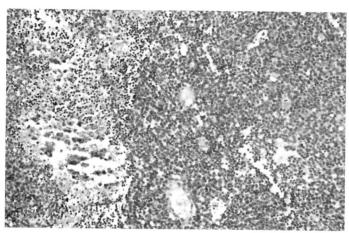

图 6-1-6-F HE×20 示片状坏死及灶状钙化,亦可见多量核碎裂及凋亡小体

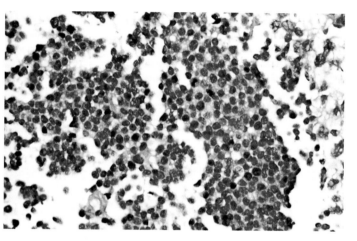

图 6-1-6-D HE×40 示瘤细胞核质比例高,胞质稀少,核染色质深,粗颗粒样,核仁不明显,核分裂象易见

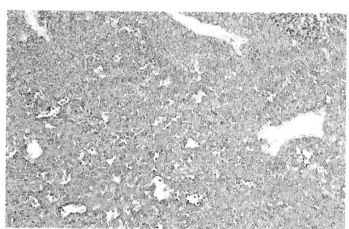

图 6-1-6-G IHC×10 示 SYN 染色瘤细胞阳性

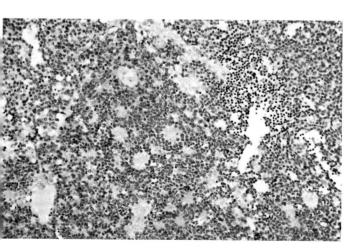

图 6-1-6-E HE×20 示 Homer-Wright 菊形团

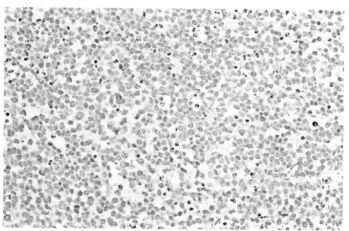

图 6-1-6-H IHC×20 示 SYN 染色瘤细胞局灶阳性

图 6-1-6-I　IHC×20 示 GFAP 染色瘤细胞阴性,而反应性星形细胞染色则阳性

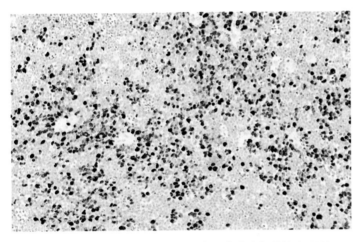

图 6-1-6-J　IHC×20 Ki-67 染色,瘤细胞增殖指数约为 40%

（2）松果体始基肿瘤（pineal aniage tumours）:认为是松果体母细胞瘤的变异类型,但其具有独特的形态学特征,同时包括神经外胚层及外胚层间充质成分,神经外胚层包括松果体母细胞瘤样原始神经上皮区域及神经元神经节细胞/胶质分化,和/或色素性神经上皮;外胚层间充质包括横纹肌母细胞、横纹肌或软骨岛成分。

3. **免疫组化**　弥漫表达 SYN 是松果体母细胞瘤的特征。NSE 常阳性表达,NF 及 CgA 表达不确定,GFAP 及 S-100 罕见表达,INI1 无丢失表达,Ki-67 增殖指数很高（>20%）。

4. **超微结构特点**　同 CNS 其他胚胎性肿瘤一样,肿瘤细胞分化差,罕见或仅有很少的胞质,其内散在微管和致密核心小泡。

5. **分子遗传学特点**　常规细胞学及比较基因组学研究发现 1 号染色体结构的改变及 9、13、16 号染色体的部分或全部丢失。部分松果体母细胞瘤患者存在 *RB1* 基因异常,且预后较散发病例差。微阵列分析发现 4 个基因

明显上调,包括 *PRAME*、*CD24*、*POU4F2* 及 *HOXD13*,同高级别中分化松果体实质瘤。

【鉴别诊断】

1. **其他胚胎性肿瘤**　向松果体种植或累犯,包括髓母细胞瘤等结合影像学了解肿瘤占位。

2. **高级别小圆细胞胶质瘤**　免疫组织化学肿瘤细胞呈 GFAP 阳性表达。

3. **恶性生殖细胞肿瘤**　组织学形态及免疫组织化学可以鉴别。

4. **松果体始基肿瘤与畸胎瘤鉴别**　畸胎瘤为含三胚层的肿瘤,成分更加多样化。

（张　楠）

## 七、毛细胞黏液样型星形细胞瘤

【定义】

毛细胞黏液样型星形细胞瘤（pilomyxoid astrocytoma,PMA）是毛细胞星形细胞瘤（pilocytic astrocytoma,PA）的一种特殊类型,WHO I 级。主要发生于 2～3 岁幼儿的鞍上区。

【临床特点】

1. **发病率**　肿瘤主要发生于 2～3 岁幼儿或青少年,好发部位视交叉或下丘脑,三脑室（近鞍区）,个别发生于颞叶、脊髓等也有报道。

2. **症状**　主要表现为因颅内压升高而引起的症状,如头痛和呕吐等;累及视神经时,则可导致视觉模糊和视觉丧失等。

3. **实验室检查**　无特殊。

4. **影像学特点**　MRI 为实性肿瘤,密度均质增强,并有脑积水,在 $T_2$ 加权示深部灰、白质中有异常信号（图 6-1-7-A~F）。

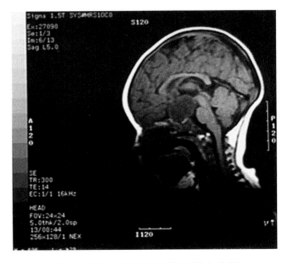

图 6-1-7-A　矢状位 MRI 示鞍上占位

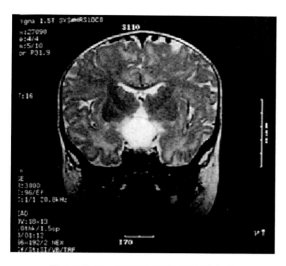

图 6-1-7-B　冠状面 MRI 示鞍区占位

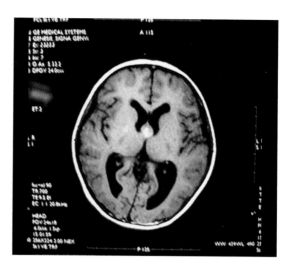

图 6-1-7-E　冠状位 MRI 示第三脑室占位

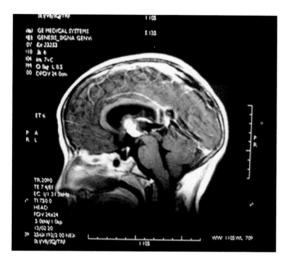

图 6-1-7-C　矢状位 MRI 示第三脑室占位

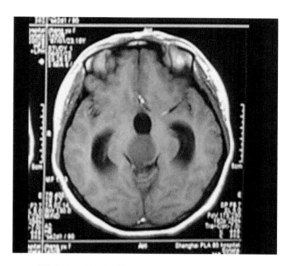

图 6-1-7-F　冠状位 MRI 示第三脑室占位

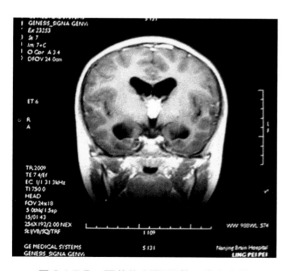

图 6-1-7-D　冠状位 MRI 示第三脑室占位

5. 治疗　采用手术切除,部分病例可在术后辅以化疗和/或放疗。

6. 预后　预后良好。

【病理学特点】

1. 肉眼观察　呈半透明、灰白色、胶冻状组织。

2. 镜下观察　双极性的梭形细胞组成,间质内含有大量的黏液。瘤细胞呈小梭形或纤细梭形,异型不明显,核分裂象不易找到,呈星网状散在分布于黏液背景中。肿瘤内含有大量增生的血管,部分区域内,瘤细胞围绕血管分布,并以血管为中心呈放射状排列,即所谓的血管中心性生长(angiocentric pattern)(图 6-1-7-G、H)。

3. 免疫组化　波形蛋白、S-100(图 6-1-7-I、J)和 GFAP 弥漫性阳性表达,部分病例表达 SYN 和 CD34,Ki-67 增殖指数 2%~20%,*BRAF V600E* 融合基因呈阴性。

4. 超微结构特点　具有星形细胞特点。

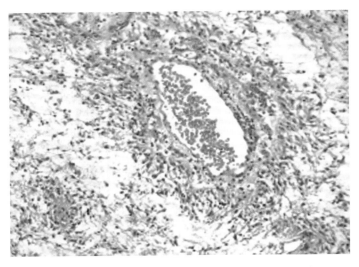

图 6-1-7-G　HE×4 示大量黏液中,见增生的肿瘤细胞

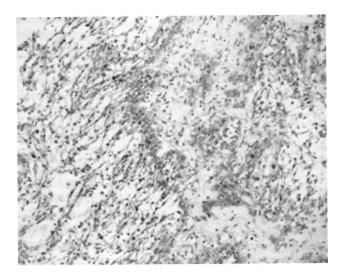

图 6-1-7-J　IHC×10 示 GFAP 染色阳性

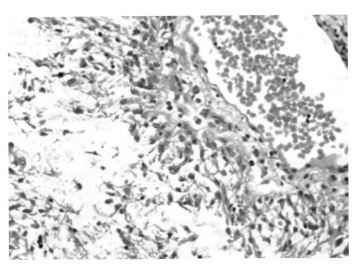

图 6-1-7-H　HE×10 示瘤细胞围绕血管排列

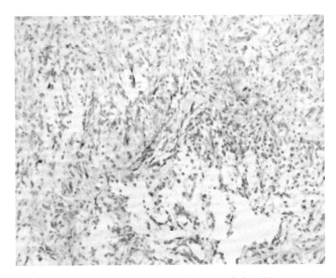

图 6-1-7-I　IHC×4 示 Vimentin 染色阳性

**5. 分子遗传学特点**　部分病例有 KIAA1549-BRAF 融合。

【鉴别诊断】

**1. 黏液乳头状室管膜瘤**　好发部位为腰骶部,但在临床和放射诊断学上有时可与 PMA 相混淆,且在免疫表型上两者都可表达 GFAP,主要的鉴别点在于室管膜瘤中的瘤细胞围绕在血管周围呈假菊形团样排列,部分区域也可呈乳头状排列,而 PMA 中的瘤细胞围绕在血管周围呈放射状排列,肿瘤内不见乳头状结构,也无 EMA 阳性的室管膜小管或裂隙样腔隙。

**2. 第三脑室脊索样胶质瘤**　在肿瘤发生部位、组织学特征可与 PMA 混淆,且在免疫表型上两者也都可表达 GFAP。脊索样胶质瘤在黏液基质中可见簇状和条索状上皮样肿瘤细胞,并具有特征性间质性淋巴、浆细胞浸润,上皮细胞膜抗原灶性阳性表达。

**3. 小脑血管母细胞瘤**　主要由增生的毛细血管样血管和大的血窦样腔隙组成,血管之间为成片的圆形或卵圆形间质细胞,胞质常呈泡沫状,GFAP 标记显示在肿瘤的边缘有时可见反应性的星形细胞。

**4. 转移性肿瘤**　包括癌和肉瘤等,GFAP 标记有助于与这些肿瘤的鉴别诊断。

（陈　莲）

## 八、多形性黄色星形细胞瘤

【定义】

多形性黄色星形细胞瘤(pleomorphic xanthoastrocytoma,PXA)是星形细胞瘤的一种,但常呈现神经元分化。主要由大的、多形肿瘤细胞组成,多核细胞和含脂细胞也多见,相应于 WHO Ⅱ级。间变型(anaplastic PXA)属于

WHO Ⅲ级。

【临床特点】

1. **发病率** PXA 较为罕见,占颅内肿瘤 1% 以下。患者通常为小儿或青年。男女发病无差别。一般位于幕上(99%),常见于颞叶(40%~50%)。极个别病例见于小脑,脊髓和视网膜。肿瘤一般位于脑膜及脑皮质表面,囊性成分多见。

2. **症状** 一般与肿瘤所在部位有关,大约 70% 患者会有癫痫病史。

3. **实验室检查** 无特殊。

4. **影像学特点** CT 检查呈低密度,高密度或混合密度,对比增强的肿物。肿瘤实性部分在 MRI $T_1$ 加权像上呈灰质低或等同密度,$T_2$ 加权像和 FLAIR 像上呈高密度或混合密度;囊性部分与脑脊液等密度,呈现中等密度,对比增强(图 6-1-8-A、B)。

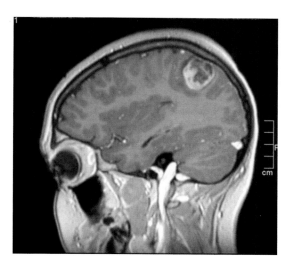

图 6-1-8-A MRI 示位于脑组织表面、界限清楚、对比增强的肿物,可含有囊性成分

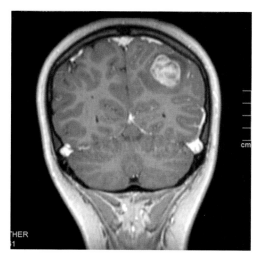

图 6-1-8-B MRI 示位于脑组织表面、界限清楚、对比增强的肿物,可含有囊性成分

5. **治疗** 手术完整切除是主要的治疗方式。重复手术切除结合放疗主要针对间变型 PXA。

6. **预后** 一般来说比较好,5 年和 10 年生存率分别为 75%~81% 和 61%~70%。预后与手术切除和肿瘤核分裂活性相关。

【病理学特点】

1. **肉眼观察** 界限清楚的肿物,大概一半会有囊性部分。

2. **镜下观察** 肿瘤细胞排列紧密呈束状,有时可见团状生长,单核或多核肿瘤细胞形态多变(图 6-1-8-C、D)。大多侵犯蛛网膜下腔,与周边脑组织界限分明(图 6-1-8-E)。肿瘤内可有血管周边淋巴细胞浸润(图 6-1-8-F、G),可见大的含脂肪空泡细胞(图 6-1-8-H)和嗜酸性颗粒小体(eosinophilic granular bodies,EGBs)(图 6-1-8-I)。位于脑实质内的肿瘤细胞看起来比较像弥漫性星形细胞瘤(图 6-1-8-J),有时会有钙化(图 6-1-8-K)。间变型 PXA 镜下表现主要包括肿瘤细胞密度增加,细胞多形性降低,核分裂增加(≥5/10HPF)(图 6-1-8-L)。有时可见坏死(图 6-1-8-M)和微血管增生(图 6-1-8-N)。

3. **免疫组化** 一部分肿瘤细胞表达 GFAP(图 6-1-8-O),不同程度表达 CD34;如果有神经元成分,可见 SYN 阳性(图 6-1-8-P)。Ki-67 指数一般很低,间变型 PXA 的 Ki-67 指数较高(图 6-1-8-Q)。

4. **超微结构特点** 具有星形细胞特点。

5. **分子遗传学特点** 大约 50%~80% 的病例有 *BRAF V600E* 基因突变,可以利用突变特异性抗体进行免疫组织化学检测。相对于 WHO Ⅱ级的 PXA,*BRAF V600E* 基因突变率在间变型 PXA 中较低。

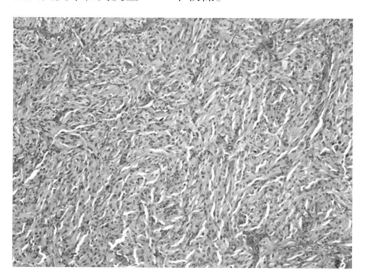

图 6-1-8-C HE×10 示瘤细胞密度大,形态各异,可呈纺锤状且排列紧密成束

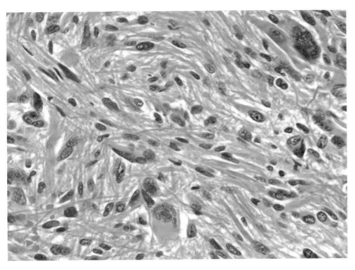

图 6-1-8-D  HE×40 示瘤细胞密度大，形态各异，可呈纺锤状且排列紧密成束

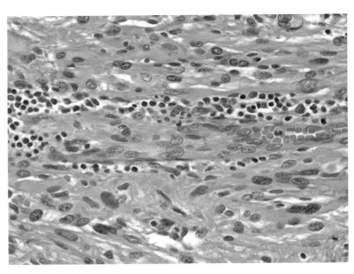

图 6-1-8-G  HE×40 示肿瘤内可见血管周边淋巴细胞浸润

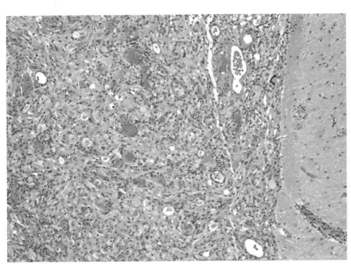

图 6-1-8-E  HE×10 肿瘤侵犯蛛网膜下腔，与周边脑组织沿着软脑膜界限清楚

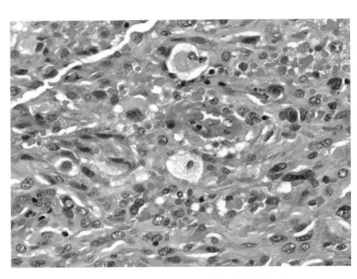

图 6-1-8-H  HE×40 示细胞含有大量空泡

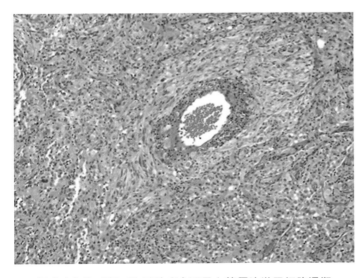

图6-1-8-F  HE×10 示肿瘤内可见血管周边淋巴细胞浸润

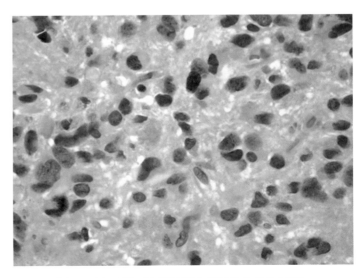

图 6-1-8-I  HE×40 示肿瘤含有零散分布的 EGBs

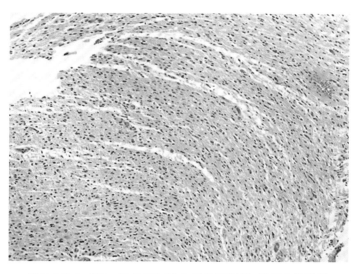

图 6-1-8-J　HE×10 示瘤细胞多形性不明显,看起来像弥漫性星形胶质细胞瘤

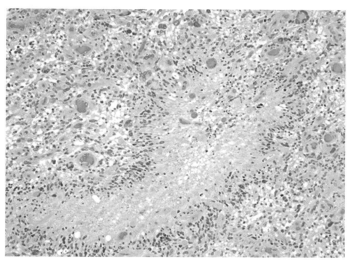

图 6-1-8-M　HE×10 示肿瘤局部可见地图样坏死

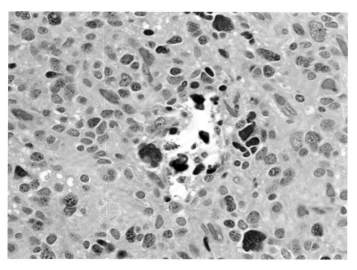

图 6-1-8-K　HE×40 示肿瘤内可见局部钙化

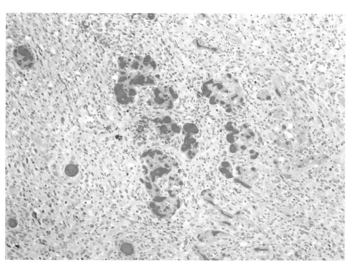

图 6-1-8-N　HE×10 示间变型 PXA 肿瘤内可见血管增生

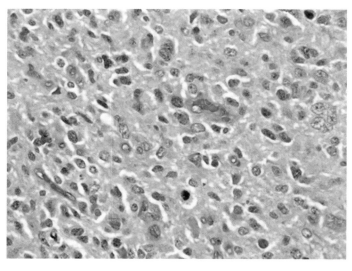

图 6-1-8-L　HE×40 示间变型 PXA 核分裂象增加

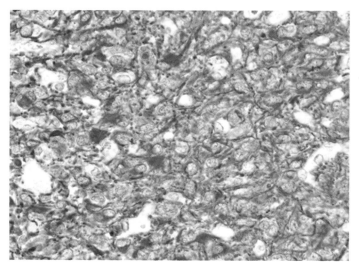

图 6-1-8-O　IHC×20 示 GFAP 染色肿瘤细胞阳性

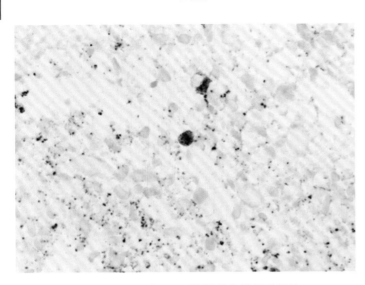

图 6-1-8-P　IHC×2-示 SYN 染色神经元阳性

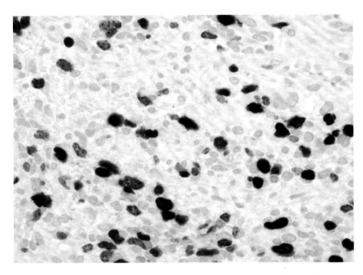

图 6-1-8-Q　IHC×40 示 Ki-67 染色间变型 PXA 肿瘤细胞细胞增殖指数较高

【鉴别诊断】

1. **弥漫型星形细胞瘤**　PXA 时常包含弥漫浸润的形态,并可有不多形的成分,这时,弥漫型星形细胞瘤就成为重要的鉴别诊断。后者除了形态学上不具备 PXA 的典型特点,也不会有 *BRAF V600E* 基因突变,而 PXA 不会有 *IDH1/2* 基因突变。

2. **节细胞胶质瘤**　其胶质细胞肿瘤成分可与 PXA 形态接近,但节细胞胶质瘤中含有发育不良的神经节细胞。

3. **胶质母细胞瘤**　除了巨细胞亚型外,肿瘤一般呈浸润性生长,而且细胞不会排列紧密成束状,很少看到 EGB。

4. **毛细胞性星形细胞瘤**　PXA 有些区域含有 EG-Bs,且细胞呈纺锤形可以看起来像纤维状星型胶质细胞

瘤,但一般都还是会有更典型的 PXA 形态区域。PXA 不会有 *BRAF* 基因异位,例如 *BRAF-KIAA1549* 基因融合。

(李　荣)

## 九、少突胶质细胞瘤

### (一)少突胶质细胞瘤

【定义】

少突胶质细胞瘤(oligodendroglioma)是一种浸润性、缓慢生长同时伴有 *IDH1* 或 *IDH2* 突变及染色体 1p 和 19q 共缺失的胶质瘤。WHO Ⅱ 级。

【临床特点】

1. **发病率**　美国脑肿瘤登记中心(Central Brain Tumor Registry of the United States,CBTRUS)统计数据,少突胶质细胞瘤的发病率为 0.26/100 000,间变型少突胶质细胞瘤和少突星形细胞瘤的发病率分别为 0.11/100 000 和 0.21/100 000。少突胶质细胞性肿瘤占原发脑肿瘤的 1.7%(少突胶质细胞瘤 1.2%,间变型少突胶质细胞瘤 0.5%),占全部脑肿瘤的 5.9%。少突星形胶质细胞瘤分别占原发脑肿瘤的 0.9% 和全部脑肿瘤的 3.3%。大多数发生在成人,平均年龄为 35~44 岁;儿童罕见,仅占 15 岁以下全部脑肿瘤患者发病率的 0.8%,15~19 岁青少年的 1.8%。儿童少突胶质细胞瘤常缺乏 *IDH1* 或 *IDH2* 突变及染色体 1p 和 19q 共缺失,有 *IDH1* 或 *IDH2* 突变及染色体 1p 和 19q 共缺失的儿童少突胶质细胞瘤的患者诊断时通常大于 15 岁。男女之比为 1.3:1,美国白人与黑人之比为 2.5:1。

2. **症状**　2/3 患者有癫痫症状,其他常见的症状有头痛、颅内压增高、局灶神经功能障碍、认知或心理变化等临床表现。

3. **实验室检查**　无特殊。

4. **影像学特点**　CT 显示为低密度或等密度、边界清楚的肿块,定位在皮层和皮层下白质,可以有钙化。MRI $T_1$ 为低信号,$T_2$ 高信号,界限清楚、病灶周围轻微水肿。20% WHO Ⅱ 级少突胶质细胞瘤和大于 70% 的间变型少突胶质细胞瘤,钆注射后显示为呈现对比增强。

5. **治疗**　手术治疗。

6. **预后**　CBTRUS 统计数据显示少突胶质细胞瘤和少突星形细胞瘤的 5 年生存率分别为 79.5% 和 61.1%,10 年生存率分别为 62.8% 和 46.9%。少突胶质细胞瘤可局部复发,恶性转变常见,但比弥漫性星形细胞瘤的经历时间要长,在疾病晚期可形成系统性转移,有报道伴有 1p/19q 共缺失的少突胶质细胞瘤易于神经系统外转移,但仍需进一步证实。

【病理学特点】

1. **肉眼观察**　肿瘤边界相对清楚,质地软、呈灰粉

色。定位在皮层和白质内,灰质和白质边界模糊。常见钙化、囊性变和出血。

**2. 镜下观察** 肿瘤细胞密度中等、石蜡切片上可观察到核周空晕(蜂窝状或煎蛋样),细胞核呈圆形。肿瘤组织中可见微钙化、黏液/囊性变以及丰富的分支状纤细毛细血管网(图 6-1-9-A)。核分裂象可有可无。当出现核异型、核分裂活跃、微血管增生显著和坏死等间变的组织学特征时,为 WHO Ⅲ级的间变型肿瘤。

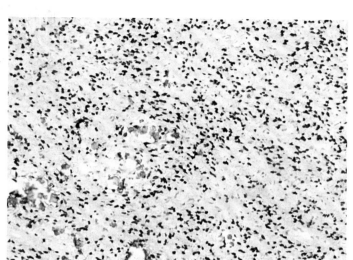

图 6-1-9-B IHC×20 示 OLIG-2 染色,肿瘤细胞为阳性

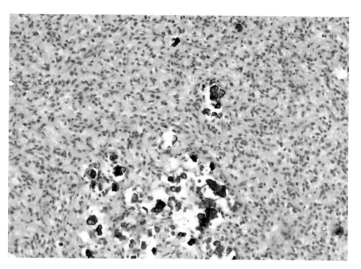

图 6-1-9-A HE×2 示细胞形态单一,细胞核圆形、卵圆形,细胞之间为分支状血管,有钙化

**3. 免疫组化** 目前为止还没有特异的免疫组织化学标志物,大部分少突胶质细胞瘤 R132H-突变型 *IDH1* 表达阳性,以此可与中枢神经系统透明细胞性肿瘤、非肿瘤和反应增生性病变进行鉴别。但 R132H-突变型 *IDH1* 表达阴性也不能排除少突胶质细胞瘤的诊断,也可能存在 *IDH1* 和 *IDH2* 少见类型的突变,需要进一步应用 DNA 测序法检测。与大多数 *IDH* 突变的弥漫型星形细胞瘤不同,*IDH* 突变和 1p/19q 共缺失的少突胶质细胞瘤仍保留 ATRX 的核表达和缺乏广泛的 p53 核表达。少突胶质细胞瘤可持续表达 MAP2、S-100 蛋白和 LEU7。MAP2 常显示为核周胞质阳性,而非突起标记。MAP2、S-100 蛋白和 LEU7 也常在星形细胞肿瘤中表达。少突胶质细胞系相关转录因子 OLIG1、OLIG2(图 6-1-9-B)和 SOX10 表达阳性,其他胶质瘤也表达。Vimentin 在分化好的少突胶质细胞瘤中不经常表达,但在间变型少突胶质细胞瘤中可以表达。上皮角蛋白通常不表达,需要注意的是,有些鸡尾酒抗体,如 AE1/AE3 有交叉反应而出现假阳性表达。Ki-67 增殖指数通常小于 5%(图 6-1-9-C),WHO Ⅱ 比 WHO Ⅲ 的低,但目前还没有建立明确的 cut-off 值。

图 6-1-9-C IHC×20 示 Ki-67 染色,肿瘤细胞增殖指数较低

**4. 超微结构特点** 肿瘤细胞有圆形的细胞核、相对少的胞质和短的突起。胞质中有微管。典型的少突胶质细胞超微结构的特征是细胞突起周围的螺旋层状物,类似于少突胶质细胞邻近轴突的包裹物,胞质内可有散在的小溶酶体,易误认为神经内分泌颗粒,尤其是少突胶质细胞胞突内含有微管时,这也是神经突普通的特征。中间丝/束在经典型少突胶质细胞中很少见到甚至缺乏。在肥胖细胞和胶质纤维性少突胶质细胞中可以见到许多中间丝。含有电子致密物的胞质内块状结构在纤维性细胞中更常见,类似于 Rosenthal 纤维。一些神经元的特征,如散在致密核心颗粒和突触样连接也可以见到。

**5. 分子遗传学特点** *IDH* 突变和 1p/19q 共缺失。

**【鉴别诊断】**

**1. 癫痫术后少突胶质细胞的反应性增生** *IDH1* 的免疫组化可以帮助鉴别。

**2. 富于巨噬细胞的脱髓鞘病变或脑梗死** IDH1 的免疫组化可以帮助鉴别。

**3. 弥漫型星形细胞瘤** 组织学形态、免疫组织化学和分子特征有助于鉴别。IDH 突变的弥漫型星形细胞瘤缺乏 1p/19q 的共缺失，TERT 启动子甲基化突变在 IDH 突变和 1p/19q 共缺失的少突胶质细胞瘤中更常见。弥漫型星形细胞瘤经常有 p53 的核表达和 ATRX 的核不表达。

**4. 透明细胞室管膜瘤** 血管周围假菊形团结构，EMA 呈点状或环状阳性表达。

**5. 神经细胞瘤** 缺乏 IDH 突变、神经元标记阳性，如 SYN 弥漫阳性和至少局灶 NeuN 阳性有助于鉴别。

**6. 胚胎发育不良性神经上皮肿瘤** 大部分缺乏 IDH 突变、1p/19q 共缺失、嗜酸性颗粒性小体、CD34 阳性的细胞群和/或 BRAF V600E 突变。

**7. 透明细胞脑膜瘤** 缺乏 IDH 突变，免疫组化 EMA 阳性，组织化学染色 PAS 阳性。

**8. 毛细胞型星形细胞瘤** 组织学形态和影像学以及分子标志物 KIAA1549-BRAF 融合基因的检测有助于鉴别。

**9. 弥漫型软脑膜胶质神经元肿瘤** 临床表现以及出现 KIA1549-BRAF 融合基因、单独 1p 缺失或 1p/19q 共缺失、缺乏 IDH 突变等分子特征时有助于鉴别。

（二）少突胶质细胞瘤，缺乏 IDH 突变和 1p/19q 共缺失（儿童型少突胶质细胞瘤）[oligodendroglioma, lacking IDH-mutant and 1p/19q-codele lacking（paediatric-type oligodendroglioma）]

组织学上表现为经典的少突胶质细胞瘤形态，但缺乏 IDH 突变和 1p/19q 共缺失。WHO Ⅱ级。这一组肿瘤包括儿童和青少年大部分少突胶质细胞瘤，但一定要排除少突胶质细胞样细胞形态的肿瘤，如胚胎发育不良性神经上皮肿瘤、脑室外神经细胞瘤、透明细胞室管膜瘤和毛细胞型星形细胞瘤。由于少突胶质细胞瘤、血管中心胶质瘤和胚胎发育不良性神经上皮瘤在组织形态学上有重叠，分子检测上亦有相似之处，因而鉴别诊断有时很难。儿童的少突胶质细胞瘤也可检测到毛细胞星形细胞瘤 BRAF 基因融合的分子改变。高通量的分子表达谱分析表明，一半以上儿童低级别弥漫型胶质瘤有 FGFR1 基因的部分复制、MYB 重排以及 MYB 相关的 MYBL1 转录因子的基因重排。这说明儿童少突胶质细胞瘤的生物学行为和遗传学改变与成人均有所不同，儿童型少突胶质细胞瘤罕见有组织学上的演进。还有待进一步研究证实。

（三）少突胶质细胞瘤，非特指类型（oligodendroglioma, no otherwise specified）

具有典型少突胶质细胞瘤的组织学形态、分子检测 IDH 突变和 1p19q 共缺失不能完成或得不到结果、呈弥漫浸润性生长的胶质瘤。WHO Ⅱ级。这种诊断可能是在组织有限、肿瘤细胞含量少而得不出检测结果或阻碍分子检测情况下做出的。免疫组化 IDH 突变（特别是 IDH1 R132H）和 ATRX 核阳性支持少突胶质细胞瘤诊断，但没有成功检测 1p/19q 的共缺失，仍要诊断为少突胶质细胞瘤，非特殊类型。免疫组织化学检测少突胶质细胞瘤相关的标志物 α-internexin 和 NOGO-A 阳性，以及 CIC 或 FUBP1 不表达时，也不足以替代 1p/19q 共缺失的检测。

（四）间变型少突胶质细胞瘤，IDH 突变和 1p/19q 共缺失（anaplastic oligodendroglioma, IDH-mutant and 1p/19q-codeleted）

【定义】

伴有 IDH 突变和 1p/19q 共缺失的少突胶质细胞瘤出现局灶或弥漫性间变（如病理性微血管增生和/活跃的核分裂象）组织学特征时，称之为此。WHO Ⅲ级。大部分 IDH 突变和 1p/19q 共缺失的间变型少突胶质细胞瘤发生在成人，无论伴或不伴栅栏状坏死都不能说明进展到胶质母细胞瘤。

【临床特点】

**1. 发病率** 美国脑肿瘤登记中心（Central Brain Tumor Registry of the United States, CBTRUS）的统计数据，每年间变型少突胶质细胞瘤发病率为 0.11/100 000，占所有原发脑肿瘤的 0.5%，大约占少突胶质细胞性肿瘤的 1/3。间变型少突胶质细胞瘤主要累及成人，平均诊断时年龄为 49 岁，儿童间变型少突胶质细胞瘤非常罕见。男女之比为 1.2:1，美国白人与黑人之比为 2.4:1。

**2. 症状** 临床表现为局灶性神经功能障碍、颅内压增高或认知障碍，常有癫痫表现，但比低级别少突胶质细胞瘤发生频率低。术前病程较短，或前期有 WHO Ⅱ级的少突胶质细胞瘤，平均时间为 6~7 年。

**3. 实验室检查** 无特殊。

**4. 影像学特点** 由于出现坏死、囊变、瘤内出血和钙化，影像学上表现为异质性改变。CT 和 MRI 常呈片状或一致性对比增强，但缺乏对比增强时并不能排除间变型少突胶质细胞瘤。环状强化少见。

**5. 治疗** 手术治疗后联合放化疗。

**6. 预后** 手术治疗后联合放化疗可以明显改善间变型少突胶质细胞瘤预后。一组研究报道，伴有 1p/19q 共缺失的成人组间变型少突胶质细胞瘤的平均总生存率（OS）为 8.5 年，而 1p/19q 不完全缺失的为 3.7 年。肿瘤放射治疗协作组（the Radiation and Therapy Oncology Group，RTOG）和欧洲肿瘤研究和治疗组织（European Organisation for Research and Treatment of Cancer，EORTC）报道伴有 *IDH* 突变和 1p/19q 共缺失的间变型少突胶质细胞瘤术后联合放疗和 PCV 化疗的平均总生存期要长（大于 10 年）。罕见脑脊液播散和系统性转移，局部肿瘤复发是最常见的死亡原因。

【病理学特点】

1. **肉眼观察** 与少突胶质细胞瘤相似，但可有坏死。

2. **镜下观察** 肿瘤细胞核呈圆形，染色质致密，有核周空晕，细胞突起少。肿瘤组织可见微钙化。但核分裂象明显，大约 6/10HPF。偶尔 1p/19q 共缺失的间变型少突胶质细胞瘤的细胞核呈多形性伴有多核巨细胞（Zulch 多形变异型），罕见有肉瘤区域（少突肉瘤）。分支状血管是其特征，神经元周围卫星灶是继发性的改变，常出现在皮层内肿瘤细胞的浸润区域。肿瘤组织中可见类似胶质母细胞瘤的栅栏状坏死，但只要有 *IDH* 突变和 1p/19q 的共缺失，即诊断为间变型少突胶质细胞瘤，也可以伴有显著的星形细胞成分。

3. **免疫组化** 与少突胶质细胞瘤相同，但 Ki-67 增殖指数高，通常大于 5%。但 WHO Ⅱ 级和 Ⅲ 级的 cut-off 值目前仍未明确。

4. **超微结构特点** 同少突胶质细胞的超微结构，见前。

5. **分子遗传学特点** *IDH* 突变和 1p/19q 共缺失是间变型少突胶质细胞瘤明确的分子特征。TERT 启动子突变也常在大多数肿瘤中检测到，*IDH* 突变和 1p/19q 共缺失及 TERT 启动子突变是少突胶质细胞瘤形成的早期发生事件。

【鉴别诊断】

1. **透明细胞性肿瘤（见前）** 免疫组化和 *IDH* 突变及 1p/19q 检测有助于鉴别。

2. **小细胞的星形细胞肿瘤** 包括小细胞胶质母细胞瘤，其生物学行为更具侵袭性，尤要注意鉴别。应用免疫组化和 *IDH* 突变及 1p/19q 检测，此种肿瘤往往缺乏 *IDH* 突变及 1p/19q 共缺失，而表现为 EGFR 扩增和 10 号染色体丢失。

（王立峰）

## 十、室管膜瘤

【定义】

室管膜瘤（ependymoma）是边界清晰的神经胶质细胞瘤。由单一均匀瘤细胞及纤丝状基质组成，排列成特征性的血管周围无核带假菊形团，室管膜菊形团和室管膜腔隙。WHO Ⅱ 级。

【临床特点】

1. **发病率** 占所有神经上皮肿瘤的 3%~9%，占儿童颅内肿瘤的 6%~12%，占 3 岁以下儿童颅内肿瘤的 30%；也是最常见脊髓神经上皮肿瘤，占成人脊髓胶质瘤的 50%~60%。可以发生在任何年龄组，从出生到 81 岁。男女比例约为 1.77:1，室管膜瘤发生在脑室系统和脊髓管内。其中 60% 在后颅凹，常见于儿童，特别是 3 岁以下儿童，占 80%；30% 在幕上，可发生于儿童和成人；10% 在髓管，常发生于 30~40 岁的成人。颅外室管膜瘤罕见，可发生在卵巢、阔韧带、腹盆腔、纵隔和肺。

2. **症状** 临床表现与肿瘤部位相关，幕下肿瘤常出现脑积水和颅内压增高症状和体征，如头痛、恶心、呕吐和眩晕；小脑及脑干受累时可出现共济失调、视觉障碍、颅神经受损、眩晕和局部麻痹；幕上肿瘤表现为局灶性神经功能障碍、癫痫和高颅压症状。婴儿会出现头颅及颅缝扩大。脊髓肿瘤可出现背痛，局部运动和感觉神经功能障碍，下肢偏瘫等。

3. **实验室检查** 无特殊。

4. **影像学特点** MRI 对判断肿瘤与周围结构的关系，脑室及脊髓中央管浸润，脑脊液播散及空洞形成非常有用。MRI 增强扫描显示肿瘤边界清楚，呈中度至明显的强化影。常伴有脑室阻塞，脑干移位及脑积水特征。幕上肿瘤常有囊性变。瘤内出血和钙化有时可见，周围脑组织浸润和水肿罕见。幕上实质性室管膜瘤同其他实质性胶质瘤难以鉴别。髓内室管膜瘤常可形成空洞。

5. **治疗** 全切或次全切室管膜瘤是主要治疗手段。

6. **预后** 下列因素常用来评估室管膜瘤预后：年龄和手术切除范围，肿瘤部位，组织病理及分子指标。其中，手术切除范围是独立可靠的预后参数。全切肿瘤可提高 5 年存活率。室管膜瘤患儿 5 年存活率随年龄增长，从 42.4%（小于 1 岁组），到 55.3%（1~4 岁组），到 74.7%（5~9 岁组），到 76.2%（10~14 岁组）。肿瘤部位也是重要的预后因素。大体上，幕上室管膜瘤存活率优于后颅窝室管膜瘤；脊髓室管膜瘤存活率优于颅内室管膜瘤。组织病理分型及分级对预后判断目前尚无统一结论。分子指标对辅助治疗及预后判断可能优于组织病理分型及分级。目前，9 个分子组显示与室管膜瘤预后相关（表 6-1-10-1）。

【病理学特点】

1. **肉眼观察** 典型室管膜瘤起源于脑室/髓管及周围组织，边界清晰，质软色淡，可有出血，灶性坏死，钙化及囊性变。

表 6-1-10-1 室管膜瘤相关分子组特征

| 肿瘤部位 | 分子组 | 遗传特征 | 病理分型 | 发病年龄 | 预后 |
|---|---|---|---|---|---|
| 幕上室管膜瘤 | ST-EPN-RELA | *RELA* 融合基因 | 典型/间变型室管膜瘤 | 婴儿和成人 | 差 |
| | ST-EPN-YAP1 | *YAP1* 融合基因 | 典型/间变型室管膜瘤 | 婴儿和成人 | 好 |
| | ST-SE | 平衡基因组 | 室管膜下瘤 | 成人 | 好 |
| 后颅窝室管膜瘤 | PF-EPN-A | 平衡基因组 | 典型/间变型室管膜瘤 | 婴儿 | 差 |
| | PF-EPN-B | 全基因组多倍体 | 典型/间变型室管膜瘤 | 儿童和成人 | 好 |
| | PF-SE | 平衡基因组 | 室管膜下瘤 | 成人 | 好 |
| 脊髓室管膜瘤 | SP-EPN | *NF2* | 典型/间变型室管膜瘤 | 儿童和成人 | 好 |
| | SP-MPE | 全基因组多倍体 | 黏液乳头状室管膜瘤 | 成人 | 好 |
| | SP-SE | 6q 缺失 | 室管膜下瘤 | 成人 | 好 |

2. **镜下观察** 肿瘤与脑实质分界清楚,偶见脑组织浸润。室管膜瘤细胞密度不等,局部可形成高密度瘤细胞结节(图 6-1-10-A)。瘤细胞排列成特征性的假菊形团(perivascular pseudorosettes),室管膜菊形团(ependymal rosettes)和室管膜腔隙(ependymal canal)。假菊形团常见,由瘤细胞绕血管放射状排列形成,血管周围是纤丝状无核带(图 6-1-10-B)。室管膜菊形团和室管膜腔隙少见,由立方或柱状瘤细胞沿中空管腔围成腺样结构形成(图 6-1-10-C)。瘤细胞形态大小均一,含圆或卵圆形细胞核,核内有点状核染色质。核分裂象少见或缺如(图 6-1-10-D)。瘤内可见黏液变性、出血、坏死、钙化、肿瘤血管透明变性、软骨或骨组织化生。栅栏状坏死及微血管增生局部罕见。已报道的少见病变,有星型胶质细胞样,瘤细胞广泛空泡化,胞质含嗜酸颗粒(图 6-1-10-E),瘤细胞脂肪瘤样化生,多形性巨变,黑色素分化及印戒细胞等。

室管膜瘤有三个形态学亚型:乳头状,透明细胞型及伸长细胞型。乳头状室管膜瘤(papillary ependymoma)少见,以围绕血管形成乳头状结构为特点(图 6-1-10-F)。透明细胞型室管膜瘤(clear cell ependymoma)组织学特点像少突胶质细胞,可见核周空晕。该亚型好发于年轻人的幕上位置。伸长细胞型室管膜瘤(tanycytic ependymoma)缺乏典型的室管膜菊形团,假菊形团不明显。肿瘤细胞密度不等,细胞呈双极样含梭形细胞核,排列成宽窄不一细胞束(图 6-1-10-G)。

3. **免疫组化** 明显的 GFAP 免疫反应见于假菊形团(图 6-1-10-H)。室管膜菊形团、室管膜腔隙和乳头状室管膜瘤对 GFAP 免疫反应不一。室管膜瘤细胞呈现对 S-100 蛋白和波形蛋白(Vimentin)免疫反应。大部分室管膜瘤细胞呈现对上皮细胞膜抗原(EMA)免疫反应,阳性反应表达在室管膜菊形团腔面,点状环状阳性反应见于部分瘤细胞胞质内(图 6-1-10-I)。OLIG-2 表达稀少。有些病例局部表达角蛋白(cytokeratin)和神经突触素(synaptophysin)(图 6-1-10-J)。室管膜瘤低密度细胞区 MIB-1/Ki-67 免疫染色显示增殖指数低(图 6-1-10-K)。

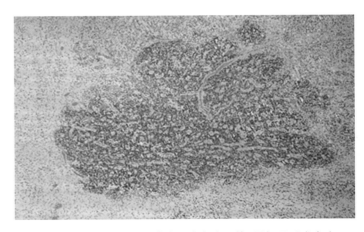

图 6-1-10-A HE×4 示肿瘤细胞密度不等,局部可形成高密度细胞结节

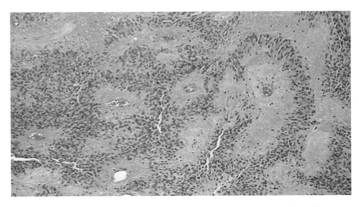

图 6-1-10-B HE×10 示室管膜瘤假菊形团形成,瘤细胞围绕血管呈放射状排列,血管周围是纤丝状无核区

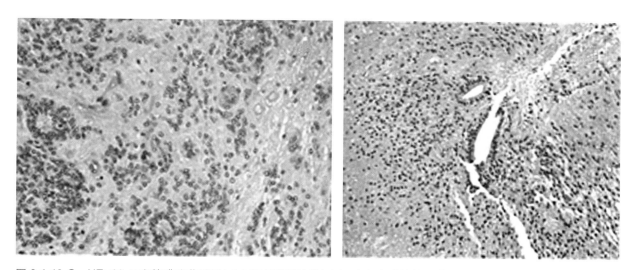

图 6-1-10-C　HE×20 示室管膜瘤菊形团 ( 左 ) 和室管膜腔隙 ( 右 )，由立方或柱状细胞沿中空管腔围成腺样结构，该结构虽不常见，却是特征性诊断标志

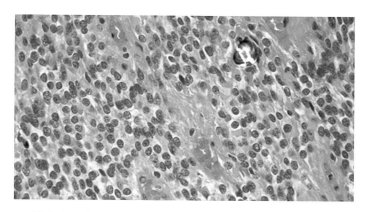

图 6-1-10-D　HE×40 示典型的室管膜瘤细胞形态大小一致，细胞核呈圆形或卵圆形，核内有点状核染色质，核分裂象少见或缺如，钙化灶常见

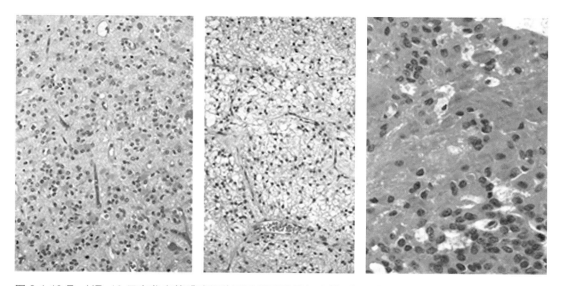

图 6-1-10-E　HE×10 示有些室管膜瘤细胞可见星形胶质细胞样 ( 左 )，或呈广泛空泡化 ( 中 )，或有胞质嗜酸颗粒 ( 右 )

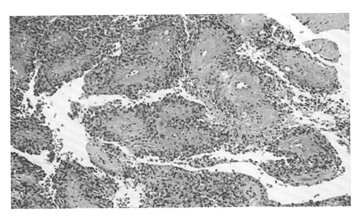

图 6-1-10-F HE×10 示乳头状室管膜瘤,少见,瘤细胞围绕血管形成乳头状结构

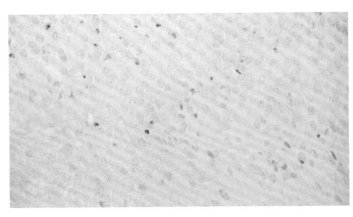

图 6-1-10-I IHC×10 示 EMA 染色室管膜瘤细胞,局灶阳性,多于菊形团腔面或呈胞质内点状阳性

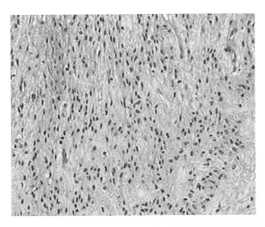

图 6-1-10-G HE×10 示伸长细胞型缺乏典型的室管膜菊形团,假菊形团亦不明显,瘤细胞密度不等,细胞呈双极样含梭形细胞核,排列成宽窄不一细胞束

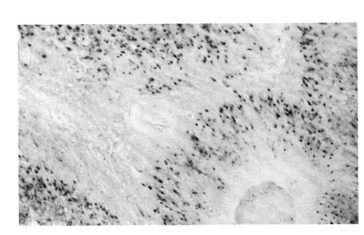

图 6-1-10-J IHC×10 示 SYN,局部阳性,瘤细胞质内点状阳性

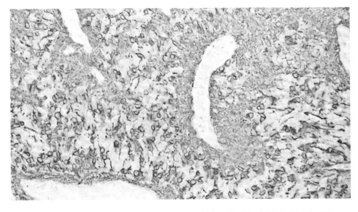

图 6-1-10-H IHC×10 示 GFAP 染色;假菊形团多阳性,而室管膜菊形团、室管膜腔隙和乳头状室管膜瘤反应不一

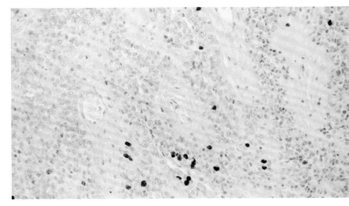

图 6-1-10-K IHC×10 示 Ki-67 染色,瘤细胞增殖指数低

**4. 超微结构特点** 室管膜瘤保留了室管膜细胞的超微结构特点：纤毛以9+2微管方式排列；腔面含基体鞭毛小体和微绒毛；细胞侧面有连接复合体（粘连小带）、不规则的紧密连接或缝隙连接和充满中间丝的细胞突起；内面缺乏基底膜。瘤细胞间和血管间质可存在基板。细胞可形成含纤毛和微绒毛微菊形团。无神经内分泌颗粒。

**5. 分子遗传学特点** 室管膜瘤展现出广泛细胞遗传学改变，最常见为染色体1q、5、7、9、11、8和20获得，以及染色体1p、3、6q、6、9p、13q、17及22缺失。幕上室管膜瘤常见染色体9缺失及CDKN2A纯合X性丢失。染色体1q获得与后颅窝室管膜瘤预后不良相关。22号染色体单体、22q缺失和移位多见于脊髓室管膜瘤及NF2突变相关脊髓室管膜瘤。后颅窝室管膜瘤突变率很低且缺乏重复性。70%儿童幕上室管膜瘤显示特征性的*C11orf95-RELA*融合基因。

遗传性室管膜瘤见于神经纤维瘤病Ⅱ型（NF），表现为脊髓室管膜瘤。个案报道包括2例Turcot综合征合并室管膜瘤。

室管膜瘤相关分子组资料见表6-1-10-1。

【鉴别诊断】

**1. 脉络丛乳头状肿瘤** 立方或柱状肿瘤细胞围绕纤维血管轴心形成乳头状结构，肿瘤细胞弥漫表达AE1/AE3及Vimentin，EMA常阴性。

**2. 脑膜瘤** 虽然表达Vimentin及EMA，但是EMA缺乏室管膜瘤的特征性逗点样表达模式，且肿瘤细胞不表达GFAP。

**3. 少突细胞瘤** 透明细胞亚型室管膜瘤鉴别诊断时需除外少突细胞瘤，后者存在1p/19q联合缺失，且不表达EMA。

**4. 髓母细胞瘤** 儿童后颅窝常见胚胎性肿瘤，肿瘤细胞呈高核质比、染色质深染，且弥漫表达神经元标记SYN、MAP2及NeuN，仅少数病例局灶表达GFAP，且不表达EMA。

**5. 中枢神经细胞瘤** 肿瘤细胞表达神经元免疫标记SYN、NF、NeuN等，且电镜检查肿瘤细胞也呈神经元细胞分化的超微结构特征。

（Jie Zhang）

## 十一、间变型室管膜瘤

【定义】

间变型室管膜瘤（anaplastic ependymoma）是边界清晰的神经胶质细胞瘤。由单一均匀瘤细胞及纤丝状基质组成，排列成特征性的血管周围无核带假菊形团。瘤细胞呈现高密度，高核质比及高核分裂象，有广泛微血管增

生和坏死。WHOⅢ级。

【临床特点】

**1. 发病率** 间变型室管膜瘤缺乏准确发病率资料。该肿瘤可以发生在儿童及成人，主要发生在颅内，尤其在后颅凹。脊髓罕见。

**2. 症状** 临床表现与肿瘤部位相关，症状和体征类似典型室管膜瘤WHOⅡ级。肿瘤生长迅速，在疾病的早期阶段就引起颅内压增高及颅神经受损。MRI显示典型的反差增强。

**3. 实验室检查** 无特殊。

**4. 影像学特点** MRI增强扫描显示间变型室管膜瘤边界清楚，并有中高程度强化。

**5. 治疗** 全切或次全切间变型室管膜瘤是主要治疗手段。

**6. 预后** 预后评估类似典型室管膜瘤WHOⅡ。在后颅窝间变型室管膜瘤，高核分裂活性和预后差相关。9个分子组显示与间变型室管膜瘤预后相关（见室管膜瘤中表6-1-10-1）。

【病理学特点】

**1. 肉眼观察** 间变型室管膜瘤起源于脑室/髓管及周围组织，边界清晰，质软，出血及坏死常见。

**2. 镜下观察** 间变型室管膜瘤与脑实质分界清楚，可有脑组织浸润。分化好的病例可见假菊形团形成；分化差的病例假菊形团形成少见，造成诊断困难（图6-1-11-A）。间变型室管膜瘤细胞呈现高密度及高核质比（图6-1-11-B）。透明细胞室管膜瘤瘤细胞呈现少突胶质细胞瘤样的透明细胞，核呈圆形，有核沟及核周空晕（图6-1-11-C）。所有间变型室管膜瘤均显示高核分裂活性，广泛微血管增生（图6-1-11-D），栅栏状及非栅栏状坏死。

**3. 免疫组化** 间变型室管膜瘤免疫组化反应与典型室管膜瘤类似，展现GFAP免疫反应（图6-1-11-E）。MIB-1/Ki-67免疫染色显示中高细胞增殖指数（图6-1-11-F）。

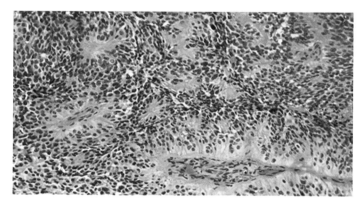

图6-1-11-A HE×10 示瘤细胞呈现高密度及高核质比，分化好的有假菊形团形成，分化差的假菊形团形成少见

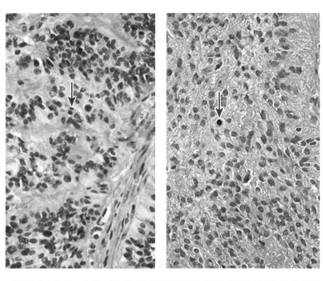

图 6-1-11-B　HE×10 示细胞密度高,高核质比及高核分裂活性(箭头)

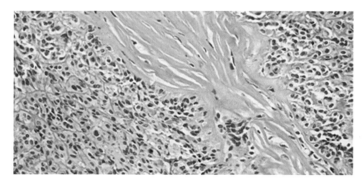

图 6-1-11-C　HE×10 示透明细胞室管膜瘤(WHO Ⅲ级),瘤细胞呈现少突胶质细胞瘤样的透明细胞,核呈圆形,有核沟及核周空晕

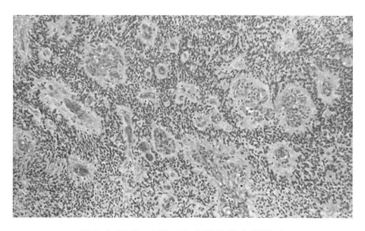

图 6-1-11-D　HE×10 广泛的微血管增生

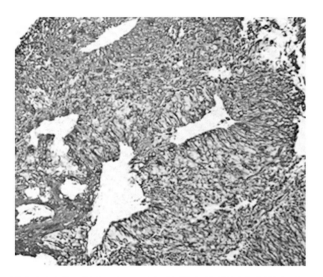

图 6-1-11-E　IHC×10 示瘤细胞及血管周围放射状纤丝,GFAP 染色阳性

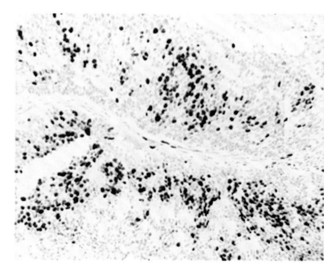

图 6-1-11-F　IHC×10 示 Ki-67 染色瘤细胞,增殖指数中度偏高

*RELA* 基因融合阳性的室管膜瘤或间变型室管膜瘤约占儿童幕上室管膜瘤 70%,而发生在后颅窝及脊髓的室管膜瘤不存在 RELA 基因融合。没有特殊的组织学形态,可以表现为经典型或间变型,WHO Ⅱ级或 WHO Ⅲ级。一个单中心的研究发现存在 *RELA* 基因融合(图 6-1-11-G)的室管膜瘤预后较幕上不存在此融合基因的病例预后差。

**4. 超微结构特点**　间变型室管膜细胞的超微结构特点。分化差的病例可用电镜诊断。参考室管膜瘤超微结构。

**5. 分子遗传学特点**　间变型室管膜瘤特殊的遗传学改变尚未明确。相关分子组资料见室管膜瘤中表 6-1-10-1。

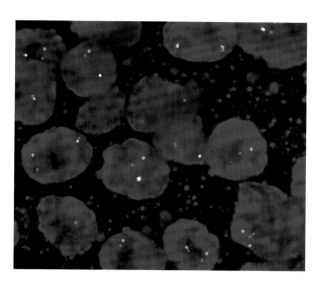

图 6-1-11-G　此例为 1 岁幼儿幕上间变型室管膜瘤,*RELA* 基因融合阳性(荧光原位杂交 FISH 法检测)(此图由北京儿童医院病理科提供)

**【鉴别诊断】**

1. **脉络丛乳头状肿瘤**　立方或柱状肿瘤细胞围绕纤维血管轴心形成乳头状结构,肿瘤细胞弥漫表达 AE1/AE3 及 Vimentin,EMA 常阴性。

2. **脑膜瘤**　虽然表达 Vimentin 及 EMA,但是 EMA 缺乏室管膜瘤的特征性逗点样表达模式,且肿瘤细胞不表达 GFAP。

3. **少突胶质细胞瘤**　透明细胞亚型室管膜瘤鉴别诊断时需除外少突胶质细胞瘤,后者存在 1p/19q 联合缺失,且不表达 EMA。

4. **髓母细胞瘤**　儿童后颅窝常见胚胎性肿瘤,肿瘤细胞呈高核质比、染色质深染,且弥漫表达神经元标记 SYN、MAP2 及 NeuN,仅少数病例局灶表达 GFAP,且不表达 EMA。

5. **中枢神经细胞瘤**　肿瘤细胞表达神经元免疫标记 SYN、NF、NeuN 等,且电镜检查肿瘤细胞也呈神经元细胞分化的超微结构特征。

(Jie Zhang)

## 十二、弥漫型星形细胞瘤

**【定义】**

弥漫型星形细胞瘤根据 2016 WHO 脑肿瘤分类可划分为三类:*IDH* 突变型(有 *IDH1* 或者 *IDH2* 基因突变)、*IDH* 野生型和 *NOS*(适用于没有做 *IDH* 基因突变检测的病例)。这类肿瘤可发生于中枢神经系统的任何部位,最常见于脑额叶。WHO Ⅱ级。

**【临床特点】**

1. **发病率**　大约占胶质细胞瘤的 11%～15%,小

于 20 岁儿童中发病率 0.27/100 000,男性比女性偏高,男女比例 1.3∶1。最常见的发病年龄为 50 岁以下的成人。儿童患者肿瘤多见于大脑半球,但相当一部分肿瘤长在丘脑,而成人弥漫浸润性星形胶质细胞瘤很少发生在这个部位。脑干弥漫性星形胶质细胞瘤也主要见于儿童,通常发生在脑桥。

2. **症状**　癫痫是常见临床症状,其他较轻微非特异症状包括言语困难,感觉和视觉异常,以及运动功能障碍。

3. **实验室检查**　无特殊。

4. **影像学特点**　MRI 图像上呈 $T_1$ 低密度,$T_2$ 高密度的不显示对照增强的肿物(图 6-1-12-A、B)。CT 图像上表现为界限不清同质低密度肿物。

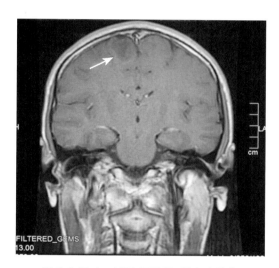

图 6-1-12-A　MRI 示呈 $T_1$ 低密度肿物

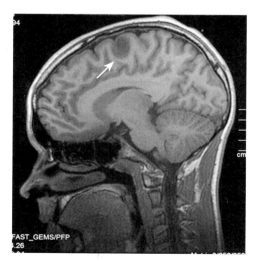

图 6-1-12-B　MRI 示不增强的肿物

5. **治疗**　由于肿瘤细胞侵犯周边组织部分非完全手术切除是适合的治疗手段。放疗和化疗目前没有标准方

案,视个案而定。有的病例只是做随访观察。

**6. 预后** 此类肿瘤可在 10 年内恶变为间变型星形细胞瘤,及最后发展为胶质母细胞瘤。成人患者中,含有 *IDH1/2* 基因突变预后显著优于 *IDH1/2* 野生型病例。对于成人患者恶变率大约为 75%,但在儿童患者中恶变较为罕见,五年生存率可达 75%~80%。

**【病理学特点】**

**1. 肉眼观察** 界限模糊位于灰白质交界的肿物,有时会有比较大的囊性成分。

**2. 镜下观察** 轻中度肿瘤细胞密度增加,不同程度核形态非典型,核大且不规则,染色质增加(图 6-1-12-C、D)。胞质可以不明显,有时看到裸核。有的肿瘤细胞含有中等含量粉色胞质并有纤维状胶质细胞突起(图 6-1-12-E),这些细胞有助于诊断星形细胞瘤。一般没有或罕有核分裂(图 6-1-12-F)。在比较小的活检标本,一个核分裂就可以诊断为间变型星形细胞瘤。因为这些肿瘤细胞弥漫浸润生长,所以可见积聚在神经元,血管周边及脑膜下等继发性表现(图 6-1-12-G~I)。肿瘤有时会有不同程度小囊样生长区域含有黏液样基质(图 6-1-12-J)。

肥胖型星形细胞瘤(gemistocytic astrocytoma):是弥漫型星形细胞瘤的一个亚型,特点是有明显的肥大反应性纤维胶质细胞。这类肿瘤细胞呈多角型,含有大量粉色玻璃样胞质(图 6-1-12-K)。这种形态的细胞应占总细胞的 20% 以上。血管周边淋巴细胞渗出常见。

**3. 免疫组化** Olig-2 和 GFAP 阳性(图 6-1-12-L),Vimentin 也一般表达。大约 25% 的病例有 p53 核阳性(图 6-1-12-M),Ki-67 增生指数一般低于 4%(图 6-1-12-N)。儿童胶质细胞瘤可以表现缺失 α-thalassaemia/men-

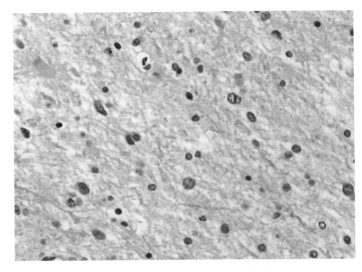

图 6-1-12-D HE×40 示上图放大

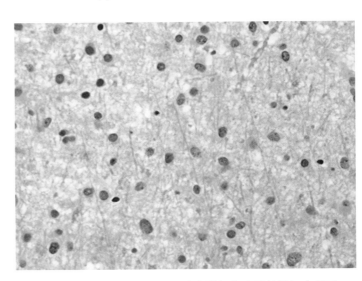

图 6-1-12-E HE×40 示瘤细胞中等粉色胞质并见细突起而形成纤维状背景

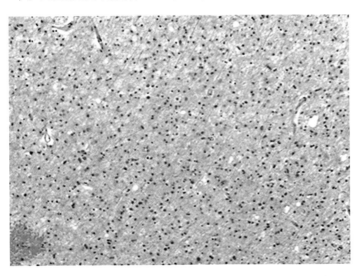

图 6-1-12-C HE×10 示瘤细胞密度轻中度增加,不同程度的核异型,核增大且不规则,染色质增加,胞质不明显而呈裸核状

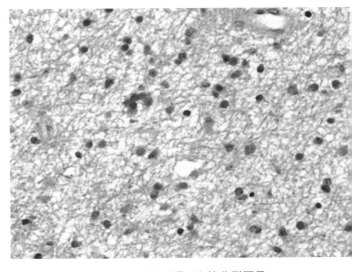

图 6-1-12-F HE×40 核分裂罕见

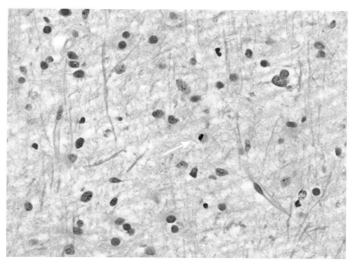

图 6-1-12-G HE×10 示瘤细胞浸润邻近脑组织

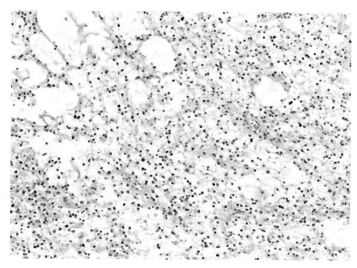

图 6-1-12-J HE×10 示小囊样生长区域且含有黏液样基质

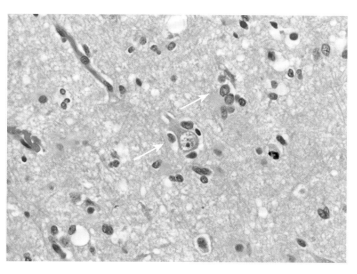

图 6-1-12-H HE×10 示瘤细胞积聚在神经元周围

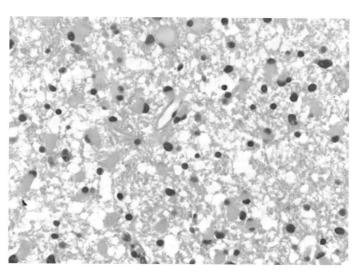

图 6-1-12-K HE×40 示肥大反应性纤维胶质细胞呈多角型,含有大量粉色玻璃样胞质

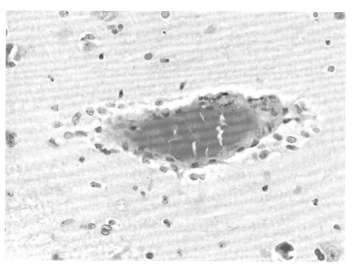

图 6-1-12-I HE×40 示血管周围瘤细胞浸润

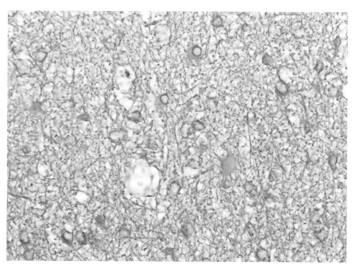

图 6-1-12-L IHC×10 示瘤细胞 GFAP 染色强阳性

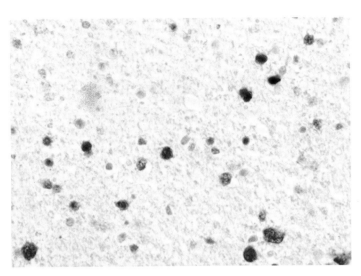

图 6-1-12-M　IHC×10 示 p53 染色瘤细胞核弥漫强阳性

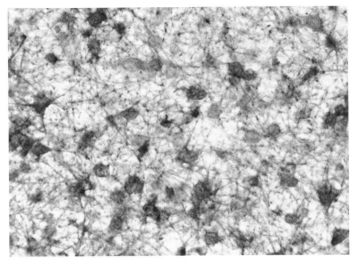

图 6-1-12-O　IHC×40 示胞质及核,少量核表达 IDH1R132H 突变蛋白

图 6-1-12-N　IHC×10 示肿瘤细胞的增殖指数(Ki-67)很低 (<4%)

tal retardation syndrome X-linked(ATRX)核染色,但是一般 IDH1R132H 免疫组化阴性。这一突变免疫组化阳性可见于部分青少年胶质细胞瘤(图 6-1-12-O)。

4. **超微结构特点**　电镜下可见多量中间丝。

5. **分子遗传学特点**　85%弥散浸润性星形胶质细胞瘤有 *IDH1/2* 基因突变。IDH1R132H 点突变可以利用针对突变蛋白的特异抗体进行免疫组化检测。失功能性 *TP53* 和 *ATRX* 基因突变也较常见于 *IDH* 突变的弥散型星形细胞瘤。但是儿童患者一般不具备这些在成年患者中常见的分子遗传学特点,例如 *IDH1/2* 的突变率仅介于 0~17%,且与年龄密切相关(通常大于 14 岁,平均年龄为 16 岁)。在儿童病例中发现有 *MYB/MYBL* 基因重复或重组,*CDKN2A*/p16 基因缺失,*BRAF* 基因融合,*BRAF V600E*,

*FGFR1* 或者 *KRAS* 的基因突变。弥散型星形细胞瘤不表现 1p/19q 染色体共同缺失。

【鉴别诊断】

1. **正常脑组织**　细胞密度低,不呈核非典型变化。Ki-67 非常低接近于 0,IDH1 和 p53 免疫组化阴性。

2. **胶质细胞反应性增生**　均匀分布的肥大反应性纤维胶质细胞或者肥胖型星形细胞,Ki-67 非常低,IDH1 免疫组化阴性。

3. **脱髓鞘疾病**　界限清楚,含有大量吞噬细胞,血管周边淋巴细胞渗出,会有多核反应性星形胶质细胞(creutzfeldt cells),髓鞘脱失而轴突相对完整保存。Ki-67 非常低,IDH1 免疫组化阴性。有零散细胞表达 p53。

4. **少突胶质细胞瘤**　肿瘤细胞分布较均匀,细胞核呈圆形,染色质疏松,核仁明显,有像煎鸡蛋一样的核旁空隙(perinuclear halo),较明显的肿瘤细胞围绕神经元卫星状分布(perineuronal satellitosis)和脑膜下集聚现象。有 1p/19q 染色体共同缺失,没有 *p53* 基因突变,但免疫组化可呈 p53 阳性。

5. **间变型星形细胞瘤**　细胞密度较高,核非典型变化明显,核分裂罕见至多发,Ki-67 一般大于 5%。

6. **弥漫型中线胶质瘤,伴有 *H3K27M* 突变**　这是一类主要发生在儿童的属于 WHO Ⅳ级的恶性胶质细胞瘤。主要病发部位包括脑干,丘脑和脊髓,也可少见于小脑。发生在脑干和脑桥的肿瘤以前被叫做脑干胶质细胞瘤和 DIPG。镜下表现很像星形细胞瘤,有时形态上可接近于少突胶质细胞瘤。有 10%的病例没有核分裂,小血管增生及坏死,组织学特点符合 WHO Ⅱ级胶质细胞瘤。余下的病例有恶性肿瘤的特点,包括核分裂、小血管增生及坏死。这类肿瘤的形态可以多变,可包含巨核细胞,上皮样或者横纹肌样肿瘤细胞,局部可以看起来像脑室管膜瘤,原始神经外胚层肿瘤(primitive neuroectodermal tumor,PNET)(曾用名),及多形性黄色星形细胞瘤(PXA)。肿瘤细胞时而可呈肉瘤样变和神经节细胞分化。所有的肿瘤表达 NCAM1、S-100 和 olig-2。最具特异性的分子遗传学改变是组蛋白 *H3-K27M* 基因突变,可以利用免疫组化方法来检测这一变化。

(李　荣)

## 十三、间变型星形细胞瘤

### 【定义】

间变型星形细胞瘤(anaplastic astrocytoma)是指肿瘤细胞核分裂活跃,呈现部分或广泛间变。根据 2016 WHO 脑肿瘤分类可划分为三类:*IDH* 突变型(有 *IDH1* 或者 *IDH2* 基因突变);*IDH* 野生型;间变型,*NOS*(适用于没有做 *IDH* 基因突变检测的病例)。WHO Ⅲ级。

### 【临床特点】

1. **发病率**　发病率大约为每十万人 5~8 例,男性发病率偏高。最常见的发病年龄介于 30~50 岁。儿童患者较成人患者少,最常见的发病年龄介于 5~9 岁,未分化星型胶质细胞瘤和胶质母细胞瘤大概占儿童中枢系统肿瘤的 10%。肿瘤多见于大脑半球,一部分肿瘤长在丘脑和脑干,小脑和脊髓肿瘤罕见。

2. **症状**　癫痫是常见临床症状,其他可见神经功能缺失及颅压增高引起的症状。

3. **实验室检查**　无特殊。

4. **影像学特点**　界限不清,T₂/FLAIR 明亮,对照后显示没有或者只是局部对照增强的肿物(图 6-1-13-A、B)。

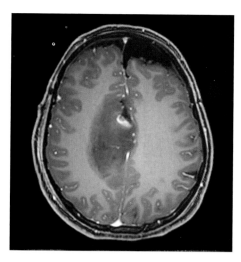

图 6-1-13-B　MRI 对照后只显示局部对照增强的肿物

5. **治疗**　最大程度手术切除,放疗、化疗、分子和免疫治疗多种手段联合,具体视个案而定。对于小于三岁的病儿一般延迟放射治疗以免损伤脑组织发育。

6. **预后**　较差,可发展为胶质母细胞瘤。不含 *IDH1/2* 突变的病例预后尤其差,和胶质母细胞瘤预后相似。儿童患者五年生存率约为 15%~35%。核增殖指数与无进展生存率相关。

### 【病理学特点】

1. **肉眼观察**　肿瘤界限不清,所在部位脑组织肿大。

2. **镜下观察**　相对于 WHO Ⅱ 级弥漫型星形细胞瘤,肿瘤细胞密度增加,核形态非典型更加明显,更大程度呈现核多样变,多个核分裂象(图 6-1-13-C~E)。有时候肿瘤细胞可有核周空隙,很像少突胶质细胞,但是细胞核更加不规则,染色质更深(图 6-1-13-F)。

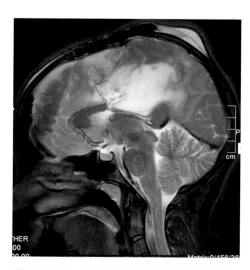

图 6-1-13-A　MRI 呈现 T₂/FLAIR 明亮肿物

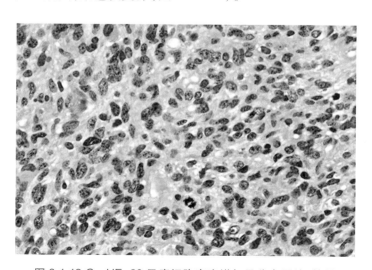

图 6-1-13-C　HE×20 示瘤细胞密度增加且分布不均,核异型明显,可见核分裂,核多形性

3. **免疫组化** Olig-2 和 GFAP 阳性(图 6-1-13-G),p53 核阳性较常见(图 6-1-13-H),Ki-67 增殖指数一般介于 5%~10%(图 6-1-13-I)。神经纤维蛋白(NF)染色可见肿瘤细胞沿着神经元轴突浸润性生长(图 6-1-13-J)。在大多数成年病例中 IDH1 R32H 免疫组织化学染色阳性(图 6-1-13-K),ATRX 核染色缺失多见于 *IDH1/2* 突变的病例(图 6-1-13-L)。值得注意的是利用 *IDH1 R32H* 突变特异性抗体不能检测所有的 *IDH1* 和任何 *IDH2* 突变。

4. **超微结构特点** 同弥漫型星形细胞瘤。

5. **分子遗传学特点** 儿童患者分子遗传学变化与成人不同,例如染色体 1q 获得,16q 和 4q 缺失比成人患者常见。还可见在成人肿瘤中不常见的局部多重复制 *PDGFRA*,*CDKN2A/p16* 基因缺失,*BRAF V600E*、*TP53* 基因突变。其他基因突变包括 *ATRX* 和 *DAXX*。而在成人病例中较常见的 *EGFR* 多重复制和 *PTEN* 基因突变并

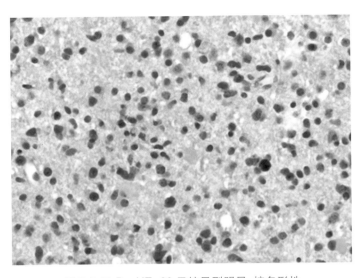

图 6-1-13-D　HE×20 示核异型明显,核多形性

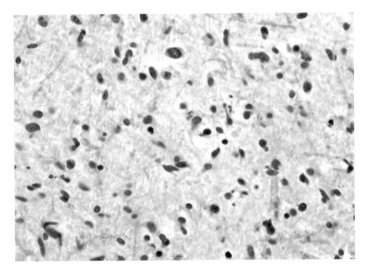

图 6-1-13-E　HE×40 示核异型明显,可见核分裂,核多形性

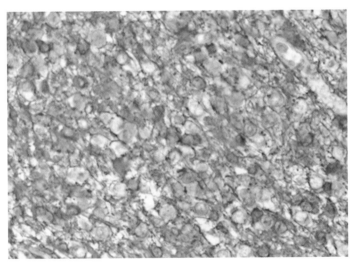

图 6-1-13-G　IHC×10 示 GFAP 染色瘤细胞强阳性

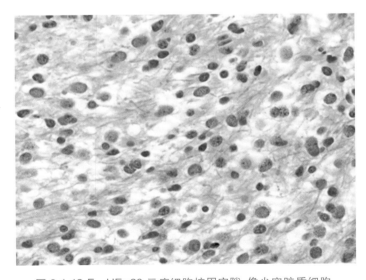

图 6-1-13-F　HE×20 示瘤细胞核周空隙,像少突胶质细胞,核更加不规则,染色质更深

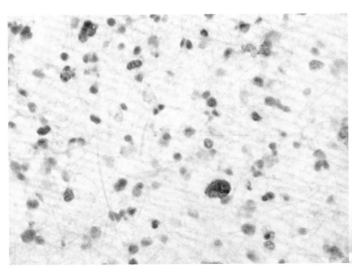

图 6-1-13-H　IHC×20 示 p53 染色核阳性

图 6-1-13-I　IHC×10 示 Ki-67 染色,增殖指数大约介于 5%～10%

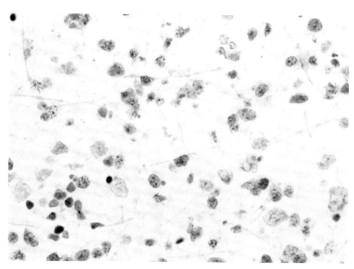

图 6-1-13-L　IHC×20 示 *ATRX* 基因突变所致瘤细胞核染色缺失,而作为对照的残存正常细胞呈核染色阳性

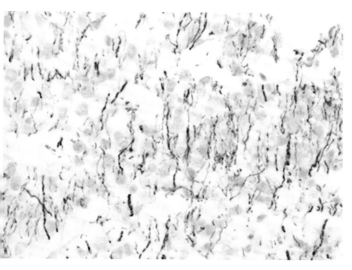

图 6-1-13-J　IHC×20 示 NF 染色瘤细胞阳性,并沿着神经元轴突浸润性生长

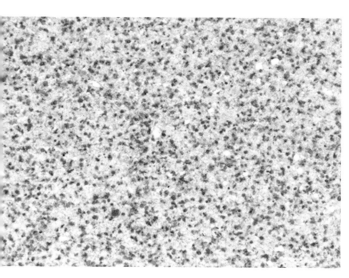

图 6-1-13-K　IHC×10 示 IDHR32H 染色阳性

不多见。*IDH1/2* 基因突变大多只见于大于 14 岁的患儿。

【鉴别诊断】

1. **胶质细胞反应性增生**　均匀分布的肥大反应性纤维胶质细胞。Ki-67 非常低,IDH1 免疫组化阴性。

2. **脱髓鞘性疾病**　界限清楚,含有大量吞噬细胞,血管周边淋巴细胞渗出,会有多核反应性星型胶质细胞(creutzfeldt cells),髓鞘脱失而轴突相对完整保存。Ki-67 非常低,IDH1 免疫组化阴性,可有零散细胞表达 p53。

3. **间变型少突胶质细胞瘤**　肿瘤细胞分布较均匀,局部可见典型的 WHO Ⅱ 少突胶质细胞瘤形态特点,有 1p/19q 染色体共同缺失,这一分子遗传学改变可见于少数青少年患者。

4. **进行性多灶性白质脑病(progressive multifocal leukoencephalopathy)**　与免疫抑制相关,可含多态异型星形胶质细胞,免疫组化或原位杂交可检测到 SV40 病毒。

5. **弥慢型星形细胞瘤**　核分裂不活跃,细胞非典型变不明显,Ki-67 一般很低。

6. **胶质母细胞瘤**　影像学检查呈对比照增强及中心坏死。表现小血管增生和/或坏死。

7. **弥漫型中线胶质瘤,伴有 *H3-K27M* 突变**　形态学上可以很相似,主要病发部位包括脑干,丘脑和脊髓,也可少见于小脑。最具特异性的分子遗传学改变是组蛋白 *H3-K27M* 基因突变,可以利用免疫组化方法来检测这一变化。间变型星型胶质细胞瘤不具备这一分子遗传学改变。

（李　荣）

## 十四、胶质母细胞瘤

### （一）胶质母细胞瘤，IDH 野生型

【定义】

胶质母细胞瘤，IDH 野生型（glioblastoma, IDH-wild-type），是一种高度恶性、向星形细胞分化、缺乏 *IDH* 基因突变的胶质瘤。以核异型、细胞多形性以及核分裂活跃为特征，肿瘤呈弥漫性生长、可见微血管增生和坏死。*IDH* 野生型胶质母细胞瘤是最常见、最恶性的星形细胞胶质瘤，占胶质母细胞瘤的90%，也称之为原发性 *IDH* 野生型胶质母细胞瘤。WHO Ⅳ级。

【临床特点】

1. **发病率**　可以发生在任何年龄，但主要累及老年人，55～85 岁为发病高峰。胶质母细胞瘤是成人最常见的恶性脑肿瘤，大约占颅内脑肿瘤的15%，原发性恶性脑肿瘤的45%～50%。在大部分欧洲国家、北美和澳大利亚，每年的发病率大约为3～4/100 000，东亚国家发病率相对低，大约为0.59/100 000。

2. **症状**　临床症状取决于肿瘤发生的部位，主要表现为神经功能障碍、颅内压增高引起的瘤周水肿等症状，其他临床表现有行为和认知变化、恶心、呕吐等。广泛出血时可引起中风样症状。

3. **实验室检查**　无特殊。

4. **影像学特点**　不规则形状坏死周围呈现对比增强的环形强化，可延伸至邻近的脑叶、对侧大脑半球和脑干。

5. **治疗**　手术、放疗、化疗和靶向治疗。

6. **预后**　诊断后15～18 个月，大多数患者死亡，只有5%不到的患者存活5年以上。年轻人（<50 岁）、肿块大部切除、分子检测有 MGMT 启动子甲基化和/或 *IDH* 突变的患者生存期较长。

【病理学特点】

1. **肉眼观察**　肿瘤轮廓不清，切面颜色不一，肿瘤中央由于髓鞘崩解呈现黄色，周边呈灰色。典型胶质母细胞瘤由于新鲜和陈旧性出血呈现红、黄相间，广泛出血时可引起中风样症状。

2. **镜下观察**　肿瘤细胞丰富、核异型明显、核分裂活跃、微血管增生显著和/或坏死是诊断胶质母细胞瘤的基本形态学特征（图 6-1-14-A ～ D）。肿瘤细胞可以呈现星形细胞样、少突胶质细胞样、单一形态的小细胞样、上皮样、横纹肌样、多形、梭形等各种各样的形态。

3. **免疫组化**　肿瘤细胞不同程度表达 GFAP，通常 S-100 表达阳性（图 6-1-14-E、F）。胶质肉瘤的胶质瘤成分可以表达 GFAP，但肉瘤成分可以缺乏或局灶表达

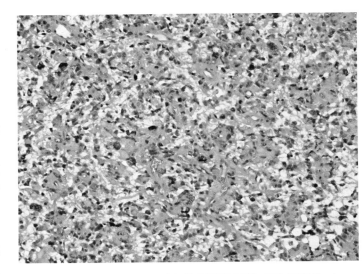

图 6-1-14-A　HE×20 示瘤细胞异型性显著，细胞核形状、大小不一，核深染

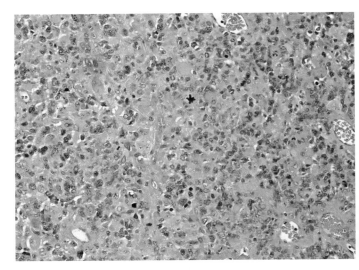

图 6-1-14-B　HE×40 示瘤细胞的病理性核分裂

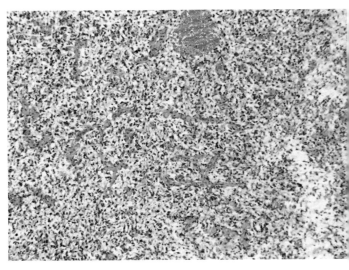

图 6-1-14-C　HE×10 示肿瘤组织中微血管增生明显

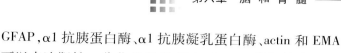

GFAP、α1 抗胰蛋白酶、α1 抗胰凝乳蛋白酶、actin 和 EMA 可以表达阳性。分化差的肿瘤中，OLIG2 强阳性表达更常见于星形细胞瘤和少突胶质细胞瘤（图 6-1-14-G），而非室管膜和非胶质性肿瘤。上皮角蛋白的表达取决于中间丝的种类和所应用的抗体，有些抗体与 GFAP 有交叉反应，角蛋白表达阳性时通常在角蛋白抗体 AE1/AE3 可检测到，而其他的角蛋白抗体不表达。Nestin 在胶质母细胞瘤中表达阳性，可用于胶质母细胞瘤和其他高级别脑肿瘤的鉴别。21%~53% 的胶质母细胞瘤中可以检测到由于 p53 错义突变显示出弥漫性、强阳性的 p53 蛋白过表达（图 6-1-14-H），以此可区分肿瘤性星形细胞和治疗后的反应性胶质细胞增生。WT1 有时也会在低级别和高级别胶质瘤中表达，借此也可区分肿瘤性星形细胞和治疗后的反应性胶质细胞增生。40%~98% 胶质母细胞瘤 EGFR 表达阳性，某些程度上与 EGFR 扩增有关。H3K27M 抗体可用于鉴别有 K27M-突变 H3 的弥漫型中线胶质瘤和其他肿瘤。Ki-67 增殖指数高（图 6-1-14-I）。

**4. 超微结构特点**　依据肿瘤细胞分化程度而呈现不同的超微结构特征。当肿瘤细胞显示出星形细胞的分化时，细胞质中可见有大量的中间丝；而未分化的肿瘤细胞中的中间丝稀少或缺乏。细胞间接触通常发育不完全，分化差的细胞之间连接往往很少，与膜下致密物并列（中间连接）。肿瘤细胞缺乏胞质内或与桥粒相关的张力束，丝状伪足可以见到，但看不到发育好的微绒毛。

**5. 分子遗传学特点**　最常见的是 7、9、10、13 号染色体的异常。7p 染色体的获得和 10q 染色体的丢失是胶质母细胞瘤最常见的基因改变，主要与 *EGFR* 扩增有关。75%~95% 胶质母细胞瘤中检测到 *PTEN* 等位基因丢失、30%~44% 的 *PTEN* 突变。10q 染色体丢失的同时也可检测到 19 和 20 号染色体的获得。

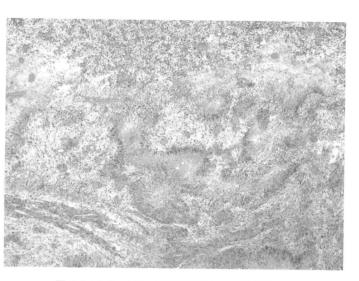

图 6-1-14-D　HE×4 示肿瘤组织中地图状坏死

图 6-1-14-E　IHC×20 示 GFAP 染色，瘤细胞阳性

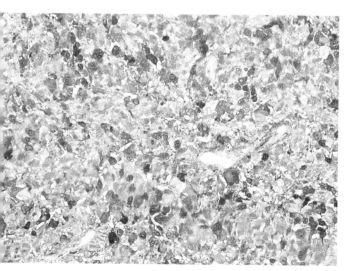

图 6-1-14-F　IHC×20 示 S-100 染色，瘤细胞阳性

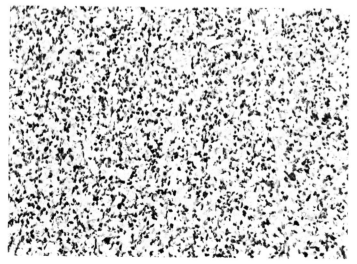

图 6-1-14-G　IHC×20 示 OLIG-2 染色，瘤细胞阳性

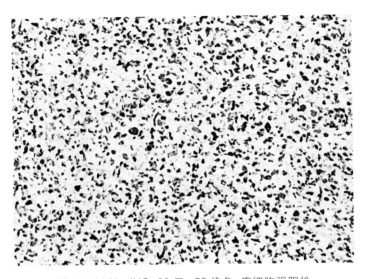

图 6-1-14-H IHC×20 示 p53 染色,瘤细胞强阳性

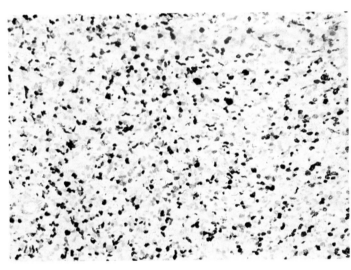

图 6-1-14-I IHC×20 示 Ki-67 染色,瘤细胞增殖指数高

【鉴别诊断】

1. **间变型少突胶质细胞瘤** 细胞具有一致性;有圆的细胞核;小肥胖细胞和胶质纤维性少突胶质细胞,常伴有Ⅱ级少突胶质细胞;分子检测有 1p/19q 共缺失。

2. **间变型室管膜瘤** 血管性假菊形团;真菊形团不常见;EMA 阳性表达;单一形态瘤细胞。

### (二)胶质母细胞瘤,*IDH* 突变型

【定义】

胶质母细胞瘤,*IDH* 突变型(glioblastoma, IDH-mutant)一种高度恶性、向星形细胞分化,同时伴有 *IDH1* 或 *IDH2* 基因突变的胶质瘤。以核异型、细胞多形性、核分裂活跃为特征,肿瘤呈弥漫性生长、可伴有微血管增生和坏死。*IDH* 突变型胶质母细胞瘤占胶质母细胞瘤的 10%,常由弥漫型星形细胞瘤(WHO Ⅱ)或间变型星形细胞瘤(WHO Ⅲ)恶性转变而来,因此也称之为继发性 *IDH* 突变型胶质母细胞瘤。WHO Ⅳ 级。

【临床特点】

1. **发病率** 在分子标志物 *IDH1* 突变发现之前,继发性胶质母细胞瘤的诊断是建立在神经影像学和/或之前低级别或间变型星形细胞瘤组织学诊断等临床观察的基础上,两个研究报道继发性占比约 5%;而 *IDH1* 突变做为分子标志物后,基于人群和医院基础上的统计数据分别为 9% 和 6%~13%。继发性胶质母细胞瘤在人群和医院内患者统计的平均发病年龄分别为 45 岁和 48 岁,比原发性胶质母细胞瘤的 62 岁和 61 岁要年轻。继发性与原发性胶质母细胞瘤在人群和医院内患者的男女之比分别为 0.96:1 和 1.63:1。

2. **症状** 临床上诊断的继发性胶质母细胞瘤平均病程为 16.8 个月,而原发性胶质母细胞瘤为 6.3 个月;有 *IDH* 突变继发性胶质母细胞瘤的平均病程为 15.2 个月,比 *IDH* 野生型的原发性胶质母细胞瘤 3.9 个月要长。*IDH* 突变型继发性胶质母细胞瘤主要发生在额叶,生物学行为和神经认知变化主要以局部神经功能障碍为主,如轻偏瘫和失语症。由于病程发展缓慢,继发性胶质母细胞瘤与野生型相比,水肿不广泛,颅内压增高也不迅速。

3. **实验室检查** 无特殊。

4. **影像学特点** 与 *IDH* 野生型胶质母细胞瘤不同,继发性胶质母细胞瘤常不出现肿瘤中央坏死。MRI 显示为非增强肿瘤,水肿不明显。

5. **治疗** 手术、化疗、放疗、靶向治疗。

6. **预后** 临床上诊断继发性胶质母细胞瘤平均生存期为 7.8 个月,比原发性胶质母细胞瘤 4.7 个月要长;而手术和放射治疗后的平均生存期为 27.1 个月,是野生型 11.3 个月的 2.4 倍。另一组数据表明 *IDH* 突变型胶质母细胞瘤经过放疗/化疗后平均生存期为 31 个月,是 *IDH* 野生型胶质母细胞瘤的 2 倍。

【病理学特点】

1. **肉眼观察** *IDH* 野生型胶质母细胞瘤弥漫浸润至脑实质中,与周围脑组织轮廓不清。但通常在 *IDH* 野生型胶质母细胞瘤中间部位出现大片坏死或出血的黄色区域通常不出现在 *IDH* 突变型胶质母细胞瘤中。

2. **镜下观察** *IDH* 野生型和突变型胶质母细胞瘤的组织学特征相似,但缺血/栅栏状坏死出现在 50% *IDH* 突变型胶质母细胞瘤和 90% *IDH* 野生型胶质母细胞瘤中。局灶性少突胶质细胞样成分出现在 54% *IDH* 突变型胶质母细胞瘤和 20% *IDH* 野生型胶质母细胞瘤中。大组研究数据表明,少突胶质细胞的形态学常出现在 *IDH* 突变型胶质母细胞瘤中。

3. **免疫组化** *IDH1* R132H 是少突胶质细胞瘤、星形细胞瘤和突变型胶质母细胞瘤最常见的 *IDH1* 突变类型,其基因产物 R132H-突变型 *IDH1* 可以用免疫组织化学抗体检测到。R132H-突变型 IDH1 表达阳性代表 *IDH* 突变型胶质母细胞瘤,阴性也可能由于出现了 *IDH1* 突变的少见类型或 *IDH2* 的突变,需要进一步应用 DNA 测序法检测 *IDH* 的状态。在 Ⅱ、Ⅲ 弥漫型胶质瘤和突变型胶质母细胞瘤中,*ATRX* 基因突变常常伴随出现 *IDH1/2* 和 *TP53* 突变。*ATRX* 基因突变导致缺乏表达,可以用免疫组化方法检测到。大多数病例中出现 p53 过表达,EGFR 过表达不常见,而 EGFR 扩增是野生型胶质母细胞瘤的标志物。

4. **超微结构特点** 同胶质母细胞瘤,*IDH* 野生型。

5. **分子遗传学特点** *IDH* 突变是诊断 *IDH* 突变型弥漫型胶质瘤和突变型间变型胶质瘤的分子标志物。*IDH* 是胶质瘤形成和突变型胶质母细胞瘤的早期事件。*R132H* 是最常见 *IDH1* 突变类型,83%~91% 的星形细胞瘤和少突胶质细胞瘤中,其他突变类型罕见,包括 *R132C*(3.6%~4.6%)、*R132G*(0.6%~3.8%)、*R132S*(0.8%~2.5%)、R132L(0.5%~4.4%);*IDH2* 在突变型中罕见。ATRX 突变导致表达缺失,典型时出现 *IDH* 和 *TP53* 突变。

【鉴别诊断】

同胶质母细胞瘤,*IDH* 野生型。

### (三)胶质母细胞瘤,非特指类型

【定义】

胶质母细胞瘤,非特指类型(glioblastoma,no otherwise specified)一种高度恶性、向星形细胞分化、*IDH* 突变状态不能充分评估的胶质瘤。以核异型、细胞多形性、核分裂活跃为特征,肿瘤呈弥漫性生长、可见有微血管增生和坏死。WHO Ⅳ级。

(王立峰)

## 十五、髓上皮瘤

【定义】

2016 年新修订的 WHO 分类将髓上皮瘤定义为一种具有类似于胚胎性神经管结构、有显著假复层神经上皮和分化差神经上皮组成的中枢神经系统胚胎性肿瘤。WHO Ⅳ级。该肿瘤非常罕见,基因上缺乏 C19MC 的改变。虽然没有用诊断性的基因特征来定义该种肿瘤,但已被明确定义为一种独立的肿瘤实体,以区别于伴有多层菊形团形成的胚胎性肿瘤(embryonal tumor with multi-layered rosettes,ETMRs)。

【临床特点】

1. **发病率** 主要发生在小于 5 岁的儿童,男女发病率相似,大部分肿瘤发生在大脑,但是也有发生在其他部位的报道。

2. **症状** 肿瘤因不同部位引起相应的占位效应与颅内压升高的表现,可出现头疼、癫痫和进行性认知障碍。

3. **实验室检查** 无特殊。

4. **影像学特点** CT 呈低密度或等密度占位,在 CT/MRI 增强后无明显强化。

5. **治疗** 手术为主的综合治疗。

6. **预后** 高度侵袭性,易复发及沿脑脊液播散,预后差。

【病理学特点】

1. **肉眼观察** 肿瘤肉眼可表现界限较清,但镜下常向周围组织浸润生长。

2. **镜下观察** 有类似于胚胎性神经管结构、由显著假复层神经上皮和分化差神经上皮组成(图 6-1-15-A、B)。

3. **免疫组化** 胚胎性细胞罕见表达神经元的标志物 SYN,也不表达胶质标志物 GFAP。神经上皮可片状表达上皮角蛋白、EMA。Ki-67 增殖指数通常很高。LIN28A 在缺乏 C19MC 扩增的髓上皮瘤中表达阳性(图 6-1-15-C~F)。

4. **超微结构特点** 管状结构内细胞间富于细胞间连接,在上皮细胞表面可见折叠的基底膜,分化差的细胞内可见较多中间丝。

5. **分子遗传学特点** 没有特异性基因特征。

【鉴别诊断】

1. **伴有多层菊形团的及 *CM19C* 基因改变的胚胎性肿瘤** 存在 *CM19C* 基因改变(扩增或融合)。

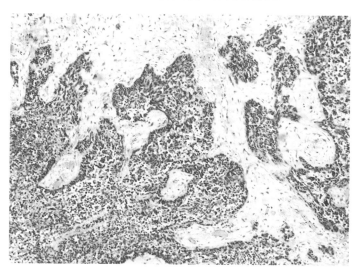

图 6-1-15-A HE×10 示肿瘤细胞分化差,细胞核浓染,核质比高

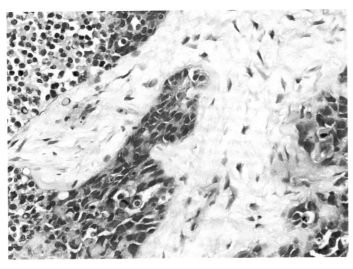

图 6-1-15-B　HE×40 示原始神经上皮排列成栅栏状结构，最外层有 PAS 和 Ⅳ 性胶原阳性的界膜

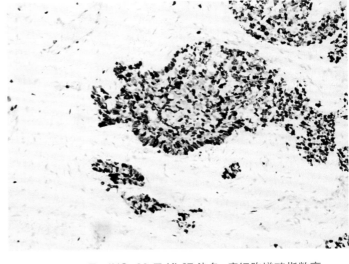

图 6-1-15-E　IHC×20 示 Ki-67 染色，瘤细胞增殖指数高

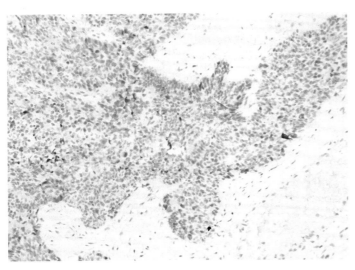

图 6-1-15-C　IHC×40 示 GFAP 染色，瘤细胞阴性

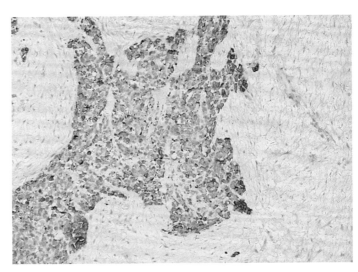

图 6-1-15-F　IHC×20 示 LIN28A 染色，瘤细胞胞质阳性

2. **脉络丛癌**　局部可出现乳头状结构，但无分化的胶质神经元成分。

3. **间变型室管膜瘤**　存在室管膜菊形团，免疫组化不表达 AE1/AE3。

4. **AT/RT**　特征性 *SMARCB1*（*INI1*）或 *SMARCA4*（*BRG1*）基因的失活。

5. **髓母细胞瘤**　缺乏 AE1/AE3 阳性表达，且弥漫表达神经元标记物 SYN 等。

（王立峰）

## 十六、髓母细胞瘤

### 【定义】

髓母细胞瘤（medulloblstoma）是儿童最常见的中枢神经系统的胚胎性肿瘤，约占胚胎性肿瘤的 90%。肿瘤起

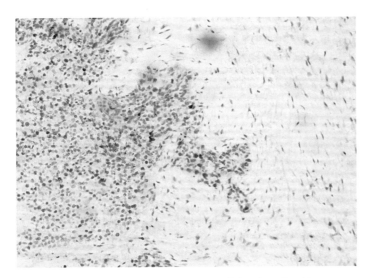

图 6-1-15-D　IHC×20 示 NeuN 染色，瘤细胞阴性

源于小脑或脑干背侧,由蓝染未分化小圆细胞构成,WHO Ⅳ级。2016 年 WHO 修订版,在组织学分型(4 型:经典型,促纤维增生/结节型,伴有广泛结节型,大细胞/间变型)基础上引入了髓母细胞瘤的分子分型(4 型:WNT 活化型,SHH 活化型,非 WNT/非 SHH 活化组 3 型,非 WNT/非 SHH 活化组 4 型)。

**【临床特点】**

1. **发病率** 继毛细胞型星形细胞瘤之后,髓母细胞瘤是儿童最常见的脑肿瘤,约占儿童脑肿瘤的 20%。主要发病年龄 3~10 岁,中位发病年龄 8 岁。男女发病比 1.6:1。

2. **症状** 儿童 75% 的髓母细胞瘤发生在小脑蚓部,临床症状主要是肿物引起脑脊液梗阻致颅内压升高而引起。

3. **实验室检查** 无特殊。

4. **影像学特点** 髓母细胞瘤显示为实性、对比增强的肿块,发生在小脑蚓部的肿瘤会向从顶部向第四脑室内生长。MRI 的 $T_2$ 相显示肿瘤与周围正常灰质相比为等密度或低密度(图 6-1-16-A)。

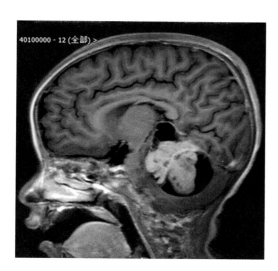

图 6-1-16-A MRI 示后颅窝小脑内占位

5. **治疗** 手术为主的综合治疗。WNT 活化型临床以低强度放化疗为主,SHH 活化型中相关通路抑制剂成为新的治疗方法,其中 GDC-0449 已进入临床试验阶段,余组 3 及组 4 型新的治疗方法正在探索中。

6. **预后** WNT 活化型预后最好,组 3 型预后最差,SHH 活化型和组 4 型预后相似,预后在 WNT 活化型及组 3 型之间。

**【病理学特点】**

1. **肉眼观察** 肿瘤灰粉、实性、质软,部分区域可见出血,大片坏死少见。促纤维增生/结节型肿瘤质地较其他类型更紧实,且肿瘤界限较清楚。

2. **镜下观察**

(1) 经典型:肿瘤细胞圆形或卵圆形,核染色质深,胞质稀少,成片分布,可见 Homer-Wright 菊形团(图 6-1-16-B、C),当肿瘤累犯分子层时常出现肿瘤细胞栅栏样排列;肿瘤细胞可以向多种方向分化,最常见的是向神经元分化,罕见病例向肌母细胞分化;核分裂象可见,但在部分病例中少见,但凋亡小体很常见。

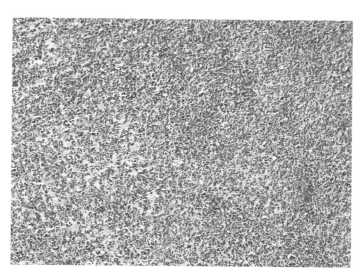

图 6-1-16-B HE×10 示肿瘤由蓝染原始未分化的小圆肿瘤细胞构成,可见真菊形团形成

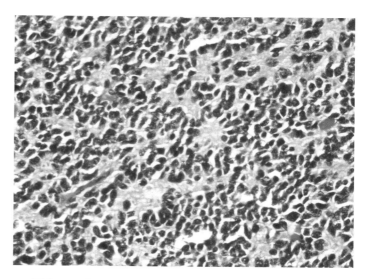

图 6-1-16-C HE×40 示可见多量 Homer-Wright 菊形团形成,肿瘤细胞核染色质深染,胞质稀少

(2) 促纤维增生/结节型:形成结节(图 6-1-16-D),且网织纤维染色呈现结节内区无网织纤维,结节间区有丰富的网织纤维(图 6-1-16-E),结节内肿瘤细胞核质比例降低,呈神经元方向分化,背景富神经纤维丝基质,HE 染色中表现为染色苍白,结节间区较宽,其内肿瘤细胞仍

表现高核质比例,且分裂象易见,HE 染色中表现为染色较深。在其他亚型的髓母细胞瘤均可以出现结节样的区域,但是网织纤维染色不具有上述特征,被认为是肿瘤边缘向周围脑组织内生长出现的促纤维反应。

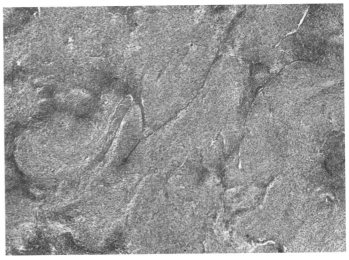

图 6-1-16-F　HE×4 示具有广泛结节型 MB 肿瘤内可见较大且拉长的结节,结节间区狭窄

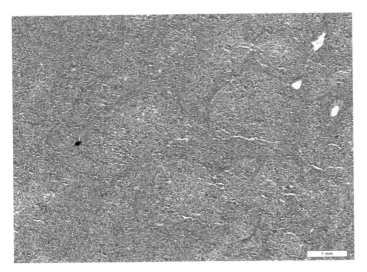

图 6-1-16-D　HE×4 示多肿瘤结节,结节内较淡染,结节间区较深染

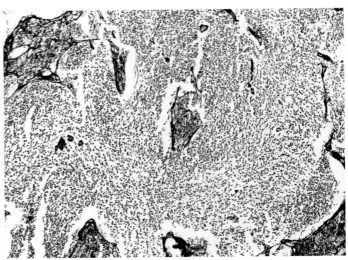

图 6-1-16-G　网织纤维染色示 F 图中结节内阴性表达,结节间区网织纤维稀少,部分区域未见明确结节间区

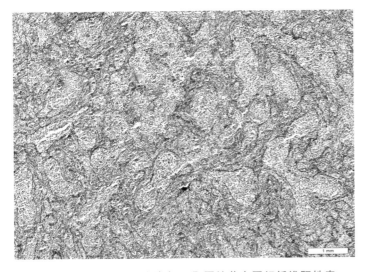

图 6-1-16-E　网织纤维染色示 D 图结节内网织纤维阳性表达,结节间区较宽,网织纤维丰富

（3）具有广泛结节型:增大且拉长的缺少网织纤维的结节形成,结节间区狭窄,但网织染色阳性,部分区域甚至不存在结节间区（图 6-1-16-F、G）。结节内肿瘤细胞向神经元分化,常呈流水样排列,此型常见于婴儿,预后良好。

（4）大细胞/间变型:未分化肿瘤细胞体积变大,且呈现明显的多形性,大细胞核仁明显,可见肿瘤细胞"包裹"现象（图 6-1-16-H）,核分裂象及凋亡均易见。

各组织学分型与新分子分型间并非一一对应关系,

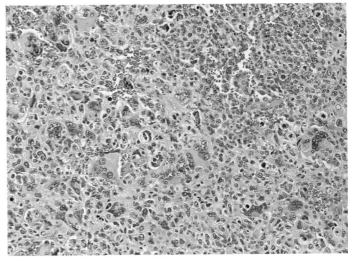

图 6-1-16-H　HE×20 示大细胞/间变型 MB,瘤细胞弥漫多形性,见多核瘤巨细胞及"包裹样"肿瘤细胞

WNT 活化型常见经典型,罕见大细胞/间变型,SHH 活化型大多数为促纤维增生/结节型,少量经典型及大细胞/间变型,组 3 型主要以大细胞/间变型为主,组 4 型以经典型为主。

3. **免疫组化**　肿瘤细胞表达神经元标志:NeuN(图 6-1-16-I)、SYN(图 6-1-16-J)、MAP2,一般不表达 GFAP(图 6-1-16-K),部分病例可见小灶 GFAP 阳性表达,有学者认为是残存胶质细胞,Ki-67 增殖指数通常很高(图 6-1-16-L)。

由于涉及众多分子遗传学改变,对于 MB 的分子检测提倡采用 NanoString 方法,但在临床诊断中难以实践,故有研究推荐使用免疫组织化学的方法,在蛋白质水平分子基础上对 MB 进行分型,但是仅依据免疫组织化学的方法对 MB 进行分子分型的准确度仍存在问题,还需进一步验证。

图 6-1-16-K　IHC×10 示 GFAP 染色,残存胶质细胞阳性,瘤细胞阴性

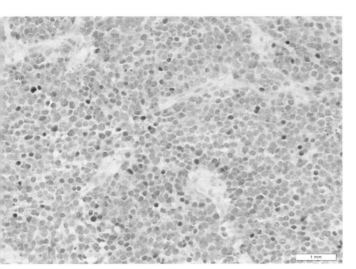

图 6-1-16-I　IHC×10 示 NeuN 染色,瘤细胞阳性

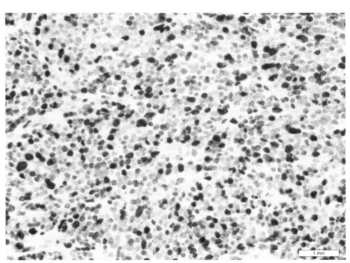

图 6-1-16-L　IHC×10 示 Ki-67 染色,约 80% 的瘤细胞核阳性

4. **超微结构特点**　未分化小圆细胞无特异性超微结构特点,神经元分化的细胞中间致密芯小泡和突触,胶质分化的细胞中含有丰富的中间丝。

5. **分子遗传学特点**　2016 年 WHO 修订版按照分子遗传学变异将髓母细胞瘤分为 WNT 活化型,SHH 活化/TP53 突变型,SHH 活化/TP53 野生型及非 WNT/非 SHH 活化型,后者又分为组 3 及组 4 分子亚型。

WNT 活化型主要发病机制是 Wnt 通路的关键调控蛋白 *CNNB1* 基因的突变;SHH 活化型主要是 SHH 信号通路 PTCH1-SMO-GLI 的异常,首先 *PTCH1* 突变,使 SMO 失去了 *PTCH1* 的抑制调节,而处于持续异常激活状态,从而导致下游 *GLI1*、*GLI2* 等基因的异常表达,小脑细胞异常增殖形成肿瘤;组 3 型存在多种基因的改变,其中 TGF-β 信号通路异常激活与其有关;组 4 型存在 *KDM6A*、

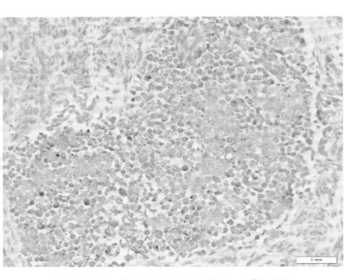

图 6-1-16-J　IHC×10 示 SYN 染色,瘤细胞阳性

Nmyc、CDK6、SNCA 的异常及突变,存在 NFκB 信号通路的异常激活等。

**【鉴别诊断】**

1. **小细胞胶质母细胞瘤** 肿瘤细胞弥漫表达 GFAP。

2. **间变型室管膜瘤** 肿瘤内可见室管膜瘤假菊形团及室管膜菊形团,肿瘤细胞表达 GFAP 及 EMA。

3. **伴有多层菊形团形成及 *C19MC* 基因改变的胚胎性肿瘤** 特征性表达 LIN28A 蛋白,同时伴有 *C19MC* 基因改变。

4. **非典型畸胎样/横纹肌样瘤(AT/RT)** 肿瘤细胞存在 *SMARCB1*(*INI1*)或 *SMARCA4*(*BRG1*)基因的失活。

(张 楠)

## 十七、中枢神经系统胚胎性肿瘤,非特指类型

**【定义】**

中枢神经系统胚胎性肿瘤,非特指类型(CNS embryonal tumor,no otherwise specified),曾称原始神经外胚层肿瘤(primitive neuroectodermal tumor,PNET),2016 年新修订的 WHO 分类将其定义为分化差的神经上皮来源、罕见的中枢神经系统胚胎性肿瘤,该肿瘤缺乏特异性的组织病理学特征和分子改变,可以向各种方向分化,如神经元、星形细胞、肌源性和黑色素等。WHO Ⅳ级。中枢神经系统胚胎性肿瘤在组织学形态学上多有重叠,但出现特异的分子标志物可以识别时,即重新分类命名。因此中枢神经系统胚胎性肿瘤,非特指类型较前版 WHO 命名为原始神经外胚层肿瘤(PNET)具有了更多的限制条件。胚胎性肿瘤,如髓上皮瘤、室管膜母细胞瘤、富有神经毡和真菊形团的胚胎性肿瘤都有 19qC19MC 位点的改变,以前也包括在宽泛的 CNS PNET 的范围里,2016 年新修订版 WHO 分类将具有特异性遗传学特点肿瘤定义为一种独立的疾病实体,称之为伴有 C19MC-变化的多层菊形团胚胎性肿瘤。需要注意的是伴有原始神经元成分的恶性胶质瘤,与此种胚胎性肿瘤不同,其为胶质母细胞瘤的变异型,多发生在成人。

**【临床特点】**

1. **发病率** 儿童常见肿瘤,罕见发生于成人,主要发生在大脑半球,少见鞍上、脑干及脊髓部位。

2. **症状** 肿块占位引起的继发症状。

3. **实验室检查** 无特殊。

4. **影像学特点** MRI 较弥漫性胶质瘤具有较清楚的边界,对比呈现不同程度的增强。CT 呈现高密度占位,小部分病例可伴钙化。

5. **治疗** 手术切除为主的联合治疗。

6. **预后** 预后差,较髓母细胞瘤预后差。

**【病理学特点】**

1. **肉眼观察** 类似于儿童其他 CNS 胚胎性肿瘤。

2. **镜下观察** 肿瘤组织由分化差的瘤细胞组成,细胞核呈圆形、卵圆形,核质比高,核分裂和凋亡小体易见,肿瘤细胞紧密排列,可见 Homer-Wright 菊形团、坏死和血管内皮增生、钙化(图 6-1-17-A、B)。

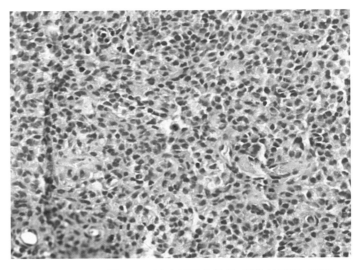

图 6-1-17-A HE×20 示肿瘤细胞分化差,细胞核圆形、卵圆形,核质比高,核分裂易见

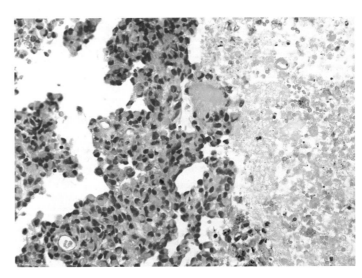

图 6-1-17-B HE×40 示肿瘤组织中可见 Homer-Wright 菊形团及坏死

3. **免疫组化** 肿瘤细胞 GFAP,NeuN 可部分表达阳性,Ki-67 增殖指数往往大于 50%,INI1 表达阳性(图 6-1-17-C~G)。

4. **超微结构特点** 原始肿瘤细胞特点。

5. **分子遗传学特点** 缺乏特征性分子生物学改变。

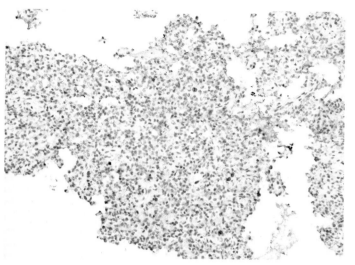

图 6-1-17-C IHC×20 示 GFAP 染色,个别肿瘤细胞阳性

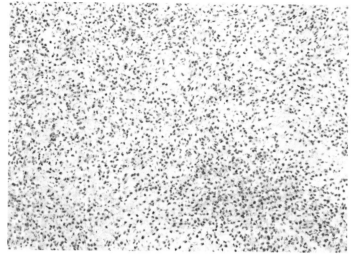

图 6-1-17-F IHC×20 示 INI1 染色,瘤细胞核阳性

图 6-1-17-D IHC×20 示 NeuN 染色,部分瘤细胞阳性

图 6-1-17-G IHC×20 示 Ki-67 染色,瘤细胞增殖指数较高

**【鉴别诊断】**

非典型畸胎样/横纹肌样瘤 发病年龄较小,多发生在 3 岁以内。组织形态学表现多种多样,细胞分化很差,可向多种方向分化。但绝大部分非典型畸胎样/横纹肌样瘤具有特异性的免疫组织化学标志物 INI1 的核表达缺失,极少量病例呈 BRG1 的核表达缺失。

（王立峰）

## 十八、非典型畸胎样/横纹肌样瘤

**【定义】**

非典型畸胎样/横纹肌样瘤(atypical teratoid/rhabdoid tumor,AT/RT)是高度恶性的儿童胚胎性肿瘤,组织学形态多样,免疫组织化学标记呈多表型特点,肿瘤中常见横纹肌样细胞,最重要的是存在 *SMARCB1*（*INI1*）或

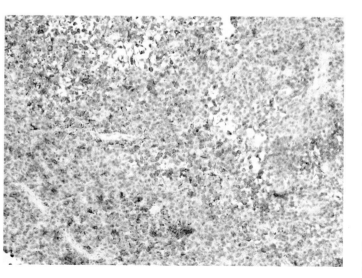

图 6-1-17-E IHC×20 示 Desmin 染色,部分肿细胞阳性

*SMARCA4*(*BRG1*)基因的失活,后种失活非常罕见,WHO
Ⅳ级。

【临床特点】

1. **发病率** 超过 90% 的 AT/RT 发生在 5 岁以下的
儿童,占儿童脑肿瘤 1%~2%,男女比 1.4:1,幕下较幕上
常见。

2. **症状** 临床表现多样,头痛,偏瘫,嗜睡,呕吐及颅
神经麻痹等。

3. **实验室检查** 无特殊。

4. **影像学特点** 同其他儿童胚胎性肿瘤,表现为明
显的对比增强,FLAIR 上呈现等密度或高密度,且弥散受
限(图 6-1-18-A、B)。

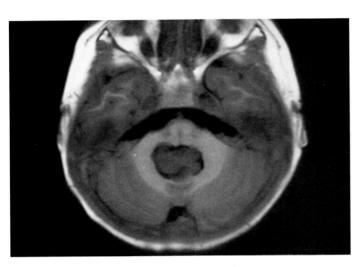

图 6-1-18-A MRI 示后颅窝占位

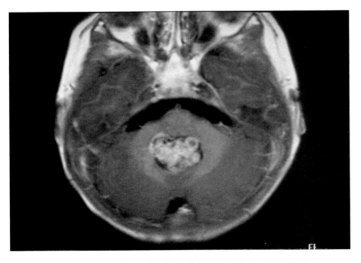

图 6-1-18-B MRI 示 FLAIR 上呈现高密度,后颅窝占位

5. **治疗** 手术、放疗及高剂量化疗联合治疗。

6. **预后** AT/RT 侵袭性强,预后极差,术后联合放
疗及高剂量化疗的 2 年生存率为 60% 左右。

【病理学特点】

1. **肉眼观察** 肿瘤灰粉、灰红,实性,质软,易出现出
血、坏死。

2. **镜下观察** AT/RT 组织学形态多样,但大部分病
例都可以见到横纹肌样细胞,表现为细胞核偏位、泡状、
可见明显的嗜酸性核仁,细胞质丰富、红染,部分见胞质
内包涵体(图 6-1-18-C、D)。肿瘤细胞可以向原始神经外
胚层、间叶或上皮方向分化,而出现对应的组织学形态,
原始神经外胚层样分化的细胞表现为细胞体积小、高核
质比(图 6-1-18-E);间叶分化表现为肿瘤细胞呈梭形且
富于嗜碱性黏多糖的背景(图 6-1-18-F);上皮方向分化
表现为腺样或小梁状(图 6-1-18-G)。肿瘤内出血、坏死
很常见。

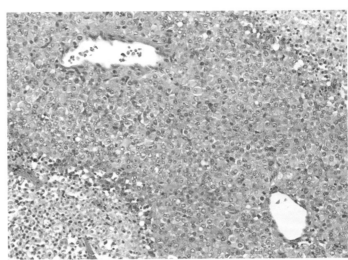

图 6-1-18-C HE×20 示片状粉染肿瘤细胞,周围可见坏死

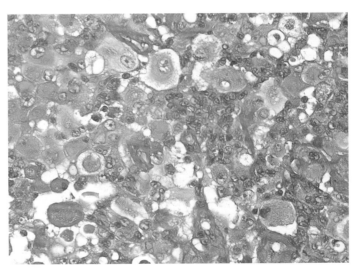

图 6-1-18-D HE×40 示较典型的横纹肌样肿瘤细胞,瘤细
胞核偏位,胞浆丰富、嗜酸性,部分胞质内可见包涵体

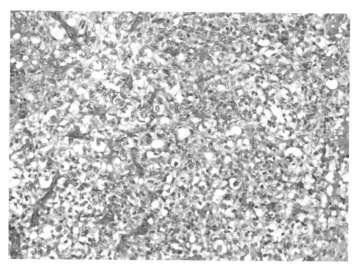

图 6-1-18-E　HE×20 示肿瘤细胞可呈体积较小的原始未分化间叶细胞样,呈原始神经外胚层分化

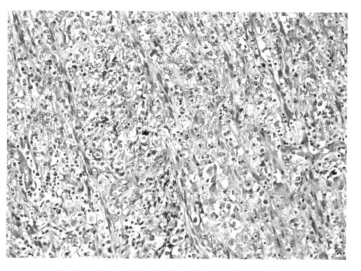

图 6-1-18-F　HE×20 示梭形瘤细胞,间叶分化

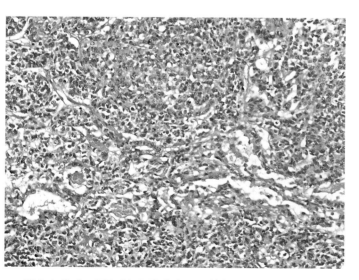

图 6-1-18-G　HE×20 示肿瘤内可见管状或腺样排列,呈上皮分化

**3. 免疫组化**　肿瘤细胞免疫组化标记为多表型,EMA、AE1/AE3、SMA、Vimentin、SYN、NF、GFAP 均可呈阳性表达,Ki-67 增殖指数通常较高。肿瘤细胞特征性呈现 INI1 表达缺失(*SMARCB1* 基因失活)(图 6-1-18-H),罕见病例呈 *BRG1* 表达缺失(*SMARCA4* 基因失活)。

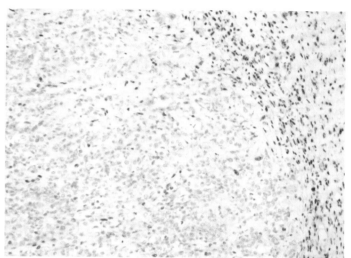

图 6-1-18-H　IHC×20 示 INI1 瘤细胞表达缺失,而血管内皮细胞及周围正常脑组织仍呈阳性表达(内对照)

**4. 超微结构特点**　横纹肌样细胞核周可见中间丝形成旋涡样小体。

**5. 分子遗传学特点**　大多数病例存在 *SMARCB1* 基因的失活,主要是因为位于染色体 22q11.2 上的 *SMARCB1* 基因的突变或丢失。极少数病例存在 *SMARCA4* 基因突变和失活。这两个基因在 AT/RT 中具体机制还不清楚,已知 *SMARCB1* 基因的丢失可以引起其他负责细胞循环、增殖的基因的失调。

【鉴别诊断】

1. **脉络丛癌**　有时,一部分脉络丛癌也存在 *INI1* 表达缺失,此时两种肿瘤的鉴别存在困难。但是也有学者认为这部分 *INI1* 表达缺失的脉络丛乳头状癌是 AT/RT 上皮分化的一种特殊亚型,因为绝大部分经典的脉络丛乳头状癌是不存在 *INI1* 表达缺失的。

2. **髓母细胞瘤**　发生在幕下的胚胎性肿瘤,不存在 *INI1* 或 *BRG1* 表达缺失。

3. **脑膜黑色素瘤**　在色素细胞不丰富的黑色素瘤中,肿瘤细胞呈上皮样,部分瘤细胞可见横纹肌样形态,但是不存在 *INI1* 和 *BRG1* 表达缺失。

4. **生殖细胞肿瘤**　尤其在生殖细胞瘤和胚胎癌时,肿瘤细胞体积大,可见大核仁,但肿瘤细胞表达生殖细胞肿瘤的免疫标记,且无 *INI1* 及 *BRG1* 表达缺失。

(张　楠)

## 十九、婴儿促纤维组织增生型星形细胞瘤和节细胞胶质瘤

### 【定义】

婴儿促纤维组织增生型星形细胞瘤和节细胞胶质瘤（desmoplastic infantile astrocytoma and ganglioglioma，DIA/DIG）一种良性的胶质神经元肿瘤，由增生显著的纤维组织和神经上皮细胞组成。当神经上皮为肿瘤性的星形细胞时，称之为婴儿促纤维组织增生型星形细胞瘤（DIA）；而神经上皮细胞为星形细胞和不同程度分化成熟的神经元成分时，称之为婴儿促纤维组织增生型节细胞胶质瘤（DIG）。此种肿瘤可以伴有分化差的小细胞的聚集。WHO Ⅰ级。

### 【临床特点】

1. **发病率** 罕见，有研究报道占所有中枢神经系统脑肿瘤的0.3%，另有报道占儿童脑肿瘤的1.25%，婴儿脑肿瘤的15.8%。好发年龄在1~24个月，中位年龄6个月，男女之比为1.5:1。

2. **症状** 短期内头围增加、囟门胀满、出现昏睡和落日征，患儿偶尔有癫痫表现，局部躯体运动性症状和肿瘤部颅骨突出。

3. **实验室检查** 无特殊。

4. **影像学特点** CT显示为大的低密度囊，实性区呈等密度或稍高密度影，表浅部分伸展到脑膜下，呈对比增强。囊通常在大脑深部，实性区在周边。MRI，$T_1WI$呈低信号囊伴有周边等信号实性区，$T_2WI$囊呈现高信号，实性区异质性信号。

5. **治疗** 手术治疗。

6. **预后** 手术完整切除，预后较好。罕见沿脑脊液播散。

### 【病理学特点】

1. **肉眼观察** 肿瘤体积大，单囊或多囊，内含清亮或黄色液体。浅表实性部分主要在脑外，可累及脑膜和浅部皮层，常附着在硬膜上，质地较硬，呈灰或白色。

2. **镜下观察** 肿瘤组织主要由纤维组织增生显著的软脑膜成分和大量不同程度分化的神经上皮成分组成，呈束状或旋涡状排列（图6-1-19-A）。婴儿促纤维组织增生型星形细胞瘤（DIA）由单一的星形细胞组成；而婴儿促纤维组织增生型节细胞胶质瘤（DIG）则为肿瘤性的小星形细胞和不同分化程度的肿瘤性神经元成分组成。两者都可含有分化差的神经上皮成分，形态学表现为细胞小、圆，核深染，胞质少，缺乏增生的纤维组织（图6-1-19-B）。肿瘤组织中可伴有钙化，单个核细胞浸润不常见，核分裂和坏死不常见。

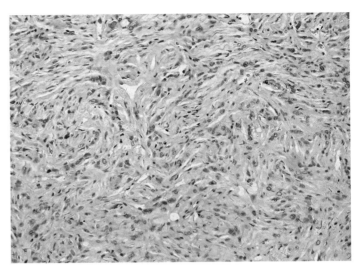

图6-1-19-A　HE×20 示肿瘤组织中见纤维组织增生显著的软脑膜成分，呈束状或旋涡状排列

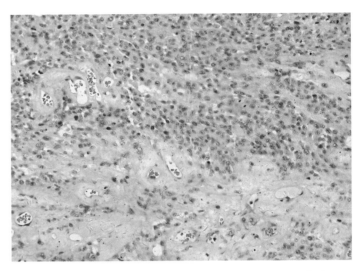

图6-1-19-B　HE×20 示瘤组织中分化差的神经上皮成分，可见核分裂象

3. **免疫组化** 大多数神经上皮表达GFAP（图6-1-19-C），肿瘤性神经元表达SYN（图6-1-19-D）、NF，分化差的神经上皮表达GFAP、Vimentin，同时也表达神经元标记和MAP2。Desmin可阳性表达，但不表达上皮性标记。纤维组织增生显著的软脑膜成分中纤维母细胞样细胞表达Vimentin，大多数表达GFAP，少部分表达SMA，Ki-67增殖指数为0.5%~5%（图6-1-19-E、F）。当出现间变的组织学特征时，Ki-67增殖指数可高达45%。

4. **超微结构特点** 肿瘤性星形细胞的细胞质的中间丝排列成束状，粗面内质网和线粒体上可见散在分布的袋囊结构，基膜围绕每个肿瘤细胞；纤维母细胞中有颗粒状内质网和发育良好的高尔基复合体。神经元细胞中见致密的分泌颗粒以及神经丝的小突起。

5. **分子遗传学特点** 少数病例有 *BRAF V600E*

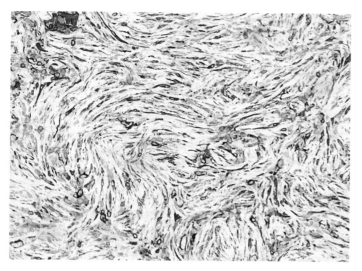

图 6-1-19-C IHC×20 示 GFAP 染色,神经胶质细胞阳性

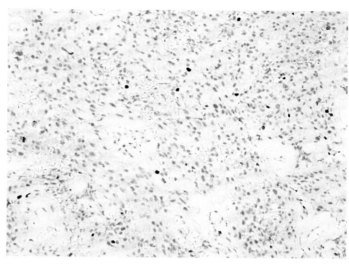

图 6-1-19-F IHC×20 示 Ki-67 染色,分化差的神经上皮成分,少数细胞阳性

突变。

**【鉴别诊断】**

1. **节细胞胶质瘤** 常见于儿童颞叶的神经上皮肿瘤,肿瘤组织中常见肿瘤性神经元成簇分布,部分细胞可见双核,血管周围淋巴细胞的浸润,部分病例可见网状纤维网,免疫组织化学染色 CD34 阳性表达有鉴别意义。

2. **脑膜瘤** 婴儿罕见;脑膜瘤纤维型亚型,通常不是囊性;EMA 表达阳性。

3. **毛细胞型星形细胞瘤** 微囊成分;海绵状,几乎没有促纤维组织增生;可见有 Rosenthal 纤维和嗜酸性颗粒小体。

（王立峰）

## 二十、脑膜瘤

**【定义】**

脑膜瘤(meningioma)是一组发展缓慢,起源于蛛网膜脑膜细胞的肿瘤,大多数为良性。WHO 分级有三个,Ⅰ级脑膜瘤,Ⅱ级非典型脑膜瘤(atypical meningioma;20%~25%),Ⅲ级间变型脑膜瘤(anaplastic meningioma;1%~6%)。

**【临床特点】**

1. **发病率** 占颅内肿瘤的 36%,而在儿童和年轻患者只占颅内肿瘤的 2.8%。女性发病率高于男性,但高级别脑膜瘤(WHO Ⅱ/Ⅲ级),男性发病高于女性。亚洲人群,发病率约为 4.8/10 000。

2. **症状** 脑膜瘤生长在矢状窦旁,大脑凸面,大脑镰旁,蝶骨嵴者多见,也可少见于后颅窝和脊髓,罕见于视神经鞘和脑室内等部位。临床症状一般与肿瘤所在部位有关,头痛和癫痫常见。额叶颅底肿瘤可导致视觉和嗅

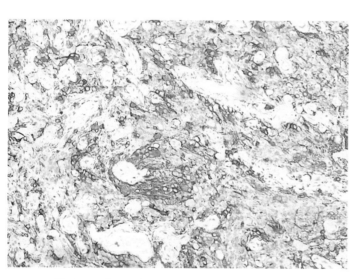

图 6-1-19-D IHC×20 示 SYN 染色,神经元阳性

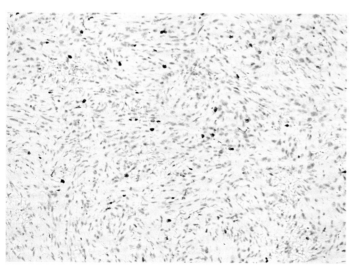

图 6-1-19-E IHC×20 示 Ki-67 染色,纤维组织成分仅少数细胞阳性

觉障碍;视神经脑膜瘤可引发眼球外突,单眼视力缺失。脊髓肿瘤可致疼痛及 Brown-Sequard 综合征。

**3. 实验室检查** 无特殊。

**4. 影像学特点** 在 MRI 图像上,肿瘤呈等密度对照增强并紧贴硬脑膜,钙化在 CT 图像上更为显著,也可见周边颅骨肥厚。影像学上最具特征的表现是在肿瘤周围由反应性纤维血管组织组成的硬脑膜尾(dural tail)(图 6-1-20-A)。脑膜瘤可以表现肿瘤中间或周围囊性成分(图 6-1-20-B),肿瘤周边脑组织水肿有时也会很明显。

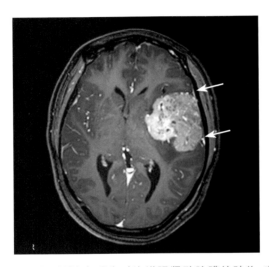

图 6-1-20-A MRI 表现为对比增强紧贴脑膜的肿物,有明显的硬脑膜尾表现(箭头)

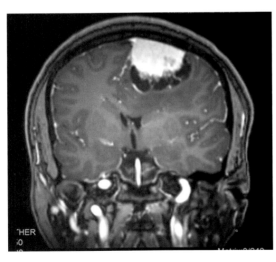

图 6-1-20-B MRI 显示脑膜瘤周边形成囊性成分,肿瘤本身呈均匀增强

**5. 治疗** 手术切除是主要的治疗手段。放疗主要用于手术不能完全切除 WHO Ⅱ 级肿瘤,及所有 WHO Ⅲ 级脑膜瘤。

**6. 预后** 对于手术完全切除的 WHO Ⅰ/Ⅱ 级的肿瘤预后非常好,WHO Ⅲ 级脑膜瘤预后差,平均生存期从 <2

年到 >5 年不等,主要与肿瘤切除程度相关。肿瘤复发与肿瘤分级及是否存在残存肿瘤有关。生长在颅底的脑膜瘤易于复发。

**【病理学特点】**

**1. 肉眼观察** 贴在硬脑膜上与脑实质易于分离的界限清楚的肿物,切面韧性高或坚硬,有时可见骨化,邻近的颅骨可增厚。非典型和间变型脑膜瘤一般比较大,可见坏死。

**2. 镜下观察** 肿瘤与脑组织界限清楚(图 6-1-20-C),不同的亚型可呈现不同的镜下表现。

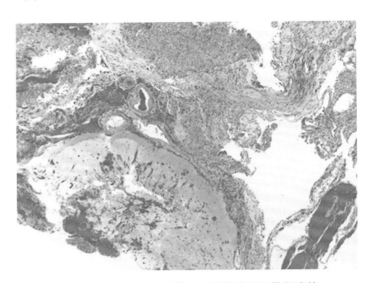

图 6-1-20-C HE×4 脑膜瘤与周边脑组织界限清楚

WHO Ⅰ 级

(1)脑膜上皮细胞型(meningothelial)脑膜瘤:最常见的亚型,多发生于前颅底。由较均一、类似于正常的蛛网膜帽细胞(arachnoid cap cells)组成,肿瘤细胞形成小叶状分布,因细胞边界不清而呈合胞体样。细胞核椭圆,含大量嗜酸性胞质,可见核假包涵体(图 6-1-20-D),偶见沙砾体。

(2)纤维型(fibrous)脑膜瘤:由边界不清的纺锤形肿瘤细胞和不同含量细胞间胶原组织组成(图 6-1-20-E、F),有时肿瘤细胞可排列成束状或旋涡状。局部可见典型脑膜瘤细胞特点,螺旋样结构和沙砾体并不常见。

(3)过渡型(transitional)脑膜瘤:包括脑膜上皮细胞型和纤维型两种脑膜瘤亚型特点。有显著的螺旋样结构(图 6-1-20-G、H)和沙砾体(图 6-1-20-I)。

(4)沙砾瘤型(psammomatous)脑膜瘤:这一亚型的特点是含有大量沙砾体(图 6-1-20-J、K),因为沙砾体几乎占满了整个肿瘤而有时很难找到肿瘤细胞。脊髓胸段是最好发部位,好发人群是中老年女性。这一亚型发展较缓慢。

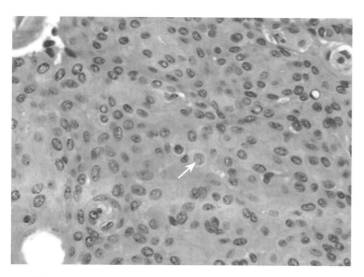

图 6-1-20-D　HE×60 脑膜瘤细胞可形成小叶状分布,因细胞边界不清而呈合胞体样表现;细胞核椭圆,含大量嗜酸性胞质,可见核假包涵体(箭头)

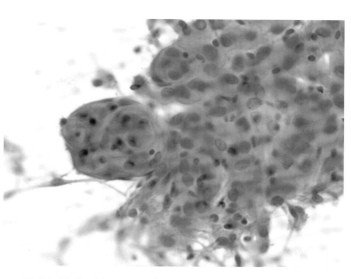

图 6-1-20-G　HE×40 示脑组织涂片,见大小不一,多层螺旋小结样结构

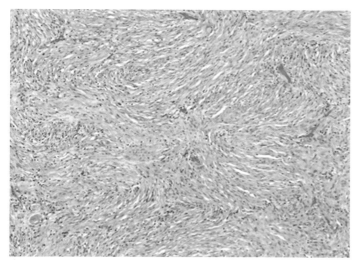

图 6-1-20-E　HE×10 示边界不清的纺锤形瘤细胞和不等量细胞间胶原组织

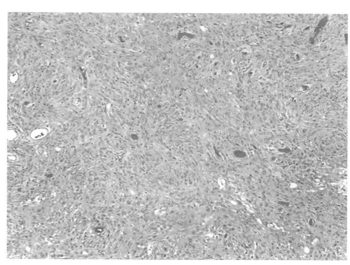

图 6-1-20-H　HE×10 示大小不一,多层螺旋小结样结构

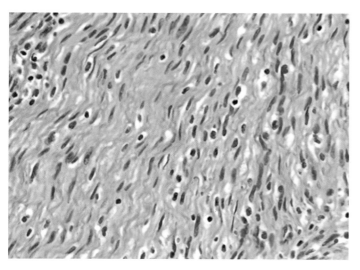

图 6-1-20-F　HE×40 示瘤细胞排列成束状

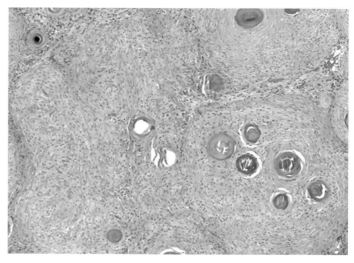

图 6-1-20-I　HE×10 示过渡型脑膜瘤中的沙砾体

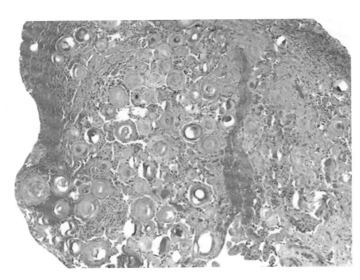

图 6-1-20-J　HE×10 示肿瘤富含沙砾体

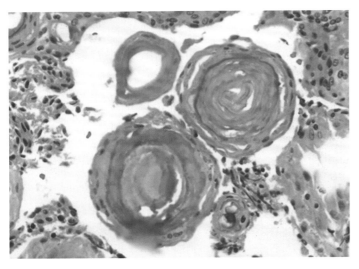

图 6-1-20-K　HE×40 示嗜酸或弱嗜碱性多层薄片螺旋状结构的沙砾体

（5）血管瘤型（angiomatous）脑膜瘤：含有超过50%的血管成分的脑膜瘤，肿瘤细胞围绕着小到中型血管生长，血管壁呈厚薄不一的玻璃样变。

（6）微囊型（microcystic）脑膜瘤：肿瘤富含黏液样基质，形态学上呈小囊样结构。肿瘤细胞大多有细长突起，退行性核非典型变化常见。

（7）分泌型（secretory）脑膜瘤：含有 PAS 和癌胚抗原（CEA）阳性嗜酸性分泌物，又被称为假沙砾体（pseudopsammoma bodies），它们可表现 CEA 及其他上皮标记物阳性。血液 CEA 水平也可增加。有时在肿瘤中可看到许多肥大细胞。

（8）淋巴浆细胞丰富型（lymphoplasmacyte-rich）脑膜瘤：肿瘤含有广泛慢性炎性细胞浸润，有时候甚至把肿瘤细胞的特点掩盖了。可与系统性血液疾病相关，例如

高球蛋白血症和缺铁性贫血。

（9）化生型（metaplastic）脑膜瘤：脑膜瘤局部区域含有骨（图 6-1-20-L），黏液基质，软骨和脂肪，这些成分没有重要的临床意义。

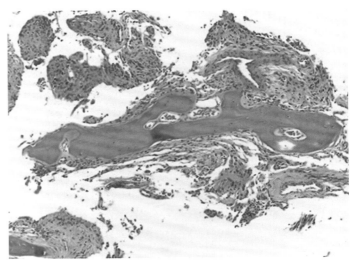

图 6-1-20-L　HE×4 示肿瘤骨化

**WHO Ⅱ级**

（1）非典型脑膜瘤（atypical meningioma）：是介于良性和恶性脑膜瘤之间的中等恶度脑膜瘤（图 6-1-20-M、N），其核分裂活性增强（>4/10HPF），浸润脑组织；或者表现至少三项下面所描述的组织学特点：①细胞密度增加；②小细胞变及增加核/浆比例；③核仁明显；④片状生长方式；⑤肿瘤自发坏死（图 6-1-20-O、P）。

（2）透明细胞型（clear cell）脑膜瘤：罕见亚型，好发于小脑桥脑角和脊髓，较常见于儿童和青少年。肿瘤细胞形态单一，胞质含有大量糖原而呈透明（图 6-1-20-Q），

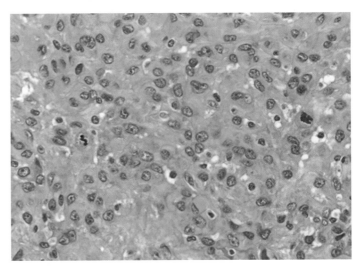

图 6-1-20-M　HE×40 示非典型脑膜瘤核分裂活动增强，细胞密度增加，核仁明显，片状排列

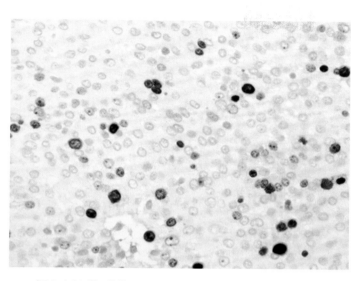

图 6-1-20-N　IHC×20 示上图 Ki-67 染色,增殖指数增加

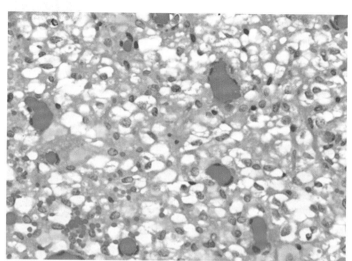

图 6-1-20-Q　HE×40 示圆形的含有大量透明胞质的肿瘤细胞

PAS(+)。一般很少或不含螺旋样结构和沙砾体,核内假包涵体也不明显。

（3）脊索样型（chordoid）脑膜瘤:罕见亚型,形态学上与脊索瘤相似,由排成条索状的嗜酸性、常含空泡的肿瘤细胞组成,并含有大量黏液性基质(图 6-1-20-R、S)。肿瘤一般会有局部典型脑膜瘤组织形态,可见片状慢性炎性细胞浸润。有少数患者可有血液系统疾病,例如贫血或者 Castleman 病。这种亚型肿瘤生物行为具有侵袭性,易于复发。

**WHO Ⅲ级**

（1）间变型脑膜瘤（anaplastic meningioma）:其核分裂活动大于或等于 20/10HPF,还有其他恶性肿瘤的常见特征。经常可见肿瘤坏死,但其并不是诊断标准之一。

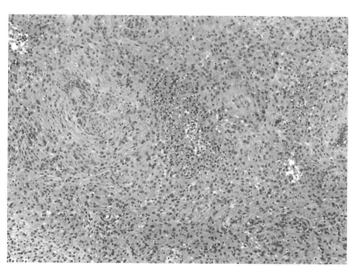

图 6-1-20-O　HE×10 示肿瘤自发坏死

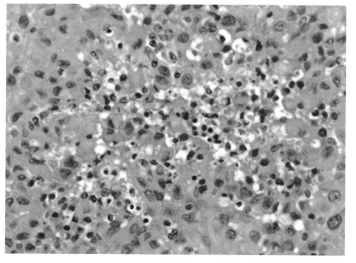

图 6-1-20-P　HE×20 示肿瘤自发坏死

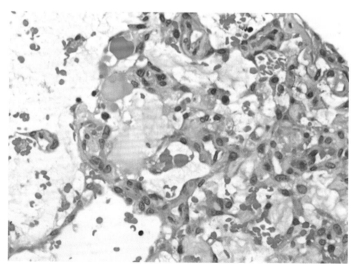

图 6-1-20-R　HE×40 示排成条索状的嗜酸性肿瘤细胞和大量黏液性基质组成

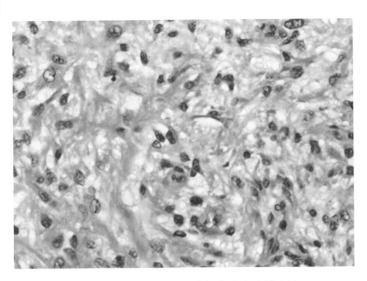

图 6-1-20-S　HE×40 示瘤细胞含有大量空泡

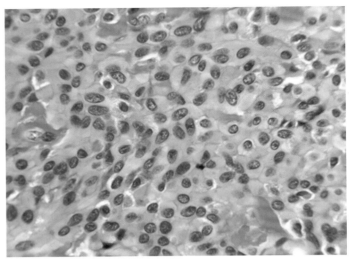

图 6-1-20-U　HE×40 示瘤细胞核仁显著,有明显的核旁嗜酸性包含物,可见核分裂

（2）乳突状（papillary）脑膜瘤:罕见亚型,较常见于年轻患者,包括儿童。肿瘤有明显血管周边假乳头状生长方式,很像室管膜瘤的假菊形团。一般多见于年轻患者,浸润脑组织常见。有时肿瘤细胞可以同时有横纹肌样特点。

（3）横纹肌样（rhabdoid）脑膜瘤:罕见亚型,主要由横纹肌样细胞组成（图 6-1-20-T～V）,有大量胞质及偏心核,核仁显著,及明显的核旁嗜酸性呈 Vimentin 阳性包含物（图 6-1-20-W）。大多肿瘤表现为瘤细胞增殖指数高,有时可以同时有乳头状脑膜瘤的特点。如果肿瘤只有局部横纹肌样特点而且不含其他恶性脑膜瘤特征,这时诊断为脑膜瘤含横纹肌样特点（meningioma with rhabdoid features）更为合适,按照一般的脑膜瘤分级标准进行分级。

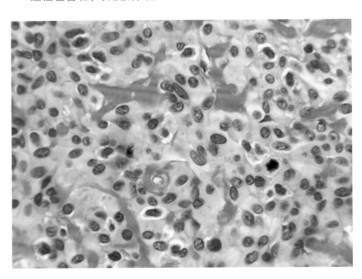

图 6-1-20-V　HE×40 示瘤细胞核仁显著,有明显的核旁嗜酸性包含物,可见核分裂

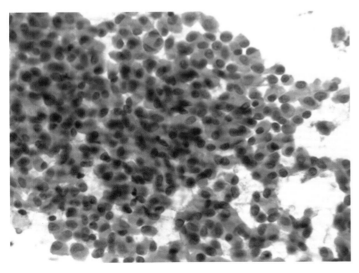

图 6-1-20-T　HE×40 组织涂片,示胞质丰富、细胞界限清楚的瘤细胞

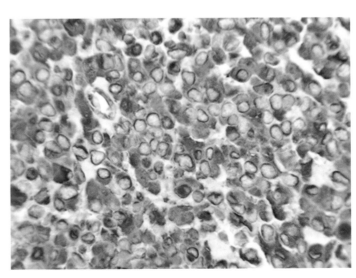

图 6-1-20-W　IHC×40 示 Vimentin 染色,横纹肌样型脑膜瘤,瘤细胞胞质阳性

3. **免疫组化** 几乎所有的脑膜瘤都表达 EMA(图 6-1-20-X),可以局部阳性或者弱阳性。大部分病例呈 SSTR2A 阳性。Vimentin 呈弥漫阳性(图 6-1-20-W、Y),但对诊断脑膜瘤帮助不大。2/3 的病例 CK18 阳性,不表达 CK20,其他的 CK 抗体染色不同程度阳性。孕激素受体(PR)不同程度表达,但是染色阴性并不能排除脑膜瘤;雌激素受体(ER)染色阴性。S-100 表达程度不一(图 6-1-20-Z),一般不会弥漫阳性。Ki-67 增殖指数在 WHO Ⅰ级脑膜瘤一般小于等于 5%,但是没有明确的数字阈值可以用于区分不同 WHO 等级的脑膜瘤。

4. **超微结构特点** 肿瘤细胞间可见桥粒、交指状连接,也可见到中间丝,以上特点在纤维型脑膜瘤中并不显著;此外在分泌型脑膜瘤中还可见到微绒毛。

5. **分子遗传学特点** 大约 2/3 的脑膜瘤表现 22 染色单体,50%~60% 的病例可检测到 LOH22q12.2。非典

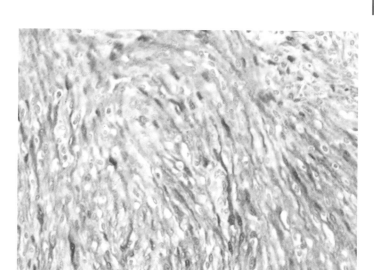

图 6-1-20-Z IHC×40 示 S-100 染色,瘤细胞阳性

型和间变型脑膜瘤还可有 1p、6q、9p、10、14q 和 18q 缺失;1q、9q、12q、15q、17q、20q 获得等遗传结构改变。此外,由于放射线导致的脑膜瘤有 1p 和 7p 缺失。脑膜瘤一般多为散发病例,极少数与神经纤维瘤病 2 型(NF2)肿瘤综合征相关。大多数脑膜瘤可检测到 NF2 基因突变,对于 NF2 野生型的脑膜瘤可检测到其他比较少见的突变基因,包括 LARGE、MN1、AP1B1、AKT1、TRAF7、SMO、KLF4、SMARCB1 和 SMARCE1。染色体 9p21 区域包括 CDKN2A 基因缺失常见于未分化型脑膜瘤。此外,TERT 启动子基因突变在一些高恶性度的脑膜瘤中可检测到。

【鉴别诊断】

1. **脑膜细胞增生** 一般邻近周边组织损伤例如出血或者炎症,由小团脑膜细胞组成,而不像脑膜瘤一样由大量脑膜细胞形成较大的肿物。

2. **神经鞘瘤** 与纤维型脑膜瘤形态相近,需免疫组化染色进行鉴别,S-100(+),SOX10(+),EMA(-),Ⅳ型胶原(+,细胞周边染色)。

3. **脊索瘤** 主要与脊索样脑膜瘤鉴别诊断,主要发生在中线结构,破坏骨组织,含大的空泡样细胞,肿瘤细胞呈 Brachyury、EMA、CKpan 及 S-100 阳性表达。

4. **血管母细胞瘤** 主要与血管瘤型脑膜瘤鉴别诊断。成血管细胞瘤表达 α-inhibin,而脑膜瘤不表达这一蛋白,一般呈 EMA 阳性。

5. **黑色素细胞瘤** 肿瘤细胞形成小团,形态上可以接近脑膜瘤,表现不同程度黑色素沉积。HMB45(+),Melan-A(+),S-100(+),SOX10(+),EMA(-)。

6. **孤立性纤维瘤/血管外皮细胞瘤(SFT/HPC)** CD34 在 SFT 表现弥漫阳性,在 HPC 呈不同程度表达,可以阴性。STAT-6 染色非常有帮助,SFT/HPC 呈核染色阳性,

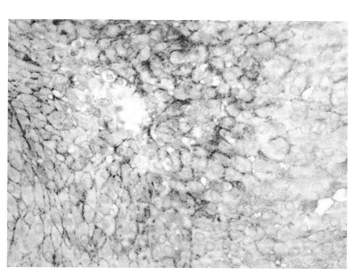

图 6-1-20-X IHC×40 示 EMA 染色,瘤细胞胞膜阳性

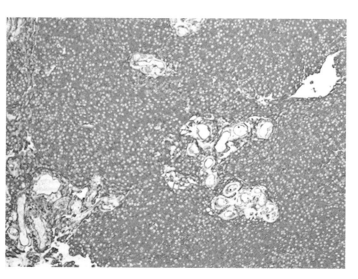

图 6-1-20-Y IHC×10 示 Vimentin 染色,瘤细胞弥漫强阳性

而在脑膜瘤呈阴性。

7. **转移癌** CKpan 强阳性,而脑膜瘤一般阴性。

8. **滑膜肉瘤** 由单一纺锤状细胞组成,EMA(+),基因学改变 t(X;18)(SS18-SS1/2)具特异性,可用于与脑膜瘤区分。

9. **血管畸形** 主要与血管瘤型脑膜瘤鉴别诊断,其不表达 EMA。

(李 荣)

## 二十一、血管母细胞瘤

### 【定义】

血管母细胞瘤(hemangioblastoma)是一种主要发生于成人(高峰发病年龄介于 20~50 岁),由肿瘤间质细胞和丰富小血管组成的发展缓慢的良性肿瘤,属于 WHO Ⅰ级。一般好发于脑干,小脑和脊髓。在儿童人群中非常罕见,而且几乎只见于有 von-Hipple-Lindau(VHL)病史的人群。

### 【临床特点】

1. **发病率** 血管母细胞瘤只占全部脑肿瘤的 1%~2.5%,通常是一种成人肿瘤。其中四分之三的患者是没有 VHL 家族病史的,但是青少年患者几乎都与 VHL 相关。因为罕见,所以精确的发病率至今未有统计。男女发病率没有显著差别。

2. **症状** 临床症状一般与肿瘤所在部位有关,且常由于肿瘤堵塞脑脊液循环导致颅压升高和脑积水。发生在小脑的血管母细胞肿瘤会引起小脑功能缺失,例如运动失调。小脑肿瘤引起的急性脑出血,可以导致快速堵塞型脑积水,小脑扁桃体疝和脑干受压。脊髓肿瘤患者可能出现疼痛,感觉减退和失禁。脊髓肿瘤出血还可导致急性四肢瘫痪以及蛛网膜下腔出血引起的头痛,背痛及神经根病变。

3. **实验室检查** 大约 5% 的患者由于促红细胞生成素水平升高而导致继发性红细胞增多症。

4. **影像学特点** MRI 特点是边界清楚,对比增强的囊实性肿物(图 6-1-21-A),75% 的病例有囊性成分,但钙化和周围组织水肿并不常见。一些病例会在 $T_2WI$ 和 $T_1WI$ 上呈现肿瘤血流丰富的图像。如果血管母细胞瘤发生在脊髓通常会伴随有脊髓空洞症的表现。血管造影检查一般会发现增大的输入血管和扩张的输出血管。

5. **治疗** 手术完全切除是主要的治疗方式。对于再发和残留疾病可以选择放射治疗。

6. **预后** 对于散发病例而言如果手术可以切除肿瘤预后会非常好,而有 VHL 家族史的患者因为可能多发性血管母瘤和其他肿瘤,预后比散发病例差。

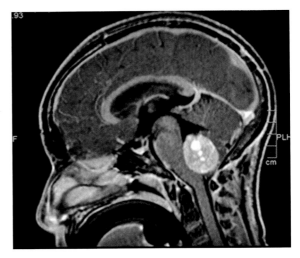

图 6-1-21-A MRI 显示边界清楚对比增强的囊实性肿物

### 【病理学特点】

1. **肉眼观察** 典型血管母细胞瘤大多数是界限清楚,紧贴软脑膜的囊实性肿物。有一部分肿物是完全实性。因为血管非常丰富所以大体呈暗深红色,偶尔有的肿瘤因为富含脂肪而呈黄色。

2. **镜下观察** 血管母细胞瘤主要由两种主要成分构成:①丰富的小血管(图 6-1-21-B、C);②大的空泡间质细胞,可以有相当程度的大小和形态的变化,可见一些分散的、大而深的核(图 6-1-21-D、E)。根据两种成分的不同比例组合成血管细胞瘤可以再划分为网状(以血管成分为主)和细胞(以间质细胞为主)两种亚型。细胞核分裂和坏死非常罕见。血管母细胞瘤最具特征的表现是间质细胞内的无数个含有脂肪的空泡,而这些空泡把细胞核挤到一边而使细胞成典型的透明状态(图 6-1-21-F)。成血管细胞瘤形态可多变,含有空泡的细胞与不含空泡的细胞与小血管混杂在一起,有时看起来甚至很像弥散型星形胶质细胞瘤,胞质空泡并不明显(图 6-1-21-G)。肿瘤一般有清晰的界限,浸润周围组织的表现非常罕见,周边非肿瘤组织有时会有一些反应性变化,例如神经胶质细胞增生和形成大量 Rosenthal 纤维(图 6-1-21-H~J)。

3. **免疫组化** 网织纤维染色显示丰富肿瘤细胞小团或单个细胞周边染色(图 6-1-21-K)。间质细胞不同程度表达 inhibin(图 6-1-21-L),其内的脂肪空泡可呈不同程度油红 O 脂肪特殊染色阳性。CD31、CD34 和 FⅧA 只在血管内皮细胞表达。上皮细胞膜抗原(EMA)一般阴性,GFAP 有时会阳性。血管母细胞瘤不表达 CD10(图 6-1-21-M),这一特点可用于与形态学接近的肾细胞癌鉴别诊断。

4. **分子遗传学特点** 家族性血管母细胞瘤患者常有 3 号染色体上的 *VHL* 基因的双等位基因失活,而这种分

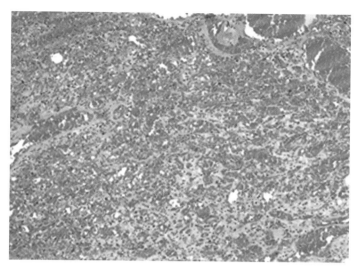

图 6-1-21-B　HE×4 示肿瘤富含血管,由不同比例的小血管和肿瘤细胞组成

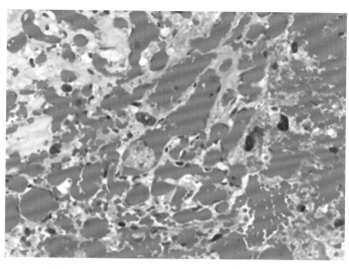

图 6-1-21-E　HE×40 见个别特大、异形肿瘤细胞

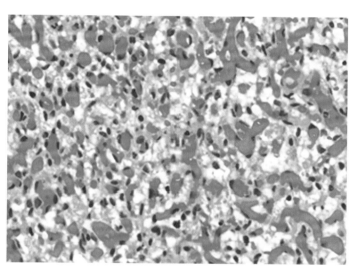

图 6-1-21-C　HE×10 示上图放大

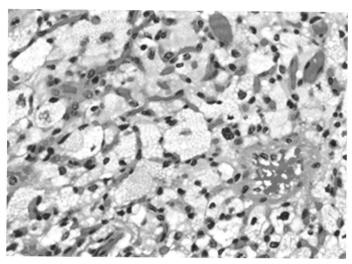

图 6-1-21-F　HE×40 示肿瘤间质细胞含有大量含脂空泡,细胞核染色加深

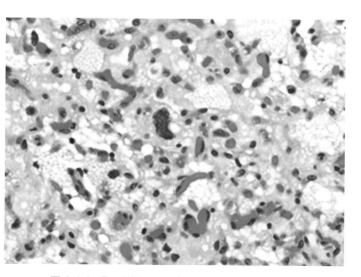

图 6-1-21-D　HE×40 见个别特大、异形肿瘤细胞

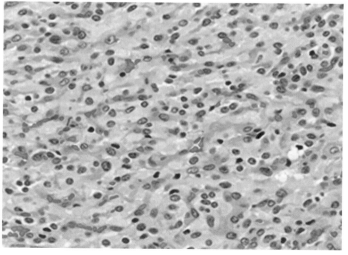

图 6-1-21-G　HE×10 示形态像弥散型星形细胞瘤,不含明显空泡,间质呈纤维状

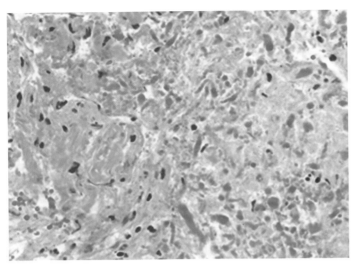

图 6-1-21-H HE×10 示肿瘤周边脑组织反应性变化而形成大量 Rosenthal 纤维

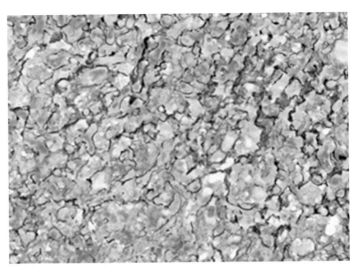

图 6-1-21-K 网织纤维染色×10 示网织纤维围绕小团或个别瘤细胞呈阳性

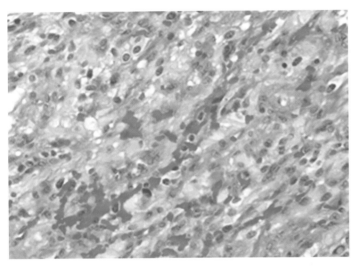

图 6-1-21-I HE×10 示含有与不含明显空泡的瘤细胞混在一起

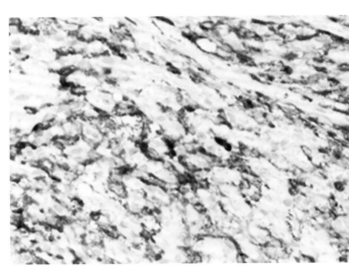

图 6-1-21-L IHC×10 示 inhibin 染色,肿瘤间质细胞阳性

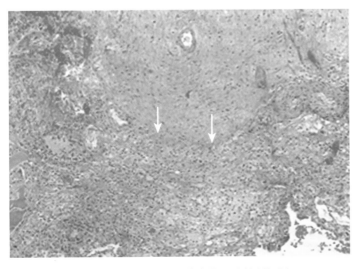

图 6-1-21-J HE×4 示肿瘤界限清楚(箭头)

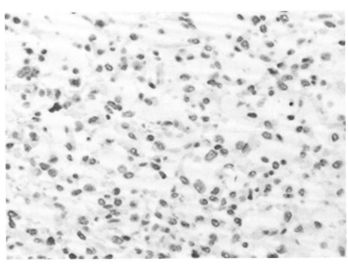

图 6-1-21-M IHC×10 示染色瘤细胞阴性

子遗传学改变在散发病例中并不常见。半数散发病例有 *VHL* 基因体细胞突变或等位基因失活。*VHL* 基因改变只发生于间质细胞而不涉及血管成分，这提示血管非正常增生可能是与肿瘤间质细胞分泌的一些因子有关。至今没有发现其他可能的致病基因，一般认为 *VHL* 基因的功能缺失是导致血管母细胞瘤形成的关键分子遗传学改变。

**【鉴别诊断】**

1. **肾细胞转移癌** 和血管母细胞瘤一样都可见于 VHL 肿瘤综合征，但一般会有很多核分裂和高增殖指数。免疫组化表达 cytokeratin、EMA、CD10、、pax-8，通常 inhibin 阴性。对于区分这两种肿瘤有困难的病例，肾脏影像学检查会很有帮助。

2. **毛细血管瘤** 由无数个薄壁小血管组成，不含间质细胞和脂肪空泡，也不表达 inhibin。

3. **脑膜瘤** 含有厚壁血管，有时肿瘤细胞会形成螺旋状结构，有的肿瘤会有砂粒体和核内假包涵体，通常 EMA 阳性，inhibin 阴性。

4. **弥漫型星形细胞瘤** 一般不含大量血管，边界不清，广泛表达 GFAP，而 inhibin 阴性。冰冻切片时易与血管母细胞瘤混淆，但石蜡包埋切片一般较容易区分。血管母细胞瘤在术中涂片检查一般形成组织块，很少有零散的单个细胞，用油红 O 染色冰冻组织可以识别间质细胞内的脂肪空泡。而胶质细胞瘤细胞一般有纤维状组织碎片和零散细胞。

5. **室管膜瘤** 一般有血管外假菊形团和真菊形团，含较少血管，表达 GFAP，EMA 呈核边点状阳性，inhibin 阴性。

（李 荣）

## 二十二、胚胎发育不良性神经上皮肿瘤

**【定义】**

胚胎发育不良性神经上皮肿瘤（dysembryoplastic neuroepithelial tumor，DNT）是一种发生于儿童和年轻人，早年即可发生癫痫的良性胶质神经元肿瘤。主要发生在皮层，尤其是颞叶。肿瘤呈多结节结构，组织学上以垂直于皮层表面呈柱状排列的束状轴突为特征，轴突之间为特异的胶质神经元成分。WHO Ⅰ级。

**【临床特点】**

1. **发病率** 外科癫痫中心以组织病理学诊断为标准而统计的发病率范围较宽泛（7%～80%），德国癫痫外科根据 1 511 例长期癫痫相关肿瘤的统计数据中 DNTs 约占成人的 17.8%，儿童的 23.4%；另一组单中心统计的自 1975 年以来诊断神经上皮肿瘤中，DNTs 占 20 岁以下患者的 1.2%，20 岁以上患者的 0.2%。男性患者略占优势（56.7%）。

2. **症状** 幕上 DNTs 临床表现为药物难治性局灶性癫痫，伴或不伴继发性癫痫发作，无神经功能障碍，但少数病例也可出现先天性神经功能障碍。

3. **实验室检查** 无特殊。

4. **影像学特点** 根据皮质地形图和无占位效应以及无瘤周水肿，可与弥漫型胶质瘤鉴别。DNTs 常常环绕厚的正常皮层；MRI，DNTs 显示为多发或单发的假囊，$T_2WI$ 呈高信号；非囊性组织 $T_1WI$ 呈低信号或等信号，$T_2WI$ 和 FLAIR 像呈高信号。CT 常常可见钙化。CT 和 MRI，1/5～1/3 病例表现为对比增强，通常呈多发性环状强化。由于缺血或出血在影像学上可表现为结节状或环状增强，病变范围变大，可伴或不伴有瘤周水肿，但并非恶性转变的征象。

5. **治疗** 手术治疗为主。

6. **预后** 即使部分切除的患者，长期随访亦未有复发。恶性转变非常罕见，常发生在放疗或化疗以后。

**【病理学特点】**

1. **肉眼观察** DNTs 病灶大小不等，从几厘米到几乎占据一个脑叶。切面上可见结节状结构，有黏稠感，富有光泽。

2. **镜下观察** 组织学上以多结节生长方式为特征，特异的胶质神经元成分排列成柱状，垂直于皮层表面（图 6-1-22-A）。束状排列的轴突衬覆着小、少突胶质细胞样细胞（图 6-1-22-B）。柱状结构之间可见漂浮在黏液中的神经元（图 6-1-22-C）。散在、星状的星形细胞与胶质神经元成分混合在一起。依据少突胶质细胞样细胞、神经元和星形细胞数量，分为两种组织学类型：①简单型，由单一的胶质成分组成，呈片状分布。与肿瘤灶毗邻，易于识别；②除特征性的胶质神经元成分外，还伴有多结节或相对弥漫分布的胶质结节，向少突胶质细胞或星形细胞分化，可以表现为经典的胶质瘤或少见的类型或不寻常的特征。如毛细胞型星形细胞瘤。细胞核可有异型，但罕见核分裂或微血管增生以及缺血性坏死。

3. **免疫组化** 小的少突胶质细胞样细胞表达胶质细胞标志物，如 S-100、胶质转录因子 OLIG2，不表达 GFAP；漂浮的神经元 NeuN 表达阳性，MAP2、CD34、BRAF V600E 表达不恒定，Ki-67 增殖指数为 0～8%，IDH1、H3K27M 不表达。

4. **超微结构特点** 少突胶质样细胞可以有星形细胞/少突胶质细胞或未成熟神经元的特征。少突胶质样细胞有星形细胞的特征时，表现为细胞质中出现少量中

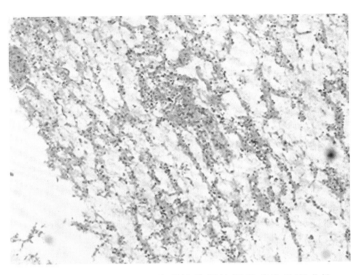

图 6-1-22-A HE×10 示特异性胶质神经元成分排列成柱状,形成束状的轴突

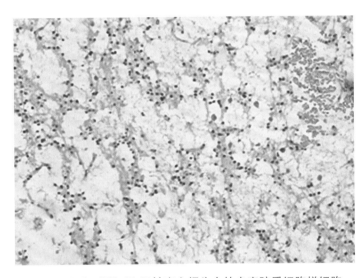

图 6-1-22-B HE×20 示轴突之间为小的少突胶质细胞样细胞

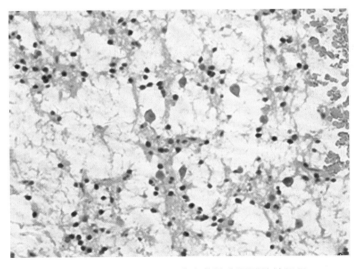

图 6-1-22-C HE×40 示黏液背景中漂浮的神经元

间丝,少突胶质样细胞有胶质细胞的特征,则表现为细胞质中出现微管、突出的高尔基体结构和细胞突起短,细胞突起的细胞周围分层是少突胶质细胞的特点。少突胶质样细胞有未成熟神经元特征时表现为稀少的致密核心颗粒或突起。

**5. 分子遗传学特点** 儿童 *DNTs* 基因组较稳定,成人 *DNTs* 大约有 20% 和 30% 患者可重复获得 5 号和 7 号染色体。另有一组研究报道 30% *DNTs* 可检测到 *BRAF V600E* 突变。

【鉴别诊断】

**1. 低级别弥漫型胶质瘤** 大多数成人低级别胶质瘤,如弥漫型星形细胞胶质瘤和少突细胞胶质瘤常出现 *IDH1* 或 *IDH2* 突变,少突细胞胶质瘤还可见到神经元周围的卫星灶;儿童弥漫型少突胶质细胞瘤罕见。临床和影像学有助于鉴别良性肿瘤和弥漫型胶质瘤。免疫组化 GFAP 和 OLIG2 对两者的鉴别也很有帮助。成人 *DNTs* 缺乏 *IDH1* 或 *IDH2* 突变。

**2. 节细胞胶质瘤** 肿瘤组织中常可见到血管周围淋巴细胞浸润,网状纤维网和/或伴有大的囊,CD34 强阳性表达;因为节细胞胶质瘤可能存在恶性转化,因此两者鉴别很重要。但节细胞胶质瘤和 DNTs 组合型肿瘤亦有报道,说明这两种肿瘤之间可能有过渡。

**3. 毛细胞型星形细胞瘤** 当毛细胞型星形细胞瘤中出现少突胶质细胞样细胞成分,要注意鉴别。毛细胞星形细胞瘤常为囊性,影像学可显示为对比增强。GFAP 是弥漫阳性表达。

(王立峰)

## 二十三、弥漫软脑膜胶质神经元肿瘤

【定义】

弥漫软脑膜胶质神经元肿瘤(diffuse leptomeningeal glioneuronal tumors,DLGT),属混合性神经元-胶质肿瘤家族,为 2016 年 WHO 新增肿瘤类型,因大宗报道病例有限,对肿瘤的生物学行为难以界定,因此尚无明确分级。

【临床特点】

**1. 发病率** 目前最大宗的报道病例为 36 例,其中男性 24 例,女性 12 例,中位年龄 5 岁(5 个月~46 岁),好发于儿童。脑、脊髓软脑膜受累,局灶实质受累,以脊髓更多见。

**2. 症状** 颅内压升高的表现,包括头疼、呕吐,可出现脑膜及颅神经损伤表现,部分患儿为癫痫症状。

**3. 实验室检查** 可有脑脊液蛋白水平升高。

**4. 影像学特点** MRI 显示脑和/或脊髓软脑膜增强,$T_2$ 相显示小囊或结节样高信号,常发生脊髓内实质受累(图 6-1-23-A)。

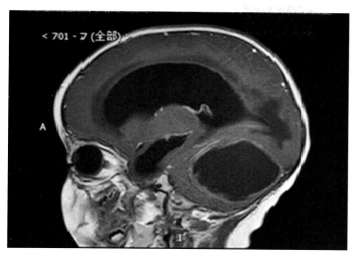

图 6-1-23-A    MRI 示小脑占位,囊性,局部见条纹样增强

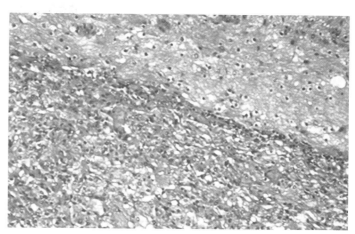

图 6-1-23-C    HE×10 示肿瘤位于软脑膜内,与脑实质分界清

**5. 治疗**    建议手术后化疗,放疗用于疾病进展的患儿。

**6. 预后**    生存预后有异质性,一部分患者长期生存,一些患者诊断后迅速进展,38% 病例具有侵袭性。有报道显示存在核分裂象、Ki-67 增殖指数≥4% 及肾小球样血管增生的患者总体生存率低。

【病理学特点】

**1. 肉眼观察**    肿瘤沿脊髓或脑软脑膜生长,局限性脑实质累犯可以看到。

**2. 镜下观察**    肿瘤细胞位于软脑膜分布,致软脑膜增厚。肿瘤细胞形态单一、圆形、经常有核周空晕,染色质细腻,无明显核仁,肿瘤细胞密度低或中等,核分裂象无或很低。基质纤维组织增生,部分病例可富黏液。有些病例中可见神经节细胞或神经节样细胞,罕见嗜酸性颗粒小体。少数病例可见瘤细胞间变,及核分裂象≥4/10HPF。大多数肿瘤在初次活检时均显示低级别肿瘤特征,疾病进展时再次活检出现间变特点(图 6-1-23-B~G)。

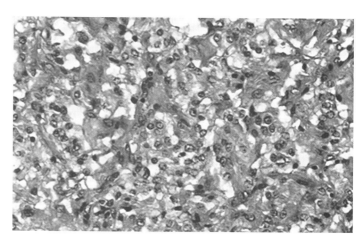

图 6-1-23-D    HE×20 示肿瘤细胞密度中等,形态温和

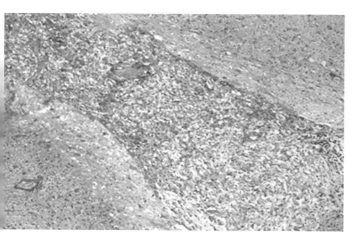

图 6-1-23-B    HE×4 示软脑膜增厚,其内充满肿瘤细胞

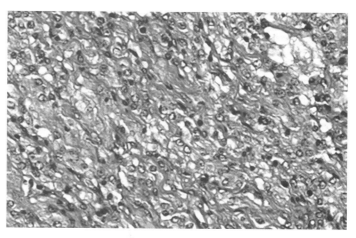

图 6-1-23-E    HE×20 示背景中见较丰富的胶原

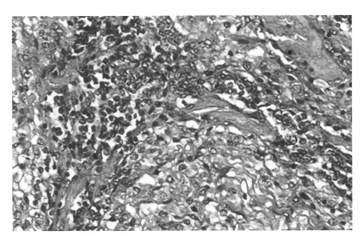

图 6-1-23-F　HE×20 示局部肿瘤细胞密度增高,但未见异型及核分裂象

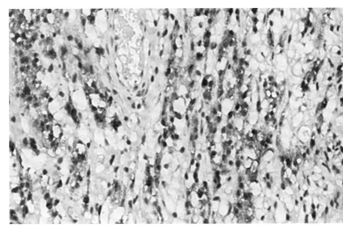

图 6-1-23-I　IHC×20 示 SYN 染色,瘤细胞阳性

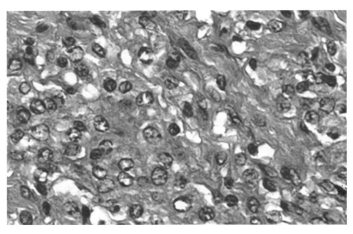

图 6-1-23-G　HE×40 示肿瘤细胞形态温和,核圆形,染色质细腻,核仁不明显,胞质较丰富,细胞界限不清

3. **免疫组化**　肿瘤细胞阳性表达 OLIG2(78%),S-100(92%),GFAP(39%),SYN(70%);阴性表达 EMA 及 IDH1;Ki-67 增殖指数平均 1.5%(<1%~30%)(图 6-1-23-H~N)。

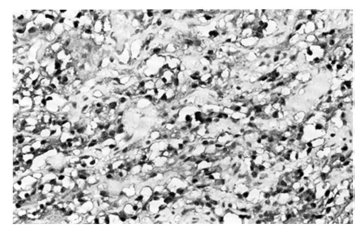

图 6-1-23-J　IHC×20 示 S-100 染色,瘤细胞阳性

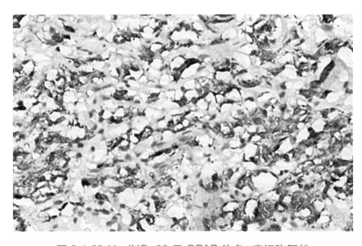

图 6-1-23-H　IHC×20 示 GFAP 染色,瘤细胞阳性

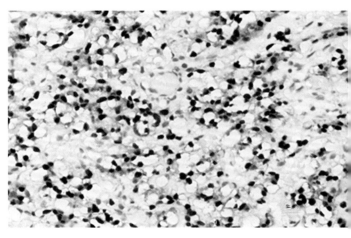

图 6-1-23-K　IHC×20 示 Olig2 染色,瘤细胞阳性

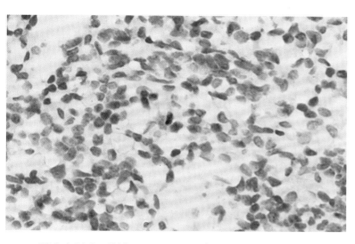

图 6-1-23-L　IHC×40 示 NeuN 染色,少量瘤细胞阳性

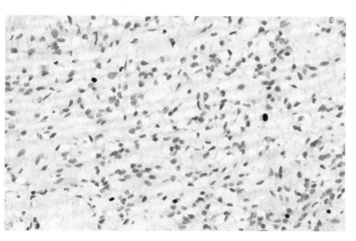

图 6-1-23-M　IHC×20 示 Ki-67 染色,大部分区域 1%瘤细胞阳性

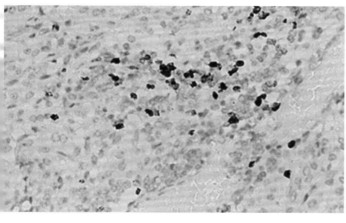

图 6-1-23-N　IHC×20 示 Ki-67 染色,细胞密度较大区域,约 10%瘤细胞阳性

**4. 分子遗传学特点**　最常见的是 KIAA1549-BRAF 融合,此外还发现染色体 1p 缺失或 1p/19q 共缺失。

【鉴别诊断】

**1. 少突胶质细胞瘤软脑膜播散**　少突胶质细胞瘤罕见表达 SYN。

**2. 毛细胞型星形细胞瘤**　肿瘤具有特征性双相结构特征,且常见嗜酸性小体及 Rosenthal 纤维。

**3. 多形性黄色星形细胞瘤**　肿瘤具有多形性特征,常见泡沫样黄瘤细胞及血管周围淋巴细胞套结构等。

（张　楠）

## 二十四、中枢神经细胞瘤及脑室外神经细胞瘤

### （一）中枢神经细胞瘤

【定义】

中枢神经细胞瘤及脑室外神经细胞瘤(central neurocytoma)是一种不常见的脑室内肿瘤,由表达神经元免疫表型和低增殖指数的单一圆形细胞组成。通常肿瘤定位在蒙氏孔(foramen of Monro),主要发生在年轻人,预后较好。WHO Ⅱ级。

【临床特点】

**1. 发病率**　占颅内肿瘤发病率的 0.5%,但人群的发病率目前还没有报道。平均发病年龄为 28.5 岁,46%患者诊断时年龄为 30 岁左右,70%患者在 20~40 岁之间,患者可在 8 天~82 岁发病,儿童病例罕见。男女性别之比为 1.02∶1。

**2. 症状**　主要表现为颅内压增高,临床病史可以很短,但缺乏神经功能障碍症状。

**3. 实验室检查**　无特殊。

**4. 影像学特点**　CT 显示为等密度或稍高密度影,可有钙化和囊性变;MRI,$T_1WI$ 呈等信号,$T_2WI$ 为肥皂泡样的多囊性外观,FLAIR 呈现为边界清晰的高信号。钆注射增强后呈异质性改变,缺乏血流,可见出血。MRI 波谱可见逆转的丙氨酸峰,显著的甘氨酸峰,此可用于脑室内肿瘤的鉴别诊断。

**5. 治疗**　手术治疗。

**6. 预后**　中枢神经细胞瘤的临床经过通常表现为良性,预后与肿瘤的切除程度有关。在一组 310 例 Meta 分析中,完整切除后 3 年和 5 年的局部复发率分别为 95%和 85%。完整切除后不推荐放疗,未完全切除多推荐术后放疗,以防止复发。未完整切除和≥3/10HPF 核分裂象是高复发风险的预后因素。

【病理学特点】

**1. 肉眼观察**　灰色、易碎组织,可以有钙化和出血。

**2. 镜下观察**　肿瘤组织由单一圆形细胞组成,可以排列成各种结构,如少突胶质细胞瘤样的蜂窝结构(图 6-1-24-A)、类似松果体细胞瘤样的不规则神经丝的菊形团结构、室管膜瘤样的血管假菊形团结构以及排列成直线、类似于结节型髓母细胞瘤的结构等。细胞核呈圆形、卵圆形,染色质细腻,核仁大小不等(图 6-1-24-B)。毛细血管呈分支状,类似于神经内分泌肿瘤。罕见有 Homer-

Wright 菊形团和节细胞。当核分裂活跃（Ki-67 增殖指数
≥2% 或 3%）、同时出现微血管增生和坏死时称之为不典
型中枢神经细胞瘤。

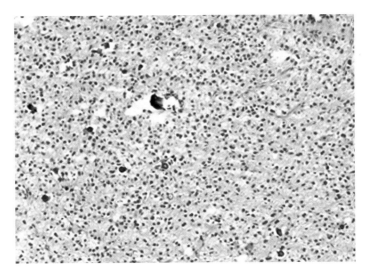

图 6-1-24-A　HE×20 示肿瘤组织由单一圆形细胞组成，排
列成少突胶质细胞瘤样结构

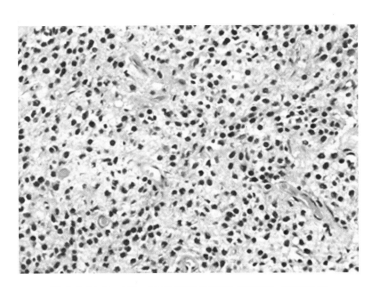

图 6-1-24-B　HE×40 示细胞核圆形、卵圆形，胞质透亮

**3. 免疫组化**　肿瘤细胞不同程度表达 SYN、NeuN，
Ki-67 增殖指数较低（图 6-1-24-C～E），MAP2 通常阳性表
达，OLIG2 可以表达阳性，IDH1 和 p53 不表达。

**4. 超微结构特点**　电镜下肿瘤细胞显示为神经元的
分化特征。细胞核呈现一致的圆形，染色质细腻，可见有
小核仁；细胞质内有线粒体、明显的高尔基复合体和排列
成同心圆、层状带囊泡的粗面内质网。可以观察到大量
稀疏和含有微管、致密、透明小泡的细胞突起混杂在一
起，形状正常和异常的突触也可见到。

**5. 分子遗传学特点**　1p 和 19q 杂合性缺失。

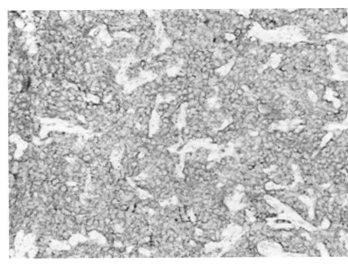

图 6-1-24-C　IHC×20 示 SYN 染色，瘤细胞阳性

图 6-1-24-D　IHC×20 示 NeuN 染色，部分瘤细胞阳性

图 6-1-24-E　IHC×20 示 Ki-67 染色，少数瘤细胞阳性

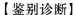 

【鉴别诊断】

1. **室管膜瘤** GFAP 阳性表达,SYN 不表达。

2. **松果体细胞瘤** NFP 和 SYN 表达阳性。

3. **少突胶质细胞瘤** 非中线部位的脑室内肿块;弥漫性浸润的继发性结构;1p/19q 共缺失。

（二）脑室外神经细胞瘤

【定义】

脑室外神经细胞瘤(extraventricular neurocytoma)是一种发生在中枢神经系统、与脑室系统无关的、向神经元分化的小而一致细胞组成的肿瘤,缺乏 IDH 突变。WHO Ⅱ级。

【临床特点】

1. **发病率** 发病年龄广泛,1～79 岁,中位年龄在 40～50 岁之间,男女之比为 1:1。

2. **症状** 根据肿瘤发生部位和占位效应,临床表现为癫痫、头痛、视力障碍、轻偏瘫、认知障碍;丘脑和下丘脑病变表现为颅内压增高;脊髓病变表现为运动、感觉和括约肌功能障碍等。

3. **实验室检查** 无特殊。

4. **影像学特点** MRI 显示为孤立、界限清楚、非特异性信号强度的肿块,可以有不同程度的增强。58%病例有囊、51.5%的病例病变周围有水肿、34%病例有钙化。实性部分在 $T_1WI$ 上呈等信号或低信号,$T_2WI$ 和 FLARI 上呈高信号。

5. **治疗** 手术治疗。未完整切除,需要放疗。

6. **预后** 脑室外神经细胞瘤通常为良性,复发率低。有研究报道,出现 1p/19q 共缺失时预后欠佳。

【病理学特点】

1. **肉眼观察** 一些肿瘤界限清楚,常常伴有壁内结节;而另一些肿瘤界限不清常呈浸润性生长。

2. **镜下观察** 组织形态学上表现为异质性病变,比形态单一、富于细胞的中枢神经细胞瘤的结构要复杂。当组织学上出现细胞密度大、神经毡样岛的中枢神经细胞瘤形态学改变时,可直接做出诊断,但往往不常见。通常肿瘤细胞的形态表现为小、一致的圆形、胞质透明、稀疏的少突胶质细胞样细胞。在纤维基质背景中可出现节细胞分化,比中枢神经细胞瘤常见。还可以见到介于节细胞和神经细胞之间的节细胞样细胞-神经元。如果能明确为节细胞的成分则可称之为节细胞神经细胞瘤,可见透明变的血管和钙化,但星形细胞不常见,此时与反应性胶质细胞增生难以鉴别。

3. **免疫组化** 少突胶质细胞样细胞和大的神经元表达 SYN 是诊断脑室外神经细胞瘤的基础。伴有节细胞分化时,可以见到 CgA 染色的神经内分泌颗粒。伴有胶质

成分的肿瘤,GFAP 表达阳性,但 R132-IDH1 突变型蛋白不表达。

4. **超微结构特点** 同中枢神经细胞瘤。

5. **分子遗传学特点** 染色体 1p 和 19q 分别缺失或共缺失,没有发现 IDH1/2 突变和 MGMT 甲基化。

【鉴别诊断】

1. **弥漫型胶质瘤伴有神经细胞分化** 分子检测有 IDH 突变。

2. **少突胶质细胞瘤** 分子检测有 1p/19q 共缺失。

3. **节细胞胶质瘤** 分子检测可有 BRAF V600E 突变。

4. **胚胎发育不良神经上皮肿瘤** 细胞密度低,没有片状排列的神经细胞,没有硬化的血管,没有清晰的肿块,而为结节状结构。

5. **乳头状胶质神经元肿瘤** 大部分病例可检测到 t(9;17)(q31;q24)导致的融合基因 SLC44A1-PRKCA。

（王立峰）

## 二十五、乳头状胶质神经元肿瘤

【定义】

乳头状胶质神经元肿瘤(papillary glioneuronal tumor,PGNT)是一种罕见、向星形细胞和神经元双相分化的低级别胶质神经元肿瘤。组织病理学特征是假乳头结构,衬覆透明变血管表面的是 GFAP 阳性的扁平到立方形星形细胞,假乳头之间是 SYN 阳性的神经细胞,偶见节细胞。核分裂不活跃,坏死和血管增生不常见。WHO Ⅰ级。

【临床特点】

1. **发病率** 罕见,颅内肿瘤中发病率小于 0.02%。诊断时年龄在 4～75 岁之间,平均年龄 23 岁,35%患者小于 18 岁,60%患者小于 26 岁,男女之比,没有性别倾向性。

2. **症状** 主要表现为头痛和癫痫,罕见有神经功能障碍,如视觉、步态、感觉、认知和情绪障碍。出血可以为首发症状,有的肿瘤即使很大,也无临床症状,仅偶然发现。

3. **实验室检查** 无特殊。

4. **影像学特点** CT 和 MRI 显示为界限清楚的囊性或实性、对比增强的肿块,占位效应不明显。$T_1WI$ 和弥散图像,实性部分呈等信号或高信号,$T_2WI$ 和 FLAIR 图像上呈低信号。即使体积很大,瘤周水肿也不明显。

5. **治疗** 手术治疗。

6. **预后** 完整切除,预后很好。当出现核分裂活跃、微血管增生、坏死和增殖指数高等间变组织学特征时,预示着侵袭性生物学行为。

**【病理学特点】**

1. **肉眼观察** 肿瘤为实性或囊性,呈灰色、易碎,可有钙化。罕见出血,类似海绵状血管瘤。

2. **镜下观察** 组织学特点是假乳头结构,表面被覆单层或假复层扁平或立方形胶质细胞,核圆形、胞质少,血管壁硬化(图 6-1-25-A)。假乳头之间的神经细胞,大小、形状变异较大,有的神经细胞,类似少突胶质细胞样细胞(图 6-1-25-B);有的核中等大小、可伴有神经毡的节细胞。有时假乳头之间可见小肥胖细胞,核偏位、胞质嗜酸性。肿瘤周边可见 Rosenthal 纤维、嗜酸性颗粒小体、含铁血黄素和微钙化等改变(图 6-1-25-A、B)。

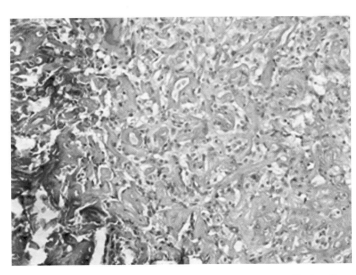

图 6-1-25-A　HE×20 示肿瘤组织中的假乳头结构,血管壁硬化

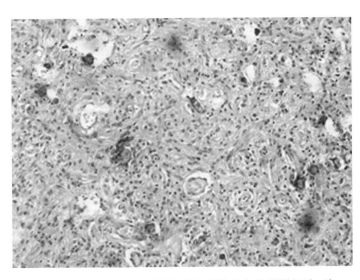

图 6-1-25-B　HE×20 示假乳头之间的少突胶质样细胞,肿瘤组织中有钙化

3. **免疫组化** 透明变血管被覆扁平和立方上皮细胞 GFAP、S-100、Nestin 表达阳性,少突胶质细胞样细胞 OLIG2 表达阳性,不表达 GFAP,小肥胖细胞 GFAP 阳性;神经元细胞 SYN、NSE、NeuN 阳性,CgA 不表达。Ki-67 增殖指数一般为 1%~2%,也有 10%~50% 的病例报道。

4. **超微结构特点** 星形细胞胞质的中间丝呈束状,通过基膜与血管外膜分隔,神经元突起中充满了平行排列的微管,终端是透明小泡。差分化的细胞呈多角形,包含致密小体和游离的核糖体,没有中间丝。小肥胖细胞有大量中间丝呈束状排列。

5. **分子遗传学特点** 大部分病例可检测到 t(9;17)(q31;q24)导致的融合基因 *SLC44A1-PRKCA*。

**【鉴别诊断】**

1. **少突胶质细胞瘤** 神经元周围、软膜下和血管周围肿瘤细胞弥漫性浸润;1p/19q 共缺失。

2. **脑室外中枢神经细胞瘤** 没有血管周围肿瘤性的星形细胞成分,仅仅是反应性星形细胞。

3. **胚胎发育不良性神经上皮肿瘤** 皮质内病变;没有具体的肿块;黏液样背景;结节状结构,神经元漂浮在黏液背景中。

4. **透明细胞室管膜瘤** 肿瘤组织中有血管周围假菊形团结构;GFAP 弥漫性阳性表达,EMA 的核旁点状或腔缘阳性表达。

(王立峰)

## 二十六、伴有多层菊形团和*C19MC*基因变化的胚胎性肿瘤

**【定义】**

伴有多层菊形团和 *C19MC* 基因变化的胚胎性肿瘤(embryonal tumor with multilayered rosettes,C19MC-altered,ETMRs)是一种侵袭性生长、伴有多层菊形团和 19q13.32 位点 C19MC 基因变化(扩增或融合)的中枢神经系统胚胎性肿瘤。以往将大部分儿童中枢神经系统胚胎性肿瘤归为一组肿瘤,包括富有神经毡和真菊形团的胚胎性肿瘤、室管膜母细胞瘤以及髓上皮瘤,而 2016 年新修订版的 WHO 分类中将具有 19q13.32 位点 C19MC 基因变化的胚胎性肿瘤,无论是否伴有上述的组织学特征,统一称之为伴有多层菊形团和 C19MC 基因变化的胚胎性肿瘤(embryonal tumor with multilayered rosettes,C19MC-altered,ETMRs)。WHO Ⅳ级。

**【临床特点】**

1. **发病率** 罕见,多发生在 4 岁以下儿童,大部分 2 岁以下,男女之比为 1.1:1。

2. **症状** 临床表现为颅内压增高,如头痛、恶心、呕吐和视力障碍,局灶神经功能障碍在大龄儿童中更常见。

3. **实验室检查** 无特殊。

4. **影像学特点** CT 和 MRI 显示为对比增强的大肿

块,可有囊变或钙化。影像学需要与其他胚胎性肿瘤、婴儿促纤维组织增生型节细胞胶质瘤和幕上间变型室管膜瘤鉴别(图 6-1-26-A)。

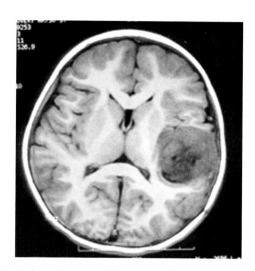

图 6-1-26-A MRI 显示颞叶占位(本图片由北京儿童医院病理科提供)

**5. 治疗** 手术为主的综合治疗。

**6. 预后** 肿瘤生长迅速,综合治疗后平均生存时间为 12 个月。

**【病理学特点】**

**1. 肉眼观察** 肿瘤界限清楚,呈灰粉色,可有出血、坏死和少量钙化。有时肿瘤呈囊性。疾病晚期可出现广泛软脑膜播散和神经系统外转移。

**2. 镜下观察** 伴有 C19MC 变化的胚胎性肿瘤组织病理学特征是形成菊形团,表现为多层、核分裂活跃的假复层神经上皮围成中央圆形或裂隙状的腔结构。菊形团围成的腔往往是空的或含有嗜酸性碎屑。有些菊形团的腔面细胞有清晰的内界膜。围成菊形团的细胞核从腔面推挤朝向外层细胞边界,大多数肿瘤缺乏菊形团外层界膜。伴有C19MC 变化的胚胎性肿瘤,可以表现为富有神经毡和真菊形团的胚胎性肿瘤、室管膜母细胞瘤以及髓上皮瘤的组织病理学形态。富有神经毡和真菊形团的胚胎性肿瘤表现为双相性组织学生长方式,即伴有多层菊形团的胚胎性小细胞区域和伴有大量神经毡的肿瘤性神经细胞区域;室管膜母细胞瘤的组织形态学表现为片状或簇状的差分化细胞和大量的多层菊形团,缺乏神经毡样基质和节细胞成分;髓上皮瘤的典型组织学形态表现为肿瘤性假复层上皮排列成乳头状、管状和梁状结构,最外层有 PAS 和 Ⅳ 型胶原阳性的界膜,类似原始神经管。腔表面没有纤毛和毛基体,核分裂活跃,常接近腔的表面。在远离管状和乳头状结构的区域,是大量片状分布的差分化细胞,细胞核浓染,核质比高。可见成簇排列的菊形团。肿瘤细胞的形态变化很

大,可从胚胎细胞到成熟神经元和星形细胞,罕见有间质和黑色素分化。肿瘤在演进过程中(局部或远处复发时),可出现伴有大量神经毡和局灶少量神经毡并簇状胚胎细胞围成的多层菊形团或显著的乳头状和管状结构。伴有大量神经毡和菊形团的胚胎性肿瘤,经治疗后可出现神经元和胶质/星形细胞的成熟,形态学类似于低级别的胶质神经元肿瘤(图 6-1-26-B~E)。

**3. 免疫组化** 肿瘤细胞表达 Nestin 和 Vimentin,小细胞可局灶表达上皮角蛋白、EMA 以及 CD99,通常不表达神经元和胶质细胞标志物,但有些胚胎性肿瘤细胞也可表达 GFAP;神经毡和肿瘤性神经元 SYN 表达阳性,NeuN 在肿瘤性神经元也可以阳性表达。肿瘤细胞 INI1 表达阳性,Ki-67 增殖指数为 20%~80%。LIN28A 是 ETMRs 诊断性标志物(图 6-1-26-F~I)。

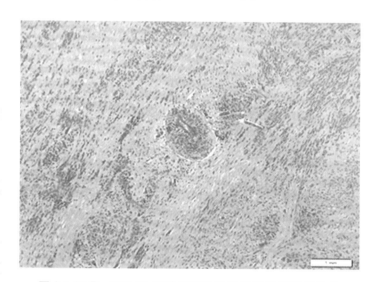

图 6-1-26-B HE×10 示肿瘤富于神经纤维及菊形团结构(本图片由北京儿童医院病理科提供)

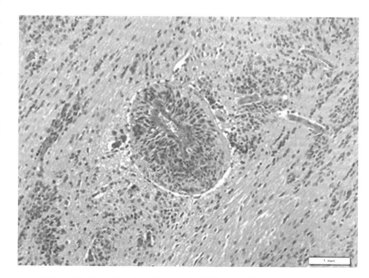

图 6-1-26-C HE×20 示含有血管轴心的菊形团(本图片由北京儿童医院病理科提供)

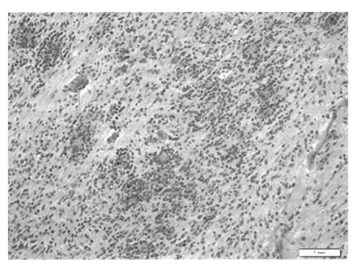

图 6-1-26-D　HE×20 示多个真菊形团（本图片由北京儿童医院病理科提供）

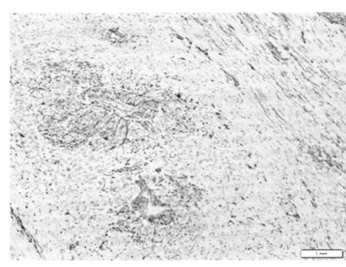

图 6-1-26-G　IHC×20 示 Nestin 染色，瘤细胞阳性（本图片由北京儿童医院病理科提供）

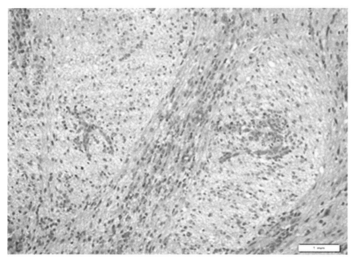

图 6-1-26-E　HE×20 示肿瘤富于神经纤维丝（本图片由北京儿童医院病理科提供）

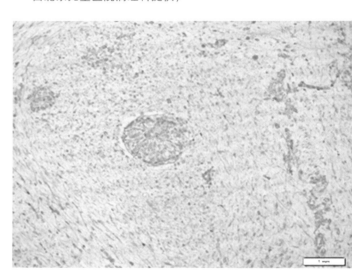

图 6-1-26-H　IHC×20 示 Vimentin 染色，瘤细胞阳性（本图片由北京儿童医院病理科提供）

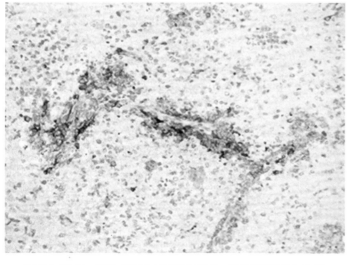

图 6-1-26-F　IHC×20 示 LIN28A 染色，部分菊形团内的瘤细胞质阳性（本图片由北京儿童医院病理科提供）

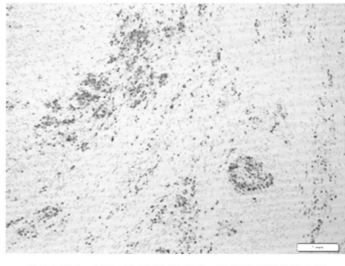

图 6-1-26-I　IHC×10 示 Ki-67 染色，形成菊形团处的瘤细胞增殖指数高（本图片由北京儿童医院病理科提供）

4. **超微结构特点** 肿瘤细胞的细胞核大、细胞质少、细胞器少。管状、乳头状结构可以观察到广泛的侧面连接(zonulae adherents)和外表面的基底薄板,组成轮廓清晰的基底膜。神经毡样成分的超微结构为富于细胞的突起,内含大量的微管和神经颗粒。

5. **分子遗传学特点** 扩增子 19q13.42 局灶高水平扩增是该种肿瘤特异性和敏感性的标志物。针对 *C19MC* 靶基因的 FISH 分析对 ETMRs 的诊断非常有帮助(图 6-1-26-J)。

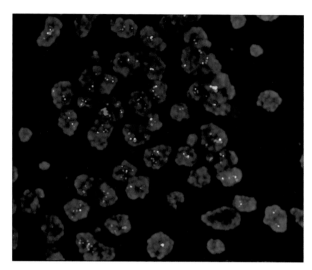

图 6-1-26-J FISH(荧光原位杂交)示肿瘤细胞存在 *C19MC* 基因扩增(本图片由北京儿童医院病理科提供)

【鉴别诊断】

髓上皮瘤的组织形态与 ETMRs 有重叠,亦可以出现 LIN28A 阳性表达,但是缺乏 *C19MC* 基因扩增或融合。

(王立峰 张楠)

## 二十七、生殖细胞肿瘤

【定义】

中枢神经系统生殖细胞肿瘤(germ cell tumors)是一组在形态上同发生于外周生殖腺及生殖腺外的生殖细胞肿瘤相同的一大类肿瘤(表 6-1-27-1)。

表 6-1-27-1 中枢神经系统生殖细胞肿瘤分类

| 生殖细胞肿瘤 |
| --- |
| 生殖细胞瘤 |
| 畸胎瘤 |
| 　成熟型 |
| 　不成熟型 |
| 畸胎瘤伴恶性转化 |
| 卵黄囊瘤 |
| 绒毛膜癌 |
| 胚胎癌 |
| 混合型生殖细胞肿瘤 |

【临床特点】

1. **发病率** 90% 发生于 20 岁以下的患者,发病高峰 10~12 岁,男女比 2~2.5∶1,80% 肿瘤发生在邻近第三脑室的中线结构上,最常见于松果体及鞍上。

2. **症状** 临床表现与肿瘤发生的部位相关。位于松果体的肿瘤常出现颅压升高继发表现,位于鞍上的肿瘤破坏视交叉出现视物障碍,也会引起尿崩症及垂体功能障碍,比如生长发育迟缓等。

3. **实验室检查** 患者血清甲胎蛋白(AFP)或人绒毛膜促性腺激素(HCG)可升高。

4. **影像学特点** 影像检查如果呈囊实相间的占位,且常见钙化及局灶脂肪信号的占位,常提示畸胎瘤或含有畸胎瘤成分的生殖细胞肿瘤。非畸胎瘤的生殖细胞肿瘤的 CT 及 MRI 检查显示实性占位,且对比明显增强(图 6-1-27-A、B)。

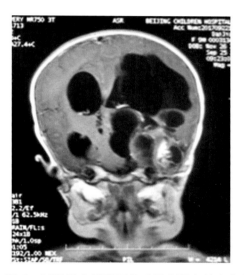

图 6-1-27-A MRI 示左侧颞顶枕叶巨大囊实性占位(不成熟畸胎瘤)

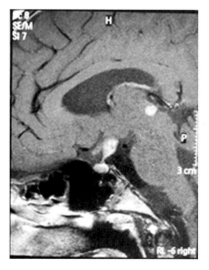

图 6-1-27-B MRI(垂体核磁)示下丘脑、松果体区及胼胝体压部明显不均匀强化

5. **治疗** 手术为主的综合治疗,单纯生殖细胞瘤仅需放疗。

6. **预后** CNS生殖细胞肿瘤的预后与肿瘤组织学分型相关。生殖细胞瘤对放疗敏感,单独接受放疗的患者10年生存率达90%以上。成熟畸胎瘤手术完整切除后5年生存率达93%,不成熟畸胎瘤或伴有恶性转化的不成熟畸胎瘤5年生存率75%。虽然经过联合治疗,卵黄囊瘤、胚胎癌、绒毛膜癌及混合型生殖细胞肿瘤的5年生存率仍低于45%。

【病理学特点】

1. **肉眼观察** 畸胎瘤为囊实相间肿物,囊内常含黏液,实性区含软骨、骨及脂肪组织等,罕见毛发及牙齿。非畸胎瘤的生殖细胞肿瘤常为实性,局部可见囊性变,部分病例向周围脑组织内生长。生殖细胞瘤呈灰白色、质软改变。绒毛膜癌常见大片状出血。卵黄囊瘤常呈淡黄色、质软改变(图6-1-27-C~E)。

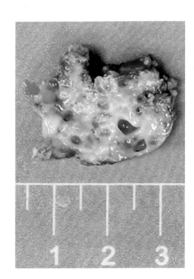

图6-1-27-C 大体照片示肿物为畸胎瘤,囊实相间,囊内含黏液

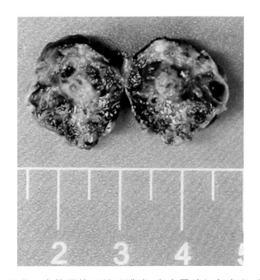

图6-1-27-D 大体照片示绒毛膜癌,有大量暗红色出血、凝血区

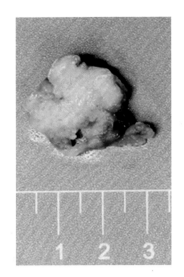

图6-1-27-E 大体照片示卵黄囊瘤,肿物淡黄色、实性、质软

2. **镜下观察**

(1) 生殖细胞瘤(germinoma):肿瘤由体积较大的肿瘤细胞成片或分叶状排列(图6-1-27-F),但是也可以出现促纤维间质反应,肿瘤细胞核卵圆形、泡状,可见明显的核仁,较丰富的胞质,胞质富含糖原,HE染色呈空亮,PAS染色阳性。核分裂象易见,特征性表现是间质存在淋巴细胞增生,有时淋巴细胞增生可以掩盖肿瘤细胞,尤其在活检组织标本中。

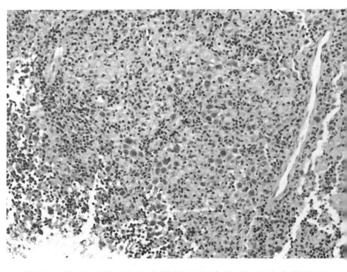

图6-1-27-F HE×20 示大量淋巴细胞间、散在分布的体积大、略嗜碱性的瘤细胞

(2) 畸胎瘤(teratomas):成熟畸胎瘤各胚层结构发育充分,似"成人"型组织形态,其中外胚层成分常包括被覆鳞状上皮囊腔,上皮下具有皮肤附属器,胶质神经元组织及脉络丛组织。中胚层以软骨结节、骨小梁、平滑肌或骨骼肌成分为代表。内胚层结构常为被覆呼吸道或消化

道上皮囊腔,有时可见少许肠壁或支气管结构,肝脏和胰腺组织也是可见的(图6-1-27-G)。

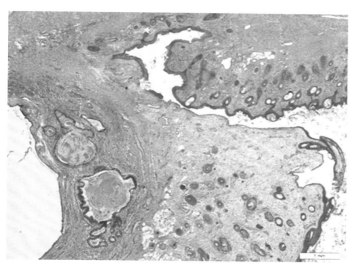

图6-1-27-G　HE×4 示成熟皮肤、皮肤附属器、被覆消化道上皮的管腔及少量脂肪组织

在中枢神经系统中,成熟型畸胎瘤仅占一小部分,大部分畸胎瘤都含有不完全成熟的"胎儿样"成分,包括细胞密集、核分裂象丰富的间叶成分;原始神经管样结构;被覆色素神经上皮的裂隙;这些成分的出现都认为是不成熟畸胎瘤(图6-1-27-H)。

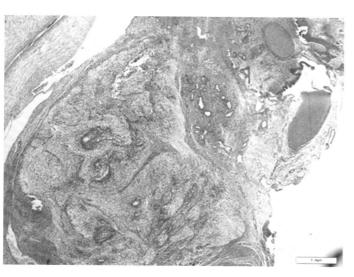

图6-1-27-H　HE×4 示成熟软骨、骨、少量黏液上皮,神经胶质及原始神经管结构

(3) 畸胎瘤伴恶性转化(teratoma with malignant transformation):畸胎瘤具有恶性转化是指畸胎瘤内含有癌或肉瘤成分,最常见的是横纹肌肉瘤、未分化肉瘤及肠型腺癌、鳞癌。

(4) 卵黄囊瘤(yolk sac tumor):由原始的上皮成分构成,上皮成分向卵黄囊内胚层结构分化,在疏松、富于黏液、细胞稀少的间质内呈多种排列。上皮成分在间质内呈片状、不规则分布(网状型),或者排列成网状通道("内胚窦"型),后者表现为立方上皮围绕纤维血管轴心呈乳头状排列,形成具有诊断特征的S-D小体(图6-1-27-I)。在一些病例中可见被覆扁平上皮的不规则囊形态(多囊卵黄型),也可以见到肠样腺状排列,部分呈肝细胞分化(肝样型)。这些组织学形态没有特殊的临床意义。肿瘤中多见PAS阳性的嗜酸性小体,可以存在于肿瘤细胞质内,也可以存在于肿瘤基质中。

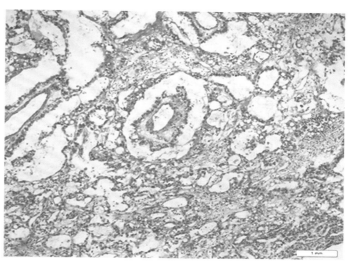

图6-1-27-I　HE×20 示卵黄囊瘤,瘤细胞呈疏松网状排列,中央可见S-D小体

(5) 胚胎癌(embryonal carcinoma):由大的、多极肿瘤细胞构成,瘤细胞核泡状、有显著的核仁,细胞质丰富透明或紫色。肿瘤细胞成片状分布,常可见腺样或乳头状结构,类似即将发育成生殖盘的胚胎小体。

(6) 绒毛膜癌(choriocarcinoma):肿瘤由合体滋养细胞和细胞滋养细胞构成,后者是诊断所必需,肿瘤出血、坏死明显,患者血液或脑脊液内HCG水平升高。

细胞滋养细胞呈片状单核细胞构成,细胞核分叶状、细胞质透明或嗜酸性,细胞滋养细胞常被合体滋养巨细胞包绕,后者含有多个且染色质深染的成簇细胞核,细胞质嗜碱性或紫色。肿瘤内常形成血湖,掩盖肿瘤细胞(图6-1-27-J、K)。

(7) 混合型生殖细胞肿瘤(mixed germ cell tumor):上述生殖细胞肿瘤以任何形式的组合,病理医生需要报告组合中每一种成分的名称及比例。

3. 免疫组化　生殖细胞瘤免疫组化肿瘤细胞呈PLAP、CD117阳性表达,CD30阴性表达。少部分病例出现局灶AE1/AE3弱表达,放疗后复发的肿瘤中可以出现合体滋养巨细胞,并呈HCG阳性表达(图6-1-27-L、M)。

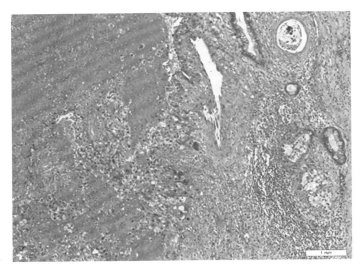

图 6-1-27-J HE×10 示少量消化道上皮及腺体及片状出血、异型明显、黏附性强的肿瘤细胞（绒毛膜癌成分）

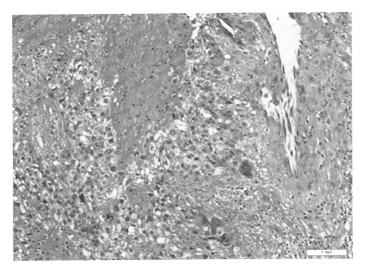

图 6-1-27-K HE×20 显示细胞滋养层细胞及合体滋养层细胞

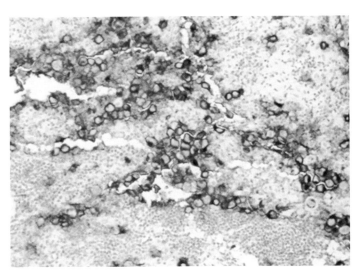

图 6-1-27-L IHC×20 示 PLAP 染色,瘤细胞弥漫阳性

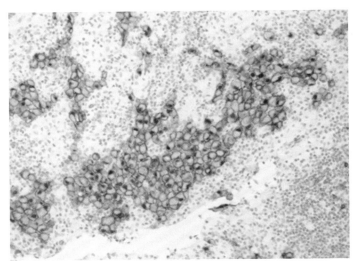

图 6-1-27-M IHC×20 示 CD117 染色,瘤细胞阳性

卵黄囊瘤肿瘤细胞及嗜酸性小体均表达 AFP,后者正常时由卵黄囊内胚层细胞分泌,在胎儿型肝细胞和肠上皮细胞中可表达,此抗体阳性表达可以与胚胎癌或生殖细胞瘤鉴别。此外肿瘤细胞弥漫表达 AE1/AE3,GPC-3 阳性表达,PLAP 不表达或仅少量弱表达(图 6-1-27-N、O)。

胚胎癌肿瘤细胞表达 PLAP 及 OCT4,但是弥漫表达 AE1/AE3,不表达 AFP,可将肿瘤与生殖细胞瘤及卵黄囊瘤等鉴别。重要的鉴别还包括肿瘤表达 CD30,在其他生殖细胞肿瘤均不表达。

绒毛膜癌中合体滋养细胞表达 β-HCG、HPL、AE1/AE3,部分表达 PLAP,但是不表达 CD117 和 OCT4(图 6-1-27-P、Q)。

**4. 分子遗传学特点** 分子遗传学显示颅内生殖细胞

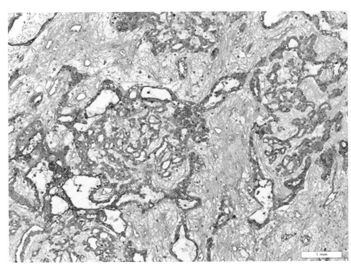

图 6-1-27-N IHC×20 示 AFP 染色,瘤细胞阳性

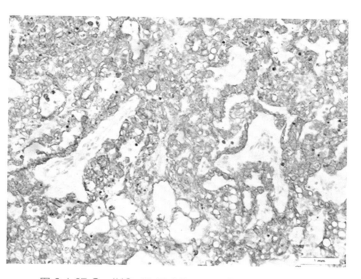

图 6-1-27-O　IHC×20 示 AE1/AE3 染色,瘤细胞阳性

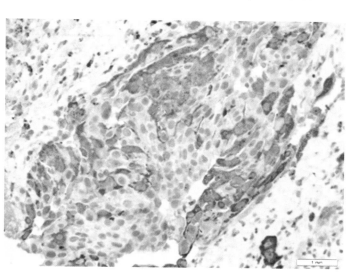

图 6-1-27-P　IHC×40 示 β-HCG 染色,绒毛膜癌肿瘤细胞阳性

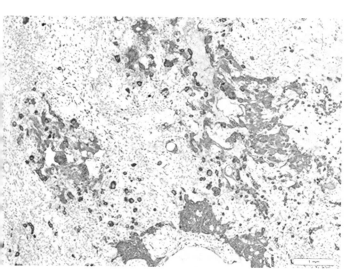

图 6-1-27-Q　IHC×20 示 AE1/AE3 染色绒毛膜癌细胞阳性

肿瘤分成两组:单纯先天性/婴儿性畸胎瘤和非婴儿性 CNS 生殖细胞肿瘤。前者未发现明显的染色体异常,后者存在复杂的染色体失衡,包括活性 X 染色体去甲基化。12 号染色体的异常存在于大部分生殖细胞瘤及少部分其他生殖细胞肿瘤中。其他异常包括 8q 和 1q 染色体的获得及 13q、18q、9q 及 11q 染色体的缺失。

【鉴别诊断】

1. **生殖细胞瘤与胶质增生或淋巴瘤**　生殖细胞瘤可促进周围脑组织增生,此时易与胶质瘤或淋巴瘤混淆,可用免疫组化进行鉴别。

2. **生殖细胞瘤与结节病或感染**　有时生殖细胞瘤中可出现肉芽肿,尤其在小标本中易与结节病或感染混淆,可用免疫组化进行鉴别。

3. **胚胎癌或卵黄囊瘤与转移癌**　虽然发生在儿童和年轻人的转移癌少见,但鉴别诊断也需要考虑,免疫组化对鉴别有用。

4. **绒毛膜癌与含有合体细胞的其他生殖细胞肿瘤**　含有细胞滋养细胞是诊断绒毛膜癌的必要条件。

(张　楠)

## 二十八、其他

除前面介绍的原发中枢神经系统肿瘤外,还有一些软组织源性、淋巴造血系统源性的肿瘤,或累及中枢神经系统,包括幼年性黄色肉芽肿(juvenile xanthogranuloma)、淋巴瘤(lymphoma)、脊索瘤(chordoma)、孤立性纤维性肿瘤/血管外皮细胞瘤(solitary fibrous tumors/haemangiopericytomas)等(图 6-1-28-A~Z1)。

1. 部分影像及镜下观察图片。

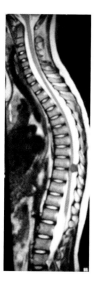

图 6-1-28-A　MRI 示 $T_{9-10}$ 椎管内髓外硬膜下类圆形占位

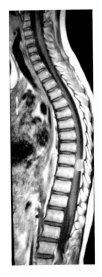

图 6-1-28-B　MRI 示 $T_{9\sim10}$ 椎管内髓外硬膜下类圆形占位,均匀强化

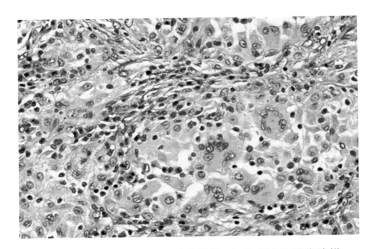

图 6-1-28-E　HE×40 示细胞质粉染、丰富、部分可见泡沫样改变,可见托通氏巨细胞

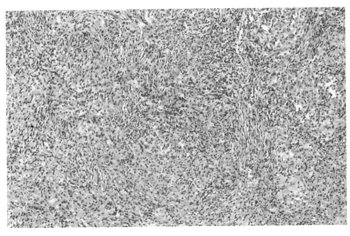

图 6-1-28-C　HE×10 示梭形细胞及卵圆形细胞弥漫排列,背景较多淋巴细胞及嗜酸细胞

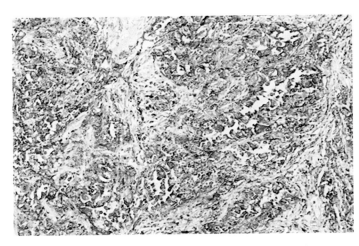

图 6-1-28-F　IHC×20 示 CD68 染色,瘤细胞阳性

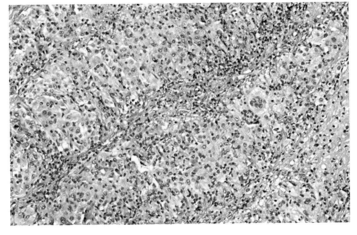

图 6-1-28-D　HE×20 示细胞界限不清,胞质丰富,细胞核泡状、核仁不明显,单核或多核

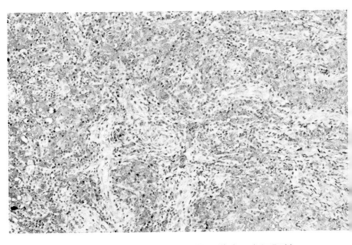

图 6-1-28-G　IHC×20 示 F13 染色,瘤细胞阳性

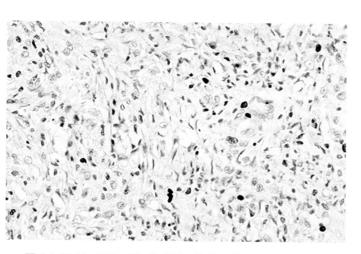

图 6-1-28-H IHC×20 示 Ki-67 染色,增殖指数不高(约5%)

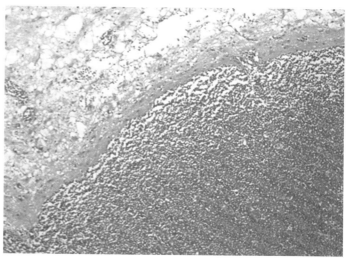

图 6-1-28-K HE×4 示脑组织内见片状蓝染小圆细胞,肿瘤与周围脑组织界限清楚

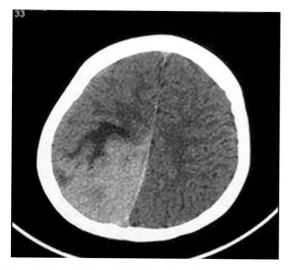

图 6-1-28-I CT 示右侧大脑内片状高信号影,不均匀强化

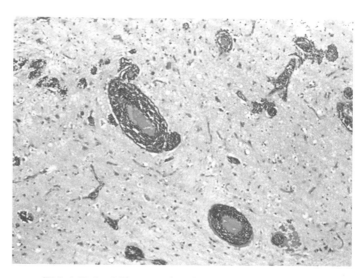

图 6-1-28-L HE×10 示瘤细胞围绕血管"袖套"样排列

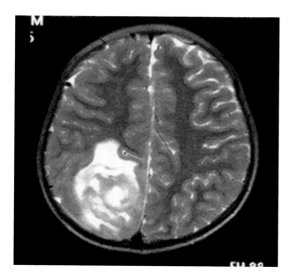

图 6-1-28-J MRI 示右侧大脑内片状高信号影

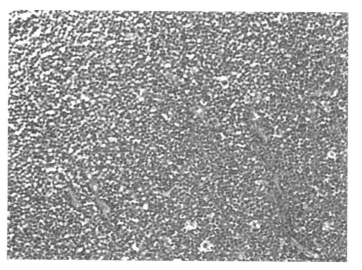

图 6-1-28-M HE×20 示瘤细胞圆形、胞质稀少,染色质深染

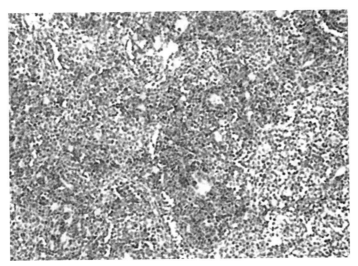

图 6-1-28-N IHC×20 示 PAX-5 染色,瘤细胞弥漫阳性

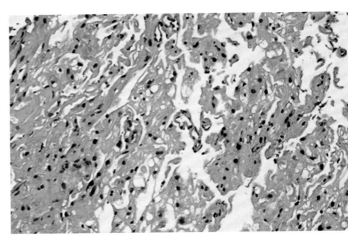

图 6-1-28-Q HE×20 示肿瘤细胞界限不清,胞质丰富,细胞核深染,染色质细腻

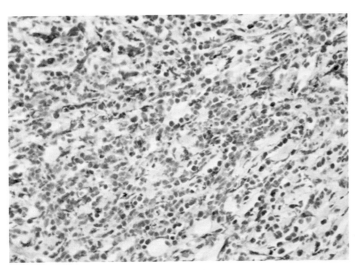

图 6-1-28-O IHC×40 示 TDT 染色,瘤细胞阳性

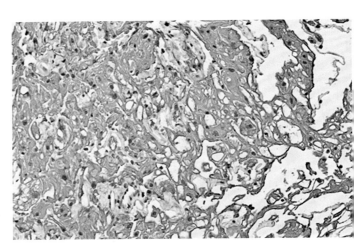

图 6-1-28-R IHC×20 示 CK 染色,瘤细胞阳性

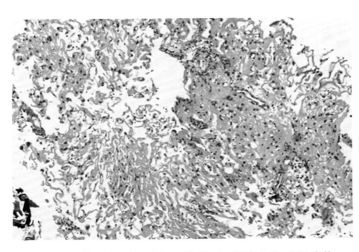

图 6-1-28-P HE×10 示 C$_{1\sim3}$ 椎管内脊髓前占位,瘤细胞片状、结节状或网状排列,可见黏液背景

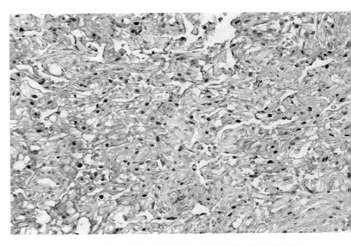

图 6-1-28-S IHC×20 示 S-100 染色,瘤细胞阳性

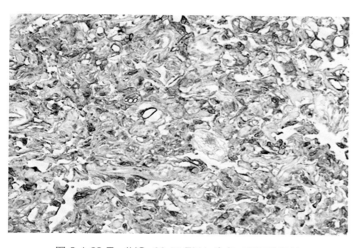

图 6-1-28-T　IHC×20 示 EMA 染色,瘤细胞阳性

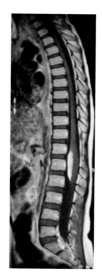

图 6-1-28-W　MRI 示 T₉~L₁ 椎管内占位

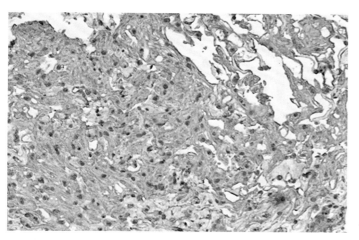

图 6-1-28-U　IHC×20 示 Vimentin 染色,瘤细胞阳性

图 6-1-28-X　HE×10 示短梭形肿瘤细胞,富于胶原

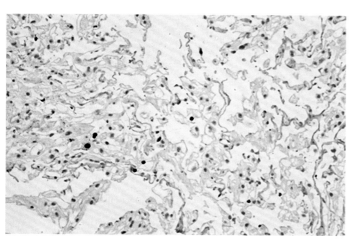

图 6-1-28-V　IHC×20 示 Ki-67 染色,增殖指数较低(约 5%)

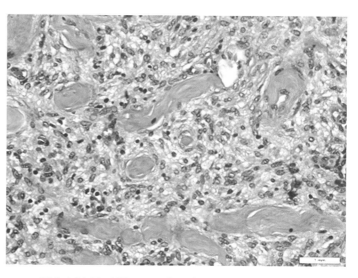

图 6-1-28-Y　HE×40 示瘤细胞形态温和,核分裂罕见

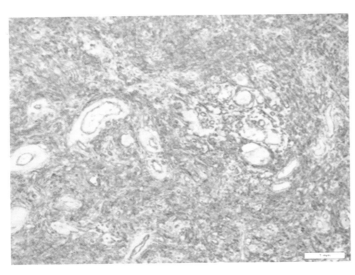

图 6-1-28-Z　IHC×20 示 CD34 染色,肿瘤细胞弥漫阳性

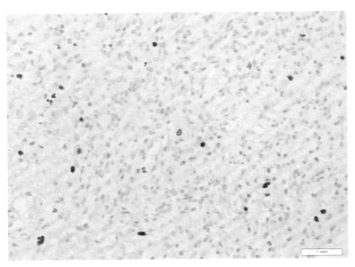

图 6-1-28-Z1　IHC×20 示 Ki-67 染色,肿瘤细胞增殖指数低(约 3%)

注:图 A～H 为幼年性黄色肉芽肿;图 I～O 为非霍奇 B 细胞淋巴母细胞淋巴瘤;图 P～V 为脊索瘤;图 W～Z1 为孤立性纤维性肿瘤(Ⅰ级)。

2. 免疫组化

(1) 幼年性黄色肉芽肿阳性表达:CD68、CD163、lysozyme、CD4、MPO(可少量+),Ki-67 10%左右。

(2) B 淋巴母细胞淋巴瘤阳性表达:CD20、CD79a、PAX-5、TDT、CD99、Ki-67 90%。

(3) 脊索瘤阳性表达:CKpan、EMA、S-100、Brachyury 等。

(4) 孤立性纤维性肿瘤阳性表达:CD34、STAT6、Bcl-2、CD99、Ki-67 平均 10%(0.6%～36%)。

注:2016 年中枢神经系统 WHO 对孤立性纤维性肿瘤/血管外皮细胞瘤(solitary fibrous tumours/haemangiopericytomas)分为 3 级,Ⅰ级为良性肿瘤,仅单纯手术切除即可,Ⅱ级及Ⅲ级为恶性肿瘤,需联合放疗。细胞密度

低、胶原丰富,具有典型孤立性纤维性肿瘤特征,被认为是Ⅰ级。然而细胞密度增高、具有血管外皮细胞瘤的特征的肿瘤被认为是Ⅱ级或Ⅲ级,后两者区别在于核分裂象,<5/10HPF 为Ⅱ级,>5/10HPF 为Ⅲ级。

(张　楠)

## 二十九、中枢神经系统转移性肿瘤

【定义】

中枢神经系统转移性肿瘤(metastatic tumors of the CNS)指原发肿瘤位于 CNS 外,沿血液通路转移或通过邻近骨组织转移至脑或脊髓内。

【临床特点】

1. 发病率　随年龄的增长发病率升高,儿童较少见,仅占儿童 CNS 肿瘤的 2%。与成人转移瘤不同,儿童 CNS 转移瘤最多见为骨肉瘤、横纹肌肉瘤及神经母细胞瘤等。

2. 症状　2/3 患者出现神经系统症状,包括癫痫、痴呆、局限性运动障碍、失语症及头疼。

3. 实验室检查　无特殊。

4. 影像学特点　CT 显示边界清楚,低密度或等密度信号,可见环形强化。MRI 显示 $T_1$ 低信号,$T_2$ 高信号,瘤周水肿,增强后强化(图 6-1-29-A)。

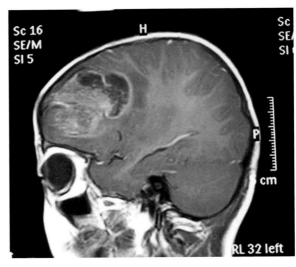

图 6-1-29-A　MRI 示左额部占位性病变,混杂信号影,瘤周水肿

5. 治疗　手术切除及放化疗的综合治疗。

6. 预后　预后差。

【病理学特点】

1. 肉眼观察　界限清楚、灰白、灰褐色,出血常见,肿瘤中心常见坏死,周围脑组织水肿明显,肿瘤累犯软脑膜时可见脑皮质表面形成斑块。

2. 镜下观察　与原发肿瘤相似,但也可以出现少许不同(图 6-1-29-B～F)。

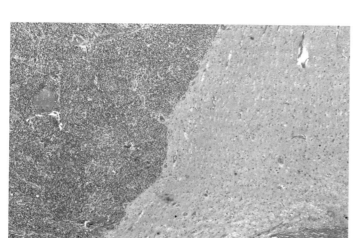

图 6-1-29-B HE×4 示肿瘤与周围脑组织分界清

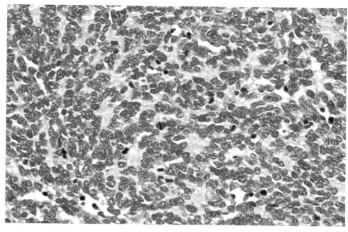

图 6-1-29-E HE×40 示肿瘤核分裂易见

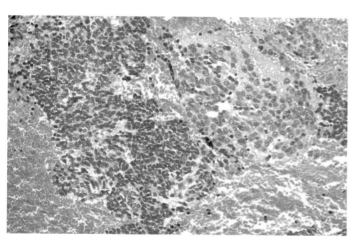

图 6-1-29-C HE×20 示小蓝圆细胞、细小核仁及神经纤维丝

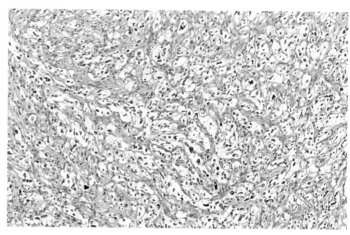

图 6-1-29-F HE×10 示后纵隔肿瘤切除术后病理证实为节细胞性神经母细胞瘤(结节型),术后 3 年发现颅内肿瘤

3. **免疫组化** 免疫组织化学有助于判断肿瘤来源。神经母细胞瘤 TH、SYN、CgA、PGP9.5 表达阳性,GFAP、CK、EMA、CD99 表达阴性(图 6-1-29-G~L)。

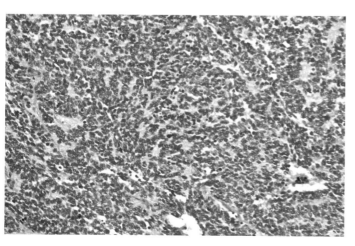

图 6-1-29-D HE×20 示 Hormer-Wright 菊形团

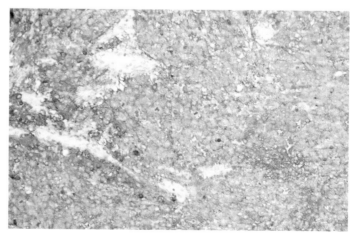

图 6-1-29-G IHC×20 示 SYN 染色,瘤细胞阳性

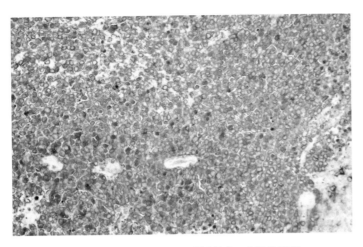

图 6-1-29-H　IHC×20 示 TH 染色,瘤细胞阳性

图 6-1-29-K　IHC×20 示 GFAP 染色,瘤细胞阴性

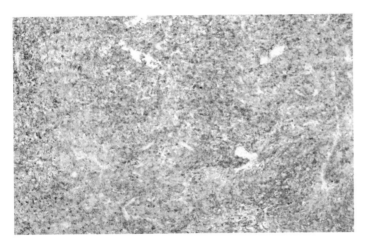

图 6-1-29-I　IHC×20 示 CgA 染色,瘤细胞阳性

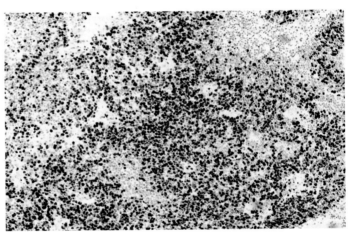

图 6-1-29-L　IHC×10 示 Ki-67 染色,增殖指数高

【鉴别诊断】

主要结合临床、影像、免疫组化与 CNS 原发肿瘤鉴别。

（张　楠）

# 第二节　非肿瘤性疾病

## 一、感染性、炎症性病变

【定义】

中枢神经系统感染及炎症性病变(infectious and inflammatory lesions)包括病毒感染、细菌感染、真菌感染、寄生虫感染及其他炎症性病变,后者主要包括结节病、Rasmussen 脑炎、副肿瘤性疾病等。本节主要介绍细菌感染中较常见的脑脓肿及结核感染致脑膜脑炎。脑脓肿(brain abscess)是发生在脑实质内单发或少数情况下出现多发病变,是化脓性脑炎的终末阶段,表现为纤维包裹。结核感染(tuberculosis)因结核分枝杆菌感染所致弥漫脑膜病变(脑膜炎,meningitis)或局限性病变(结核球,tuberculoma)。

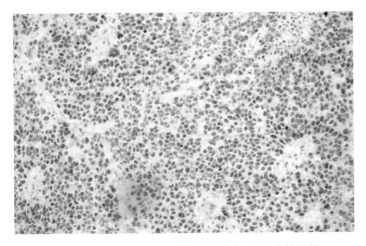

图 6-1-29-J　IHC×20 示 N-MYC 染色,瘤细胞核阳性

【临床学特点】

1. **发病率** 脑脓肿是 CNS 中继细菌性脑膜炎之后第二常见的感染,同时是 CNS 中存在占位效应最常见的感染性病变。约25%的病例发生在儿童,发病高峰4~7岁,男性较多见。

CNS 的结核感染最常见表现为结核性脑膜炎,其次为结核球。大多数情况下继发于 CNS 外结核病灶(常为肺结核)的血源性传播,也可见于获得性免疫缺陷患者,偶尔见于使用免疫抑制剂患者。

2. **症状** 脑脓肿临床表现为头痛、呕吐、局部神经功能缺失,部分患者出现发热。儿童结核感染常见症状为脑膜炎改变,也可同时发生脑膜炎及结核球病变。

3. **实验室检查** 结核感染的患儿结核菌素试验常显示阳性。

4. **影像学特点** 脑脓肿 MRI 显示 $T_1$ 环形强化,$T_2$ 则呈低信号环,占位周围水肿。MRI 常显示基底部脑膜炎改变,结核球显示混杂信号影。

5. **治疗** 脑脓肿治疗建议外科引流并培养,采取相应抗生素治疗。结核感染患者联合应用4种抗结核药,对于存在脑膜炎的患者加用地塞米松。

6. **预后** 脑脓肿及结核感染患者及时治疗效果均较好。

【病理学特点】

1. **肉眼观察** 脑脓肿显示较厚纤维被膜,囊内见液化、黄绿色浑浊液。结核球直径大小不一,可大至6cm,最常见为<2.5cm 结节,结节中心可见坏死。

2. **镜下观察** 脑脓肿显示富于胶原纤维及网状纤维的囊壁,囊内可见坏死、大量中性粒细胞、中性粒细胞碎片,伴淋巴细胞、浆细胞浸润,可有多核巨细胞形成。软脑膜及血管壁可见增生的纤维母细胞及胶原形成,可见较多核分裂象。周围脑组织水肿及胶质增生(图6-2-1-A~F)。

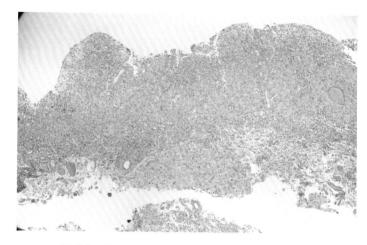

图 6-2-1-B HE×4 示脓肿与周围脑组织分界尚清

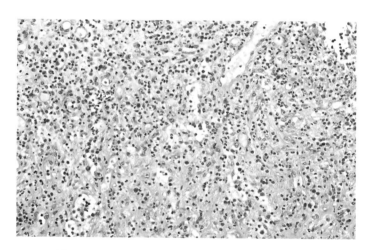

图 6-2-1-C HE×20 示脓肿壁内见大量中性粒细胞

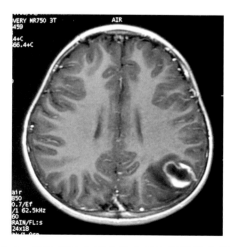

图 6-2-1-A MRI 显示右侧大脑内具有环形强化的占位性病变,周围水肿

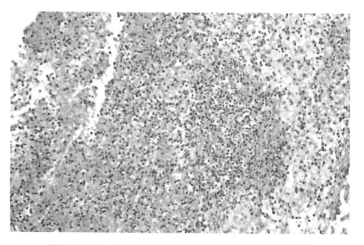

图 6-2-1-D HE×20 示局部见多量中性粒细胞碎片

图 6-2-1-E HE×20 示较多淋巴、浆细胞浸润,血管壁胶原变性

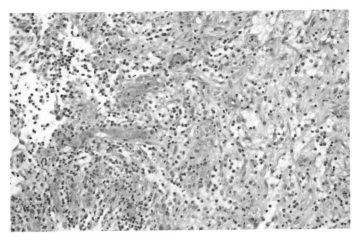

图 6-2-1-F HE×20 示脓肿壁可见增生的纤维母细胞

结核感染病灶可见干酪样坏死,周围类上皮组织细胞、淋巴细胞及浆细胞,并可见多核巨细胞形成(图 6-2-1-G~K)。

3. **免疫组化** 脑脓肿病变 HE 染色切片中较难辨认细菌,除非丝状菌及革兰氏阳性菌团;因此需要做革兰氏染色,尽管如此有时也仍然无法找到细菌。

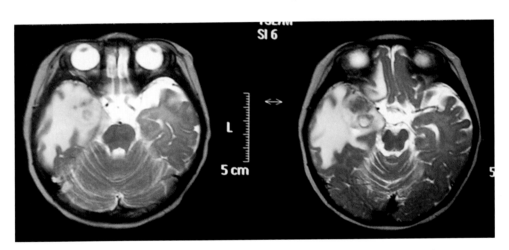

图 6-2-1-G MRI 示右侧额颞交界处囊实性占位性病变伴周围大片水肿

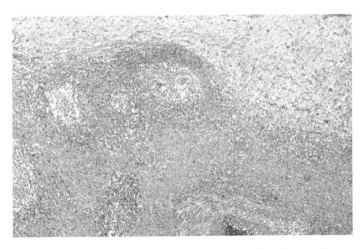

图 6-2-1-H HE×4 示脑组织内见多个肉芽肿结节形成,部分结节中央见干酪样坏死

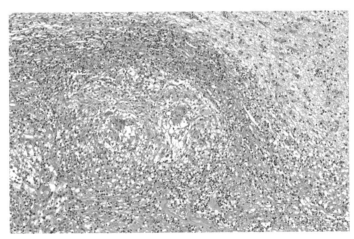

图 6-2-1-I HE×10 示肉芽肿结节

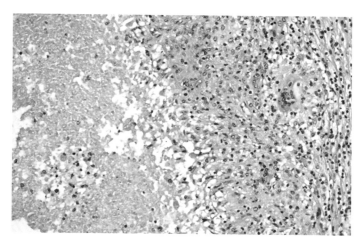

图 6-2-1-J　HE×20 示中央干酪样坏死,周围可见类上皮细胞及多核巨细胞

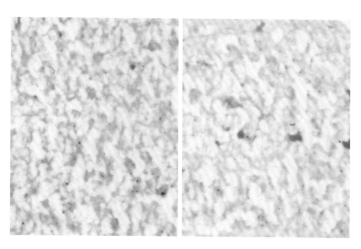

图 6-2-1-K　特殊染色(抗酸染色)×100 抗酸染色可见红染抗酸杆菌

注:图 A～F 为中枢神经系统脑脓肿;图 G～K 为结核性脑膜脑炎。

抗酸染色有时不易找到抗酸杆菌,因此对组织进行 PCR 检测是必要的,尤其是肉芽肿病灶。

**4. 分子遗传学特点**　未见特异性改变。

**【鉴别诊断】**

1. **脑脓肿**　鉴别诊断包括脑肿瘤原发坏死(常见于胶质母细胞瘤)及转移瘤,通过组织形态及免疫组织化学可鉴别。

2. **结核感染**　鉴别诊断包括结节病及细菌性脑脓肿/真菌性肉芽肿性感染,前者结节内无干酪样坏死,无病原微生物感染证据。后者可通过病原学染色或培养进行鉴别。

(张　楠)

## 二、局灶皮层发育不良

**【定义】**

局灶皮层发育不良(focal cortical dysplasia,FCD),又称皮质结构不良,是由于神经元迁移障碍形成的发育缺陷,可导致发育迟滞、癫痫、局部神经功能障碍或精神发育不全等症状,其引发的癫痫常因病灶中电活动十分活跃,临床上表现为难治性癫痫。

**【临床特点】**

1. **发病率**　1971 年 Taylor 首次对 FCD 进行描述,但 FCD 诊断及分类标准一直未统一。直至 2004 年,Palmini 等综合临床、病理及影像学表现对 FCD 进行分类。目前广泛接受和应用的是 2010 年国际抗癫痫联盟提出的新临床病理分类系统。根据以往术后病理结果的统计材料,皮质发育异常(malformation of cortical development,MCD)占儿童难治性癫痫病因的 50% 以上,占成人难治性癫痫 20% 左右。

2. **症状**　FCD Ⅰ 常发生在儿童,表现为严重的癫痫和精神运动性迟滞;FCD Ⅱ 表现为难治性癫痫,发作形式多样,可为部分性发作、继发性全面发作、癫痫持续状态。

3. **实验室检查**　脑电图可见癫痫样异常放电。

4. **影像学特点**　FCD Ⅰ,MRI 显示为多结节病灶,没有强化;FCD Ⅱ,大多发生在颞叶以外,特别在额叶。T₂ 呈近皮质的高信号,从脑回深部伸向脑回下白质的锥形异常信号的穿通征。FLAIR 比 T₂ 敏感。

5. **治疗**　癫痫病灶外科切除;颞叶病变做颞叶切除。

6. **预后**　手术后 1 年,60% 癫痫症状消失;颞叶病变完整切除预后良好。

**【病理学特点】**

1. **肉眼观察**　病变呈现为多结节结构。

2. **镜下观察**　根据国际抗癫痫联盟(International League Against Epilepsy,ILAE)分类,组织病理形态表现为:FCD Ⅰ,皮质分层异常。FCD Ⅰa,纵向(柱状)异常,出现大于 8 个神经元垂直排列的微柱状;FCD Ⅰb,横向异常,常常丢失第二层或第四层;FCD Ⅰc,同时存在纵向和横向异常。FCD Ⅱ,皮层分层异常和形态异常的神经元。FCD Ⅱa,没有气球样细胞;FCD Ⅱb,有气球样神经元(图 6-2-2-A～C);FCD Ⅲ,合并有结构上的病变。FCD Ⅲa,合并有海马硬化;FCD Ⅲb,合并有癫痫相关肿瘤;FCD Ⅲc,与血管畸形相比邻;FCD Ⅲd,与早年获得的创伤、缺血、脑炎等病变相关(图 6-2-2-A～C)。

3. **免疫组化**　NeuN 用来判断皮质结构排列紊乱的标志物,可以帮助识别形态异常的神经元、神经元缺失和

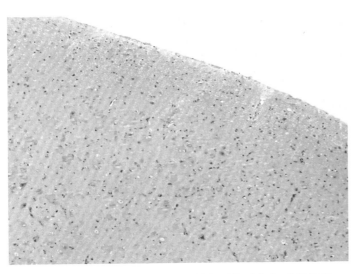

图 6-2-2-A　HE×10 示皮层增厚,神经元排列紊乱,数目增多

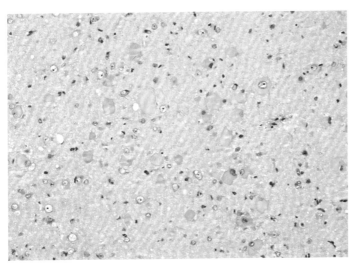

图 6-2-2-B　HE×20 示神经元大小不一,成簇排列

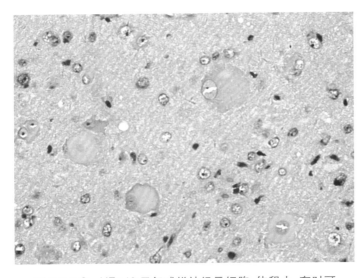

图 6-2-2-C　HE×40 示气球样神经元细胞,体积大,有时可见双核神经元

白质内异位的神经元;GFAP 用来判断胶质增生;NF 在异常神经元中胞质为表达阳性。

【鉴别诊断】

1. **节细胞胶质瘤**　该肿瘤有占位效应;不限于皮层内;神经元和胶质更丰富;可以出现钙化、微囊和血管周非肿瘤性的淋巴细胞浸润。

2. **皮质内浸润性胶质瘤**　细胞更丰富,可见核分裂;胶质细胞数量增加,并伴有异型性;Ki-67 增殖指数较高,p53 核阳性表达以及胞质 IDH1 的阳性表达。

（王立峰）

### 三、蛛网膜囊肿

【定义】

蛛网膜囊肿(arachnoidal cysts)是指内衬蛛网膜细胞的囊肿,内含脑脊液(CSF)。分为原发性及继发性两种。

【临床特点】

1. **发病率**　占颅内肿物的 1%,发生于任何年龄,儿童患者症状明显,平均年龄 5 岁,2/3 病例发生在颅中窝/大脑外侧裂,此部位病变男女比 5∶1,其他部位病变性别无差异。

2. **症状**　绝大部分无症状,有症状的患者常见头痛、无力,罕见鞍上部位的患者会出现性早熟及其他内分泌异常。

3. **实验室检查**　无特殊。

4. **影像学特点**　与 CSF 等信号,T₂ 高信号,无增强。

5. **治疗**　无症状患者不需治疗,有症状患者需手术切除。

6. **预后**　手术切除后预后良好。

【病理学特点】

1. **肉眼观察**　囊壁薄、易折叠、半透明,内含清亮液,有时黄色浑浊。囊肿大小不一,较大囊肿引起周围脑组织压迫和胶质增生。蛛网膜囊肿易与周围硬脑膜及软脑膜分离。

2. **镜下观察**　内衬蛛网膜上皮细胞的囊壁,囊壁可见纤细的纤维。部分病例囊壁内衬上皮不明显。如出现慢性炎细胞、多量胶原或含铁血黄素细胞形成则提示炎症或外伤继发性引起的蛛网膜囊肿(图 6-2-3-A～D)。

3. **免疫组化**　内衬上皮阳性表达 EMA,阴性表达 CK、GFAP、S-100、CEA。

4. **超微结构特点**　正常蛛网膜下腔内小梁结构消失及内层断续。

【鉴别诊断】

1. **表皮样囊肿/皮样囊肿**　囊肿内衬鳞状上皮,不伴或伴皮肤附属器。

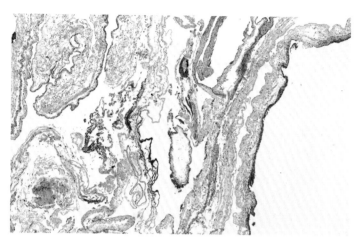

图 6-2-3-A　HE×4 示菲薄囊壁内衬单层上皮,折叠样无序排列

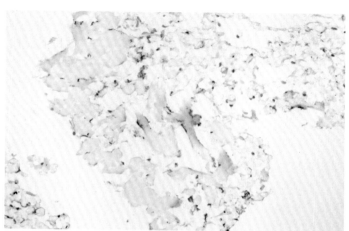

图 6-2-3-D　IHC×20 示 EMA 染色,单层扁平蛛网膜上皮细胞阳性

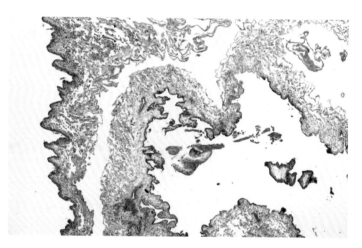

图 6-2-3-B　HE×4 示部分囊壁可见纤细纤维组织

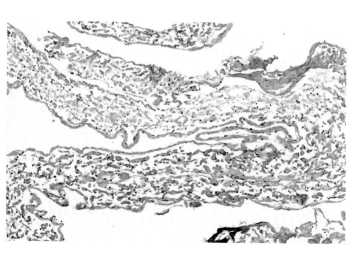

图 6-2-3-C　HE×10 示部分囊壁内蛛网膜上皮细胞附着于胶原纤维上

**2. 前肠囊肿**　内衬柱状上皮,或假复层纤毛柱状上皮,有时可见黏液腺体。

**3. 颅咽管瘤**　鞍区或鞍上占位,分为造釉细胞亚型及乳头状亚型,前者见旋涡小体及影细胞团,后者为被覆非角化鳞状上皮的乳头状结构。

（张　楠）

## 四、脑膜膨出/脑膜脑膨出及脊膜膨出/脊髓脊膜膨出

**【定义】**

脑膜膨出/脑膜脑膨出(cranial meningocele/encephalocele)及脊膜膨出/脊髓脊膜膨出(spinal meningocele/myelomeningocele),均为颅脊管闭合不全的先天发育畸形,因颅骨或脊椎闭合不全,使脑膜或脊膜,伴或不伴脑/脊髓组织自骨性缺损处突出形成肿块样病变,多为囊状膨出。

**【临床特点】**

**1. 发病率**　大多数沿着脊髓轴发生,主要位于腰骶部,高位缺陷常伴发其他系统畸形,且女性多见,低位缺陷常为孤立性病变,性别无明显差异。头颅部闭合不全发病率低于脊椎,且75%~80%位于枕部。

**2. 症状**　囊性膨出表现为含有脑脊液的具有波动感的囊肿,表面被覆薄膜或皮肤组织,表面皮肤青紫色,有皱褶,常有毛发生长。脑膜膨出/脑膜脑膨出根据发生部位可以分为三个亚型:①枕部脑膜脑膨出:可伴发 Meckel-Gruber 综合征,膨出的脑实质可包括大脑、小脑及脑干组织,未膨出脑组织可伴发多小脑回。②顶部脑膜脑膨出:因顶骨缺损,脑膜及脑组织从缺损处膨出,常伴发脑疝形成。③前部脑膜脑膨出:常发生在额筛窦连接处,常累及鼻腔、副鼻窦、咽及眼眶。

**3. 实验室检查**　无特殊。

4. **影像学特点** 脊髓脊膜膨出病变水平脊髓形态不规则,呈不全纵裂状,常为背侧梭形囊性病变,局部脊髓变细。脑膜膨出头颅 MRI 显示皮下等 $T_1$ 长 $T_2$ 信号。

5. **治疗** 手术切除。

6. **预后** 在新生儿期手术预后较好,但相当多的患者常伴发不可复性下肢和膀胱功能障碍。

【病理学特点】

1. **肉眼观察** 表面被覆皮肤组织皱褶样,部分表皮伴溃疡形成,切面皮下可见被覆薄层膜样组织的囊肿。

2. **镜下观察** 典型囊肿性病变,本身由纤维结缔组织构成的囊壁,内可见脑脊膜上皮细胞被覆,局部形态为典型的硬脊膜和/或蛛网膜,囊壁亦可见增生的血管、平滑肌、骨骼肌及神经纤维,部分病例合并大量成熟的脂肪组织(脂肪瘤型脑/脊膜膨出)。极少数的病例中可见残存的生肾组织。出现神经胶质成分即可诊断脑膜脑膨出或脊髓脊膜膨出(图 6-2-4-A~D)。

3. **免疫组化** GFAP 可显示膨出的脑组织或脊髓组织。

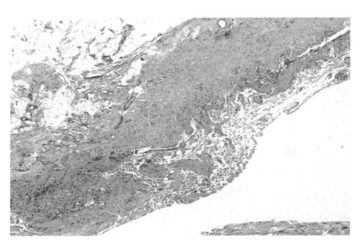

图 6-2-4-A　HE×4 示皮下囊壁可见疏松脊膜成分

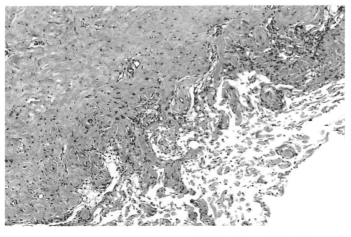

图 6-2-4-B　HE×10 示疏松脊膜成分为蛛网膜样形态

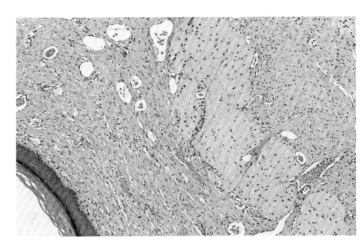

图 6-2-4-C　HE×10 示表面被覆皮肤组织萎缩,未见皮肤附属器,真皮纤维组织内可见神经胶质成分

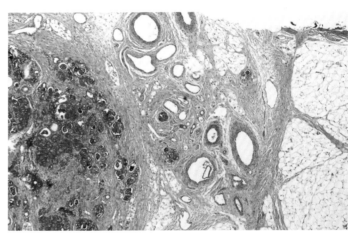

图 6-2-4-D　HE×4 示增生的脂肪、血管组织,局部见生肾组织

【鉴别诊断】

1. **畸胎瘤** 为含三胚层组织的肿瘤,不伴颅/脊髓骨质缺损。

2. **胶质异位** 发生在头颅前部的脑膜脑膨出需与胶质异位鉴别,如无头颅骨性缺损,则为后者。

(张　楠)

## 五、动静脉畸形

【定义】

动静脉畸形(arteriovenous malformation,AVM)是脑血管畸形(vascular malformations)中最常见的类型,属于先天性疾病。

【临床特点】

1. **发病率** 动静脉畸形占颅内占位的 1.5%~4%,好发于年轻人,男女比无异常,大部分发生于幕上,主要分布的动脉依次为大脑中动脉、前动脉及后动脉。

2. **症状** 患者可以出现颅内出血、癫痫、头疼及局部神经功能障碍。

3. **实验室检查** 无特殊。

4. **影像学特点** MRI 和脑血管造影是常用的诊断方法，MRI 常表现为扩张、迂曲的血管团，血管造影可见异常血管团（图 6-2-5-A、B）。

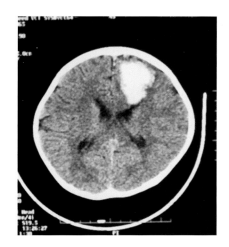

图 6-2-5-A CT 显示左脑顶叶高回声占位

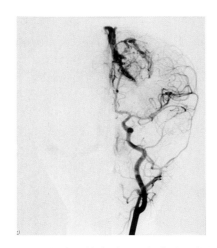

图 6-2-5-B 颅内血管造影显示左脑后异常血管团

5. **治疗** 手术切除、血管内栓塞或伽马刀治疗。

6. **预后** 位于表浅部位的 AVM 较位于深部的或脑干部位的 AVM 预后好。

**【病理学特点】**

1. **肉眼观察** 脑表面可见迂曲、粗大的血管，切面可见无序聚集的、管腔大小不等的血管聚集，部分病变内可见陷入的脑实质。

2. **镜下观察** 显微镜下可见大量不规则、管腔大小不一的血管，部分异常血管间可见胶质成分。动脉管壁存在平滑肌增生、胶原沉积及内弹力膜分布异常。可见血栓形成或伴有机化再通，有时见钙化（图 6-2-5-C、D）。

3. **免疫组化** 血管标记物阳性，GFAP 可标记异常血管间的神经胶质成分，弹力纤维染色可见管壁弹力层断续（图 6-2-5-E）。

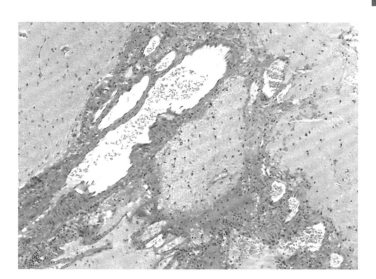

图 6-2-5-C HE×10 示迂曲、畸形的血管间可见正常的脑组织

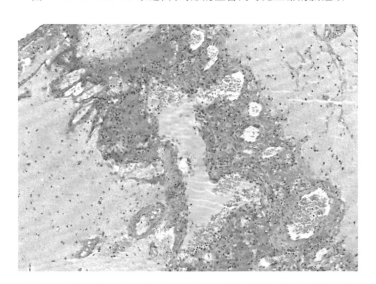

图 6-2-5-D HE×10 示管腔大小不一、管壁薄厚不均的畸形血管

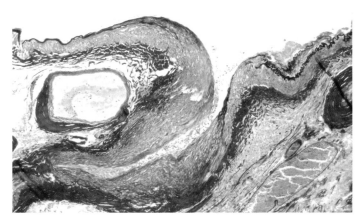

图 6-2-5-E 特殊染色（弹力纤维）示动脉管壁内出现弹力层弹力纤维断续

**4. 分子遗传学特点**　经体外实验发现，在老鼠颅内动静脉畸形模型中存在激活素受体样激酶1（TGF-β 家族中的一员）基因的缺失，但在人的病例中没有发现。AVM 可以是神经皮肤综合征的一部分，比如 NF1、Wyburn-Mason 综合征，Sturge-Weber 综合征。

**【鉴别诊断】**

富含血管的肿瘤，比如毛细胞型星形细胞瘤，有时增生的血管成分较肿瘤成分还多，诊断时需谨慎，术前血管造影检查结果有助于诊断。

（张　楠）

## 参考文献

1. Luyken C, Blumcke I, Fimmers R, et al. Supratentorial ganglioglioma: histopathologic grading and tumor recurrence in 184 patients with a median follow-up of 8 years. Cancer, 2004, 101(1): 146-155.

2. Lang FF, Epstein FJ, Ransohoff J, et al. Central nervous system ganglogliomas. Part 2: Clinical outcome. J Neurosurg, 1993, 79(6): 867-873.

3. David N. Louis, Hiroko Ohgaki, Otmar D. Wiestler, et al. WHO classification of tumors of the central nervous system. 4th ed. Lyon: International Agency for Research on Cancer, 2007.

4. Lee D, Cho YH, Kang SY, et al. BRAF V600E mutations are frequent in dysembryoplastic neuroepithelial tumors and subependymal giant cell astrocytomas. J Surg Oncol, 2015, 111(3): 359-364.

5. Glasker S. Central nervous system manifestations in VHL: genetics, pathology and clinical phenotypic features. Fam Cancer, 2005, 4: 37-42.

6. Starzyk J, Kwiatkowski S, Urbanowicz W, et al. Suprasellar arachnoidal cyst as a cause of precocious puberty: report of three patients and literature overview. J Pediatr Endocrinol Metab, 2003, 16: 447-455.

7. Louis D, Ohgaki H, Wiestler OD, et al. WHO Classification of Tumours of the Central Nervous System. 4th ed. 2016.

8. Zacharia BE, Bruce SS, Goldstein H, et al. Incidence, treatment and survival of patients with craniopharyngioma in the surveillance, epidemiology and end results program. Neuro Oncol, 2012, 14(8): 1070-1078.

9. Brastianos PK, Taylor-Weiner A, Manley PE, et al. Exome sequencing identifies BRAF mutations in papillary craniopharyngiomas. Nat Genet, 2014, 46(2): 161-165.

10. Sekine S, Shibata T, Kokubu A, et al. Craniopharyngiomas of adamantinomatous type habour beta-catenin gene mutations. Am J Pathol, 2012, 161(6): 1997-2001.

11. Anand R, Garling RJ, Poulik J, et al. Sporadic Meningioangiomatosis: A Series of Three Pediatric Cases. Cureus, 2017, 9(9): e1640.

12. Motevalli D, Kamalian N, Tavangar SM. Meningioangiomatosis in an otherwise healthy 13 year-old boy: A case report with emphasis on histopathological findings. Iran J Pathol, 2016, 11(3): 291-295.

13. Yust-Katz S, Fuller G, Fichman-Horn S, et al. Progressive diffuse meningioangiomatosis: Response to bevacizumab treatment. Neurology, 2016, 86(17): 1643-1644.

14. Jeibmann A, Hasselblatt M, Gerss J, et al. Prognostic implications of atypical histologic features in choroid plexus papilloma. J Neuropathol Exp Neurol, 2006, 65: 1069-1073.

15. Richert CH, Wiestler OD, Paulus W. Chromosomal imbalances in choroid plexus tumors. Am J Pathol, 2002, 160: 1105-1113.

16. Nupponen NN, Paulsson J, Jeibmann A, et al. Platelet-derived growth factor receptor expression and amplification in choroid plexus carcinomas. Mod Pathol, 2008, 21: 265-271.

17. Saeger W, Lüdecke DK. Pituitary carcinomas. Endocr Pathol, 1996, 7: 21-35.

18. Drouet A, Wolkenstein P, Lefaucheur JP, et al. Neurofibromatosis 1-associated neuropathies: a reappraisal. Brain, 2004, 127: 1993-2009.

19. WATANABE T, MIZOWAKI T, ARAKAWA Y, et al. Pineal parenchymal tumor of intermediate differentiation: Treatment outcomes of five cases. Mol Clin Oncol, 2014, 2(2): 197-202.

20. Brown AE, Leibundgut K, Niggli FK, et al. Cytogenetics of pineoblastoma: four new cases and a literature review. Cancer Genet Cytogenet, 2006, 170(2): 175-179.

21. Fevre-Montange M, Champier J, Szathmari A, et al. Microarray analysis reveals differential gene expression patterns in tumors of the pineal region. J Neuropathol Exp Neurol, 2006, 65(7): 675-684.

22. 陈莲, 汪寅, 朱雄增. 毛细胞黏液样型星形细胞瘤的临床病理学观察. 中华病理杂志, 2006, 35(12): 727-730.

23. Ironside JW, Moss T, Louis D, et al. Diagnostic Pathology of Nervous System Tumours. Churchill Linvingstone, 2002, 63-64.

24. Burger PC, Scheithauer BW, Paulus W, et al. Pilocytic astrocytoma. In: Kleihues P, Cavenee WK (eds), World Health Organization. Classification of Tumours, Pathology and Genetics: of Tumors of the Nervous System. Lyon: IARC, 2000.

25. Komotar RJ, Mocco J, Zacharia BE, et al. Astrocytoma with pilomyxoid features presenting in an adult. Neuropathology, 2006, 26(1): 89-93.

26. Komotar RJ, Carson BS, Rao C, et al. Pilomyxoid astrocytoma of the spinal cord: report of three cases. Neurosurgery, 2005, 56(1): 191.

27. Chikai K, Ohnishi A, Kato T, et al. Clinico-pathological features of pilomyxoid astrocytoma of the optic pathway. Acta Neuropathol (Berl), 2004, 108(2): 109-114.

28. Arslanoglu A, Cirak B, Horska A, et al. MR imaging characteristics of pilomyxoid astrocytomas. AJNR Am J Neuroradiol, 2003, 24(9): 1906-1908.

29. Tihan T, Fisher PG, Kepner JL, et al. Pediatric astrocytomas with monomorphous pilomyxoid features and a less favorable outcome. J Neuropathol Exp Neurol, 1999, 58(10): 1061-1068.

30. Fernandez C, Figarella-Branger D, Girard N, et al. Pilocytic astrocytomas in children: prognostic factors—a retrospective study of 80 cases. Neurosurgery, 2003, 53(3): 544-553.

31. Darwish B, Koleda C, Lau H, et al. Juvenile pilocytic astrocytoma 'pilomyxoid variant' with spinal metastases. J Clin Neurosci, 2004, 11(6): 640-642.

32. Giannini C, Scheithauer BW, Burger PC. Pleomorphic xanthoastro-

cytoma：what do we really know about it? Cancer, 1999, 85(9)：2033-2045.

33. Berghoff AS, Preusser M. BRAF alterations in brain tumours：molecular pathology and therapeutic opportunities. Curr Opin Neurol, 2014, 27(6)：689-696.

34. Ida CM, Rodriguez FJ, Burger PC, et al. Pleomorphic xanthoastrocytoma：Natural History and Long-Term Follow-Up. Brain Pathol, 2015, 25(5)：576-586.

35. Moore W, Mathis D, Gargan L, et al. Pleomorphic xanthoastrocytoma of childhood：MR imaging and diffusion MR imaging features. AJNR Am J Neuroradiol, 2014, 35(11)：2192-2196.

36. Ostrom QT, Bauchet L, Davis FG, et al. The epidemiology of glioma in adults：a "state of the the science" review. Neuro Oncol, 2014, 16(7)：896-913.

37. Ostrom QT, Gittle H, Liao P, et al. CBTRUS statistical report：primary brain and central nervous system tumors diagnosed in the United States in 2007-2011. Neuro Oncol, 2014, 16：1-63.

38. Lai A, Kharbanda S, Pope WB, et al. Evidence for sequenced molecular evolution of IDH1 mutant glioblastoma from a distinct cell of origin. J Clin Oncol, 2011, 29(34)：4482-4490.

39. David N. Louis, Hiroko Ohgaki, Otmar D, et al. WHO classification of tumors of the central nervous system. 2008, p28-56, 4th edition. International Agency for Research on Cancer.

40. Louis D, Ohgaki H, Wiestler OD, et al. WHO Classification of Tumours of the Central Nervous System. 2016；revised 4th edition.

41. Capper D, Sahm F, Hartmann C, et al. Application of mutant IDH1 antibody to differentiate diffuse glioma from nonneoplastic central nervous system lesions and therapy-induced changes. Am J Surgpathol, 2010, 34(8)：1199-1204.

42. Ryall S, Tabori U, Hawkins C. A comprehensive review of paediatric low-grade diffuse glioma：pathology, molecular genetics and treatment. Brain Tumor Pathol, 2017, 34(2)：51-61.

43. Solomon DA, Wood DA, TihanT, et al. Diffuse midline Gliomas with Histone H3K27M Mutation：A Series of 47 Cases Assessing the Spectrum of Morphologic Variation and Associated Genetic Alterations. Brain Pathol, 2016, 26(5)：569-580.

44. Braunstein S, Raleigh D, Bindra R, et al. Pediatric high-grade glioma：current molecular landscape and therapeutic approaches. J Neurooncol, 2017, 134(3)：541-549.

45. Mar. Fangusaro J. Pediatric high grade glioma：a review and update on tumor clinical characteristics and biology. Front Oncol, 2012, 2：105.

46. Ostrom QT, Bauchet L, Davis FG, et al. The epidemiology of glioma in adults：a "state of the the science" review. Neuro Oncol, 2014, 16(7)：896-913.

47. Ostrom QT, Gittle H, Liao P, et al. CBTRUS statistical report：primary brain and central nervous system tumors diagnosed in the United States in 2007-2011. Neuro Oncol, 2014, 16：1-63.

48. Lai A, Kharbanda S, Pope WB, et al. Evidence for sequenced molecular evolution of IDH1 mutant glioblastoma from a distinct cell of origin. J Clin Oncol, 2011, 29(34)：4482-4490.

49. Kool M, Korshunov A, Remke M, et al. Molecular subgroups of medulloblastoma：an international meta-analysis of transcriptome, genetic aberrations, and clinical data of WNT, SHH, Group3, and Group4 medulloblastomas. Acta Neuropathol, 2012, 123(4)：473-484.

50. Ellison DW, Dalton J, Kocak M, et al. Medulloblastoma：Clinicopathological correlates of SHH, WNT, and non-SHH/WNT molecular subgroups. Acta Neuropathol, 2011, 121(3)：381-396.

51. Zhang ZY, Xu J, Ren Y, et al. Medulloblastoma in china：clinicopathogy correlates of SHH, WNT, and non-SHH/WNT molecular subgroups reveal different therapeutic responses to adjuvant chemotherapy. Plos One, 2014, 9(6)：e99490.

52. Gajjar A, Pfister SM, Taylor MD, et al. Molecular insights into pediatric brain tumors have the potential to transform therapy. Clin Cancer Res, 2014, 20(22)：5630-5640.

53. Parham DM, Weeks DA, Beckwith JB. The clinicopathologic spectrum of putative extrarenal rhabdoid tumors：an analysis of 42 cases with immunohistochemistry or electron microscopy. Am J Surg Path, 1994, 18：1010-1029.

54. Judkins AJ. Immunohistochemistry of INI1 expression：a new tool for old challenges in CNS and soft tissue pagthology. Adv Anat Pathol, 2007, 14：335-119.

55. Beigel JA. Molecular genetics of atypical teratoid/rhabdoid tumor. Neurosurg Focus, 2006, 20：E11.

56. Strother D, Atypical teratoid rhabdoid tumors of childhood：diagnosis, treatment and challenges. Expert Rev Anticancer Ther, 2005, 5：907-915.

57. Zuccaro G, Taratuto AL, Monges J. Intracranial neoplasams during the first year of life. Surg Neurol, 1986, 26(1)：29-36.

58. Boulagnon-Rombi C, Fleury C, Fichel C, et al. Immunohistochemical Approach to the Differential Diagnosis of Meningiomas and Their Mimics. J Neuropathol Exp Neurol, 2017, 76(4)：289-298.

59. Vaubel RA, Chen SG, Raleigh DR, et al. Meningiomas With Rhabdoid Features Lacking Other Histologic Features of Malignancy：A Study of 44 Cases and Review of the Literature. J Neuropathol Exp Neurol, 2016, 75(1)：44-52.

60. Rushing EJ, Olsen C, Mena H, et al. Central nervous system meningiomas in the first two decades of life：a clinicopathological analysis of 87 patients. J Neurosurg, 2005, 103(6 Suppl)：489-495.

61. Jung SM, Kuo TT. Immunoreactivity of CD10 and inhibin alpha in differentiating hemangioblastoma of central nervous system from metastatic clear cell renal cell carcinoma. Mod Pathol, 2005, 18(6)：788-794.

62. Lee JY, Dong SM, Park WS, et al. Loss of heterozygosity and somatic mutations of the VHL tumor suppressor gene in sporadic cerebellar hemangioblastomas. Cancer Res, 1998, 58(3)：504-508.

63. Trimble M, Caro J, Talalla A, et al. Secondary erythrocytosis due to a cerebellar hemangioblastoma：demonstration of erythropoietin mRNA in the tumor. Blood, 1991, 78(3)：599-601.

64. Miyagami M, Katayama Y. Long-term prognosis of hemangioblastomas of the central nervous system：clinical and immunohistochem-

ical study in relation to recurrence. Brain Tumor Pathol, 2004, 21（2）:75-82.

65. Thom M, Blumcke I, Aronica E. Long-term epilepsy-associated tumors. Brain Pathol, 2012, 22（3）:350-379.

66. Blumcke I, Aronica E, Urbach H, et al. A neuropathology-based approach to epilepsy surgery in brain tumors and proposal for a new terminology use for long-term epilepsy-associated brain tumor. Acta Neuropathol, 2014, 128（1）:39-54.

67. Rosemberg S, Vieira GS. Dysembryoplastic neuroepithelial tumor. An epidemioloical study from a single institution. Arq Neuropsiquiatr, 1998, 56（2）:232-236.

68. Stanescu Cosson R, Varlet P, Beuvon F, et al. Surgical outcomes and seizure control rates after resection of Dysembryoplastic neuro-epithelial tumors: CT, MR findings and imaging follow-up: a study of 53 cases. J Neuroradiol, 2001, 28（4）:230-240.

69. Rodriguez FJ, Perry A, Rosenblum MK, et al. Disseminated oligodendroglial-like leptomeningeal tumor of childhood: a distinctive clinicopathologic entity. Acta Neuropathol, 2012, 124（5）:627-641.

70. Aquilera D, Castellino RC, Janss A, et al. Clinical responses of patients with diffuse leptomeningeal glioneuronal tumors to chemotherapy. Childs Nerv Syst, 2018, 34（2）:329-334.

71. Dodgshun AJ, SantaCruz N, Hwang J, et al. Disseminated glioneuronal tumors occurring in childhood: treatment outcomes and BRAF alterations including V600E mutation. J Neurooncol, 2016, 128（2）:293-302.

72. Hassoun J, Soylemezoglu F, Gambarelli D, et al. Central neurocytoma: a synopsis of clinical and histological features. Brain Patho, 1993, 3（3）:297-306.

73. Han L, Niu H, Wang J, et al. Extraventricular neurocytoma pediatric populations: A case report and review of the literature. Oncol Lett, 2013, 6（5）:1397-1405.

74. Aganwal S, Sharma MC, Singh G, et al. Papillary glioneuronal tumor tumor-a rare entity: report of four cases and brief review of literature. Childs Nerv Syst, 2012, 28（11）:1897-1904.

75. Schlamann A, von Bueren AO, Hagel C, et al. An individual patient data meta-analysis on characteristics and outcome of patients with papillary glioneuronal tumor, rosette glioneuronal tumor tumor with neuropil-like islands and rosette forming glioneuronal tumor of the forth ventricle. PloS One, 2014, 9（7）:e101211.

76. Okada Y, Nishikawa R, Matsutani M, et al. Hypomethylated X chromosome gain and rare isochromosome 12p in diverse intracranial germ cell tumors. J Neuropathol Exp Neurol, 2002, 61:531-538.

77. Hattab EM, Zhang S, Wilson JD, et al. Chromosome 12p abnormalities in germinoma of the central nervous system: a FISH analysis of 23 cases. Brain Pathol, 2006, 16:S155.

78. Rickert CH, Simon R, Bergmann M, et al. Comparative genomic hybridization in pineal germ cell tumors. J Neuropathol Exp Neurol, 2000, 59:815-821.

79. Barthelmeß S, Geddert H, Boltze C, et al. Solitary fibrous tumors/hemangiopericytomas with different variants of the NAB2-STAT6 gene fusion are characterized by specific histomorphology and distinct clinicopathological features. Am J Pathol, 2014, 184（4）:1209-1218.

80. Fargen KM, Opalach KJ, Wakefield D, et al. The central nervous system solitary fibrous tumor: a review of clinical, imaging and pathologic findings among all reported cases from 1996 to 2010. Clin Neurol Neurosurg, 2011, 113（9）:703-710.

81. Edgar MA, Rosenblum MK. The differential diagnosis of central nervous system tumors: a critical examination of some recent immunohistochemical applications. Arch Pathol Lab Med, 2008, 132（3）:500-509.

82. Becher MW, Abel TW, Thompson RC, et al. Immunohistochemical analysis of metastatic neoplasms of the central nervous system. J Neuropathol Exp Neurol, 2006, 65（10）:935-944.

83. Bonfield CM, Sharma J, Dobson S. Pediatric intracranial abscesses. J Infect, 2015, 71 Suppl 1:S42-S46.

84. Lin YJ, Yang KY, Ho JT, et al. Nocardial brain abscess. J Clin Neurosci, 2010, 17（2）:250-253.

85. Gao Z, Parhar A, Gallant V, et al. A population-based study of tuberculosis case fatality in Canada: do Aboriginal peoples fare less well? Int J Tuberc Lung Dis, 2015, 19（7）:772-779.

86. Spanos JP, Hsu NJ, Jacobs M. Microglia are crucial regulators of neuro-immunity during central nervous system tuberculosis. Front Cell Neurosci, 2015, 9:182.

87. Jansen M, Corcoran D, Bermingham N, et al. The role of biopsy in the diagnosis of infections of the central nervous system. Ir Med J, 2010, 103（1）:6-8.

88. 付永娟, 朴月善, 卢德宏. 癫痫相关性局灶性皮质发育异常的病理学分类即研究进展. 中华神经科杂志, 2006, 39（3）, 204-205.

89. Blumcke I, Thom M, Aronica E, et al. The clinicalpathologic spectrum of focal cortical dysplasia: A consus classification proposed by an ad hoc Task Force of the ILAE Diagnostic Methods Commission. Epilepsia, 2011, 52（1）:158-174.

90. Petridis AK, Doukas A, Barth H, et al. Spinal cord compression caused by idiopathic intradural arachnoid cysts of the spine: review of the literature and illustrated case. Eur Spine J, 2010, 19:S124-S129.

91. Pradilla G, Jallo G. Arachnoid cysts: case series and review of the literature. Neurosurg Focus, 2007, 22（2）:E7.

92. North T, Cheong A, Steinbok P, et al. Trends in incidence and long-term outcomes of myelomeningocele in British Columbia. Childs Nerv Syst, 2018, 34（4）:717-724.

93. Adzick NS, Walsh DS. Myelomeningocele: prenatal diagnosis, pathophysiology and management. Semin Pediatr Surg, 2003, 12（3）:168-174.

94. Seki T, Yun J, Oh SP. Arterial endothelium-specific activin receptor-like kinase 1 expression suggests its role in arterialization and vascular remodeling. Circ Res, 2003, 93:682-689.

95. Hanjani SA, The genetics of cerebrovascular malformations. J Stroke Cerebrovasc Dis, 2002, 11:279-287.

# 第七章

消化道

## 第一节 肿瘤性疾病

### 一、幼年性息肉

**【定义】**

幼年性息肉(juvenile polyp),又称潴留性息肉(relention polyp),是儿童最常见的肠息肉类型,有明显水肿和炎性间质包绕胃肠腺体/隐窝形成息肉状突起,属良性错构瘤性息肉,幼年性息肉病综合征(juvenile polyposis syndrome):结直肠幼年性息肉≥5枚,结肠外幼年性息肉,或全胃肠道有幼年性息肉,或发现幼年性息肉并有幼年性息肉病家族史。为常染色体显性遗传性疾病,应与多发性幼年性息肉区分。

**【临床特点】**

**1. 发病率** 结直肠幼年性息肉的发病率占学龄前及学龄儿童的0.8%~2.0%,发病高峰在2~6岁,成人也不少见。"幼年性"是指息肉的组织学类型,而不是指息肉发生的年龄。传统上描述幼年性息肉为位于直肠、乙状结肠的单发性息肉,随着结肠镜的广泛应用,多发性幼年性息肉比例不断增高,乙状结肠近端的发病率也逐步增高。

**2. 症状** 幼年性息肉最常见的症状为间歇性无痛性便血,息肉自发脱落的发生率为4.5%,其他症状包括息肉脱垂、腹泻、便秘、黏液脓性便、腹痛、贫血、直肠脱垂、里急后重、腹部不适、肛门痛等。

**3. 实验室检查**

(1)血常规基本正常,少数病例可有血红蛋白减少。

(2)大便常规检查可有潜血阳性。

**4. 影像学特点** 气钡双重造影对高位息肉有诊断价值,注钡过程中可观察肠腔内充盈缺损阴影,排钡后注气可见充盈缺损部位有圆形钡环阴影。

**5. 治疗** 结直肠幼年性息肉首选结肠镜下息肉切除术。对于肠镜下无法切除的息肉或出现肠套叠等并发症

时,应选择外科手术治疗。也有人提出低位直肠幼年性息肉可行手法摘除术。

**6. 预后** 单发性幼年性息肉是良性病变,若无肿瘤改变,切除即可。文献报道少数有腺瘤变及癌变可能,因此仍应注意随访。多发性幼年性息肉复发的可能性较单发性高,应注意随访观察,尤其有3个或3个以上幼年性息肉或有幼年性息肉家族史的患者需长期随访。

**【病理学特点】**

**1. 肉眼观察** 幼年性息肉直径通常在0.5~3.0cm,为红色或暗红色的圆形或卵圆形肿块,表面红色颗粒状,偶呈分叶状,大部分有蒂,息肉切面可见大小不一的囊腔,腔内充满灰白色黏液或灰黄色脓性液体(图7-1-1-A、B),因此幼年性息肉也叫"潴留性息肉"。

**2. 镜下观察** 幼年性息肉表面常见肉芽组织覆盖的溃疡,伴炎性细胞浸润,息肉由分化成熟的腺管构成,腺体轻度到中度增生,腺上皮分化良好,富含杯状细胞,腺腔不同程度扩张,形成大小不一的囊腔。囊壁衬黏液柱状上皮,无异形性,囊内可充满黏液。腺体间为水肿的炎性间质(图7-1-1-C、D)。与Peutz-Jeghers息肉不同,幼年

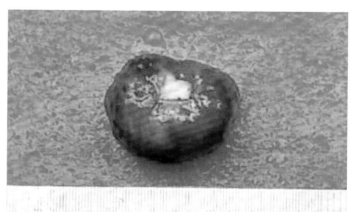

图7-1-1-A 息肉肉眼表现为红色或暗红色圆形或卵圆形肿块

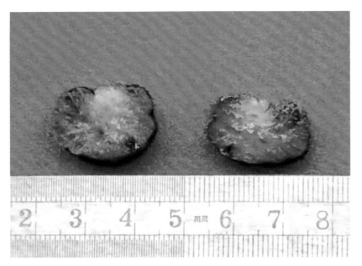

图 7-1-1-B 息肉切面可见大小不一的囊腔,腔内充满灰白色黏液或灰黄色脓性液体

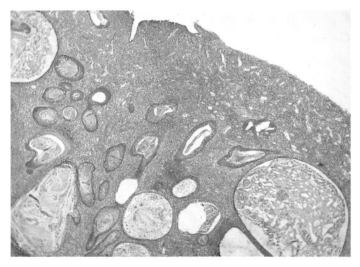

图 7-1-1-C HE×5 息肉表面常见肉芽组织,大量炎性细胞浸润

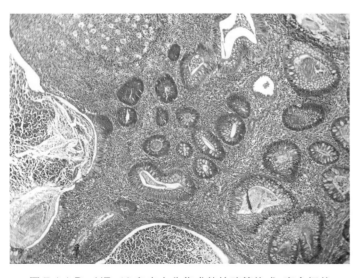

图 7-1-1-D HE×10 息肉由分化成熟的腺管构成,富含杯状细胞,腺腔不同程度扩张,形成大小不一的囊腔。囊壁衬黏液柱状上皮,囊内可充满黏液。腺体间为水肿的炎性间质

性息肉缺少分支状的平滑肌束。

**3. 分子遗传学特点** 目前尚无资料表明幼年性息肉发生与基因突变有关。幼年性息肉病的遗传缺陷来自 *SMAD4* 或 *BMPR1A* 基因灭活突变。

【鉴别诊断】

**1. PJ 息肉 ( Peutz-Jeghers polpsy )** 可伴有皮肤黏膜色素沉着,即称 Peutz-Jeghers 综合征。常见于儿童或青春期。镜下:由分化良好的腺上皮构成,但结构较紊乱,腺体排列较紧密,间质较少,炎症反应不明显,黏膜肌增生呈树枝状穿插于腺管之间为 PJ 息肉特征性表现。

**2. 家族性腺瘤性息肉 ( familial adenomatous polyposis )** 是常染色体显性遗传性疾病,表现为大肠弥漫散布多发性腺瘤。组织学上多数为管状腺瘤,伴有少数绒毛状腺瘤或管状绒毛状腺瘤,或伴有各种类型的息肉。低倍镜下黏膜可见很多微小腺瘤灶,可以是单腺凹或多腺凹腺瘤。

(武海燕)

## 二、PJ 息肉

【定义】

PJ 息肉 ( Peutz-Jeghers polpsy,PJP ) 实际上是 Peutz-Jeghers 综合征的一部分,该综合征是常染色体显性遗传性疾病,70% 以上的患者有 19p13.3 的 *STK11* 的突变。该综合征包括:胃肠道特征性的错构瘤样息肉 ( PJP ),口周和其他部位的色素斑,多部位 ( 胃肠道、乳腺、胰腺和生殖道 ) 发生恶性肿瘤的危险性增加。

【临床特点】

**1. 发病率** 约为 1/300 000～1/25 000。年龄:2/3 的患者在 20～30 岁确诊,也有首次发现 PJP 后才确诊的,其他患者 10 岁以前就确诊。

**2. 症状** Peutz-Jeghers 综合征的特征症状:包括皮肤黏膜色素沉积、胃肠道的错构瘤样息肉和多部位患恶性肿瘤的风险增加。

最常见的色素沉着部位是口腔和口周区域,90% 以上累及唇部,80% 的有颊黏膜受累,其他部位还有:嘴和鼻周围、手指、足底、眼睑等。色素沉着在婴儿时不易被发现,且随年龄的增长可减退。正确认识特征性色素沉积斑有利于诊断。

出血及贫血:出现该症状的中位年龄为 13 岁。因胃肠道息肉而引起的消化道出血,含便血 ( 结肠 PJP )、呕血 ( 胃和十二指肠的 PJP ),进而导致贫血。

腹痛:肠梗阻和肠套叠 ( 较大的 PJP 或成簇的 PJP )。直肠 PJP 可以脱垂。

多部位发生恶性肿瘤的风险增加:包括结肠癌、胰腺

癌、胃及小肠癌、乳腺癌、生殖道肿瘤等。

胃肠道外表现：PJP 可发生在膀胱、肾盂、鼻支气管树等部位，出现相应的症状。可出现骨骼异常：如畸形足、脊柱侧弯等。

临床诊断 PJ 综合征标准：①有 2 个或 2 个以上的小肠 PJ 息肉；②特征性的口周及其他部位皮肤黏膜色素沉着斑；③有 PJ 综合征家族史。

**3. 实验室检查** 患者反复出血可引起贫血。

**4. 影像学特点** 若息肉体积较大导致肠梗阻和肠套叠的发生，可见相应的影像学改变；纤维胃镜或结肠镜特点：可见孤立性或多发性胃肠道息肉，呈分叶状或菜花状外观。

**5. 治疗** 胃肠道 PJP 一般采取手术切除的方法治疗，尤其是 PJP 较大，而且出现胃肠道出血、肠梗阻、肠套叠和息肉脱垂或 PJP 的黏膜上皮发生恶性肿瘤。此外，若息肉较小、单发，也可行内窥镜下息肉摘除。对相应的情况进行筛查：包括色素沉着斑、性早熟（提示可能有卵巢或睾丸肿瘤）、消化道内窥镜检查（同时行内窥镜下息肉摘除术）、胰腺及乳腺影像学检查（包括超声检查）、盆腔影像学检查、血清 CA-125 检查，以及相应的遗传学检查等。

**6. 预后** 因 PJ 综合征患者恶性肿瘤的发生率明显增高，故对 PJ 综合征的患者应注意长期密切随访，并提倡多因素筛查和密切监测方案。

【病理学特点】

**1. 肉眼观察** PJP 发生的部位依次递减为：空肠、回肠、十二指肠、结肠和胃。其次是结肠和胃，还可发生于鼻腔、膀胱和肺，其中最典型的部位是小肠。PJP 可以是孤立的或多发的，常呈簇状息肉，外观呈分叶状或菜花样（图 7-1-2-A、B）。较大的息肉有蒂，较小者常无蒂。

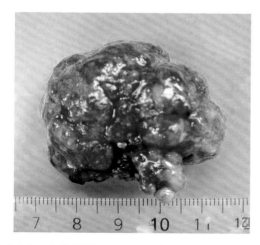

图 7-1-2-A　大体照片示回肠孤立性息肉，表面呈结节样，可见蒂

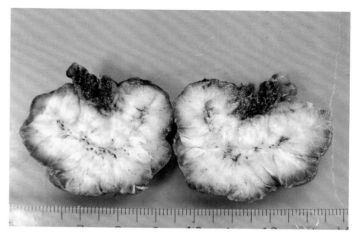

图 7-1-2-B　大体照片示肿物切面灰白色，实性，分叶状

**2. 镜下观察** 最典型的特征为一种错构瘤样息肉，最特征的变化是在息肉的中心可见分支状、杂乱无章排列的平滑肌束。平滑肌束周围的黏膜上皮可增生，黏膜上皮排列紊乱，可见单个的隐窝或腺体位于小叶内，周围环绕平滑肌组织。常可见增生的肠黏膜移位到肠壁深层，尤其是较大的息肉，易误诊为浸润性腺癌。息肉表面黏膜可形成糜烂及溃疡（图 7-1-2-C~F）。发生在胃和结肠的 PJP，中心的排列杂乱的平滑肌束不明显，常易与幼年性息肉混淆。

**3. 分子遗传学特点** 90% 的患者可检测到 *SKT11* 基因（位于 19p13.3）突变，也有学者认为是 *LKB1* 的突变。

【鉴别诊断】

**1. 幼年性息肉** 两者在大体上相似。但幼年性息肉表面黏膜的糜烂非常常见，镜下缺乏分支状的平滑肌束结构，但应注意发生在结肠的 PJP 的平滑肌束结构不明显，此时两者鉴别较困难。幼年性息肉的腺体和隐窝的

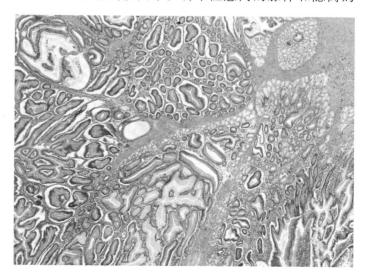

图 7-1-2-C　HE×4 示错构瘤样息肉，见分支状、杂乱无章排列的平滑肌束

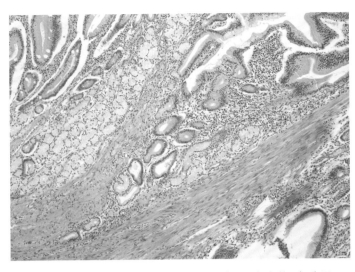

图 7-1-2-D　HE×10 示错构瘤样的息肉,见分支状、杂乱无章排列的平滑肌束

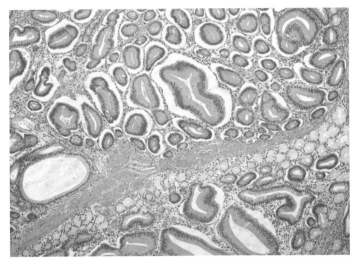

图 7-1-2-E　HE×10 示平滑肌束周围的黏膜上皮可增生,黏膜上皮排列紊乱

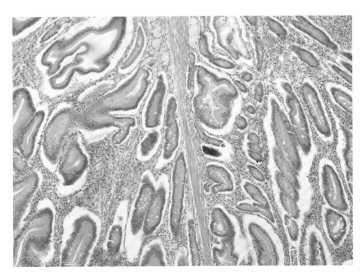

图 7-1-2-F　HE×10 示平滑肌束周围的黏膜上皮可增生,黏膜上皮排列紊乱

囊性扩张较明显,固有层明显水肿伴弥漫性的急慢性炎细胞浸润,在幼年性息肉综合征的患者可伴有不同的分子遗传学的异常,如 SMAD4 和 BMPR1A 的突变。

2. **黏膜脱垂性息肉**　主要和直肠发生的 PJP 相鉴别。脱垂性息肉倾向于发生在结肠,尤其是乙状结肠和直肠,患者常有便秘或大便较干燥史,镜下平滑肌成分不像 PJP 呈分支样排列。但直肠较大的脱垂性息肉有时两者很难鉴别,应检查小肠有无 PJP,以利于确诊。

(邹继珍)

### 三、家族性腺瘤性息肉病

#### 【定义】

家族性腺瘤性息肉病(familial adenomatous polyposis,FAP)是一种常染色体显性遗传病,是最常见的息肉病综合征,携带致病基因的家族成员发病时,结直肠上可生成大量的腺瘤性息肉(通常>100 个)。主要包括三种临床表型:典型 FAP、Gardner 综合征和 Turcot 综合征。

#### 【临床特点】

1. **发病率**　发病率为 1/8 000,儿童病例多有家族史,散发病例,中老年人常见。据统计,在儿童结直肠息肉中,腺瘤性息肉比例不足 1%,而息肉病综合征比例超过 50%。

2. **症状**　出现结直肠腺瘤和癌的相应症状,如便血、腹痛、腹泻等。此外,还与结肠外增生性病变或恶性肿瘤的发生相关,如胃十二指肠腺瘤、肾上腺腺瘤、肝母细胞瘤、甲状腺癌、脑肿瘤、骨瘤、皮样囊肿等。其中,FAP 家系出生的儿童若患有先天性视网膜色素上皮肥大症,是诊断 FAP 的特异性指标。

3. **实验室检查**　未见特异性改变。

4. **内窥镜检查**　FAP 患者,婴幼儿期,内镜下几乎未能发现有结肠腺瘤,大约在青春期时出现典型息肉,30 岁左右时,典型 FAP 的改变是结肠黏膜铺满成百上千的腺瘤,大多数无蒂、直径不超过 0.5cm,少数腺瘤体积增大、有蒂。腺瘤的数量与疾病严重程度及患者年龄有关。

5. **治疗**　手术加药物治疗。

儿童 FAP 患者,通常在青春期后,进行预防性全结肠切除术。择期手术前,推荐的筛查及监测方案为:10 岁前,每年进行血清 α-AFP 及腹部超声检查一次。10～20 岁期间,每年一次结肠镜检查,只要镜检看到结肠息肉,需同时进行上消化道侧视镜检查,根据需要每年一次甲状腺超声及相关抗体检查。20 岁以后,每年一次上、下消化道内镜检查,这种监测即使在结肠切除术后也不能停止。

6. **预后**　FAP 患者如果没有行全结肠切除术,40～

50 岁时发生结肠腺癌风险为 100%，少数患者 20 岁前亦可发生。

**【病理学特点】**

**1. 肉眼观察** 结肠黏膜无明显改变，或形成凹陷型、扁平型或息肉状腺瘤（图 7-1-3-A）。

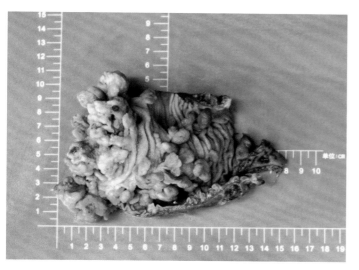

图 7-1-3-A 大体照片示结肠黏膜结节、息肉状突起

**2. 镜下观察** 早期改变是肉眼看似正常的结肠黏膜内，毗邻正常腺体、微灶状分布的、伴有轻度不典型增生的腺瘤样腺管，这些改变局限于单个或几个隐窝；进展期病变类似于散发的管状、管绒毛状或绒毛状腺瘤，并伴有不同程度非典型增生（图 7-1-3-B、C）。在儿童，浸润性结肠癌很少发生，据估算，小于 21 岁的 FAP 青少年结肠癌变风险约为 0.21%～7%。

诊断标准：满足下列三个条件的任意一条，就可以诊断 AFP。

（1）结直肠腺瘤超过 100 个；或小于 100 个的轻型

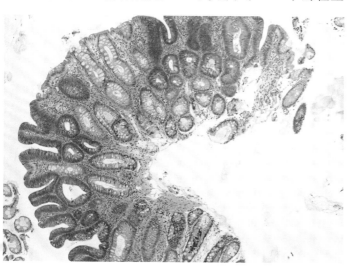

图 7-1-3-B HE×4 示结肠黏膜增生的腺瘤样腺管

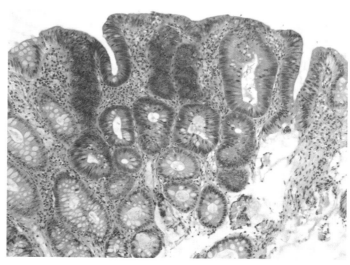

图 7-1-3-C HE×10 示结肠黏膜增生的腺瘤样腺管，局部见非典型增生

AFP。

（2）胚系 APC 突变。

（3）有 AFP 家族史病伴有下列肿瘤中任意 1 个肿瘤以上（骨瘤、表皮样囊肿，硬纤维瘤）。

**3. 免疫组化** 未见特异性标志。

**4. 超微结构特点** 未见特殊改变。

**5. 分子遗传学特点** FAP 是由位于 5 号染色体 q21-22 的 *APC* 基因发生等位基因失活及胚系突变所致，外显率接近 100%，多数患者有家族史，但是 10%～30% 没有遗传病史的病例为新突变所致。

**【鉴别诊断】**

**1. 多发性结肠腺瘤** 没有明确家族史，结肠腺瘤数目<100 个，组织学特征与 FAP 无明显差别。

**2. 增生性息肉病** 好发于老年人，有一定家族聚集性，但无明确相关基因缺陷，可出现增生性息肉、锯齿状息肉、锯齿状腺瘤或腺瘤性息肉。

**3. PJ 综合征** 也是一种常染色体显性遗传病，外显率不同，包括胃肠道错构瘤性息肉、黏膜及皮肤黑斑。胃肠道息肉具有特异性组织学特征，被覆上皮与发生部位的固有上皮一致，树枝状平滑肌将隐窝和上皮分割为长短不一状。

**4. 幼年性息肉病** 染色体显性遗传综合征，结肠多发性（超过 5 个）、有蒂、错构瘤性息肉，镜下见息肉有炎性间质及扩张的隐窝，多数息肉缺乏异型性。

（伏利兵）

## 四、朗格汉斯细胞组织细胞增生症

**【定义】**

胃肠道朗格汉斯细胞组织细胞增生症（Langerhans

cell histiocytosis of gastrointestinal）是朗格汉斯细胞肿瘤性增生性疾病。

【临床特点】

1. **发病率** 胃肠道朗格汉斯细胞组织细胞增生症形成包块性或肿块性病变少见，多为弥漫性病变，或多系统病变的一部分，以胃小肠、结肠受累多见；肝脏病变常常累及肝内或肝外胆管，与硬化性胆管炎类似。

2. **症状** 肝脾肿大、黄疸、腹水、肝功能异常。
胃 LCH 可伴补体缺陷或 X 连锁无丙种球蛋白血症。

3. **实验室检查** 黄疸、肝功能异常。

4. **影像学特点** ERCP 检查显示肝内和肝外胆管缩窄，呈大的串珠状，类似原发性硬化性胆管炎。

5. **治疗** 化疗。

6. **预后** 存活率达 80%。

【病理学特点】

1. **肉眼观察** 胃受累表现为多灶性息肉性病变。

2. **镜下观察** 肝脏 LCH 可分为弥漫性，局灶镜下浸润或结节状，肉芽肿性病变，胆管病变类似硬化性胆管炎等；门脉或胆管浸润，胆管坏死、胆管周围硬化，胆管减少，慢性胆汁淤积，胆汁性肝硬化；肝窦浸润，弥漫浸润，多灶性肿瘤样病变等。胃可表现为非干酪性巨细胞肉芽肿（图 7-1-4-A~J）。

3. **免疫组化** CD1a、S-100、Langerin 等阳性（图 7-1-4-K~N）。

4. **超微结构特点** 胞质可见 Birbecks 小体。

5. **分子遗传学特点** 瘤细胞可见 *BRAF* 基因突变。

【鉴别诊断】

1. **硬化性胆管炎** 儿童罕见，伴有炎性肠病，免疫组

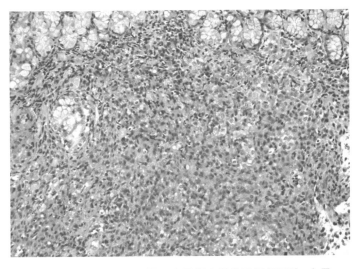
图 7-1-4-B　HE×10 示胃固有层见大量淋巴组织细胞，少量嗜酸细胞浸润

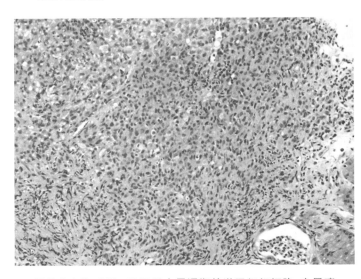
图 7-1-4-C　HE×10 示见大量浸润的淋巴组织细胞，少量嗜酸细胞及脓肿

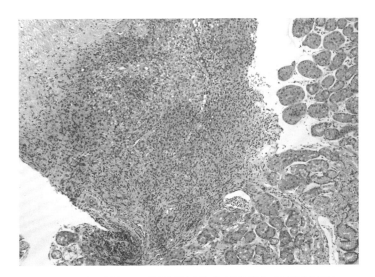
图 7-1-4-A　HE×4 示胃黏膜见结节状淋巴组织细胞浸润，见坏死

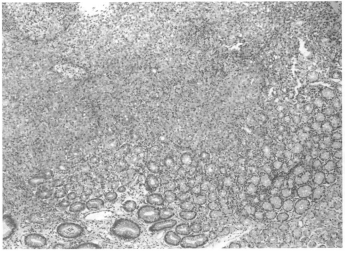
图 7-1-4-D　HE×4 示胃黏膜下结节状病变，大量组织细胞及嗜酸细胞

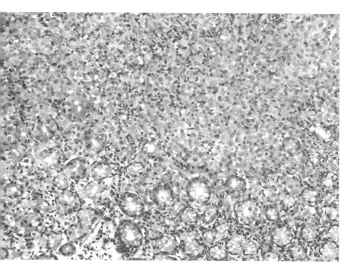

图 7-1-4-E　HE×10 示胃黏膜固有层大量组织及嗜酸细胞浸润

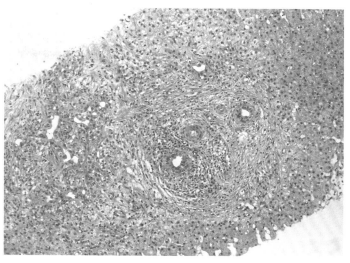

图 7-1-4-H　HE×4 示小胆管周围浸润的淋巴组织细胞，类似硬化性胆管炎改变

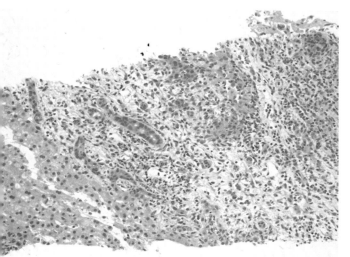

图 7-1-4-F　HE×4 示肝脏汇管区大量组织及嗜酸性细胞浸润

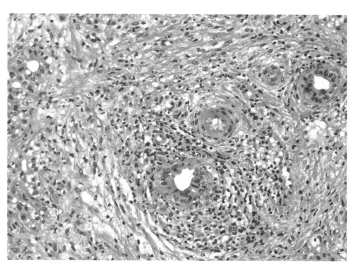

图 7-1-4-I　HE×10 示胆管周围浸润的淋巴组织细胞及嗜酸细胞

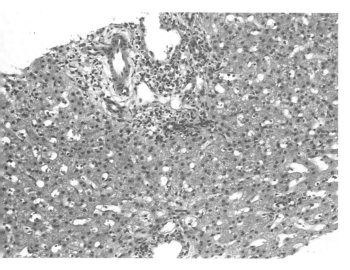

图 7-1-4-G　HE×4 示肝脏汇管区嗜酸及淋巴组织细胞浸润

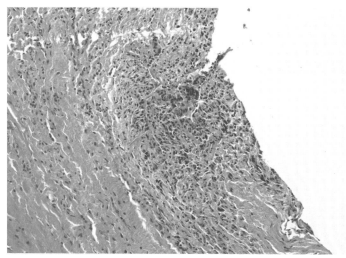

图 7-1-4-J　HE×10 示胆管周围浸润的组织细胞

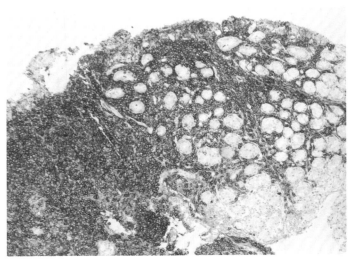

图 7-1-4-K IHC×10 示 CD1a 染色瘤细胞弥漫阳性

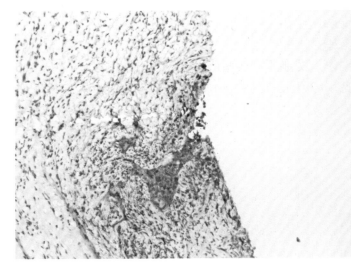

图 7-1-4-N IHC×10 示 S-100 染色,瘤细胞阳性

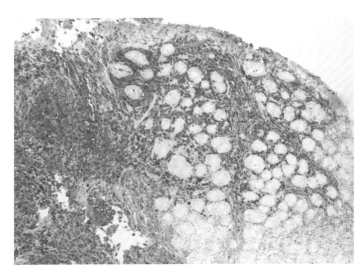

图 7-1-4-L IHC×10 示 S-100 染色瘤细胞弥漫阳性

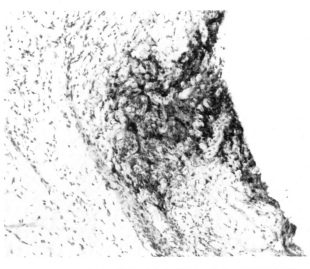

图 7-1-4-M IHC×10 示 CD1a 染色,瘤细胞阳性

织化学染色 CD1a 等阴性。

**2. 肝外胆道闭锁** 胆管造影缺乏肝外胆管和胆囊,胆管增生,小胆管内浓缩的胆汁,免疫组化 CD1a 阴性。

**3. 嗜酸性胃肠炎** 胃肠黏膜见嗜酸细胞浸润,免疫组化 CD1a 等阴性。

（何乐健）

## 五、促纤维组织增生性小圆细胞肿瘤

### 【定义】

促纤维组织增生性小圆细胞肿瘤(desmoplastic small round cell tumor,DSRCT)是由丰富的促纤维组织基质中包绕原始细胞、具有多表型分化特点的恶性间叶性肿瘤,好发儿童青少年的腹腔、网膜,可见特异性染色体 t(11;22)(p13;q12)易位。

### 【临床特点】

**1. 发病率** 少见,通常见于儿童及青少年,男孩多见。

**2. 症状** 腹痛、体重减轻,腹腔、肠道压迫或阻塞症状。

**3. 实验室检查** 未见特殊。

**4. 影像学特点** 腹腔内特别是肠系膜、网膜巨大或多结节实性肿物。

**5. 治疗** 手术切除肿物加化疗等综合治疗。

**6. 预后** 较差,常为致死性,局部复发率高,偶见转移。

### 【病理学特点】

**1. 肉眼观察** 肿物巨大,直径可超过 10cm,多结节或孤立性,切面:灰白、实性、均质,可见出血、坏死。

**2. 镜下观察** 巢状未分化小细胞伴有丰富的促纤维

组织增生的基质,基质富于纤维母细胞或肌纤维母细胞,可见疏松细胞外基质或胶原,黏液变性或玻璃样变;瘤细胞排列呈巢状、片状、小梁状、索状、器官样等;瘤细胞大小较一致、胞质稀少嗜酸,核仁不清楚,核深染,核分裂多见;可见上皮样细胞、局灶透明细胞、梭形细胞;局灶菊形团样结构、腺样、管样及乳头状结构(图 7-1-5-A ~ D)。

**3. 免疫组化** 多表型肿瘤,CK、EMA、Desmin、Vimentin 阳性,Myogenin、MyoD1 阴性,WT1、CD99 可局灶阳性(图 7-1-5-E ~ G)。

**4. 超微结构特点** 瘤细胞核旁可见中间丝,部分病例可见致密核心颗粒。

**5. 分子遗传学特点** 涉及 *EWSR1* 和 *WT1* 融合基因的染色体 t(11;22)(p13;q12)易位;偶尔有 *EWSR1-ERG* 和 *EWSR1-FLI1* 融合基因的病例。

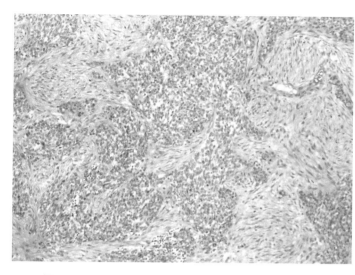

图 7-1-5-C　HE×10 示小圆细胞组成的瘤巢、纤维组织

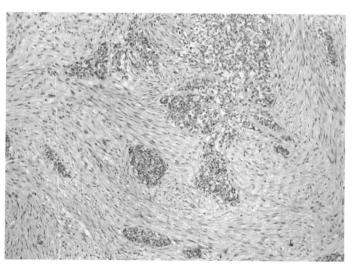

图 7-1-5-A　HE×4 显示大量纤维组织及巢状肿瘤组织

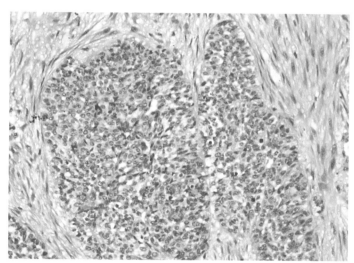

图 7-1-5-D　HE×20 示小圆细胞及核分裂

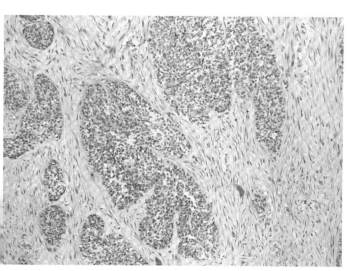

图 7-1-5-B　HE×10 显示大量纤维组织及巢状肿瘤组织

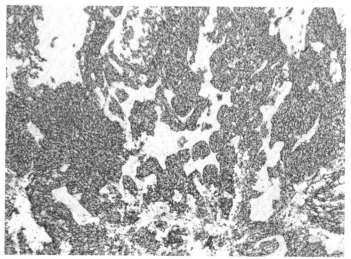

图 7-1-5-E　IHC×10 示瘤细胞 CK 染色阳性

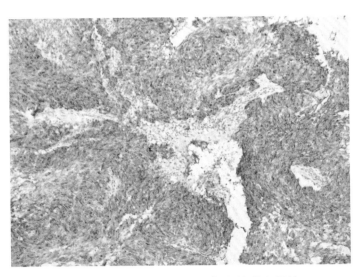

图 7-1-5-F IHC×10 示瘤细胞 EMA 染色阳性

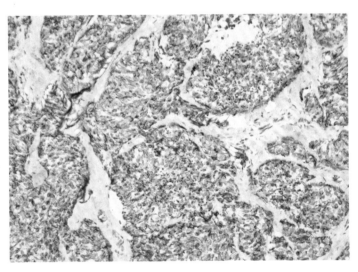

图 7-1-5-G IHC×10 示瘤细胞 Desmin 染色阳性

**【鉴别诊断】**

1. **外周原始神经外胚层瘤** 小圆细胞,缺乏明显纤维组织增生,免疫组化染色:Desmin、CK、EMA 阴性,CD99 细胞膜弥漫阳性,FISH 检查 *EWSR1* 易位。

2. **腺泡状横纹肌肉瘤** 纤维间隔分隔瘤细胞,缺乏明显的纤维组织增生,可见多核巨细胞,免疫组化:Desmin、Myogenin 阳性,FISH 检查可见 *FOXO1* 基因异常。

3. **恶性淋巴瘤** 瘤细胞排列松散,很少见纤维组织增生,免疫组化:LCA、CD3、CD20、CD43 等阳性,CK、Desmin 等常阴性。

4. **神经母细胞瘤** 多见于 5 岁以下的儿童,小圆细胞,免疫组化:TH 阳性,Desmin、CK 阴性。

（何乐健）

## 六、胃肠间质瘤

**【定义】**

胃肠间质瘤(gastrointestinal stromal tumor,GIST)是指 CD117 阳性或 *KIT* 或 *PDGFRA* 基因突变的间叶性肿瘤,肿瘤起源于胃肠道 Cajal 间质细胞或起搏细胞,通常发生于胃肠道,组织学具有梭形细胞、上皮样或多形性等特点。家族性病例与 KIT 基因突变有关;神经纤维瘤Ⅰ型与 *KIT* 基因产物和 *NF1* 基因产物相互作用的结果;Carney 三联征:胃 GIST,副神经瘤和肺软骨瘤。

**【临床特点】**

1. **发病率** 少见,成人多见,儿童仅占 GIST 的 1%,女孩多见;胃最常见,其他依次为空肠、回肠、十二指肠、结直肠、食管和阑尾,肠系膜、腹膜后、网膜罕见。

2. **症状** 最常见是胃肠出血,其他症状有胃肠梗阻、腹痛,或偶然发现的肿物。

3. **实验室检查** 未见特殊。如胃肠出血明显,可有贫血。

4. **影像学特点** 腹部平片,大的肿物可使肠襻移位或纵隔增宽,钡灌肠显示肠息肉样肿物,内窥镜超声小于 2cm 的肿瘤价值较大。CT 检查有助于肿瘤诊断及分期。MRI 可确定肿瘤起源及肿瘤与邻近组织及大血管的关系(图 7-1-6-A)。

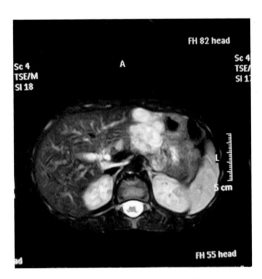

图 7-1-6-A CT 示胃小弯肿物

5. **治疗** 手术切除肿物,药物包括靶向药物治疗。靶向药物如格列卫等对儿童琥珀酸脱氢酶缺乏病例并非有效。

6. **预后** 20%～25% 胃 GIST 为恶性,40%～50% 小肠 GIST 为恶性。成人胃 GIST:肿瘤小于 5cm,核分裂小于 5/50HPF 的病例为预后好的肿瘤,而儿童并不适合此标准,特别是琥珀酸脱氢酶缺乏的病例。儿童病例临床多为惰性,可见远期转移病例,儿童先天性 GIST 预后较好。

**【病理学特点】**

1. **肉眼观察** 肿瘤直径 1. 5 ~ 24cm,平均 5. 6cm,多数肿瘤界限清楚,有时为多结节状,23% ~ 81% 为多灶性病变,切面常为鱼肉状,可见出血、坏死带状分隔(图 7-1-6-B ~ D)。

2. **镜下观察** 梭形细胞或上皮样细胞排列呈分叶状,核多形性少见,某些病例可见多核巨细胞,偶尔可见肿瘤去分化区域;胞质嗜酸性、空泡状,炎细胞浸润较少,血管不丰富,可见黏液或黏液软骨背景,偶尔肿瘤可浸润黏膜,肿瘤坏死少见。

儿童琥珀酸脱氢酶(SDH)缺乏病例,半数见淋巴血管浸润,10% 可见淋巴结转移,上皮样型多见且细胞密集,核分裂数不等,缺乏 KIT 或 PDGFRA 基因突变(图 7-1-6-E ~ N)。

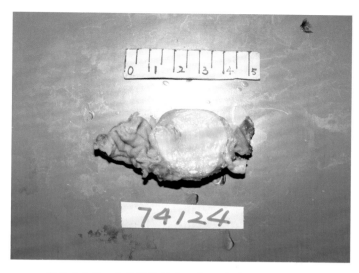

图 7-1-6-D 大体照片示十二指肠壁肿物,实性、界清

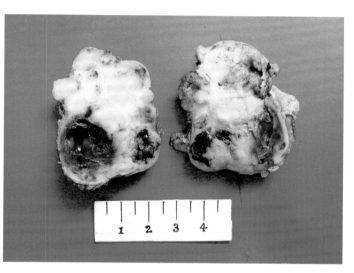

图 7-1-6-B 大体照片示上图肿物切除后,多结节,界清肿物,有出血、坏死,囊性变

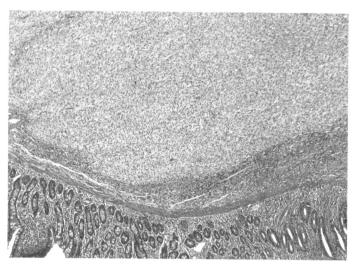

图 7-1-6-E HE×4 示小肠黏膜下肿瘤,瘤细胞呈短梭形

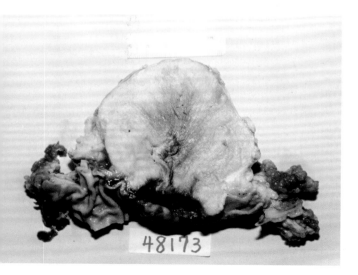

图 7-1-6-C 大体照片显示胃壁多结节性肿物

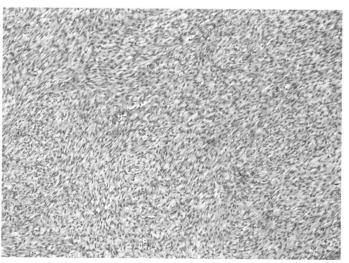

图 7-1-6-F HE×10 示瘤细胞呈梭形、细胞密集

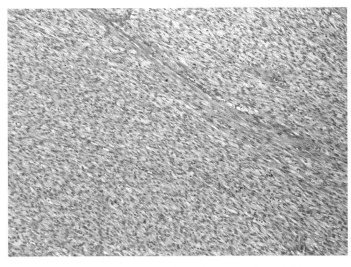

图 7-1-6-G　HE×10 示梭形瘤细胞像平滑肌瘤样

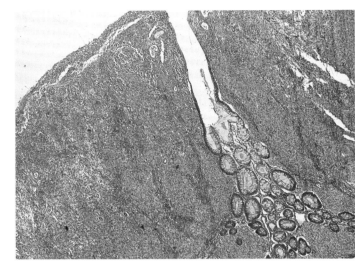

图 7-1-6-J　HE×4 示瘤细胞累及结肠黏膜

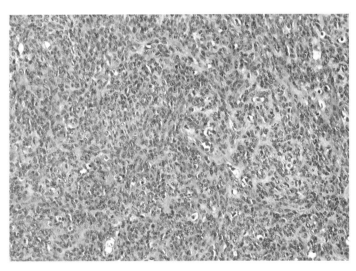

图 7-1-6-H　HE×10 示短梭形瘤细胞,排列密集

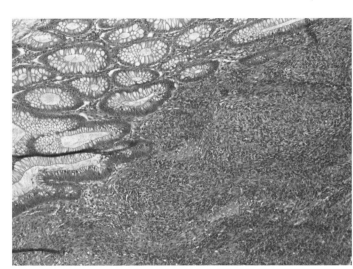

图 7-1-6-K　HE×10 示梭形瘤细胞浸润结肠黏膜

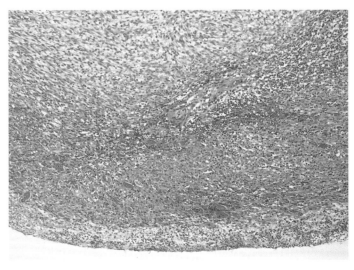

图 7-1-6-I　HE×4 示瘤细胞局部坏死

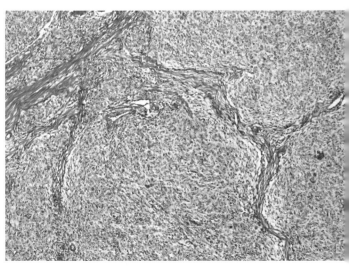

图 7-1-6-L　HE×4 示肿瘤呈结节状

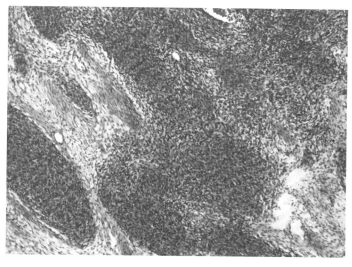

图 7-1-6-M HE×10 示肿瘤呈多结节状

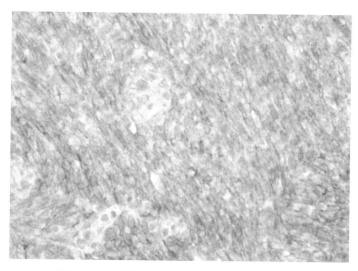

图 7-1-6-O IHC×10 示 DOG1 染色,瘤细胞阳性

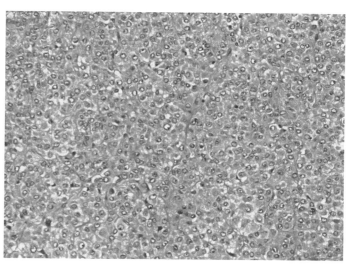

图 7-1-6-N HE×10 示瘤细胞呈上皮样

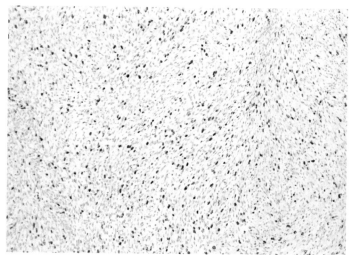

图 7-1-6-P IHC×10 示 Ki-67 染色,少数瘤细胞阳性

3. **免疫组化** CD117、DOG1、PDGFR、CD34、S-100 阳性(图 7-1-6-O ~ Z)。

4. **超微结构特点** Cajal 细胞或起搏细胞特点。

5. **分子遗传学特点** 90%的成人 GIST 可见染色体 4q12 上 *KIT* 或 *PDGFR* 基因突变,儿童 GIST 仅为 15%,且 多为较大儿童及青少年患者。而儿童病例则多与肿瘤特 异性琥珀酸脱氢酶复合物功能缺失有关。

【鉴别诊断】

1. **孤立性纤维性肿瘤** 胃肠道罕见,组织形态为梭 形细胞,血管周细胞样排列,免疫组化:CD34 阳性、CD117 阴性,未见 *KIT* 基因突变。

2. **神经鞘瘤** 常见胃固有层,病变内见淋巴浆细胞浸 润,免疫组化:S-100 阳性,CD117 阴性,未见 *KIT* 基因突变。

3. **平滑肌瘤** 食管多见,免疫组化:SMA、Desmin 阳

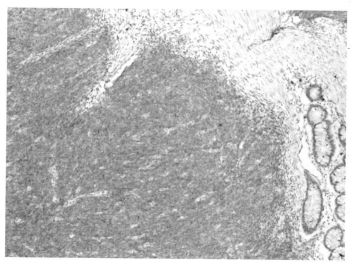

图 7-1-6-Q IHC×10 示 CD117 染色,瘤细胞阳性

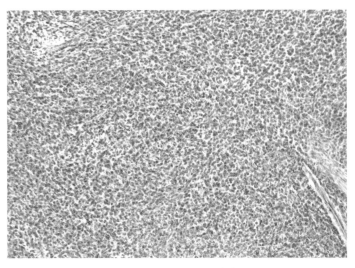

图 7-1-6-R IHC×10 示 PDGFR 染色,瘤细胞阳性

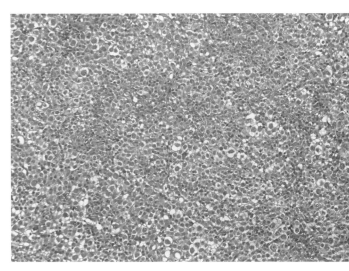

图 7-1-6-U HE×10 示上皮样瘤细胞,密集排列

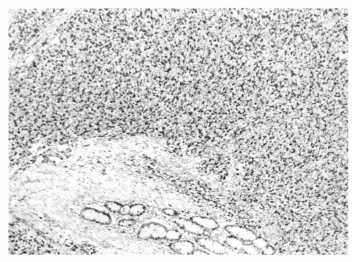

图 7-1-6-S IHC×10 示 Ki-67 染色,大量瘤细胞阳性

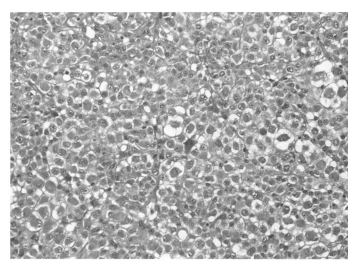

图 7-1-6-V HE×20 示上皮样瘤细胞,胞质丰富嗜酸性

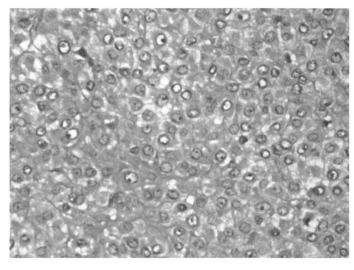

图 7-1-6-T HE×20 示瘤细胞呈上皮样

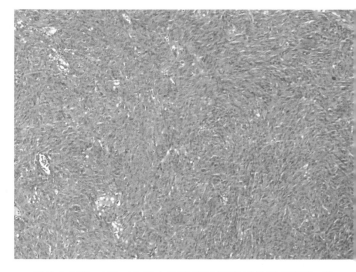

图 7-1-6-W HE×10 示上图肿瘤局部可见梭形瘤细胞,排列呈轮辐状

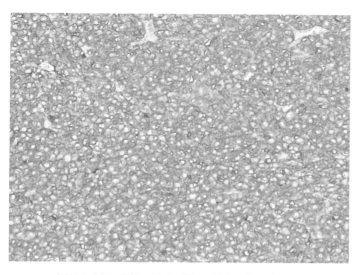

图 7-1-6-X　IHC×10 示 CD34 染色,瘤细胞阳性

图 7-1-6-Y　IHC×10 示 DOG1 染色,瘤细胞阳性

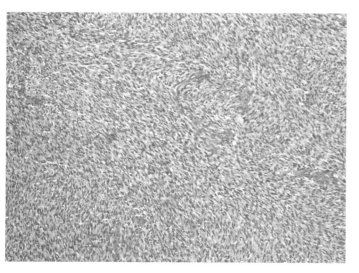

图 7-1-6-Z　HE×10 示瘤细胞呈梭形,像平滑肌瘤

性,CD117 阴性,未见 *KIT* 基因突变。

4. **平滑肌肉瘤**　瘤细胞异型性明显,免疫组化:SMA、Desmin 阳性,CD117 阴性,未见 *KIT* 基因突变。

(何乐健)

## 七、孤立性肠纤维瘤病

### 【定义】

孤立性肠纤维瘤病(solitary intestinal fibromatosis,SIF)是一种发生于新生儿和婴幼儿期肠道、非常罕见的肿瘤,引起新生儿肠梗阻或穿孔。节段性切除病变预后良好。

### 【临床特点】

1. **发病率**　SIF 非常罕见,1965 年由 Kaufmann 和 Stout 首次报道,迄今只有十几例报道,均发生于新生儿期和婴儿期,最大者 17 个月。

2. **症状**　生后即发生腹胀、呕吐等上消化道梗阻症状,肠穿孔可引起气腹、急腹症。

3. **实验室检查**　无特殊。

4. **影像学特点**　腹平片可显示梗阻近端肠袢扩张,见多个液平面。如肠管穿孔则出现气腹征。

5. **治疗**　SIF 的治疗以切除病变肠管为主。

6. **预后**　预后良好,切除病变后无复发。

### 【病理学特点】

1. **肉眼观察**　肿块侵犯十二指肠、空肠、回肠和结肠,起源于肠壁,可环周生长使肠壁增厚、肠腔狭窄,可形成结节性肿块,凸向肠腔。病变可累及肠壁全层,从黏膜层、黏膜下层、肌层至浆膜层,个别病例累及局灶肠系膜,肠黏膜可局灶溃疡形成。累及肠管节段长度不一,通常不形成巨块,切面灰红,实性(图 7-1-7-A)。

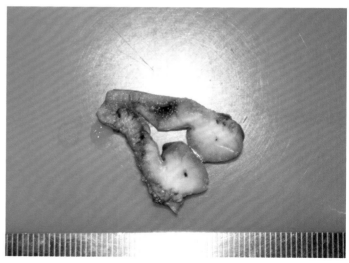

图 7-1-7-A　大体肠壁见一质硬结节,阻塞肠腔

2. **镜下观察** 肿瘤由梭形细胞增生组成,通常浸润自黏膜固有层、黏膜肌、黏膜下层、肌层到浆膜层(图7-1-7-B、C)。肿瘤细胞疏密不均,密集区细胞梭形、编织状,胶原稀少,疏松区细胞稀疏,梭形或星芒状(图7-1-7-D~F)。梭形细胞大小一致,胞质嗜酸性,核圆形、卵圆形、深染。核分裂不见或少见。间质血管纤维网状。黏膜可形成溃疡,但无坏死,伴急性或慢性炎性细胞浸润。肠壁可见纤维组织增生,小钙化灶形成。

3. **免疫组化** 肿瘤细胞弥漫阳性表达 Vimentin, CD34、Desmin、SMA、S-100、CD117 均阴性(图7-1-7-G~J)。

【鉴别诊断】

1. **先天性纤维肉瘤** 多发生于四肢表浅或深部软组织,内脏发生罕见。瘤细胞异形明显,呈鱼骨样束状排

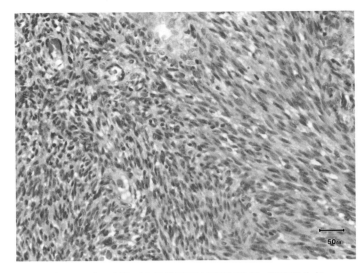

图 7-1-7-D HE×10 示梭形肿瘤细胞密集、编织状生长

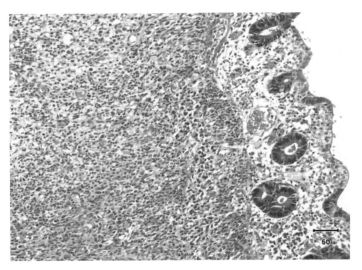

图 7-1-7-B HE×4 示小肠黏膜层、黏膜下大量梭形肿瘤细胞弥漫增生

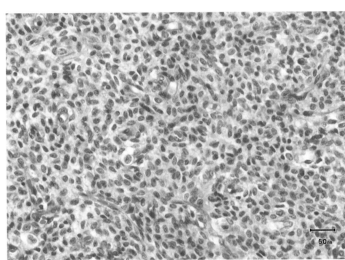

图 7-1-7-E HE×10 示部分区域肿瘤细胞卵圆形,弥漫成片生长

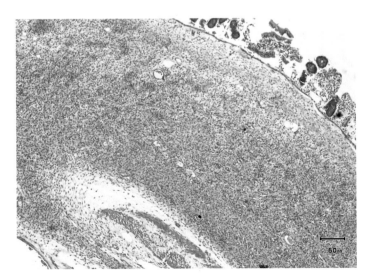

图 7-1-7-C HE×4 示肿瘤细胞浸润性生长,破坏肌层

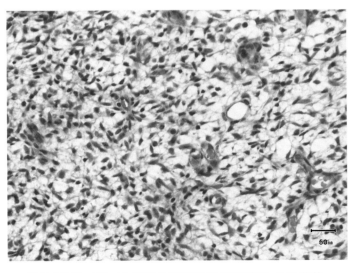

图 7-1-7-F HE×10 示部分区域肿瘤细胞稀疏,呈星芒状,间质血管纤细,网状

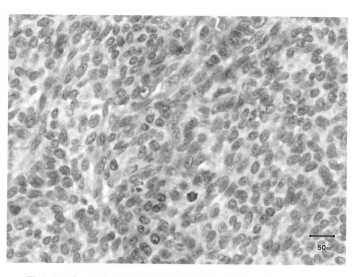

图 7-1-7-G HE×20 示细胞质淡粉染,胞界不清,细胞核卵圆形,无明显异型性,偶见核分裂象

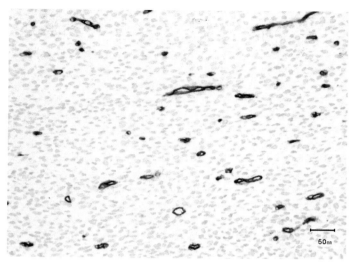

图 7-1-7-J IHC×10 示 CD34 染色瘤细胞阴性

列,可见大片坏死,核分裂活性高。存在特异性 t(12;15)(p13;q25)染色体异位,产生融合基因 *ETV6-NTRK3*,可作为鉴别诊断依据。

**2. 肌纤维瘤病** 多发性肌纤维瘤病多见于头颈软组织,可累及骨、肺、心、胃肠道。表现为双相结构,病灶外围由平滑肌样细胞组成,主要由原始间叶细胞组成,富含血管,呈血管外皮瘤样结构。瘤细胞除表达 Vimentin,也表达肌源性标记,如 actin、SMA、h-caldesmon。

**3. 平滑肌肉瘤** 瘤细胞异型明显,核分裂活跃,表达肌源性标记。

**4. 胃肠道间质肿瘤(GISTs)** 梭形细胞肿瘤形态多样,可呈上皮样。免疫组化大部分表达 CD117、CD34,对于 CD117 阴性的 GISTs 表达 DOG1。

(王凤华)

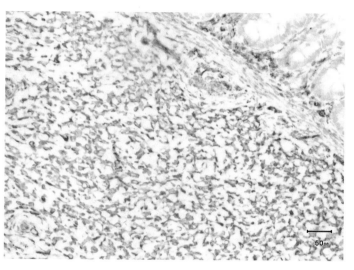

图 7-1-7-H IHC×10 示 Vimentin 染色瘤细胞阳性

## 八、儿童消化道非霍奇金淋巴瘤

### 【定义】

儿童原发性消化道非霍奇金淋巴瘤(primary gastrointestinal non-Hodgkin's lymphoma,PGI-NHL)是指发生于儿童消化道黏膜固有层、黏膜下淋巴组织的非霍奇金淋巴瘤,可侵及肠组织全层和周围淋巴结,不包括白血病和全身淋巴瘤对消化道侵犯。其中伯基特淋巴瘤(Burkitt lymphoma,BL)约占消化道淋巴瘤的 52.8%,弥漫大 B 细胞淋巴瘤(diffuse large B cell lymphoma,DLBCL)约占 23%,黏膜相关淋巴组织结外边缘区 B 细胞淋巴瘤(extranodal marginal zone lymphoma of mucosa-associated lymphoid tissue,MALT lymphoma)约占 2.3%,儿童型滤泡淋巴瘤(pediatric-type follicular lymphoma,PFL)约占 0.8%,间变型大细胞淋巴瘤(anaplastic large cell lymphoma,ALCL)约占

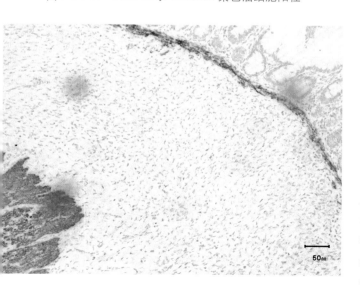

图 7-1-7-I IHC×10 示 Desmin 染色阴性

0.8%,外周 T 细胞淋巴瘤(peripheral T-cell lymphoma, un-specified,U-PTL)约占 0.4%,其他未分类的非霍奇金淋巴瘤约占 18.2%。

【临床特点】

1. 发病率 儿童原发性消化道非霍奇金淋巴瘤非常罕见,约占儿童恶性肿瘤的 1.2%,每年的发病率约 0.199/10 000。年龄 0.4~18 岁,平均年龄 5 岁。44% 小于 10 岁,56% 大于 10 岁。男女比例 1.8~7:1,男性较多。

2. 症状 消化道症状有腹痛、腹胀、恶心、呕吐、便秘、腹泻、便血、肠梗阻、吐血等;全身症状有不明原因的发热(38℃以上)>3 天;6 个月内不明原因的体重减轻 10% 以上盗汗等。发病部位以小肠(54.7%)、结肠(32.8%)、胃(9.4%)、直肠/肛门(1.5%)、其他部位(1.5%)。

3. 实验室检查 血清 LDH>500U/L,预后较差;中枢神经和骨髓侵犯是影响预后的因素。

4. 影像学特点 CT 扫描可提示消化道梗阻、息肉、狭窄;病变范围以及与周围组织的关系,也可以显示胃周围及肠系膜淋巴结、腹膜后淋巴结肿大转移情况。累及腹膜时可导致腹腔积液或腹膜增厚,甚至可穿透肠壁侵犯邻近器官而形成瘘管。

超声检查:在评价肿瘤浸润范围、临床分期和治疗后随访具有重要的意义。

5. 治疗 手术切除肿物加化疗仍然是目前主要的治疗方法;如果发生穿孔、胃肠梗阻,应积极进行外科治疗。

6. 预后 儿童 PGI-NHL 5 年 OS 和 10 年 OS 分别为 84%、83%,胃预后最差,直肠/肛门最好,其次小肠 5 年 OS 和 10 年 OS 分别为 87%、86%;大肠为 83%,年龄>10 岁儿童弥漫性浸润预后最差。

【病理学特点】

1. 肉眼观察 常有消化道管壁增厚,或形成黏膜溃疡、息肉、肠腔狭窄、穿孔,相应肠管区域淋巴结可肿大(图 7-1-8-A、B)。

2. 镜下观察

(1) 伯基特淋巴瘤:肿瘤细胞弥漫侵袭性生长,铺砖样,常常浸润肠组织全层及附近肠系膜淋巴结。肿瘤细胞中等大小,单一性,核圆形,染色质粗,核仁明显 1~4 个,胞质嗜碱性,空泡状,核分裂多见。可见明显"星空现象",巨噬细胞中常常可见吞噬的细胞碎片,很少的反应性 T 细胞,坏死常见(图 7-1-8-C~E)。

(2) 弥漫大 B 细胞淋巴瘤:肿瘤细胞呈弥漫侵袭性生长,常浸润肠组织黏膜层和肌层或全层。肿瘤细胞以中心母细胞型细胞多见:中等大小淋巴细胞,圆形、卵圆

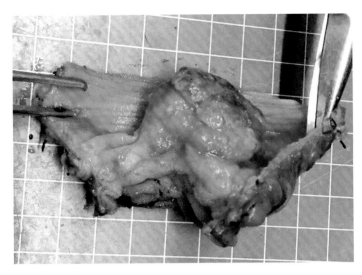

图 7-1-8-A 大体检查示肿瘤呈息肉样生长

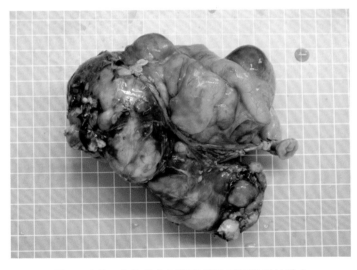

图 7-1-8-B 大体检查示肠组织及周围淋巴结肿大

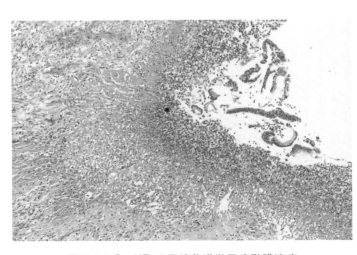

图 7-1-8-C HE×4 示消化道淋巴瘤黏膜溃疡

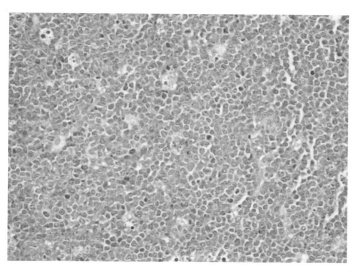

图 7-1-8-D　HE×20 示 BL 中等大小均匀一致的肿瘤细胞弥漫性生长

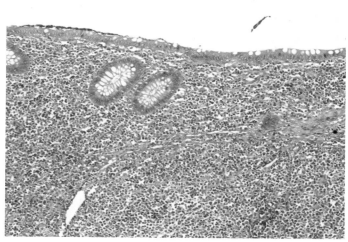

图 7-1-8-F　HE×10 示肿瘤细胞侵及肠组织黏膜固有层

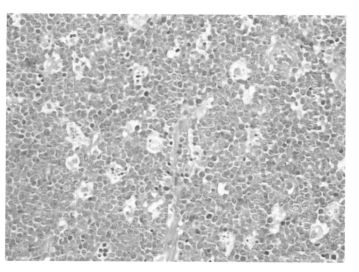

图 7-1-8-E　HE×20 示 BLBL 中等大小均匀一致的肿瘤细胞弥漫性生长,可见"星空"现象

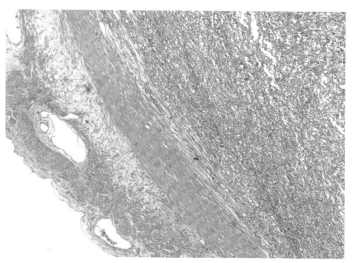

图 7-1-8-G　HE×10 示 DLBCL 肿瘤细胞浸润肠壁浅肌层

形、泡状核,染色质细,2~4 个核仁靠近核膜;少数免疫母细胞型:90%细胞为免疫母细胞,细胞大,单个中位核仁,胞质丰富;间变型(ALK 阳性的 DLBCL)等其他类型较少见(图 7-1-8-F~I)。

（3）黏膜相关淋巴组织结外边缘区 B 细胞淋巴瘤:肿瘤细胞浸润在淋巴滤泡周围,边缘区扩大,融合,或侵蚀植入淋巴滤泡,并可扩增到滤泡间区。肿瘤细胞中等大小、细胞核轻微不规则,核仁不清,胞质丰富,淡染,可出现单核样细胞。可见少量转化的中心母细胞和免疫母细胞,当转化的大细胞形成实性或片区时,则应诊断为弥漫大 B 细胞淋巴瘤伴有 MALT。1/3 可出现浆细胞分化。消化道上皮和腺体可被肿瘤细胞侵蚀破坏形成淋巴上皮病变(图 7-1-8-J)。

（4）儿童型滤泡淋巴瘤:增生的大而不规则的淋巴

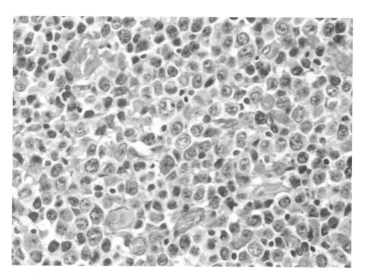

图 7-1-8-H　HE×40 示 DLBCL 肿瘤细胞中等大小,染色质细,靠近核膜

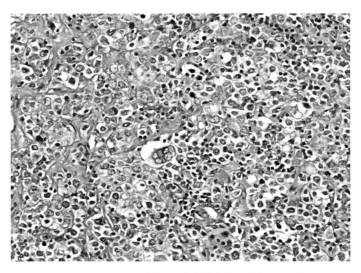

图 7-1-8-I HE×40 示肿瘤细胞中等大小,染色质细,靠近核膜,可见多核巨细胞

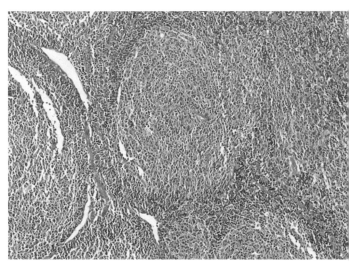

图 7-1-8-K HE×10 示 PFL 增生的淋巴滤泡套区变薄,明暗区消失

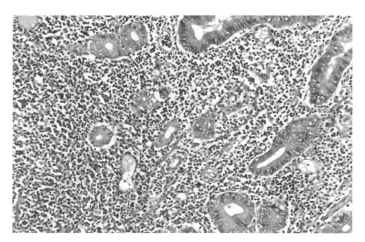

图 7-1-8-J HE×10 示 MALT lymphoma 伴淋巴上皮病变

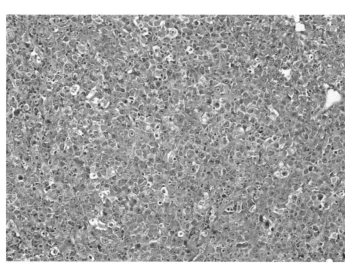

图 7-1-8-L HE×20 示 ALCL 异形增生的肿瘤细胞

滤泡,大部分滤泡有显著变薄的套区,灶性区域套区完全消失。整个生发中心无明显明区和暗区之分,有显著的"星空"现象。高倍镜下可见生发中心由中心细胞和中心母细胞组织,并见散在的巨噬细胞和双核滤泡树突细胞(follicular dendritic cells,FDCs)。中心细胞中等大,核呈多角形、扭曲形或有分裂,核仁不明显,中心母细胞中等偏大,有空泡状染色质和多个不显著的核仁,计数大于15/HPF。生发中心核分裂很多,可见散在分布的吞噬凋亡小体的巨噬易染体细胞,从而呈现显著的"星空"现象(图 7-1-8-K)。

(5)间变型大细胞淋巴瘤:肿瘤细胞呈弥漫侵袭性生长,细胞异型明显,从小细胞到大细胞均可见到,细胞核呈马蹄铁或肾形,常伴核旁嗜酸性区域,可见多核、双核巨细胞类似 R-S 细胞。细胞质丰富,嗜碱性或酸性(图 7-1-8-L)。

外周 T 细胞淋巴瘤,非特殊型:肿瘤细胞中至大细胞,细胞核形态不规则,常成分叶核、扭曲核、圆形核,核仁明显,核分裂多;胞质淡染或透明。常伴有炎性背景,可见小淋巴细胞、嗜酸性粒细胞和浆细胞;肿瘤细胞可侵蚀肠上皮及腺上皮形成淋巴上皮病变。常出现坏死(图7-1-8-M)。

3. 免疫组化

(1)伯基特淋巴瘤:表达 B 细胞相关抗原有 CD20、CD79a、PAX-5、CD19、CD22,高表达 CD10、Bcl-6, Ki-67 > 90%,接近 100%;不表达 Bcl-2、CD44、CD138、TdT。MUM1 23%阳性表达。EBER 30%阳性(图 7-1-8-N~Q)。

(2)弥漫大 B 细胞淋巴瘤:表达 B 细胞相关抗原:CD20、CD79a、PAX-5;生发中心标记:CD10 和 Bcl-6;活化B 细胞标记:MUM1(33.3%)、Bcl-2(30%~60%)(图 7-1-8-R)、FOXP1(33.3%)、GCET1(66.7%);Ki-67 50% ~

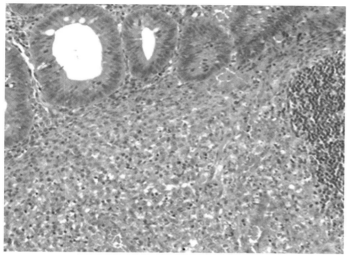

图 7-1-8-M　HE×10 示 U-PTL 肿瘤细胞侵及肠组织黏膜层

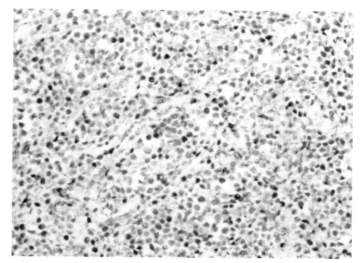

图 7-1-8-P　IHC×10 示 BL Bcl-6 染色阳性

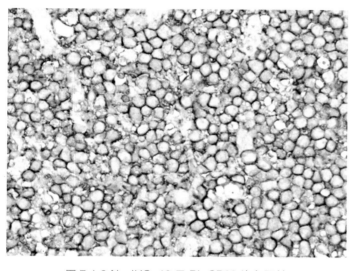

图 7-1-8-N　IHC×10 示 BL CD20 染色阳性

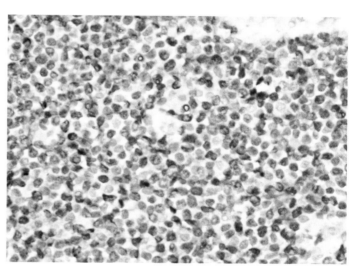

图 7-1-8-Q　IHC×10 示 BL Ki-67 染色,>95%瘤细胞核染色阳性

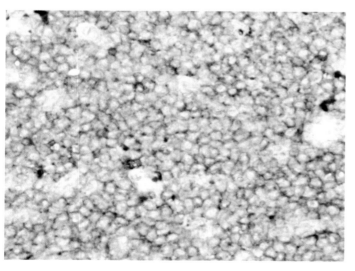

图 7-1-8-O　IHC×10 示 BL 瘤细胞 CD10 染色阳性

图 7-1-8-R　IHC×10 示 DLBCL Bcl-2 染色瘤细胞弥漫阳性

70%。TCL1 表达与 $c$-$myc$ 基因的重排、Ki-67 有关，$c$-$myc$ 基因的重排的 80% 表达 TCL1，Ki-67 增殖指数 85%，而 $c$-$myc$ 基因的重排阴性的 40% 表达 TCL1，Ki-67 增殖指数 61%。免疫组化亚型：多见于生发中心 B 细胞来源（GCB），活化 B 细胞来源（ABC）较少见。CD5 阳性 DL-BCL 儿童罕见。EBER 常常阴性。

（3）儿童型滤泡性淋巴瘤：CD20、CD79a、PAX-5 表达于淋巴滤泡和滤泡间区，生发中心不表达 Bcl-2 和 MUM-1，表达 CD10 和 Bcl-6；在滤泡间区可见较多 CD10 弱阳性的淋巴细胞。Ki-67 显示生发中心阳性指数约 70%~80%，生发中心外约 10%~20%。CD21 染色显示淋巴滤泡中密集分布的 FDC 网，CD3 少量表达。

（4）黏膜相关淋巴组织结外边缘区 B 细胞淋巴瘤：表达 CD20、CD79a、CD43、PAX-5，如果出现浆细胞分化则表达浆细胞免疫表型 CD38、CD138、MUM-1；Ki-67 在 5%~30% 之间（图 7-1-8-S）。阴性表达 CD5、CD3、CD10、CD23 及 CyclinD1；Lambda 及 Kappa 呈限制性表达。CD21 显示结构紊乱的 FDC 网，滤泡植入的生发中心 CD10 及 Bcl-6 阳性表达细胞数量减少，表达 IRTA1 和 T-bet。

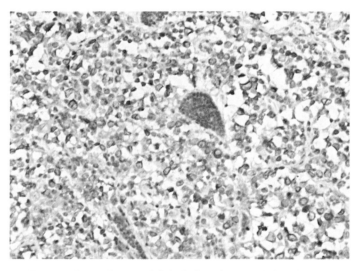

图 7-1-8-S　IHC×4 示黏膜相关淋巴瘤 Ki-67 染色少数瘤细胞核阳性

（5）间变型大细胞淋巴瘤：肿瘤细胞表达 CD30，阳性部位在细胞膜核高尔基氏区，常表达 ALK（图 7-1-8-T）；表达一种或多种 T 细胞标记抗原，如 CD3、CD2、CD5、CD4、TIA-1、粒酶 B 或穿孔素；EMA 常常阳性表达；罕见 CD15 阳性表达。

外周 T 细胞淋巴瘤，非特殊型：表达 T 细胞相关抗原：TCR-βF1、CD3、CD4、CD25、TIA1、粒酶-B；不表达 CD8、Foxp3、CD20、CD30、ALK、CD56、TCR-CγM1；Ki-67

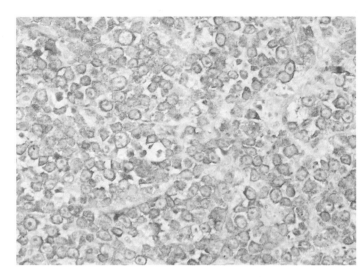

图 7-1-8-T　IHC×10 示 ALCL ALK 染色阳性

指数常常很高，大于 70% 预后差。

**4. 分子遗传学特点**

（1）儿童伯基特淋巴瘤：BL 中 90%~95% 有 $c$-$myc$ 重排，其中 80%t（8；14）（q24；q32）产生融合基因 myc-IgH（图 7-1-8-U、V）；15%t（2；8）（q11；q24）产生融合基因 myc-Igκ；5%t（8；22）（q24；q11）产生融合基因 myc-Igλ；5%~10%$c$-$myc$ 重排阴性；伴 11q 异常的 BL 样淋巴瘤常常 $c$-$myc$ 重排阴性，多见于成年人。在散发性及免疫缺陷性 BL 中，转录因子 TCF3 或其负向调控因子 ID3 突变率达 70%，在地方性 BL 中达 40%。cyclin D3 在 BL 中的突变率达 30%。7q、13q、1q 染色体异常是影响预后的因素。

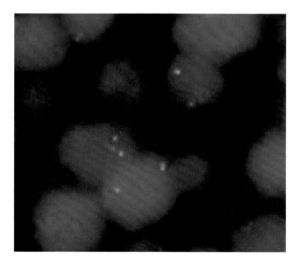

图 7-1-8-U　FISH 检查示 BL c-myc 断裂重排阴性

（2）弥漫大 B 细胞淋巴瘤：在儿童 DLBCL 中，$c$-$myc$ 基因重排率为 25%~35%；Bcl-6 基因断裂罕见，可见拷贝数增多（图 7-1-8-W）；DLBCL 几乎不存在 Bcl-2 基因重排和扩增。

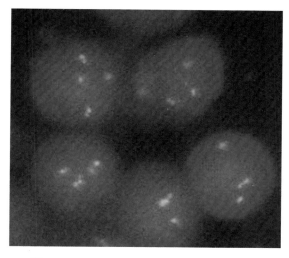

图 7-1-8-V FISH 检查示 BLc-myc-IgH 融合

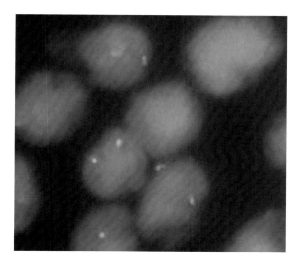

图 7-1-8-W FISH 检查示 DLBCL Bcl-6 拷贝数增多

（3）儿童型滤泡性淋巴瘤：缺少成人 FL 常见的 *IGH/Bcl-2* 基因的重排，缺少 Bcl-2 蛋白的表达。1p36 杂合性丢失和 *TNFRSF14* 基因突变在少数病例中有报道。

（4）间变型大细胞淋巴瘤：最常见的是 t（2；5）（p23；q35）异位产生融合基因 NPM-ALK；2 号染色体的 ALK 基因还可和 1、2、3、17、19、22、X 染色体发生不同形式的异位。

（5）黏膜相关淋巴组织结外边缘区 B 细胞淋巴瘤：t（11；18）（q21；q21）见于 25%~50% 病例，t（1；14）（p22；q32）、t（14；18）（q32；q21）、t（3；14）（p14.1；q32）产生融合基因（*API2-MALT1*），3 号、18 号染色体也可见，但无特异性。

（6）外周 T 细胞淋巴瘤，非特殊型：多数 TCR 基因呈克隆性重排，比较基因组杂交显示 7q、8q、17q、22q 号染色体增添，4q、5q、6q、9p、10q、12q、13q 丢失，染色体 5q、10q、12q 的缺失与预后良好相关。

【鉴别诊断】

1. **淋巴组织反应性增生** 淋巴组织结构存在，淋巴滤泡增生，可见套区。免疫组化 CD20 等 B 细胞标记显示滤泡区域的细胞阳性，副皮质区表达 CD3 等 T 细胞标记；无淋巴上皮病变；Ki-67 常高表达在淋巴滤泡，CD21 显示滤泡网状结构。慢性炎中的浆细胞为多克隆表达。Ig 基因重排检测到多克隆性表达。

2. **炎性息肉** 息肉通常较小，基底较宽。镜下息肉表面黏膜溃疡，大量毛细血管增生和炎症细胞浸润形成肉芽状结构，间质水肿，腺体扩张。

3. **腺癌** 腺癌可以呈息肉样、溃疡和浸润型，镜下管状、乳头状、黏液样腺癌细胞或印戒细胞弥漫浸润肌层，免疫组化表达上皮来源抗原，不表达淋巴组织来源抗原。

4. **幼年性息肉** 息肉通常较光滑，大多有蒂，镜下息肉由分化较好的腺管构成，腺体扩张，腺体间大量炎症细胞浸润。

（杨文萍）

## 九、胆道横纹肌肉瘤

【定义】

胆道横纹肌肉瘤（rhabdomyosarcoma of extrahepatic biliary tree）是肝内或肝外胆道壁起源的横纹肌肉瘤。

【临床特点】

1. **发病率** 肝横纹肌肉瘤罕见，仅占横纹肌肉瘤的 0.8%~1.3%，年龄 3~4 岁，肝横纹肌肉瘤可分为两型。第一型为肝外胆管的肿瘤向肝脏内侵犯；第二型为原发于肝内胆管。

2. **症状** 症状为非特异性，包括无胆汁性大便、肝大、腹痛、发热等。60%~80% 的患者为黄疸伴有白细胞增多。

3. **实验室检查** 黄疸、白细胞增多。

4. **影像学特点** 胆总管、肝外胆管实性结节状肿物。胆总管囊肿或胚胎性未分化肉瘤。

5. **治疗** 手术加化疗和放疗。

6. **预后** 较差。

【病理学特点】

1. **肉眼观察** 第一型为肝外胆管肿瘤向肝脏内侵犯，此型常见，临床上可表现为梗阻性黄疸，由于肿瘤向管腔内生长，肿物呈葡萄状，附着于胆管壁上，第二型原发于肝内胆管，部位与肝胚胎性未分化肉瘤相似。

2. **镜下观察** 多数为葡萄状横纹肌肉瘤，镜下表面被覆胆道上皮，上皮可完整，或有溃疡形成或炎细胞浸润。紧靠上皮下为致密的带状瘤细胞，即所谓的"新生层"（cambium layer），由原始细胞、肌母细胞组成，肌母细胞胞质可少、可丰富,也可见横纹,新生层下为胚胎型横纹肌肉瘤成分。继发感染和坏死,活检取材表浅、少,镜下仅见坏死和炎细胞浸润;腺泡状横纹肌肉瘤罕见(图 7-1-9-A ~ F)。

**3. 免疫组化** Desmin、Myogenin、MyoD1、等肌表达阳性(图 7-1-9-G)。有些肿瘤 CD99、SYN、S-100 也可有灶状表达。

**4. 超微结构特点** 可见粗细肌丝、Z 带等横纹肌细胞结构特点(图 7-1-9-H、I)。

**5. 分子遗传学特点** 腺泡状横纹肌肉瘤可见染色体 t(2;13)(q35;q14)易位形成 *PAX3/FKHR* 融合基因,也可见 t(1;13)(p36;q14)易位形成 *PAX7/FKHR* 融合基因,二者均可通过 FISH 检查 FOX1 来实现,但有 25% 左右的腺泡状横纹肌肉瘤缺乏融合基因。

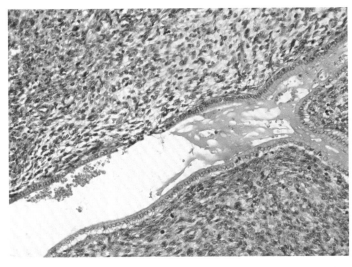

图 7-1-9-C HE×10 示胆道上皮及上皮下"新生层"致密瘤细胞

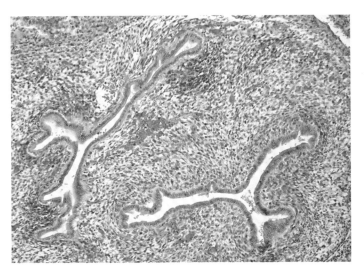

图 7-1-9-A HE×4 示胆道上皮及肿瘤组织

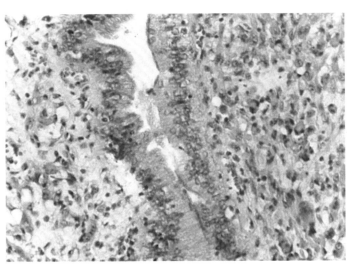

图 7-1-9-D HE×40 示胆管上皮及上皮下胞质粉染的肌母细胞

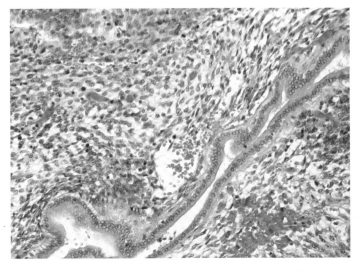

图 7-1-9-B HE×10 示被覆的胆道上皮及梭形、圆形肿瘤细胞及胞质粉染的肌母细胞

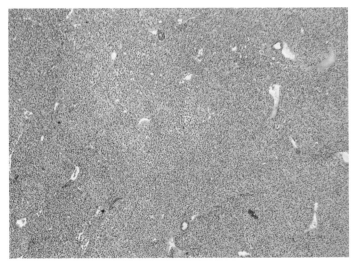

图 7-1-9-E HE×4 示致密小圆细胞及残留的小胆管结构

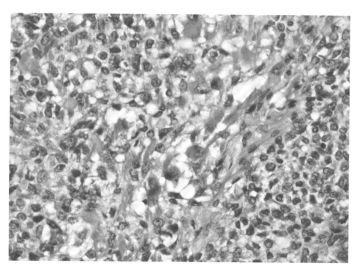

图 7-1-9-F　HE×20 示肌母细胞及横纹

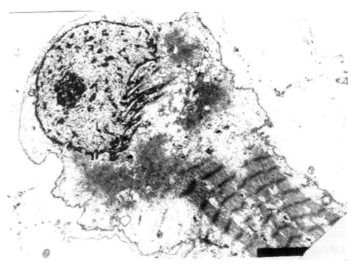

图 7-1-9-I　电镜观察瘤细胞胞质可见 Z 带结构

【鉴别诊断】

1. 肝脏胚胎性未分化肉瘤　与第二型原发于肝内胆管的横纹肌肉瘤相比,其病变部位、组织形态等方面相似,但胚胎型未分化肉瘤,好发于较大女孩,镜下见奇异、多核瘤巨细胞,出血坏死明显,瘤细胞胞质可见嗜酸性玻璃小体,免疫组化:α1 抗胰蛋白酶阳性,局灶 Desmin 阳性,但 Myogenin、MyoD1 阴性。

2. 外周原始神经外胚层瘤　小圆细胞,未见肌母细胞分化,免疫组化:CD99、FLI-1、SYN、CgA 等阳性,FISH检查:可见 EWSR1 融合基因。

3. 朗格汉斯细胞组织细胞增生症　可见朗格汉斯细胞、混有其他的炎细胞,朗格汉斯细胞核呈肾形,有核沟,免疫组化:CD1a、Langerin、S-100 等阳性。

（何乐健）

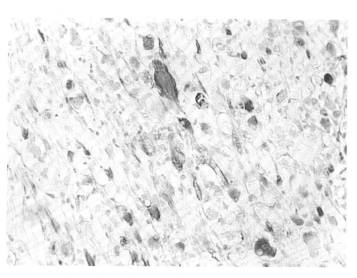

图 7-1-9-G　IHC×10 示瘤细胞 Desmin 染色阳性

## 十、肠道节细胞神经瘤

【定义】

胃肠道节细胞神经瘤( ganglioneuroma,GN)是指发生于胃肠道的,由神经节细胞、神经纤维和支持细胞构成的良性肿瘤。按照生长方式不同,该肿瘤可分 3 个亚型,即息肉样节细胞神经瘤,节细胞神经瘤性息肉病和弥漫性节细胞神经瘤病。

【临床特点】

1. 发病率　罕见,无明显性别差异,诊断年龄 6~87 岁。

2. 症状　好发于结肠和直肠,回肠少见。临床表现与肿瘤大小、生长部位和继发改变有关。多数患者症状不明显,常因内镜检查、手术或尸检偶然发现。有症状者可表现为:腹痛、腹胀、呕吐、便血等,肠穿孔者可表现出腹膜炎的症状和体征。

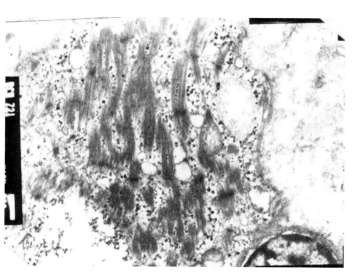

图 7-1-9-H　电镜检查示瘤细胞胞质内肌丝结构

该肿瘤常可合并各种综合征,如多发性神经内分泌肿瘤综合征 2B 型(MEN2B)、异常神经多肽分泌(VIP)、腹泻、便秘、类似巨结肠症状、周围型神经纤维瘤病等。

**3. 影像学特点** 消化道造影可显示病变段肠管僵硬、狭窄、息肉等,也可表现为肠管扩张甚至类似巨结肠。

**4. 治疗** 手术切除病变。

**5. 预后** 良好。但部分肿瘤,尤其是弥漫性节细胞神经瘤病的患者常合并多发性神经内分泌肿瘤综合征,明确诊断后应进行密切随访。

**【病理学特点】**

**1. 组织学特点**

(1)息肉样节细胞神经瘤:常于儿童期发现,是最常见的亚型,一般为单个病损,表现为肠道有蒂或无蒂息肉状病变,很难与幼年性息肉、腺瘤区别;最大径一般小于2cm。显微镜下,肿物可见程度不同的囊性扩张腺体,黏膜固有层因梭形肿瘤细胞增生而显著增宽,期间散在多少不等的神经节细胞小巢。

(2)节细胞神经瘤性息肉病:特点是多个息肉状病损,息肉可以有蒂或无蒂,也可以呈纤毛状。息肉大者可达 2cm,小者仅镜下可见。显微镜下观察,多数息肉与息肉样神经节细胞瘤相似,表现为梭形细胞间散在的节细胞巢;少数纤毛状息肉,肿瘤成分以神经节细胞为主,神经纤维和支持成分很少。

(3)弥漫性节细胞神经瘤病:肉眼观察可以没有典型的肿块形成,仅表现为肠壁的增厚和狭窄,其累及范围要大于前两者,其组织学特点为肿瘤呈边界不清的结节状或弥漫性生长,可以累及肌间神经丛,取代肌层、黏膜下层,少数病例肿瘤可累及肠壁全层的透壁生长。肿瘤仍由不同比例的神经节细胞、神经纤维和支持细胞构成(图 7-1-10-A~D)。

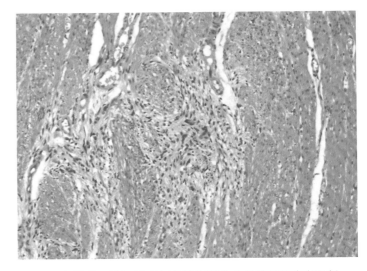

图 7-1-10-B HE×10 示以梭形细胞为主的肿瘤细胞在肌纤维间穿插,境界欠清晰

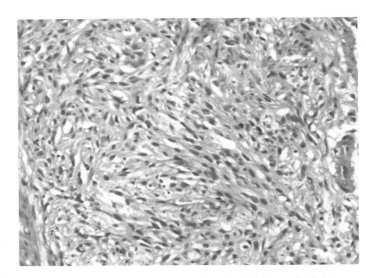

图 7-1-10-C HE×20 示肿瘤细胞大部分为梭形,胞质淡红色,核染色较均匀,核分裂象未见

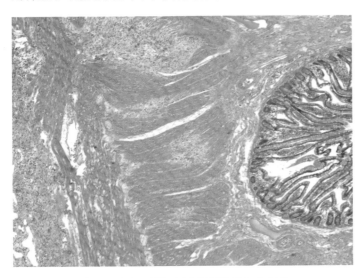

图 7-1-10-A HE×4 示小肠肌间多个病灶

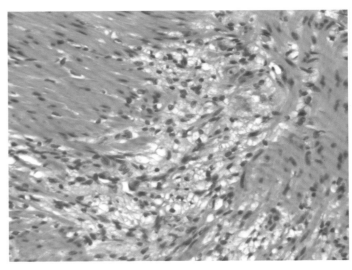

图 7-1-10-D HE×40 示梭形细胞间圆形或卵圆形细胞,胞质丰富,空泡状核,核仁明显

**2. 免疫组化** 神经节细胞表达 SYN、CgA、TH 等,神经胶质成分表达 S-100、GFAP(图 7-1-10-E~G)。

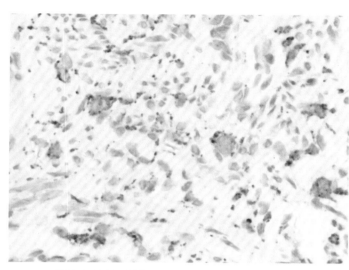

图 7-1-10-E IHC×40 示 SYN 染色,瘤细胞阳性

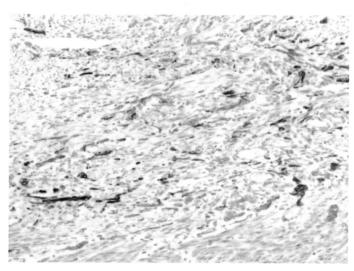

图 7-1-10-F IHC×10 示 GFAP 染色,瘤细胞阳性

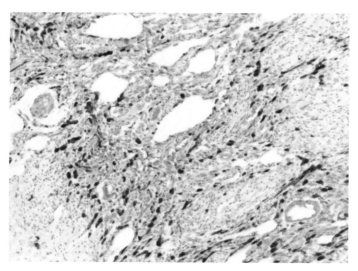

图 7-1-10-G IHC×10 示 S-100 染色,瘤细胞阳性

**3. 分子遗传学特点** 合并多发性神经内分泌肿瘤综合征时,可以有 *RET* 基因突变,RET16 号外显子 *M918T* 基因突变。

【鉴别诊断】

**1. 神经纤维瘤** 可发生于胃肠道,正常神经节细胞被肿瘤包绕时,需与 GN 鉴别。鉴别点在于:GN 中的神经节细胞往往有一定程度不成熟,细胞巢中细胞数量可以比较多,神经节细胞可以出现在黏膜固有层。

**2. 神经节细胞性副节瘤** 肿瘤成分也包含神经节细胞和神经胶质。但该肿瘤多发生在十二指肠,肿瘤中包含类癌样细胞,这些细胞表达胰多肽和/或生长抑素。

**3. 纤维瘤病** 腹腔肠系膜肿瘤浸润肠壁,瘤细胞梭形或长梭形,免疫组化表达 SMA 等,S-100 等阴性表达。

(张 文)

## 十一、淋巴管瘤及淋巴管瘤病

【定义】

淋巴管瘤及淋巴管瘤病(lymphangioma and lymphangiomatosis)是淋巴管良性增生性疾病,肿瘤可表浅、深部或弥漫多发(淋巴管瘤病)。多数淋巴管瘤为先天性发育畸形或错构瘤。

【临床特点】

**1. 发病率** 较常见,约占儿童良性肿瘤的 6%,大多见于 2 岁以下的儿童,头颈部最多见,也可见于腋窝、腹部、内脏、躯干四肢等。腹腔内多见于肠系膜、网膜和腹膜后。

**2. 症状** 囊性肿物,可位于表浅或深部,肿物可较大,生长缓慢,无痛性,淋巴管瘤病表现为多囊性病变,肿物质软,有波动感,腹腔内肿物,可致腹部变形,梗阻、扭转和梗死。

**3. 实验室检查** 未见异常。

**4. 影像学特点** 超声检查显示单囊或多囊无回声肿物,CT 显示非增强性囊性均值性病变。

**5. 治疗** 手术切除肿瘤,病变内注射硬化剂。

**6. 预后** 良好,切除不完整,可复发,累及重要器官的淋巴管瘤病,可有致命危险。

【病理学特点】

**1. 肉眼观察** 多囊性空腔,充满透亮或白色液体(图 7-1-11-A~D)。

**2. 镜下观察** 大小不等交织成网的血管空腔,内覆内皮细胞,内皮细胞未见异型,小、圆形或扁平,扩张的空腔内见嗜酸性蛋白碎屑、淋巴细胞和红细胞,囊壁间质纤维化,偶尔间质黏液样变性,还可见淋巴细胞浸润、淋巴滤泡形成、含铁血黄素沉着,大血管壁可见平滑肌(图 7-1-11-E、F)。

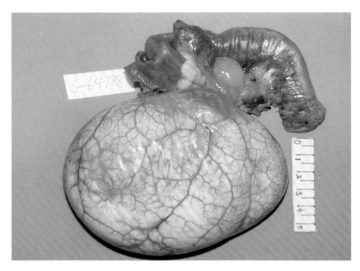

图 7-1-11-A 大体照片示小肠系膜一囊性肿物

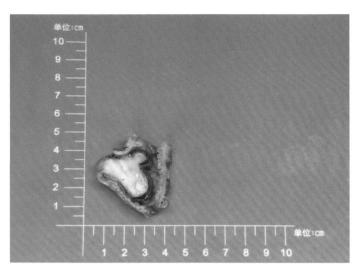

图 7-1-11-D 大体照片示小肠系膜肿物,剖面,肿物突向肠腔

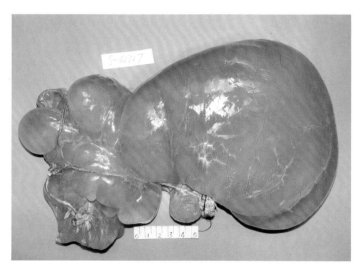

图 7-1-11-B 大体照片示网膜囊性、半透明状肿物

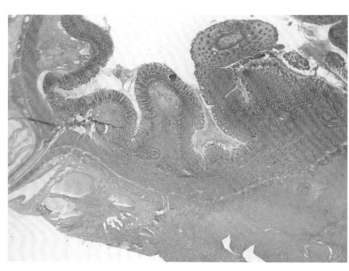

图 7-1-11-E HE×4 示肠壁大小不等扩张的淋巴管管腔

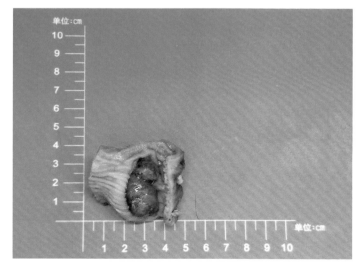

图 7-1-11-C 大体照片示小肠系膜肿物,有出血,突向肠腔

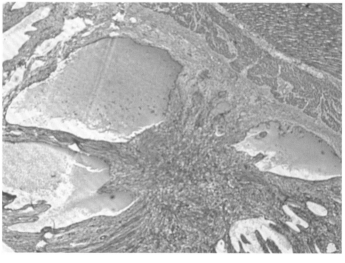

图 7-1-11-F HE×4 示扩张的淋巴管管腔

**3. 免疫组化**　CD31、CD34、Ⅷ阳性、D2-40、VEGFR阳性。

**4. 超微结构特点**　显示淋巴管结构特点。

**5. 分子遗传学特点**　伴有 Nooan 综合征,Maffucci综合征,13、18、21 三体等异常综合征,与 *VEGFR3*、*FLT4*、*PROX1*、*POXC2*、*SOX18* 基因突变有关。

**【鉴别诊断】**

1. **血管瘤**　血管较小,蛋白液少,淋巴细胞较少。

2. **淋巴管瘤样卡波西肉瘤**　梭形瘤细胞,核深染,异型性明显,裂隙样空腔 HHV8 阳性。

(何乐健)

## 十二、炎性肌纤维母细胞瘤

**【定义】**

炎性肌纤维母细胞瘤(inflammatory myofibroblastic tumor,IMT),又称炎性假瘤、浆细胞肉芽肿,是由肌纤维母细胞、纤维母细胞梭形细胞组成的肿瘤,伴有浆细胞、淋巴细胞和/或嗜酸性粒细胞等炎性浸润。常发生于软组织及内脏器官。

**【临床特点】**

1. **发病率**　IMT 主要发生于儿童及青少年,成人也可发生,平均发病年龄 10 岁(中位年龄 9 岁),女性稍多于男性。

2. **症状**　IMT 最常发生于肠系膜、大网膜、腹膜后、盆腔,其次为肺、纵隔、头、颈部,再次为胃肠道、子宫、膀胱、胰腺、中枢神经系统。发生于腹腔的 IMT 常见的临床症状包括胃肠道梗阻、发热、腹泻、体重减轻。

3. **实验室检查**　低色素性贫血、血小板增多症、血沉加快、C 反应蛋白升高。

4. **影像学特点**　影像学无特征性,常提示分叶状、均匀强化的肿块,伴或不伴钙化。

5. **治疗**　手术切除肿瘤是有效的治疗方法,术后需密切随访。

6. **预后**　IMT 的生物学行为属中间型,大部分呈良性,但某些存在恶性生物学潜能,局部复发率约为 5%,通常见于解剖复杂的部位,偶可发生转移(<5%),特别是肿瘤直径>8cm,更突显出其侵袭性和转移性,术后加强随访能有效防止肿瘤复发。

**【病理学特点】**

1. **肉眼观察**　IMT 多呈单个、边界清楚的结节(图7-1-12-A),也可呈分叶状或多结节性肿块,部分呈浸润性生长。切面灰白灰红、编织状,质中,可黏液变及不同程度出血、坏死或钙化。肿瘤直径 1~20cm,或更大。

2. **镜下观察**　IMT 镜下由梭形肌纤维母细胞、纤维

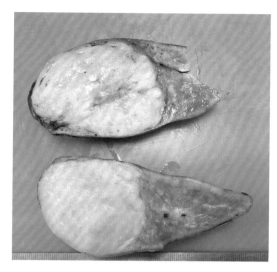

图 7-1-12-A　大体照片示 IMT 呈界限清楚的单发结节,切面灰白、均质,编织状

母细胞和炎症细胞构成三种基本结构。①肥胖或梭形肌纤维母细胞疏松排列,周围有水肿性黏液样背景,其中有大量血管增生,大量浆细胞、淋巴细胞、嗜酸性粒细胞浸润,类似肉芽组织或其他反应性病变;②增生的梭形细胞紧密束状排列,伴有不同程度的黏液和胶原化区域以及弥漫性炎细胞浸润,或浆细胞、淋巴细胞、嗜酸性粒细胞成簇分布(图 7-1-12-B、C、F)。神经节细胞样肌纤维母细胞胞质丰富,嗜双色性,具有泡状核,大的嗜酸性核仁(图7-1-12-D);③具有宽带状胶原的瘢痕样增生,细胞密度低、炎性细胞稀少(图 7-1-12-E)。三种结构可混合存在,也可以一种结构为主。偶见营养不良性钙化或骨化生,坏死不常见。核分裂活性通常较低。少数病例复发后可呈显著肉瘤样形态。

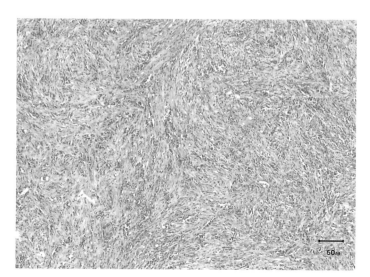

图 7-1-12-B　HE×4 示梭形成纤维细胞密集,编织状排列,间质弥漫性浆细胞、淋巴细胞、嗜酸性粒细胞浸润

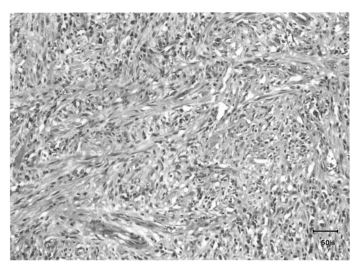

图 7-1-12-C　HE×10 上图放大

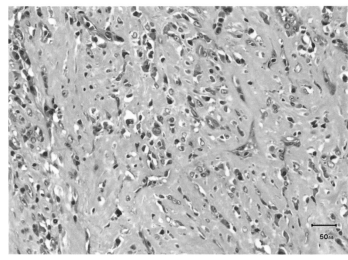

图 7-1-12-F　HE×10 示间质胶原粗大,肿瘤细胞稀少

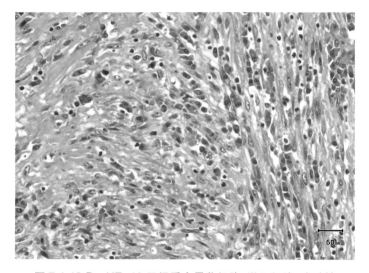

图 7-1-12-D　HE×10 示间质大量浆细胞、淋巴细胞、嗜酸性粒细胞浸润

3. **免疫组化**　瘤细胞 Vimentin 弥漫阳性(图 7-1-12-G),多数病例 Desmin 阳性,SMA 可灶性至弥漫阳性,约 1/3 病例局灶 CK 阳性,50%~60%病例 ALK 阳性(图 7-1-12-H)。S-100、CD34、CD117 阴性。

4. **分子遗传学特点**　儿童和青少年 IMT 常存在 2p23 上 ALK 基因重排,与不同的伙伴基因 TPM3、TPM4、CLTC、RANBP2 等形成不同的融合基因。

【鉴别诊断】

1. **胃肠平滑肌肉瘤**　多发于中老年人,儿童罕见。瘤细胞丰富,异型性明显,核常呈雪茄样,核分裂象多见,并见病理性核分裂象。瘤细胞呈长的束状排列,胞质丰富、红染,间质内一般不含大量的浆细胞和淋巴细胞浸润。免疫组化 actin 和 caldesmon 呈弥漫阳性。

2. **胃肠炎性纤维性息肉**　体积较小,内窥镜下常表现为小的息肉状突起,可伴有溃疡形成,有时可带蒂,形

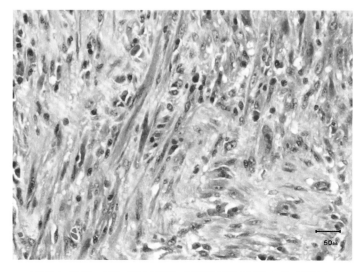

图 7-1-12-E　HE×20 示梭形成纤维细胞胞质丰富,嗜双色性,细胞核泡状,核仁显著,嗜酸性

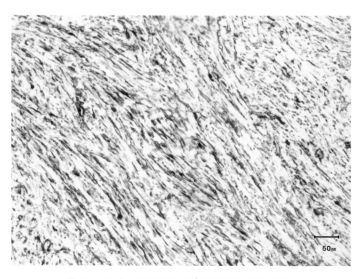

图 7-1-12-G　IHC×10 示梭形细胞 SMA 阳性

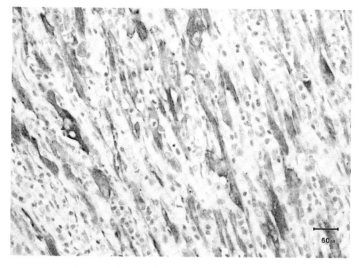

图7-1-12-H IHC×10 示梭形细胞 ALK 阳性

似肿瘤。镜下见病变多位于黏膜下层,由梭形间质细胞组成,呈交织的短束状排列,常围绕血管形成旋涡状或洋葱皮样结构,背景常呈黏液样,炎症细胞成分较杂,以嗜酸性粒细胞多见。免疫组化梭形细胞 Vimentin、CD34阳性。

**3. 胃肠间质瘤** 梭形细胞为主型瘤细胞常呈梭形交织的短束状或旋涡状排列,也可呈鱼骨样排列,有时可看到器官样、假菊形团样结构;上皮样细胞为主型的瘤细胞呈巢状、片状分布,胞质透亮、空泡状或深嗜伊红染色。免疫组化 CD34 和 CD117 阳性。

(王凤华)

## 十三、结肠腺癌

### 【定义】

结肠腺癌(colon adenocarcinoma)是指结肠上皮发生的恶性肿瘤。

### 【临床特点】

1. **发病率** 少见。儿童发病率 1/100 万,成人 60/100 万。

2. **症状** 腹痛、贫血特别是缺铁性贫血、体重减轻、便血、腹部包块等。文献报道儿童和青少年结肠癌,多为大于 10 岁的儿童,偶有婴幼儿病例;男孩多于女孩;儿童结肠癌以黏液腺癌(75%)多见,常常是印戒细胞癌。

3. **实验室检查** 患者可有贫血,血色素减低。

4. **影像学特点** 影像学检查结肠肿物。

5. **治疗** 手术切除、化疗和放疗。

6. **预后** 具有很强的侵袭性,发现或诊断时大多为晚期,常已转移,76% 有淋巴结转移,诊断时 66% 有远处转移;长期存活仅 10%。

### 【病理学特点】

1. **肉眼观察** 左右半结肠,乙状结肠、直肠等,与成人相似,但右半结肠多见,突出肠腔的肿物中心伴有溃疡,浸润肠壁及周围脂肪组织(图 7-1-13-A~C)。

2. **镜下观察** 儿童结肠癌大多为低分化腺癌特别是印戒细胞癌,发现时肿瘤大多浸润结肠全层达浆膜,淋巴结转移常见(图 7-1-13-D~I)。

3. **免疫组化** CK20、CDX-2、CEA、MSH2 等阳性。

4. **超微结构特点** 可见上皮连接等结构。

5. **分子遗传学特点** 常与一些病变伴发或共存,如(家族性息肉病、Peutz-Jeghers、Gardner's 综合征、幼年性息肉病等),染色体显性遗传;非息肉病家族性癌综合征(non-polyposis familial cancer syndrome, HNPCC),也可发现 MSH2、MLH1、MSH6、PMS2 表达缺失,微卫星不稳定性异常。

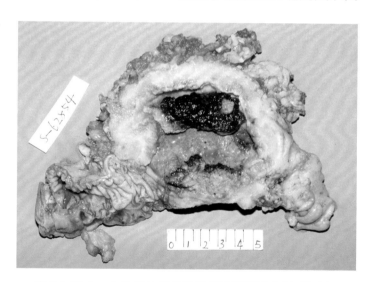

图 7-1-13-A 大体照片示结肠肿瘤浸润肠壁全层,肿瘤坏死,肠壁僵硬

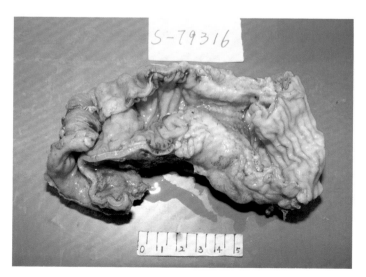

图 7-1-13-B 大体照片示结肠肿物,肠壁增厚,肿物突出肠腔

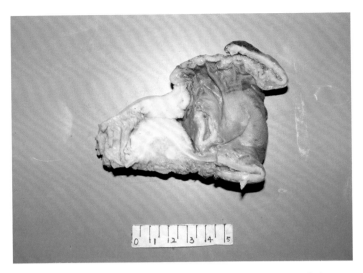

图 7-1-13-C　大体照片示结肠肿物,突出肠腔,使肠狭窄

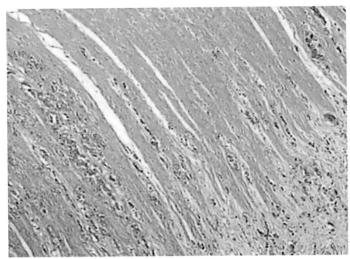

图 7-1-13-F　HE×10 示黏液腺癌,浸润肌层

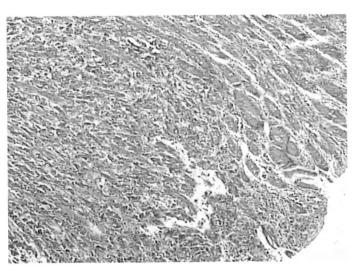

图 7-1-13-D　HE×10 示肠黏膜大量增生的黏液腺体

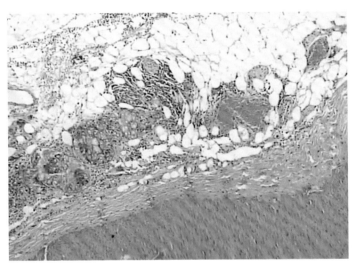

图 7-1-13-G　HE×20 示浆膜下血管内见瘤细胞

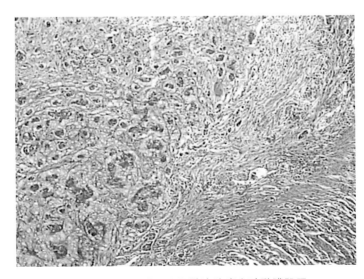

图 7-1-13-E　HE×10 示黏液腺癌突破黏膜肌层

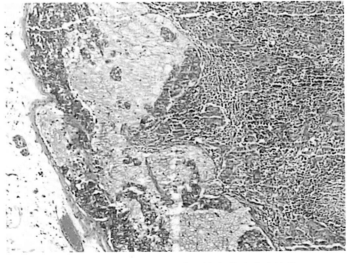

图 7-1-13-H　HE×20 示淋巴结内黏液腺癌转移

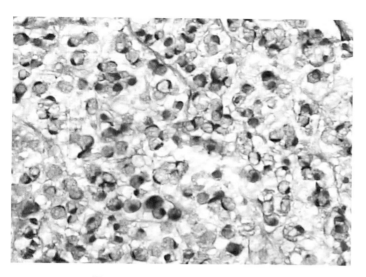

图 7-1-13-I　HE×40 示印戒细胞癌

**【鉴别诊断】**

结肠腺瘤伴有假浸润,固有层炎细胞包绕腺体、较多吞噬含铁血黄素的巨噬细胞、平滑肌增生而非促纤维组织增生。

（何乐健）

## 十四、胃母细胞瘤

**【定义】**

胃母细胞瘤（gastroblastoma）是胃发生的具有向上皮和间叶双向分化及侵袭性生物学行为的肿瘤,但瘤细胞形态异型性不明显、临床病程呈惰性。

**【临床特点】**

1. **发病率**　罕见。

2. **症状**　腹痛及便血伴贫血,乏力,肿块大则出现梗阻症状。

3. **影像学检查**　胃窦部分叶状占位,向胃腔内突入,边界清（图 7-1-14-A）。

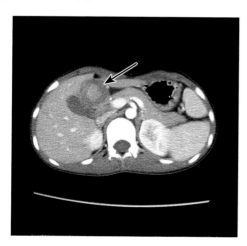

图 7-1-14-A　CT 示胃壁肿物

4. **治疗**　手术切除肿块。

5. **预后**　多数病例为惰性,可能为低度恶性肿瘤。

**【病理学特点】**

1. **肉眼观察**　胃部分切除标本 7cm×5cm×3.5cm,肿块位于胃小弯侧 4.5cm×2.5cm×2.5cm,向腔内突出,与周围组织界清,灰红色,表面覆盖胃黏膜组织可见 1cm×1cm×0.8cm 溃疡,切面灰红色,质中（图 7-1-14-B）。

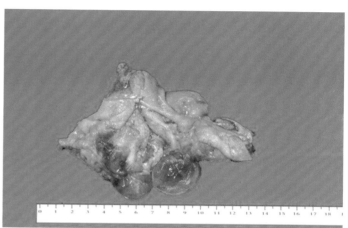

图 7-1-14-B　大体照片示胃小弯侧肿物,向腔内突出

2. **镜下观察**　肿瘤细胞呈上皮和间叶双向性分化,浸润性生长。部分瘤细胞呈一致性梭形细胞或卵圆形细胞,浆少,无明显核仁,成片或束状排列;部分上皮性瘤细胞呈腺样排列,偶见分裂象,瘤细胞向平滑肌组织内生长,核分裂 0~50/50HPF（图 7-1-14-C、D）。

3. **免疫组化**　CD10、Vimentin 和 CD56 阳性。

4. **超微结构特点**　上皮成分有桥粒和微绒毛结构。

5. **分子遗传学特点**　未见 *SS* 基因重组或 *c-KIT* 基

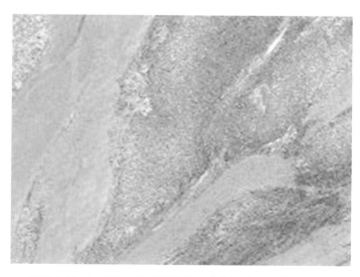

图 7-1-14-C　HE×4 示瘤细胞呈上皮和间叶双向性分化,浸润性生长

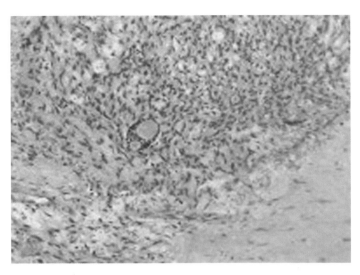

图 7-1-14-D　HE×10 示梭形及上皮样瘤细胞,上皮样呈腺样排列

因突变。

**【鉴别诊断】**

1. **胃畸胎瘤**　具有多胚层分化。

2. **胃间质瘤**　免疫表型表达 CKIT、DOG1 和 CD34,且存在 *CKIT* 或 *PDGFRA* 基因突变。

3. **滑膜肉瘤**　罕见,免疫组化:梭形瘤细胞表达细胞角蛋白(CK)、上皮细胞膜抗原和 CK19 有助于鉴别二者,且有 *SS18* 基因重排。

(陈　莲)

## 第二节　非肿瘤性疾病

### 一、原发性小肠淋巴管扩张症

**【定义】**

原发性小肠淋巴管扩张症(primary intestinal lymphangiectasia,PIL),也称 Waldmann 病,是由于淋巴管发育异常使富含蛋白质、淋巴细胞、脂肪的淋巴液从肠黏膜层或浆膜层丢失而引起一系列症状的疾病,临床上表现为低蛋白血症、淋巴细胞计数减少、低脂血症、腔膜积液等,是一种罕见的蛋白丢失性胃肠病。

**【临床特点】**

1. **发病率**　PIL 多见于儿童及青少年,一般在 3 岁前诊断,该病无性别差异,多为散发。

2. **症状**　PIL 病程隐匿,表现多样,可在起病后症状反复出现,也可能一直不发病,直到老年才出现症状。腹泻和水肿是 PIL 患者就诊的主要原因。多数患儿出现大便次数及性状的改变,多为黄色稀水样,严重时呈乳糜泻。水肿与患儿淋巴管回流受阻及严重的低蛋白血症有关,初期可间断出现且不对称,后进行性加重,为持续性且对称性水肿,主要见于双下肢,也有阴囊、阴道肿胀,眼睑水肿等,严重者可出现浆膜腔积液。由于淋巴细胞及大量免疫球蛋白丢失,患者免疫功能低下,就诊前可有前驱感染症状。患儿可出现体重不增和生长发育滞后,部分患者有肠道吸收不良而并发缺铁性贫血、低钙血症,甚至低钙性惊厥。

3. **实验室检查**　淋巴细胞绝对值减少,低蛋白血症,免疫球蛋白降低,血清钙降低。

4. **内镜检查特点**　PIL 病变多累及十二指肠及空回肠,可呈局限性,也可为弥漫性。内镜下可见病变小肠黏膜肿胀、肥厚,表面附着奶黄色或雪片状突起(多发白色假性息肉),甚至肠狭窄,胃镜或结肠镜下可见此典型表现,其诊断率达 86%(图 7-2-1-A)。

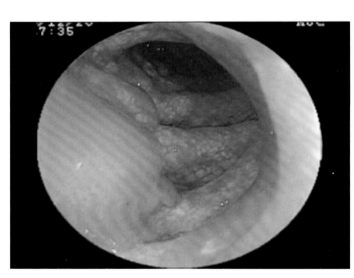

图 7-2-1-A　内镜示十二指肠黏膜水肿、肥厚,绒毛苍白,可见广泛分布、大小不等的白斑或白点

5. **影像学检查**　显示肠壁增厚和扩张。

6. **治疗**

(1)内科治疗:包括低脂、高蛋白及富含中链甘油三酯(MCT)饮食。

(2)外科治疗:主要有肠切除术(病变段)、静脉-淋巴管吻合术等。

7. **预后**　早期确诊后进行饮食干预一般可取得较好的疗效。

**【病理学特点】**

1. **镜下观察**　胃肠镜活检标本,光镜下绒毛无萎缩,绒毛末端膨大,黏膜固有层可见扩张的淋巴管,管内充满淋巴液及散在淋巴细胞。病变肠管切除标本光镜下扩张的淋巴管可见于黏膜固有层、黏膜下层至浆膜层。可伴固有层嗜酸性粒细胞、淋巴细胞显著浸润(图 7-2-1-B~E)。

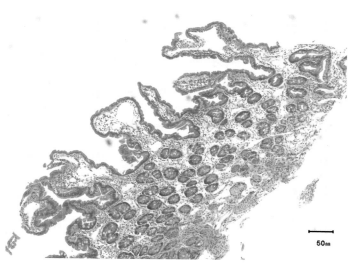

图 7-2-1-B　HE×4 示十二指肠黏膜绒毛内淋巴管显著扩张

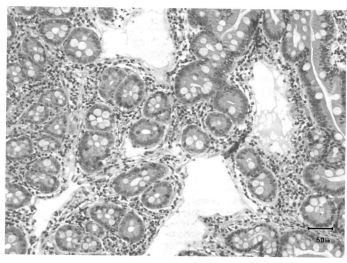

图 7-2-1-E　HE×20D 图放大

**2. 免疫组化**　淋巴管内皮 D2-40、CD31 标记阳性（图 7-2-1-F、G）。

**3. 超微结构特点**　淋巴管内皮细胞特点。

【鉴别诊断】

**1. 继发性小肠淋巴管扩张症**　该病是由于多种原因，如腹腔结核、肿瘤直接压迫、浸润、转移至淋巴系统，或可能造成淋巴管本身及周围组织的炎症、狭窄、阻塞导致的疾病。往往需要排除这些疾病之后根据诊断标准：①水肿、腹泻、乳糜胸、乳糜腹等典型的临床表现；②外周血淋巴细胞减少；③血浆中白蛋白及 IgG 同时降低；④病理证实 IL；⑤有肠道丢失蛋白质增多证据，才能确诊 PIL。

**2. 肠淋巴管瘤**　小肠淋巴管瘤非常少见，可在小肠黏膜内出现囊状扩张的淋巴管，成簇分布。临床多以血便为首发症状，无低蛋白血症或其他 PIL 的临床表现。切除肿瘤可治愈。

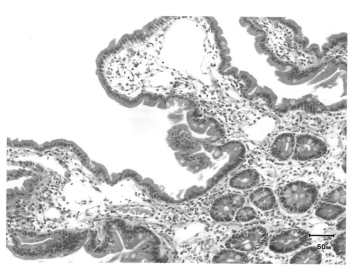

图 7-2-1-C　HE×10 示 B 图放大

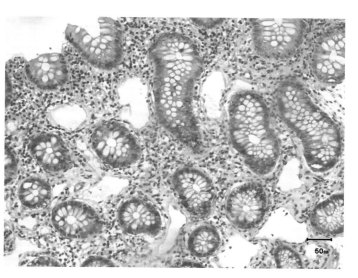

图 7-2-1-D　HE×10 示十二指肠黏膜固有层内淋巴管显著扩张，嗜酸性粒细胞显著增多

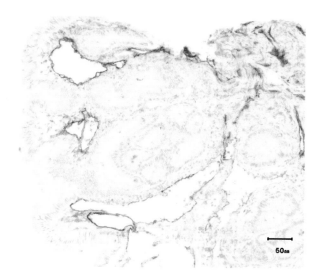

图 7-2-1-F　IHC×10 示 D2-40 染色，淋巴管内皮细胞阳性

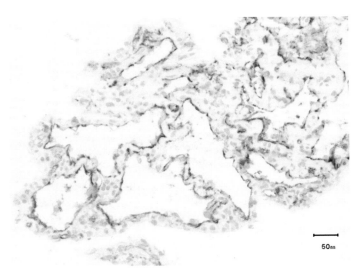

图 7-2-1-G IHC×10 示 CD31 染色,淋巴管内皮细胞阳性

（王凤华）

## 二、嗜酸性食管炎

### 【定义】

嗜酸性食管炎(eosinophilic esophagitis)是免疫和抗原介导的,白细胞介素 5 和 13,Th2 驱使的慢性疾病;有相关食管功能异常的症状,活检时,发现食管黏膜上皮内嗜酸性粒细胞大于 15/HPF,排除其他引起嗜酸性粒细胞增多的疾病,食管 pH 值正常。

### 【临床特点】

1. **发病率** 美国的统计材料为 1/10 000,30~50 岁好发,15%~20% 为儿童病例,男性多于女性。高达 93% 的患者可有家族史。

2. **症状** 成人多为吞咽困难、烧心等,婴幼儿则为喂养困难、易激惹、哭闹,难以存活,较大儿童可有恶心、呕吐、胸痛等症状。

3. **实验室检查** 血嗜酸性粒细胞可升高。

4. **内窥镜检查** 环形、皱形食管,同心性黏膜环/璞,垂直线状/沟状、狭窄、水肿;波动性,颗粒状,易碎纸样黏膜;白色点状渗出。

5. **治疗** 药物治疗。

6. **预后** 慢性患者症状可持续数年,症状可波动,儿童可自发性消退。

### 【病理学特点】

1. **肉眼观察** 未见特异性改变。

2. **镜下观察** 食管上皮内嗜酸性粒细胞增多,一般为 15~20/HPF,多数嗜酸性粒细胞见于食管表浅 1/2 黏膜内,嗜酸性粒细胞聚集成簇超过 4 个,表浅脱屑,嗜酸

性粒细胞脱颗粒;上皮内可见 CD8 阳性的淋巴细胞及肥大细胞,固有层纤维化,玻璃样变;非特异性改变有:基底细胞增生,棘层肥厚,乳头延长,细胞间水肿(图 7-2-2-A~E)。推荐至少两处食管部位,取 2~4 块食管组织活检,10%~25% 的患者内窥镜检查正常,组织学检查炎细胞浸润可呈片状,高达 10% 的患者病理活检正常。

3. **免疫组化** 上皮标志阳性,Ki-67 染色,阳性细胞少,仅基底细胞阳性。

4. **超微结构特点** 上皮细胞特点。

5. **分子遗传学特点** 未见特异性遗传学改变。

### 【鉴别诊断】

1. **胃食管反流** 常见远端食管,上皮内嗜酸性粒细胞小于 7/HPF,嗜酸性粒细胞脱颗粒少见。

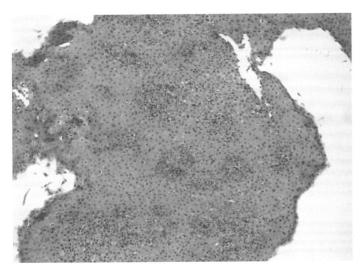

图 7-2-2-A HE×4 示食管黏膜及固有层,黏膜上皮内见嗜酸性粒细胞浸润

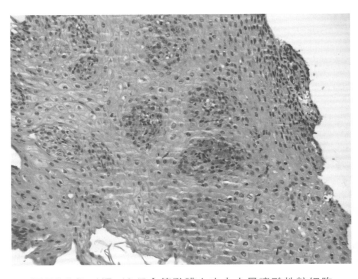

图 7-2-2-B HE×10 示食管黏膜上皮内大量嗜酸性粒细胞浸润

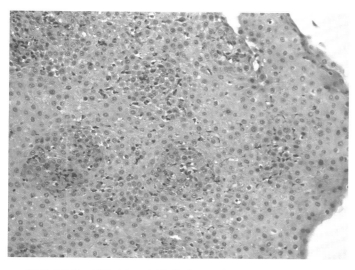

图 7-2-2-C　HE×10 示食管黏膜上皮内浸润的嗜酸性粒细胞及细胞间水肿

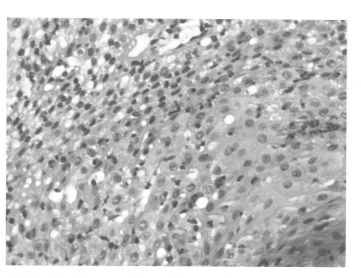

图 7-2-2-D　HE×20 示棘细胞水肿及上皮内浸润的嗜酸性粒细胞

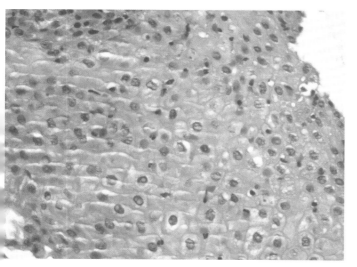

图 7-2-2-E　HE×40 示上皮内浸润的嗜酸性粒细胞大于 30/HPF

**2. 嗜酸性胃肠炎**　其他胃肠部位也受累,而嗜酸性食管炎胃和十二指肠黏膜活检正常。

(何乐健)

## 三、幽门螺旋杆菌性胃炎

### 【定义】

幽门螺旋杆菌性胃炎(helicobacter pylori gastritis)革兰氏阴性杆菌引起的胃感染性疾病。

### 【临床特点】

**1. 发病率**　发病率高,占人群的 50%,尤其是发展中国家高达 70%。

**2. 症状**　恶心、呕吐、贫血、消化不良、上腹痛等,80%患者可无症状。

**3. 实验室检查**　C13 脲呼吸试验阳性,粪 HP 抗原检测阳性。

**4. 内窥镜检查**　内窥镜检查显示胃黏膜特别是胃窦水肿、黏膜腐蚀、胃窦结节形成,黏膜皱襞增厚,有时内窥镜检查可正常。

**5. 治疗**　药物治疗。

**6. 预后**　90%的患者经治疗后预后好,部分慢性感染的患者可致胃黏膜萎缩、小肠黏膜化生,胃癌及胃 MALT 淋巴瘤(黏膜相关性淋巴瘤)发生率增高。

### 【病理学特点】

**1. 肉眼观察**　胃黏膜活检,黏膜组织肉眼未见明显异常。

**2. 镜下观察**　弥漫性、表浅慢性单核细胞性炎症,活动期,黏膜上皮表面、固有层或腺体可见中性粒细胞浸润,局限于胃窦;可见淋巴滤泡形成及淋巴细胞性胃炎、再生性胃小凹增生、表浅微小糜烂、黄色瘤等,治疗后可见轻度、非活动性炎症,有时可见纤细螺旋杆菌(图 7-2-3-A～D)。该

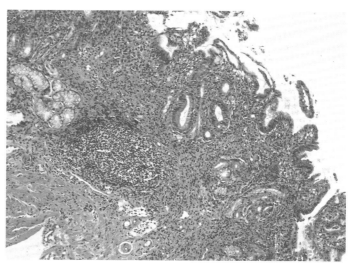

图 7-2-3-A　HE×4 示胃黏膜大量淋巴组织细胞浸润,黏膜下淋巴滤泡形成

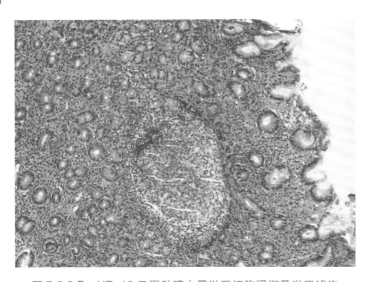

图 7-2-3-B　HE×10 示胃黏膜大量淋巴细胞浸润及淋巴滤泡

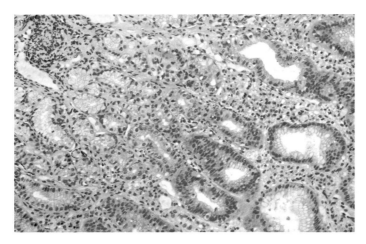

图 7-2-3-C　HE×10 示胃黏膜固有层大量淋巴、中性粒细胞浸润

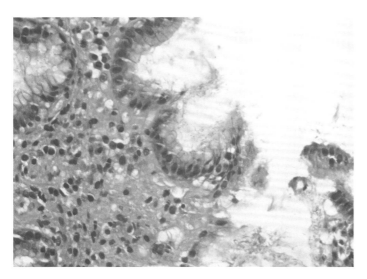

图 7-2-3-D　HE×20 示胃小凹表面纤细杆菌

菌长 4~5μm，弯曲或扭曲杆菌，位于表浅胃小凹上皮或表面被覆黏液下。

3. **免疫组化**　HP 免疫组织化学染色阳性，Giemsa、Warthin-Starry 银染色阳性（图 7-2-3-E、F）。

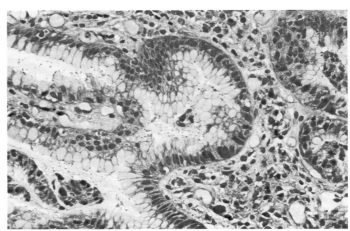

图 7-2-3-E　Giemsa 染色示胃黏膜表面纤细杆菌

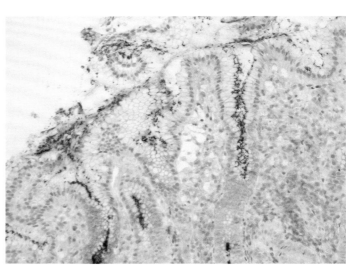

图 7-2-3-F　IHC×10 示 HP 染色，胃黏膜表面胃幽门螺旋杆菌阳性

4. **超微结构特点**　革兰氏阴性杆菌特点。

5. **分子遗传学特点**　未见特殊遗传学改变。

【鉴别诊断】

1. **自身免疫性胃炎**　胃体限制性慢性萎缩性胃炎，抗壁细胞抗体阳性，泌酸腺体明显萎缩伴有弥漫性淋巴浆细胞浸润，胃窦缺乏炎症但可见 G 细胞增生，有发生类癌的风险。

2. **海尔曼螺杆菌性胃炎**（helicobacter heilmanii gastritis）　轻度慢性活动性胃炎，密切接触饲养宠物而感染此菌，形状与 HP 类似，但引起胃癌及淋巴瘤的风险较 HP 低。

（何乐健）

## 四、溃疡性结肠炎

### 【定义】

溃疡性结肠炎(ulcerative colitis,UC)慢性、特发性、缓解和复发性、炎性疾病,主要累及结肠,与克罗恩病共同组成炎性肠病(IBD),该疾病可增加肿瘤发生的危险。

### 【临床特点】

1. **发病率** 好发成年人,约15%的溃疡性结肠炎发生于儿童,儿童患者平均年龄8~13岁,女孩稍多见。

2. **症状** 腹痛、腹泻、里急后重、便血、发热、心动过速、体重减轻、发育迟缓等。1%~10%急性暴发性病例可伴有发热和中毒性巨结肠,5%~20%患儿可有结肠外表现,如关节炎、皮肤改变(结节性红斑和坏疽性脓皮病)、肝脾大和虹膜睫状体炎。

3. **实验室检查** 血清 ANCA 抗体阳性。

4. **影像学检查** 内窥镜检查示黏膜连续性病变包括黏膜水肿、浅溃疡,黏膜呈结节状,黏膜皱褶消失等。

5. **治疗** 药物及手术治疗。

6. **预后** 慢性顽固性病变,儿童病变常较成人重,常需免疫抑制治疗。

### 【病理学特点】

1. **肉眼观察** 50%的病例全结肠受累,结肠黏膜颗粒状,水肿,假息肉形成,浅表溃疡,黏膜变平,细颗粒状,结肠僵硬,变短。

2. **镜下观察** 黏膜和黏膜下血管高度扩张、充血和水肿,有弥漫性炎细胞浸润,可见表浅性溃疡。黏膜固有层淋巴浆细胞浸润,10岁以下儿童最初活检时,常常缺乏黏膜结构异常表现;隐窝炎、隐窝脓肿及溃疡形成等活动性病变均可见中性粒细胞浸润;炎性息肉及假性息肉形成;慢性期表现为隐窝扩张、分枝状或隐窝不规则等隐窝结构变形等改变,潘氏细胞化生,线状息肉,有时可见黏膜非典型增生;治疗后患者黏膜近乎正常(图7-2-4-A~D)。

3. **免疫组化** 辅助诊断时应用。

4. **超微结构特点** 黏膜上皮细胞特点。

5. **分子遗传学特点** *IBD2*、*IBD3*、*HLA-DRB1 * 0103*、*HLA-DRB1 * 1502*、*HLA-DRB1 * 0401* 等基因与IBD易感有关联。

### 【鉴别诊断】

1. **克罗恩病** 病变为跳跃性,炎性病变常常穿透肌层,溃疡较深,裂隙状,可见窦道、肠腔狭窄等,可见肉芽肿形成。

2. **感染性结肠炎** 由细菌和病毒引起,可见显著的中性粒细胞浸润的炎性病变,急性隐窝炎和小隐窝脓肿,未见慢性改变。

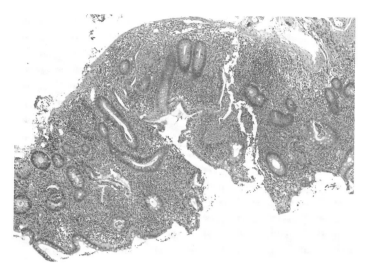

图 7-2-4-A　HE×4 示结肠黏膜糜烂、浅表溃疡,隐窝脓肿

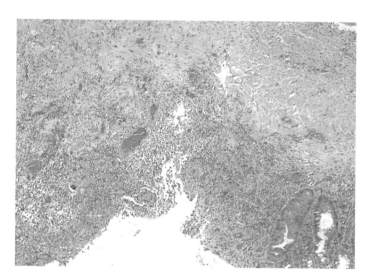

图 7-2-4-B　HE×4 示结肠黏膜糜烂、溃疡形成

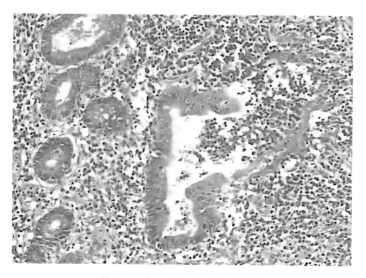

图 7-2-4-C　HE×20 示隐窝脓肿

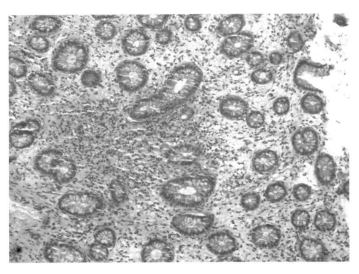

图 7-2-4-D　HE×10 示黏膜固有层淋巴等慢性炎细胞浸润

（伏利兵）

## 五、克罗恩病

### 【定义】

克罗恩病（Crohn's disease，CD）是指累及从口腔到肛门等任何部位的、不连续、片状、穿透肌层的炎性病变、肉芽肿、神经肌肉增生，裂隙性溃疡，狭窄或窦道形成等病变称之为克罗恩病，与溃疡性结肠炎共同组成所谓炎性肠病（inflammatory bowel disease，IBD）。

### 【临床特点】

1. **发病率**　好发于 20～30 岁的青年，儿童 IBD 占 25%，儿童克罗恩病与溃疡性结肠炎之比为 2.8∶1，平均年龄 8.4 岁，10～13 岁儿童多见，15 岁以下儿童病例占 10%～20%，儿童发病率为 6.1/100 000。

2. **症状**　临床表现取决于病变累及的部位，但儿童 CD 较成人 CD 症状更具隐匿性，30%～40% 儿童由于肠道外表现而最初诊断为感染或胶原血管病，诊断常常延迟，某些病例从出现症状到确诊长达 2～3 年；患者常常有腹泻、腹痛、生长发育迟缓和食欲减低等症状，小肠受累常表现为腹泻和吸收不良，结肠受累则多为血性腹泻和类似溃疡性结肠炎症状；可有肠穿孔、肠出血、肠瘘等症状；也可出血肠梗阻及肠外症状。

3. **实验室检查**　25% 的患者抗中性粒细胞胞质抗体（p-ANCA）阳性。

4. **影像学检查**　影像学检查可见深部或潜行性溃疡，鹅卵石样病变、裂隙状溃疡、窦道、肠狭窄，肠道累及呈片状。内窥镜检查：早期显示红斑或裂隙样黏膜溃疡，晚期可见结节状、颗粒状、鹅卵石样黏膜，伴有线状溃疡，肠壁僵硬、狭窄等。

5. **治疗**　药物及手术治疗。

6. **预后**　94% 的患者在诊断后 10 年内复发，回肠 CD 手术后可发生局限性空肠炎，5% 的患者远期可发生肠非典型增生或结肠癌。

### 【病理学特点】

1. **肉眼观察**　CD 结肠病变为节段性或跳跃性，期间常常见到正常的肠黏膜结构，非连续性节段性病变，黏膜溃疡，肠狭窄，黏膜鹅卵石样改变，炎性息肉，肿块形成（图 7-2-5-A～C）。

2. **镜下观察**　可见全肠壁炎、裂隙状溃疡、淋巴细胞聚集、黏膜下高度增宽和结节样肉芽肿等改变。

（1）黏膜炎症：正常黏膜间见炎性病灶，浸润的炎细胞包括淋巴细胞、浆细胞、中性粒细胞、嗜酸性粒细胞、肥大细胞等，隐窝变短，淋巴细胞聚集，炎性假性息肉；时间

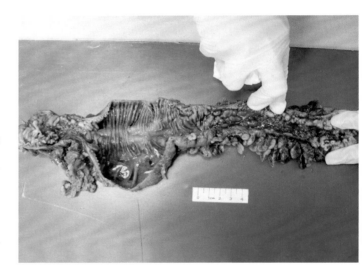

图 7-2-5-A　大体照片示结肠黏膜水肿、溃疡形成病肠穿孔，肠壁增厚

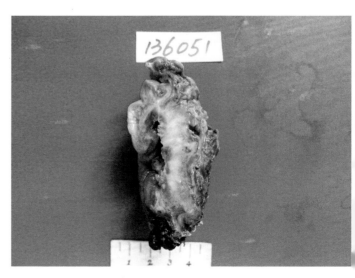

图 7-2-5-B　大体照片示结肠黏膜溃疡出血、水肿，肠壁增厚

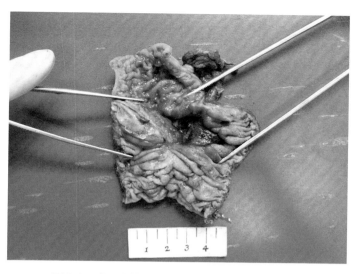

图 7-2-5-C 大体照片示结肠黏膜糜烂、溃疡形成

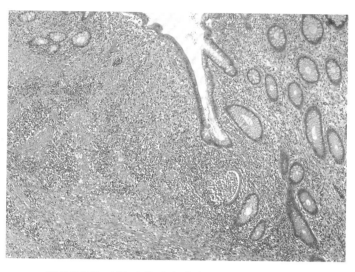

图 7-2-5-E HE×4 示隐窝脓肿、急慢性炎细胞浸润

较长的慢性病变,黏膜大小、形状不一,潘氏细胞增生、化生、假幽门腺化生、胃小凹化生,隐窝缺失、有分支形成、方向紊乱,隐窝萎缩等。

（2）裂隙性或潜行性溃疡:轻度或局灶 CD 时,表浅黏膜常常糜烂;正常黏膜间见小的界限清楚的小病灶,病灶下及周围淋巴细胞聚集,隐窝及黏膜上皮附近见中性粒细胞浸润,微脓肿形成,溃疡基底部较窄,溃疡可融合或形成深部裂隙状溃疡。

（3）穿透肌层的炎性病变:炎性病变常穿透黏膜下,达肌层,淋巴细胞常穿透肌层聚集成团或形成淋巴滤泡;肌肉发达,纤维化。

（4）肉芽肿形成:61% 的儿童病变可见肉芽肿性病变,隐窝间可见微肉芽肿,黏膜下、浆膜下常见非干酪性坏死性、上皮样肉芽肿,周围见巨细胞及淋巴细胞等;黏膜下淋巴管扩张(图 7-2-5-D ~ I)。

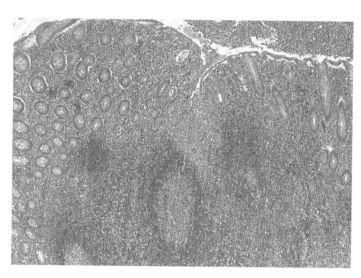

图 7-2-5-F HE×4 示隐窝脓肿、急慢性炎细胞浸润

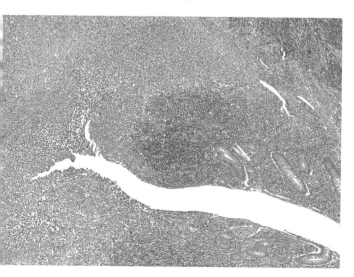

图 7-2-5-D HE×4 示结肠黏膜裂隙状、潜行性溃疡

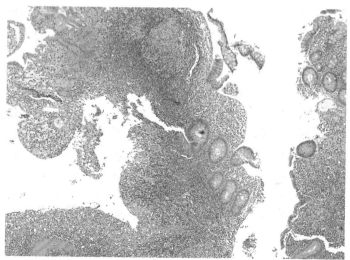

图 7-2-5-G HE×4 示结肠黏膜糜烂,淋巴组织增生,炎细胞浸润

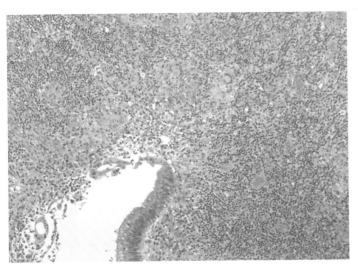

图 7-2-5-H HE×4 示结肠黏膜平坦,淋巴组织增生,界限清楚的肉芽肿形成

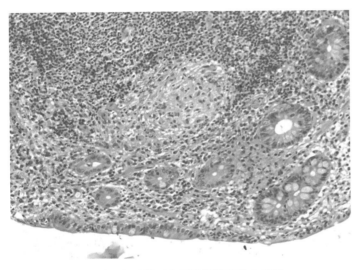

图 7-2-5-I HE×10 示界限清楚的肉芽肿

(5) 黏膜活检小标本的 CD 患者常见黏膜固有层急慢性炎细胞浸润、隐窝脓肿、表浅溃疡等非特异性病变,缺乏肉芽肿性病变。

**3. 免疫组化** 诊断价值不大,仅用于辅助诊断。

**4. 超微结构特点** 结肠黏膜上皮细胞特点。

**5. 分子遗传学特点** 与 *NOD2*、*IBD1* 基因等有关联。

**【鉴别诊断】**

**1. 溃疡性结肠炎** 结肠直肠黏膜弥漫性受累,缺乏跳跃性病变、穿透肌层性炎症、肉芽肿、上消化道病变等(表 7-2-5-1)。

**2. 感染性结肠炎** 表现为弥漫性、局限性或局灶活动性结肠炎,缺乏慢性炎症特点,大量中性粒细胞浸润。

**3. 肠结核感染** 非线性或潜行性、界限清楚的溃疡,可见干酪样坏死性肉芽肿,抗酸染色阳性。

表 7-2-5-1 克罗恩病与溃疡性结肠炎的鉴别

| | 克罗恩病 | 溃疡性结肠炎 |
| --- | --- | --- |
| 病变分布 | 右侧为主,全层,局限 | 左侧为主,黏膜下层,弥漫 |
| 黏膜萎缩和再生 | 轻微 | 显著 |
| 淋巴组织集聚 | 常见 | 少见 |
| 水肿 | 显著 | 轻微 |
| 充血 | 轻微 | 可很严重 |
| 肉芽肿 | 约60%有 | 无 |
| 裂隙 | 存在 | 无 |
| 陷窝脓肿 | 少 | 常见 |
| 累及直肠 | 50% | 非常普遍 |
| 累及回肠 | 60%~70%;狭窄,全层炎 | 轻微;扩张,不超过10cm |
| 淋巴结 | 可有肉芽肿 | 反应性增生 |

(伏利兵)

## 六、梅克尔憩室

**【定义】**

梅克尔憩室(Meckel diverticulum)是最常见先天性胃肠道畸形之一,由于先天性脐肠系膜或卵黄管未完全闭合持续存在导致的回肠外翻,属先天性畸形。

**【临床特点】**

1. **发病率** 人群发病率为2%。

2. **症状** 多数无症状;少数表现为无痛性直肠出血、小肠梗阻、腹膜炎、肠套叠、阑尾炎样症状、恶心、呕吐、憩室炎、穿孔、脓肿、肠结石等。男孩多见,约半数患儿2岁前得以诊断。

3. **实验室检查** 非特异性改变如便血、炎症等。

4. **影像学特点** 核医学锝99高锝酸盐扫描显示异位胃腺聚集,为最特异性检查;MRI 可显示右上腹部炎性改变。

5. **治疗** 无症状,不需治疗;有症状,外科手术治疗。

6. **预后** 手术后预后良好。远期有4%~5%的患者有并发平滑肌肉瘤的可能。

**【病理学特点】**

1. **肉眼观察** 憩室位于距回盲部20~30cm 的回肠肠系膜对侧缘囊性盲端或憩室,憩室很少超过5~6cm,与小肠相通的憩室口直径常小于2cm,可见憩室穿孔或溃疡形成(图 7-2-6-A、B)。

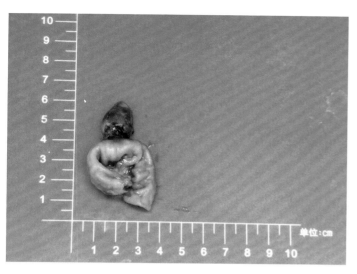

图 7-2-6-A 大体照片示小肠系膜对侧缘一球形盲端

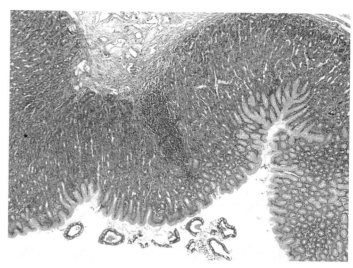

图 7-2-6-C HE×4 示憩室黏膜为异位的胃腺

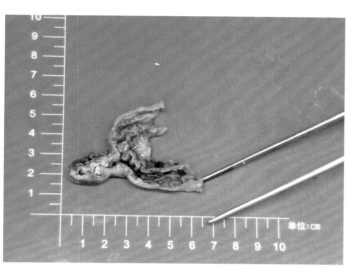

图 7-2-6-B 大体照片示切面球形盲端与小肠相通

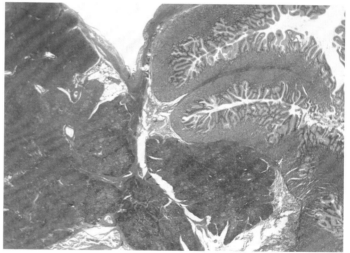

图 7-2-6-D HE×4 示憩室黏膜见胃腺及胰腺组织

2. **镜下观察** 憩室被覆回肠黏膜,50%~80%左右可见异位的胃底型黏膜,尤其是伴有肠出血的患儿,其他还可见结肠、空肠、十二指肠和胰腺组织异位,由于分泌胃酸而导致黏膜出血或溃疡形成,甚至肠穿孔,憩室还可见炎症及坏死(图 7-2-6-C~G)。

3. **免疫组化** 肠黏膜上皮标志阳性。

4. **超微结构特点** 小肠黏膜上皮细胞及异位胃腺、胰腺黏膜上皮细胞特点。

5. **分子遗传学特点** 未见特异性遗传学改变。

【鉴别诊断】

1. **脐尿管残余** 被覆尿路上皮。

2. **卵黄囊囊肿和窦道** 囊肿性病变,与肠腔不相通。

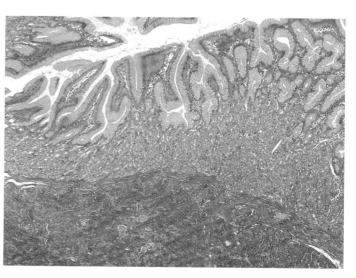

图 7-2-6-E HE×10 示胃腺及胰腺组织

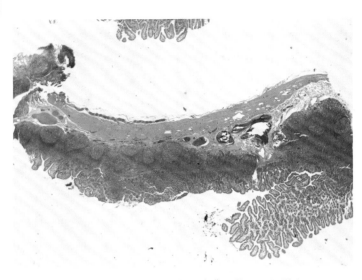

图 7-2-6-F　HE×4 示小肠黏膜下淋巴组织增生

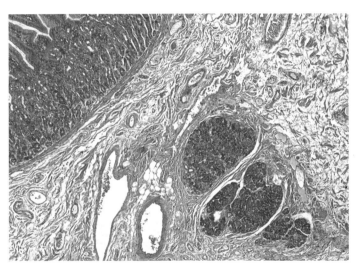

图 7-2-6-G　HE×10 示小肠黏膜中见胃腺及黏膜下的胰腺组织

（何乐健）

## 七、肠重复畸形

### 【定义】

肠重复畸形（gastrointestinal duplication）属先天性畸形，胃肠重复畸形是与肠管并行的管状或囊状结构，重复的畸形常与肠管共享肌壁，偶尔重复畸形与肠道分开但紧靠肠管外层肌壁。胃肠重复畸形，从颈部到直肠均可发生，最常见的单发部位为回肠。

### 【临床特点】

1. **发病率**　小肠重复畸形占胃肠道重复畸形的 50%～60%，回肠多见，而十二指肠罕见；10%～15% 的胃肠道重复畸形为食管重复畸形，食管重复畸形多见于胸腔，极少数情况下，畸形位于颈部食管；胃重复畸形较小肠或食管重复畸形少见，约占胃肠道重复畸形的 5%，1 岁

以下患儿多见；与小肠比较，结肠重复畸形少见，可分二型，Ⅰ型畸形仅局限于结肠，Ⅱ型除结肠外，还可见泌尿道重复畸形；阑尾重复畸形常伴消化道其他畸形，可分三型，第一型：单一盲肠，单一阑尾基底，阑尾远端呈双分叉状。第二型：单一阑尾，两个界清的阑尾基底，两个完全分开的阑尾。第三型：两个盲肠，每个盲肠均有一个阑尾。5% 的患者为多发性重复畸形。

2. **症状**　症状取决于病变部位；小肠重复畸形临床表现为腹痛、呕吐和腹部包块；食管重复畸形可表现为颈侧部肿块；胃重复畸形表现为腹部肿块或胃流出道梗阻症状，可并发穿孔、出血或溃疡形成等；直肠囊肿型重复畸形临床表现为里急后重，便秘，直肠后或腹膜后肿块。

3. **实验室检查**　未见特殊改变。

4. **影像学特点**　小肠重复超声检查显示厚壁囊肿有分层现象，黏膜强回声，肌层壁低回声；CT 显示有液体；食管重复 MRI 显示非强化型液性囊肿

5. **治疗**　手术治疗。

6. **预后**　良好。

### 【病理学特点】

1. **肉眼观察**　小肠重复肠管位于肠系膜缘，形状常为囊性或管状，直径 2～7cm，与正常肠腔不相通；食管重复肉眼憩室为囊性，直径 1～3cm，多数位于食管下 1/3 段；胃重复常位于胃大弯侧、管状结构，与胃没有交通，大多长不超过 12cm，可并发穿孔、出血或溃疡形成等；与小肠重复畸形一样，结肠重复畸形位于肠系膜缘，但与正常肠腔相通的可能性大（图 7-2-7-A～C）。

2. **镜下观察**　小肠重复肠管与正常肠管共壁，有时可见胃黏膜、结肠黏膜异位。食管重复内覆纤毛柱状上皮，有时也可见鳞状上皮或胃黏膜上皮，两层单独的固有

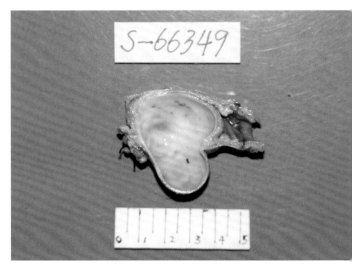

图 7-2-7-A　大体照片示小肠重复畸形，小肠系膜对侧缘，囊性肿物，与小肠不相通

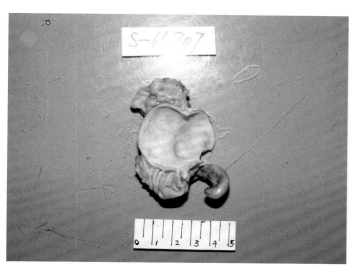

图 7-2-7-B　大体照片示回盲部小肠囊性肿物，与小肠不相通

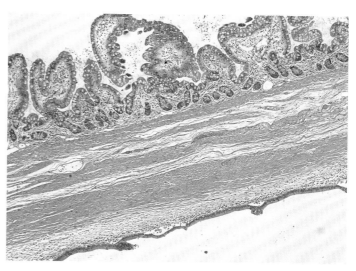

图 7-2-7-D　HE×4 示小肠重复畸形，共壁肌层

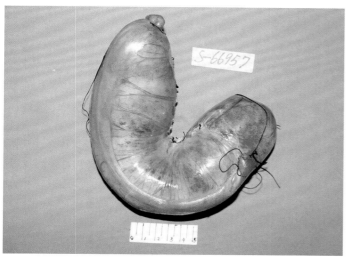

图 7-2-7-C　大体照片示回肠系膜缘囊性肿物，与回肠不相通

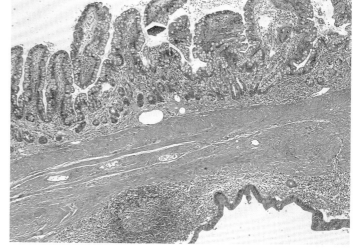

图 7-2-7-E　HE×10 示小肠重复畸形，共壁肌层

（何乐健）

肌层。结肠重复畸形肠管被覆结肠黏膜或胃黏膜，且与正常肠管共壁。肠壁可见神经节细胞（图 7-2-7-D、E）。

3. **免疫组化**　表达上皮标志，重复肌壁 Calretinin 染色阳性，可见神经节细胞。

4. **超微结构特点**　胃肠黏膜上皮细胞结构特点。

5. **分子遗传学特点**　未见特殊遗传学改变。

【鉴别诊断】

1. **肠系膜囊肿**　单囊或多囊性肿物，位于肠系膜缘，缺乏肠壁平滑肌结构，见大量增生的淋巴管且不与正常淋巴系统交通。

2. **肠源性囊肿**　平滑肌排列紊乱，未见神经或神经节细胞，常伴有椎体畸形。

3. **支气管源性囊肿**　囊壁被覆纤毛柱状上皮，可见软骨及浆液黏液腺体。

## 八、先天性巨结肠

【定义】

先天性巨结肠症（aganglionic congenital megacolon），又称希尔施普龙病（Hirschsprung's Disease，HD），先天性肠神经节细胞缺乏（congenital intestinal aganglionosis）等。是以部分肠道远端神经节细胞完全缺如为特征的儿童常见的消化道先天性畸形。由于神经节细胞缺如，肠段肠管呈持续痉挛状态，粪便瘀滞在近端结肠，使该段结肠肥厚、扩张形成巨大结肠。

【临床特点】

1. **发病率**　先天性巨结肠是相对常见的儿童消化系统先天性畸形。国外统计资料显示，其发病率在 1 ~

2/10 000,男性高于女性(2~4:1);2000 年国内材料显示,先天性巨结肠症的发病率为 0.6/10 000,男性(0.67/10 000)高于女性(0.51/10 000),农村高于城市。

**2. 症状**

(1) 胎便排出延迟,顽固性便秘腹胀。多于生后48h 内无胎便排出或仅排出少许胎便(图 7-2-8-A)。

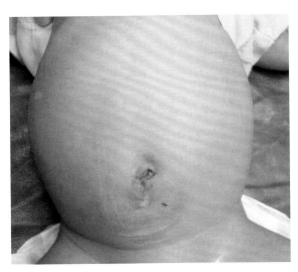

图 7-2-8-A 普通照片示先天性巨结肠患儿腹部显著膨隆

(2) 营养不良、发育迟缓。

(3) 伴发小肠结肠炎。

**3. 影像学特点** 腹部平片多表现为低位肠梗阻,典型者可见痉挛和扩张肠段。钡剂灌肠显示 24h 后仍有钡剂残留(图 7-2-8-B、C)。

**4. 治疗** 短段和超短段型先天性巨结肠可先尝试扩肛治疗。常见型、长段型巨结肠应进行手术治疗。目前尚无治疗全肠型巨结肠的有效方法,肠移植是一个可能

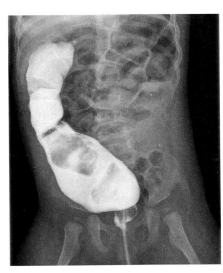

图 7-2-8-B 腹部钡剂灌肠,直肠及肛管狭窄,剩余结肠全段扩张迂曲

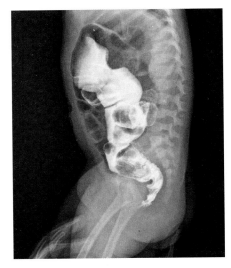

图 7-2-8-C 上图同一患儿,钡剂灌肠 34h 复查示存在明显钡剂残留

的发展方向。

**5. 预后** 手术后便秘症状多可缓解,但可发生污粪、大便失禁等并发症。

**【病理学特点】**

先天性巨结肠的术前诊断、术中切缘判断及术后确诊都依赖病理手段。术前活检的主要目的是明确诊断,小于 1 岁可以采用黏膜活检,大于 1 岁宜全层活检。活检应在齿线上 2~3cm 取材,组织块直径不应小于 3mm,每个组织块应切取足够的切面数。术中快速冰冻则是为了解手术切缘的节细胞分布情况,确保手术切缘达到正常肠段。根治切除肠管病检是最终确诊天性巨结肠,特别是某些少见类型巨结肠的重要手段。

**1. 肉眼观察** 根治手术标本显示结肠远端肠管明显僵硬、狭窄,而近端肠管则明显扩张、肠壁厚度明显增加,两者间为逐渐扩张的移行段。如病史长、炎症重,肠腔内可见到溃疡、息肉等继发病变(图 7-2-8-D~G)。

**2. 基本病理特征**

(1) 正常结肠黏膜下及肌间神经丛中可见神经节细胞(图 7-2-8-H),而 HD 患者的远段结肠黏膜下及肌间神经丛中的神经节细胞缺如。

(2) HD 患者远端无神经节细胞肠段的黏膜下层及肌间肥大胆碱能神经纤维增生,形成直径超过 40μm 所谓"肥大神经丛"(hypertrophic nerve trunk)结构(图 7-2-8-I)。

**3. 病理分型** 据无神经节细胞肠段的长度,可将先天性巨结肠分为如下亚型:

(1) 短段型:无节细胞段仅限于直肠,未达到乙状结肠。

(2) 常见型:无节细胞段达到乙状结肠,但未到降

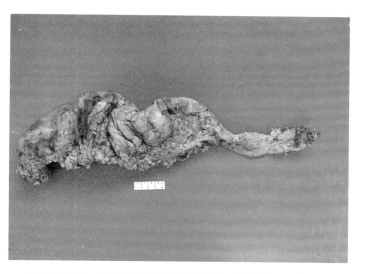

图 7-2-8-D 大体照片示远端结肠变细，近端结肠扩张（图片由北京儿童医院病理科提供）

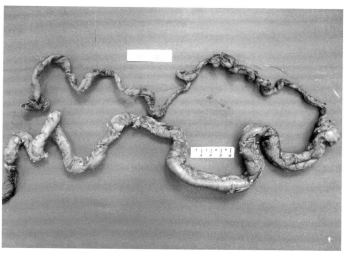

图 7-2-8-G 大体照片示整段结肠变细（全结肠型，图片由北京儿童医院病理科提供）

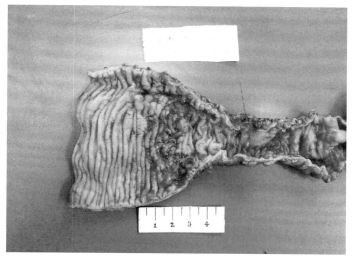

图 7-2-8-E 大体照片示结肠剖面远端结肠狭窄，近端结肠扩张（图片由北京儿童医院病理科提供）

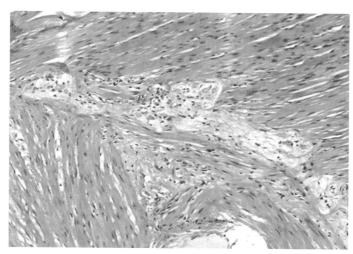

图 7-2-8-H HE×20 示正常结肠肌间神经丛，其间中可见神经节细胞；成熟神经节细胞呈多角形或圆形，体积较大，直径可达 42μm；胞质嗜酸或双嗜性；核呈圆形或卵圆形，直径 10～15μm，核仁往往比较明显

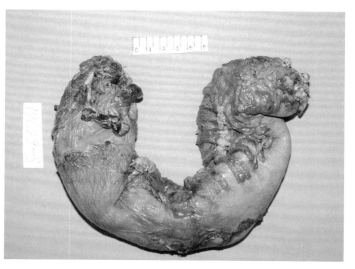

图 7-2-8-F 大体照片示扩张的结肠（图片由北京儿童医院病理科提供）

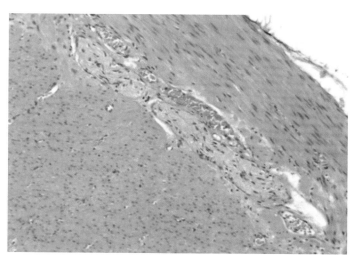

图 7-2-8-I HE×20 示 HD 病变肠管肌间神经丛中节细胞缺如，仅见波浪状的"粗大神经丛"

结肠。

（3）长段型：无节细胞段达到降结肠，甚至横结肠、升结肠。

（4）全结肠型：无节细胞段累及全部结肠，并可累及不超过 50cm 的回肠。

（5）全肠型：病变波及全部结肠以及超过 50cm 的小肠，甚至累及十二指肠。

此外还有罕见的所谓"节段型巨结肠"（某段肠管管壁无神经节细胞，但病变段远近肠壁均正常）和"跳跃型巨结肠"（无节细胞肠段间存在一段含节细胞肠管），也应引起重视。

**4. 免疫组化和酶组织化学染色**

（1）显示 HD 特定染色模式：先天性巨结肠患者肠壁存在较为特异的乙酰胆碱酯酶（AchE）和钙视网膜蛋白（Calretinin）的染色模式。通过 AchE 酶组织化学染色后，无神经节细胞肠段可见粗大 AchE 染色纤维，正常肠段则没有。Calretinin 免疫组织化学染色后，正常肠段存在染色阳性纤维丝，而无节细胞肠段这种阳性纤维缺如（图 7-2-8-J ~ M）。

（2）标记神经节细胞：可使用 SYN、PGP9.5、S-100等标记神经节细胞，以辅助诊断先天性巨结肠。

**5. 分子遗传学特点** 目前认为先天性巨结肠是一种多基因病，已经发现的基因包括 *RET*、*GDNF*、*EDNs*、*ED-NRB*、*SOX10* 等，这些基因产物与 RET 和内皮素信号通路相关。

**【鉴别诊断】**

主要是与非神经节细胞缺如的便秘性疾病鉴别，其临床症状可以与先天性巨结肠相似，表现为便秘、腹胀甚至结肠扩张形成巨结肠。如所谓的"先天性节细胞减少

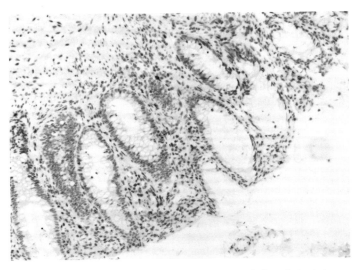

图 7-2-8-K IHC×10 示 HD 患者远端结肠黏膜无 Calretinin 染色阳性纤维

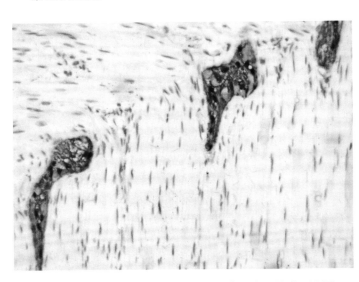

图 7-2-8-L IHC×20 示正常结肠肌间神经丛可见 S-100 不着色的神经节细胞

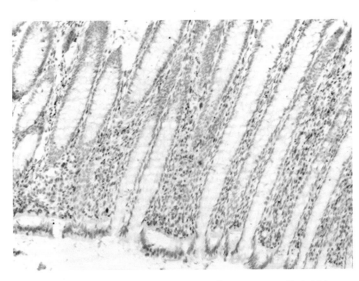

图 7-2-8-J IHC×10 示正常结肠黏膜固有层可见较多纤细的 Calretinin 染色阳性纤维

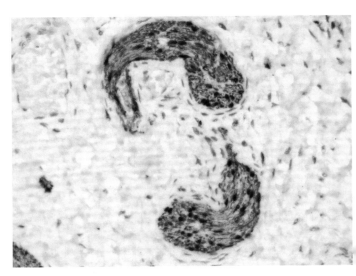

图 7-2-8-M IHC×20 示 S-100 染色"粗大神经丛"中无神经节细胞

症""肠神经元发育不良"等等,这些疾病的概念、命名和诊断标准均存在极大争议。无论如何,先天性巨结肠最重要的特征是存在无神经节细胞肠段,而其他疾病均没有这一特点,因此诊断工作中一旦发现存在无节细胞区即可确定 HD 的诊断。

(张 文)

## 九、坏死性小肠结肠炎

### 【定义】

坏死性小肠结肠炎(necrotizing enterocolitis)是特发性小肠结肠炎,其特点是小肠和近端结肠凝固性/出血性坏死和炎症,多见于早产儿。

### 【临床特点】

1. **发病率** 多见于新生儿,北美新生儿为 1~3/1 000,尤其是低体重新生儿。足月新生儿占 5%~25%,多伴有先天性心脏病、窒息、孕妇使用可卡因等。坏死性小肠结肠炎分散发和流行二型。散发型 70%~80%的患儿为出生体重小于 2 000g 的低出生体重新生儿,Apgar 评分低于 6 分,15%~20%的患儿有剖腹产、臀位、胎膜早破、宫内毒血症和前置胎盘史;流行型:出生体重重、Apgar 评分高、围产期情况好,此型死亡率低。据报道13%的患者在实施心导管插入术后发生此病。

2. **症状** 腹痛、腹泻、血便、腹部膨胀、吸入胃内容物、呼吸暂停、败血症、心动过缓、嗜睡、体温不稳定等症状。

3. **实验室检查** 可有败血症、感染、凝血异常等。

4. **影像学特点** 腹部平片可见小肠壁积气,早期肠袢扩张。小肠扩张呈环状、肠壁积气等。

5. **治疗** 静脉内营养、抗菌术治疗、腹部影像学监控;发现腹部游离气体可手术治疗。

6. **预后** 死亡率高达 20%~40%;体重低于 1 500g的低体重儿,死亡率高达 10%~44%,而体重超过 2 500g的婴儿死亡率为 0~20%。4%~6%的患者复发。

### 【病理学特点】

1. **肉眼观察** 病变大多累及末端回肠、盲肠、升结肠,胃也可受累,但十二指肠未见累及。肉眼见肠壁出血坏死,黏膜下多发性气泡,肠黑红色、可见肠穿孔。

2. **镜下观察** 肠壁及肠黏膜出血、坏死,固有层炎细胞浸润较轻,黏膜下囊肿。与成年人缺血性肠病类似,全层坏死可见肠穿孔和肠周围炎、腹膜炎,血管栓塞多为继发性;半数患者可见小肠壁积气,局部可见肉芽组织形成;慢性患者可见肠狭窄(图 7-2-9-A~D)。

3. **免疫组化** Calretinin 阳性,可见肌间神经节细胞。

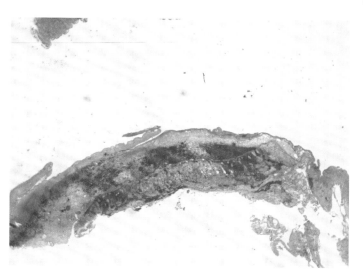

图 7-2-9-A  HE×4 示小肠全层出血、坏死

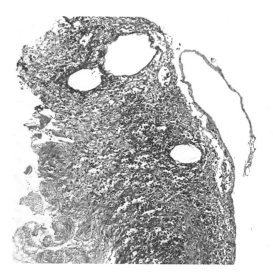

图 7-2-9-B  HE×10 示小肠全层坏死、炎细胞浸润,肠壁积气

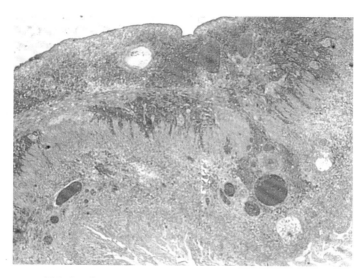

图 7-2-9-C  HE×4 示小肠全层出血、坏死、炎细胞浸润

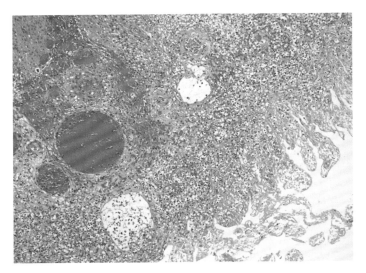

图 7-2-9-D　HE×10 示小肠全层出血、坏死、炎细胞浸润

4. **超微结构特点**　肠黏膜上皮变性、坏死。

5. **分子遗传学特点**　未见特异性改变。

【鉴别诊断】

1. **炎性肠病**　可与慢性坏死性小肠结肠炎相似，但炎性肠病有慢性肠炎病史。

2. **伪膜性结肠炎**　有急性腹泻史。

3. **先天性巨结肠**　排便延迟史，结肠壁神经节细胞缺乏。

（何乐健）

## 十、肠扭转

【定义】

肠扭转（intestinal volvulus）是一段肠袢沿肠系膜长轴旋转或两段肠袢扭缠成结而造成闭袢性肠梗阻。

【临床特点】

1. **发病率**　肠扭转多发生于小肠，极少数为乙状结肠，肠扭转占肠梗阻的 4.6%~13.6%。

2. **症状**　表现为突然发作剧烈腹部绞痛，多在脐周围，常为持续性疼痛阵发性加重；腹痛常牵涉腰背部，患者往往不敢平仰卧，喜取胸膝位或蜷曲侧卧位；呕吐频繁，腹胀不显著或某一部位特别明显，可以没有高亢的肠鸣音，腹部有时可扪及有压痛的扩张肠袢，病程长者易发生休克。部分乙状结肠扭转患者可有慢性便秘或精神发育迟滞。

3. **实验室检查**　血白细胞数增高，便血及隐血试验可阳性。

4. **影像学特点**　X 线腹平片多为小肠普遍充气并有多个液平面（图 7-2-10-A）。彩色多普勒超声显示肠系膜上静脉围绕肠系膜上动脉轴旋转形成"旋涡征"者，旋转

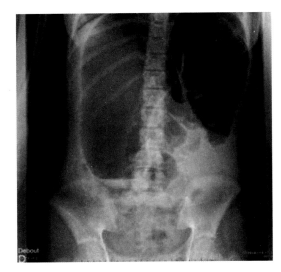

图 7-2-10-A　腹部 X 线片显示扩张的肠管，多个液平面

度数 270°~720°，包块位置血流呈现蓝红相间的环绕血流征象。

5. **治疗**　病程早期病情较轻无腹膜刺激征者可先采用非手术疗法。对病情较重或有腹膜刺激征或经非手术疗法无效时采用手术治疗。后天因素引起的，如肿瘤则应采用相应的治疗。

6. **预后**　取决于是否有并发症或肿瘤性疾病。一般预后良好。

【病理学特点】

1. **肉眼观察**　扭转肠管多为紫红色至暗红色，可见淤血、出血、坏死，同时应仔细检查肠腔内是否有肿瘤，肠壁是否增厚（图 7-2-10-B）。

2. **镜下观察**　肠组织出血、坏死，炎性细胞浸润（图 7-2-10-C、D）。

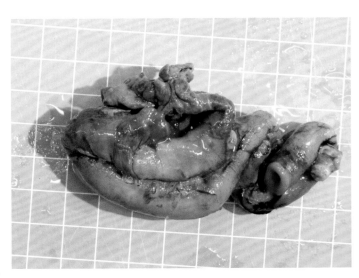

图 7-2-10-B　肠扭转大体标本显示肠坏死

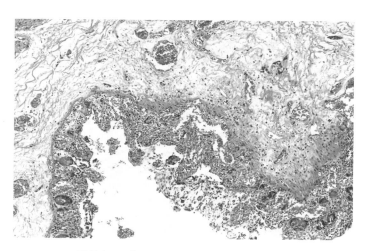

图 7-2-10-C HE×10 示肠组织出血、坏死

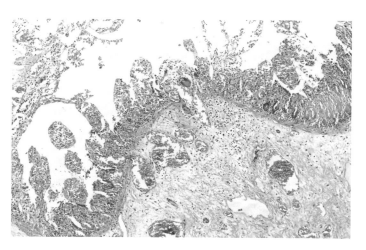

图 7-2-10-D HE×10 示肠组织出血、坏死

**【鉴别诊断】**

1. **肠套叠** 表现为阵发性腹痛,手术可见肠组织套入。肉眼观察:可见肠组织发生套叠。病理形态:肠组织出血、坏死。

2. **肠梗阻** 表现为阵发性腹痛、呕吐。肉眼观察常可在肠腔发现息肉或肿瘤。病理形态根据梗阻原因的不同可见息肉或肿瘤细胞。

3. **急性化脓性阑尾炎** 阑尾肿大,坏死,各层大量炎症细胞浸润。

（杨文萍）

## 十一、胰腺异位

**【定义】**

异位胰腺(hetertopic pancreas),又称为迷走胰腺或副胰腺,是位于正常胰腺解剖位置之外,与正常胰腺无解剖及血管联系的孤立的胰腺组织,拥有独立的血供和神经支配。属于先天性发育畸形,可能与胚胎期胰腺组织的异常迁移有关。

**【临床特点】**

1. **发病率** 胰腺异位多无临床症状,确切发病率并不清楚。其尸检发现率约为 1%～14%,上腹部手术中意外发现的概率约 1/500。可发生于任何年龄,男女比约 3:1。随着消化内镜及超声内镜技术的发展,异位胰腺的检出率明显增加。

2. **症状** 异位胰腺的临床症状缺乏特异性,主要位于上消化道(胃、十二指肠、近端空肠)及 Meckel 憩室。少见部位有肝脏、脾脏、胆道、网膜、肠系膜、盆腔、肺、食管等。小的胰腺异位可以没有任何临床表现,病变直径超过 1.5cm 就会出现临床症状,常见的症状为上腹痛、腹胀及消化道出血等。

3. **实验室检查** 没有特异的实验室指标。若胰腺异位并存胰岛细胞瘤、胃泌素瘤等,可检测到血糖增高、胰高血糖素或胃泌素水平上升等。

4. **影像学特点** 位于上消化道的异位胰腺行上消化道钡餐造影可表现为表面光滑、边缘清楚的充盈缺损,基底部较宽、不活动。异位胰腺的特征性影像表现为脐样凹陷(充盈缺损中心见到小钡斑)和中央导管征(充盈缺损中有一细管状致密影伸入)。

CT/MRI 对异位胰腺的诊断不具特异性,其主要作用是定位异位胰腺与原位胰腺。

内镜超声检查术(EUS)对上消化道黏膜下病变有较高的诊断价值。

5. **治疗** 一般认为无症状的异位胰腺不需处理,若在其他手术中发现异位胰腺,在不影响原定手术及切除不困难时尽可能同时切除。若出现症状则需要手术治疗,可做部分胃壁或肠管切除。位于黏膜及黏膜下层较小的浅表病灶,可行内镜下黏膜切除术或剥离术等。若病变在深肌层或浆膜层,内镜切除应谨慎,以免引起穿孔及出血等并发症。

6. **预后** 无症状者可临床随访,有症状者可采取手术治疗,一般疗效好,无复发。

**【病理学特点】**

1. **肉眼观察** 异位胰腺大多为单发病灶,常位于异位器官的黏膜下,少数位于浆膜下。表现为扁圆或者不规则的结节状隆起,有时可呈分叶状。外观淡黄色或灰白色,表面黏膜光滑或伴有糜烂,一般无包膜,质地较硬,直径通常为 0.5～3cm。大的异位胰腺顶端可有脐样凹陷,可能与异位胰腺腺管开口有关。

2. **镜下观察** 异位胰腺通常位于黏膜下层或肌层,为胰腺组织,包括胰腺腺泡及导管,腺泡及导管可以扩张,一般没有胰岛组织。目前公认的异位胰腺 Gaspar-Fu-

entes 分类系统：Ⅰ型为典型的异位胰腺,其组织由相对完整的胰腺组织组成,包括腺体、导管等;Ⅱ型仅有胰腺导管;Ⅲ型仅具有外分泌功能的胰腺腺泡;Ⅳ型只具有内分泌功能的胰岛细胞(图 7-2-11-A)。

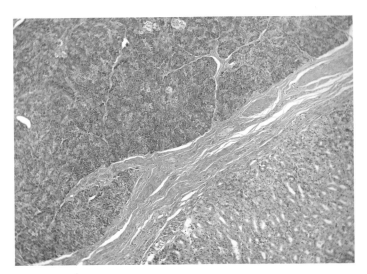

图 7-2-11-A　HE×4 示胃黏膜下层见异位胰腺

3. **免疫组化**　免疫组化很少用于诊断。
4. **超微结构特点**　超微结构很少用于诊断。
5. **分子遗传学特点**　未见特异性改变。

**【鉴别诊断】**

主要与转移性胰腺癌相鉴别。

(武海燕)

## 十二、寄生虫性阑尾炎

**【定义】**

寄生虫性炎(parasitic appendicitis)是指由于寄生虫虫体或虫卵引起的儿童阑尾继发性急性或慢性阑尾炎。

**【临床特点】**

1. **发病率**　阑尾寄生虫,常见有蛲虫、血吸虫、蛔虫及鞭虫等感染。阑尾寄生虫感染发病率约 2%,其中阑尾蛲虫病是最常见的消化道寄生虫感染,其发病率 0.4%~4.1%,年龄 3~14.9 岁,平均年龄 11.1 岁,女性占优势。

2. **症状**　右下腹疼痛、脐周阵发性绞痛、呕吐、腹胀、发热、出汗、便血及营养不良等。

3. **实验室检查**　血白细胞数增高,嗜酸性粒细胞计数增高,进行性贫血、便血及隐血试验阳性。

4. **影像学特点**　阑尾蛔虫病 X 线钡透或可发现阑尾蛔虫征象。

5. **治疗**　给予驱虫治疗,平时注重个人卫生。

6. **预后**　阑尾寄生虫病驱虫治疗后预后良好,但约有四分之一的患者会复发。

**【病理学特点】**

1. **肉眼观察**　急性炎症:阑尾肿大,表面充血、可以有纤维蛋白性脓性渗出物,或见穿孔,阑尾腔扩大,可见脓液,或见虫体;慢性炎症:阑尾肿大增粗,表面粗糙,颗粒状或见粟粒样结节,阑尾壁增厚,管腔狭窄,或有钙化(图 7-2-12-A)。

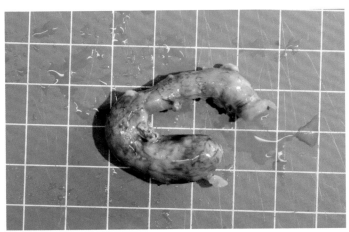

图 7-2-12-A　大体阑尾肿大,表面粗糙

2. **镜下观察**　急性阑尾炎:阑尾黏膜坏死、大量炎症细胞浸润,肌层和浆膜层可见弥漫的嗜酸性粒细胞和中性粒细胞浸润,坏死、穿孔、嗜酸性脓肿形成;在阑尾腔或脓肿中心区域可见寄生虫虫体或虫卵。慢性阑尾炎:阑尾各层嗜酸性粒细胞浸润、淋巴组织增生和肉芽肿形成、纤维化、钙化、管腔狭窄;结节中央可见虫卵或虫体,形成寄生虫结节。

(1) 阑尾蛲虫病:最常见的消化道寄生虫感染,可表现为急性阑尾炎,也可表现为慢性阑尾炎或无感染。常位于阑尾腔。蛲虫虫体:切面略圆形,直径约 0.1~0.5mm,角皮层下几乎无皮下层,肌肉少,不连续,虫体中央为消化道。如为雌性,子宫内可见虫卵。虫体两侧角皮有对称性刺状测线。蛲虫卵:椭圆形,不对称,一侧稍突起,一侧较平,大小为 40μm×35μm,卵壳较厚而透明,卵内为卷曲的幼虫(图 7-2-12-B、C)。

(2) 阑尾蛔虫病:由于蛔虫具有钻孔的习性,易进入阑尾腔引起梗阻,表现为急性阑尾炎,甚至化脓、穿孔,在阑尾腔可见蛔虫虫体;阑尾腔粪便中或管壁中常可见虫卵(图 7-2-12-D)。虫卵一般不引起肉芽肿性炎症。虫体横切面为圆形,有体壁及体腔,表面角皮层嗜伊红,有横纹,其下为疏松的皮下层,均匀透明样,再内为厚的肌层。虫体中央为消化道。有时可见生殖器官,雌性者子宫内可见虫卵,体壁两侧有对称的测线。蛔虫卵:蛔虫卵分受精卵和未受精卵,受精卵宽椭圆形,大小 60μm×45μm,卵壳厚而透明,壳外一层凹凸不平的蛋白质膜,卵内为 1~2 个卵细胞;未受精

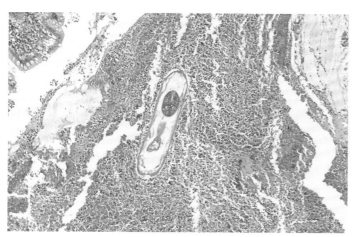

图 7-2-12-B HE×10 阑尾腔见蛲虫虫体,阑尾出血、大量炎症细胞浸润

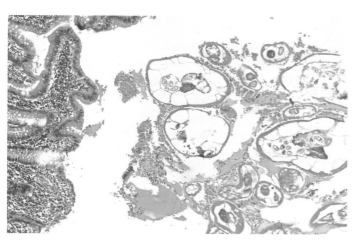

图 7-2-12-C HE×20 阑尾腔见多个蛲虫虫体

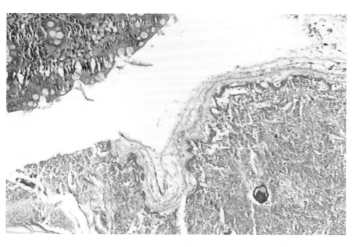

图 7-2-12-D HE×10 阑尾浆膜面血吸虫肉芽肿性结节

卵呈长椭圆形,大小为 $90\mu m \times 40\mu m$,卵壳及蛋白质膜较薄,卵内为许多大小不等的反光颗粒。

(3)阑尾血吸虫病:常表现为慢性阑尾炎的改变,也可以表现为急性阑尾炎改变。阑尾增粗,浆膜面粗糙,在阑尾腔、阑尾壁和/或浆膜层可见血吸虫卵,虫卵陈旧不一,多少不一,可有钙化,或形成肉芽肿性结节(图 7-2-12-E)。血吸虫虫卵椭圆形,淡黄色,无卵盖,小棘长在壳一边,内含一毛蚴。

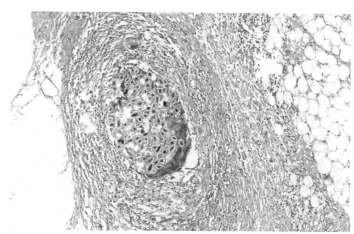

图 7-2-12-E HE×20 阑尾腔粪石中可见蛔虫卵

(4)阑尾鞭虫病:表现为慢性阑尾炎的病理改变。虫体可位于阑尾腔,虫体肌肉细小,不突入体腔,连续呈环状,称全肌型肌层。雌虫切面常见子宫,充满虫卵。雄性可见睾丸、消化道,管壁有棕黑色色素。鞭虫卵呈纺锤形(腰鼓形),大小约为 $50\mu m \times 20\mu m$,黄褐色,卵壳较厚,两端各具一个透明盖,内含一个卵细胞。

(5)阑尾绦虫病:表现为慢性阑尾炎的病理改变。常见为幼虫,绦虫卵呈圆球状,稍小,棕褐色,胚膜上有放射线。

(6)阑尾钩虫病:可表现为慢性阑尾炎或阑尾脓肿。钩虫卵呈长椭圆形,大小约为 $(57\sim76)\mu m \times (36\sim40)\mu m$,两端钝圆,内含有 2~4 个细胞。

【鉴别诊断】

1. **急慢性阑尾炎** 转移性右下腹痛及阑尾点压痛、反跳痛为其常见临床表现。多数患者白细胞和中性粒细胞计数增高。急性期阑尾黏膜坏死、大量炎症细胞浸润,肌层和浆膜层可见弥漫的中性粒细胞浸润、坏死、穿孔。慢性期阑尾纤维化,脂肪沉积,淋巴组织增生。未找见阑尾寄生虫虫体或虫卵。

2. **阑尾结核** 慢性反复性右下腹腹痛,低热。阑尾可见多个结节状增生,结节由上皮样细胞、Langhans 多核巨细胞、淋巴细胞、组织细胞、嗜酸性粒细胞和浆细胞组成,中间干酪样坏死,早期坏死灶内有中性粒细胞浸润,后期纤维化和钙化。抗酸染色可见大量抗酸杆菌。

3. **阑尾类癌** 通常在阑尾末端膨大,肿瘤呈结节状,排列呈菊形团后腺泡状,肿瘤细胞大小一致,胞质淡染,核分裂少。免疫组化表达:CgA、SYN、CD56、NSE 等。

(杨文萍)

## 参 考 文 献

1. Wpta SK, Fitzgerald JF, Croffie JM, et al. Experience with juvenile polyps in North American children: the need for pancolonoscopy. Am J Gastroenterol, 2001, 96 (6): 1695-1697.

2. Haghi Ashtiani MT, Monajemzadeh M, Motamed F, et al. Colorectal polyps: a clinical, endoscopic and pathologic study in Iranian children. Med Princ Pract, 2009, 18 (1): 53-56.

3. Burkart A L, Sheridan T, Lewin M, et al. Do sporadic Peutz-Jeghers polyps exist? Experience of a large teaching hospital. Am J Surg Pathol, 2007, 31 (8): 1209-1214.

4. Mehenni H, Rossier C, Radhakrishna U, et al. Molecular and clinical characteristics in 46 families affected with Peutz-Jeghers syndrome. Dig Dis Sci, 2007, 52 (8): 1924-1933.

5. Aihara H, Kumar N, Thompson CC, et al. Diagnosis, surveillance, and treatment strategies for familial denomatous polyposis: rationale and update. Eur J Gastroenterol Hepatol, 2014, 26 (3): 255-262.

6. Sereno M, Merino M, López-Gómez M, et al. MYH polyposis syndrome: clinical findings, genetics issues and management. Clin Transl Oncol, 2014, 16 (8): 675-679.

7. Hait E, Liang M, Degar B, et al. Gastrointestinal tract involvement in Langerhans cell histiocytosis: case report and literature review. Pediatrics, 2006, 118: e1593-e1599.

8. Hatur D. Singhi, Elizabeth A. Montgomery. Gastrointestinal Tract Langerhans Cell Histiocytosis: A Clinicopathologic Study of 12 Patients. Am J Surg Pathol, 2011, 35 (2): 305-310.

9. Arnold MA, Schoenfield L, Limketkai BN, et al. Diagnostic pitfalls of differentiating desmoplastic small round cell tumor (DSRCT) from Wilms tumor (WT): overlapping morphologic and immunohistochemical features. Am J Surg Pathol, 2014, 38 (9): 1220-1226.

10. Desai NB, Stein NF, LaQuaglia MP, et al. Reduced toxicity with intensity modulated radiation therapy (IMRT) for desmoplastic small round cell tumor (DSRCT): an update on the whole abdominopelvic radiation therapy (WAP-RT) experience. Int J Radiat Oncol Biol Phys, 2013, 85 (1): e67-e72.

11. Killian JK, Miettinen M, Walker RL, et al. Recurrent epimutation of SDHC in gastrointestinal stromaltumors. Sci Transl Med, 2014, 6 (268): 268ra177.

12. Miettinen M, Lasota J. Succinate dehydrogenase deficient gastrointestinal stromal tumors (GISTs) - A review. Int J Biochem Cell Biol, 2014, 53: 514-519.

13. Miettinen M, Killian JK, Wang ZF, et al. Immunohistochemical loss of succinate dehydrogenase subunit A (SDHA) in gastrointestinal stromal tumors (GISTs) signals SDHA germline mutation. Am J Surg Pathol, 2013, 37 (2): 234-240.

14. Coulon A, McHeik J, Milin, et al. Solitary intestinal fibromatosis associated with congenital ileal atresia. J Pediatr Surg, 2007, 42 (11): 1942-1945.

15. Choo KL, Borzi PA, Mortimore RJ. Neonatal intestinal obstruction from solitary intestinal fibromatosis. Pediatr Surg Int, 2001, 17 (5-6): 467-469.

16. Duval H, Jouan H, Loeuillet L, et al. Antenatal solitary intestinal fibromatosis. Ann Pathol, 2003, 23 (2): 169-172.

17. 杨文萍, 黄慧, 宫丽平, 等. 儿童散发性伯基特淋巴瘤的分子遗传学特征分析. 中华病理学杂志, 2010, 39 (12): 819-824.

18. Morsi A, ABD El-Ghani AEM, El-Shafiey M, et al. Clinico-Pathological Features and Outcome of Management of Pediatric Gastrointestinal Lymphoma. J Egypt Nat Canc Inst, 2005, 17 (4): 251-259.

19. Angotti R, MariniM, GiannottiG. Gastric Burkitt's lymphoma in a child: A rare case. Oncol Lett, 2012, 4: 802-804.

20. Huang H, liu ZL, Zeng H, et al. Clinicopathological Study of Sporadic Burkitt Lymphoma in Children. Chinese Medical Journal, 2015, 12 (20): 510-514.

21. 何乐健, 李佩娟. 胆总管葡萄状肉瘤三例. 中华病理学杂志, 1997; 26: 359.

22. Shekitka KM, Sobin LH. Ganglioneuromas of the gastrointestinal tract. Relation to Von Recklinghausen disease and other multiple tumor syndromes. Am J Surg Pathol, 1994, 18 (3): 250-257.

23. Charagundla SR, Levine MS, Torigian DA, et al. Diffuse intestinal ganglioneuromatosis mimicking Crohn's disease. Am J Roentgenol, 2004, 182 (5): 1166-1168.

24. Raue F, Frank-Raue K. Update multiple endocrine neoplasia type 2. Fam Cancer, 2010, 9 (3): 449-457.

25. De Perrot M, Rostan O, Morel P, et al. Abdominal lymphangioma in adults and children. Br J Surg, 1998, 85 (3): 395-397.

26. 晓晓, 丁文燕. 直肠炎性肌纤维母细胞性肿瘤临床病理观察. 诊断病理学杂志, 2014, 21 (12): 741-743.

27. Fletcher CDM, Unni KK, Mertens F. World Health Organization classification of tumors. Pathology and genetics of tumors of soft tissue and bone. Lyon: IARC Press, 2002.

28. Gangopadhyay AN, Mohanty PK, Gopal SC, et al. Adenocarcinoma of the esophagus, of the esophagus in an 8-year-old boy. J Pediatr Surg, 1997, 32 (8): 1259-1260.

29. Conley ME, Ziegler MM, Borden S 4th, et al. Multifocal adenocarcinoma of the stomach in a child with common variable immunodeficiency. J Pediatr Gastroenterol Nutr, 1988, 7: 456-460.

30. Digoy GP, Tibayan F, Young H, et al. Adenocarcinoma of the rectum with associated colorectal adenomatous polyps in tuberous sclerosis: a case report. J Pediatr Surg, 2000, 35 (3): 526-552.

31. Miettinen M, Dow N, Lasota J, et al. A distinctive novel epitheliomesenchymal biphasic tumor of the stomach in young adults ("gastroblastoma"): a series of 3 cases. Am J Surg Pathol, 2009, 33: 1370-1377.

32. Shin DH, Lee JH, Kang HJ, et al. Novel epitheliomesenchymal biphasic stomach tumour (gastroblastoma) in a 9-year-old: morphological, ultrastructural and immunohis tochemical findings. J Clin Pathol, 2010, 63: 270-274.

33. Wey EA, Britton AJ, Sferra JJ, et al. Gastroblastoma in a 28-year-old man with nodal metastasis: proof of the malignant potential. Arch Pathol Lab Med, 2012, 136: 961-964.

34. Poizat F, de Chaisemartin C, Bories E, et al. A distinctive epitheli-omesenchymal biphasic tumor in the duodenum: the first case of du-odenoblastoma? Virchows Arch, 2012, 461: 379-383.

35. 叶珊, 詹学. 原发性小肠淋巴管扩张症的研究进展. 中华临床医师杂志(电子版), 2016, 10(11): 1613-1616.

36. 夏迪, 陆珍凤, 周军, 等. 成人小肠原发性淋巴管瘤临床病理分析. 诊断病理学杂志, 2014, 21(5): 260-262.

37. Sachin BI, Chitra RH. Primary intestinal lymphangiectasia. World J Clin Cases, 2014, 2(10): 528-533.

38. Aceves SS, Newbury RO, Dohil R, et al. Esophageal remodeling in pediatric eosinophilic esophagitis. J Allergy Clin Immunol, 2007, 119(1): 206-212.

39. Furuta GT Eosinophilic esophagitis: an emerging clinicopathologic entity. Curr Allergy Asthma Rep, 2002, 2(1): 67-72.

40. Liacouras CA, Furuta GT, Hirano I, et al. Eosinophilic esophagitis: updated consensus recommendations for children and adults. J Allergy Clin Immunol, 2011, 128(1): 3-20.

41. Whitney AE, Guarner J, Hutwagner L, et al. Helicobacter pylori gastritis in children and adults: comparative histopathologic study. Ann Diagn Pathol, 2000, 4(5): 279-285.

42. Tobin JM, Sinha B, Ramani P, et al. Upper gastrointestinal mucosal disease in pediatric Crohn disease and ulcerative colitis: a blinded, controlled study. J Pediatr Gastroenterol Nutr, 2001, 32(4): 443-448.

43. Kaufman SS, Vanderhoof JA, Young R, et al. Gastroentericin flammation in children with ulcerative colitis. Am J Gastroenterol, 1997, 92(7): 1209-1212.

44. Ruuska T, Vaajalahti P, Arajärvi P, et al. Prospective evaluation of upper gastrointestinal mucosal lesions in children with ulcerative colitis and Crohn's disease. J Pediatr Gastroenterol Nutr, 1994, 19(2): 181-186.

45. Mashako MN, Cezard JP, Navarro J, et al. Crohn's disease lesions in the upper gastrointestinal tract: correlation between clinical, radiological, endoscopic, and histological features in adolescents and children. J Pediatr Gastroenterol Nutr, 1989, 8(4): 442-446.

46. Burjonrappa S, Khaing P. Meckel's diverticulum and ectopic epithelium: Evaluation of a complex relationship. J Indian Assoc Pediatr Surg, 2014, 19(2): 85-89.

47. Pepper VK, Stanfill AB, Pearl RH. Diagnosis and management of pediatric appendicitis, intussusception, and Meckel diverticulum. Surg Clin North Am, 2012, 92(3): 505-526.

48. Li BL, Huang X, Zheng CJ, et al. Ileal duplication mimicking intestinal intussusception: a congenital Condition rarely reported in adult. World J Gastroenterol, 2013, 19(38): 6500-6504.

49. Seeliger B, Piardi T, Marzano E, et al. Duodenal duplication cyst: a potentially malignant disease. Ann Surg Oncol, 2012, 19(12): 3753-3754.

50. Holschneider AM, Puri P. Hirschsprung's Disease and Allied Disorders (ed 3). New York, NY: Springer, 2008.

51. Ryan ET, Ecker JL, Christakis NA, et al. Hirschsprung's disease: associated abnormalities and demography. J Pediatr Surg, 1992, 27: 76-81.

52. 梁娟, 王艳萍, 朱军, 等. 中国先天性巨结肠的流行病学分析. 中华小儿外科杂志, 2000, 21(4): 223-225.

53. 胡亚美, 江载芳. 诸福棠实用儿科学. 北京: 人民卫生出版社, 2002.

54. 张文, 武海燕, 李惠, 等. 先天性巨结肠病诊断规范. 中华病理学杂志, 2016, 45(3): 149-152.

55. 李龙至, 徐伟珏. 先天性巨结肠症分子基因学研究进展. 国际儿科学杂志, 2015, 42(4): 363-366.

56. 伏利兵, 何乐健. 116例先天性巨结肠的几种免疫组化结果分析. 诊断病理学杂志, 2002, 9: 88-90.

57. Lumb PD, Moore L. Are giant ganglia a reliable marker of intestinal neuronal dysplasia type B (IND B)? Virchows Arch, 1998, 432(2): 103-106.

58. Chan KY, Leung FW, Lam HS, et al. Immunoregulatory protein profiles of necrotizing enterocolitis versus spontaneous intestinal perforation in preterm infants. PLoS One, 2012, 7(5): e36977.

59. Ganguli K, Walker WA. Treatment of necrotizing enterocolitis with probiotics. Gastroenterol Clin North Am, 2012, 41(4): 733-746.

60. Waluza JJ, Aronson DC, Nyirenda D, et al. Transverse colon volvulus in children: A case series and a review of the literature. J Pediatr Surg, 2015, 50(10): 1641-1643.

61. 许柏明, 蔡艳, 李为莲, 等. 彩色多普勒超声在小儿肠套叠与肠扭转鉴别诊断中的价值. 白求恩医学杂志, 2016, 14(2): 228-229.

62. Colinet S, Rebeuh J, Gottrand F, et al. Presentation and endoscopic management of sigmoid volvulus in children. Eur J Pediatr, 2015, 174(7): 965-969.

63. Camunas Mohinelo FA, Estrada Caballero JL, Trigueros Mateos M, et al. Ectopic pancreas. Rev Esp En Ferm Dig, 1996, 88(10): 672-676.

64. Wla Z J, Madro A, KaZmierak W, et al. Pancreatic and gastric heterotopy in the gastrointestinal trac. Postepy Hig Med Dosw (Online), 2014, 68: 1069-1075.

65. Glaser M, Roskar Z, Skalicky M, et al. Cystic dystrophy of the duodenal wall in a heterotopic pancreas. Wien Klin Wochenschr, 2002, 114(23-24): 1013-1016.

66. 钱铖, 邹晓平, 于成功, 等. 内镜超声对胃肠道异位胰腺的诊断价值. 中华消化内镜杂志, 2011, 28(2): 94-95.

67. Christodoulidis G, Zacharoulis D, Barbanis S, et al. Heterotopic pancreas in the stomach: a case report and literature review. World J Gastroenterol, 2007, 13: 6098-6100.

68. Lala S, Upadhyay V. Enterobius vermicularis and its role in paediatric appendicitis: protection or predisposition? ANZ J Surg, 2016, 86: 717-719.

69. Wiebe BM. Appendicitis and Enterobius vermicularis. Scand. J. Gastroenterol, 1991, 26: 336-338.

70. 武忠弼, 杨光华. 中华外科病理学. 北京: 人民卫生出版社, 2002.

71. Stocker JT, Dehner LP, Husain AN. Pediatric Pathology. 3ed th. Lippincott: Williams & Wilkins, 2011.

# 第八章

# 肝、胆、胰腺

## 第一节　肿瘤性疾病

### 一、肝局灶结节性增生

**【定义】**

肝局灶结节性增生(focal nodular hyperplasia, FNH)是由局部血管异常引起的良性增生性肝肿瘤样病变。

**【临床特点】**

1. **发病率**　少见，约占全部原发性肝脏占位性病变的8%。多数是在做影像检查时意外发现的。多发生于30~50岁，女性多见。

2. **症状**　约75%患者无症状，有症状的患者可表现为右上腹疼痛、不适、肝大或右上腹包块。

3. **实验室检查**　肝功能检查及AFP水平一般正常。

4. **影像学特点**　大多数FNH在CT平扫呈孤立的等密度或略低密度肿块，其境界清楚，密度均匀，很少有钙化。在CT或MRI的动脉期呈明亮，均匀增强的肿块，延迟期可见增强的中央瘢痕。

5. **治疗**　手术切除是FNH首选治疗方式。对于已经明确诊断的患者可以采取保守治疗随诊观察，如果肿瘤增长迅速，或考虑恶性可能，应及时手术。

6. **预后**　病灶发展极为缓慢，预后良好。极罕见病例有结节自发性破裂或出血等并发症，一般不发生恶性变。

**【病理学特点】**

1. **肉眼观察**　通常显示单个(大约20%是多个)，边界清晰、无包膜、隆起实质性肿块，切面呈黄褐色或浅棕色。病灶中央有星形瘢痕伴放射状纤维分隔。无出血坏死。周围的肝组织无肝硬化改变(图8-1-1-A、B)。

2. **镜下观察**　镜下见结节由增生的肝细胞组成伴有纤维间隔和星状中心瘢痕。病灶内无正常的肝小叶结构和汇管区三联结构，而是由形态接近正常的肝细胞构成的大结节取代。增生的肝细胞无明显的异型性，胞质疏

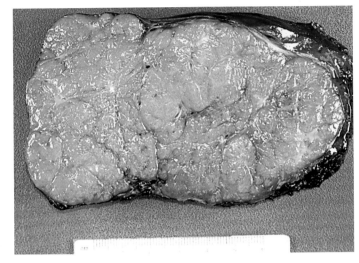

图 8-1-1-A　大体照片示肝脏肿物，界限清楚

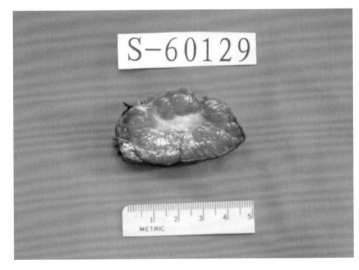

图 8-1-1-B　大体照片示肝结节星形瘢痕(此图由北京儿童医院病理科提供)

松、红染、细颗粒状，水样变性，部分可含糖原，胞质空亮，1~3个核仁，还可见核内假包涵体。纤维分隔内有厚壁血管和淋巴细胞为主的炎症细胞浸润。在纤维间隔和肝实质连接处包含许多增生的小胆管。瘢痕中心部分存在较大动脉，有不规则内膜和肌内膜增厚(图8-1-1-C~G)。

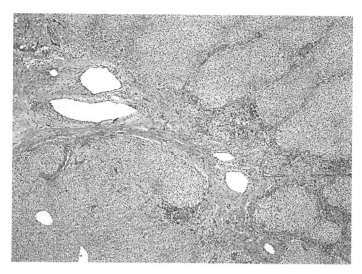

图 8-1-1-C　HE×4 显示血管、纤维分隔及结节

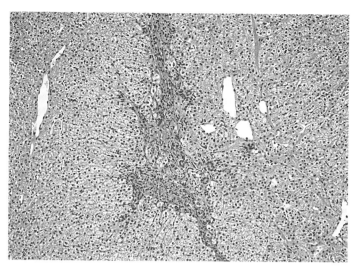

图 8-1-1-F　HE×10 显示纤维分隔及淋巴细胞

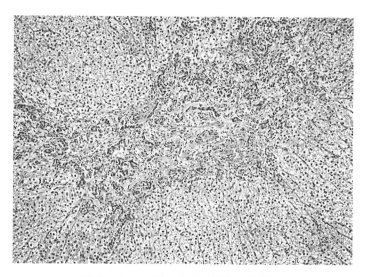

图 8-1-1-D　HE×10 显示增生的小胆管

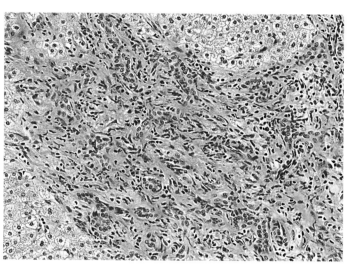

图 8-1-1-G　HE×20 显示增生的小胆管及浸润的淋巴细胞

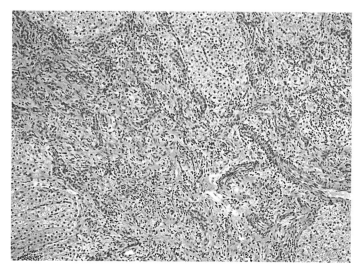

图 8-1-1-E　HE×10 显示血管及浸润的淋巴细胞

3. **免疫组化**　90% 的 FNH 表达谷氨酰胺合成酶呈地图样染色模式（图 8-1-1-H），其余 10% 的病例显示为伪地图样染色模式。

4. **超微结构特点**　电镜下观察这些增生的肝细胞结构与正常肝细胞基本相同，唯一不同的是细胞间隙增大，微绒毛不规则的伸入扩大的间隙。

【鉴别诊断】

1. **肝细胞腺瘤**　常见于口服避孕药的妇女。有完整包膜，切面常见出血坏死囊性变，光镜下肿瘤无汇管区，肝细胞比正常肝细胞大，胞质丰富，呈弱嗜酸性，该瘤缺乏增生的小胆管及结节状改变，而且血管分布均匀。

2. **肝硬化**　弥漫性结节被纤维性隔膜包围。成像研究区分局灶性或弥漫性结节非常有价值。纤维隔膜中可有增生的小胆管和炎症，但缺乏厚壁动脉。通常有肝脏

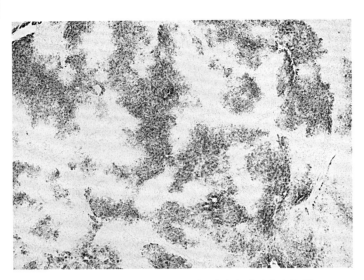

图 8-1-1-H　IHC×10 显示谷氨酰胺合成酶染色阳性

疾病背景。

3. **肝细胞癌（特别是纤维板层癌）**　癌细胞为体积较大的多边形细胞组成，含有大量深染的嗜酸性胞质颗粒，核大且核仁易见，癌巢内可见呈板层状排列的胶原纤维带，而 FNH 缺乏这些改变。

4. **结节性再生增生**　缺乏纤维性隔膜。结节性通常是弥漫性的，小于 1cm。

（Shengmei Zhou）

## 二、肝间叶错构瘤

### 【定义】

肝间叶错构瘤（mesenchymal hamartoma）为肝内少见的良性肿块样病变，是肝脏先天性肿瘤样发育异常还是真性肿瘤尚有争议。

### 【临床特点】

1. **发病率**　罕见，约占儿科肝肿瘤的 5%。多见于 1~2 岁的婴幼儿，极少在成年人看到。

2. **症状**　早期无任何症状。当肿瘤逐渐增大时，可出现恶心、呕吐和腹胀等症状。

3. **实验室检查**　肝功能正常，少数患者有 AFP 中等度升高。

4. **影像学特点**　腹部超声示边界清楚的肝无回声囊肿，可以是孤立的或多发的。CT 检查示低密度，少血管，实体或多囊性肿块。

5. **治疗**　手术切除是首选的有效治疗方法。大多数患者可通过施行肿瘤切除或肝叶切除术治愈。偶有局部复发。

6. **预后**　良好。有极少数恶变为未分化型肝胚胎性肉瘤或血管肉瘤的病例报道。

### 【病理学特点】

1. **肉眼观察**　肿瘤多发生于肝右叶，通常为单发，约 20%带蒂，不规则囊性外观。一般直径 8~10cm。肿瘤切面呈棕灰色、黄色或黄褐色，呈多房囊性或实性。囊腔内含浆液性液体或胶冻样物。实性部分为白色或黄褐色质韧的组织（图 8-1-2-A~B）。

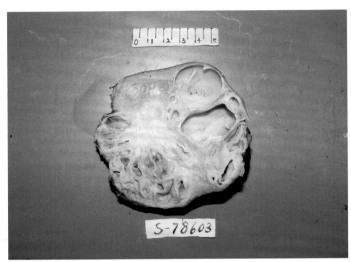

图 8-1-2-A　大体照片示肝脏囊实性肿物（此图由北京儿童医院病理科提供）

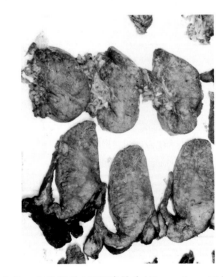

图 8-1-2-B　大体照片示肝脏单个，7cm×4cm 不规则隆起肿块，切面显棕褐色硬外观，无明显实性以及囊性病变

2. **镜下观察**　镜下呈乳腺纤维腺瘤样的结构，见增生的小胆管，肝细胞团，间叶组织和囊肿（图 8-1-2-C~F）。胆管可扭曲、扩张及分支，管腔内缺乏胆汁。肝细胞呈索状或灶性分布，缺乏肝小叶结构，多见于周边。间叶组织内含大片黏液样基质，其间散在梭形或星状细胞，也可见成熟的血管、脂肪、髓外造血灶及肌组织（包括平滑肌及横纹肌）。囊肿呈淋巴管瘤状，有的囊壁仅由间叶组织组

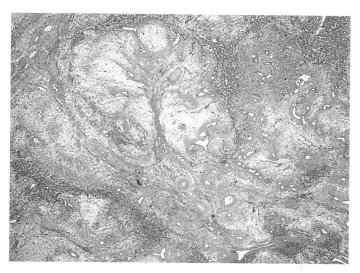

图 8-1-2-C　HE×4 示黏液基质、血管等结构

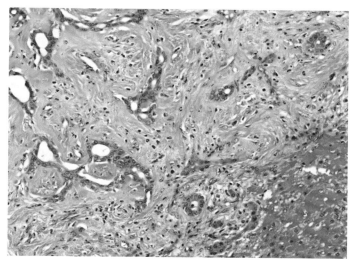

图 8-1-2-F　HE×40 示增生扩张的小胆管

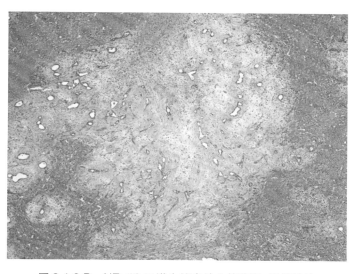

图 8-1-2-D　HE×10 示增生扩张的血管管腔,胆管结构

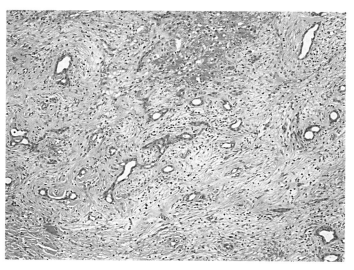

图 8-1-2-E　HE×20 示增生的小胆管、间质等

成,不出现内衬上皮,有的囊壁由扁平-立方上皮被覆。

3. **免疫组化**　间叶成分可表达波形蛋白、结蛋白和肌动蛋白等,胆管上皮表达 CK7、癌胚抗原( CEA )等标记。

4. **超微结构特点**　上皮和间叶细胞簇,疏松结缔组织,混有正常肝细胞和胆管上皮。

5. **分子遗传学特点**　存在染色体异位(19q13.4 位点异位)、DNA 非整倍体性的特点。

【鉴别诊断】

1. **肝母细胞瘤**　为实性肿块,AFP 90%以上阳性。

2. **肝未分化性胚胎性肉瘤**　发病年龄多数在 6~10 岁,而且显微镜下细胞异型较明显,并可见多种间叶成分分化。

3. **血管内皮瘤**　由增生的小血管组成,缺乏弯曲结构及乳腺纤维腺瘤样的结构。CD34、FⅧ为血管内皮细胞标记,有助于诊断血管内皮瘤。

( Shengmei Zhou )

### 三、肝母细胞瘤

【定义】

肝母细胞瘤( hepatoblastoma,HB )肝脏胚胎性恶性肿瘤,起源于能分化成为肝细胞和胆管上皮的多潜能干细胞,是小儿最常见的肝脏原发性恶性肿瘤,约占儿童肝脏原发恶性肿瘤的 80%,占所有儿童癌症的 1%~2.1%。

【临床特点】

1. **发病率**　在美国,它的年发病率约 1.5/100 万,近年来 HB 的发病率有上升趋势,每年增长超过 4.3%。最常见 6 个月至 3 岁的儿童。男孩多见,早产儿、极低出生体重儿及某些先天性疾病患儿如 Beckwith-Wiedemann 综合征、家族型腺瘤性息肉病、Edward 综合征患病的风险明显增高。极少见于成人。

**2. 症状** 临床症状无特异性。相当一部分是家长在为患儿更衣或洗澡时偶然发现上腹包块。一部分患儿会出现面色苍白,食欲不振、体重减轻,腹部膨隆。晚期可出现黄疸、腹水。大约 2.3% 病例表现性器官发育异常及性早熟。

**3. 实验室检查** 90%~100% 的患儿血清甲胎蛋白(AFP)明显增高,是临床上作为诊断和手术后随访的重要指标。

**4. 影像学特点** 通常 CT 平扫示右肝单发圆形实性肿块,边缘比较光滑,密度不均,其边缘为高或等密度,中心呈低密度或高低不等密度。

**5. 治疗** 手术完整切除肿瘤是最重要、最有效的治疗手段。术前和术后化疗对于增加肿瘤的可切除性及减少术后复发有重要作用。对于化疗后仍然不可切除的肿瘤,建议肝移植。对孤立的肺部转移灶可行肺叶切除术。对于复发和转移的 HB,治疗方案有待进一步完善。

**6. 预后** 随着肿瘤完全切除率的增加,包括肝移植作为手术的一种选择和化疗的进展,低危险的 HB 患者的 3 年存活率约为 90%,然而高危型 HB 患者 3 年生存率不到 50%。总体而言,超过 30% 的 HB 患者在 10 年后死亡。另外,目前基于顺铂的化疗是有毒的,可导致严重的后遗症,例如听力丧失,心肌病和第二恶性肿瘤的发生。

【病理学特点】

**1. 肉眼观察** 一般为单发,粗糙结节状或分叶状隆起于肝表面,瘤体直径在 3~25cm 不等。剖面示界限清楚,无包膜的实性肿块,肿瘤切面颜色多样,棕褐色至灰白色,可有局部出血、坏死和钙化,不伴有肝硬化(图 8-1-3-A~H)。

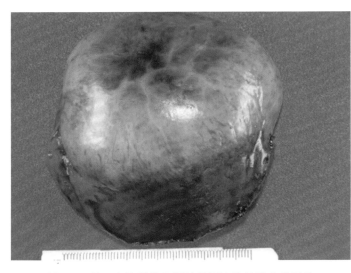

图 8-1-3-B 大体照片示肝脏界限清楚的结节状肿物

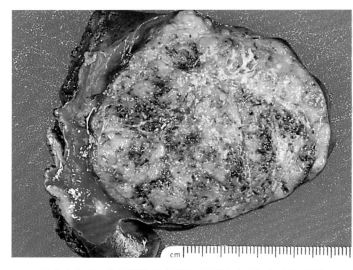

图 8-1-3-C 大体照片示肿物切面颜色多样,有出血坏死

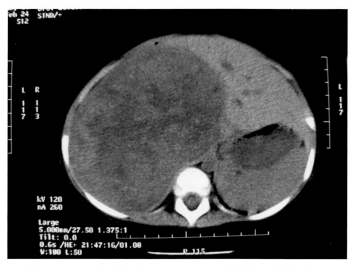

图 8-1-3-A CT 示肝右叶巨大,左叶小的肿物(此图由北京儿童医院病理科提供)

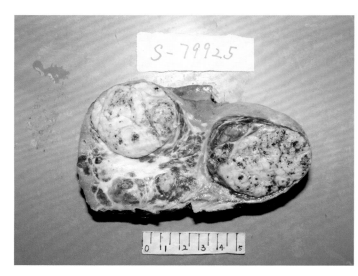

图 8-1-3-D 大体照片示肝脏多结节肿物,见出血坏死(此图由北京儿童医院病理科提供)

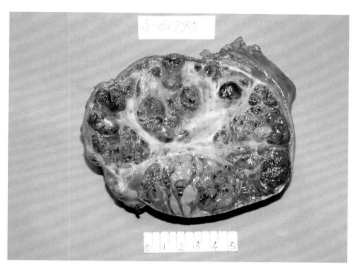

图 8-1-3-E 大体照片示肝脏肿物,呈五颜六色状,见出血坏死(此图由北京儿童医院病理科提供)

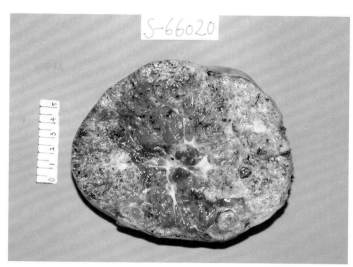

图 8-1-3-H 大体照片示肝脏多结节肿物,见出血坏死(此图由北京儿童医院病理科提供)

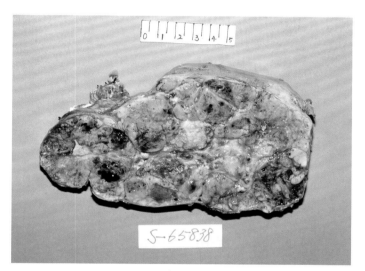

图 8-1-3-F 大体照片示肝脏大小不等、多结节肿物,见出血坏死(此图由北京儿童医院病理科提供)

**2. 镜下观察** 根据所含组织成分的不同可分为上皮型及上皮-间叶混合型。上皮型又可分为 3 个主要亚型:胎儿型、胚胎型和小细胞未分化型。胎儿型又分高度分化型(核分裂象<2/10HPF)或拥挤型(核分裂象>2/10HPF)。偶尔见巨小梁型、胆管母细胞或多形性上皮型。约 85%~90% 的 HBs 含有不止一种的上皮组分,以不同的比例组成。其中最常见者为胚胎和胎儿混合型,其次是胎儿型。纯胚胎型很少,约占 5%~7%。小细胞未分化型罕见,通常与胎儿/胚胎上皮型混合在一起。间叶成分常见的是成熟的骨、软骨及骨样组织,鳞状细胞灶、角化珠等。偶可见类畸形成分,例如原始神经胶质细胞,神经节细胞,黑色素,横纹肌母细胞,鳞状细胞和黏液腺(图 8-1-3-I~Y)。

(1)胎儿型:瘤细胞类似于胎儿肝细胞,比正常肝

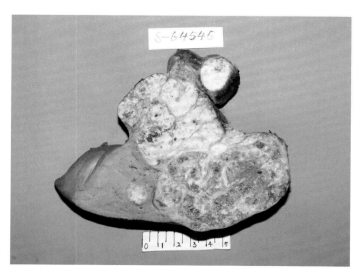

图 8-1-3-G 大体照片示肝脏多结节肿物,边缘见一卫星病灶(此图由北京儿童医院病理科提供)

图 8-1-3-I HE×10 示胎儿型,低核分裂数

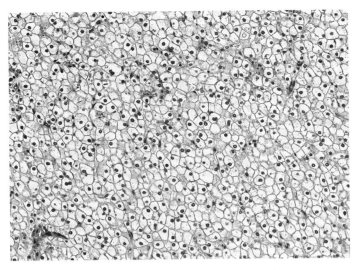

图 8-1-3-J　HE×10 示胎儿型,低核分裂数

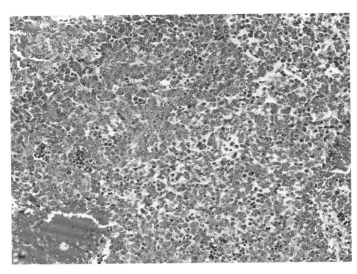

图 8-1-3-M　HE×10 示胚胎型肝母细胞瘤

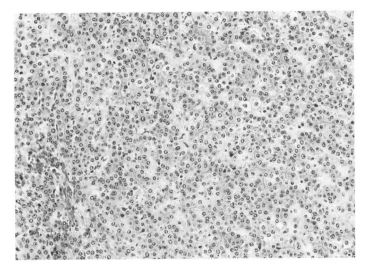

图 8-1-3-K　HE×10 示胎儿型,高核分裂数

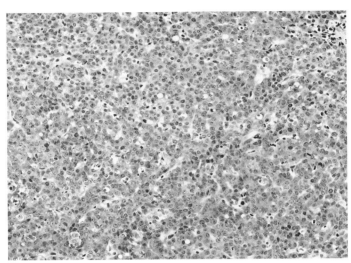

图 8-1-3-N　HE×10 示胚胎型肝母细胞瘤

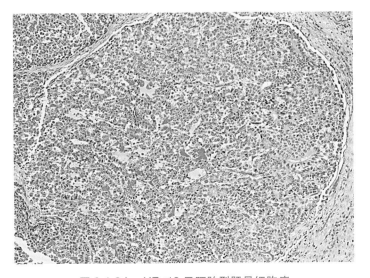

图 8-1-3-L　HE×10 示胚胎型肝母细胞瘤

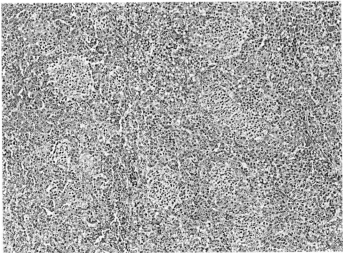

图 8-1-3-O　HE×10 示巢状小细胞未分化型上皮被胎儿/胚胎型上皮包围

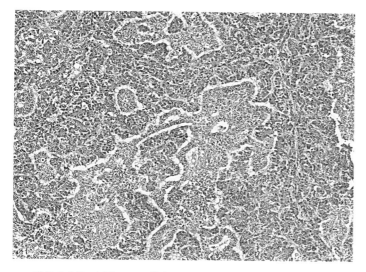

图 8-1-3-P　HE×10 示巢状／小叶状小细胞未分化型上皮被胎儿／胚胎型上皮包围

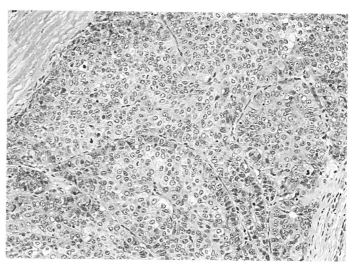

图 8-1-3-S　HE×20 示巨小梁上皮型

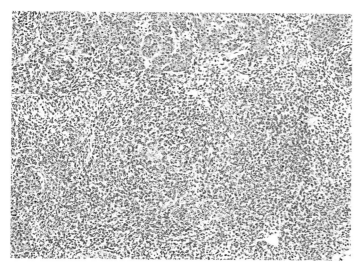

图 8-1-3-Q　HE×10 示小细胞未分化型上皮被胚胎型上皮包围

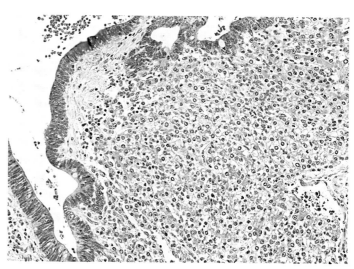

图 8-1-3-T　HE×10 示胎儿型上皮（右边）和胆管母细胞上皮（左边）

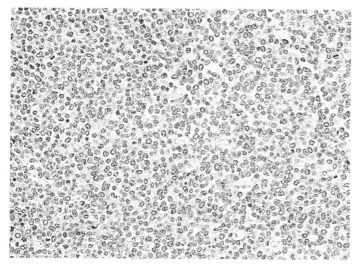

图 8-1-3-R　HE×10 示片状小细胞未分化型上皮

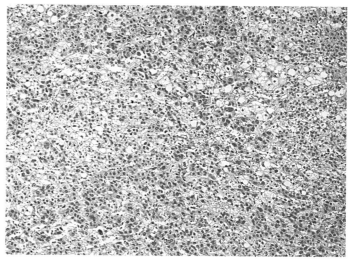

图 8-1-3-U　HE×10 示多形性上皮型，瘤细胞异形明显，胞质嗜伊红色至空泡状，核圆形至椭圆形，有时多形，有大小不同的核仁

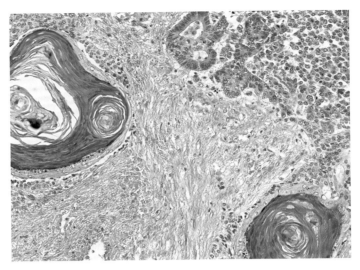

图 8-1-3-V HE×10 示角化珠和胚胎型上皮

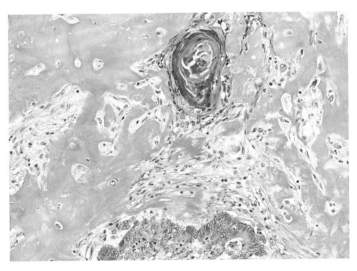

图 8-1-3-W HE×10 示骨样组织,角化珠和胚胎型上皮

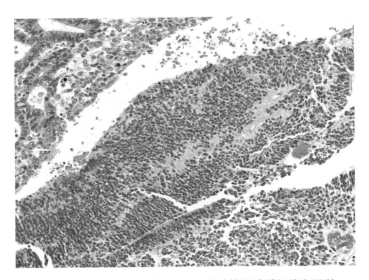

图 8-1-3-X HE×10 示间叶成分,原始神经胶质细胞和胚胎型上皮

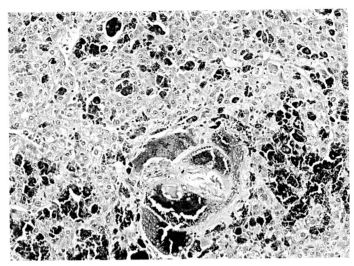

图 8-1-3-Y HE×10 示鳞状细胞灶、黑色素及胎儿型上皮

细胞小,呈多边形,细胞核呈圆形,细胞质丰富,多为嗜酸性,胞界清楚,异型性小,核分裂相少见,通常排列成 2、3 层细胞厚的不规则肝板。因部分细胞质富含糖原和脂质而出现肝板明暗相间排列的现象,间质血窦丰富,可见散在髓外造血现象。

(2) 胚胎型:瘤细胞分化较差,呈梭形,核大,核染色质丰富,胞质少,核质比例为 1:1~2,胞界模糊,核分裂象易见。瘤细胞排列成片状、带状,腺泡状。间质血窦较少。髓外造血少见。

(3) 小细胞未分化型:细胞呈圆形或梭状型,核大,核染色质丰富,几乎没有细胞质,核仁不显眼,核分裂象易见,细胞之间缺乏黏性,多种生长排列模式,包括片状、巢状,小梁状和小叶状等。通常和胎儿/胚胎上皮型混合在一起。

3. **免疫组化** 胎儿型上皮通常 Glypican-3 小管模式弱阳性表达,β-catenin 细胞膜阳性,SALL4 细胞核弱阳性或阴性;胚胎型上皮细胞通常 Glypican-3 弥漫细胞质阳性表达,β-catenin 细胞质阳性,SALL4 细胞核中等强度至强阳性;小细胞未分化型上皮细胞通常 Glypican-3 阴性,β-catenin 强细胞核阳性,SALL4 阴性(图 8-1-3-Z~Z3)。

4. **超微结构特点** 可见相对致密的胞质伴有张力丝、细胞间连接和微绒毛结构;上皮成分可见糖原聚集和胆小管形成。

5. **分子遗传学特点** Wnt 信号通路异常是肝母细胞瘤的标志。*CTNNB1* 基因外显子 3 缺失或错义突变最常发生,见于 70%~90% 肝母细胞瘤病例中,HB 与 18-三体综合征/爱德华兹综合征、贝-威综合征(Beckwith-Wiedemann syndrome,BWS)、家族性腺瘤性息肉病(familial adenomatous polyposis,FAP)等遗传综合征有关联。

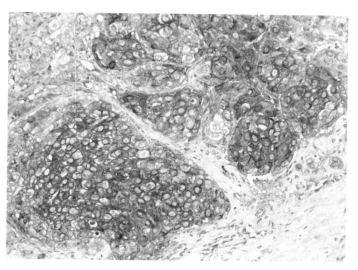

图 8-1-3-Z　IHC×10 示瘤细胞 AFP 阳性（此图由北京儿童医院病理科提供）

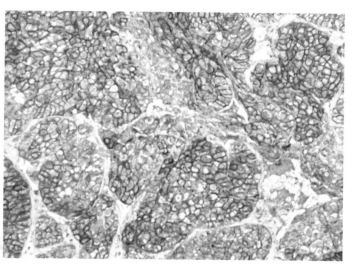

图 8-1-3-Z1　IHC×10 示瘤细胞 GPC3 阳性（此图由北京儿童医院病理科提供）

图 8-1-3-Z2　IHC×10 示小细胞性 HB 瘤细胞 INI1 缺失表达（此图由北京儿童医院病理科提供）

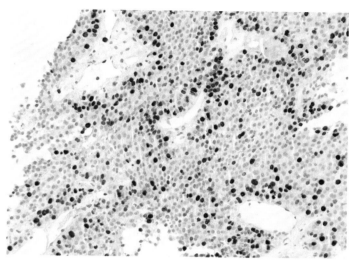

图 8-1-3-Z3　IHC×10 示 Ki-67 染色局部瘤细胞核染色阳性（此图由北京儿童医院病理科提供）

【鉴别诊断】

1. **小儿经典肝细胞癌**　患者通常是较大的学龄儿童或青少年。CT 上肿块常表现为形态不规则，边缘模糊，包膜常不完整或无明显包膜，瘤旁常见大小不等的子灶。

2. **肝内良性肿瘤**　肿块一般增长缓慢，血清甲胎蛋白阴性。但对于新生儿及小婴儿的肝脏错构瘤，有时较难鉴别。因正常新生儿血清甲胎蛋白水平即较高，有时通过影像学甚至剖腹探查也难以明确判断。但间叶细胞性错构瘤通常具有实性和囊性两种成分，CT 表现边缘清楚、巨大多房囊性病灶，内见分隔和不定量实质性成分。

3. **神经母细胞瘤肝转移**　两者发病年龄相仿。根据存在原发瘤或有患恶性肿瘤的既往史，容易想到肝内转移瘤的可能。根据血及尿中儿茶酚胺的代谢产物的增高，血清甲胎蛋白阴性可以获得鉴别。

4. **肝脏未分化胚胎性肉瘤**　是一种少见间叶来源的恶性肿瘤，好发于 6～10 岁，血清甲胎蛋白阴性。

（Shengmei Zhou）

## 四、婴儿型血管内皮细胞瘤

【定义】

婴儿型血管内皮细胞瘤（infantile hemangioendothelioma）是来源于间叶组织，由被覆肥胖内皮细胞的血管构成的良性肿瘤，与胆管混杂在纤维基质中。通常发生于 2 岁以内，多见女性。分为单发和多发。

【临床特点】

1. **发病率**　1%，占儿童肝脏肿瘤 12%。

2. **症状**　腹部包块，可伴有皮肤血管瘤。可发生充血性心力衰竭。

3. **影像学特点** 肝脏单发巨大肿块(图8-1-4-A)。

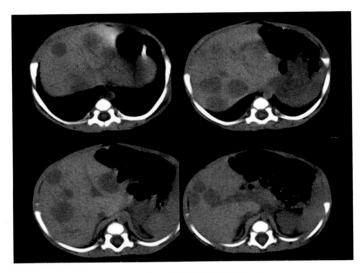

图 8-1-4-A　CT 示肝脏多发占位

4. **治疗** 手术切除,动脉结扎,动脉栓塞。

5. **预后** 5%~10% 自然消退,生存率为 70%。不良因素:充血性心力衰竭、黄疸和肿瘤多发。

【病理学特点】

1. **肉眼观察** 单发肿瘤:可形成较大红褐色肿块,常伴有出血、纤维化和局灶性钙化。多发肿瘤:切面红黑色海绵状。小胆管散在分布在血管之间和髓外造血灶出现(图 8-1-4-B)。

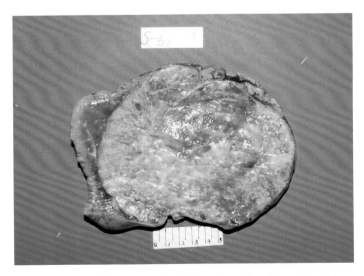

图 8-1-4-B　大体照片示肝脏界限清楚的肿物(此图由北京儿童医院病理科提供)

2. **镜下观察** 由大量小的血管腔构成,血管内皮细胞肥大,单层排列,血管周围可见纤维组织。较大病变可有海绵状血管,内衬单层肥胖内皮细胞,并可出现血栓,从而导致梗死,继发纤维化和钙化(图 8-1-4-C~E)。

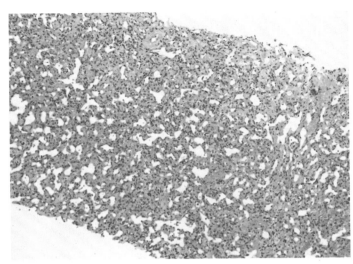

图 8-1-4-C　HE×4 示大小不等扩张的管腔(此图由北京儿童医院病理科提供)

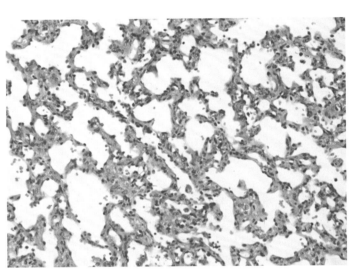

图 8-1-4-D　HE×10 示血管腔及内皮细胞(此图由北京儿童医院病理科提供)

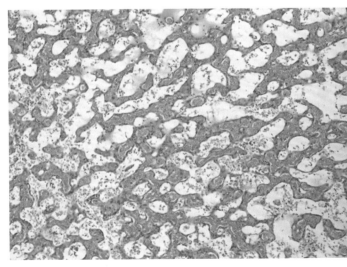

图 8-1-4-E　HE×10 示扩张的血管及内皮细胞(此图由北京儿童医院病理科提供)

3. **免疫组化**　阳性的标志有：F8、GLUT-1 和 CD34（图 8-1-4-F~H）。

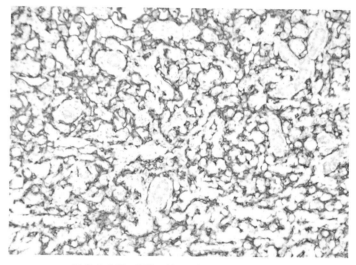

图 8-1-4-F　IHC×10 示 GLUT-1 阳性表达

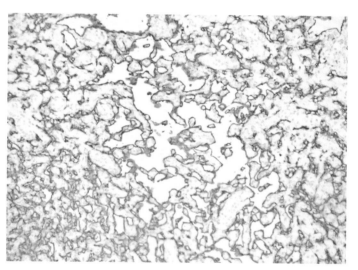

图 8-1-4-G　IHC×10 示 CD34 阳性表达

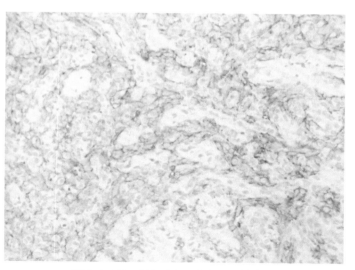

图 8-1-4-H　IHC×10 示 CD31 阳性表达

4. **分子遗传学特点**　染色体易位 t（1；3）（p36；q25）。

【鉴别诊断】

1. **间叶性错构瘤**　该瘤的主要病变由局灶紊乱排列的胆管或小胆管构成，周围为纤维组织包绕。

2. **海绵状血管瘤**　良性肿瘤，女性多见。组织学为大小不一的血管腔组成。

3. **血管肉瘤**　被覆内皮细胞异型性明显，可见多形性、大的、深染核，肿瘤内缺乏胆管。

（陈　莲）

## 五、肝细胞腺瘤

【定义】

肝细胞腺瘤（hepatic adenoma）是一种罕见的良性肝脏肿瘤，由肝细胞来源的细胞组成。

【临床特点】

1. **发病率**　多发生于 20~39 岁服用口服避孕药物的育龄期女性或长期服用激素患者，还可见伴有糖原累及症Ⅰ、Ⅱ性、半乳糖血症、酪氨酸血症患者。

2. **症状**　早期肿瘤小，可无任何症状。肿瘤大时，可出现腹部肿块、腹胀及钝痛。合并出血则可产生出血性休克。

3. **实验室检查**　患者的血细胞、肝功能及 AFP 检测大多正常，HBsAg 多阴性。

4. **影像学特点**　超声检查可见病灶边界清晰，瘤内回声不均，周边有声晕。CT 典型表现是平扫为等密度或略低密度，增强扫描动脉期均明显强化，门脉期呈略高或等密度影，延迟期为等密度。

5. **治疗**　手术切除是首选的治疗方法。应停止口服避孕药。也可栓塞治疗，对不可切除的肿瘤，可进行肝移植。

6. **预后**　手术完整切除肿瘤，可治愈。妊娠增加肿瘤破裂的危险性，极少恶性转化。

【病理学特点】

1. **肉眼观察**　肿瘤一般为单发，也可多发（与糖原贮积病和糖尿病有关），病灶大小不等（1~30cm）。多为圆形，大多有包膜，少数包膜不完整。与周围肝组织界限清楚，质软，表面血管丰富，易出血。切面呈棕黄色，如被胆汁着色则呈绿色，可呈分叶状。偶有带蒂（图 8-1-5-A）。

2. **镜下观察**　光镜下瘤细胞呈索状排列，由分化良好的肝细胞组成，细胞较正常肝细胞大，细胞内可有糖原及脂肪沉积，核质比例正常，无核分裂象及细胞异型性。见不到汇管区及中央静脉，增加未配对的动脉，不存在胆管，但可能存在胆小管（图 8-1-5-B~D）。

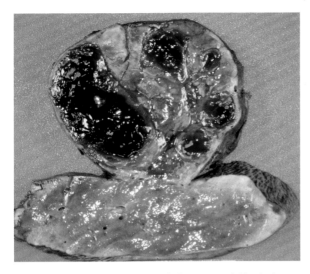

图 8-1-5-A　大体照片示肝脏肿物,界限清楚,有出血

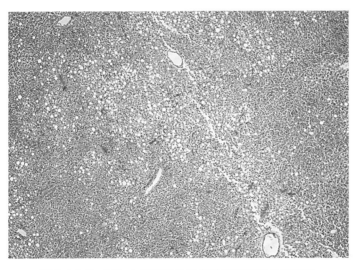

图 8-1-5-B　HE×4 示肝细胞及部分脂肪变性的肝细胞

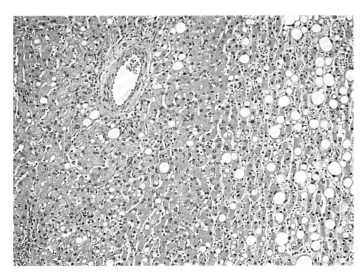

图 8-1-5-C　HE×10 示肝细胞及脂肪变性肝细胞,见小动脉,未见胆管及中央静脉,肝细胞未见异型

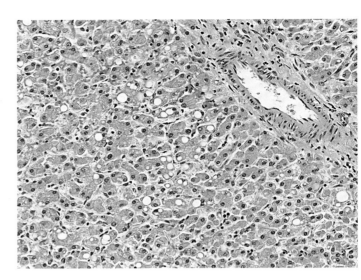

图 8-1-5-D　HE×20 示肝细胞及小动脉,肝细胞未见异型

3. **免疫组化**　瘤细胞表达 HepPar1,而 CD34、Glypican-3 阴性。

4. **超微结构特点**　电镜检查可见瘤细胞线粒体减少,高尔基体变小,内质网发育不全。

【鉴别诊断】

1. **原发性肝癌**　患者多有慢性肝病史,60%~70%患者 AFP 阳性;镜下细胞学异型明显,核与细胞质比率增加,核仁明显。

2. **肝局灶性结节增生**　多见中央瘢痕,纤维性隔膜有明显胆管反应和炎症浸润。厚壁动脉存在隔膜周围而不是肝实质。

3. **结节性再生增生**　肝脏弥漫性多个直径<1cm 小结节,细胞形态学上类似于肝细胞腺瘤。一些患者可能有与之相关的门静脉高压。虽然肝细胞腺瘤有时可能是多发性,很少有<1cm 的小结节存在。

(Shengmei Zhou)

## 六、胰母细胞瘤

【定义】

胰母细胞瘤(pancreatoblastoma)是指起源具有包括腺泡、鳞状、内分泌或间叶等多向分化的胰腺干细胞的胰腺胚胎性肿瘤。

【临床特点】

1. **发病率**　少见,但是此瘤是儿童,特别是 8 岁以下儿童最常见的恶性胰腺肿瘤;男孩稍多。

2. **症状**　多伴或不伴有腹痛的上腹部包块,可有腹泻、呕吐、体重减轻等症状,黄疸罕见。

3. **实验室检查**　血清 AFP 常升高。

4. **影像学特点**　胰腺实性肿物,可浸润胰腺周围组织(图 8-1-6-A)。

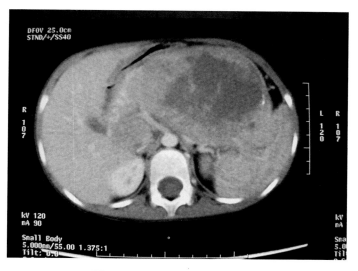

图 8-1-6-A　CT 示胰腺实性肿物

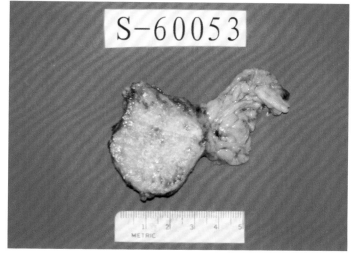

图 8-1-6-C　大体照片示胰尾部肿物，灰粉、鱼肉状

**5. 治疗**　手术切除肿瘤，术前化疗可使肿瘤缩小，有利手术切除肿瘤；对于手术难以除的肿瘤、转移瘤或局部复发的患者可联合应用化疗和放疗。

**6. 预后**　婴幼儿较成人好。较常转移的部位为肝脏。

**【病理学特点】**

**1. 肉眼观察**　大多为胰头部肿物，肿物分叶状，切面灰粉、鱼肉状，常伴出血坏死及钙化（图 8-1-6-B、C）。

**2. 镜下观察**　腺泡、内分泌、导管等呈巢状、实性片状、腺泡状分布生长；其间可见鳞状小体；还可见纤维间质、软骨、骨和骨样组织等（图 8-1-6-D~L）。

**3. 免疫组化**　CK7、CK8、CK18、CK19、AFP、SYN、CgA、catenin、chymotrypsin、trypsin 等阳性（图 8-1-6-M~Q）；insulin 阴性。

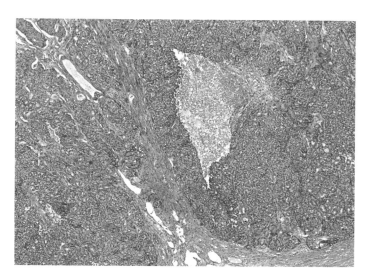

图 8-1-6-D　HE×10 示纤维组织分割肿瘤呈器官样，见坏死

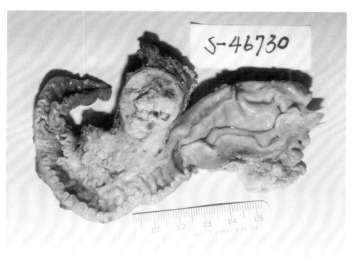

图 8-1-6-B　大体照片显示胰头部肿物

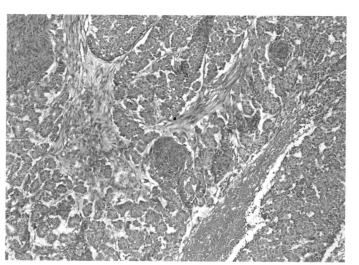

图 8-1-6-E　HE×10 示圆形鳞状小体、腺泡结构、纤维组织

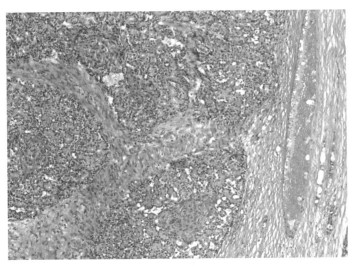

图 8-1-6-F　HE×10 示在纤维组织分隔、实性片状腺泡结构间混有鳞状小体

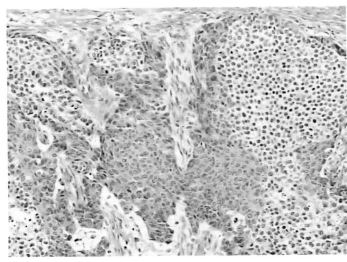

图 8-1-6-I　HE×20 示鳞状小体

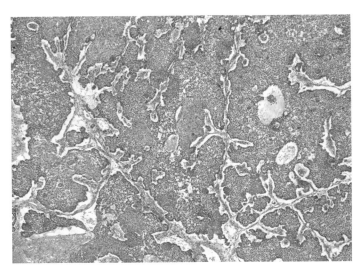

图 8-1-6-G　HE×4 示分叶状肿瘤,见鳞状小体、实性结构

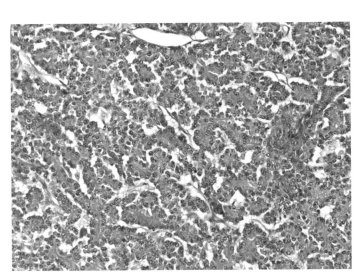

图 8-1-6-J　HE×10 示菊形团样结构

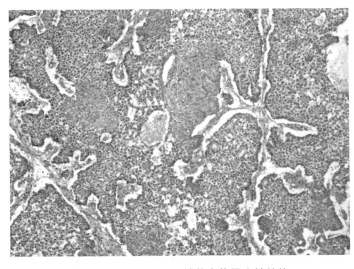

图 8-1-6-H　HE×4 示鳞状小体及实性结构

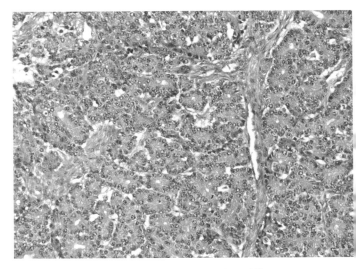

图 8-1-6-K　HE×10 示腺泡结构

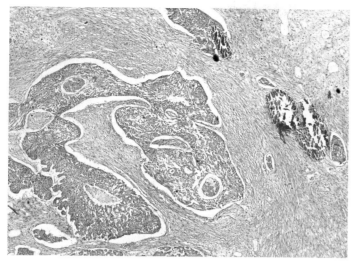

图 8-1-6-L　HE×4 示纤维间质、钙化

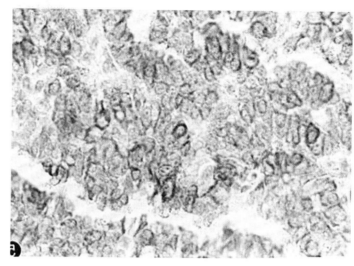

图 8-1-6-O　IHC×10 示 CK 染色,瘤细胞阳性

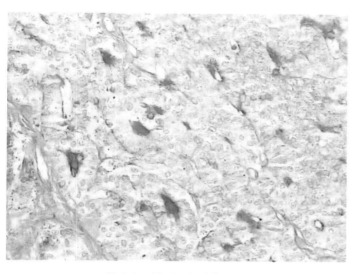

图 8-1-6-M　PAS 染色阳性

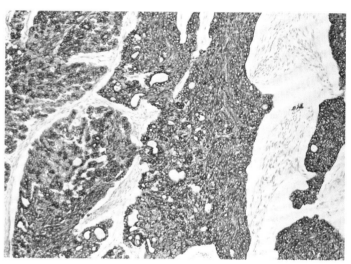

图 8-1-6-P　HE×10 示 CK19 染色,瘤细胞阳性

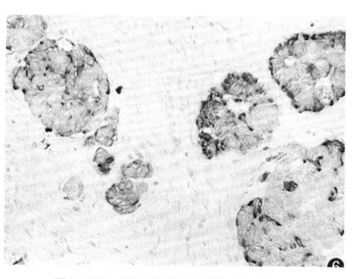

图 8-1-6-N　IHC×20 示 CgA 染色,瘤细胞阳性

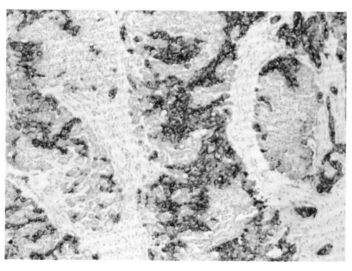

图 8-1-6-Q　IHC×10 示 CD10 染色,瘤细胞阳性

4. **超微结构特点**　胰腺干细胞特点,可见腺泡分化及神经内分泌颗粒。

5. **分子遗传学特点**　许多病例与 catenin/APC 通路基因异常,11p5.5 杂合性丢失有关,少数与 SMAD4/DPC4 异常基因有关。

【鉴别诊断】

1. **腺泡细胞癌**　成人多见,缺乏鳞状小体和纤维间质;免疫组化 CEA 阳性,而 AFP 阴性。

2. **胰腺实性家乳头状瘤**　较大儿童特别是 10 岁左右的女孩,镜下缺乏鳞状小体,免疫组化:CD10 阳性,CK19 阴性。

3. **胰腺内分泌肿瘤**　缺乏鳞状小体,Gastrin、insulin、glucagon 等阳性。

（何乐健）

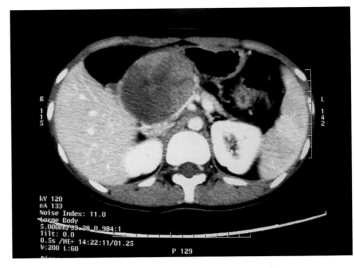

图 8-1-7-A　CT 检查示胰腺实性肿瘤

## 七、胰腺实性假乳头肿瘤

【定义】

胰腺实性假乳头肿瘤(pancreatic solid-pseudopapillary neoplasm)细胞分化不确定、低度恶性的胰腺肿瘤,主要形态特点是纤维被膜分割、由实性区、血液湖、囊性区、假乳头组成的肿瘤,除胰腺外,偶尔如腹膜后、异位胰腺、结肠系膜、卵巢等部位也有病例报道。也称 Frantz 肿瘤、实性囊性肿瘤、实性和乳头状上皮肿瘤等。

【临床特点】

1. **发病率**　罕见,占胰腺肿瘤的 5%,胰腺外分泌肿瘤的 1%~2%,女性多见,2~85 岁,平均 25~35 岁,9~17 岁儿童和青少年好发。

2. **症状**　大多有患者腹痛、体重减轻、厌食等非特异性症状,约 1/3 的患者偶尔发现的腹部包块,偶尔也有以肿瘤破裂、腹腔积血等并发症为首发症状的报道。

3. **实验室检查**　血清肿瘤标志物通常正常。

4. **影像学特点**　胰腺界限清楚的实性和囊性肿物,肿物中心常常为囊性区,30%囊壁可见钙化(图 8-1-7-A、B)。

5. **治疗**　手术切除肿瘤。

6. **预后**　预后良好,5 年存活率 95%,5%~15% 的患者可有肝、淋巴结、腹膜后转移。

【病理学特点】

1. **肉眼观察**　肿物直径 1~25cm,切面灰白、灰黄,界限清楚有包膜,实性和囊性混合存在,囊性区常常有易碎、坏死物;少数肿物也可为完全实性或囊性(图 8-1-7-C~F)。

2. **镜下观察**　形态大小一致的多角形细胞呈实性片状排列,混有纤细血管,被透明变或黏液基质分割;肿瘤

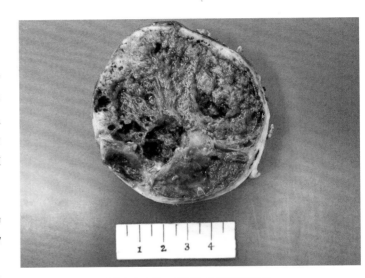

图 8-1-7-B　CT 检查示胰腺肿物

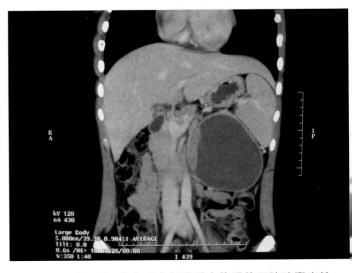

图 8-1-7-C　同一患者手术切除后大体照片示胰腺囊实性肿物,有出血

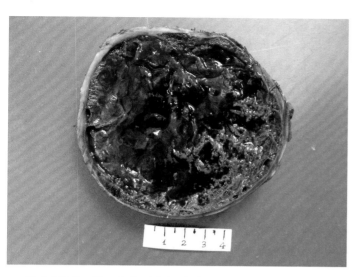

图 8-1-7-D 同一患者手术切除肿物大体照片示胰腺囊实性肿物

不形成腺腔,核分裂少见;伴有明显假乳头形成、泡沫巨噬细胞、出血、胆固醇裂隙、脂褐素、黑色素、钙化/骨化、梗死区等继发性变性改变;肿物与正常胰腺交织;神经和血管浸润罕见(图 8-1-7-G~O)。PAS 染色可见胞质内嗜酸性玻璃样变小球体。

**3. 免疫组化** Vimentin、CD10、PR、NSE、CD56、cyclin-D1、CD117、FLI-1、SYN、catenin 等阳性,CgA、CD34、CK7、CK19、EMA、AE3 等阴性(图 8-1-7-P~R)。

**4. 超微结构特点** 干细胞特点,见丰富的线粒体及粗面内质网、神经分泌颗粒,酶原样颗粒及环状板层体(图 8-1-7-S)。

**5. 分子遗传学特点** Catenin 突变。

**【鉴别诊断】**

**1. 胰腺假囊肿** 有胰腺炎病史,囊液淀粉酶增高,囊腔未见上皮被覆。

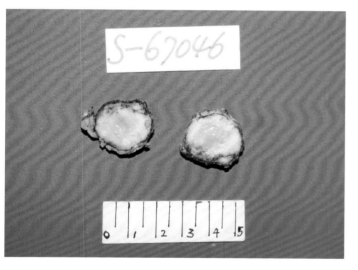

图 8-1-7-E 大体照片示胰腺肿瘤,切面为实性、灰粉色

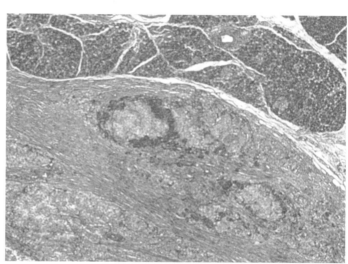

图 8-1-7-G HE×4 示胰腺实性肿瘤与胰腺界限清楚

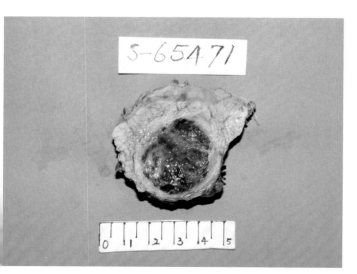

图 8-1-7-F 大体照片示胰腺肿瘤,示肿物有出血、坏死

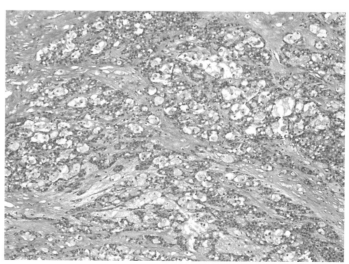

图 8-1-7-H HE×10 示纤维血管、胞质透明的瘤细胞、黏液基质

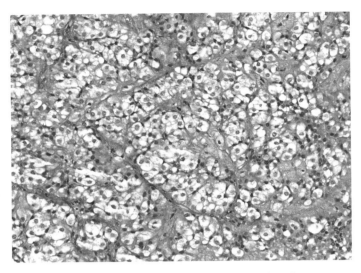

图 8-1-7-I　HE×20 示实性胞质透亮的瘤细胞

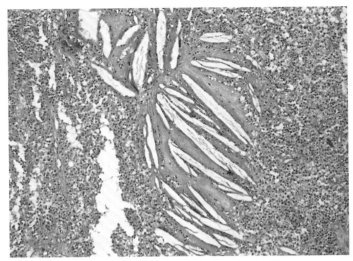

图 8-1-7-L　HE×20 示胆固醇裂隙

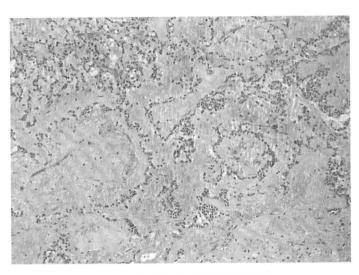

图 8-1-7-J　HE×10 示黏液及假乳头

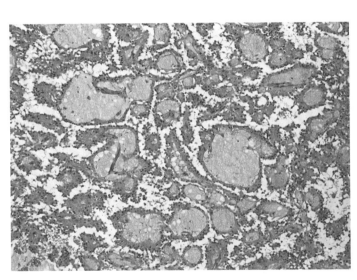

图 8-1-7-M　HE×10 示乳头结构

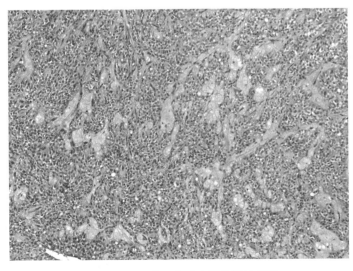

图 8-1-7-K　HE×10 示实性及黏液基质

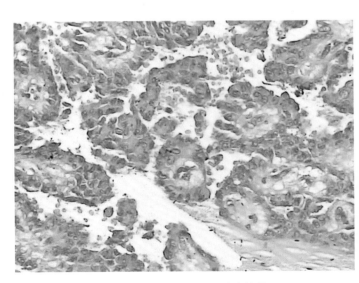

图 8-1-7-N　HE×20 示乳头结构

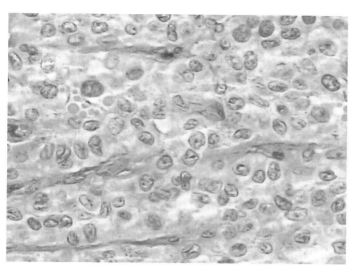

图 8-1-7-O HE×40 示实性区瘤细胞胞质丰富,少数瘤细胞见核沟

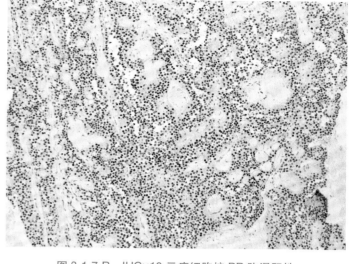

图 8-1-7-R IHC×10 示瘤细胞核 PR 弥漫阳性

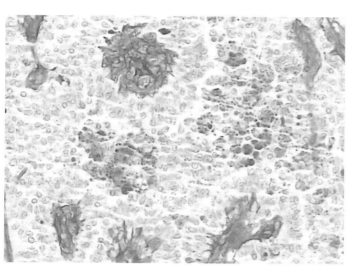

图 8-1-7-P PAS×20 示 PAS 染色阳性

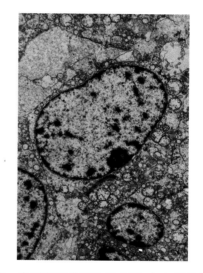

图 8-1-7-S 电镜观察示细胞器丰富,有大量线粒体,发达的 Golgi 体,粗面内质网及丰富的核糖体,胞质内有一些黏液颗粒

**2. 腺泡细胞癌** 老年人好发,瘤细胞胞质颗粒状、核仁明显、异形性显著、核分裂易见,胰蛋白酶、糜蛋白酶阳性,catenin 阴性。

**3. 胰腺内分泌肿瘤** SYN、CgA 阳性,catenin、CD10 阴性。

(何乐健)

## 八、胰岛腺瘤

### 【定义】

胰岛腺瘤(islet adenoma)是胰岛细胞起源肿瘤,可为功能性或非功能性,功能性:胰岛素瘤、胰高血糖素瘤、胃泌素瘤、生长抑制素瘤、VIP 瘤等。也称胰腺神经内分泌肿瘤,高分化胰腺神经内分泌肿瘤等。

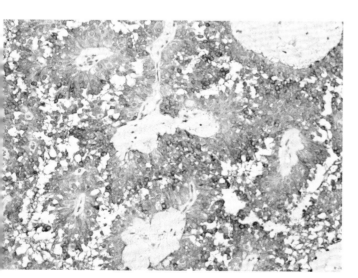

图 8-1-7-Q IHC×10 示瘤细胞 SYN 阳性

【临床特点】

1. **发病率**　少见,胰岛素瘤为儿童最常见的功能性胰腺内分泌肿瘤。功能性多见于胰头和胰尾,非功能性多见于胰尾。

2. **症状**　胰岛素瘤:低血糖及相关症状;胰高血糖素瘤:坏死性移行性红斑、体重减低、糖尿病、口腔炎;生长抑制素瘤:糖尿病、胆石症、胃酸过少;VIP 瘤:Verner-Morrison 综合征(胃酸缺乏、低钾、水样泻);非功能性肿瘤通常偶然发现。

3. **实验室检查**　相关激素水平增高,CgA 可升高。

4. **影像学特点**　胰腺实性或囊实性、边界清楚的肿瘤(图 8-1-8-A)。

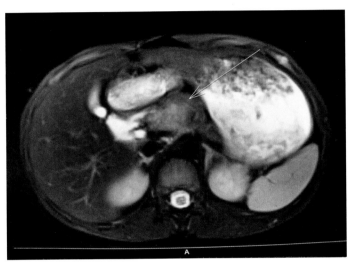

图 8-1-8-A　CT 示胰腺颈部实性肿物

5. **治疗**　孤立性肿瘤手术切除。

6. **预后**　肿瘤直径大于 2cm,分化差的肿瘤、核分裂活跃的肿瘤预后差,肿瘤是否转移仅凭组织学形态难以判断。

【病理学特点】

1. **肉眼观察**　肿瘤界限清楚,切面灰红,功能性一般较小,可伴囊性变,纤维化。

2. **镜下观察**　胰岛细胞呈巢状、小梁状、腺样排列,瘤细胞胞质丰富,嗜酸性或双色性,圆形或卵圆形核,染色质粗糙,点状,核仁不明显,不同数量的玻璃样变基质和核分裂,可见淀粉样物质沉着(胰岛素瘤),沙砾体(生长抑制素瘤)(图 8-1-8-B~G)。

WHO 胰腺内分泌肿瘤分级:

高分化内分泌肿瘤-良性:肿瘤局限于胰腺,未见血管浸润、神经外膜浸润,肿瘤直径小于 2cm,核分裂小于 2/10HPF,Ki-67 指数小于 2%;

高分化内分泌肿瘤-生物学行为未定:肿瘤局限于胰

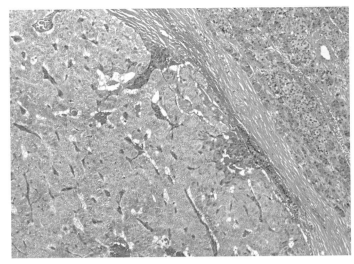

图 8-1-8-B　HE×4 示肿物与胰腺交界处

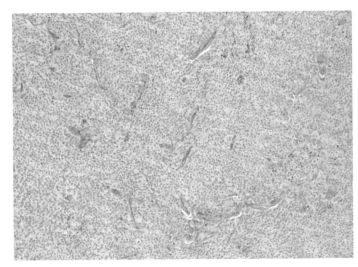

图 8-1-8-C　HE×10 示瘤细胞大小一致,片状排列,富于小血管

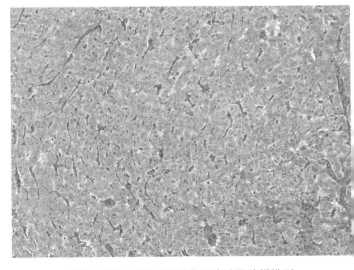

图 8-1-8-D　HE×10 示瘤细胞略呈腺样排列

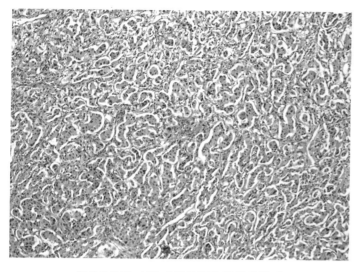

图 8-1-8-E　HE×4 示瘤细胞呈巢状排列

腺,并具有以下特点之一,血管浸润,神经周围浸润,肿瘤直径大于等于2cm,核分裂2～10/10HPF,增殖指数大于2%;

高分化内分泌癌:肉眼局部浸润或转移。

**3. 免疫组化**　SYN、CgA、CK8/18、胰岛素、胰高血糖素、胃泌素、VIP 阳性(图 8-1-8-H～J)。

**4. 超微结构特点**　瘤细胞胞质可见神经内分泌颗粒(图 8-1-8-K)。

**5. 分子遗传学特点**　未见特异性改变。

【鉴别诊断】

**1. 胰母细胞瘤**　镜下可见鳞状小体。

**2. 胰腺腺泡细胞癌**　组织学见腺泡分化:胰蛋白酶、糜蛋白酶、胰酯酶阳性。

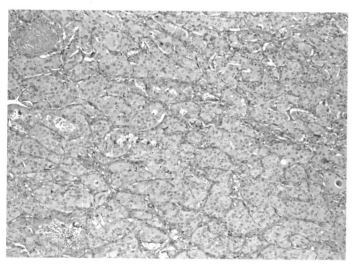

图 8-1-8-F　HE×10 示瘤细胞胞质丰富,片状排列

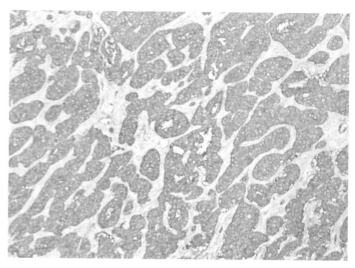

图 8-1-8-H　IHC×10 示瘤细胞 SYN 阳性

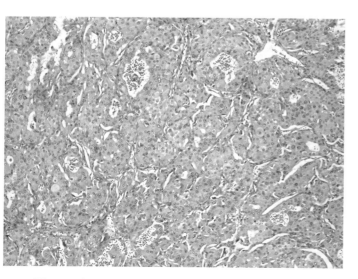

图 8-1-8-G　HE×10 示瘤细胞胞质丰富,其间富于血管

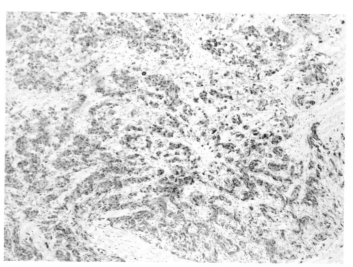

图 8-1-8-I　IHC×10 示瘤细胞 CgA 阳性

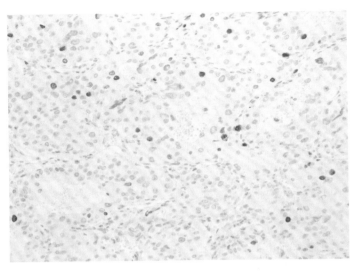

图 8-1-8-J　IHC×10 示极少量瘤细胞 KI6 阳性

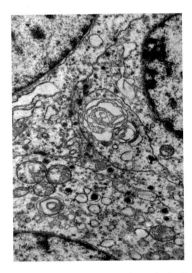

图 8-1-8-K　透射电镜显示瘤细胞胞质内神经内分泌颗粒

（何乐健）

## 九、伴有 B 细胞 ATP 敏感性钾通道异常的胰岛素分泌增多

### 【定义】

伴有 B 细胞 ATP 敏感性钾通道异常的胰岛素分泌增多（hyperinsulinism with B-cell ATP-sensitive potassium channel abnormalities，KAPT-HI0）是指单个或成束的胰岛细胞增生伴有反复发作、持续性、症状性胰岛素增高性低血糖，可为局灶或弥漫性，胰岛母细胞增生。过去也称胰岛母细胞增生症（nesidioblastomatosis）。

### 【临床特点】

1. **发病率**　发病率为新生儿 1/2 500 ~ 50 000，大多数病例为新生儿或 1 岁以内的婴儿。

2. **症状**　反复发作、持续性、症状性、胰岛素增高性低血糖血症、巨大胎儿、肝大、多血症。

3. **实验室检查**　低血糖，低血糖同时胰岛素水平增高，C 反应蛋白增高，尿液分析缺乏尿酮。

4. **影像学特点**　影像学胰腺可正常或略增大，PET/CT 可发现异常。

5. **治疗**　取决于病变的范围，可分为保守治疗，外科手术治疗（部分、次全切除，近全切约 95% 胰腺）。

6. **预后**　多发或弥漫性病变预后差。

### 【病理学特点】

1. **肉眼观察**　胰腺病变不明显，局灶性病变，可见结节（图 8-1-9-A、B）。

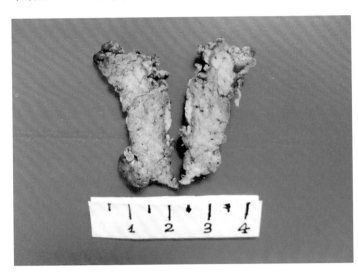

图 8-1-9-A　大体照片，新生儿，胰体部呈结节状

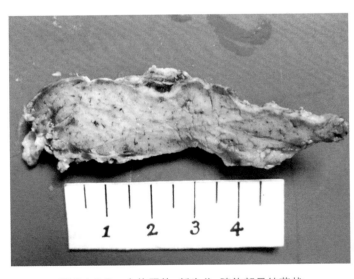

图 8-1-9-B　大体照片，新生儿，胰体部呈结节状

2. **镜下观察**　胰腺 β 细胞增生和肥大，弥漫型：胰腺可见 β 细胞核增大和深染，呈弥漫性分布，导管样胰岛

复合体,胰腺腺泡组织中可见各种大小和形状的胰岛;局灶型:异常胰岛聚集,局灶或多灶性结节性病变,大的 β 细胞呈束状分布,细胞核增大、深染,β 细胞被腺泡细胞分割,病变可含有其他胰腺内分泌细胞,常见导管胰腺复合体,应充分取样(图 8-1-9-C~I)。

**3. 免疫组化** β 细胞胞质胰岛素阳性,而邻近组织染色较弱阳性(图 8-1-9-J~M)。

**4. 超微结构特点** 胰岛 β 细胞特点。

**5. 分子遗传学特点** *ABCC8* 和 *KCNJ1* 基因突变(β 钾通道蛋白),局灶性常伴 *ABCC8* 突变。

**【鉴别诊断】**

胰岛素瘤仅由 β 细胞组成,成束 β 细胞扩展进入邻近胰腺主质,肿瘤呈小梁、实性或腺泡性生长。

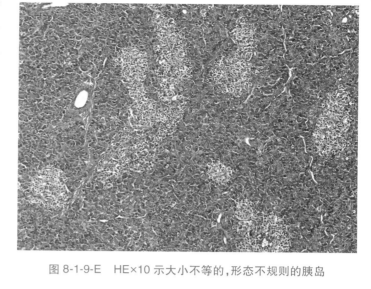

图 8-1-9-E HE×10 示大小不等的,形态不规则的胰岛

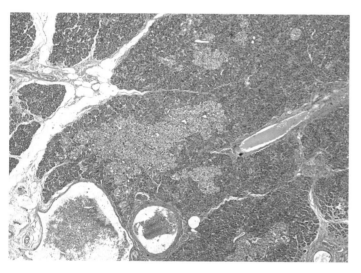

图 8-1-9-C HE×4 示胰腺大小不等的胰岛,其中一个巨大

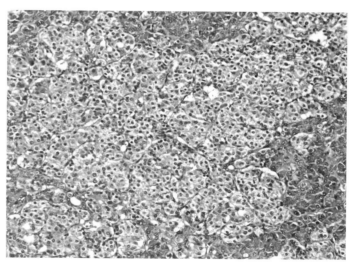

图 8-1-9-F HE×20 示巨大胰岛

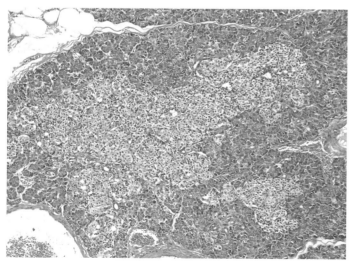

图 8-1-9-D HE×10 示巨大、不规则形的胰岛

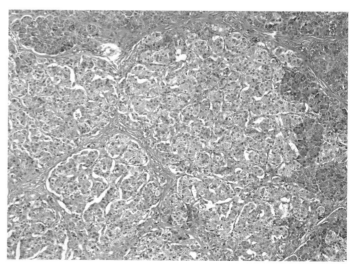

图 8-1-9-G HE×10 示不规则形胰岛,见纤维分隔

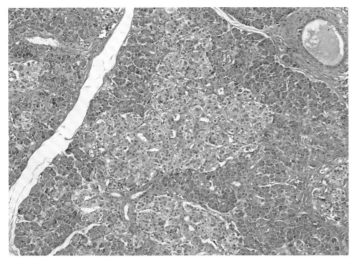

图 8-1-9-H　HE×10 示不规则形胰岛

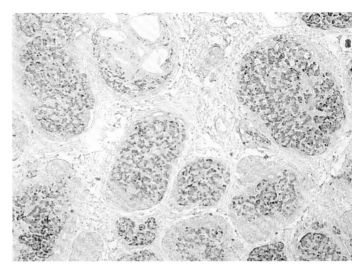

图 8-1-9-K　IHC×10 示 CgA 染色胰岛细胞染色阳性

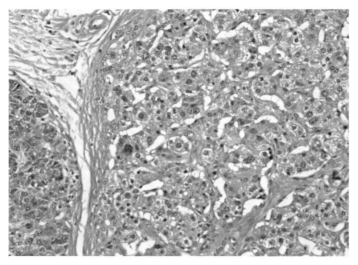

图 8-1-9-I　HE×20 示部分细胞核增大、深染

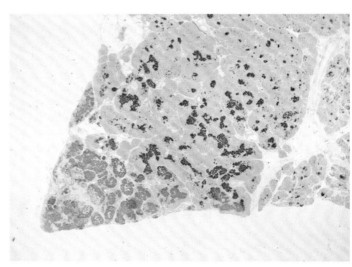

图 8-1-9-L　IHC×10 示胰岛 SYN 染色阳性

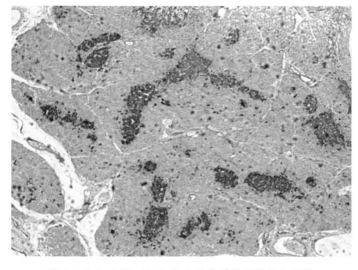

图 8-1-9-J　IHC×10 示 CgA 染色胰岛细胞染色阳性

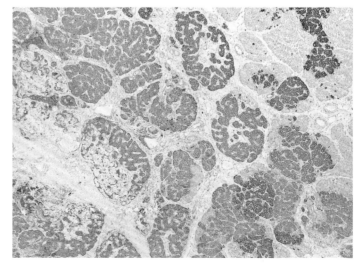

图 8-1-9-M　IHC×10 示胰岛 SYN 染色阳性

（何乐健）

## 十、婴儿肝脏孤立性绒毛膜癌

### 【定义】

婴儿肝脏绒毛膜癌（liver choriocarcinoma）是一种非常罕见的、由合体滋养叶细胞引起的恶性生殖细胞肿瘤。原发性肝脏绒毛膜癌通常在母亲和患儿其他脏器无绒毛膜癌；转移性的常有多脏器和/或母亲同时发生绒毛膜癌。肿瘤常常出血、坏死，易侵犯血管。血清学 β-HCG 明显升高和肿瘤组织中高表达 β-HCG 是其重要的特征。

### 【临床特点】

1. **发病率** 非常罕见，文献多为病例报道。多见于 3 周到 7 个月婴儿，中位年龄 1 个月，男女发病无差别。

2. **症状** 贫血、肝脏肿大、咯血、吐血、血尿、发热等。常发生多脏器损害，最常见的器官是肝脏（73%），其次是肺脏（65%），大脑（27%），皮肤（10%）。

3. **实验室检查** 血清 β-HCG 普遍明显升高，AFP 正常。

4. **影像学特点** CT 平扫显示实性和/或囊实性肿块，密度不均匀，边界欠清晰。易误诊为肝母细胞瘤或上皮样血管内皮（图 8-1-10-A）。

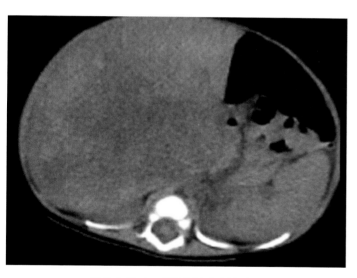

图 8-1-10-A CT 示肝脏实性肿物

5. **治疗** 主要治疗方法以手术治疗为主，联合化疗和延迟手术切除肿瘤。

6. **预后** 肿瘤自然病程平均大约在 3 周，在 1992 年以前，本病多死亡。近期肿瘤预后有所改善。

### 【病理学特点】

1. **肉眼观察** 肿瘤常呈结状组织，肿瘤局部有包膜或与肝组织界限不清。切面：实性、灰红、紫红，常常坏死（图 8-1-10-B）。

2. **镜下观察** 肿瘤呈梁索状、巢状排列；瘤细胞圆

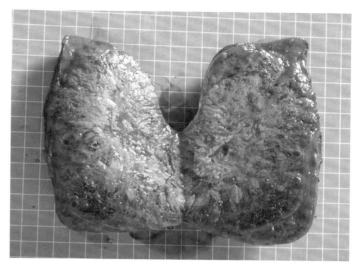

图 8-1-10-B 大体照片示肝脏组织位于肿瘤边缘，肿瘤呈实性，灰红、灰黄，有出血、坏死

形、多边形，胞质丰富，嗜伊红，核巨大，呈多核、巨核，核分裂易见（图 8-1-10-C、D）。肿瘤细胞常侵及周围肝组织、血管，大片出血、坏死（图 8-1-10-E、F）。

3. **免疫组化** 表达 CK（图 8-1-10-G）、CK18、CK19、β-HCG（图 8-1-10-H）、α-inhibin；Ki-67 阳性率 50%~61%（图 8-1-10-I）；不表达 Vimentin、S-100、EMA、AFP、Hepa-1（图 8-1-10-J）、CD34、p63、HPL、SMA、HMB45。

4. **分子遗传学特点** 应用 FISH 检测发现遗传学的异常：X 染色体多倍体、1 号染色体单体、17 号染色体获得。

### 【鉴别诊断】

1. **肝母细胞瘤** 5 岁左右儿童，血清 AFP 增高，肿瘤细胞主要由上皮细胞和间叶细胞构成；免疫组化表达：AFP、Hepa-1、GPC-3，不表达：β-HCG、α-inhibin。

2. **原发性肝细胞癌** 好发于 5 岁以上的儿童肝癌细胞呈多个细胞厚的小梁状，可见瘤巨细胞。

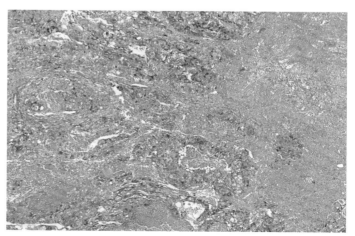

图 8-1-10-C HE×10 示肿瘤呈梁索状，大片出血、坏死

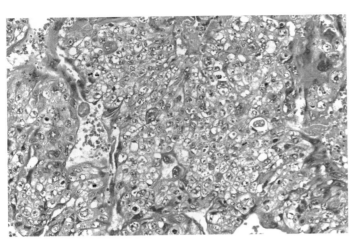

图 8-1-10-D　HE×20 示肿瘤细胞呈实性梁索状、巢状排列

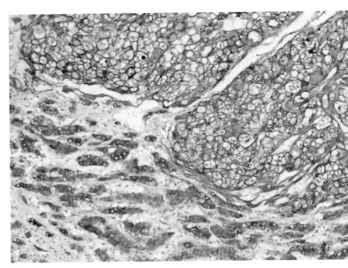

图 8-1-10-G　IHC×10 示 CK 染色,肿瘤细胞和肝细胞阳性

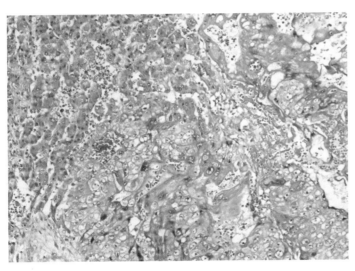

图 8-1-10-E　HE×20 示肿瘤细胞侵入肝组织中

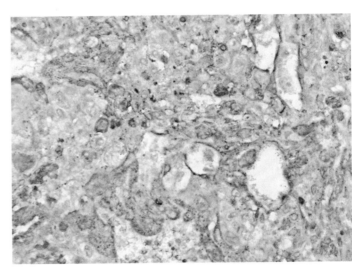

图 8-1-10-H　IHC×10 示 β-HCG 染色,瘤细胞阳性

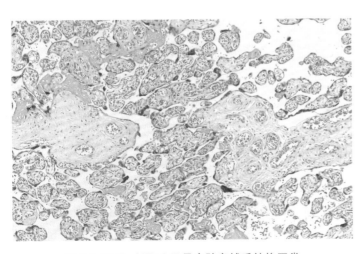

图 8-1-10-F　HE×4 示母亲胎盘绒毛结构正常

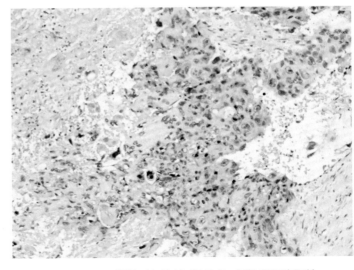

图 8-1-10-I　IHC×10 示 Ki-67 染色,多数瘤细胞阳性

囊实性肿块,密度不均,内有囊状分隔,边界清晰。多无钙化,增强后实性部分呈轻度强化(图 8-1-11-A)。

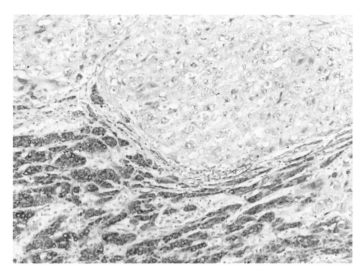

图 8-1-10-J IHC×10 示 Heptocyte 染色,瘤细胞阴性

3. **肝未分化肉瘤** 组织形态显示多形性、卵圆形或多核瘤巨细胞,部分区域疏松黏液样,胞质内可见大小不一的嗜酸性包涵体;免疫组化表达:CK8/18、Vimentin、a-AT,不表达:β-HCG、α-inhibin、AFP、Hepa-1、CD34。

4. **婴儿血管内皮细胞瘤** 好发于 6 个月内的婴儿,病理形态显示血管内皮细胞呈单层、多层、簇状分布,形成不规则裂隙、分支状血管腔,常常伴有出血、血栓、钙化。免疫组化表达:CD34、CD31、Glut1、VEGF,不表达:AFP、Hepa-1、GPC-3、β-HCG、α-inhibin。

5. **畸胎瘤** 属于生殖细胞肿瘤,可含有绒毛膜癌的细胞成分,但还含有其他三个胚层的组织结构是鉴别的要点。

(杨文萍)

## 十一、肝脏未分化胚胎性肉瘤

### 【定义】

肝脏未分化胚胎性肉瘤(undifferentiated embryonal sarcoma,UES)是原发于肝脏的间叶源性恶性肿瘤,通常发生在 6~10 岁。曾被称为间叶肉瘤、恶性间叶瘤、纤维黏液性肉瘤和恶性间叶错构瘤等。

### 【临床特点】

1. **发病率** 发病率位于肝母细胞瘤和肝细胞癌之后,约占儿童肝脏原发恶性肿瘤的 9%~15%。通常发生于 5~20 岁,>50% 发生于 6~10 岁,男性略多见。

2. **症状** 主要表现为右上腹不适、疼痛及腹部包块,常伴有发热,一般无黄疸。

3. **实验室检查** 肝功能大多正常或轻度受损,血清甲胎蛋白(AFP)正常。

4. **影像学特点** CT 检查示肝脏巨大占位性囊性或

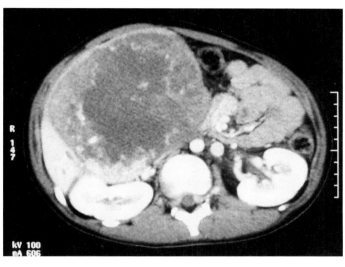

图 8-1-11-A CT 示肝脏囊实性肿物(此图由北京儿童医院病理科提供)

5. **治疗** 彻底手术切除是首选治疗方法。手术前后结合辅助化学治疗能显著改善患者预后。对于不能手术切除,或切除后复发的患者,肝移植已经有长期生存的病例报道。

6. **预后** 预后与肿瘤大小、镜下瘤细胞的分化程度无关,与是否手术彻底切除肿瘤、是否联合化疗、有无远处转移及瘤体破裂有关。术后 5 年生存率达到 86%。即使完全切除和辅助疗疗,局部复发很常见,但远处转移不多见。

### 【病理学特点】

1. **肉眼观察** 肿瘤体积巨大,9~30cm,多呈实性或囊实相间。边界清,多无包膜,质软,呈明胶状,色灰白、灰黄或灰褐色,多数有囊性退行性变、出血和坏死,周边肝组织无硬化(图 8-1-11-B~D)。

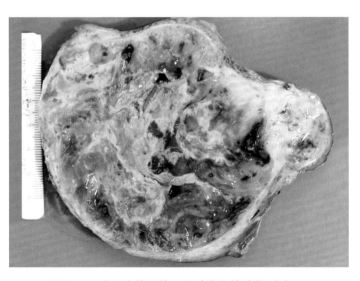

图 8-1-11-B 大体照片示肝脏囊实性肿物,有坏死

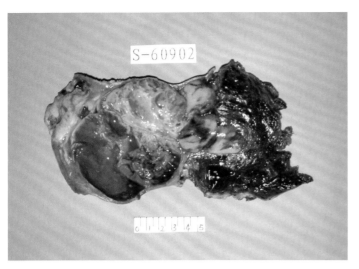

图 8-1-11-C 大体照片示肝脏囊实性肿物，有大片状的出血、坏死（此图由北京儿童医院病理科提供）

图 8-1-11-E HE×4 示原始未分化、小圆细胞

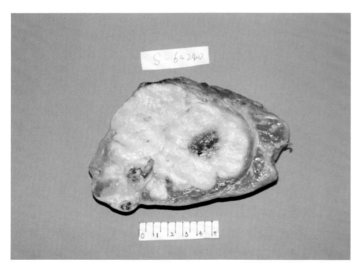

图 8-1-11-D 大体照片示肝脏实性肿物，见灶状出血、坏死（此图由北京儿童医院病理科提供）

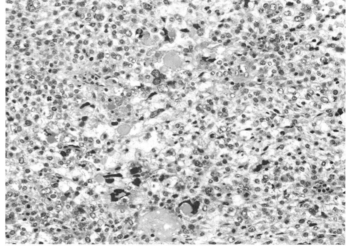

图 8-1-11-F HE×10 示未分化、小圆细胞、瘤巨细胞

**2. 镜下观察** 瘤细胞呈未分化梭形、卵圆形或星网状，胞质少，缺乏核仁。瘤细胞排列疏密不一，部分区域为疏松黏液间质区，细胞稀少；部分区域细胞致密，核分裂象多见，可见多核瘤巨细胞，核畸形深染，染色质丰富，胞质内外常见特征性的嗜酸性玻璃样小体（图 8-1-11-E~G），呈 PAS 阳性（图 8-1-11-H）。肿瘤边缘见包绕的肝细胞和良性增生的胆管。肿瘤可见明显出血坏死及灶状髓外造血。

**3. 免疫组化** 瘤细胞表达 α1 抗胰蛋白酶，波形蛋白（Vimentin）、结蛋白（Desmin）（图 8-1-11-I）、平滑肌细胞抗体（SMA），CK8/18 灶性阳性，而 AFP、S-100、CEA 和 CA19-9 阴性。

**4. 超微结构特点** 瘤细胞显示有纤维母细胞、平滑肌、骨骼肌分化特点。

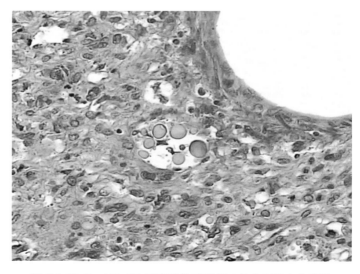

图 8-1-11-G HE×20 示嗜酸性玻璃样小体（此图由北京儿童医院病理科提供）

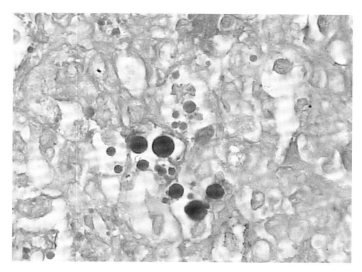

图 8-1-11-H　PAS 染色示嗜酸性玻璃样小体阳性（此图由北京儿童医院病理科提供）

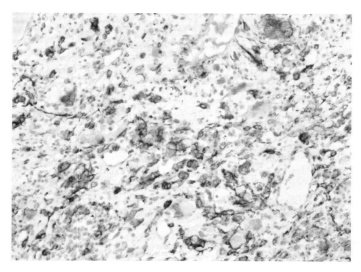

图 8-1-11-I　IHC×10 示瘤细胞 Desmin 染色阳性（此图由北京儿童医院病理科提供）

**5. 分子遗传学特点**　大约一半的病例含有染色体 19q13.4 的易位或其他重排。

【鉴别诊断】

**1. 间叶性错构瘤（MH）**　是一种罕见的良性肝肿瘤，多见于 1～2 岁的婴幼儿，比 UES 患者年轻。主要是囊性。镜下呈乳腺纤维腺瘤样结构，主要由扭曲、扩张及分支小胆管，肝细胞团，间叶组织组成。核分裂象不多见。不见多核瘤巨细胞及嗜酸性玻璃样小体。两者都可含有染色体 19q13.4 的重排。MH 已被报道可能恶性转化为 UES，包括两种成分存在于相同肿瘤中的病例。

**2. 胚胎性横纹肌肉瘤（ERMS）**　罕见，起源于肝外胆管树中，仅占儿童原发性肝肿瘤的 1%。多见于 2 岁以下儿童。并且通常伴有黄疸。肿瘤主要由不同阶段的横纹肌母细胞及原始间叶细胞构成，分化好者可见横纹；免疫组织化学染色示：Desmin、Myogenin 和 MyoD1 呈阳性。

**3. 肝母细胞瘤（HB）**　儿童中最常见的原发性肝脏肿瘤，最常见的是小于 5 岁的儿童（90% 的病例）。危险因素包括早产儿和极低出生体重，家族性腺瘤性息肉病和 Beckwith-Wiedemann 综合征。甲胎蛋白水平通常明显增加（>90%），但正常或轻度增加的 AFP 水平不完全排除诊断。HB 主要由类似于未成熟肝细胞（胚胎和胎儿模式）的上皮细胞组成，一些病例也可以包括少量小细胞未分化组分，间充质成分，特别是骨样生成，纤维细胞或软骨，以及其他罕见成分如黑色素、腺上皮或鳞状上皮。

**4. 肝细胞癌（HCC）**　儿童中第二常见的原发性肝肿瘤，最常见于青少年年龄组或年龄较大的儿童（10～14 岁），经常有潜在的肝脏疾病包括肝炎 B 病毒感染，胆道闭锁，进行性家族性肝内胆汁淤积，α1 抗胰蛋白酶缺乏，Wilson 病，酪氨酸血症，糖原贮积病或其他肝硬化原因。血清甲胎蛋白通常升高（70% 的病例）。显微镜下，HCC 由成熟的、非典型的肝细胞组成，形成索状和细胞板状，易于与 UES 区分开。

**5. 婴儿血管内皮瘤**　主要发生于婴幼儿；由占优势的内衬肥胖内皮细胞的小血管组成。免疫组织化学染色显示：血管内皮细胞呈 FⅧ 和 CD34 阳性。

（Shengmei Zhou）

## 十二、小儿经典肝细胞癌

【定义】

小儿经典肝细胞癌（pediatric classic hepatocellular carcinoma，PCHC）罕见，包括生物学上多样性的一组恶性肿瘤；儿童有慢性肝炎、胆汁闭锁、渐进家族性肝内胆汁疾病、遗传性血色素沉着病、糖原贮积病、酪氨酸血症和其他慢性肝疾病的患病风险明显增高，与成人肝细胞癌不同，在病毒性肝炎流行的地区之外，约 50% 的小儿肝细胞癌患者没有明显肝脏慢性疾病或肝硬化，患者通常是较大的学龄儿童或青少年。

【临床特点】

**1. 发病率**　是继肝母细胞瘤后，第二常见的小儿肝脏恶性肿瘤。在美国，年发病率约 0.5/100 万，国际发病率与地方性乙型肝炎暴露高度相关，多见东南亚和撒哈拉以南非洲。

**2. 症状**　小儿经典肝细胞癌具有发病急、病期晚、误诊率高、病程短的特点。大多数患者有腹痛、体重减轻和食欲减退。近 25% 的患者出现黄疸。

**3. 实验室检查**　60%～90% 患儿血清甲胎蛋白（AFP）会明显增加。

4. **影像学特点** 通常 CT 平扫示右肝形态不规则实性肿块,边缘模糊,密度不均,其边缘为高或等密度,中心呈低密度或高低不等密度。瘤旁常见大小不等的子灶,肿瘤钙化较少见。

5. **治疗** 手术完整切除肿瘤是最重要、最有效的治疗手段。然而,大多数患者在疾病发现时已无法完整切除,与成年肝细胞癌相反,近 50% 的小儿肝细胞癌患者对化疗剂,如顺铂和多柔比星(PLADO)有反应。数据表明,索拉非尼与吉西他滨和奥沙利铂的组合可能也有效。术前化疗可增加肿瘤的可切除性,对于无法手术切除或是手术后复发的,可以尝试非手术性治疗,包括酒精注射(PEI)、射频肿瘤灭除术(RFA)或肝动脉化疗栓塞(TACE)。关于肝移植,米兰标准不适用于小儿经典肝细胞癌,必须做个体化治疗。对于晚期肝癌的儿童,放射性栓塞治疗(radioembolization)可用于缓解症状,改善生活质量。

6. **预后** 不良。但如患者属早期、非转移性且肿瘤完全切除,5 年总生存率已达到 80% ~ 90%;如肿瘤不可切除,患儿 3 年生存率<20%。美国统计资料(1973—2009 年)发现儿童肝癌患者总体 5 年生存率为 24%,20 年生存率为 8%。

【病理学特点】

1. **肉眼观察** 可以是孤立的肿瘤,多个离散的肿瘤或分散于肝脏各部分的边缘不清楚的小结节。包膜常不完整或无明显包膜。有些周围肝显示肝硬化(图 8-1-12-A、B)。

2. **镜下观察** 小儿经典肝细胞癌和成人肝细胞癌具有相似的组织学特征,肿瘤呈浸润性生长,癌细胞类似肝细胞,具有多边形,通常呈嗜酸性胞质。核圆较大,核

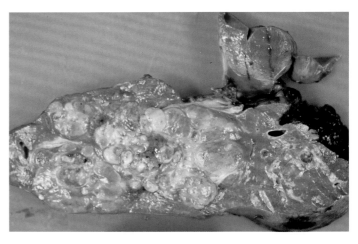

图 8-1-12-B 大体照片示肝外植体,多发白色-褐色肝细胞癌肿块,直径为 1.0~8.0cm;余肝实质呈黄褐色,未见肝硬化

染色深浅不一,核质比例增大,核仁明显,核分裂象多见,瘤细胞排列呈索梁状、板状、腺泡状或不规则排列,有时见胆汁小滴(图 8-1-12-C~G)。

3. **免疫组化** 癌细胞 Glypican-3 染色(图 8-1-12-H)显示弥漫细胞质阳性表达,β-catenin 染色(图 8-1-12-I)主要是细胞膜阳性表达,SALL4 染色(图 8-1-12-J)显示核弱或强阳性表达,多克隆 CEA 和 CD10 染色显示小管状表达。

4. **超微结构特点** 瘤细胞糖原和粗面内质网丰富,胞核和核仁明显,可见假 Diss 间隙和毛细胆管结构。

5. **分子遗传学特点** 肝癌基因改变包括染色体 6p21(VEGFA)和 11q13(FGF19/CNND1)DNA 高水平扩增以及染色体 9(CDKN2A)纯合性缺失。最常见的基因突变是 TERT 启动子(60%),其次是 TP53 和 CTNNB1 的

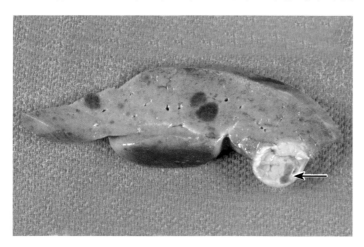

图 8-1-12-A 大体照片示肝外植体,多发性大小不等的绿色至棕色结节以及一个较大更柔软的白色至棕褐色肝细胞癌肿块(箭头);癌结节有胆汁色素沉着,周围肝未见明显肝硬化

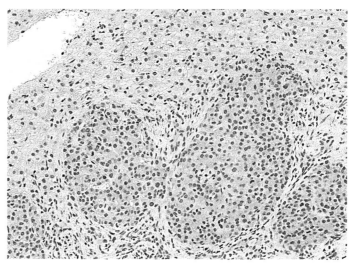

图 8-1-12-C HE×10 示高分化性肝癌,癌细胞似正常肝细胞,呈轻中度多形性,胞质明显嗜伊红色,核圆规则,核仁不明显,核分裂少,叶状排列

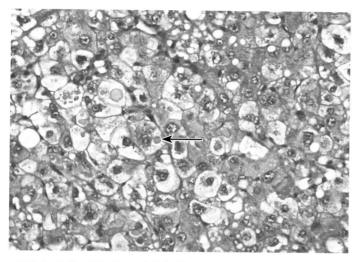

图 8-1-12-D HE×40 示中分化性肝癌,癌细胞异形明显,胞质嗜伊红色至空泡状,核圆形至椭圆形,核仁大小不一,部分胞质含有大小不同的圆形至椭圆形嗜酸性蛋白样小体(箭头)

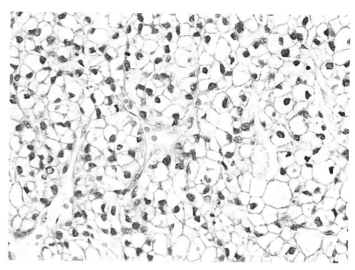

图 8-1-12-G HE×40 示透明细胞型肝癌,胞质含有丰富糖原,形成透明外观,核形态变异大,不规则,核仁不明显

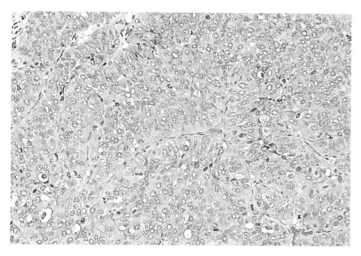

图 8-1-12-E HE×20 示中至低分化性肝癌,细胞大,异形明显,胞质酸性,胞核大而不规则,染色质粗且不均匀,核仁明显;核分裂多见,细胞排列成宽小梁状

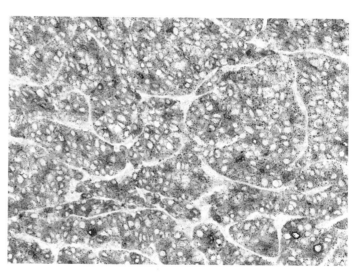

图 8-1-12-H IHC×10 示 Glypican-3 染色细胞质阳性,呈粗糙和颗粒状

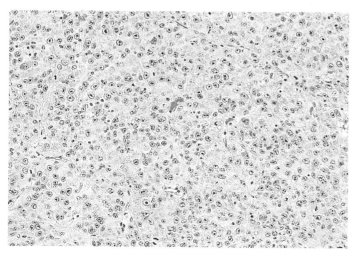

图 8-1-12-F HE×20 示低分化性肝癌,癌细胞异形明显,胞核大而不规则,出现巨细胞胞核,染色质粗且不均匀,核仁多而明显,核分裂易见

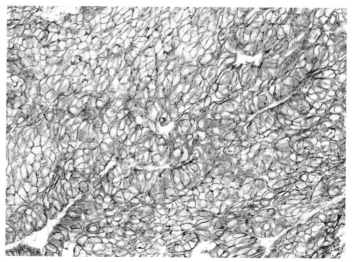

图 8-1-12-I IHC×10 示 β-catenin 染色瘤细胞膜阳性

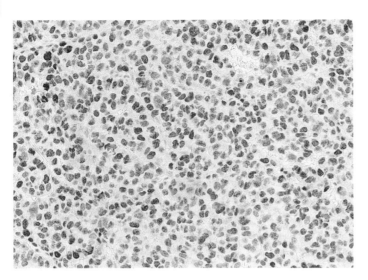

图 8-1-12-J　IHC×10 示 SALL4 染色瘤细胞核阳性

突变,影响 25%~30% 的 HCC 患者,此外是低频突变基因(如 *AXIN1*、*ARID2*、*ARID1A*、*TSC1/TSC2*、*RPS6KA3*、*KEAP1*、*MLL2*)。

**【鉴别诊断】**

1. **肝内良性肿瘤**　肿块一般增长缓慢,边缘清楚,血清甲胎蛋白阴性。

2. **肝脏未分化胚胎性肉瘤**　好发于 6~10 岁,血清甲胎蛋白阴性,瘤细胞呈未分化梭形,卵圆形或星网状,胞质少,缺乏核仁。可见多核瘤巨细胞,胞质内外常见特征性嗜酸性玻璃样小体。

3. **肝腺瘤**　主要见于有口服避孕药史的育龄妇女,肿瘤细胞由分化良好的肝细胞组成,核质比例正常,无核分裂象及细胞异型性。

4. **肝母细胞瘤**　最常见于小于 5 岁的儿童(90% 的病例)。主要由类似于未成熟肝细胞(胚胎和胎儿模式)的上皮细胞组成,一些病例也可以包括少量小细胞未分化成分,间充质成分,特别是骨样组织、纤维细胞或软骨以及其他类如黑色素、腺上皮或鳞状上皮等成分。

(Shengmei Zhou)

## 十三、纤维板层肝细胞癌

**【定义】**

纤维板层肝细胞癌(fibrolamellar carcinoma,FL-HCC)是肝细胞癌中的一种特殊类型,主要发生在没有原发性肝病或肝硬化史的青少年和年轻成年人。与普通肝细胞癌相比,它具有不同的临床和组织学特征。

**【临床特点】**

1. **发病率**　罕见,在美国,占所有原发性肝脏恶性肿瘤的 0.85%;在儿童,它几乎占了所有儿科肝细胞癌的

1/3;发病时的中位年龄为 21 岁,无明显性别差异。

2. **症状**　患者通常无症状,肝大,发现时体积常超过 10cm;偶尔患者可出现男性乳房发育和 Budd-Chiari 综合征。

3. **实验室检查**　血清甲胎蛋白通常正常,但是约 10% 患者 AFP 升高。

4. **影像学特点**　CT 扫描为低密度肿块影,边缘清晰,中心放射状瘢痕。动脉期至门脉期呈持续、明显且不均匀强化,延迟期稍减退,中心瘢痕不强化。可见斑点状钙化。

5. **治疗**　手术切除是治疗的主要方法,常有局部复发。目前,没有良好的化疗方案;选择性的化疗如 5-氟尿嘧啶与干扰素-α 和吉西他滨与奥沙利铂可能有效。

6. **预后**　肿瘤可完整切除或实施肝脏移植治疗的患者中,5 年生存率分别为 37%、76%;如肿瘤不可切除,则其中位生存期仅为 12~14 个月。

**【病理学特点】**

1. **肉眼观察**　FL-HCC 通常显示单个,边缘清晰,隆起肿瘤;切面呈白棕色,局部可显绿色,中央可见星芒状纤维瘢痕(图 8-1-13-A)。

2. **镜下观察**　瘤细胞体积较大、多边形,胞质丰富、深度嗜酸性,核大且核仁易见。瘤组织内纤维成分丰富,呈条索状或板层状排列。癌细胞巢被平行的板层状排列的胶质纤维隔开(图 8-1-13-B~E)。

3. **免疫组化**　瘤细胞表达 CK7,EMA,HepPar-1 和 CD68,AE1/AE3 可阳性或阴性,而 AFP、CK19、突触泡蛋白和嗜铬粒蛋白阴性。

4. **超微结构特点**　电镜下瘤细胞胞质充满大量线粒体。

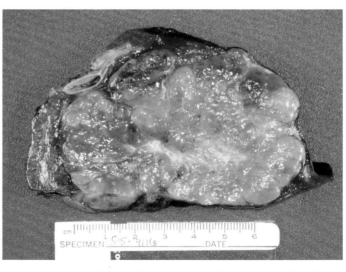

图 8-1-13-A　大体照片示肝呈绿色,中央可见星芒状纤维瘢痕

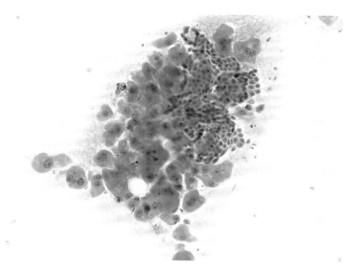

图 8-1-13-B　HE×20 示大多边形到圆形瘤细胞松散聚集在一起,瘤细胞富含嗜酸性胞质,核大,核仁明显。有的细胞含胆汁小滴,空泡和双核

图 8-1-13-C　HE×4 示癌细胞巢被板层状平行排列的胶质纤维隔开成小梁状

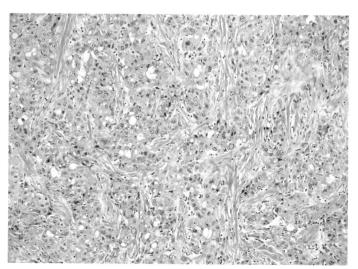

图 8-1-13-D　HE×10 示瘤体胞体积大,多边形,富含嗜酸性胞质,核大且核仁易见。瘤内纤维成分丰富,呈条索状或板层状排列

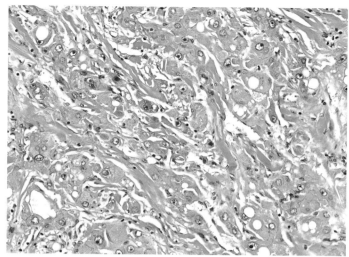

图 8-1-13-E　HE×20 示癌细胞巢被板层状平行排列的胶质纤维隔开成小梁状

**5. 分子遗传学特点**　与普通型肝细胞癌相比,FL-HCC 具有更少的基因突变。肿瘤抑制基因启动子的甲基化也较少。下一代测序揭示染色体 19 上有约 400kb 的杂合性缺失。近来已报道超过 80% 的 FL-HCC 中存在重现性 *DNAJB1-PRKACA* 融合基因,检测 *DNAJB1-PRKACA* 是一个非常敏感和特异的方法。

【鉴别诊断】

**1. 肝细胞肝癌癌硬化型**(sclerotic variant of HCC)具有分离小梁细胞板的纤维隔膜,然而,纤维胶原隔膜薄,SV-HCC 与高钙血症和低磷酸血症有关,但与骨转移无关。

**2. 肝脏局灶性结节增生**(focal nodular hyperplasia,FNH)　年轻及中年女性好发,FNH 病灶很少超过 5cm,钙化少见,中心瘢痕信号的不同及强化表现的不同,病灶部位肝细胞较小,核仁不明显。

**3. 肝腺瘤**　主要见于有口服避孕药史的育龄妇女,肿瘤细胞由分化良好的肝细胞组成,核质比例正常,无核分裂象及细胞异型性,不含纤维成分。

(Shengmei Zhou)

## 十四、肝脏炎性肌纤维母细胞瘤

【定义】

肝脏炎性肌纤维母细胞瘤(inflammatory myofibroblastic tumor,IMT)一种罕见的间叶性肿瘤,由肌纤维母细胞和纤维母细胞组成,常伴大量浆细胞和/或淋巴细胞浸润。曾被称为炎性假瘤、纤维黄色肉芽肿、浆细胞肉芽肿、组织细胞瘤等。通常为良性,但可能显示局部浸润,转移罕见。

【临床特点】

**1. 发病率**　罕见,好发于儿童和青少年,平均年龄

10岁,女性略多见。可发生于全身各处的软组织和内脏器官,最常见的部位为肺、大网膜和肠系膜。腹部最常见的器官是肝脏。

2. **症状** 取决于发病部位,起病多较隐匿,临床症状多由肿块本身及其压迫周围脏器引起,缺乏特异性。常见主诉为右上腹痛疼痛、发热、体重下降。

3. **实验室检查** 多无特异性,但AFP均正常。有少数患者可有贫血、血小板,红细胞沉降率,纤维蛋白原和肝酶增高。

4. **影像学特点** 不同部位影像学表现多样,缺乏特异性征象。常呈不均质分叶状实性肿块,可有钙化(图8-1-14-A)。

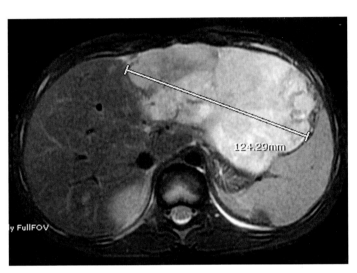

图 8-1-14-A CT检查示肝脏实性肿物

5. **治疗** 手术完整切除是其有效的治疗方法。症状和体征往往在肿瘤切除后消失。少数病例对皮质激素和抗炎药物有反应。鉴于有恶性IMT、远处转移和多年后复发的病例,有必要进行长期追踪随访。

6. **预后** 好,但有较高的复发率(1/4~1/3),腹腔和腹膜后病变较其他部位者更具侵袭性,<5%转移。

【病理学特点】

1. **肉眼观察** 通常呈孤立或多结节分叶状坚实肿块,浸润边界,切面白色。少数可见出血、坏死和钙化。大小范围1~16cm,大多为5~10cm。

2. **镜下观察** 镜下似肉芽肿、结节性筋膜炎、瘢痕或其他反应性病变,由梭形肌纤维母细胞及纤维母细胞排列成束状或编织状,分布于胶原性基质中,伴淋巴细胞、浆细胞及嗜酸性粒细胞等炎性浸润;梭形细胞通常一致,有丰富双嗜性胞质和嗜酸性核仁,核可以看到轻度多形性,但是不存在多色性。核分裂象一般较低,罕见非典型核分裂象,可有钙化和骨化(图8-1-14-B、C)。

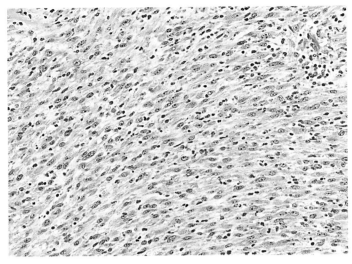

图 8-1-14-B HE×10 示梭形细胞及炎细胞浸润

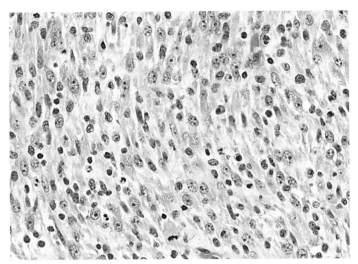

图 8-1-14-C HE×20 示梭形细胞及淋巴、浆细胞

3. **免疫组化** 大多数病例梭形细胞表达波形蛋白,SMA局灶或弥漫阳性;Desmin多数病例可呈阳性。约1/3病例细胞角蛋白cytokeratin可有局灶阳性(图8-1-14-D~G);S-100、CD34、CD117常阴性。50%~60%病例ALK胞质阳性。与FISH发现ALK基因重排一致,主要见于儿童。

4. **超微结构特点** 呈肌纤维母细胞和纤维母细胞分化特征。梭形细胞有发育不好的高尔基体、丰富的粗面内质网和细胞外胶原,有些胞质内有细丝和密体。

5. **分子遗传学特点** 约一半患者涉及染色体2p23上的ALK基因重排。另外少数患者表现为12号染色体重排,靶位累及mIGA2基因。

【鉴别诊断】

1. **肝母细胞瘤** 主要由类似于未成熟肝细胞(胚胎和胎儿)的上皮细胞组成。AFP 90%以上阳性。

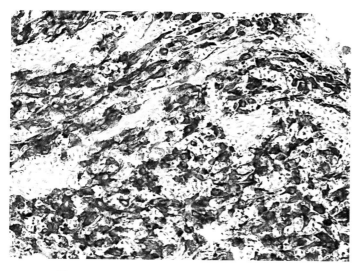

图 8-1-14-D　IHC×10 示 ALK 染色,瘤细胞阳性

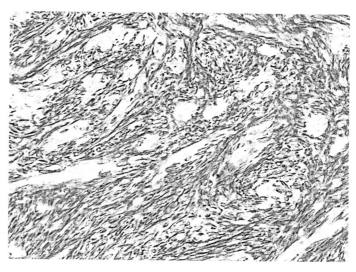

图 8-1-14-G　IHC×10 示 CK 染色,瘤细胞阳性

**2. 肝未分化性胚胎性肉瘤**　发病年龄多数在 6～10 岁,而且显微镜下细胞异型较明显,并可见多种间叶成分分化。

**3. 血管内皮瘤**　由增生的小血管组成,CD34、FⅧ为血管内皮细胞标记,有助于诊断血管内皮瘤。

(Shengmei Zhou)

## 十五、肝转移瘤

【定义】

肝转移瘤(liver metastatic tumor)是肝脏外其他器官的肿瘤,通过血液、淋巴等方式转移到肝脏的肿瘤。

【临床特点】

**1. 发病率**　据统计,成人肝脏原发与转移肿瘤之比为 1:40,某些肝癌高发区如东南亚地区,则原发肝肿瘤多见;成人肝转移瘤以癌(如结肠癌、乳腺癌、胃癌多见)、恶性黑色素瘤、血液系统肿瘤多见,而儿童则以神经母细胞瘤、肾母细胞瘤、小圆细胞肿瘤如 PNET、血液系统肿瘤等多见,儿童肝母细胞瘤及肝细胞癌可形成肝内转移病灶。

**2. 症状**　可无症状,也可见肝大、黄疸、肝功能异常等。

**3. 实验室检查**　可见黄疸、肝功能异常等。

**4. 影像学特点**　肝脏单个或多发性病变,血管增多或减少(图 8-1-15-A、B)。

**5. 治疗**　针对原发瘤的治疗。

**6. 预后**　多数预后不良。

【病理学特点】

**1. 肉眼观察**　肝脏单发或多发性肿物,大小不等(图 8-1-15-C～E)。

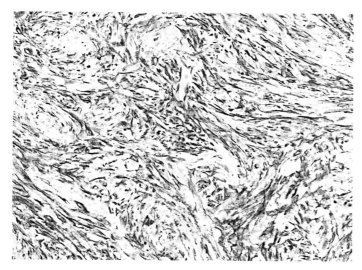

图 8-1-14-E　IHC×10 示 Desmin 染色,瘤细胞阳性

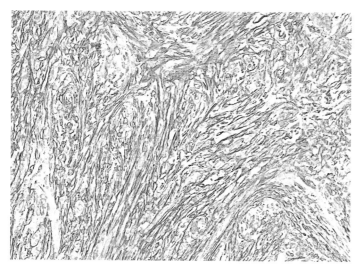

图 8-1-14-F　IHC×10 示 SMA 染色,瘤细胞阳性

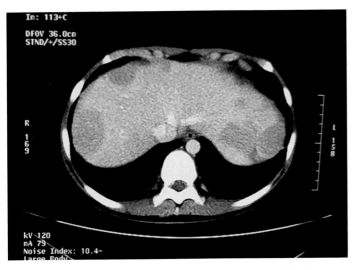

图 8-1-15-A　CT 示肝脏多发性结节影；(Burkitt 淋巴瘤)

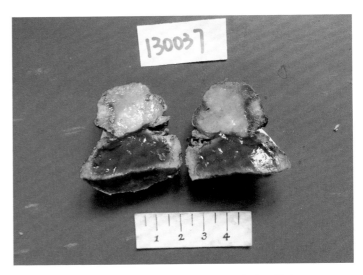

图 8-1-15-D　大体照片示肾母细胞瘤肝转移

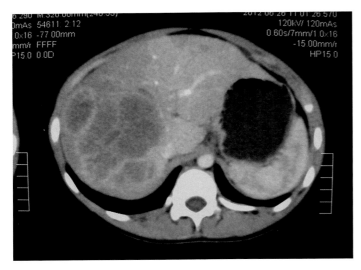

图 8-1-15-B　CT 示胰母细胞瘤肝脏多发性转移性病变

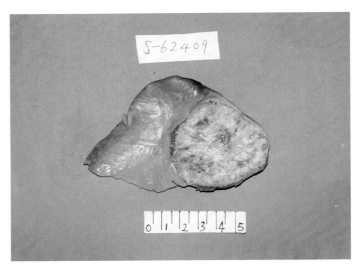

图 8-1-15-E　大体照片示肾上腺神经母细胞瘤肝脏转移，见大的结节性病变

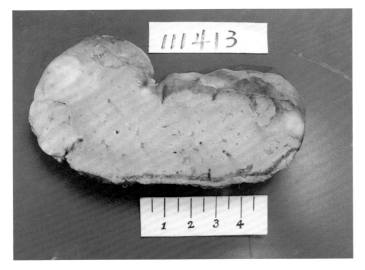

图 8-1-15-C　大体照片示神经母细胞瘤肝转移，肝脏见多灶性结节

2. **镜下观察**　组织学可分为巨结节型、微结节型、弥漫肝窦内转移型、胆管内转移、肝静脉转移、瘤中转移等；可见出血坏死、囊性变、纤维化、钙化等继发改变(图 8-1-15-F ~ Q)。

3. **免疫组化**　根据肿瘤组织学形态、患者年龄等选择抗体，儿童小细胞肿瘤可选择 TH、SYN、CgA、WT1、CK、LCA、TdT、CD99、FLI1 等(图 8-1-15-R)。

4. **超微结构特点**　不同肿瘤，超微结构各异。

5. **分子遗传学特点**　未见特异性遗传学改变。

【鉴别诊断】

1. **肝母细胞瘤**　好发 2 ~ 4 岁儿童，组织学分型复杂，免疫组化瘤细胞表达：AFP、GPC3、Her Par、catenin 等。

2. **肝脏胚胎性未分化肉瘤**　女孩多见，肿瘤出血、坏

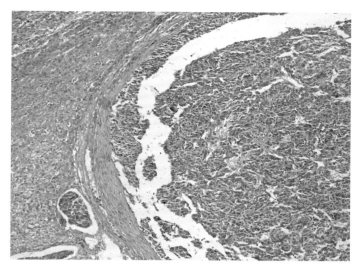

图 8-1-15-F　HE×4 示神经母细胞瘤肝转移性瘤结节

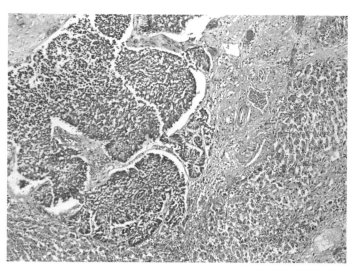

图 8-1-15-I　HE×4 示肾母细胞瘤肝转移,见原始胚芽成分

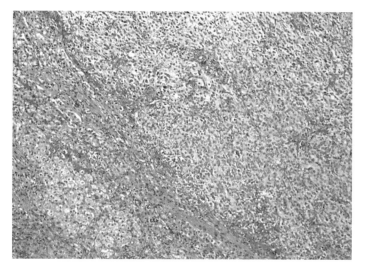

图 8-1-15-G　HE×4 示神经母细胞瘤肝转移,见分化差的肿瘤成分

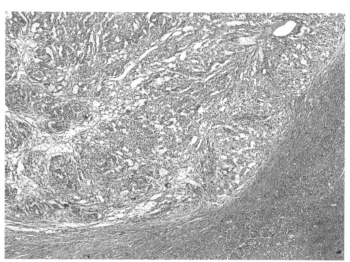

图 8-1-15-J　HE×4 示卵巢卵黄囊瘤肝脏转移,见瘤结节中腺样、实性肿瘤成分

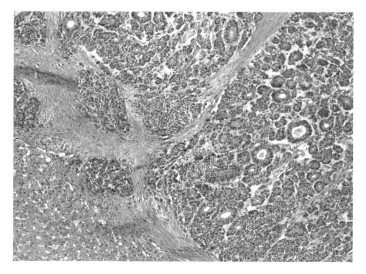

图 8-1-15-H　HE×4 示肾母细胞瘤肝转移性瘤结节,见原始上皮成分

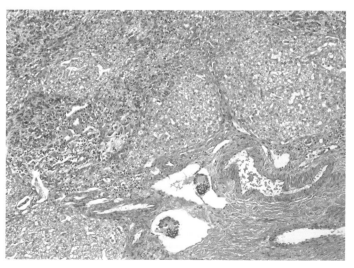

图 8-1-15-K　HE×4 示神经母细胞瘤肝转移,汇管区、脉管内见转移瘤灶

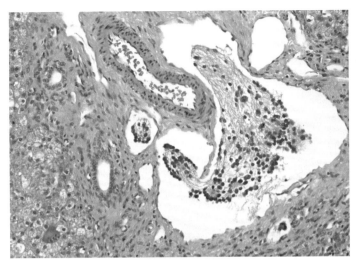

图 8-1-15-L　HE×4 示肝汇管区脉管内神经母细胞瘤转移灶

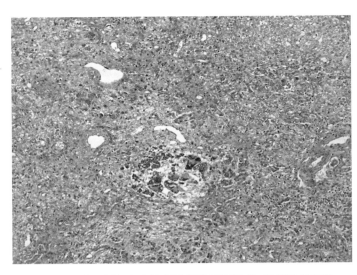

图 8-1-15-O　HE×4 示神经母细胞瘤肝转移,见瘤巨细胞及小圆细胞

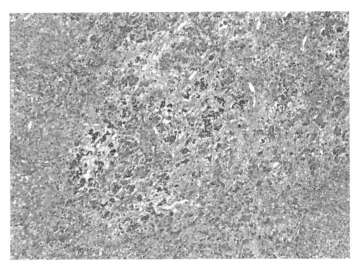

图 8-1-15-M　HE×4 示肝窦内转移的神经母细胞瘤成分

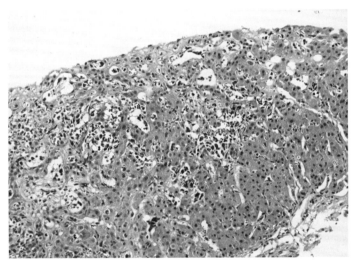

图 8-1-15-P　HE×4 示神经母细胞瘤肝转移,肝窦内见弥漫性小圆细胞浸润

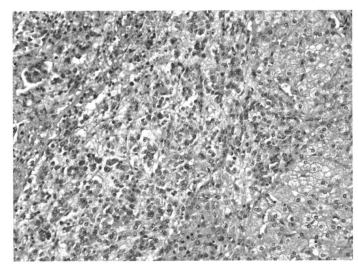

图 8-1-15-N　HE×10 示神经母细胞瘤肝转移,小瘤结节

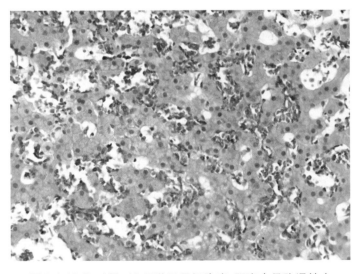

图 8-1-15-Q　HE×10 示淋巴母细胞瘤,肝窦内见弥漫性小细胞浸润

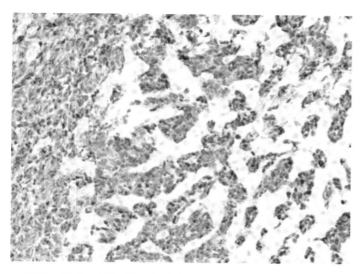

图 8-1-15-R　IHC×10 示肝窦内浸润的小细胞,TdT 弥漫阳性

死明显,可见瘤巨细胞、黏液基质,免疫组化瘤细胞表达:α1 抗胰蛋白酶、波形蛋白、结蛋白、GPC3、平滑肌细胞抗体等。

( 何乐健 )

# 第二节 非肿瘤性疾病

## 一、先天性肝纤维化

### 【定义】

先天性肝纤维化( congenital hepatic fibrosis )是纤维多囊病的一种。纤维多囊病包括卡罗林病( Caroli disease ),常染色体显性多囊性肾病( ADPKD )和常染色体隐性多囊性肾病( ARPKD )的纤维性多囊性疾病。Bristowe 在 1856 年首先描述了类似肾脏改变的先天性肝纤维化病变。1961 年,Kerr 提出了具有不同临床表现的"先天性肝纤维化"术语。由于临床表现多变,"先天性肝纤维化"代表了广泛的肝脏和肾脏损害,而不仅仅是单个的临床疾病。目前认为,先天性肝纤维化是儿童多囊肾的肝变异型,主要见于儿童和青少年。胆管板细胞畸形导致汇管区纤维化、桥状纤维化以及胚胎性肝胆管明显增生,常引起门脉高压症。

### 【临床特点】

1. **发病率**　罕见。与发育异常有关。主要表现为染色体隐性遗传。与胆管板畸型有关系密切。

2. **症状**　常见于青少年或年青成人,偶见于婴幼儿或 60 岁老人。男女发病无差别。主要表现为肝脾肿大,门脉高压,或复发性胆管炎。

3. **实验室检查**　肝功能检查正常或碱性磷酸酶轻度升高。

4. **治疗**　主要是对症治疗门脉高压症和胆管炎,严重患者需要肝移植治疗。

5. **预后**　预后良好,偶有患者发展为肝硬化。

### 【病理学特点】

1. **肉眼观察**　肝脏体积增大,可见不规则的白色纤维带,但无明显结节形成(图 8-2-1-A )。

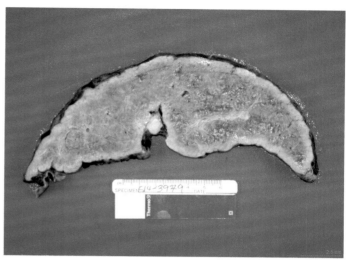

图 8-2-1-A　大体照片示肝脏切面局部不规则白色纤维带,未见明显的肝硬化结节

2. **镜下观察**　纤维组织中可见许多形态不规则的胚胎型胆管散在分布(图 8-2-1-B、C ),常可见不完整的环状胆管排列(胆管板畸形)(图 8-2-1-D )。胆管上皮细胞为立方状至低柱状。伴有明显的汇管区纤维化以及桥状纤维化(图 8-2-1-E ~ G )。可见发育不良和明显减少的门静脉分支。无正常小叶间胆管及其相应的肝门动脉。常无胆汁瘀积和炎症改变,但可观察到胆管阻塞和胆管炎改变。

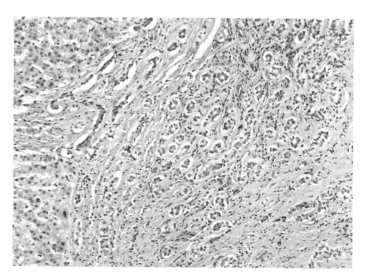

图 8-2-1-B　HE×4 示许多形态不规则的胚胎型胆管散在分布于纤维组织中

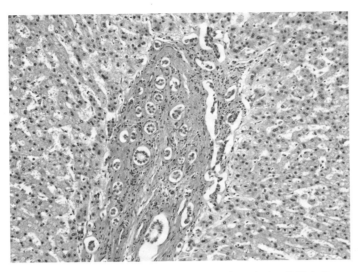

图 8-2-1-C HE×4 示许多形态不规则的胚胎型胆管散在分布于纤维组织中

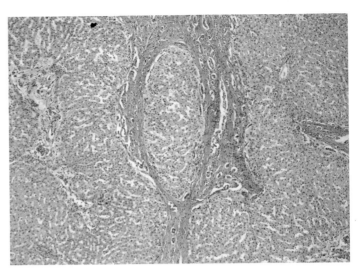

图 8-2-1-F trichrome 三色染色×10 示不规则的纤维性结节

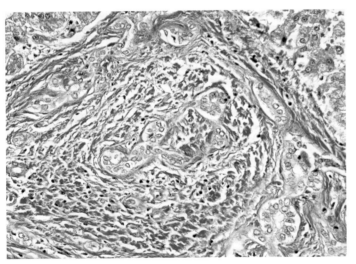

图 8-2-1-D trichrome 三色染色×10 示一不完整的环状胆管排列（胆管板畸形），胆管板畸形中心常见血管

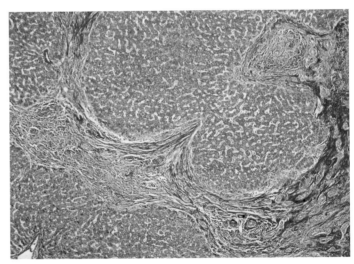

图 8-2-1-G trichrome 三色染色×10 示不规则的纤维性结节

**3. 分子遗传学特点** 伴有染色体隐性遗传多囊肾儿童，有 *PKHD1* 基因突变。

**【鉴别诊断】**

**1. 肝硬化** 弥漫性再生肝细胞被增长的纤维组织分割包绕成大小不一结节，常伴有不同程度的炎症和特发性门脉高压症。不伴有桥状纤维化和异常增生的胆管。

**2. Von Meyenburg 综合征** 肝小结节形成，不伴有门脉高压症。

**3. 许多畸形综合征** 有类似的肝特征性改变，需鉴别。

（1）髓质多囊性肾疾病 1 型（medullary cystic kidney disease1，MCKD1）：位于 1q21 的常染色体显性遗传疾病。

（2）髓质多囊性肾疾病 2 型：位于 16p12 的常染色体显性遗传疾病，与尿调理素有关。

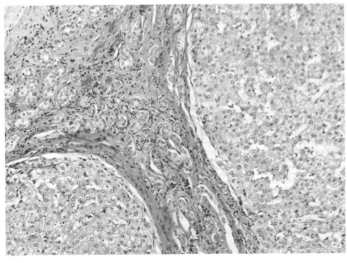

图 8-2-1-E trichrome 三色染色×10 示门脉性纤维化以及桥状纤维化

（3）肾结核（nephronophthisis）-先天性肝纤维化：常染色体隐性遗传疾病，与16p12染色体的 *NPHP1* 基因有关。

（4）Meckel-Gruber 综合征：患者表现为脑膨出，多指（趾）症和多囊肾。

（Larry Liang Wang　胡永斌）

## 二、胆道闭锁

### 【定义】

胆道闭锁（biliary atresia）是一种病因不明（特发性）、坏死性、炎性/纤维性胆管（包括肝内及肝外）疾病，不可逆地阻塞胆汁从肝脏流向小肠，可导致胆汁性肝硬化。

### 【临床特点】

1. **发病率**　最常见的婴幼儿病理性胆汁淤积性疾病。主要发生在东亚国家和地区，婴幼儿发病率为1：5 000（中国台湾），1：9 600（日本）和1：19 000（北美地区），占新生儿胆汁淤积的25%~30%。

2. **症状**　最常见的婴幼儿病理性黄疸疾病。典型症状多出现于1~2月龄的新生儿，肝外胆管系统部分狭窄或闭锁，导致慢性肝外大胆管阻塞。临床常出现三联症：二周龄婴儿持续性黄疸，茶叶色尿液和苍白大便以及肝肿大。

20%的常伴有先天性肝外畸形，其中最常见的是胆道闭锁脾畸形综合征。

有两种临床表现形式：

（1）胚胎/胎儿型（10%~35%）：黄疸发生于新生儿出生时，常与内脏转位或多脾/无脾相关（胆道闭锁脾畸形综合征），伴或不伴其他先天异常。虽然因较早发现而较早治疗，但预后常较围产期型差。

（2）围产期型（65%~90%）：正常出生体重的健康婴儿，在第四至八周龄出现黄疸。

3. **实验室检查**　结合胆红素升高。

4. **影像学特点**　超声影像显示无胆囊或发育不全或萎缩的胆囊。肝胆扫描显示没有放射性分泌物进入十二指肠，术中逆行胆管造影（ERCP）显示胆道是否通畅，具有诊断意义。

肉眼：肝门区（portal hepatic）是肝外胆道闭塞最常见的部位。根据胆管闭锁的部位不同，分为三型：Ⅰ型：胆总管闭塞；近端胆管较明显（5%~10%）；Ⅱ型：胆管闭锁，肝门区可见囊状结构（3%~5%）；Ⅲ型：近肝门区的右肝管和左肝管闭锁（85%~90%）。

5. **治疗**　外科手术（术中胆管造影）是明确诊断的唯一方法。早期肝门肠吻合术（Kasai portoenterostomy）治疗（60天以内实行 Kasai 手术）效果较好。小儿肝脏移植

是常用的治疗手段。

6. **预后**　约50% Kasai 手术患者在3岁时仍需肝脏移植。如果没有肝移植，约25% Kasai 手术患者存活至20多岁。另外25% Kasai 患者在青少年时期需要肝移植。

### 【病理学特点】

1. **肉眼观察**　Kasai 手术标本显示萎缩或发育不全的胆囊（图8-2-2-A）。晚期病变肝脏显示胆汁性肝硬化（图8-2-2-B、C）。

2. **镜下观察**（图8-2-2-D~T）　因许多不同原因可引起肝胆道阻塞疾病（需要观察5~7个汇管区），故无特征性的病理改变。病理改变包括小胆管增生，胆管和小胆管胆栓形成，伴有汇管区和汇管周围区纤维化。其他如肝细胞淤胆，假菊形团形成，多核巨细胞，汇管区炎性细胞浸润和髓外造血也常见。

胆管闭锁是一进行性过程，在未手术的患者，病变进展分五期：第一期（1~4周）主要为非特异性肝细胞淤胆，可有少量的多核巨细胞，没有炎症。第二期（4~7周）可见典型的胆管梗阻特点，如小胆管增生和伴有胆栓的胆汁淤积。可见汇管区水肿，不同程度的汇管区炎症，小叶

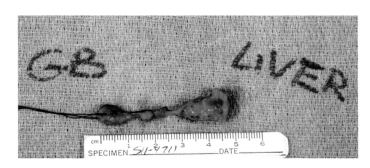

图8-2-2-A　Kasai 手术切除标本显示萎缩或发育不全的胆囊

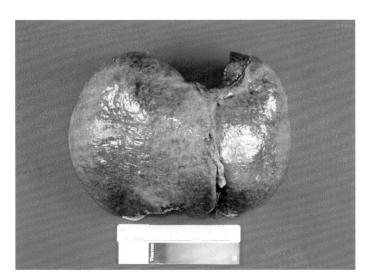

图8-2-2-B　大体照片示胆汁性肝硬化，移植的肝脏表面呈棕褐色颗粒状外观

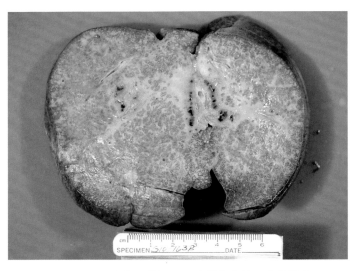

图 8-2-2-C　大体照片切面示弥漫分布的肝硬化结节

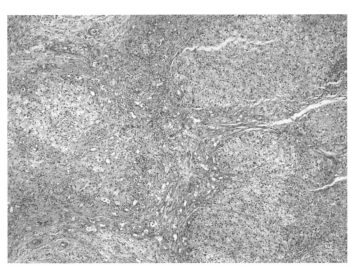

图 8-2-2-F　HE×10 示明显的胆管和小胆管反应,伴有胆汁淤积,门脉性纤维化,并形成桥状纤维化

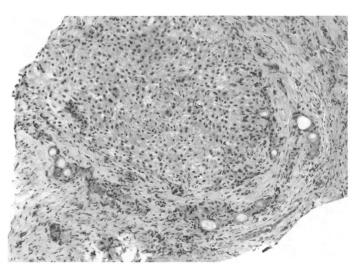

图 8-2-2-D　HE×4 显示明显的门脉性纤维化、胆管增生以及胆汁淤积

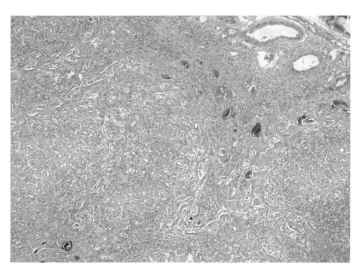

图 8-2-2-G　HE×10 示明显的胆管和小胆管反应,伴有胆汁淤积,门脉性纤维化,并形成桥状纤维化

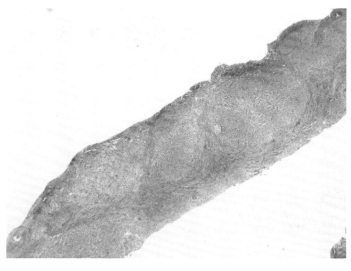

图 8-2-2-E　trichrome 染色×4 显示肝脏桥状纤维化

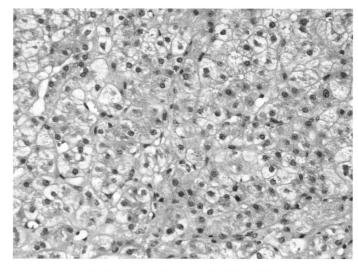

图 8-2-2-H　HE×20 示肝细胞内淤胆

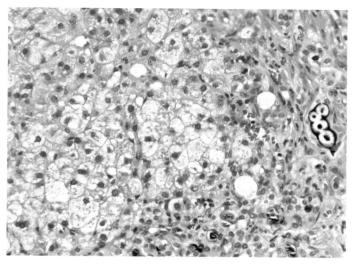

图 8-2-2-I　HE×10 示汇管区胆管淤胆

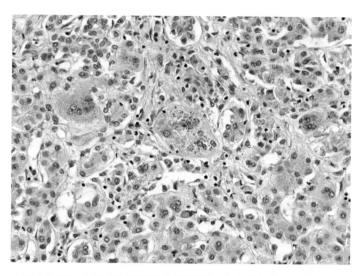

图 8-2-2-L　HE×20 示肝活检显示肝细胞内淤胆和巨细胞形成

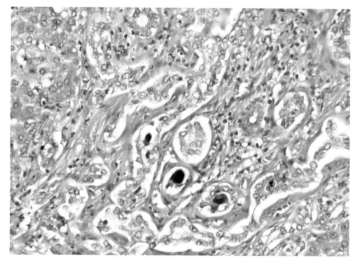

图 8-2-2-J　HE×10 示小胆管增生,胆管和小胆管胆栓形成,伴有汇管区和汇管区周围纤维化

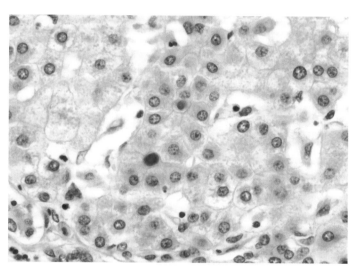

图 8-2-2-M　HE×20 示假腺样结构伴胆汁瘀积

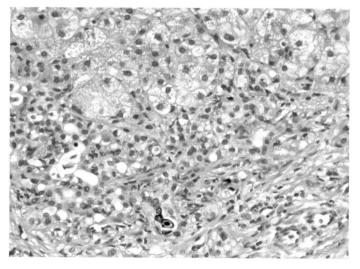

图 8-2-2-K　HE×10 示小胆管增生,胆管和小胆管胆栓形成,伴有汇管区和汇管区周围纤维化

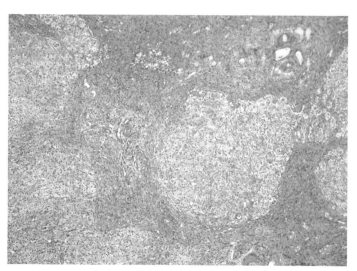

图 8-2-2-N　HE×4 示小胆管淤胆伴有不规则结节

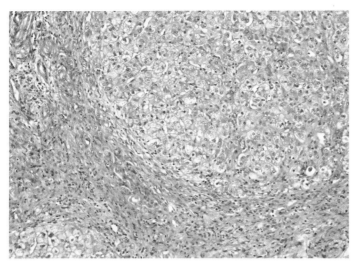

图 8-2-2-O　HE×10 示门脉性纤维化

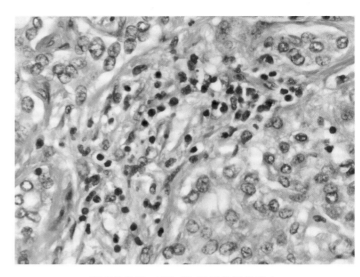

图 8-2-2-R　HE×20 示局灶髓外造血

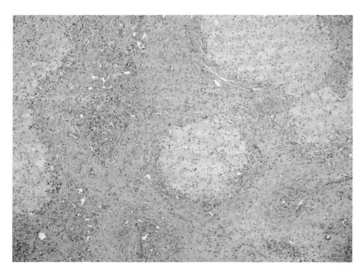

图 8-2-2-P　HE×10 示不规则结节

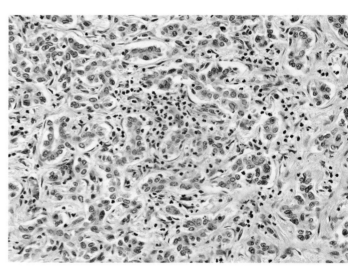

图 8-2-2-S　HE×10 示胆管增生伴中性粒细胞明显浸润

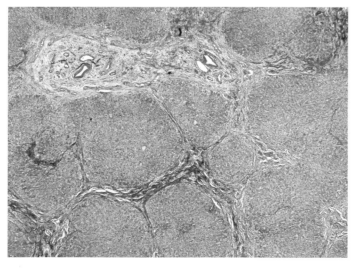

图 8-2-2-Q　trichrome 三色染色×4 显示不规则纤维化结节

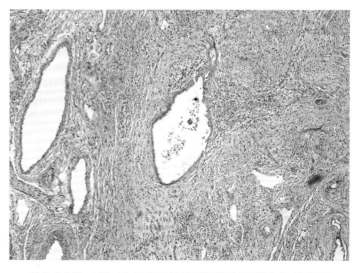

图 8-2-2-T　HE×10 示肝门部显示残留小胆管增生,伴胆管周围纤维化慢性炎症

间胆管上皮细胞损伤。第三期(7~8周)主要为汇管区和周围纤维化。第四期(第10周)汇管区桥状纤维化及不同程度的汇管周围区纤维化。汇管区炎症一般较前减少。第五期(大于12周)胆汁性肝硬化,可有不同程度小叶间胆管缺失。

Kasai术后的标本常显示一或多个管腔狭窄的残余胆管或胆小管,甚至完全纤维化、没有管腔的囊状结构。术后肝门残余胆管直径的大小对预后判断的实际价值不大。

**3. 免疫组化** CK7或CK19免疫组化染色可帮助评估小叶间胆管。

**4. 分子遗传学特点** 婴幼儿患者常常伴有18和21号染色三体综合征,猫眼和Kabuki综合征(Cateye and Kabuki syndromes)。与*ADD3*基因和*GPC1*基因缺失有关。

【鉴别诊断】

**1. 特发性新生儿肝炎** 常表现为肝细胞排列紊乱,明显多核巨细胞,但缺乏或仅非常轻的胆小管增生。

**2. 全胃肠外营养相关性胆汁淤积** 镜下改变类似于胆管闭锁,患者有全胃肠外营养的病史。

**3. α1抗胰蛋白酶缺乏症** 患者血清α1抗胰蛋白酶减少,在汇管区周围肝细胞内可见PAS阳性,不能被酶消化的嗜酸性小体。但在小于12周龄的婴儿,这些小体很难观察到。电镜可显示内质网内贮存蛋白。

**4. 巨细胞病毒性肝炎** 在内皮细胞,肝细胞或胆管上皮细胞内可见胞质和/或核内病毒包涵体。

**5. Alagile综合征** 放射影像和组织形态上可类似胆管闭锁,临床表现有助于鉴别诊断。CK7或CK19免疫组织化学染色可帮助评估小叶间胆管。患者不需要Kasai手术治疗。

**6. 进行性家族性肝内胆汁淤积Ⅲ型** 由于*ABCB4*基因编码的*MDR*基因突变,临床上GGT增高。MDR3免疫组化染色显示小管染色缺失有助诊断。

**7. 胆总管囊肿** 腹痛,右上腹肿块和黄疸典型的临床三联症,超声和CT有助于诊断,胆管造影可确诊。

(Larry Liang Wang 胡永斌)

## 三、肝内胆管缺乏综合征

【定义】

肝内胆管缺乏(paucity of intrahepatic bile duct)的定义是在多于50%的汇管区缺乏小叶间胆管,小叶间胆管/汇管区比<0.4(在正常足月婴儿和儿童小叶间胆管与汇管区比为0.9~1.8,正常情况>80%汇管区可见小叶间胆管),但样本须有多于10个不完整汇管区或5个完整汇管区。只是一个病理诊断,而不是一个独特的疾病。它可分为综合征性和非综合征性。

**1. 阿拉吉欧综合征(Alagille syndrome)** 为先天性肝内胆管发育不良症,常伴先天发育异常。

**2. 非综合征性** 肝内胆管发育不良和缺失,为一个异质性群体疾病,不伴其他先天异常性疾病。

病因:

**1. 阿拉吉欧综合征** 70%的病例中存在*Jagged1*基因突变。在未发现*Jagged1*基因突变的患者,约1%~2%的患者有*Notch2*基因突变。其余的是散发病例。

**2. 非综合征性** 早产,先天性和代谢性疾病,如α1抗胰蛋白酶缺乏症,囊性纤维化,进行性家族性肝内胆汁淤积2型,内分泌疾病垂体功能低下,先天性/新生儿感染巨细胞病毒,德国麻疹,梅毒,Turner综合征,X单染色体症,21,18,11三体性综合征,移植物抗宿主病,晚期肝移植排斥反应,硬化性胆管炎,药物性慢性胆汁淤积损伤和晚期胆道闭锁。须排除阿拉吉欧综合征。

【临床特点】

1. 发病率

(1)阿拉吉欧综合征:发病率为1:70 000~100 000。发生于儿童期,男女比例均等,见于所有种族。

(2)非综合征性:不同人种的发病率不同,常见于同族近亲通婚民族。

2. 症状

(1)阿拉吉欧综合征的临床表现有:黄疸(<6个月),肝脾肿大,特征性面容和与心脏缺陷相关的症状。临床诊断:肝内胆管发育不良和缺失加上以下特征:>3个或2个伴家族史:①慢性胆汁淤积;②心脏病变;③骨骼病变;④眼部病变;⑤特征性面容。

(2)非综合征性的临床表现有:黄疸,苍白大便,皮肤瘙痒和肝肿大。

3. **实验室检查** 结合型高胆红素血症,谷氨酰转肽酶,碱性磷酸酶,血清胆酸和胆固醇升高。

4. **治疗** 外科手术包括肝脏移植和药物治疗。

5. 预后

(1)阿拉吉欧综合征:约20%的病例发展成肝硬化,与肝细胞癌的发生相关。25%的患者需进行肝移植。新生儿胆汁淤积患者,约50%在10岁以前需进行肝移植。具有心脏疾病者常增加死亡率。

(2)非综合征性(图8-2-3-A~D):预后较阿拉吉欧综合征患者的预后差,约45%的病例出现肝硬化。未进行肝移植的患者大多死于进行性肝衰竭。

【病理学特点】

1. **肉眼观察** 晚期显示胆汁性肝硬化(图8-2-3-E、F)。

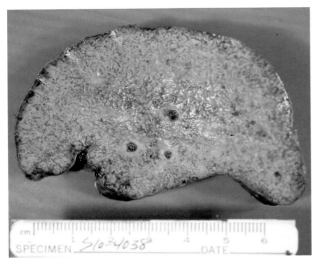

图 8-2-3-A 大体照片示胆汁性肝硬化

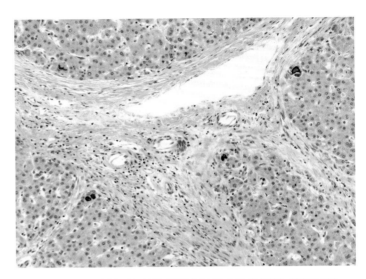

图 8-2-3-D HE×10 示汇管区内缺乏小叶间胆管,周围实质肝细胞中存在小管状胆栓

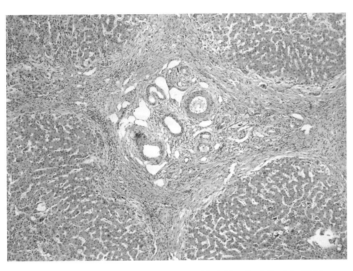

图 8-2-3-B HE×4 示汇管区小血管结构,未见小叶间胆管

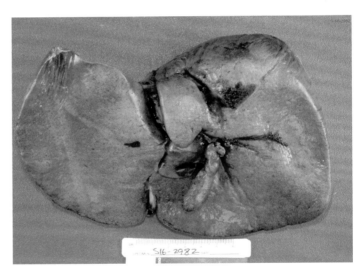

图 8-2-3-E 大体照片示胆汁性肝硬化,肝脏呈墨绿色

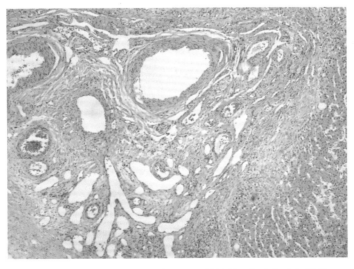

图 8-2-3-C HE×10 示汇管区小血管结构,未见小叶间胆管

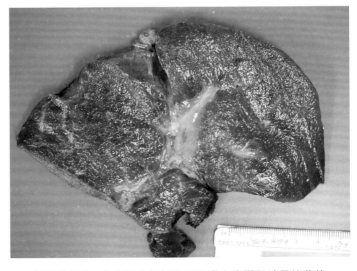

图 8-2-3-F 大体照片示纤维组织增生分隔肝脏呈结节状

2. **镜下观察**　早期患者(<3个月)的肝活检可能显示类似肝外胆道梗阻的胆小管增生反应和巨细胞性肝炎,肝内胆管缺失常不明显。典型病理改变显小叶间胆管破坏,发展成为斑片状胆管缺失,汇管区和汇管周围区纤维化和发展成胆汁性肝硬化。可见肝细胞的巨细胞转化(图8-2-3-G~N)。

3. **免疫组化**　CK7或CK19免疫染组化可帮助评估小叶间胆管。

4. **分子遗传学特点**　阿拉吉欧综合征(Alagille syndrome)*Jagged1*基因编码*Notch*受体的配体,在70%患者存在*Jagged1*基因突变。*Notch2*突变的患者未发现*Jagged1*基因突变。30%~40%是常染色体显性遗传病。其余的是散发病例。

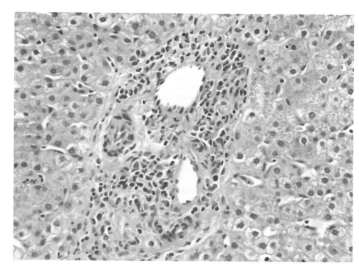

图8-2-3-I　HE×20 示汇管区内小血管,未见汇管区内的小叶间胆管结构,见慢性炎症细胞和髓外造血细胞

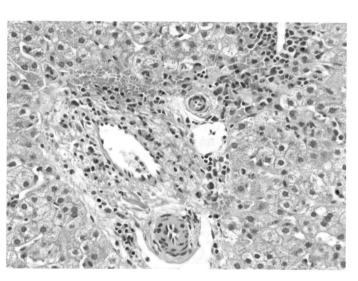

图8-2-3-G　HE×20 示汇管区内小血管结构,未见汇管区内的小叶间胆管结构

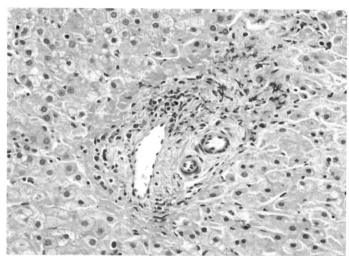

图8-2-3-J　HE×20 示汇管区内小血管,未见汇管区内的小叶间胆管结构,见慢性炎症细胞和髓外造血细胞

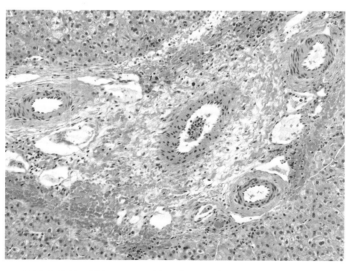

图8-2-3-H　HE×10 示汇管区内小血管结构,未见汇管区内的小叶间胆管结构

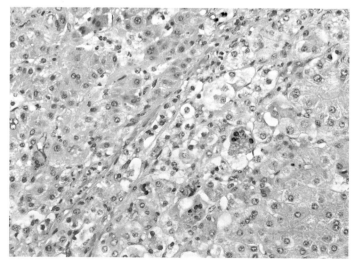

图8-2-3-K　HE×20 示肝细胞和多核巨细胞内的胆汁淤积

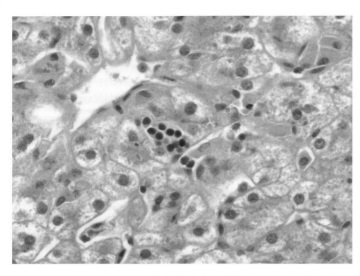

图 8-2-3-L　HE×40 示中央静脉附近的肝细胞胆汁淤积及局灶性髓外造血

图 8-2-3-M　HE×10 示汇管区桥接纤维化

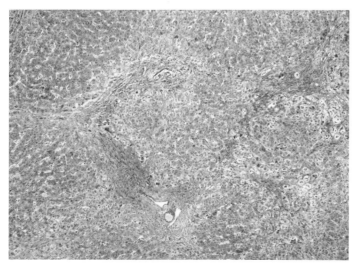

图 8-2-3-N　trichrome 三色染色×4 示汇管区桥接纤维化

【鉴别诊断】

1. **肝外胆管闭锁**　临床特征有助于的诊断。影像学检查显示胆囊发育不全或缺失。肝活检可见胆管和胆小管增生，汇管区胆拴形成和明显汇管区纤维化。

2. **α1 抗胰蛋白酶缺乏症**　在大于 3 个月龄婴儿可见汇管区周围肝细胞内有 PAS 阳性，抗酶嗜酸性小体。临床检测血清 a1-antitrypsin 酶浓度和蛋白酶抑制剂表型有助于诊断。

3. **囊性纤维化**　可见小胆管增生和胆管腔内 PAS 阳性浓缩的胆汁。

4. **进行性家族性肝内胆汁淤积**　组织形态特征不能区分两种疾病。免疫组化 BSEB（2 型）、MDR3（3 型）和电镜（1 型）有助于的诊断。基因检测可确诊。

（Larry Liang Wang　胡永斌）

## 四、肝糖原累积病

【定义】

肝糖原累积病（glycogen storage disease）是一类由于先天性酶缺陷所造成的糖原代谢障碍疾病，多数属常染色体隐性遗传。糖原合成和分解代谢中所必需酶有多种酶存在，由于这些酶缺陷所造成的临床疾病有 13 型，其中 I、III、IV、VI、IX 型以肝脏病变为主；II、V、VII 型以肌肉组织受损为主。I 型：葡萄糖-6-磷酸酶缺乏，分 I a 和 I b 型。

【临床特点】

1. **发病率**　根据欧洲资料，其发病率为 1/20 000～25 000。

2. **症状**　低血糖，反复发作，导致智力低下，生长发育迟缓，肥胖体，个子矮小，肌肉发育差，下肢无力。肝肿大，酮症酸中毒。

3. **实验室检查**　空腹血糖降低至 2.24～2.36mmol/L，乳酸及血糖原含量增高，重症低血糖常伴有低磷血症，糖和肾上腺素耐量试验。

4. **影像学特点**　肝肾肿大。

5. **治疗**　饮食治疗、酶替代治疗、基因治疗、对症治疗、药物治疗及肝移植。

6. **预后**　本病为遗传性疾病，故难以根治。

【病理学特点】

1. **肉眼观察**　肝脏肿大，部分病例有脂肪变。

2. **镜下特点**　肝细胞排列紊乱，细胞肿胀，淡染，像植物细胞样排列，肝窦受压，强 PAS 阳性，血窦压缩形成栅格状结构。部分出现肝细胞脂肪变性。常伴有肝腺瘤形成。

糖原核、胞膜增厚、胞质内脂滴；纤维化：早期门脉周围纤维化（Ⅰ、Ⅲ、Ⅳ、Ⅵ、Ⅸ型），轻度纤维化：Ⅲ型；Ⅲ和Ⅸ型长期存活者可见肝硬化；Ⅳ型常常进展为肝硬化（图8-2-4-A～E）。

**3. 特殊染色** PAS 染色阳性。

**4. 超微结构特点** 肝细胞核内和浆内均有大量糖原颗粒，还可有不同程度脂肪变（图8-2-4-F）。

**5. 分子遗传学特点**

Ⅰa型：葡萄糖-6-磷酸酶缺乏位于17号染色体。

Ⅰb型：葡萄糖-6-磷酸酶的受体缺乏。

*G-6-Pase* 基因第83密码子上的CpG突变率为88%，其中最多见于R83C和Q347X，约占Ⅰ型GSD的60%，中国人群以 nt327G→A（R83H）的突变率最高，其次为 nt326G→A（R83C）。

Ⅱ型：酸性麦芽糖酶缺乏，基因位于17q25。儿童期发病。溶酶体内糖原沉积。

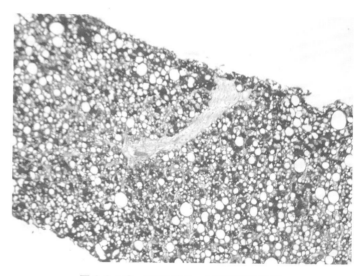

图 8-2-4-C PAS 染色×4 示肝细胞阳性

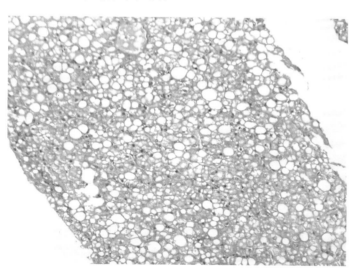

图 8-2-4-A HE×4 示肝细胞呈弥漫性空泡变性

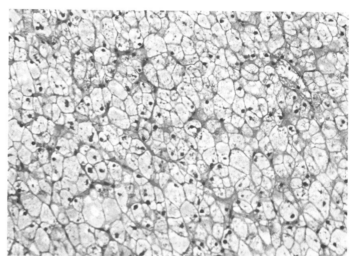

图 8-2-4-D HE×10 示植物样肝细胞（此图由北京儿童医院病理科提供）

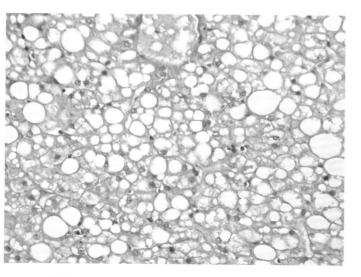

图 8-2-4-B HE×10 示肝细胞呈弥漫性空泡变性

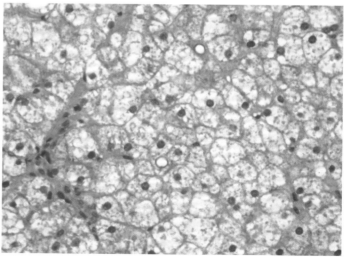

图 8-2-4-E HE×20 示植物样细胞及糖原核肝细胞（此图由北京儿童医院病理科提供）

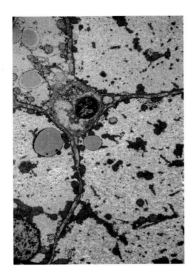

图 8-2-4-F　电镜检查示糖原颗粒(此图由北京儿童医院病理科提供)

Ⅲ型：异淀粉酶缺乏，基因位于 1p21。Ⅲb 仅累及肝，Ⅲa 累及肝和心。形态与Ⅰ型相似。成人可进展为肝硬化或合并肝腺瘤。

Ⅳ型：分支酶缺乏。临床表现严重肝肿大，4 岁时可因肝硬化死亡。也可发生充血性心衰、肌无力和神经症状。组织学示 PAS 阳性包涵物。电镜下包涵物为原纤维。

Ⅵ型：肝磷酸化酶或磷酸化酶激酶缺乏，是相对良性的疾病，预后一般良好。临床表现在 1 岁时出现低血糖和血脂升高，随年龄增长而症状减少，成人可以无症状。多数肝脏肿大，转氨酶升高，部分酮体也可升高。

【鉴别诊断】

Wilson 病血清铜蓝蛋白升高，形态学上不同程度肝细胞损害，随着病程进展发展为肝硬化，铜染色帮助诊断。

（陈　莲）

## 五、神经髓磷脂代谢障碍

【定义】

神经髓磷脂代谢障碍(Niemann-Pick disease，NPD)，也叫 Niemann-Pick 病，为常染色体隐性遗传性疾病，是由于酸性神经鞘磷脂酶受损，导致组织中鞘磷脂-胆固醇沉积。临床上分五型。

【临床特点】

1. **发病率**　1/25 000，以犹太人发病较多。多见于 2 岁以内婴幼儿，亦有在新生儿期发病的。

2. **症状**

A 型：最常见，占 85%。常出生后不久即出现呕吐、生长发育迟缓、肝脾肿大和支气管炎。体检：皮肤干燥呈腊黄色，半数有眼底樱桃红斑(cherryred spot)和贫血。随着病程进展，出现进行性神经性变性如癫痫等，常导致 4 岁前死亡。神经鞘磷脂累积量为正常的 20～60 倍，酶活性为正常的 5%～10%，最低<1%。

B 型：发病年龄可能为婴儿期、幼儿期或成人期。无神经系统症状，但肝脾肿大。肺功能恶化及脾破裂可导致死亡。神经鞘磷脂累积量为正常的 3～20 倍，酶活性为正常的 5%～20%，低者同 A 型。

C 型：起病于任何年龄，通常 2 岁发病，病程进展缓慢，出现神经系统并发症，常死于儿童或青少年时期。SM 累积量为正常的 8 倍，酶活性最高为正常的 50%，亦可接近正常或正常。

D 型：婴幼儿有短暂黄疸，肝脾肿大和神经症状，多于学龄期死亡。酶活性接近正常或正常。酶活性减低。

E 型：成年后发病，肝脾肿大，无神经系统症状。SM 累积量为正常的 4～6 倍，酶活性正常。

3. **实验室检查**

（1）血清胆固醇、总脂可升高，SGPT 轻度升高。

（2）尿排泄神经鞘磷脂明显增加。

（3）骨髓胞质丰富，充满圆滴状透明小泡，类似桑椹状或泡沫状的泡沫细胞，对早期诊断有一定帮助。

4. **影像学特点**　骨质疏松，骨皮质变薄。

5. **治疗**　内科治疗，器官移植。

6. **预后**　预后差。

【病理学特点】

1. **肉眼观察**　肝脾肿大。

2. **镜下观察**　显示门脉周围和肝窦内可见泡沫状空泡性巨噬细胞，呈局限性或弥漫性分布，PAS 染色阴性(图 8-2-5-A～C)。

3. **免疫组化**　CD68 阳性(图 8-2-5-D)。

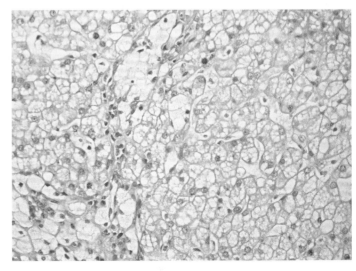

图 8-2-5-A　HE×10 示肝窦内可见泡沫样状空泡细胞

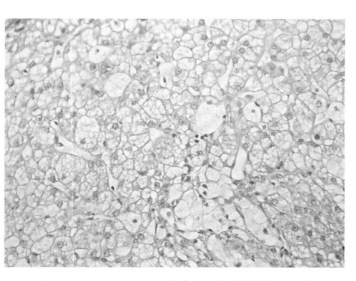

图 8-2-5-B HE×10 示肝窦内可见泡沫样状空泡细胞

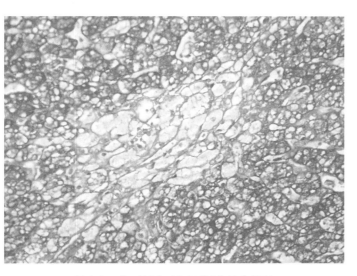

图 8-2-5-C PAS×10 示 PAS 染色阴性

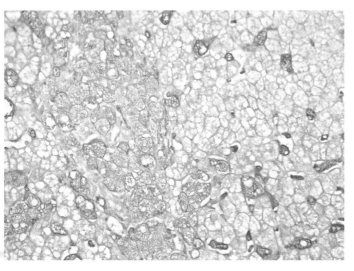

图 8-2-5-D IHC×10 示 CD68 染色阳性

**4. 超微结构特点** 可见髓鞘样向心性结构。

**5. 分子遗传学特点** A 型和 B 型是由于 *SMPD1* 基因突变引起,位于染色体 11p15.4。C 型在 NPC1 位点上多基因位点改变,位于 18q11-12;少数为 *NPC2* 基因突变,位于 14q24.3,该基因编码具有胆固醇结合的溶酶体蛋白。

**【鉴别诊断】**

Gaucher 病也具有 Kupffer 细胞增生和肥大的特点,但 Gaucher 细胞胞质特异性波纹状,PAS 阳性。

（陈　莲）

## 六、戈谢病

**【定义】**

戈谢病（Gaucher disease）是脑苷脂储积病,最常见的溶酶体储积病之一,是常染色体隐性遗传性疾病。该病由于 β-葡萄糖苷酶（又称葡萄糖脑苷脂酶）基因突变导致机体 β-葡萄糖苷酶（glucocerebrosidase,GBA）活性缺乏,造成其底物葡萄糖脑苷脂（glucocerebroside）在肝、脾、骨骼、肺,甚至脑的巨噬细胞溶酶体中贮积,形成典型的贮积细胞即"Gaucher 细胞",导致受累组织器官出现病变,临床表现多脏器受累并呈进行性加重。根据神经是否受累主要分为三种亚型。

**【临床特点】**

**1. 发病率** 1：10 000～1：7 750。

**2. 症状**

Ⅰ型:多见犹太人,不同年龄有不同表现,可以在儿童和青少年时发病。临床出现自发性骨折伴有肝脾肿大和全血细胞减少,无神经退行性病变。

Ⅱ型:多发生在婴幼儿,以神经退行性病变为主,而且神经症状出现早,肝脾和淋巴结肿大,脑神经受损,2 岁夭折。

Ⅲ型:肝脾肿大,末梢神经炎,出现神经恶性征候,通常在 20～40 岁死亡。

**3. 实验室检查**

（1）β-葡萄糖脑苷脂酶活性检测是 Gaucher 病诊断的金标准。

（2）骨髓:可见 Gaucher 细胞。

**4. 影像学特点** 自发骨折,髋退行性关节病变（图 8-2-6-A）。

**5. 治疗** 对症治疗、酶替代治疗和骨髓移植。

**6. 预后** 病程进展快,死亡率高。

**【病理学特点】**

**1. 肉眼观察** 肝、脾、淋巴结肿大。

**2. 镜下观察** 肝细胞萎缩,肝索排列紊乱。在肝窦

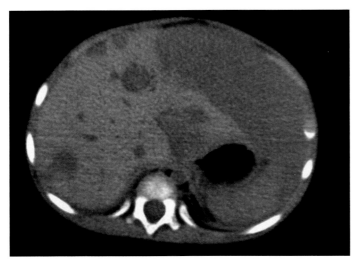

图 8-2-6-A　CT 示肝门区多发实质占位，脾肿大

内可见 Gaucher，即细胞质丰富，似乎呈葱皮状线纹，PAS 呈阳性（图 8-2-6-B~D）。

图 8-2-6-B　HE×10 示肝细胞受压，肝窦内有胞质丰富细胞

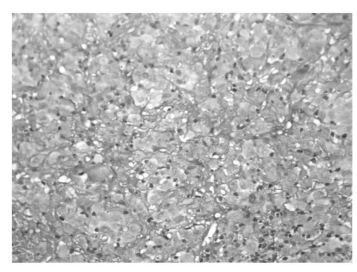

图 8-2-6-C　HE×20 示 Gaucher 细胞

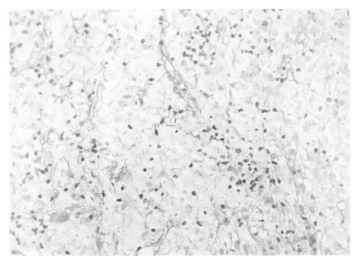

图 8-2-6-D　PAS 染色示 Gaucher 细胞阴性

3. **免疫组化**　Gaucher 细胞 CD68 阳性。

4. **超微结构特点**　溶酶体形态狭长，内充满葡萄糖脑苷脂。

5. **分子遗传学特点**　酸性 β-葡萄糖苷酶基因突变，位于 1q21。

【鉴别诊断】

1. **糖原累积病**　肝细胞肿胀，PAS 染色阳性，核糖原化常见 I 区。电镜示肝细胞胞质内为糖原颗粒。

2. **Niemann-Pick 病**　Niemann-Pick 细胞呈泡沫状，PAS 呈阴性。

（陈　莲）

## 七、肝豆状核变性

【定义】

肝豆状核变性（Wilson disease）是一种常染色体隐性遗传的铜代谢障碍性疾病。由于铜转运蛋白突变而导致铜代谢异常，肝合成铜蓝蛋白速度减慢，胆汁排铜明显减少，铜沉积于肝、脑、肾、角膜、血细胞和关节等组织中，引起了相应脏器损害的临床症状。突变基因定位于 13q14.3，编码 1 个 P 型 ATP 酶，此酶参与铜跨膜转运的代谢过程。其病理特征是肝硬化和大脑基底节区的豆状核变性，故又命名为进行性肝豆状核变性。

【临床特点】

1. **发病率**　约 1/30 000，携带者的概率为 1/400，而据欧美统计，发病率为 2/100 000，患病率为 1/100 000，杂合子为 1/4 000。

2. **症状**　临床特征差异很大，可伴有多脏器症状。

（1）以肝脏症状为首发症状有慢性起病，通常在 6~10 岁发病，类似肝炎症状轻微。爆发性 WD，常累及儿童青少年，引起急性肝功能衰竭。临床表现肝脾肿大，黄疸，腹水伴呕吐及食欲不振等症状。

（2）神经系统症状有儿童期发病，常表现为发音障碍与吞咽困难，动作迟缓、面部表情减少、写字困难、步行障碍，急性起病的儿童较早发生智力减退。震颤早期常限于上肢，渐延及全身。

（3）角膜色素环（Kayser-Fleisher 环）。

**3. 实验室检查**　血清铜蓝蛋白低于 20mg/dL，24h 尿铜大于 100μg，肝脏铜浓度定量大于 250μg/g（干重）。

**4. 影像学检查**　与疾病临床病程有关，可有肝形状不规则、肝实质不均、低密度小结节等改变（图 8-2-7-A）。

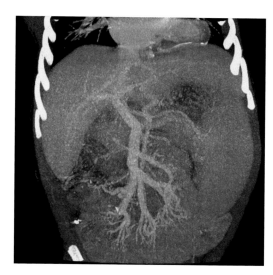

图 8-2-7-A　CT 示门脉高压，肠系膜上静脉增粗，胃左静脉扩张，食管静脉曲张。肝纤维化，脾大，胆囊壁水肿，胆囊窝少量积液。肝门区、后腹膜、肠系膜根部多发肿大淋巴结

**5. 治疗**　低铜饮食药物治疗，急性肝衰竭或对药物治疗没有反应的慢性肝疾病可选择肝移植。

**6. 预后**　如不治疗，可进展为肝硬化和死亡。

早期诊断和治疗，可避免严重的不可逆的组织器官损害。本病自然病程大多呈缓慢进行性经过，约于起病后 4~5 年死于肝功能衰竭。少数患儿出现酷似暴发性肝病的临床表现，于短期内死亡。

**【病理学特点】**

**1. 肉眼观察**　早期肝脏肿大，随着小结节性肝硬化逐渐转化为混合性或者大结节性肝硬化。

**2. 镜下观察**　儿童期为非特异性改变。不同程度的肝细胞损害，轻或中度脂肪变、脂褐素沉积、肝细胞核内糖原储积等，主要发生在 I 区，汇管区炎症轻微或缺如。随着病程进展，炎症和坏死加重，发生肝硬化。汇管区周围肝细胞常含有 Mallory 小体，胆管增生伴淤胆，Kupffer 细胞增生（图 8-2-7-B、C）。

**3. 免疫组化**　铜染色，门脉周围肝细胞显示铜聚集（图 8-2-7-D），但暴发性肝疾病铜染色可阴性。

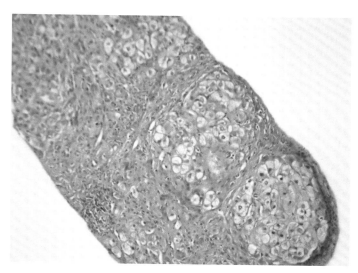

图 8-2-7-B　HE×4 示肝细胞肿胀，周围纤维组织增生，呈结节性肝硬化

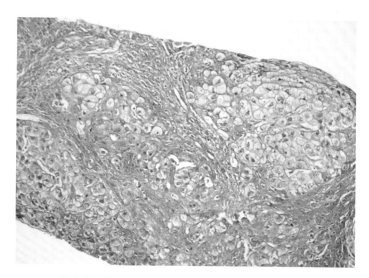

图 8-2-7-C　Masson 染色示肝细胞纤维组织增生

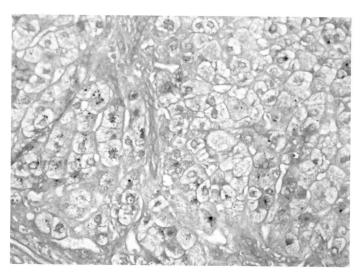

图 8-2-7-D　铜染色阳性

**4. 超微结构**　线粒体增大和扭曲,并有空泡,溶酶体也增大。

**5. 分子遗传学特点**　染色体 13q14-21 基因突变,此基因为 *ATP7B*,编码 7.5 的跨膜转运铜的 P 型 ATP 酶。

【鉴别诊断】

**1. 病毒性肝炎伴肝硬化**　有肝炎病史,血清铜蓝蛋白正常。

**2. 自身免疫性肝炎**　铜染色阴性,血清铜蓝蛋白正常。

（陈　莲）

## 八、胆总管囊肿

【定义】

胆总管囊肿(choledochal cyst)是指胆道系统,特别是肝外胆道,节段性囊状扩张。是一手术可以治愈的、导致直接胆红素升高的疾病。病因不明,可能与先天畸形有关。偶尔可见于先天性肝纤维化、胆管发育不良(dysgenesis)和肝外胆管囊性病变的患者。有证据显示与 3 型呼吸道肠道病毒(reovirus3, respiratory and enteric originvirus3)感染有关。

【临床特点】

**1. 发病率**　亚洲国家发病率高(1∶1 000),而西方国家发病率低(1∶100 000～150 000);美国,发病率为(1∶13 000)。女性多见,男女比例约为 1∶4。

**2. 症状**　任何年龄均可发病,但 10 岁以前好发;见于约 2% 新生婴儿黄疸患者;不同年龄,临床表现不一。三分之一的患者有腹痛、右上腹肿块和黄疸的典型临床三联症;儿童以腹部肿块和黄疸多见,而成人则以腹痛和黄疸为主;上行性胆管炎则是成人患者最常见的临床表现;有些患者没有症状。如囊肿穿孔或破裂,可引起胆汁性腹膜炎。

**3. 实验室检查**　三分之二的患者 GGT 升高,约 50% 患者有胆红素的升高。

**4. 影像学特点**　超声检查是最有用的诊断方法,ERCP 或 MRI 胆管造影可帮助定位和确定病变范围(图 8-2-8-A、B)。大多数患者术前可用胆管造影等明确诊断。

**5. 治疗**　完全手术切除。为了防止恶变,治疗方案包括囊肿完整切除,胆囊切除术和肝小肠造瘘术。

**6. 预后**　预后取决于临床是否有并发症的出现,并发症包括胆总管结石、胆管炎、胰腺炎和增加胆管癌和胆囊癌的发病率,最常见为腺癌,鳞状细胞癌和横纹肌肉瘤也有报道;总体的恶变率约 10%,并且与年龄有关。恶变率从第一个十年的 0.7%,到第二个十年的 6.8% 和晚期(成年期)的 14.3%。成年期恶变的主要部位是囊肿部

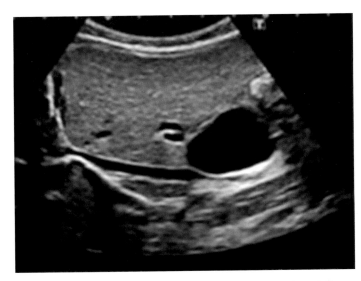

图 8-2-8-A　超色检查在肝门部水平显示一低回声和边缘清晰的囊性结构与肝内胆管扩张

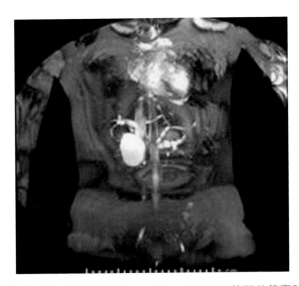

图 8-2-8-B　MRI 示 5.9cm×4.1cm×3.1cm 的胆总管囊肿从下方囊性胆管插入胆总管的胰头/十二指肠

位。此外,术后残存的部分也常恶变。到目前为止,仅几例儿童病例报道。其他并发症包括穿孔、肝脓肿和继发性胆汁性肝硬化。

【病理学特点】

**1. 肉眼观察**　囊肿大小不一,直径可达 15cm,常含有 30～5 000ml 胆汁。囊壁为薄层纤维结缔组织,内壁为胆汁绿色(图 8-2-8-C、D)。

解剖学(Todani)分型(图 8-2-8-E)

一型:胆总管局部或弥漫梭状扩张,最常见(75%～95%);

二型:胆总管十二指肠上部憩室,常见侧壁;

三型:胆总管囊肿,常存在于十二指肠壁内;

四型:多发性肝外胆管囊肿:亚型一同时有肝内胆管

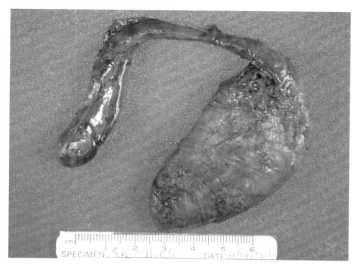

图 8-2-8-C 大体照片示胆总管切除标本,胆总管右侧有一个大的胆总管囊肿

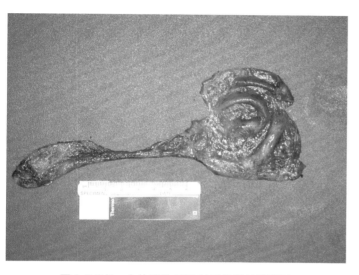

图 8-2-8-D 大体照片示已剖开的胆总管囊肿

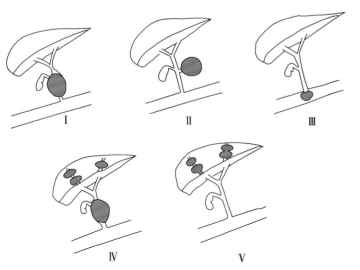

图 8-2-8-E 胆总管囊肿解剖学(Todani)分型示意图

扩张存在,亚型二仅肝外胆管扩张;

五型:肝内胆管扩张,相当于 Caroli 病。

**2. 镜下观察**(图 8-2-8-F、G) 增厚的纤维化囊壁由致密纤维结缔组织和散在平滑肌细胞组成,可被覆胆管上皮细胞或伴有溃疡,没有或有轻度炎症。平滑肌细胞仅存在于低段囊肿壁;偶见肠上皮化生和黏液腺增生以及胆管上皮异型增生(胆管黏液腺增生和乳头状瘤样增生)。肠上皮化生与年龄有关,几乎见于所有大于 15 岁的患者;三型胆总管囊肿被覆十二指肠上皮细胞。肝活检病理改变类似胆道闭锁等胆道阻塞性疾病,主要表现为胆管增生,胆汁淤积和炎症。

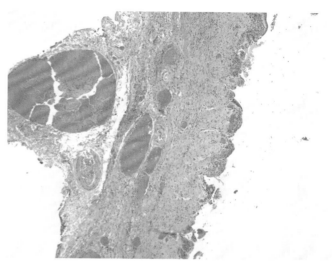

图 8-2-8-F HE×4 示厚的纤维化囊壁,被覆胆管上皮,局灶伴坏死及轻度的慢性炎症

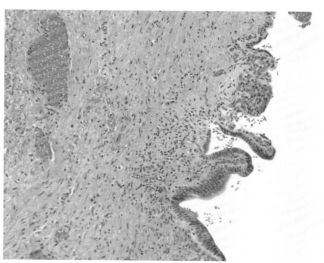

图 8-2-8-G HE×10 示厚的纤维化囊壁,被覆胆管上皮,局灶伴坏死及轻度的慢性炎症

**【鉴别诊断】**

胰腺炎和胆管癌。胆道畸形包括双胆总管、双胆囊、

胆囊缺失、环形胰腺、胆管闭锁或狭窄、肝内胆管狭窄和胰胆管畸形。

（Larry Liang Wang  胡永斌）

## 九、特发性新生儿肝炎

### 【定义】

特发性新生儿肝炎（idiopathic neonatal hepatitis）是一组疾病的总称，表现为新生儿长期黄疸，临床病理表现为新生儿肝炎综合征，临床表现一致而病因各异，包括感染、遗传代谢性、中毒、先天性畸形等多种疾病。特发性新生儿肝炎为排除性诊断。

### 【临床特点】

1. **发病率**  约占新生儿胆汁淤积的15%～30%。
2. **症状**  黄疸，胆汁淤积，肝大和/或未见脾大。
3. **实验室检查**  血清总胆红素和直接胆红素增高。
4. **影像学特点**  肝肿大。
5. **治疗**  对症治疗。
6. **预后**  散发性预后较好，而家族性预后较差。

### 【病理学特点】

1. **肉眼观察**  肝大，表面光滑，肝呈淤胆样改变。
2. **镜下观察**  不同程度的胆汁淤积，肝细胞的巨细胞转化显著，常常在血管周围明显，肝细胞气球样变性、嗜酸性坏死、假腺管或腺泡形成，髓外造血，小叶内及门脉单核细胞浸润，胆管缺失或减少（图8-2-9-A～D）。
3. **免疫组化**  没有特殊抗体辅助诊断，但CK等有助于鉴别胆道闭锁等疾病时小胆管增生（图8-2-9-E）。
4. **超微结构特点**  未见特殊。
5. **分子遗传学特点**  未见特异改变。

### 【鉴别诊断】

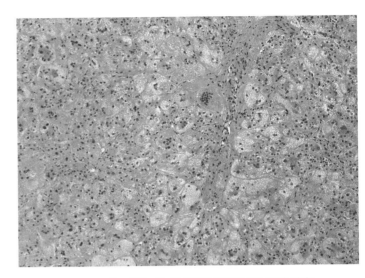

图8-2-9-B  HE×10 示肝巨细胞形成及气球样变

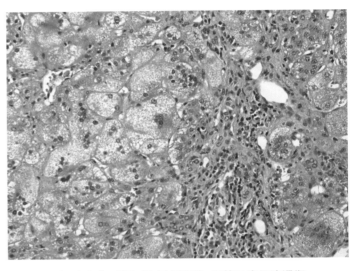

图8-2-9-C  HE×20 示巨细胞、汇管区炎细胞浸润

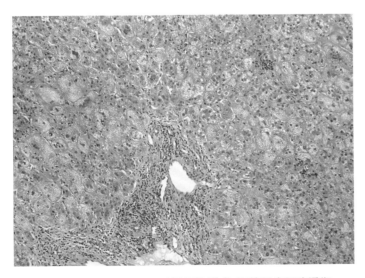

图8-2-9-A  HE×4 示肝脏巨细胞形成、汇管区炎细胞浸润

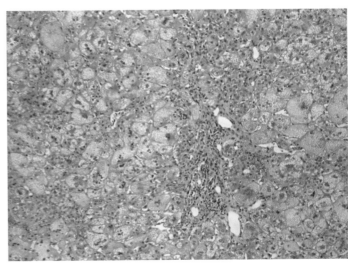

图8-2-9-D  HE×10 示巨细胞形成及汇管区炎细胞浸润

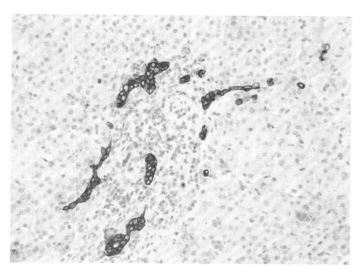

图 8-2-9-E　IHC×10 示 CK7 染色汇管区小胆管染色阳性

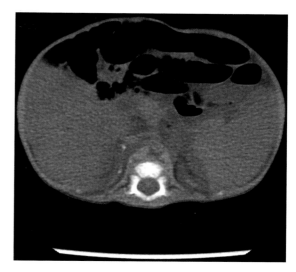

图 8-2-10-A　CT 示肝脾肿大,肾上腺钙化

1. **肝外胆道闭锁**　早期胆道梗阻不显著,巨细胞形成不明显,影像学检查肝外胆道缺乏,病变明显时,叶间小胆管明显增生。

2. **进行性家族性肝内胆汁淤积症**　肝细胞坏死和汇管区炎症不明显,免疫组化结果 BSEP 和 MDR3 表达异常。

(何乐健)

## 十、Wolman 病

### 【定义】

Wolman 病(Wolman disease)是罕见的常染色体隐性遗传代谢病,是由于溶酶体胆固醇酯酸性脂肪酶基因(*LIPA* 基因)突变造成所编码的溶酶体胆固醇酯酸性脂肪酶(LIPA)缺乏,从而导致细胞内胆固醇酯和甘油三酯代谢障碍,引起肝脏、肠道和全身其他器官脂肪积聚。起病发生在婴幼儿期和儿童,甚至可以成人期起病。

### 【临床特点】

1. **发病率**　新生儿发病率为 1/350 000。

2. **症状**　贫血、频繁呕吐、腹泻、脂肪便、黄疸、持续性低热和体重不增,随着病程的进展最终出现多器官功能衰竭而死亡。体检:生长发育迟缓,体重低于同龄儿童,肝脾明显肿大。

3. **实验室检查**　胆固醇酯酸性脂肪酶低于正常。

4. **影像学检查**　可发现双侧散在肾上腺钙化(图 8-2-10-A)。

5. **治疗**　对症支持治疗包括低脂奶粉喂养、静脉营养支持、激素替代疗法和抗感染治疗、干细胞移植治疗、酶替代治疗和基因治疗。

6. **预后**　通常生后几周或几个月内起病,病程进展快,常因多器官功能衰竭,1 岁以内死亡。

### 【病理学特点】

1. **肉眼观察**　肝大,脂肪样变性。

2. **镜下观察**　肝小叶结构存在,肝细胞弥漫性脂肪变性,大量泡沫状、胞质透亮的巨噬细胞浸润,汇管区小叶间血管扩张(图 8-2-10-B、C)。

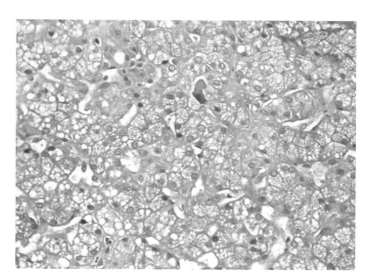

图 8-2-10-B　HE×10 示肝细胞胞质内可见大小不一空泡

3. **冰冻切片,偏振光显微镜观察**　泡沫样组织细胞内可见大量双折射性针形结晶。

4. **超微结构特点**　增大的巨噬细胞见外周性空泡,有时位于溶酶体内,大的中央型胆固醇酯结晶裂隙。

5. **分子遗传学特点**　染色体 10q23,-q23.3,突变,LIPA:c. 285G>T(p. W95C)

### 【鉴别诊断】

1. **Gaucher 病**　β-葡萄糖苷酶缺乏,病变主要位于肝脏 3 区,Kupffer 细胞增大,胞质丰富,呈皱纹样改变,肝

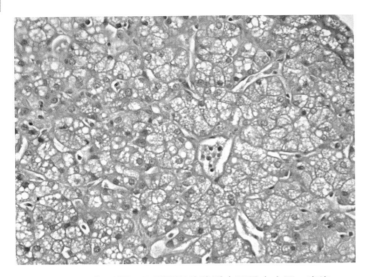

图 8-2-10-C HE×10 示肝细胞胞质内可见大小不一空泡

细胞受压和萎缩。

2. **Fabry 病** X 连锁隐性遗传性遗传病,由溶酶体水解酶 α-半乳糖苷酶 A 活力缺乏,导致糖鞘脂代谢紊乱和神经酰胺三己糖苷在多种组织中沉积。临床出现感觉异常,少汗等。肝门静脉巨噬细胞和血窦内皮细胞有胆固醇和神经酰胺混合着色。电镜下可见向心性分层排列的糖鞘脂包涵体。

（陈　莲）

## 十一、进行性家族性肝内胆汁淤积症

### 【定义】

进行性家族性肝内胆汁淤积症(progressive familial intrahepatic cholestasis,PFIC)是一组异质性常染色体隐性遗传性疾病,主要涉及肝内胆汁形成与分泌的胆汁蛋白缺乏或排泄障碍。童年时期发病,该病起病早,进展快,死亡率高。分三型 PFIC1、PFIC2 和 PFIC3。分别是 *AT-PB81*、*ABCB11* 和 *ABCB4* 基因突变导致编码胆盐输出泵蛋白缺陷,引起胆汁分泌受损或排泄障碍。

### 【临床特点】

1. **发病率** 新生儿发病率约 1/100 000～1/50 000,约占婴幼儿胆汁淤积的 10%～15%,占儿童肝移植的 10%～15%。无性别差异。

2. **症状** 出生后或数月后出现黄疸、皮肤瘙痒及胆汁淤积。与黄疸水平不一致的皮肤瘙痒及病程中出现过白陶土样大便是重要特征。常伴有腹泻、脂肪吸收及生长发育不良。

3. **实验室检查** PFIC1 和 PFIC2 血清谷氨酰转肽酶水平降低或正常,PFIC3 可升高或正常。PFIC2 和 PFIC 血胆固醇升高。

4. **影像学特点** 肝脾肿大。

5. **治疗** 药物治疗和外科手术治疗包括部分胆道外引流或胆囊空肠皮肤吻合术(短段空肠吻合到胆囊穹窿,末端为小孔)、回肠分离术(15%末端回肠分流术,减少胆酸重吸收)、肝移植。

6. **预后** 病程进展快,死亡率高。

### 【病理学特点】

1. **肉眼观察** 肝脏肿大。

2. **镜下观察** 三型 PFIC 与其他原因导致的肝内胆汁淤积性疾病组织学改变有重叠,肝小叶结构紊乱,病变早期显示毛细胆管和小胆管胆汁淤积,随病程进展,肝细胞肿胀,气球样变、肝细胞玫瑰花结及巨细胞化,肝细胞内胆汁淤积,毛细胆管内可见胆栓,肝窦内 Kupffer 细胞增生,汇管区炎症细胞浸润,纤维组织增生,病变晚期形成胆汁性肝硬化(图 8-2-11-A、B)。

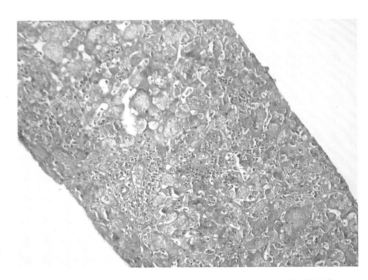

图 8-2-11-A HE×10 示肝小叶结构紊乱,肝细胞气球样变

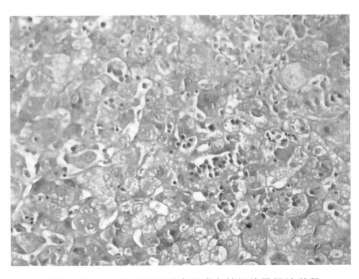

图 8-2-11-B HE×20 示融合形成多核细胞及胆汁淤积

**3. 免疫组化**（图 8-2-11-C）  PFIC1：BSEP 和 MDR3 表达阳性，无特异性免疫组化检测。PFIC2：BSEP 不表达。PFIC3：MDR3 不表达。

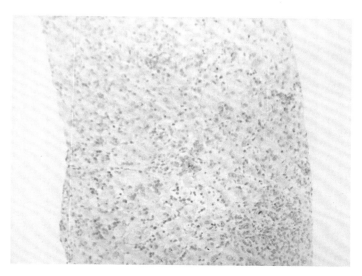

图 8-2-11-C  IHC×10 示 BSEP 染色阴性

**4. 超微结构特点**  ATPB81 胆汁呈粗颗粒，不同于 ABCB11 呈无定形胆汁。

**5. 分子遗传学特点**  *ATPB81*、*ABCB11* 和 *ABCB4* 基因突变。*ATPB81* 位于 18q21-22。

【鉴别诊断】

**1. 新生儿肝炎**  显著肝细胞坏死和汇管区炎症。免疫组化：BSEP 和 MDR3 表达正常。

**2. 肝外胆道闭锁**  具有高度汇管区水肿和小胆管反应，BSEP 表达阳性。

（陈　莲）

## 十二、原发性硬化性胆管炎

【定义】

原发性硬化性胆管炎（primary sclerosing cholangitis，PSC）是一种病因不明、相对少见的疾病，以肝内或肝外胆管炎症导致局灶性胆管扩张、狭窄或消失伴周围纤维化为特征的慢性肝胆疾病，重者导致管腔阻塞，可进展为胆汁性肝硬化和门脉高压。

【临床特点】

**1. 发病率**  PSC 是相对少见的疾病，但国内发病率却有逐年增高趋势，好发于 25～45 岁的青壮年，诊断 PSC 的中位年龄是 41 岁，相当一部分 PSC 患者会伴发炎症性肠病。儿童 PSC 患病率在成人的 20% 以下。儿童硬化性胆管炎以继发性为主，原发性仅占儿童硬化性胆管炎的 10%～31%。

**2. 症状**  临床表现多样，可起病隐匿。大多数病例仅表现为非特异性症状（如腹痛、发热、腹泻、呕吐），或各种检查时发现肝或和脾肿大，部分可有黄疸。少数患儿出现急性胆囊炎、化脓性肝脓肿或胰腺炎发作。

**3. 实验室检查**  通常伴有 ALP、GGT 活性升高。儿童 PSC 患者常具有更高的血清转氨酶水平。

**4. 影像学特点**

（1）内镜下逆行胰胆管造影（ERCP）：目前仍然是诊断 PSC 的金标准。PSC 典型的造影表现为胆管呈串珠样或枯树枝样改变。病变通常同时累及肝内和肝外胆管，但有少部分患者仅有肝内胆管病变。相反，只有极少数患者的病变局限于肝外胆管。ERCP 诊断 PSC 的敏感性和特异性均很高，但因儿童期常处于病变的早期，有时可缺乏硬化型胆管炎的典型特征，因此对有危险因素的可疑患儿要进行长期的随访评价。

（2）磁共振胰胆管造影（MRCP）：因具有非侵入性和良好的操作性而越来越多的被应用于 PSC 诊断。MRCP 可特异性发现胆道节段性纤维化狭窄伴囊状扩张。MRCP 诊断 PSC 的准确性与 ERCP 相当，目前已成为诊断 PSC 的首选影像学检查方法（图 8-2-12-A）。

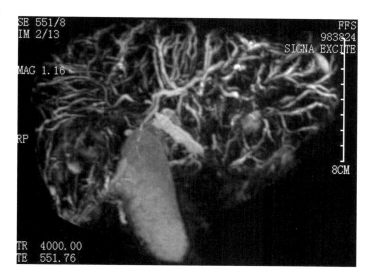

图 8-2-12-A  磁共振胰胆管造影（MRCP）示胆道节段性纤维化狭窄伴微囊状扩张

**5. 治疗**  目前尚无 PSC 特效治疗方法，最常用的药物是熊去氧胆酸（UDCA）。内镜介入治疗和外科手术可在一定程度上缓解胆道梗阻、减轻肝脏损害。对于终末期 PSC 患者，肝移植是唯一有效的治疗方法。而儿童 PSC 治疗多数单纯使用 UCDA、秋水仙碱或青霉胺等药物治疗。

**6. 预后**  PSC 患者的预后较差，10 年生存率仅 65%。儿童 PSC 的自然病程尚未无大样本研究。

【病理学特点】

1. **肉眼观察**　PSC 的诊断主要依赖影像学,当 MRCP 或 ERCP 发现典型的 PSC 表现时,一般不推荐对患者进行肝穿刺。如果胆道影像学无明显异常,且疑诊为小胆管 PSC,或怀疑患儿有重叠综合征,肝组织穿刺活检有助于确定诊断和鉴别诊断。

2. **镜下观察**　PSC 患者肝脏病理表现为胆道系统的纤维化改变,可累及肝内外胆道系统,仅少数累及肝外胆道系统,后期肝细胞受损。组织学上肝内大胆管的改变与肝外胆管所见类似,胆管纤维化呈节段性分布,狭窄与扩张交替出现;肝内小胆管典型改变为胆管周围纤维组织增生,呈同心圆性洋葱皮样改变(图 8-2-12-B)。在病理组织学上将 PSC 分为 4 期。Ⅰ期:即门静脉期,炎症改变仅仅局限在肝门区,包括淋巴细胞浸润,有时伴中性粒细胞浸润,胆管上皮变性坏死等,还可以出现胆管上皮的血管化和胆管增生及狭窄;Ⅱ期:即门静脉周围期,病变向肝门周围肝实质发展,出现肝细胞坏死、胆管稀疏和门静脉周围纤维化;Ⅲ期:即纤维间隔形成期,纤维化及纤维间隔形成和/或桥接状坏死,肝实质出现碎屑样坏死,伴有铜沉积,胆管严重受损或消失;Ⅳ期:即肝硬化期,出现胆汁性肝硬化。

虽然肝脏活组织检查不用于诊断 PSC,但约有 5% 的 PSC 患者为小胆管型 PSC,病变仅累及肝内小胆管,此部分患者胆道成像无明显异常发现。所以肝组织活检对于诊断胆道影像正常的小胆管型 PSC 是必需的(图 8-2-12-C、D)。

3. **免疫组化**　无特殊,通常 CK(AE1/AE3)可显示汇管区胆管上皮成分。

【鉴别诊断】

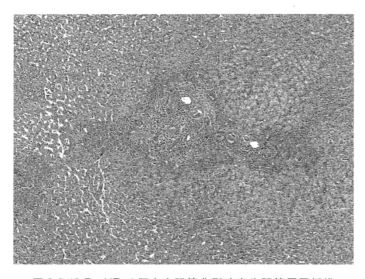

图 8-2-12-B　HE×4 肝内小胆管典型改变为胆管周围纤维组织增生,呈同心圆性洋葱皮样改变

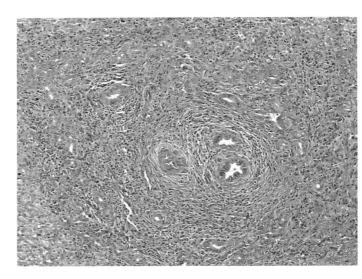

图 8-2-12-C　HE×10 肝内小胆管周围纤维组织增生,呈同心圆性洋葱皮样改变

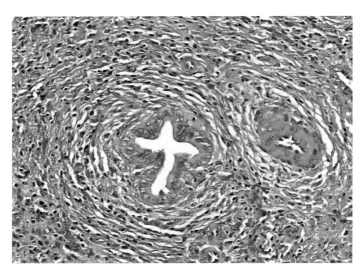

图 8-2-12-D　HE×20 肝内小胆管周围纤维组织增生,呈同心圆性洋葱皮样改变

1. **自身免疫性硬化性胆管炎(ASC)**　常见于儿童。该类患者具有 PSC 的胆道造影特征,同时伴有自身免疫性肝炎(AIH)的临床、生物化学和组织学表现。血清中有 IgC 水平升高和抗核抗体(ANA)和/或抗平滑肌抗体(SMA)阳性。对免疫抑制治疗反应良好。

2. **继发性硬化性胆管炎(SSC)**　主要为朗格汉斯细胞组织细胞增生症(LCH)及免疫缺陷综合征有关的硬化性胆管炎。LCH 伴继发性硬化性胆管炎是以 LC 异常克隆增殖为特征,确诊的依据是在病灶中找到病理性的 LC;免度组化细胞示 CD1a、Langerin 及 S-100 蛋白阳性表达或电镜下找到 Birbeck 颗粒。免疫缺陷综合征有关的硬化性胆管炎,临床上具有明确的遗传性或获得性体液和细胞免疫缺陷;肝活检中可见慢性病毒性或机会感染的证据。

3. **IgG4 相关性硬化性胆管炎（IgG4-SC）** 常见于老年人，多伴有胰腺受累，血清 IgG4 水平升高，组织学上胆管壁见密集浸润 IgG4 阳性的浆细胞。

4. **肝外胆管闭锁（EHBA）** 组织学改变主要为小胆管增生，汇管区水肿和/或纤维化，肝细胞和小胆管内胆汁淤积，炎细胞浸润。临床有明确的肝外闭锁证据。

5. **a-AT 缺乏症（AATD）及囊性纤维化（CF）** 均属遗传性疾病，国内少见，可出现肝细胞变性、门脉纤维化、胆管炎等改变，但 AATD 特征性的组织学表现是肝细胞胞质内出现抗淀粉酶的 PAS 阳性小体，可行免疫组化或扩散电泳测定 AAT 表型来确诊。CF 主要病变为外分泌腺的功能紊乱，临床可行汗液氯离子检测而确诊。

（汤宏峰）

## 十三、肝包虫病

### 【定义】

肝包虫病（echinococcosis）是指感染棘球绦虫属的幼虫引起的动物源性传染病。分囊性和多房性两型。

### 【临床特点】

1. **发病率** 分布较广，世界各地均有报道，我国西北地区、内蒙古和四川西部地区属流行地区。犬绦虫寄生在狗的小肠内，随粪便排出的虫卵常黏附在狗、羊的毛上，人吞食被虫卵污染的食物后，即被感染。虫卵经肠内消化液作用，蚴脱壳而出，穿过肠黏膜，进入门静脉系统，大部分被阻留于肝脏内，少数可通过肝脏随血流而到肺及散布到全身各处。

2. **症状** 肝右叶最常受累，常无症状，病变逐渐增大（每月约 1mm），增大的囊性病变或占据宿主重要器官引起的症状如胆道压迫，继发细菌感染，病变破裂伴胆管炎，病变破裂进入腹腔或胸腔，偶尔病变压迫门静脉引起门脉高压。

3. **实验室检查** 间接血凝素及 ELISA 等血清血检查抗体。

4. **影像学特点** 超声及 CT 检查囊肿见内分隔及钙化。

5. **治疗** 手术完整切除肝囊肿；药物治疗；肝移植；穿刺、抽吸、注射、再抽吸等。

6. **预后** 如囊肿破裂，需进行较长时间抗包虫病治疗。

### 【病理学特点】

1. **肉眼观察** 单一囊性病变，周边为纤维，囊内充满乳白色物，可见子囊多房性病变，多表现为炎性或纤维性包块伴散在空腔。病变直径可达 35cm（图 8-2-13-A~C）。

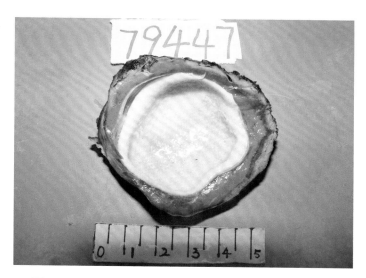

图 8-2-13-A　大体照片显示肝脏囊性病变，周边为纤维，囊内充满乳白色物

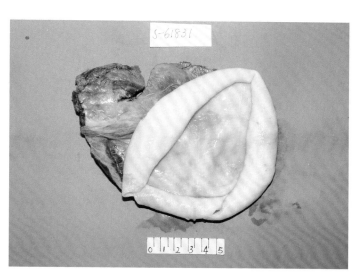

图 8-2-13-B　大体照片显示肝脏囊性病变，囊内乳白色物

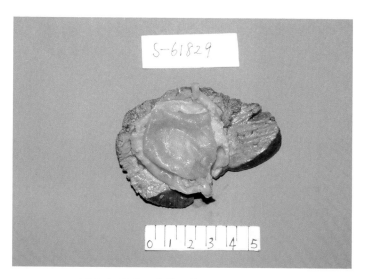

图 8-2-13-C　大体照片示肝脏囊性肿物

**2. 镜下观察** 活的棘球绦虫囊肿由 3 层结构组成：内层为纤细的生发层，即棘球蚴的本身，它可产生生发囊、头节、子囊，子囊又可产生子囊；中层为透明、白色分层膜，有寄生虫分泌的无细胞物；外层为肉芽组织及纤维化；囊可变性；嗜酸性粒细胞浸润不明显，但如囊破裂或死亡，则浸润的嗜酸性粒细胞十分明显且伴有巨细胞肉芽肿形成（图 8-2-13-D～G）。

**3. 免疫组化** 周围纤维囊壁中骨桥蛋白（osteopontin，OPN）阳性。

**4. 超微结构特点** 囊周肝细胞明显萎缩，肝细胞坏死。

**5. 分子遗传学特点** 未见特异性遗传学改变。

**【鉴别诊断】**

**1. 肝脏阿米巴感染或脓肿** 缺乏三层囊性结构及原

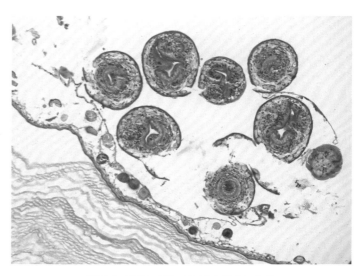

图 8-2-13-F　HE×10 示生发层、头节

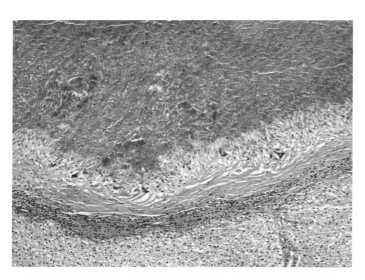

图 8-2-13-D　HE×4 示坏死无结构物，肉芽组织增生，多核巨细胞形成及嗜酸性粒细胞浸润

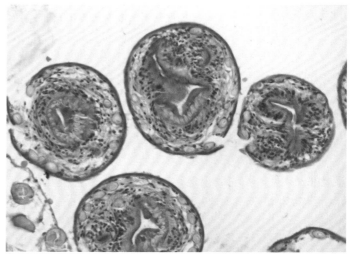

图 8-2-13-G　HE×20 示头节

头蚴。

**2. 纤维多囊性肝疾病** 缺乏三层囊性结构及原头蚴。

（何乐健）

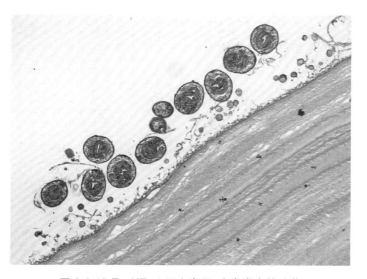

图 8-2-13-E　HE×4 示生发层、生发囊中的头节

## 参 考 文 献

1. Wanless IR，Albrecht S，Bilbao J，et al. Multiple focal nodular hyperplasia of the liver associated with vascular malformations of various organs and neoplasia of the brain：A new syndrome. Modern pathology，1989，2：456-462.

2. Nguyen BN，Flejou JF，Terris B，et al. Focal nodular hyperplasia of the liver：A comprehensive pathologic study of 305 lesions and recognition of new histologic forms. Am J Surg Pathol，1999，23：1441-1454.

3. Bioulac-Sage P，Laumonier H，Cubel G，et al. Over-expression of glutamine synthase in focal nodular hyperplasia（part 1）：Early sta-

ges in the formation support the hypothesis of a focal hyper-arterialisation with venous (portal and hepatic) and biliary damage. Comparative hepatology,2008,7：2.

4. Libbrecht L,Cassiman D,Verslype C,et al. Clinicopathological features of focal nodular hyperplasia-like nodules in 130 cirrhotic explant livers. Am J Gastroenterology,2006,101：2341-2346.

5. Tsai JH,Jeng YM,Pan CC,et al. Immunostaining of glutamine synthetase is a sensitive and specific marker for diagnosing focal nodular hyperplasia in needle biopsy. Pathology,2012,44：605-610.

6. Zhang HT,Gao XY,Xu QS,et al. Evaluation of the characteristics of hepatic focal nodular hyperplasia：Correlation between dynamic contrast-enhanced multislice computed tomography and pathological findings. Onco Targets and therapy,2016,9：5217-5224.

7. Stocker JT,Ishak KG. Mesenchymal hamartoma of the liver：Report of 30 cases and review of the literature. Pediatric pathology/affiliated with the International Paediatric Pathology Association,1983,1：245-267.

8. Wholey MH,Wojno KJ. Pediatric hepatic mesenchymal hamartoma demonstrated on plain film,ultrasound and MRI,and correlated with pathology. Pediatric radiology,1994,24：143-144.

9. Stringer MD,Alizai NK. Mesenchymal hamartoma of the liver：A systematic review. J Pediatr Surg,2005,40：1681-1690.

10. Rakheja D,Margraf LR,Tomlinson GE,et al. Hepatic mesenchymal hamartoma with translocation involving chromosome band 19q13.4：A recurrent abnormality. Cancer genetics and cytogenetics,2004,153：60-63.

11. Siddiqui MA,McKenna BJ. Hepatic mesenchymal hamartoma：A short review. Arch Pathol & Lab Med,2006,130：1567-1569.

12. Lopez-Terrada D,Alaggio R,de Davila MT,et al. Towards an international pediatric liver tumor consensus classification：Proceedings of the Los Angeles cog liver tumors symposium. Mod Pathol,2014,27：472-491.

13. Sumazin P,Chen Y,Trevino LR,et al. Genomic analysis of hepatoblastoma identifies distinct molecular and prognostic subgroups. Hepatology,2017,65：104-121.

14. Zhou S,Venkatramani R,Gomulia E,et al. The diagnostic and prognostic value of sall4 in hepatoblastoma. Histopathol,2016,69：822-830.

15. Zhou S,Gomulia E,Mascarenhas L,et al. Is ini1-retained small cell undifferentiated histology in hepatoblastoma unfavorable? Human patholo,2015,46：620-624.

16. Zhou S,Parham DM,Yung E,et al. Quantification of glypican 3,beta-catenin and claudin-1 protein expression in hepatoblastoma and paediatric hepatocellular carcinoma by colour deconvolution. Histopathol,2015,67：905-913.

17. Bejarano PA,Serrano MR,Casillas J,et al. Concurrent infantile hemangioendothelioma and mesenchymal hamartoma in a developmentally arrested liver of an infant requiring hepatic transplantation.

Pediatr Dev Pathol,2003,6：552-557.

18. Kim TJ,Lee YS,et al. Infantile hemangioendothelioma with elevated serum alpha fetoprotein：report of 2 cases with immunohistochemical analysis. Hum Pathol,2010,41(5)：763-767.

19. McInnes MD,Hibbert RM,Inacio JR,et al. Focal nodular hyperplasia and hepatocellular adenoma：Accuracy of gadoxetic acid-enhanced mr imaging-a systematic review. Radiology,2015,277：927.

20. Wheeler DA,Edmondson HA,Reynolds TB. Spontaneous liver cell adenoma in children. Am J clin Pathol,1986,85：6-12.

21. Barthelmes L,Tait IS. Liver cell adenoma and liver cell adenomatosis. HPB,2005,7：186-196.

22. Deneve JL,Pawlik TM,Cunningham S,et al. Liver cell adenoma：A multicenter analysis of risk factors for rupture and malignancy. Ann Surg Oncol,2009,16：640-648.

23. Bioulac-Sage P,Balabaud C,Bedossa P,et al. Pathological diagnosis of liver cell adenoma and focal nodular. hyperplasia. Hepatol,2007,46：521-527.

24. 何乐健,李佩娟,刘淑荣,等. 胰母细胞瘤的临床及病理学观察,中华病理学杂志,1999,28：337-339.

25. Drut R,Jones MC. Congenital pancreatoblastoma in Beckwith-Wiedemann syndrome：an emerging association. Pediatr Pathol,1988,8：331-339.

26. Klimstra DS,Wenig BM,Adair CF,et al. Pancreatoblastoma. A clinicopathologic study and review of the literature. Am J Surg Pathol,1995,19：1371-1389.

27. 何乐健,李佩娟. 儿童胰腺囊性-实性肿瘤三例. 中华病理学杂志,1997,26：313.

28. Klimstra DS,Wenig BM,Heffess CS. Solid-pseudopapillary tumor of the pancreas：a typically cystic carcinoma of low malignant potential. Semin Diagn Pathol,2000,17：66-80.

29. Notohara K,Hamazaki S,Tsukayama C,et al. Solid-pseudopapillary tumor of the pancreas：immunohistochemical localization of neuroendocrine markers and CD10. Am J Surg Pathol,2000,24：1361-1371

30. Peranteau WH,Bathaii SM,Pawel B,et al. Multiple ectopic lesions of focal islet adenomatosis identified by positron emission tomography scan in an infant with congenital hyperinsulinism. J Pediatr Surg,2007,42：188-192.

31. Sempoux C,Guiot Y,Jaubert F,et al. Focal and diffuse forms of congenital hyperinsulinism：the keys for differential diagnosis. Endocr Pathol,2004,15：241-246.

32. van der Hoef M,Niggli FK,Willi UV,et al. Solitary infantile choriocarcinoma of the liver：MRI findings. Pediatr Radiol,2004,34(10)：820-823.

33. Kim SN,Chi JG,Kim YW,et al. Neonatal choriocarcinoma of liver. Pediatr Pathol,1993,13(6)：723-730.

34. 李佩娟. 小儿肿瘤病理学. 北京：北京出版社,2001.

35. Stocker JT,Ishak KG. Undifferentiated (embryonal) sarcoma of

the liver：Report of 31 cases. Cancer，1978，42：336-348.

36. Mathews J，Duncavage EJ，Pfeifer JD. Characterization of transloca-tions in mesenchymal hamartoma and undifferentiated embryonal sarcoma of the liver. Experimental and molecular pathology，2013，95：319-324.

37. Lack EE，Schloo BL，Azumi N，et al. Undifferentiated（embryonal）sarcoma of the liver. Clinical and pathologic study of 16 cases with emphasis on immunohistochemical features. Am J Surg Pathol，1991，15：1-16.

38. Ismail H，Dembowska-Baginska B，Broniszczak D，et al. Treatment of undifferentiated embryonal sarcoma of the liver in children-single center experience. J Pediatr Sur，2013，48：2202-2206.

39. Walther A，Geller J，Coots A，et al. Multimodal therapy including liver transplantation for hepatic undifferentiated embryonal sarco-ma. Liver transplantation，2014，20：191-199.

40. Shi Y，Rojas Y，Zhang W，et al. Characteristics and outcomes in children with undifferentiated embryonal sarcoma of the liver：A re-port from the national cancer database. Pediatr Blood Cancer，2017，64（4）.

41. Putra J，Ornvold K. Undifferentiated embryonal sarcoma of the liv-er：A concise review. Arch Pathol& Lab Med，2015，139：269-273.

42. 何乐健，路娣，王琳，等. 13 例肝未分化（胚胎性）肉瘤临床病理学观察. 诊断病理学杂志，2004，11：141-143.

43. Forner A，Llovet JM，Bruix J. Hepatocellular carcinoma. Lancet，2012，379：1245-1255.

44. Zucman-Rossi J，Villanueva A，Nault JC，et al. Genetic landscape and biomarkers of hepatocellular carcinoma. Gastroenterology，2015，149（5）：1226-1229.

45. Ismail H，Broniszczak D，Kalicinski P，et al. Liver transplantation in children with hepatocellular carcinoma do milan criteria apply to pediatric patients？ Pediatric transplantation，2009，13：682-692.

46. Zhou S，Parham DM，Yung E，et al. Quantification of glypican 3，beta-catenin and claudin-1 protein expression in hepatoblastoma and paediatric hepatocellular carcinoma by colour deconvolution. Histopathology，2015，67：905-913.

47. El-Serag HB，Davila JA. Is fibrolamellar carcinoma different from hepatocellular carcinoma？ A US population-based study. Hepatolo-gy，2004，39：798-803.

48. Mavros MN，Mayo SC，Hyder O，et al. A systematic review：treat-ment and prognosis of patients with fibrolamellar hepatocellular car-cinoma. J Am Surgeons，2012，215：820-830.

49. Cornella H，Alsinet C，Sayols S，et al. Unique genomic profile of fi-brolamellar hepatocellular carcinoma. Gastroenterology，2015，148：806-818.

50. Graham RP，Jin L，Knutson DL，et al. DNAJB1-PRKACA is specif-ic for fibrolamellar carcinoma. Mod Pathol，2015，28：822-829.

51. Coffin CM，Watterson J，Priest JR，et al. Extrapulmonary inflamma-tory myofibroblastic tumor（inflammatory pseudotumor）. A clinico-pathologic and immunohistochemical study of 84 cases. Am J Surg Pathol，1995，19：859-872.

52. Coffin CM，Hornick JL，Fletcher CD. Inflammatory myofibroblastic tumor：Comparison of clinicopathologic，histologic，and immunohis-tochemical features including alk expression in atypical and aggres-sive cases. Am J Surg Pathol，2007，31：509-520.

53. Karnak I，Senocak ME，Ciftci AO et al. Inflammatory myofibroblas-tic tumor in children：Diagnosis and treatment. J Pediatr Surg，2001，36：908-912.

54. Nagarajan S，Jayabose S，McBride W，et al. Inflammatory myofibro-blastic tumor of the liver in children. J Pediatr gastroenterology and nutrition，2013，57：277-280.

55. Kasana V，Rajesh S，Chauhan U，et al. Inflammatory myofibroblas-tic tumor of liver masquerading as focal nodular hyperplasia in a pa-tient with non-cirrhotic portal hypertension and biliary pancreatitis. Indian J Surg Oncol，2016，7：110-114.

56. Berumen J，McCarty P，Mo J，et al. Combined liver transplant and pancreaticoduodenectomy for inflammatory hilar myofibroblastic tumor：Case report and review of the literature. Pediatr Transplant，2017，21（2）.

57. Gunay-Aygun M，et al. Characteristics of Congenital Hepatic Fibro-sis in a Large Cohort of Patients With Autosomal Recessive Poly-cystic Kidney Disease. Gastroenterology，2013，144：112-121

58. Hoyer PF1. Clinical manifestations of autosomal recessive polycys-tic kidney disease. Curr Opin Pediatr，2015，27（2）：186-192.

59. Shorbagi A，Bayraktar Y. Experience of a single center with con-genital hepatic fibrosis：a review of the literature. World J Gastroen-terol，2010，16：683-690.

60. Hartley JL，Davenport M，Kelly DA. "Biliary atresia". The Lan-cet，2009，374（9702）：1704-1713.

61. Russo P，Magee JC，Anders RA，et al. Key Histopathologic Features of Liver Biopsies That Distinguish Biliary Atresia From Other Cau-ses of Infantile Cholestasis and Their Correlation With Outcome：A Multicenter Study. Am J Surg Pathol，2016，40（12）：1601-1615.

62. Ningappa M，So J，Glessner J，et al. The Role of ARF6 in Biliary Atresia. PLoS One，2015，10（9）.

63. Boyer J et al. Expression of mutant JAGGED1 alleles in patients with Alagille syndrome. Hum Genet，2005，16（6）：445-453.

64. Crosnier C，Lykavieris P，Meunier-Rotival M，et al. Alagille syn-drome. The widening spectrum of arteriohepatic dysplasia. Clin Liv-er Dis，2000，4（4）：765-778.

65. Yehezkely-Schildkraut V，Munichor M，Mandel H，et al. Nonsyn-dromc paucity of interlobularbile ducts：report of 10 patients. J Pe-diatr Gastroenterol Nutr，2003，37（5）：546-549.

66. Hug G. Glycogen storage disease. In：Kelly VC，ed. Practice of Pediatrics，vol 6. Philadelphia：Harper and Row，1984.

67. Hug G，Soukup S，Ryan M，et al. Rapid prenatal diagnosis of glyco-gen storage disease，type II，by electron microscopy of uncultured

amniotic fluid cells. N Engl J Med,1984,310:1018.

68. Levran O,Desnick RJ,Schuchman EH. Niemann-Pick type B disease. Identification of a single codon deletion in the acid sphingomyelinase gene and genotypic/phenotypic correlations in type A and B patients. J Clin Invest,1991,88:806-810.

69. Tamaru J,Iwasaki I,Horie H,et al. Niemann-Pick disease associated with liver disorders. Acta Patho Jpn,1985,35:1267-1272.

70. Stephen A. Geller,Lydia M. Petrovic. Biopsy Interpretation of the Liver. 2nd ed. Lippincott Williams & Wilkins,2012.

71. Tsai P,Lipton JM,Sahdel I,et al. Allogeneic bone marrow transplantation in severe Gaucher disease. Pediatr Res,1992,31:503-507.

72. Philips MJ,Poucell S,Patterson J,et al. The liver. An atlas and text of ultrastructural pathology. New York:Raven Press,1987.

73. Barton NW,Brady RO,Dumbrosia JM,et al. Replacement therapy for inherited enzyme deficiency-macrophage-targeted glucocerebrosidase for Gaucher's disease. N Engl J Med,1991,324:1464-1470.

74. Pyeritz RE. Genetic heterogeneity in Wilson disease:lessons from rare alleles. Ann Intern Med,1997,127(1):70-72.

75. Davies SE,Williams R,Portmann B. Hepatic morphology and histochemistry of Wilson's disease presentin as fulminant hepatic failure:a study of 11 cases. Histopathol,1989,15:385-394.

76. Brewer GJ,Askari F,Dick RB,et al. Treatment of Wilson's disease with tetrathiomolybdate:V. Contronl of free copper by trtrathiomolybdate and a comparison with trientine. Trans Res,2009,154:70-77.

77. Daniel KG,Harbach RH,Guida WC,et al. Copper storage diseases:Menkes,Wilson's and cancer. Front Biosci,2004,9:2652-2662.

78. Stephen A. Geller,Lydia M. Petrovic. Biopsy Interpretation of the Liver. 2nd ed. Wilson disease,2012.

79. Chaudhary A,Dhar P,Sachdev A,et al. Choledochal cysts-differences in children and adults. Br J Surg,1996,83(2):186-188.

80. Huang CS,Huang CC,Chen DF. Choledochal cysts:differences between pediatric and adult patients. J Gastrointest Surg,2010,14(7):1105-1110.

81. Edil BH,Cameron JL,Reddy S,et al. Choledochal cyst disease in children and adults:a 30-year single-institution experience. J Am Coll Surg,2008,206(5):1000-1005.

82. Tazawa Y,Abukawa D,Maisawa S,et al. Idiopathic neonatal hepatitis presenting as neonatal hepatic siderosis and steatosis. Dig Dis Sci,1998,43(2):392-396.

83. 马阳阳,陈莲. Wolman 病一例. 中华病理学杂志,2013,42(4):276-277.

84. Stein J,Garty BZ,Dror Y,et al. Successful treatment of Wolman disease by unrelated umbilical cord blood transplantation. Eur J Pediatr,2007,166(7):663-666.

85. Lake BD. Histochemical detection of the enzyme deficiency in blood films in Wolman's disease. J Clin Pathol,1971,24(7):617-620.

86. Surve TY,Muranjan MN,Barucha BA. Wolman disease:diagnosis by leucocyte acid lipase estimation. Indian J Pediatr,2005,72(4):353-354.

87. Baussan C,Cresteil D,Gonzales E,et al. Genetic cholestatic liver diseases:the example of progressive familial intrahepatic cholestasis and related disorders. Acta Gastroenterol Belg,2004,67(2):179-183.

88. Liu L Y,Wang X H,Wang Z. Characterization of ATP8B1 gene mutations and a hot-linked mutation found in Chinese children with progressive intrahepatic cholestasis and low GGT. Journal of Pediatric Gastroenterology & Nutrition,2010,50(2):179-183.

89. 中华医学会肝病学分会,中华医学会消化病学分会,中华医学会感染病学分会. 原发性硬化性胆管炎诊断和治疗专家共识(2015). 中华肝脏病杂志,2016,24(1):14-21.

90. 王建设,朱启镕. 儿童期硬化性胆管炎. 世界感染杂志,2004,4(5):51-52.

91. Kaplan GG,Laupland KB,Butzner D,et al. The burden of large and small duct primary sclerosing cholangitis in adults and children:a population-based analysis. Am J Gastroenterol,2007,102(5):1002-1049.

92. Portmann B,Zen Y. Inflammatory disease of the bile ductscholangiopathies:liver biopsy challenge and clinicopathological correlation. Histopathology,2012,60(2):236-248.

93. Uchikov AP,Safev GP,Stefanov CS,et al. Surgical treatment of bronchobiliary fistulas due to complicated echinococcosis of the liver:case report and literature review. Folia Med(Plovdiv),2003,45(4):22-24.

# 第九章

# 第一节　肿瘤性疾病

## 一、儿童系统性 EB 病毒阳性 T 细胞淋巴组织增殖性疾病

### 【定义】

儿童系统性 EB 病毒阳性 T 细胞淋巴组织增殖性疾病（EBV-positive T-cell lymphoproliferative disorders of childhood）是儿童好发的 EB 病毒阳性 T 细胞克隆性增生伴有细胞毒性表型的疾病，可危及生命，它可发生在急性 EB 病毒感染后不久或慢性活动性 EB 病毒感染后，临床病程可快速进展伴多器官衰竭、败血症和死亡。具有增生性、交界性和肿瘤性谱系的疾病，其中包含了同类细胞的多克隆、寡克隆/部分病例单克隆、单克隆生长。

### 【临床特点】

1. **发病率**　少见，亚洲特别是东亚的韩国、日本、中国等好发。

2. **症状**　患者常见的症状有发热、淋巴结增大、肝脾大、血细胞减少、皮疹等，少见的临床表现有肝功能异常、皮肤蚊叮超敏反应、血小板减少、间质性肺炎、眼葡萄膜炎、牙龈损害和腹泻等。患者常合并噬血细胞性淋巴组织细胞增生症（HLH）、凝血病、多器官功能衰竭和脓毒症。

3. **实验室检查**　全血细胞减少，肝功能检测异常，并且常有异常的 EBV 血清学现象，即抗 EBV 衣壳抗原 IgM（VCA.19M）抗体滴度低或缺乏。

4. **影像学特点**　患者肝脾、全身淋巴结可肿大。

5. **治疗**　综合治疗包括抑制病毒复制药物、免疫调节剂、化学治疗、注入细胞毒性 T 细胞疗法、造血干细胞移植，对于严重 EBV+T/NK，淋巴组织增殖性疾病（LPD）最有效的治疗是造血干细胞移植，总体生存率达 50% ～ 64%。

6. **预后**　多数病情发展迅速，致死率高，一些患者病情进展缓慢。

### 【病理学特点】

1. **肉眼观察**　淋巴结肿大，切面类似淋巴结反应性增生或淋巴瘤改变。

2. **镜下观察**　淋巴滤泡有不同程度的减少或消失，T 区明显增宽甚至弥漫成片，易见斑驳状区域，中小淋巴细胞增多为主，大细胞散在其中，增生的淋巴细胞形态上可以是轻、中或重度异形，淋巴细胞之间的炎性反应细胞常见组织细胞和浆细胞，个别病例可见组织细胞噬血细胞的现象，部分病例见散在的嗜酸性粒细胞，核分裂象不多。结外可见淋巴细胞浸润肝汇管区、肝窦、脾窦、肺间质、牙龈鼻腔黏膜和真皮，肠黏膜固有层等，多数淋巴细胞缺少明显的异型性（图 9-1-1-A ～ O）。

根据组织结构和细胞形态特点结合克隆性分析，将这类疾病分成不同级别。A1：多形性组织学特征和多克隆 T 细胞增生。A2：多形性组织学特征和单克隆 T 细胞增生。A3：单形性组织学特征以及单克隆 T 细胞增生。B：婴儿暴发性淋巴增殖性疾病/噬血细胞综合征。B 级表现为单形性细胞形态和单克隆表型，常常发生在婴儿和 1～3 岁儿童，起病急，病程短，死亡率高。1 级（多形性

图 9-1-1-A　HE×4 示淋巴结淋巴滤泡减少，T 区增生

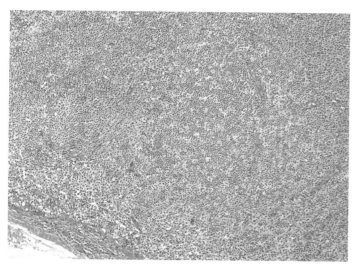

图 9-1-1-B HE×4 示淋巴结 T 区增生,呈斑驳状

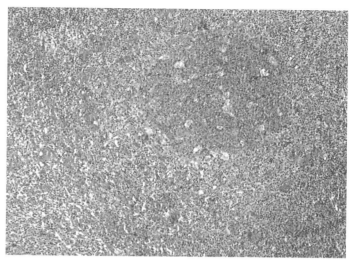

图 9-1-1-E HE×10 示残留滤泡及增生的副皮质区

图 9-1-1-C HE×10 示淋巴滤泡消失,T 区增生,增生的淋巴细胞大小一致,有异型

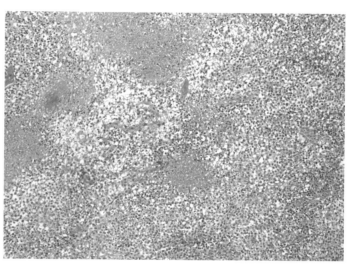

图 9-1-1-F HE×10 示淋巴结坏死及增生的大小较一致的异型 T 细胞

图 9-1-1-D HE×10 示淋巴结 T 区增生

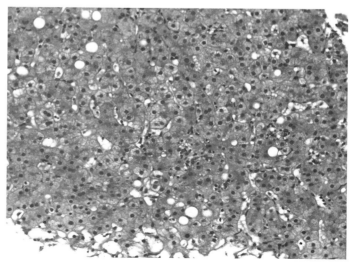

图 9-1-1-G HE×10 示肝窦灶状淋巴细胞浸润

图 9-1-1-H　HE×4 示肝汇管区及肝窦灶状淋巴细胞浸润

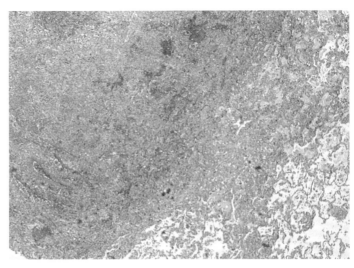

图 9-1-1-K　HE×4 示肺大量淋巴细胞浸润呈结节状

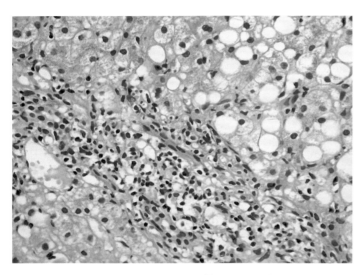

图 9-1-1-I　HE×10 示肝汇管区淋巴细胞浸润

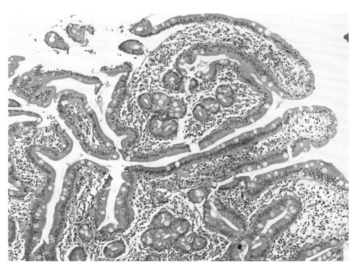

图 9-1-1-L　HE×4 示小肠黏膜固有层大量淋巴组织细胞浸润

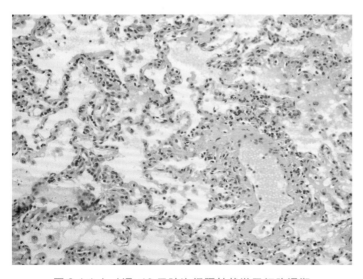

图 9-1-1-J　HE×10 示肺泡间隔灶状淋巴细胞浸润

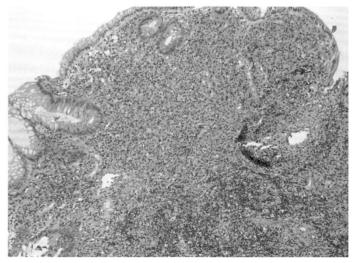

图 9-1-1-M　HE×10 示结肠固有层及黏膜下大量淋巴组织细胞浸润

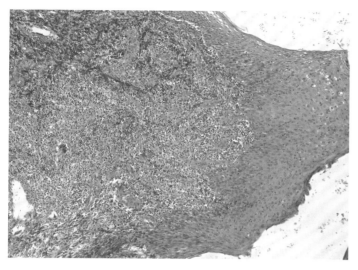

图 9-1-1-N　HE×4 示喉黏膜下大量淋巴细胞浸润

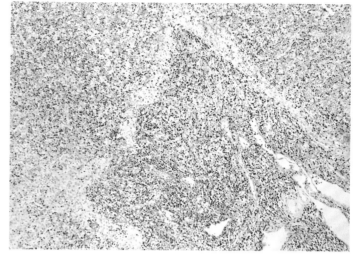

图 9-1-1-P　原位杂交×10 示 EBER 染色淋巴细胞核阳性

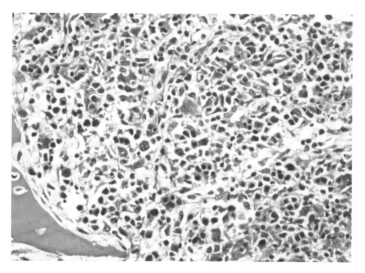

图 9-1-1-O　HE×10 示骨髓淋巴细胞增生

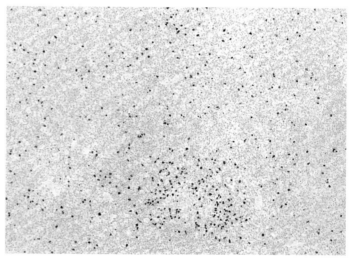

图 9-1-1-Q　原位杂交×10 示淋巴细胞 EBER 染色阳性

病变/多克隆）、2 级（多形性病变/部分单克隆）、3 级（多或单形性/单克隆）。

3. **免疫组化**　CD2、CD3、T 细胞胞质内抗原（TIA）-1 阳性，CD56 阴性。大部分继发于急性原发性 EBV 感染的病例是 CD8$^+$，与之相反，发生于严重 CAEBV 基础上的病例是 CD4$^+$，少数病例显示同时有 CD4$^+$ 和 CD8$^+$ 的 EBV 感染的 T 细胞。Ki-67 30% 左右。每例病例 EBER 阳性（图 9-1-1-P～X）。

4. **超微结构特点**　T 淋巴细胞特点。

5. **分子遗传学特点**　肿瘤细胞有 T 细胞受体（TCR）基因的单克隆性重排，病例中隐藏的 EBV 游离基因形式是一个克隆，分析的全部病例均携带 A 型 EBV。有的是野生型 *LMPI* 基因，有的是 30bp 缺失的 *LMPI* 基因变异型。大部分 CAEBV 患者淋巴细胞感染的 EB 病毒表现为单克隆性，少部分患者是寡克隆或多克隆表达。

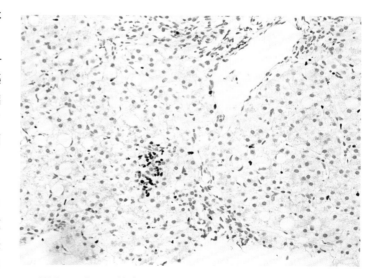

图 9-1-1-R　原位杂交×10 示 EBER 染色肝窦灶状淋巴细胞核阳性

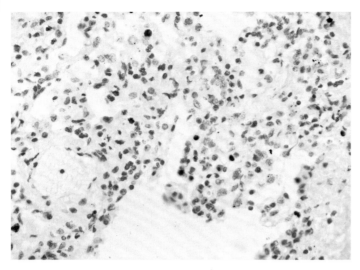

图 9-1-1-S 原位杂交×10 示 EBER 染色肺泡间隔灶状淋巴细胞阳性

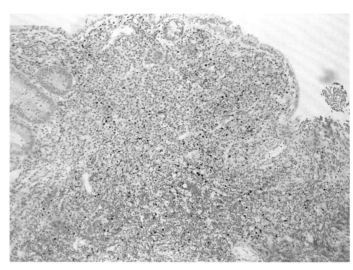

图 9-1-1-V 原位杂交×10 示淋巴细胞 EBER 染色阳性

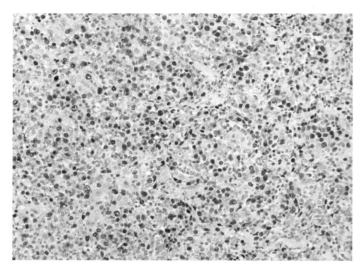

图 9-1-1-T 原位杂交×10 示肺结节状浸润的淋巴细胞大量 EBER 阳性

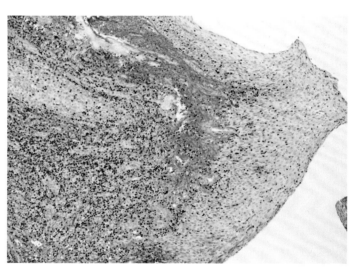

图 9-1-1-W 原位杂交×10 示喉黏膜下淋巴细胞核 EBER 染色阳性

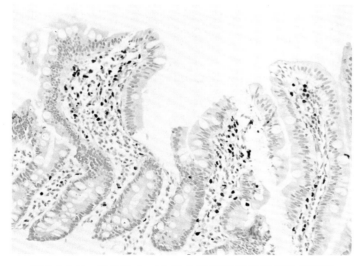

图 9-1-1-U 原位杂交×10 示小肠固有层淋巴细胞 EBER 染色阳性

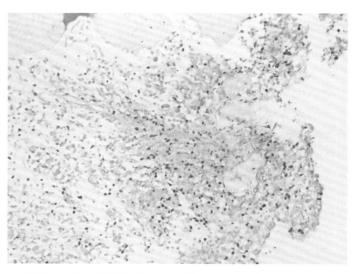

图 9-1-1-X 原位杂交×10 示骨髓淋巴细胞 EBER 染色阳性

【鉴别诊断】

1. **非特殊类型外周 T 细胞淋巴瘤** 成人和老年人居多,儿童和青少年少见,起病缓慢,很少出现中度以上发热。正常淋巴结结构破坏,T 区高内皮小血管及分支状血管均增多,但没有斑驳状改变。多数病例的淋巴细胞为中至大细胞,有明显异型性,核分裂象多,常有透明细胞和 R-S 样细胞,但没有 CD30 阳性的活化淋巴样母细胞和免疫母细胞。大多数发生在淋巴结的病例呈 CD4 阳性,CD8 阴性,很少表达细胞毒性颗粒蛋白。很少能检测到 EBER 阳性的淋巴细胞。

2. **结外鼻型 NK/T 细胞淋巴瘤** NK/T 细胞淋巴瘤临床上侵袭性强,进展迅速,鼻咽部常受累及,且肿瘤细胞 CD56 多为阳性。

3. **传染性单核细胞增多症(IM)** 儿童和青年人为主,起病急,临床过程呈自限性,外周血白细胞增高或正常,可见"异常淋巴细胞"。

4. **侵袭性 NK 细胞白血病(ANKL)** ANKL 可以在外周血和骨髓涂片中观察到大颗粒淋巴细胞,且肿瘤细胞 CD56 染色阳性。

(何乐健)

## 二、种痘水疱病样淋巴瘤

【定义】

种痘水疱病样淋巴瘤(hydroa vacciniforme-like lymphoma)一组伴有严重皮肤种痘样水疱的淋巴瘤,阳光暴露与非暴露处皮肤出现水疱、结痂、水痘样瘢痕,某些患者显示面部水肿,病情严重的患者进展为恶性淋巴瘤或白血病;与典型种痘样水疱病不同,患者常有发热、消瘦、肝脾、淋巴结肿大,病情严重的患者可进展为恶性淋巴瘤或白血病。多数患者皮肤可检测到 EBV 病毒潜伏感染。患者多为儿童,成人也有报道。

【临床特点】

1. **发病率** 少见,与典型种痘样水疱病临床表现不同,病例具有侵袭性行为,大多来自日本、韩国、中国等东亚以及墨西哥、秘鲁、巴西等南美国家;这些患者具有水疱样皮肤病变,均被诊断为不同类型的淋巴瘤或淋巴瘤相关性疾病,包括伴噬血细胞综合征的皮肤 T 细胞淋巴瘤、CD8 阳性皮肤弥漫混合细胞型淋巴瘤、恶性淋巴瘤、T 细胞淋巴瘤、CD4 阳性皮肤 T 细胞淋巴瘤、CD30 阳性血管中心性皮肤 T 细胞淋巴瘤、水肿瘢痕性血管炎性脂膜炎、脾和骨髓非 T、非 B 母细胞样细胞浸润等。

2. **症状** 患者可有发热、肝脾、淋巴结肿大等。

3. **实验室检查** 部分患者白细胞升高,EBV 病毒阳性。

4. **影像学特点** 部分患者肝脾肿大。

5. **治疗** 抗 EB 病毒治疗、免疫治疗、化疗、骨髓移植等。

6. **预后** 一些患者进展缓慢,病变反复发作;病情进展,合并肝脾及全身淋巴结肿大时,预后不良。

【病理学特点】

1. **肉眼观察** 皮肤病变除面颊、眼睑、嘴唇等阳光暴露部位外,还累及未受阳光照射的皮肤区域,出现水疱、结痂、水痘样瘢痕,某些患者出现面部水肿(图 9-1-2-A~D)。

2. **镜下观察** 表皮内水疱伴网状变性,后期表皮融合坏死。水疱内充满血清、纤维素和炎性渗出物;表皮可见坏死、水疱;真皮浅层大量淋巴细胞浸润,淋巴细胞可见异形、核分裂,混有组织细胞、嗜酸性粒细胞等;溃疡常

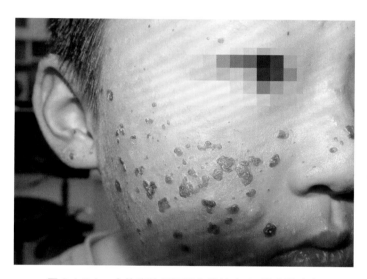

图 9-1-2-A 大体照片示面部多发性水疱、结痂性病变

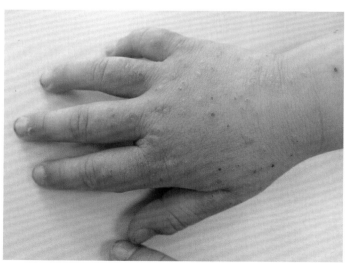

图 9-1-2-B 大体照片示手背多发性水疱、有结痂及瘢痕形成

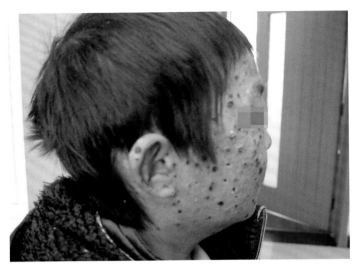

图 9-1-2-C　大体照片示头面部、耳等部位多发性结痂、皮肤凹陷、瘢痕形成

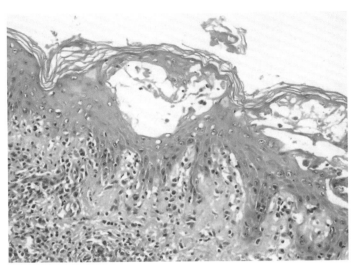

图 9-1-2-E　HE×4 示表皮内水疱形成

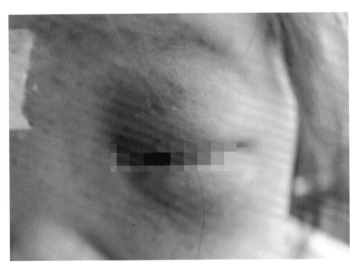

图 9-1-2-D　大体照片示眼睑显著水肿

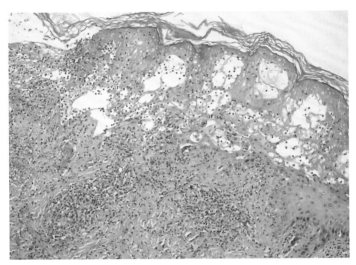

图 9-1-2-F　HE×4 示表皮内及表皮下水疱

伴皮肤坏死。某些患者可见血栓形成。坏死区见淋巴、中性白血病浸润，表浅和深部血管周围可见小中淋巴细胞、嗜酸性粒细胞浸润。PAS(-)。严重患者，小叶性或叶周性脂膜炎，治愈后可见真皮上部不同程度的瘢痕(图 9-1-2-E~K)。

3. **免疫组化**　CD3、CD4、CD5、CD7、CD8 等 T 细胞标志阳性，TIA-1，粒酶 B 可阳性，CD56、CD68 等可阳性；EBER 阳性；CD30 阴性、ALK 阴性(图 9-1-2-L~R)。

4. **超微结构特点**　T 淋巴细胞特点。

5. **分子遗传学特点**　*TCR* 基因重排。

【鉴别诊断】

1. **皮肤种痘样水疱病**　是一种罕见、发病机理不明的光敏性皮肤疾病，临床表现为患者在阳光照射 1~2 天后，未经保护、暴露的皮肤部位起红斑、水疱。水疱治愈

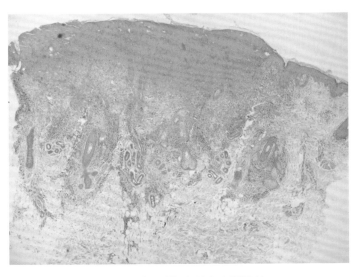

图 9-1-2-G　HE×4 示表皮坏死灶

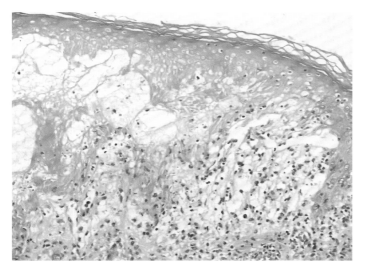

图 9-1-2-H　HE×4 示表皮坏死及真皮内浸润的淋巴组织细胞

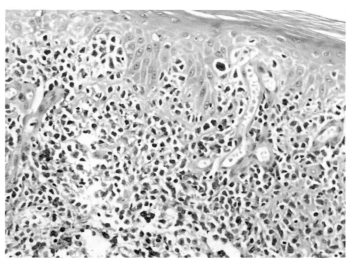

图 9-1-2-K　HE×10 示真皮浅层见大量淋巴细胞浸润,细胞异型性明显

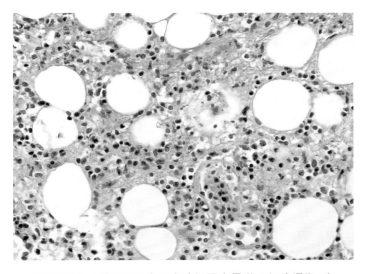

图 9-1-2-I　HE×10 示皮下脂肪间隔大量淋巴细胞浸润,少数细胞见异型

图 9-1-2-L　IHC×10 示 CD3 阳性

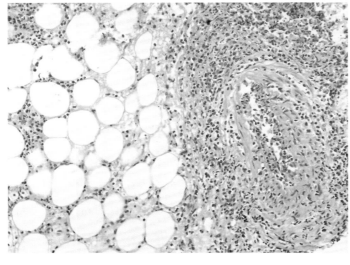

图 9-1-2-J　HE×10 示皮下血管壁淋巴组织细胞浸润

图 9-1-2-M　IHC×10 示 CD4 阳性

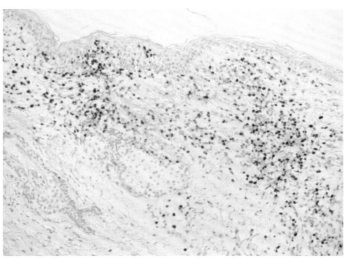

图 9-1-2-N　原位杂交×4 示少数瘤细胞 EBER 阳性

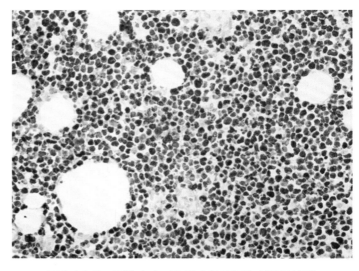

图 9-1-2-Q　原位杂交×20 示大量瘤细胞 EBER 阳性

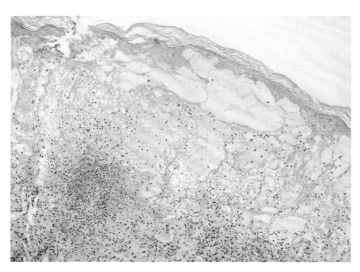

图 9-1-2-O　原位杂交×4 示少数 EBER 阳性

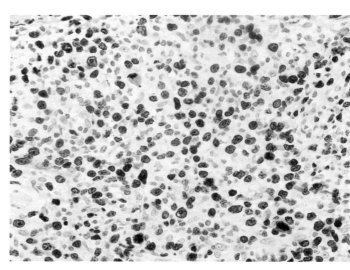

图 9-1-2-R　IHC×10 示 Ki-67 多数瘤细胞阳性

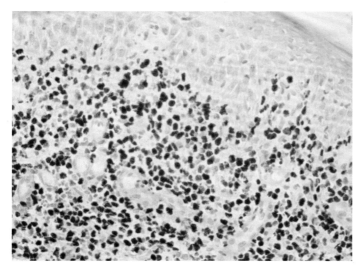

图 9-1-2-P　原位杂交×10 示多数瘤细胞 EBER 阳性

后留下类似天花样的瘢痕;罕见受累的部位有口腔;皮肤也有结痂、非水疱性病变;常在儿童期起病,进展缓慢,青春期前减轻;晚发或家族性病例罕见;卟啉正常;反复紫外光照射后病变可再起;食用鱼油可起到某些光保护作用,似有不同临床效果。EBER 阴性。

**2. 皮肤脂膜炎样 T 细胞淋巴瘤**　皮下脂肪间隔可见瘤细胞浸润,皮肤一般未见水疱,免疫组化表达 CD68、CD45 等 T 细胞标志,EBER 一般阴性。

(何乐健)

### 三、皮下脂膜炎样 T 细胞淋巴瘤

#### 【定义】

皮下脂膜炎样 T 细胞淋巴瘤(subcutaneous panniculi-tis-like T-cell lymphoma,SPTCL)局限于皮下脂肪,并可扩

展至真皮深层的皮肤原发性 T 细胞淋巴瘤,肿瘤表达 T 细胞受体 α/β 和细胞毒性蛋白。

【临床特点】

1. **发病率** 少见,占非霍奇金淋巴瘤的 1% 以下,30~40 岁成人多见,20 岁以下的病例约占 20%。

2. **症状** 女性多见,女:男为 2:1,皮肤红斑或紫色结节或位置较深的斑块,直径 1~20cm,累及四肢、躯干、面部、颈部、腋窝、腹股沟、臀部,孤立性病变少见,部分皮肤病变可消退,50% 伴贫血、血细胞减少、ESR 升高、肝功能异常,通常未见淋巴结肿大,但可见肝脾肿大,20% 的患者伴有嗜血细胞综合征。

3. **实验室检查** 贫血、血细胞减少,ESR 升高、肝功能异常等。

4. **影像学特点** 超声检查显示皮下显示弥漫性强回声区域,CT 显示皮下浸润性结节。

5. **治疗** 口服激素,化疗和放疗;对于反复复发、弥漫性病变,可选择干细胞移植。

6. **预后** 5 年存活率 80%~90%,伴有嗜血细胞综合征较差,仅为 46%。

【病理学特点】

1. **肉眼观察** 皮下结节或肿块,切面灰粉、质软、鱼肉状。

2. **镜下观察** 多形性小、中、大的淋巴细胞和组织细胞浸润皮下脂肪小叶;可见吞噬红细胞,吞噬细胞碎片形成"豆袋细胞",多数病例可见核碎及脂肪坏死,表皮常未见累及,血管浸润及血管破坏少见;肿瘤细胞核深染,胞质少,瘤细胞围绕脂肪细胞形成所谓"花边"浸润,可见反应性小淋巴细胞;偶见肉芽肿形成,中性粒细胞和嗜酸性粒细胞少见,浆细胞罕见(图 9-1-3-A~G)。

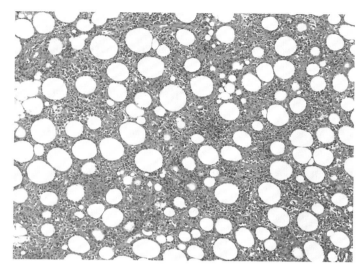

图 9-1-3-B HE×10 示皮下脂肪间隔大量淋巴及组织细胞浸润

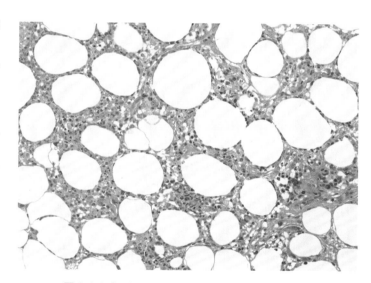

图 9-1-3-C HE×20 示浸润的淋巴细胞核有异型

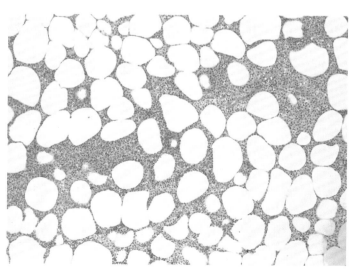

图 9-1-3-A HE×4 显示皮下脂肪间隔大量淋巴及组织细胞浸润

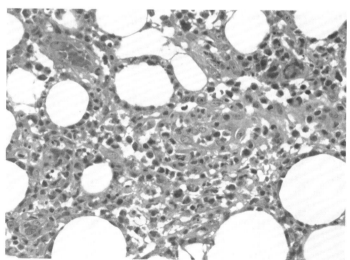

图 9-1-3-D HE×20 示豆袋细胞及异型瘤细胞

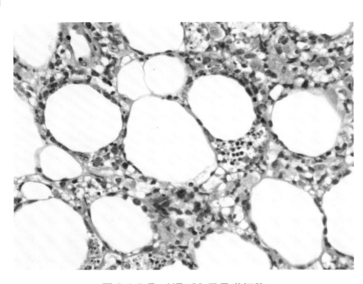

图 9-1-3-E HE×20 示吞噬细胞

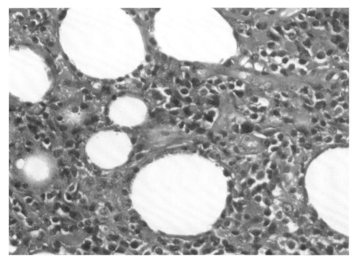

图 9-1-3-F HE×20 示异型瘤细胞

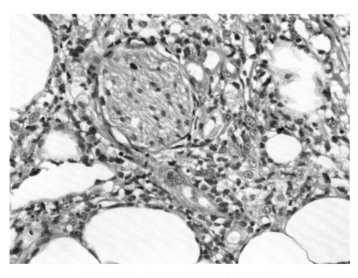

图 9-1-3-G HE×20 示瘤细胞浸润神经

**3. 免疫组化** CD2（－），CD3（－/＋），CD8（＋），βF（＋），CD30（－），CD56（－/＋），TIA-1、granzyme、perforin 等阳性。少数病例也可 CD4 和 CD8 均阴性或 CD4 和 CD8 均阳性。EBER 阴性（图 9-1-3-H～K）。

**4. 超微结构特点** T 淋巴细胞结构特点。

**5. 分子遗传学特点** T 细胞受体单克隆基因重排。

**【鉴别诊断】**

**1. 皮肤 γ/δT 细胞淋巴瘤** 肿瘤常累及表皮和真皮，表皮可有溃疡，免疫组化：CD56、TCRδ 阳性，βF、CD8 阴性。

**2. 鼻型结外 NKT 细胞淋巴瘤** 二者形态相似，但 NKT 细胞淋巴瘤常浸润真皮和表皮，EBV 阳性，无 TCR 基因重排。

**3. 良性脂膜炎** 浸润细胞未见异型、未见 TCR 基因重排。

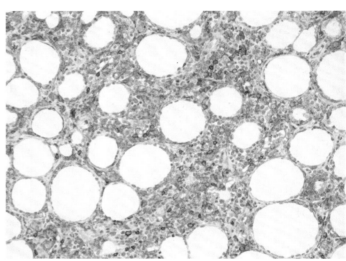

图 9-1-3-H IHC×10 示瘤细胞 CD4 阳性

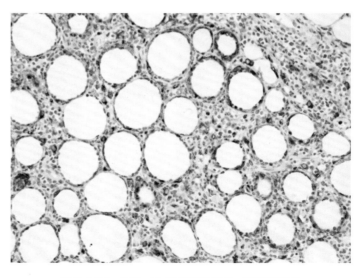

图 9-1-3-I IHC×10 示 CD68 染色，瘤细胞阳性

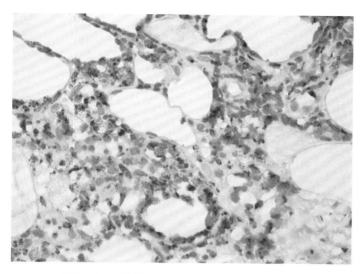

图 9-1-3-J　IHC×10 示 TIA-1 染色,瘤细胞阳性

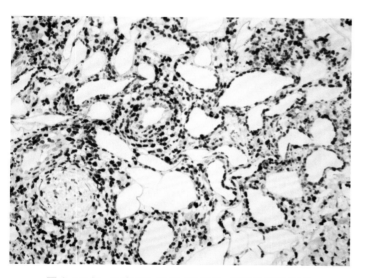

图 9-1-3-K　IHC×10 示 Ki-67 染色,多数瘤细胞阳性

（何乐健）

## 四、朗格汉斯细胞组织细胞增生症

### 【定义】

朗格汉斯细胞组织细胞增生症( Langerhans cell histiocytosis,LCH)是来自于未成熟的免疫辅助细胞( Langerhans 细胞)的一类疾病。

### 【临床特点】

1. **发病率**　LCH 发病率低,大约 1~5/100 万,男性多见,男女之比约 2~4∶1。LCH 可见于各年龄段,但主要发生于儿童和年轻人。

2. **症状**　LCH 可累及全身,最常见的是骨(80%)、皮肤(33%)和垂体(25%)。其他器官如肝,脾,淋巴结等均可受累。淋巴结受累约 5%~10%,可为单发病变,但更多为伴发病变。

临床表现因受累器官多少和部位不同而呈现多样性,一般而言,发病年龄越小、受累器官越多,病情就越重。

以往曾根据发病年龄、病变范围将 LCH 分为 3 类临床亚型,分别为:①嗜酸性肉芽肿:常为单一病灶,通常累及骨(头骨、股骨、盆骨、肋骨等),淋巴结、皮肤或肺少见;②Hand-Schuller-Christian 病:为多灶、单一系统疾病,在一种系统器官内累及多个部位,大多数是骨组织;③Letterer-Siwe 病:也称为系统性 LCH,为多灶、多器官的疾病,多个系统器官可被累及,包括骨、皮肤、肝、脾和淋巴结。目前有提议根据侵及器官和部位的数量分为 2 类:单系统性和多系统性 LCH。

3. **实验室检查**　可出现周围血中嗜酸性粒细胞增多,血沉加快。所有 LCH 患者需要评估是否存在尿崩症。

4. **影像学特点**　病变如局限淋巴结,影像提示局部淋巴结肿大,如伴其他脏器、系统,则有不同变化。如骨累及的患者表现为髓质骨的溶骨性破坏,周围有软组织影(图 9-1-4-A)。

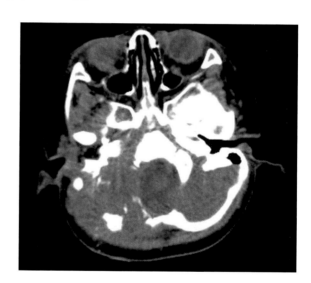

图 9-1-4-A　CT 示右侧枕骨及斜坡骨质破坏,周围见软组织肿块影

5. **治疗**　目前的主要治疗手段包括手术及化疗。化疗药物包括干扰素、长春碱、克拉屈滨和甲氨蝶呤等。治疗原则是根据患者年龄、病变范围、器官功能受累情况,使用个体化方案。近来,随着 *BRAF* 突变在 LCH 中的发现,包括 BRAF 抑制剂等在内的新的治疗方案正在尝试和总结中。

6. **预后**　预后不一,从自然痊愈到死亡都有报道,一般和发病年龄、受累器官数目及有无脏器功能衰竭有关。

### 【病理学特点】

1. **肉眼观察**　淋巴结肿大,鱼肉状。

2. **镜下观察**　镜下见 Langerhans 细胞增生，呈片状或弥漫分布（图 9-1-4-B）。病变始于淋巴窦，此时淋巴结结构尚存，而后延及直至整个淋巴结和周围组织。Langerhans 细胞大，圆形、卵圆形，胞质丰富，轻度嗜酸性，细胞界限不清（图 9-1-4-C）。细胞核圆形、卵圆形，部分细胞核可见核沟，呈咖啡豆样，染色质细腻，核仁不清，核膜薄（图 9-1-4-D），背景中常伴有嗜酸性粒细胞浸润，甚至形成嗜酸性脓肿（图 9-1-4-E）。

3. **免疫组化**　朗格汉斯细胞表达 CD1a（图 9-1-4-F）、CD207（Langerin）（图 9-1-4-G）、S-100；也可表达其他组织细胞标记物，如 Lysozyme、CD68。不表达 CD30、ALK1、CK、Desmin 等。

4. **超微结构特点**　电镜下可见棒状或网球拍样的 Birbeck 颗粒，具有特征性意义。

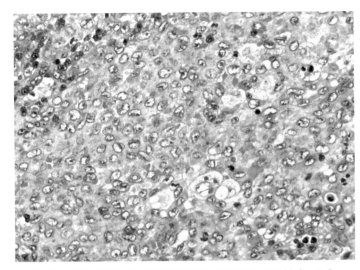

图 9-1-4-D　HE×20 示细胞核圆形、卵圆形，可见核沟，呈咖啡豆样

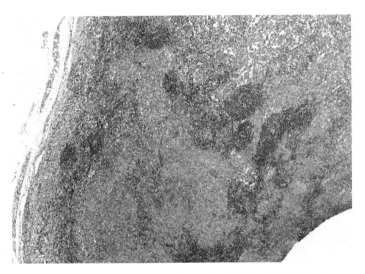

图 9-1-4-B　HE×4 示 Langerhans 细胞增生，呈片状分布，始于淋巴窦，向髓质浸润

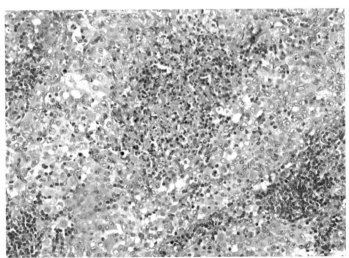

图 9-1-4-E　HE×10 示背景中常伴有嗜酸性粒细胞浸润，甚至形成嗜酸性脓肿

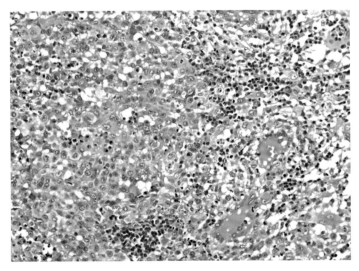

图 9-1-4-C　HE×10 示 Langerhans 细胞大，圆形，胞质丰富，伊红色，细胞界限不清

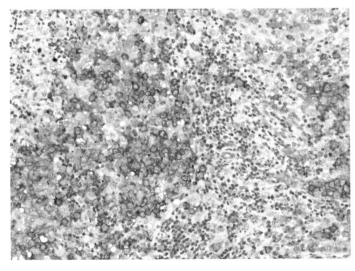

图 9-1-4-F　IHC×10 示 CD1a 染色，瘤细胞阳性

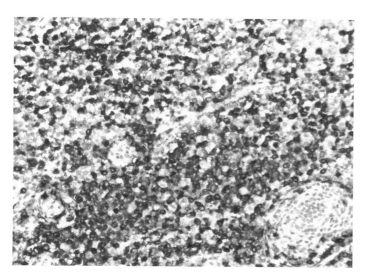

图 9-1-4-G　IHC×10 示 CD207（Langerin）染色，瘤细胞阳性

**5. 分子遗传学特点**　近年来，在大多数 LCH 病例中，重复检测到 *BRAF V600E* 等癌基因突变，这确定了 LCH 的本质是肿瘤性，也为治疗提供了新的思路。

【鉴别诊断】

**1. 淋巴结反应性增生**　在非特异性淋巴结反应性增生患者中，常伴有淋巴窦组织细胞的增生，但增生的组织细胞较小，核圆形或卵圆形，核沟不明显。免疫组化 CD68 阳性，CD1a、S-100 阴性。

**2. 窦组织细胞增生伴巨大淋巴结病（Rosai-Dorfman disease，RDD）**　增生的组织细胞分布于淋巴窦，细胞大，胞质丰富，但胞质内可见特征性吞噬，有完整的淋巴细胞现象（emperipolesis）。

**3. 霍奇金淋巴瘤**　病变淋巴结中可出现多少不等的 RS 细胞，细胞大，胞质丰富，同时背景中出现嗜酸性粒细胞、淋巴细胞、中性粒细胞、单核细胞等。免疫组化：RS 细胞 CD30、CD15 阳性，部分表达 PAX5，而 CD1a 和 S-100 阴性。

（殷敏智）

## 五、结外 NK/T 细胞淋巴瘤-鼻型

【定义】

结外 NK/T 细胞淋巴瘤-鼻型（extranodal NK-/T-cell lymphoma，Nasal type）是一种主要发生在结外的淋巴瘤，以血管破坏和坏死、细胞毒性表型及 EBV 感染为主要特点，大多数病例是 NK 细胞肿瘤，某些病例为细胞毒性 T 细胞表型肿瘤。

【临床特点】

**1. 发病率**　结外 NK/T 细胞淋巴瘤多发生在亚洲、墨西哥及中南美洲的原住民，以及免疫力抑制的人群。成人多见，儿童罕见，男性多于女性。该病病因仍不清楚，但发病与人种无关，但与 EB 病毒感染密切相关，通过检查循环 EB 病毒 DNA 浓度，来监测病毒活性。滴度高与疾病进展、化疗反应差、存活率低有关。

**2. 症状**　结外 NK/T 细胞淋巴瘤多发生在结外，最常见部位为上呼吸道（鼻腔、鼻咽、副鼻窦），还可见于皮肤、软组织、消化系统及睾丸；与成人不同的是，儿童主要见于消化道或皮肤。鼻部的肿瘤：表现为鼻阻、鼻出血，皮肤的病变则表现为皮肤结节并常伴有溃疡，而肠道的病变多表现为肠穿孔。尽管肿瘤诊断时原发病变常局限于局部，但病变可快速扩散至骨髓、血液、淋巴结或其他结外部位。一些患者可伴有有噬血细胞现象，或出现发热及体重减轻等系统性症状。

**3. 实验室检查**　EB 病毒检测阳性。

**4. 影像学特点**　局部淋巴结肿大或肿物。

**5. 治疗**　系统性的化疗。

**6. 预后**　通常，儿童患者预后较好，发生在鼻腔外的 NK/T 细胞淋巴瘤似乎有更强的侵袭行为，儿童和年轻患者经骨髓移植也许可治愈。

【病理学特点】

**1. 肉眼观察**　局部肿物结节性病变，表面可见溃疡形成。

**2. 镜下观察**

（1）低倍镜下观察，黏膜表面最常见的改变是溃疡形成（图 9-1-5-A）、凝固性坏死（图 9-1-5-B）及出血，肿瘤细胞呈弥散、浸润性生长。以血管为中心的血管破坏性生长，即使没有血管的浸润，也可见到血管的纤维素样性或坏死（图 9-1-5-C）。

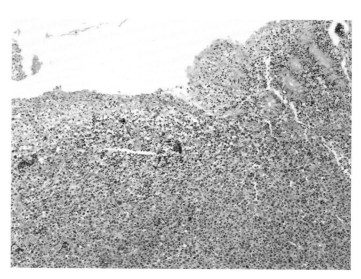

图 9-1-5-A　HE×10 示黏膜表面溃疡形成，其下肿瘤细胞浸润

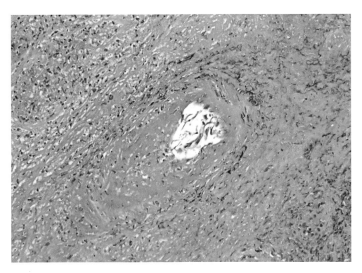

图 9-1-5-B　HE×10 示围绕血管的凝固性坏死及血管纤维素样变性

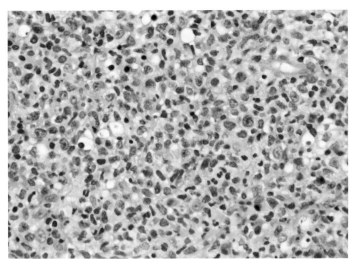

图 9-1-5-D　HE×10 中等至大的肿瘤细胞,核不规则,染色质颗粒状或泡状,核仁不明显

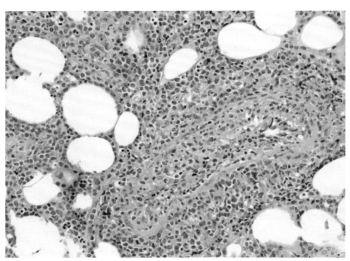

图 9-1-5-C　HE×10 示瘤细胞血管中心浸润(HE)

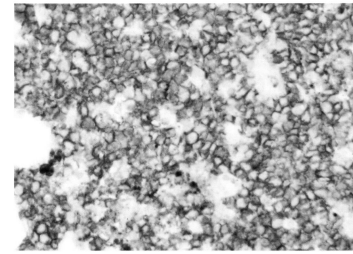

图 9-1-5-E　HE×10 示肿瘤细胞 CD56 染色阳性

（2）高倍镜下观察,肿瘤细胞形态变化较大,肿瘤性淋巴细胞可为小、中或大,多数病例为中等至大细胞或大小混合细胞。胞核常不规则,染色质呈颗粒状或泡状,核仁不明显(图 9-1-5-D)。胞质中等,淡染至透亮,核分裂象易见,肿瘤细胞常伴有中等至密集的反应性炎细胞,如小淋巴细胞、浆细胞、嗜酸性粒细胞、组织细胞,因此需要与炎性病变进行鉴别诊断。

3. **免疫组化**　免疫表型不一致,多数病例表现为 CD2 和 CD56 阳性(图 9-1-5-E),表面 CD3 阴性,胞质 CD3 阳性(图 9-1-5-F),同时也表达细胞毒性颗粒蛋白如粒酶 B(图 9-1-5-G)、TIA-1(图 9-1-5-H)和穿孔素(图 9-1-5-I)。CD43、CD45RO、IL-2 受体、CD95(Fas)和 Fas ligand 可阳性。其他 T 和 NK 细胞抗原,其中包括 CD4、CD5、CD8、CD16 及 CD57 常呈阴性。也可有 CD7 及 CD30 阳

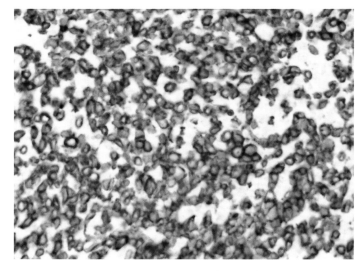

图 9-1-5-F　HE×10 示瘤细胞 CD3 染色阳性

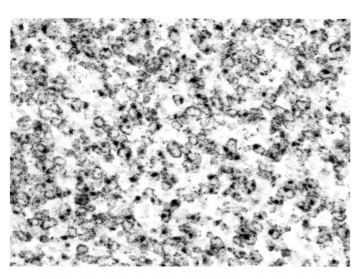

图 9-1-5-G　HE×10 示瘤细胞颗粒蛋白如粒酶 B 阳性

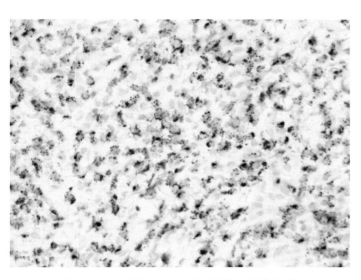

图 9-1-5-H　HE×10 示瘤细胞 TIA-1 染色阳性

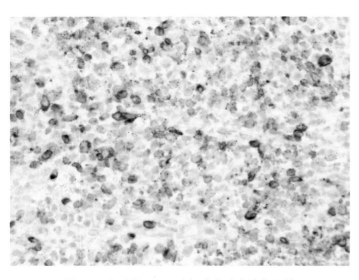

图 9-1-5-I　HE×10 示瘤细胞穿孔素染色阳性

性的病例。EBER 原位杂交是检测 EB 病毒最为可靠的方法(图 9-1-5-J)。肿瘤分类标准中将 CD56(-),胞质 CD3(+),细胞毒性分子和 EBV(+)的病例也归于 NK/T 细胞淋巴瘤。在这些病例中,EB 病毒(+)及细胞毒性分子的表达是诊断的必要条件,如果 EB 病毒阴性时,需对结外 NK/T 细胞淋巴瘤的诊断提出质疑。

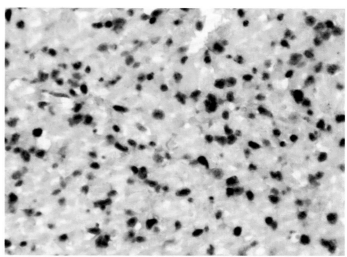

图 9-1-5-J　原位杂交×10 示瘤细胞 EBER 染色阳性

**4. 分子遗传学特点**　分子学研究表明,T 细胞受体和免疫球蛋白基因在多数病例中呈胚系构型。罕见有 T 细胞受体克隆性重排的病例,EBV 显示克隆性游离形式。尽管细胞遗传学异常常见,但仍未发现有一致性、与肿瘤复发有关的基因。

**【鉴别诊断】**

**1. 炎性病变**　由于肿瘤细胞常伴有中等至密集的反应性炎细胞,如小淋巴细胞、浆细胞、嗜酸性粒细胞和组织细胞,因此需要与炎性病变进行鉴别诊断。然而,在炎症病变过程中,并无明确的肿物、破坏性的病变或中等至大的异型淋巴细胞,EB 病毒罕见或散在阳性,不存在血管的侵犯或破坏。

**2. 肠病型 T 细胞淋巴瘤**　少见,但在肠病的流行区,如北欧地区,发病率有所增加。多数成人患者自幼就有乳糜泻病史,肿瘤细胞形态多样,最常见的情况是肿瘤细胞形态相对单一,呈中等至大细胞,其 CD3、CD5、CD7、CD30、CD103 阳性,CD8、T 细胞受体阳性/阴性。EBER 原位杂交(-),T 细胞受体通常呈克隆性重排。

**3. 皮下脂膜炎样 T 细胞淋巴瘤**　罕见,可发生在任何年龄,女性稍多于男性;大约有 20% 的患者年龄小于 20 岁,约 20% 的患者具有自身免疫性疾病,大多为系统性红斑狼疮。患者表现为多发性皮下结节,15%~20% 的患者出现噬血细胞综合征;肿瘤浸润皮下脂肪小叶,病变处真皮和表皮常不受累。具有诊断性的特征是肿瘤细胞围绕单个脂肪细胞的周边呈花环状。肿瘤细胞通常表达 CD8 和细胞毒性分子,但 CD56 及 EBER 原位杂交呈阴性。

（Xiayuan Liang　徐佳童）

## 六、嗜血细胞综合征

### 【定义】

嗜血细胞综合征(hemophagocytic syndrome)是由于遗传或继发其他原因激活正常 T 淋巴细胞和巨噬细胞,导致细胞因子功能紊乱,而引起系统性症状和器官损害。遗传性因素:10q21-22 *PRF1*、*NUNC13-4*、*LYST* 基因突变;X-连锁淋巴增殖性疾病 *SH2D1A* 基因突变等。获得性或继发性缺陷病毒、细菌、寄生虫、真菌、自身免疫性疾病、恶性肿瘤等使得 NK、T 细胞功能损害。

### 【临床特点】

1. **发病率**　儿童发病率 1.2/100 万,家族性多见于婴儿,70%~80% 见于出生到 18 个月的婴幼儿,青少年和成人少见;获得性可见于任何年龄,男女均可发病。

2. **症状**　发热高达 38.5℃ 7 天以上,皮肤易青肿、苍白、脾大,中枢神经系统症状如易激惹、精神状况改变、共济失调、偏瘫、癫痫发作等,皮疹,淋巴结肿大、肝大、黄疸,胸腹水等。

3. **实验室检查**　血细胞减少常常是全血细胞减少,低纤维蛋白原血症,高甘油三酯血症、血清铁增高,肝功能异常,血清乳酸脱氢酶增高,NK 细胞活性缺陷,循环可溶性白细胞介素受体(sIL-2R)浓度增高,基因突变检查。

4. **影像学特点**　无特异性改变,可见胸腹水、胆囊壁增厚,淋巴结肿大等。

5. **治疗**　药物及干细胞移植。

6. **预后**　家族性病例 3 年存活率 51%,干细胞移植后总存活率大约 70%。

### 【病理学特点】

1. **肉眼观察**　肿大淋巴结,切面灰白。

2. **镜下观察**

（1）小成熟组织:细胞增生,组织细胞显示吞噬活性,组织浸润和细胞损伤,淋巴细胞增多,多为 T 细胞。

（2）淋巴结:结构保留,可见灶状出血、坏死;淋巴窦见组织细胞浸润,组织细胞胞质内含有红细胞、淋巴细胞、中性粒细胞,主要吞噬红细胞;可伴有 T 细胞、NK 细胞或 B 细胞淋巴瘤;感染(EBV、CMV、HIV、真菌、分枝杆菌)(图 9-1-6-A~E)。

（3）骨髓:组织细胞吞噬有核或无核红细胞、血小板、中性粒细胞。

（4）脾:脾大,红髓扩张,充满组织细胞,并有吞噬现

图 9-1-6-A　HE×4 示淋巴窦扩张,大量吞噬细胞增生

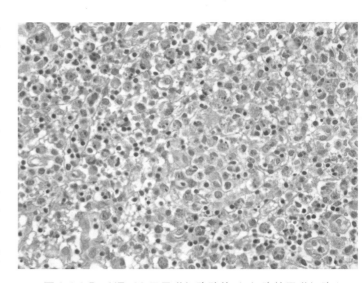

图 9-1-6-B　HE×20 示吞噬细胞碎片、红细胞的巨噬细胞

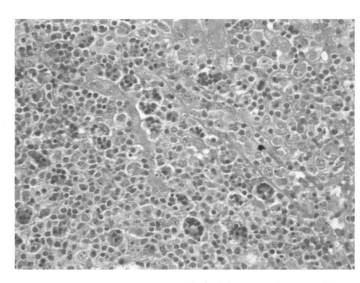

图 9-1-6-C　HE×20 示巨噬细胞胞质内见吞噬的淋巴细胞、红细胞等细胞碎片

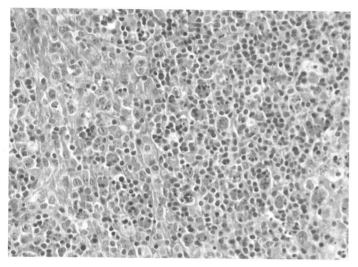

图 9-1-6-D　HE×20 示吞噬红细胞、淋巴细胞的巨噬细胞

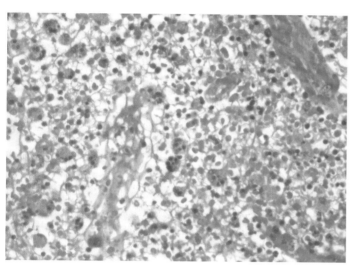

图 9-1-6-E　HE×20 示吞噬红细胞、淋巴细胞的巨噬细胞

象,局灶坏死和髓外造血。

（5）皮肤:仅 10%患者受累,水肿性斑丘疹,T 细胞和组织细胞增多,可见吞噬现象,需排除皮下脂膜炎样 T 细胞淋巴瘤。

（6）脑:脑膜淋巴组织细胞浸润,局灶性蛛网膜下腔出血。

嗜血细胞综合征诊断标准,满足下列标准中一条或两条:

（1）分子生物学明确诊断出嗜血细胞综合征的病因。

（2）以下症状和体征满足 5 条:

1）发热;

2）脾大;

3）没有恶性肿瘤证据;

4）血细胞减少（至少大于或等于 2 个血细胞系）:

A. 血红蛋白<90g/L;B. 血小板<100×10$^9$/L;C. 中性粒细胞<1.0×10$^9$;

5）高甘油三酯血症和/或低纤维蛋白原血症;

6）骨髓、脾或淋巴结组织中发现有吞噬血细胞现象;

7）NK 细胞活性低或缺乏;

8）铁蛋白至少 500μg;

9）可溶性 CD25 至少 2 400μg/ml。

**3. 免疫组化**　组织细胞 CD68 阳性（图 9-1-6-F）,CD1a 阴性,而 S-100 可以阳性或阴性。

CD30、CD15、pax-5 阳性,CD20、EMA、CD45、BOB1 阴性。EBER 阳性。

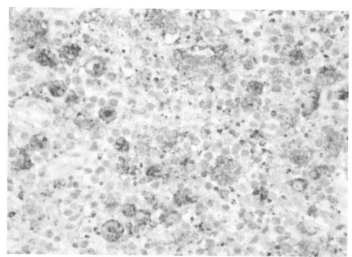

图 9-1-6-F　IHC×10 示巨噬细胞 CD68 染色阳性

**4. 超微结构特点**　淋巴细胞特点。

**5. 分子遗传学特点**　10q21-22 *PRF1*、*NUNC13-4*、*LYST* 基因突变;X-连锁淋巴增殖性疾病 *SH2D1A* 基因突变。

**【鉴别诊断】**

**1. Rosai-Dorfman 病**　发热,白细胞减少,贫血 ESR 增高,高丙种球蛋白血症,组织细胞 S-100 阳性,CD68 阳性,CD1a 阴性,淋巴窦扩张充满大的组织细胞,组织细胞胞质内可吞噬完整淋巴细胞,浆细胞增多。

**2. 朗格汉斯细胞组织细胞增生症**　朗格汉斯细胞具有丰富的嗜酸性胞质,可见核沟,背景嗜酸性粒细胞较多,可见坏死,未见吞噬现象,免疫组化:CD1a、Langerin、S-100 阳性。

（何乐健）

## 七、自身免疫性淋巴增生性综合征

**【定义】**

自身免疫性淋巴增生性综合征（autoimmune lymphroliferative syndrome，ALPS）是 *FAS* 基因介导的凋亡缺陷导致淋巴细胞自身稳定紊乱性疾病。临床分为Ⅰ型约占 65%，又分三亚型Ⅰa，胚系 FAS（*TNFRSF6*、*CD95*、*APO1*）基因突变；Ⅰb，FAS（*FASLG*）连接基因突变；Ⅰs，体细胞 FAS 基因突变；Ⅱ型：编码半胱天冬酶的基因突变；Ⅲ型 FAS 通路未见基因突变：Ⅳ型：罕见，NRAS 功能获得性突变，患者有 ALPS 表型，但 FAS 介导多为正常

【临床特点】

1. **发病率** 少见。

2. **症状** 常常在出生一年内出现慢性非恶性淋巴增殖，反复发作或慢性淋巴结病，85% 的患者有脾大及脾功能亢进，45% 的患者肝大，淋巴细胞间质性肺炎；70% 的患者有自身免疫性疾病：包括血细胞减少症、EVANs 综合征、其他自身免疫现象（皮疹、自身免疫性肝炎、自身免疫性肾小球肾炎、自身免疫性甲状腺炎、血管炎、结肠炎、眼葡萄膜炎等）。

ALPS 患儿增加患各种恶性肿瘤的危险：霍奇金及非霍奇金淋巴瘤，癌（甲状腺癌、乳腺癌、肝癌、舌癌、皮肤癌），某些患者表现为多发性肿瘤（甲状腺/乳腺腺瘤、胶质瘤）。

基因突变相关症状：严重淋巴增殖。

3. **实验室检查** 血清 IgG、IgA、IgE 增高；IgM 正常或降低；自身抗体阳性：抗核、风湿因子、平滑肌、血细胞等；流氏细胞术：双标阴性 T 细胞增高（TCR-$\alpha/\beta^+$，CD3$^+$，CD4$^-$，CD8$^-$）。

4. **影像学特点** 淋巴结肿大，肝脾肿大。

5. **治疗** 某些患者无需治疗，溶血性贫血、血小板减少可用激素、免疫抑制疗法；一些患者可用免疫球蛋白；抗 CD20 抗体；脾切除、骨髓移植等。

6. **预后** 取决自然病史。ALPS 的非恶性淋巴组织增生性疾病可以消退或改善，一生中有患淋巴瘤的危险性。

【病理学特点】

1. **肉眼观察** 肿大淋巴结，切面灰白。

2. **镜下观察**

（1）淋巴结：副皮质区明显扩大，生发中心增生（滤泡增生、萎缩），生发中心进行性转化，类似 Rosai-Dorfman 样改变（图 9-1-7-A、B）。

（2）肝脏：汇管区炎症（图 9-1-7-C～E）。

（3）脾：白髓扩大、红髓扩大（图 9-1-7-F）。

诊断 ALPS 标准：

主要症状：

（1）慢性非恶性淋巴组织增生超过 6 个月、至少两组淋巴结肿大和/或脾大。

图 9-1-7-A HE×4 示淋巴结副皮质区扩大，淋巴滤泡增生

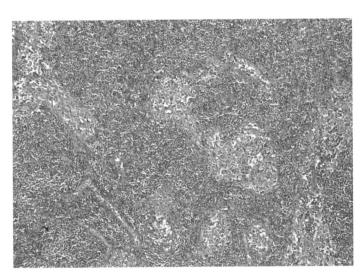

图 9-1-7-B HE×10 示淋巴结副皮质区扩大，淋巴滤泡增生

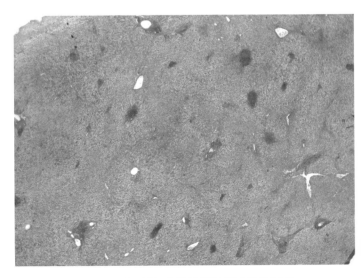

图 9-1-7-C HE×4 示汇管区淋巴细胞浸润

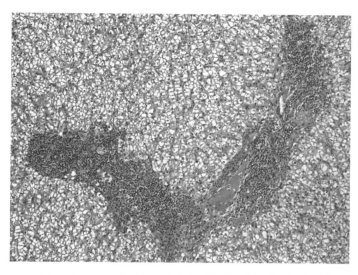

图 9-1-7-D　HE×10 示汇管区血管、叶间胆管间淋巴细胞浸润

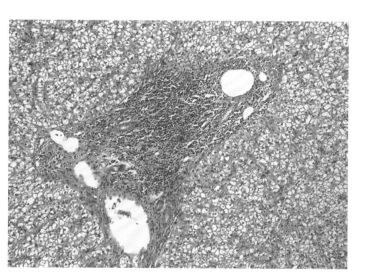

图 9-1-7-E　HE×20 示汇管区血管、叶间胆管间淋巴细胞浸润

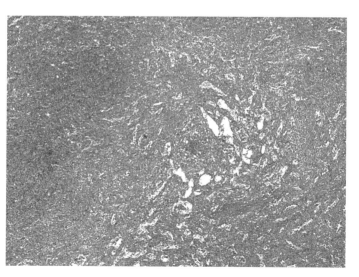

图 9-1-7-F　HE×4 示脾脏白髓及红髓扩大

（2）外周血双标阴性细胞明显升高至少 5% 以上。

（3）体外 FAS 介导凋亡缺陷。

（4）*FAS*、*FASL*、*CASP10*、*NRAS* 基因突变。

次要症状：

（1）自身免疫性血细胞减少。

（2）外周血双标阴性细胞中度升高。

（3）血清 IgGs 升高。

（4）血清 IL-10 升高。

（5）维生素 $B_{12}$ 升高。

（6）血浆 FAS 连接水平升高。

诊断标准：3 个主要症状或 2 个主要症状加 2 个次要症状即可诊断 ALPS。

**3. 免疫组化**　双标阴性细胞：（TCR-α/β$^+$，CD3$^+$，CD4$^-$、CD8$^-$）；CD45RO$^-$、CD45RA$^+$、CD25$^-$，大的 T 细胞亚群 CD57、TIA、perforin 阳性；小 T 细胞 CD20、CD4、CD8 阳性（图 9-1-7-G~I）；滤泡表达多表型 Ig 轻链，B 细胞抗原、Bcl-2、Bcl-6 阳性；EBER 通常阴性。

**4. 超微结构特点**　淋巴细胞特点。

**5. 分子遗传学特点**　*FAS*、*FASLG*、*CASP10* 等基因突变。

【鉴别诊断】

**1. X 连锁淋巴组织增生综合征**　*SH2D1A* 基因突变，患者在感染 EB 病毒前不表现明显的免疫缺陷，75% 患者有爆发性传染性单核细胞增生症，血清 EBV 抗体阳性。

**2. Wiskott-Aldrich 综合征（WAS）**　X 连锁，*WASP* 基因突变，临床上可见血小板减少，免疫缺陷性湿疹，自身免疫表现如贫血、脾血管炎、关节炎、肾病，肿瘤高度易感性，淋巴结早期病变显示淋巴滤泡增生，晚期显示生发中心进行性消减，副皮质淋巴细胞消减伴免疫母细胞增

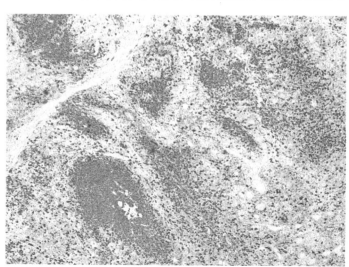

图 9-1-7-G　IHC×10 示 CD20 阳性

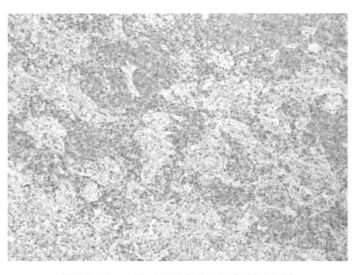

图 9-1-7-H IHC×10 示小淋巴细胞 CD4 阳性

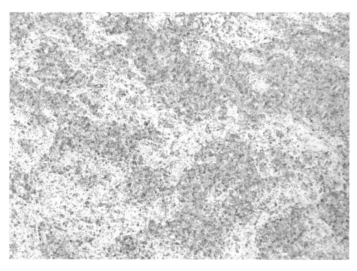

图 9-1-7-I IHC×10 示小淋巴细胞 CD8 阳性

生、嗜酸性粒细胞增生、异型浆细胞增生,可见髓外造血。

3. **Evans 综合征** 某些患者可伴有 ALPS,所有 Evans 患者应进行 FAS 介导凋亡缺陷检测,未见该基因异常。

(何乐健)

## 八、儿童型滤泡性淋巴瘤

### 【定义】

儿童型滤泡性淋巴瘤(pediatric follicular lymphoma, FL)是滤泡中心(生发中心)B 细胞发生的淋巴瘤(典型的包括中心细胞及中心母细胞),应见到至少部分区域呈滤泡性结构。如果任何滤泡性淋巴瘤中出现了以母细胞为主的、不同大小的弥漫性生长区域,大部或完全占据了肿瘤,则需要考虑诊断为弥漫大 B 细胞淋巴瘤。

儿童 FL 将会成为 2016 WHO 分类标准中的全新名词,以膨胀增生的滤泡形成结节为特点,常伴有显著的母细胞性滤泡中心细胞,而不是典型的中心母细胞或中心细胞。

### 【临床特点】

1. **发病率** 好发成人,中位年龄为 55～59 岁,约占淋巴瘤的 20%,西欧及美国发病率较高。儿童、青少年及年轻人罕见,约占儿童非霍奇金淋巴瘤的 5% 以下,其中多数为男性(男女比为 2～4∶1),年龄介于 3 岁至青少年期。

2. **症状** 局部肿物,常常未见明显全身或特殊症状,与成人患者发现时肿瘤已扩散相比,儿童 FL 多为局限性,且可治愈。常见部位是头颈部,包括扁桃体,可发生于结外区域。成人型与儿童型 FL 的其他区别在于,后者瘤细胞常缺乏 Bcl-2 蛋白的表达及特有的 *Bcl-2* 基因的易位,肿瘤诊断时常已达形态学 3 级(表 9-1-8-1)。

表 9-1-8-1 儿童型与成人型滤泡性
淋巴瘤临床病理学特点比较

| | 儿童型 | 成人型 |
|---|---|---|
| 发病率 | 占儿童淋巴瘤不到 5% | 占所有淋巴瘤的 20% |
| 部位 | 头颈部淋巴结、扁桃体 | 淋巴结、脾、骨髓,胃肠道、皮肤 |
| 临床特点 | 多为局限性病变 | 较少为局限性病变 |
| 组织学 | 多为 3 级 | 1～3 级 |
| Bcl-2 蛋白 | 阴性 | 阳性 |
| Bcl-2 易位 | 不出现 | 出现 |

3. **实验室检查** 未见特殊。

4. **影像学检查** 局部淋巴结等部位肿大。

5. **治疗** 儿童型 FL 通常为惰性淋巴瘤,尽管组织学上已处于 3 级,治疗方法多样,部分患者采取手术切除肿物,另一部分患者采取化疗或放疗的方法,患儿通常可持久缓解。

6. **预后** 良好。

### 【病理学特点】

1. **肉眼观察** 淋巴结肿大。

2. **镜下观察** FL 以多量异常淋巴滤泡结节样增殖致淋巴结结构破坏为特点(图 9-1-8-A),混杂有中心细胞(有裂滤泡中心细胞)及中心母细胞(大无裂滤泡中心细胞)(图 9-1-8-B)。儿童型 FL 中心母细胞,较成人型更多见,肿瘤性滤泡常缺乏套区及生发中心,可出现弥漫性生长区域。

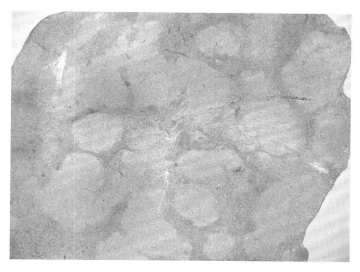

图 9-1-8-A　HE×4 示淋巴结内见淋巴滤泡背靠背排列,结节状生长

表 9-1-8-2　WHO 分类标准中滤泡性淋巴瘤的分级

| 分级 | 定义 |
| --- | --- |
| 1~2级(低级) | 0~15 中心母细胞/HPF* |
| 1 级 | 0~5 中心母细胞/HPF |
| 2 级 | 6~15 中心母细胞/HPF |
| 3 级 | >15 中心母细胞/HPF |
| 3A | 可见中心细胞 |
| 3B | 中心母细胞呈实性片状 |

| 报告类型 | 滤泡比例 |
| --- | --- |
| 滤泡型 | >75% |
| 滤泡和弥漫型 | 25%~75% |
| 灶状滤泡型 | <25% |
| 弥漫型 | 0 |

\* HPF,高倍视野是指:0.159mm²(×40 的物镜,18mm 观察范围;计数 10 个高倍视野,计数结果除以 10)

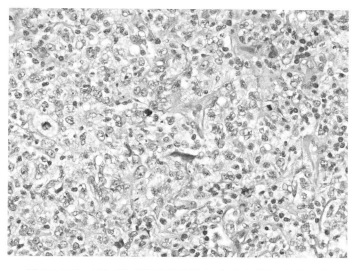

图 9-1-8-B　HE×20 示肿瘤性滤泡以大中心母细胞增殖为主伴有少量核分裂

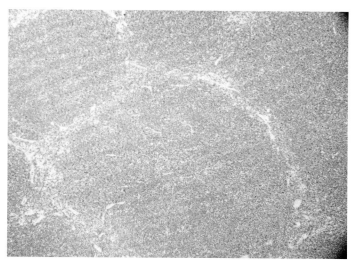

图 9-1-8-C　IHC×10 示肿瘤性滤泡中的瘤细胞 CD20 染色阳性

FL 的分级是根据中心母细胞及肿瘤性滤泡数量的多少决定,组织学分级可预测临床预后。2008 年 WHO 分类标准中,推荐计数 10 个高倍视野中肿瘤性淋巴滤泡里中心母细胞绝对数,进行分级,1 级:0~5 个;2 级:6~15 个;3 级:>15 个(表 9-1-8-2)。进行计数时,任选 10 个包括各种滤泡的高倍视野,3 级 FL 还可进一步分为 3A 级和 3B 级。3A 级>15 个,但在肿瘤性滤泡中仍可见中心细胞,3B 级中心母细胞呈实性片状。此外,滤泡的形态及数量需加以说明,包括滤泡型(如:>75%的滤泡区域)和弥漫型(如:0 的滤泡区域)(表 9-1-8-2)。

**3. 免疫组化**　FL 源于滤泡中心细胞,且为成熟的单克隆 B 淋巴细胞。免疫表型具有以下特点。CD19⁺、CD20⁺(图 9-1-8-C),CD79a⁺、PAX-5⁺、Bcl-6⁺(图 9-1-8-D),CD10⁺(图 9-1-8-E),CD5⁻、CD23⁻、CD25⁻、CD11c⁻以及

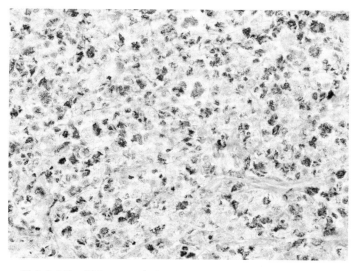

图 9-1-8-D　HE×10 示肿瘤性滤泡中的瘤细胞 Bcl-6 染色阳性

图 9-1-8-E　HE×10 示肿瘤性滤泡中的瘤细胞 CD10 染色阳性

CD43⁻。Bcl-2 在成人型中通常为阳性,在儿童型中则为阴性,CD5 和 CD43 阴性可帮助其与套细胞淋巴瘤(MCL)鉴别,CD10+可助其与边缘区 B 细胞淋巴瘤(MZBCL)鉴别。CD10 及 Bcl-6 阳性均可见于 FL 及反应性增生的生发中心区域,因此无法用来帮助鉴别这两种病变。但是 MCL 及 MZBCL 均罕见于儿童,因此对于 FL 和反应性增生的淋巴滤泡鉴别尤为重要。除了两者形态学上的区别外,在是否保留淋巴结结构、滤泡的大小及形态、是否有明确的套区及极性以及生发中心细胞形态等方面均有区别(表 9-1-8-3)。FL 为单克隆性,这在流式细胞学中常见,但这在经过石蜡包埋、通过免疫组化染色的组织中很难鉴别,而反应性增生的淋巴滤泡则为多克隆性的。

表 9-1-8-3　滤泡性淋巴瘤与反应性增生的病理学特点

| | | 滤泡性淋巴瘤 | 反应性滤泡增生 |
| --- | --- | --- | --- |
| 结构特点 | 结构 | 消失 | 保留 |
| | 生长类型 | 滤泡呈背靠背排列 | 淋巴组织穿梭于滤泡之间 |
| | 淋巴滤泡 | 大小形态变化不大 | 大小及形态具有明显变化 |
| | 包膜浸润 | 有 | 无 |
| | 滤泡密度 | 高 | 低 |
| | 滤泡极性 | 缺乏套区及极性 | 明确的套区和极性 |
| 细胞学特点 | 生发中心细胞 | 形态单一 | 形态多样 |
| | 核分裂活性 | 相对低 | 中至高度 |

FL 的核分裂数及增殖指数(Mib-1/Ki-67)均低于反应性增生的淋巴滤泡。但需要注意的是,不能仅凭增殖指数系数的高低判断或除外淋巴瘤与反应性增生。儿童型 FL 通常为 3 级,增殖指数比低级别的淋巴瘤要高,增殖指数需与细胞形态及免疫表型相结合。此外,增殖指数染色在反应性增生的淋巴滤泡中多分布于滤泡一极的增殖细胞中,与之相反的是,其在 FL 中则散在分布于滤泡中(表 9-1-8-3)。

**4. 超微结构特点**　具有 B 淋巴细胞特点。

**5. 分子遗传学特点**　FL 中免疫球蛋白重链或轻链的重排可通过 PCR 检测到,这可能有助于鉴别 FL 与淋巴滤泡的反应性增生。成人型 FL 以 t(14;18)(q32;q21)及 Bcl-2 基因的重排为特点致 Bcl-2 蛋白的过表达,FISH 是检测 Bcl-2 基因重排最敏感的方法,Bcl-2 蛋白的过表达可阻止肿瘤性 B 细胞的凋亡。儿童型 FL 在 Bcl-2 蛋白的过表达及基因的重排中罕见,表明在儿童、青少年及年轻人中另一种淋巴瘤形成机制。

**【鉴别诊断】**

**1. 套细胞淋巴瘤(MCL)**　通常淋巴结结构全部破坏,可呈结节性生长,瘤细胞小、核形不规则、未见中心母细胞,玻璃样变血管,常见胞质嗜酸的组织细胞,CD5 和 CD43 阳性,Cyclin-D1 阳性。

**2. 边缘区 B 细胞淋巴瘤(MZBCL)**　儿童罕见,肿瘤性细胞 CD5、CD10 表达阴性。

**3. 淋巴滤泡反应性增生**　除了两者形态学上的区别外,在是否保留淋巴结结构、滤泡的大小及形态、是否有明确的套区及极性以及生发中心细胞形态等方面均有区别(表 9-1-8-3)。FL 为单克隆性,流式细胞学检查易发现,而石蜡包埋,免疫组织化学染色检查却很难发现;反应性增生的淋巴滤泡则为多克隆性。FL 核分裂数及增殖指数(Mib-1/Ki-67)均低于反应性增生的淋巴滤泡。但不能仅凭增殖指数的高低判断或除外淋巴瘤与反应性增生。儿童型 FL 通常为 3 级,增殖指数比低级别的淋巴瘤要高,增殖指数需与细胞形态及免疫表型相结合。此外,增殖指数染色在反应性增生的淋巴滤泡中多分布于滤泡一极的增殖细胞中,与之相反的是,FL 却呈散在分布。

(Xiayuan Liang　徐佳童)

## 九、弥漫大 B 细胞淋巴瘤

### 【定义】

弥漫大 B 细胞淋巴瘤(diffuse large B-cell lymphoma,DLBCL)是指大 B 细胞恶性肿瘤:瘤细胞核的大小相当于正常吞噬细胞核大小或大小超过正常淋巴细胞的 2 倍,具有弥漫性增生的特点。

### 【临床特点】

1. **发病率**　DLBCL 约占儿童非霍奇金淋巴瘤的 20%,多见于年龄稍大的儿童,为 10 岁以上儿童非霍奇金淋巴瘤中最常见的组织学类型。男孩比女孩稍多;DLBCL 与免疫缺陷(遗传性或医源性)密切相关,是儿童免疫缺陷相关淋巴瘤最常见的类型。

2. **症状**　DLBCL 患者通常表现为结内和/或结外、单发或多发迅速增大的肿块,虽然大多数患儿无症状,如有症状,与累及部位密切相关,常见发热、夜汗、体重减轻等系统性症状,原发于结外的部位包括皮肤、骨、胃肠道、生殖道及中枢神经系统。

3. **实验室检查**　无特异性异常。

4. **影像学特点**　淋巴结或结外肿物。

5. **治疗**　通常为短程、高强度、多种药物的联合治疗,与儿童 Burkitt 淋巴瘤治疗方案类似,用 CD20 抗体(利妥昔单抗)的免疫治疗还未得到广泛应用。

6. **预后**　对化疗高度敏感,治愈率可达 90% 以上;但儿童与青少年的原发纵隔(胸腺)大 B 细胞淋巴瘤对化疗的反应、治愈率与其他型 DLBCL 不同。

### 【病理学特点】

1. **肉眼观察**　肿大淋巴结,切面灰粉、鱼肉状。

2. **镜下观察**　淋巴结结构破坏,充满大淋巴细胞,常浸润淋巴结周围组织,肿瘤大多表现为弥漫性生长(图 9-1-9-A),但在部分病例中,由于血管生成及纤维化,可呈现模糊结节样形态。DLBCL 显示各种细胞形态,包括中心母细胞型及免疫母细胞型。中心母细胞型是最常见的亚型,由中到大的淋巴样细胞组成,伴有少到中等量胞质,圆形或卵圆形,泡状核,核仁 2~4 个,靠近核膜(图 9-1-9-B),免疫母细胞型主要由免疫母细胞组成,见较多嗜碱性胞质,核圆形,伴单个中位核仁(图 9-1-9-C),最新亚型分型见表 9-1-9-1,儿童患者中,已有相关几种亚型的报道,包括富于 T 细胞/组织细胞性大 B 细胞淋巴瘤(THRLBCL),原发性纵隔(胸腺)大 B 细胞淋巴瘤(PMLBCL)。

图 9-1-9-A　HE×2 示瘤细胞弥漫性生长,正常淋巴结结构破坏

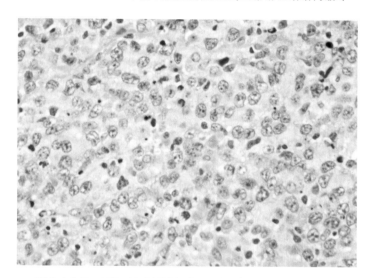

图 9-1-9-B　HE×40 DLBCL 中心母细胞型,示大的瘤细胞伴有少量到中等细胞质,细胞圆形或卵圆形,泡状核,核仁 2~4 个,靠近核膜,可见核分裂及凋亡

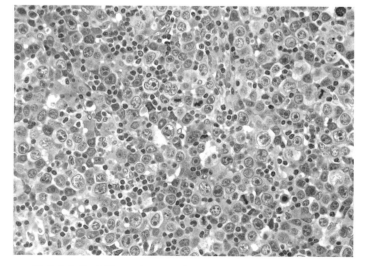

图 9-1-9-C　HE×40 DLBCL 免疫母细胞型,示大的瘤细胞伴有丰富的嗜酸性细胞质,核仁中位、明显、嗜酸性

表 9-1-9-1 弥漫大 B 细胞淋巴瘤亚型分类表

弥漫大 B 细胞淋巴瘤(DLBCL)非特殊型
    B 细胞生发中心型
    B 细胞活化型
富于 T 细胞/组织细胞大 B 细胞淋巴瘤
原发于中枢神经系统 DLBCL
原发于皮肤 DLBCL,腿型
慢性炎症相关性 DLBCL
原发纵隔(胸腺)大 B 细胞淋巴瘤
ALK 阳性大 B 细胞淋巴瘤
HHV 阳性 DLBCL,非特殊型

THRLBCL:多呈弥漫性或少数病例呈现模糊结节样生长(图 9-1-9-D)。在大量小、反应性 T 淋巴细胞背景中,见散在、单个分布的肿瘤性大 B 细胞,可伴有大量形态温和的非上皮样组织细胞出现,未见浆细胞及嗜酸白细胞。肿瘤性 B 细胞形态上变异大,可见类似于中心母细胞(图 9-1-9-E)、免疫母细胞,或 RS 细胞及"爆米花"细胞。PMLBC:胸腺 B 细胞来源,是发生于前纵隔的淋巴瘤。多见于年龄稍大的青少年。患者常表现为与前纵隔肿大有关的症状,如胸部不适、咳嗽、呼吸困难及上腔静脉综合征等。胸部 X 线及 CT 检查示前纵隔巨大肿物,肿瘤可侵袭胸壁、大血管、心包、胸膜及肺组织,可伴有胸腔及心包积液。肿瘤可局限于胸腔,但随着病情进展,可累及淋巴结、肾、肾上腺、肝或中枢神经系统,骨髓受累少见。组织学形态特点:大淋巴细胞呈弥漫浸润性生长,瘤细胞可显示如中心母细胞样、免疫母细胞样、间变的、无法分类的或 R-S 样细胞等各种细胞特点,胞质丰富、透明,圆形、卵圆形和/或分叶状核,纤维化常见,从纤细、胶原纤维围绕单个细胞,到宽的、致密胶原分割片状淋巴样细胞均可见到(图 9-1-9-F)。

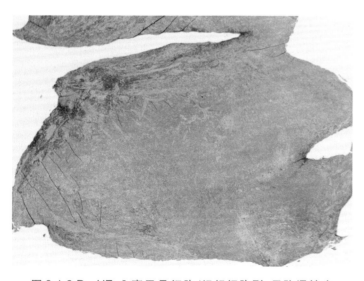

图 9-1-9-D HE×2 富于 T 细胞/组织细胞型,示弥漫性生长、肿大的淋巴结

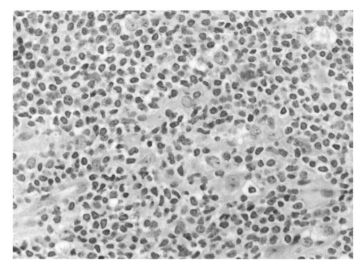

图 9-1-9-E HE×40 富于 T 细胞/组织细胞型,示相对少见的肿瘤性 B 细胞伴有大量、小的活化的 T 细胞

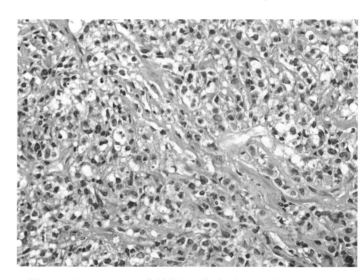

图 9-1-9-F HE×40 原发性纵隔(胸腺)大 B 细胞淋巴瘤,示大的恶性肿瘤 B 细胞,伴有丰富的透明胞质,被致密纤维间质分割

3. **免疫组化** 瘤细胞表达成熟 B 细胞抗原,如 CD19、CD20(图 9-1-9-G)、CD22、CD79a 及 PAX5(图 9-1-9-H)和细胞表面免疫球蛋白(IgM>IgG>IgA)。大多数 DLBCL 表达单克隆细胞表面免疫球蛋白轻链(图 9-1-9-I);PMBCL 也可能缺乏细胞表面免疫球蛋白;某些 DLBCL 可见 CD30 表达,多见于 PMBCL。2017 年 WHO 淋巴瘤分类:依据细胞起源、遗传标记及预后等将 DLBCL(非特殊型)分为生发中心 B 细胞型(GCB 型)及活化 B 细胞型(ABC 型);GCB DLBCL 起源于生发中心 B 细胞,表达 Bcl-6(图 9-1-9-J)、CD10(图 9-1-9-K)及 cyclin H;而 ABC 型起源于生发中心后,浆细胞分化过程中停止分化的 B 细胞,瘤细胞表达 MUM1(图 9-1-9-L)、CD138、PAK1、CD44 和 Bcl-2。用上述免疫标记物可帮助区分 GCB 及 ABC。

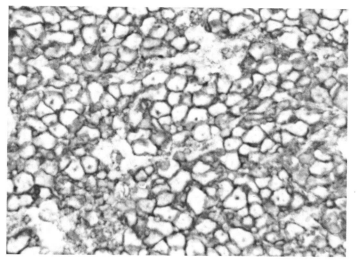

图 9-1-9-G　IHC×40 示瘤细胞 CD20 染色阳性

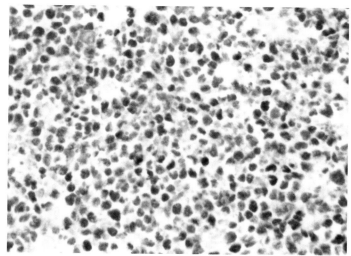

图 9-1-9-J　IHC×40 GCB DLBCL,Bcl-6 染色阳性

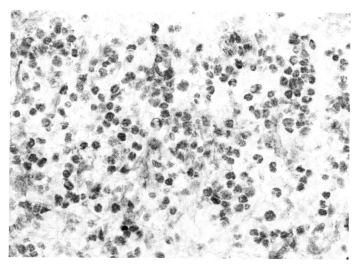

图 9-1-9-H　IHC×40 示 PAX-5 染色,瘤细胞细胞核阳性

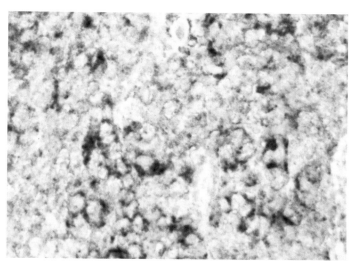

图 9-1-9-K　IHC×40 GCB DLBCL,CD10 染色阳性

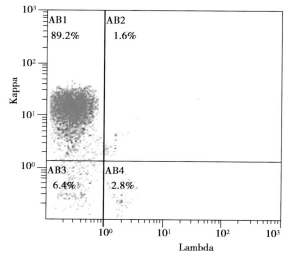

图 9-1-9-I　DLBCL 流式细胞学检测显示 κ 轻链限制性特性
的单克隆 B 细胞群

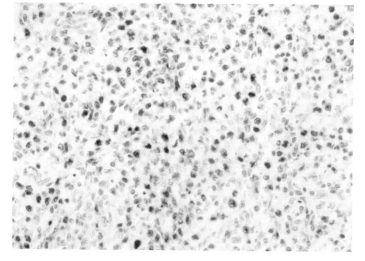

图 9-1-9-L　IHC×40 ABC DLBCL,MUM1 染色阳性

**4. 超微结构特点** B 淋巴细胞瘤结构特点。

**5. 分子遗传学特点** 儿童极少有 t(14;18)(q32;q21)/BCL-2 易位;10% 的成人 DLBCL 病例显示,编码 *Bcl-6* 基因的转录因子所在的 3p27 带异常。然而,用分子技术检测到的 *Bcl-6* 基因重排的频率远多于细胞遗传学的方法,表明在成人 DLBCL 的形成中,有隐性的 Bcl-6 染色体异常。儿童 DLBCL 中,*Bcl-6* 易位及突变率不清楚;报道不到 10% 的病例有累及 3q27 的核型异常。儿童 DLBCL 患者中,大约 20%~40% 报道病例中可见 *cMYC* 癌基因有关的易位,如 t(8;14)。

PMBCL:常见 9p 获得 *REL* 基因的扩增或 *MAL* 基因的过表达。特点是缺乏 *Bcl-2*、*Bcl-6* 表达及 *cMYC* 基因易位。

【鉴别诊断】

**1. 结节性淋巴细胞为主型霍奇金淋巴瘤(NLPHL)** 目前认为 NLPHL 和 THRLCH 是同一疾病的不同阶段。在 NLPHL 的淋巴结中,CD21 阳性的滤泡树突网状结构保存完整,而 THRLBCL 滤泡树突网状结构遭到破坏,因此 CD21 呈阴性。有大量小 B 细胞出现,及 CD4⁺/CD57⁺ 或 PD1⁺/CD57⁺ 的 T 细胞围绕大的肿瘤细胞形成玫瑰花样。THRLBCL 主要是由 CD8⁺ 细胞及 TIA1⁺ 细胞形成,且缺乏小 B 细胞。NLPHL 可进展为完全是富于 T 细胞的弥漫增殖的肿瘤且缺乏滤泡树突状细胞,这将会使其与 THRLBCL(形态)完全一致或者只出现在局部,对于这种病例,2017 年 WHO 淋巴瘤分类推荐使用"NLPHL 转化型 THRLBCL 样淋巴瘤"的名称。

**2. 经典型霍奇金淋巴瘤(CHL)** PMBCL 经常表达 CD30,因此要与 CHL 相区别。CHL 需要同样表达 CD15 且缺乏 B 细胞相关标记物的表达,如 CD79a、BOB1 及 OCT-2。CHL 罕见表达 CD20,但 CD20 常表达于 PMBCL。背景中混合的炎细胞(嗜酸性粒细胞、浆细胞、中性粒细胞、小淋巴细胞及组织细胞)及肿瘤细胞 EBER 阳性是 CHL 的特点。如果 PMBCL 中 CD15 强阳性或不定量的表达 CD20 或 CD79a,则需要考虑为不可分类的 B 细胞淋巴瘤,也就是特点介于 DLBCL 及 CHL 之间的(灰区)淋巴瘤。

(Xiayuan Liang 徐佳童)

## 十、Burkitt 淋巴瘤/白血病

【定义】

Burkitt 淋巴瘤/白血病(Burkitt lymphoma/leukemia,BL)是一种高度恶性的淋巴组织肿瘤,常发生在结外,或表现为急性白血病,肿瘤由细胞形态单一、中等大小的 B 细胞组成,胞质嗜碱性、核分裂象高。常有位于 8 号染色体 8q24 的 *MYC* 基因易位,但不具有特异性。

【临床特点】

**1. 发病率** 该肿瘤首先由 Desnis 发现并报道了 1 例发生在中非儿童颌骨的罕见肿瘤;此瘤占儿童非霍奇金淋巴瘤的 40%~50%,临床上分为流行性 BL、散发性 BL 以及免疫缺陷相关性 BL 三种亚型。

流行性 BL:主要分布于中非地区,特别是常年高温多雨、高海拔的撒哈拉以南非洲地区,与疟疾的地理分布一致。BL 是该地区儿童最常见的恶性肿瘤,发病高峰 4~7 岁,男女之比为 2:1,常发生在结外部位,特别是颌部、面骨及眼眶。

散发性 BL:此型见于世界各地,主要发生于儿童和青年,2 岁以下儿童罕见,男女比约为 2~3:1。病变常累及胃肠道,特别是回盲部,诊断时骨髓累及少见。约 1%~2% 的患儿中可出现包括外周血及骨髓的播散性病变,又称作 Burkitt 白血病,也可累及中枢神经系统,文献报道的病例中,少于 30% 的患儿伴有 EB 病毒的感染。

免疫缺陷相关性 BL:此型见于 HIV 感染或其他免疫损害的患儿,如先天性免疫功能缺陷或医源性免疫功能抑制因器官移植使用免疫抑制药物的儿童。

BL 的病因尚不清楚,但持续的疟疾感染引发的慢性抗原刺激和免疫抑制是原因之一。*MYC* 基因的易位是明确的发病因素,由于发生基因易位或突变,而导致 B 细胞肿瘤恶性转化。*MYC* 基因特殊作用难以确定,因为弥漫大 B 细胞淋巴瘤、罕见的淋巴母细胞性淋巴瘤及滤泡性淋巴瘤中也可检测到 *MYC* 基因异常。EB 病毒的感染是 BL 发病的次要因素。EB 病毒基因组主要见于地方性、免疫缺陷相关性患儿及 30% 的散发性患儿中。但目前,EB 病毒的感染与 *MYC* 基因异位的关系尚不清楚,最有可能的情况是 EB 病毒的感染导致多克隆系的 B 细胞增殖,其随之出现的越发增强的遗传不稳定性导致 *MYC* 基因易位,从而引起无法控制的某一优势 B 细胞的单克隆性增殖。

**2. 症状** 依据 BL 的亚型及发病部位不同,临床表现多样。肿瘤倍增时间短伴发高尿酸和高 LDH,患者常常表现为疾病快速、细胞大量增生致肿瘤高负荷。患儿常常数周内即可出现症状;散发性 BL,常见肠梗阻;经治疗的患儿,由于肿瘤细胞快速死亡,可出现肿瘤溶解综合征。

**3. 实验室检查** 部分患者 EB 病毒阳性。

**4. 影像学特点** 局部肿物特别是回盲部肿物,可浸润腹膜、肠系膜等,部分可见腹水。

**5. 治疗** 可采用短期内多种药物联合强化疗的方法。

6. **预后** 预后与临床分期有关,分期局限的患者,治愈率大于 90%,有骨或骨髓转移的播散性病变,治愈率仅为 50%~60%。

**【病理学特点】**

1. **肉眼观察** 回盲部肿物(图 9-1-10-A),可引起肠黏膜溃疡形成,切面灰黄,鱼肉状。散发性 BL 病例,该例肿瘤位于小肠,与正常右侧组织相比,左侧肠壁增厚。

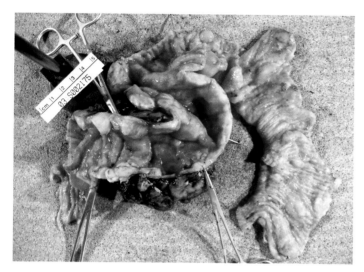

图 9-1-10-A 大体照片示散发性 BL,肿瘤位于小肠,与正常右侧组织相比,左侧肠壁增厚

2. **镜下观察** 瘤细胞形态单一、中等大小、弥漫浸润,固定后细胞呈铺路石样排列,核圆形、卵圆形、染色质粗,核中等大小、嗜碱性、居中(图 9-1-10-B),胞质深嗜碱,常伴有脂质空泡(图 9-1-10-C、D),肿瘤增殖活性高,组织切片可见星空现象(图 9-1-10-E),这是反应性的巨噬细胞吞噬凋亡的肿瘤细胞形成的。但在某些病例中,

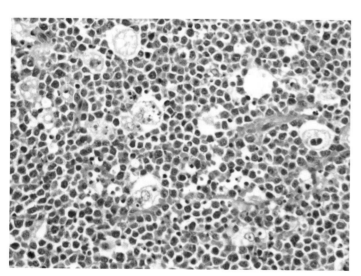

图 9-1-10-B HE×40 示瘤细胞形态单一、中等大小、弥漫浸润,细胞呈鹅卵石样排列

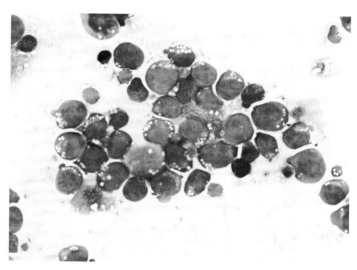

图 9-1-10-C 瑞氏-吉姆萨染色(印片)示瘤细胞胞质深嗜碱,伴胞质空泡

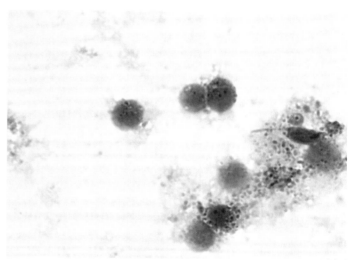

图 9-1-10-D 油红染色(印片)示胞质内的脂质空泡呈橘色

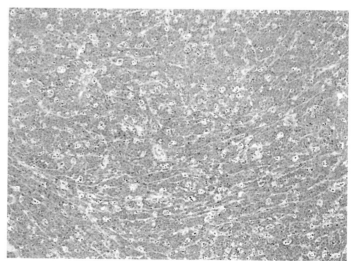

图 9-1-10-E HE×10 示因巨噬细胞吞噬凋亡的瘤细胞而形成的星空现象

核形态呈多形性,核仁明显,数量不多(图9-1-10-F),过去此类肿瘤归于非典型BL,然而,这些亚型具有相似的基因表达谱系,说明BL的形态学谱系相对广泛。临床上,患儿中具有经典型或非典型性形态学的BL病例非常相似,虽然两者之间的差异对于诊断的价值还未最终确定,但治疗方法和预后类似。

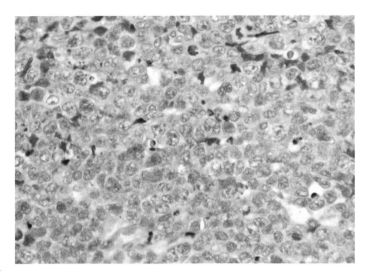

图9-1-10-F HE×40 示瘤细胞具有非典型的多形性细胞核,核仁明显

3. **免疫组化** BL具有成熟B细胞的免疫表型,如细胞表面抗原CD19、CD20(图9-1-10-G)、CD22、CD10(图9-1-10-H),以及细胞表面免疫球蛋白(sIgM、kappa或lambda轻链),瘤细胞并不表达Bcl-2、TDT及CD34,Bcl-2的非表达有利于其与弥漫大B细胞淋巴瘤鉴别。BL是增殖最快的肿瘤之一,免疫组化中的增殖指数标志如Ki-67/MIB-1中99%的瘤细胞染色阳性(图9-1-10-I)。

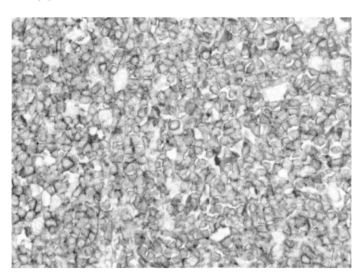

图9-1-10-G IHC×40 示瘤细胞 CD20 染色阳性

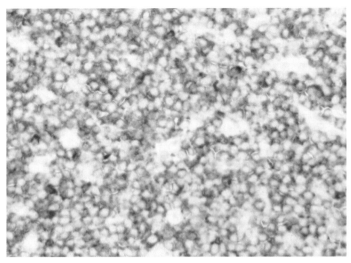

图9-1-10-H IHC×40 示瘤细胞 CD10 染色阳性

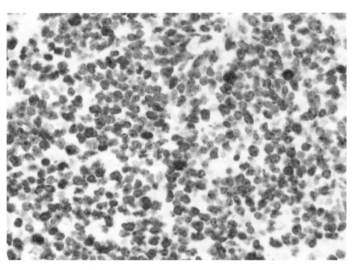

图9-1-10-I IHC×40 示 Ki-67(MIB-1)染色,几乎所有瘤细胞核染色阳性

4. **超微结构特点** 具有B淋巴细胞结构特点。

5. **分子遗传学特点** 大多数病例中,见特有的、位于8q24的 *MYC* 基因易位,超过80%的病例具有 IGH(14q32)转化区的 *MYC* 基因易位,见于 t(8;14)(q24;q32)染色体重排(图9-1-10-J)。其余病例可具有 *MYC* 基因与免疫球蛋白轻链 kappa 转化区(位于2p12)或 lambda 转化区(位于22q11)易位重排,形成 t(2;8)(p12;q24)(15%)或 t(8;22)(q24;q11)(5%)。可通过进行中期染色体的核型分析或 FISH 技术检测 *MYC* 基因易位(图9-1-10-K、L)。

**【鉴别诊断】**

BL需要与B细胞来源的淋巴瘤相鉴别,包括B淋巴母细胞性淋巴瘤(LBL)、弥漫大B细胞淋巴瘤(DLBCL)、具有11q畸变的Burkitt样淋巴瘤以及具有 *MYC* 和 *Bcl-2*

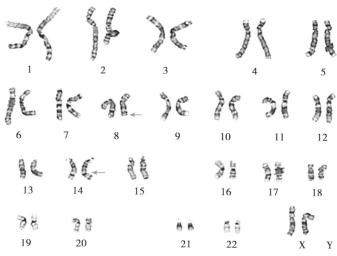

图 9-1-10-J 常规细胞遗传学示 BL 具有 46,XY,t(8;14)(q24;q32)核型

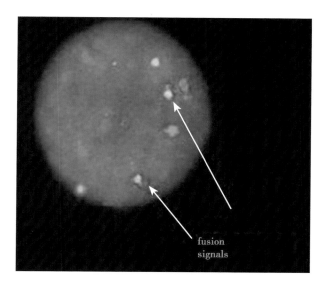

fusion signals

图 9-1-10-K FISH 检查,MYC-IGH 探针示 BL 融合信号阳性

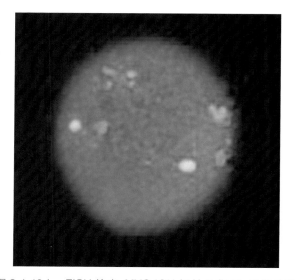

图 9-1-10-L FISH 检查,MYC-IGH 探针示非 BL 细胞单独的红色和绿色信号

和/或 Bcl-6 重排的高分化 B 细胞淋巴瘤。

(Xiayuan Liang 徐佳童)

## 十一、淋巴母细胞性淋巴瘤/白血病

### 【定义】

淋巴母细胞性淋巴瘤/白血病(lymphoblastic leukemias/lymphomas)是具有 B 或 T 细胞定向分化、早期原始前驱淋巴细胞起源的恶性淋巴细胞性肿瘤。病变表现为髓外肿物,且外周血或骨髓中没有或原始淋巴细胞小于 25% 时,称为淋巴母细胞性淋巴瘤(LBL);当外周血或骨髓中原始淋巴细胞大于或等于 25%,称为急性淋巴母细胞性白血病(ALL)。

### 【临床特点】

1. **发病率** 急性白血病是儿童最常见的恶性肿瘤,其中约 85% 为急性淋巴母细胞白血病(ALL);B 淋巴母细胞性肿瘤比 T 淋巴母细胞性肿瘤多见;大多数 B 淋巴母细胞性肿瘤为急性 B 淋巴母细胞性白血病(B-ALL);B-LBL 较 T-LBL 少,约占 LBL 的 10%~20%;T 淋巴母细胞性肿瘤约占儿童 ALL 的 15%,占 LBL 的 90%。ALL 发病高峰,2~5 岁;T-LBL 和 T-ALL 均为青少年好发,且男性多于女性。

2. **症状** B-LBL 常表现为头颈部皮肤结节或淋巴结肿大,而 B-ALL 最常见的症状包括发热、乏力及昏睡,骨及关节疼痛表现为跛行、不愿或拒绝行走或少量出血。此外,体检时可发现淋巴结及肝脾的肿大,少数可累及眼部及睾丸;50%~70% 的 T-LBL 患儿表现为前纵隔巨大肿物(图 9-1-11-A),因其挤压胸腔其他器官而引起呼吸、吞咽困难及上腔静脉综合征。常见胸膜及心包渗出及颈部、腋窝和锁骨淋巴结肿大;肿瘤转移时可见骨髓受累,复发时可累及中枢神经系统及生殖系统,与 B-ALL 不同的是,尽管 T-ALL 骨髓受累严重,但其血细胞计数仍可正常。

3. **实验室检查** 最常出现贫血,血小板、中性粒细胞减少及异常白细胞计数。因肿瘤负荷增加,血清尿酸及 LDH 常升高。

4. **影像学特点** 淋巴结肿大伴有或不伴有前纵隔肿物(图 9-1-11-A)。

5. **治疗** 化疗、放疗、干细胞移植。

6. **预后**(表 9-1-11-1) 儿童 B-ALL/LBL 预后非常好,总生存率近 80%。预后不良因素,包括细胞遗传学发现 t(9:22)(q34;q11.2)/BCR-ABL1、t(v;11q23.3)/KMT2A、t(1;19)(q23;p13.3)/TCF3-PBX1、BCR-ABL1 样、iAMP21 和低二倍体。预后不良的临床表现如:白细胞计数增高、婴儿或大于 10 岁的患儿。小于 10 岁的患

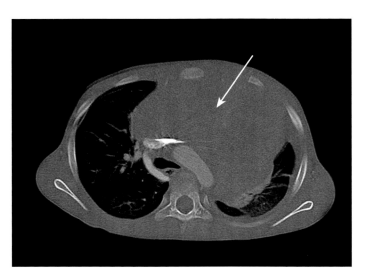

图 9-1-11-A　CT 扫描示 T 淋巴母细胞性淋巴瘤患者前纵隔巨大肿物(箭头处)

儿、白细胞计数<50 000/mm³、无中枢神经系统或睾丸受累，遗传学改变(多倍体或 ETV6/RUNX1)等为低风险因素。如果低风险组患者经诱导治疗后，患儿持续存在微小残留病变，应列为高危组。具有 B-ALL t(9;22)(q34;q11.2)/BCR-ABL1 遗传学改变、诱导治疗失败或诱导治疗后持续存在微小残留病变的患者均应列入高复发风险组，可考虑类同种异体造血干细胞移植(HSCT)。其余 B-ALL 和所有的 T-ALL 均归于有复发可能的标危组，应联合用药治疗。2016 WHO 新分类两种暂定类型，即 B-ALL 伴 iAMP21 或 BCR-ABL1-样异常的亚型，均为高复发风险组；当诱导化疗失败后，应考虑 HSCT。

应用流式细胞术检测骨髓或外周血有无微小残留病变(MRD)对治疗儿童白血病十分有帮助。

表 9-1-11-1　儿童 ALL/LBL 重要的预后指标

| 临床所见 | 预后良好 | 预后不良 |
| --- | --- | --- |
| 年龄 | 1~10 岁 | <1 和>10 岁 |
| 白细胞计数 | <10 000/mm³ | >50 000/mm³ |
| 髓外受累:如中枢神经系统和睾丸 | 不受累 | 受累 |
| 细胞减少速度 | 14 天后骨髓无残留瘤细胞 | 14 天时仍有残留瘤细胞 |
| 巩固治疗后残留病变 | 无微小残留病变 | 有微小残留病变 |
| 免疫表型 | CD10+ B-ALL | CD10-B-ALL,T-ALL |
| 细胞遗传学 | 多倍体，ETV6-RUNX1 | 低倍体，KMT2A(MLL)，BCR-ABL1,TCF3-PBX1,BCR-ABL1-样,iAMP |

【病理学特点】

1. **肉眼观察**　淋巴结肿大，切面，鱼肉状。

2. **镜下观察**　形态上，B-ALL/LBL 与 T-ALL/LBL 难以区分，但两者细胞都可能具有不同形态，骨髓中，见大量淋巴母细胞浸润，多数 ALL 病例(图 9-1-11-B)瘤细胞为小原始淋巴细胞伴少量细胞质，不到程度的核膜卷曲、染色质致密、核仁不明显等特点。某些病例中，母细胞胞质见大小不等的空泡(图 9-1-11-C)；另一些母细胞较大，有不等的、浅色蓝胞质、染色质细腻、弥散，常见核裂，核仁清楚(图 9-1-11-D)。

骨髓活检可见细胞密集，正常骨髓被片状原始淋巴细胞取代(图 9-1-11-E)；有些 B-ALL 由于骨髓纤维化，使骨髓涂片时，出现骨髓内细胞稀少；偶尔，ALL 可出现广

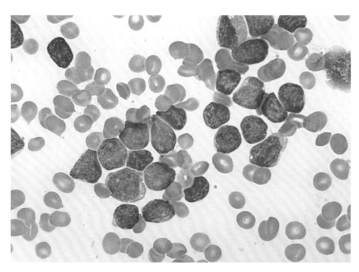

图 9-1-11-B　瑞氏-吉姆萨染色×100 示 L1 型淋巴母细胞形态:小的母细胞伴少量细胞质，卵圆形的曲核、染色质致密，核仁不明显

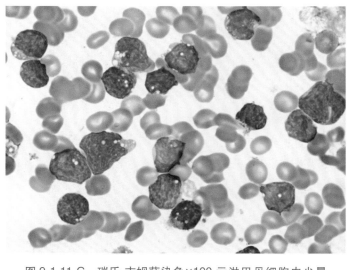

图 9-1-11-C　瑞氏-吉姆萨染色×100 示淋巴母细胞内少量胞质空泡

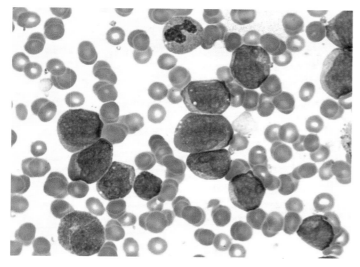

图 9-1-11-D　瑞氏-吉姆萨染色×100 示 L2 型淋巴母细胞形态：大的母细胞，中到丰富的淡蓝-灰色胞质，核卵圆形或不规则状、染色质细腻，明显大核仁

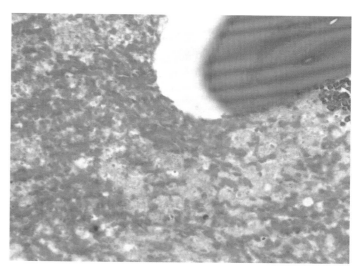

图 9-1-11-F　HE×20 示骨髓坏死（淋巴母细胞性白血病患者）

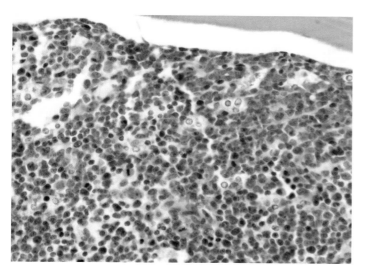

图 9-1-11-E　HE×20 骨髓粗针活检：见致密、大小一致、排列松散的淋巴母细胞，核质比高、染色质致密、核仁不明显

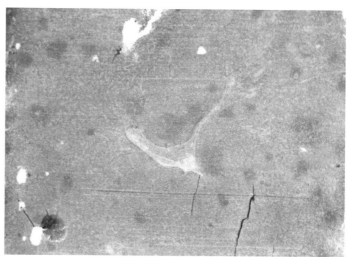

图 9-1-11-G　HE×4 示滤泡间瘤细胞浸润性生长（T-LBL 患者淋巴结）

泛骨髓坏死（图 9-1-11-F），需重取骨髓活检。其他罕见情况，如 ALL 发生前，6~15 个月内，会出现骨髓短暂性再生障碍性贫血。

　　在非骨髓组织切片中，淋巴母细胞浸润呈弥漫性、组织结构破坏，偶见"星空现象"；淋巴结结构部分破坏时，T-LBL 的瘤细胞可在滤泡间浸润（图 9-1-11-G~J）。B-LBL 累及皮肤时，母细胞浸润真皮，可见真皮乳头层未受累的"境界带"（图 9-1-11-K~N）。

　　特殊形态亚型：

　　（1）颗粒状亚型：ALL 中瘤细胞可见小的嗜苯胺蓝性或淡粉红胞质颗粒（图 9-1-11-O），5%~7% 的儿童淋巴母细胞性白血病中可见该颗粒，似乎具有前驱 B 细胞免疫表型。

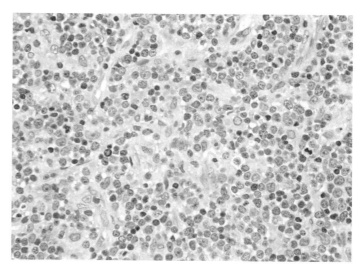

图 9-1-11-H　HE×20 示淋巴母细胞核质比例高、胞质少、清晰或模糊的小核仁

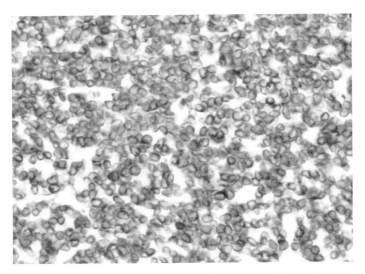

图 9-1-11-I　IHC×20 示 T-LB,瘤细胞 CD3 染色阳性

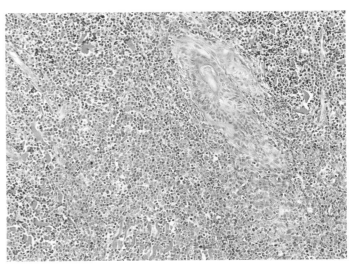

图 9-1-11-L　HE×10 示淋巴母细胞大小一致、核质比例高,胞质稀少,染色质细腻,清晰或模糊的小核仁

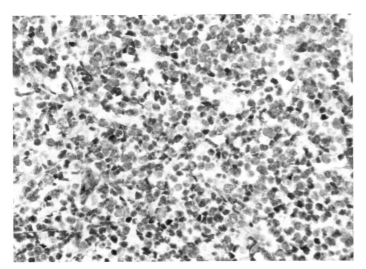

图 9-1-11-J　IHC×20 示 T-LBL,瘤细胞 TDT 染色阳性

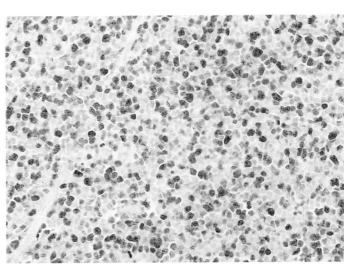

图 9-1-11-M　IHC×20 示 B-LBL,瘤细胞示 PAX-5 染色阳性

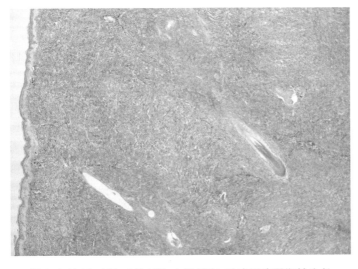

图 9-1-11-K　HE×4 B-LBL 皮肤病变,示瘤细胞浸润性生长

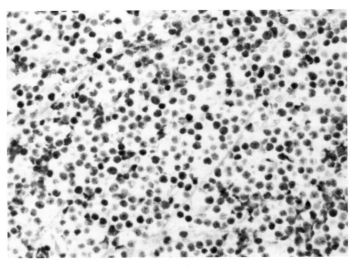

图 9-1-11-N　IHC×20 示 B-LBL,瘤细胞示 TDT 染色阳性

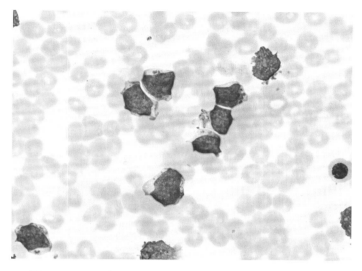

图 9-1-11-O 瑞氏-吉姆萨染色×100 示淋巴母细胞见小的嗜苯胺蓝的粉染胞质颗粒

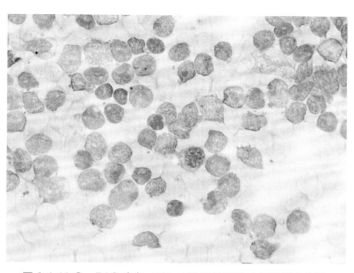

图 9-1-11-Q PAS 染色×100 示淋巴母细胞大细胞质包涵体

（2）Chediak-Higashi 样胞质颗粒：少见,胞质内见巨大包涵体（Chediak-Higashi 样细胞质颗粒）,大圆形,嗜酸性（图 9-1-11-P）,PAS（图 9-1-11-Q）及非特异性酯酶染色阳性,超微结构包涵体可能源自线粒体。

（3）手镜细胞亚型（hand mirror）：见偏心的尾足样胞质突起；类似镜子的手把（图 9-1-11-R）。

（4）小圆细胞型：母细胞呈松散、团簇状排列、形似转移的小蓝细胞肿瘤（图 9-1-11-S）。

上述亚型与预后并无关联。

伴有嗜酸性粒细胞增多症的淋巴母细胞性白血病是B 淋巴母细胞性白血病的另一亚型。白血病性母细胞伴有较多发育不良的嗜酸性粒细胞,核分叶异常和颗粒减少（图 9-1-11-T）。这些白血病与 t（5；14）（q31；q23）易位相关,14q23 上的 IgH 基因重排,导致 5q31 染色体上的

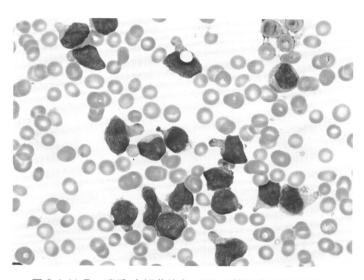

图 9-1-11-R 瑞氏-吉姆萨染色×100 手镜细胞亚型,示偏心的尾足样突出的细胞质

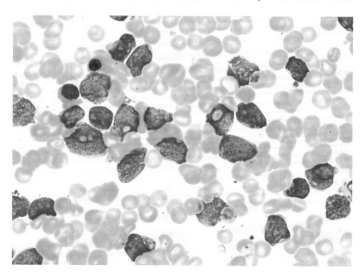

图 9-1-11-P 瑞氏-吉姆萨染色×100 示淋巴母细胞见巨大、圆形、嗜酸性、胞质内包涵体

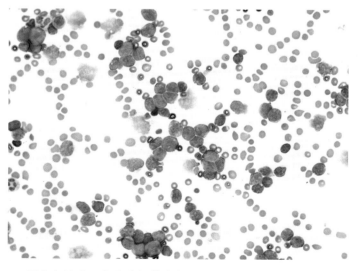

图 9-1-11-S 瑞氏-吉姆萨染色×100 示淋巴母细胞性白血病,簇状与转移性小蓝细胞肿瘤相似的母细胞

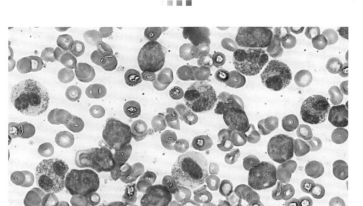

图 9-1-11-T　瑞氏-吉姆萨染色×100 示伴 t(5;14)(q31;q23) 易位的 B 淋巴母细胞性白血病,见发育不良的嗜酸性粒细胞

*IL3* 基因过度表达。

**3. 免疫组化**　有超过 90% 的 B-ALL/LBL 病例表达 CD19、CD22、CD79a 及 PAX-5(图 9-1-11-M),大多数缺乏表面免疫球蛋白,CD20 阴性或弱阳性。多数病例可见细胞质 Igμ(M);80%~85% 的病例表达 CD10,但在婴儿 B-ALL 呈阴性。其他抗原的表达如 CD34(75%)、TDT(90%)(图 9-1-11-N)、HLA-DR(98%)、CD45(70%)阳性。CD45 在淋巴母细胞的表达要比成熟淋巴细胞弱,表 9-1-11-2 显示 B-淋巴母细胞性白血病/淋巴瘤与成熟 B 细胞肿瘤免疫表型的区别。

T-ALL/LBL:表达 CD1a、CD2、CD3(胞质或表面)、CD5、CD7、CD4 和/或 CD8 等,TdT(图 9-1-11-J)、CD34 及 HLA-DR 在共祖淋巴细胞节段表达,CD7 是 T 细胞最早表达的抗原。表 9-1-11-3 显示 T-淋巴母细胞肿瘤在不同成熟阶段的免疫标记表达,约 10% 的 T-ALL 患者 TdT 和/或 CD34 阴性。

2016 年 WHO 分类中罕见亚型:所谓早期前驱 T 细胞(ETP)ALL(表 9-1-11-4),ETP-ALL 免疫表型 CD7⁺、CD1a⁻、CD8⁻、CD5 弱阳性、1 种以上髓系/干细胞标记(CD34、CD117、HLA-DR、CD13、CD33、CD11b 或 CD65)阳性,预后比典型 T-ALL 差。

表 9-1-11-2　前驱 B 淋巴母细胞性肿瘤与成熟 B 细胞肿瘤的免疫表型特点

|  | CD34 | TdT | HLA-DR | CD10 | CD19 | CD20 | cIgM(μ) | sIg(κ or λ) |
|---|---|---|---|---|---|---|---|---|
| 祖 B-ALL | + | + | + | − | + | − | − | − |
| 前驱 B-ALL | + | +/− | + | + | + | +/− | −/+ | − |
| 成熟 B 细胞肿瘤 | − | − | + | + | + | + | + | + |

表 9-1-11-3　前驱 T 淋巴母细胞性淋巴瘤/白血病的免疫表型特点

| 亚型 | 免疫表型 |
|---|---|
| 早期前驱 T-ALL | CD34⁺,TdT⁺,CD1a⁻,CD2⁻,CD7⁺,cCD3⁺,CD3⁻,CD5 dim⁺,CD4⁻,CD8⁻,粒细胞(髓细胞)标志⁺ |
| 胸腺皮质早期 T-ALL | CD34⁻,TdT⁺,CD1a⁺,CD2⁺,CD7⁺,cCD3⁺,CD3⁻,CD5⁺,CD4⁺,CD8⁺ |
| 胸腺皮质晚期 T-ALL | CD34⁻,TdT⁺/⁻,CD1a⁺/⁻,CD2⁺,CD7⁺,cCD3⁺,CD3⁺/⁻,CD5⁺,CD4⁺,CD8⁺,TCRα/β⁺ |
| 胸腺髓质 T-ALL | CD34⁻,TdT⁻,CD1a⁻,CD2⁺,CD7⁺,cCD3⁺,CD3⁺,CD5⁺,CD4⁺或 CD8⁺,TCRα/β⁺ |

表 9-1-11-4　2016 WHO 淋巴母细胞性白血病/淋巴瘤新分类

> B-淋巴母细胞性白血病/淋巴瘤
>> B-淋巴母细胞性白血病/淋巴瘤,非特殊型
>> B-淋巴母细胞性白血病/淋巴瘤伴复发性遗传异常
>>> B-淋巴母细胞性白血病/淋巴瘤伴 t(9;22)(q34;q11.2);BCR-ABL1
>>> B-淋巴母细胞性白血病/淋巴瘤伴 t(v;11q23.3);KMT2A 重排
>>> B-淋巴母细胞性白血病/淋巴瘤伴 t(12;21)(p13.2;q22.1);ETV6-RUNX1
>>> B-淋巴母细胞性白血病/淋巴瘤伴多倍体(染色体>50 条)
>>> B-淋巴母细胞性白血病/淋巴瘤伴低二倍体(染色体<45 条)
>>> B 淋巴母细胞性白血病/淋巴瘤伴 t(5;14)(q31.1;q32.3);IL3-IGH
>>> B-淋巴母细胞性白血病/淋巴瘤伴 t(1;19)(q23;p13.3);TCF3-PBX1
>>> 暂定型:淋巴母细胞性白血病/淋巴瘤,BCR-ABL1-样
>>> 暂定型:淋巴母细胞性白血病/淋巴瘤伴 iAMP21(21 号染色体体内扩增)
> T-淋巴母细胞性白血病/淋巴瘤
>> 暂定型:早期 T 细胞前体淋巴母细胞性白血病
>> 暂定型:自然杀伤细胞(NK)淋巴母细胞性白血病/淋巴瘤

**4. 超微结构特点** 淋巴细胞特点。

**5. 分子遗传学特点**

（1）免疫球蛋白（*IG*）和 T 细胞受体（*TCR*）基因重排：大多数 ALL/LBL 病例中有 *IG* 和/或 *TCR* 基因重排，但不具有非谱系特异性。高达 15% 的髓系白血病也可检测到上述基因重排；B-ALL/LBLs 的 *IG* 基因重组涉及重链基因（*IGH*；>95%）、κ 轻链基因（*IGK*；30%）、λ 轻链基因（*IGL*；20%）。

涉及 *TCR-β*、*TCR-γ* 和/或 *TCR-δ* 基因、谱系不相关的病例，具有 *TCR* 重组和/或缺失分别为 35%、55% 和 90%，T-ALL/LBL 中常有 95%～100% 的 *TCR* 基因重排，但在早期前驱 T-ALL 病例中，*TCR* 出现重组的概率比较低，10% 的早期前驱 T-ALL 病例没有 *TCR* 重组，*TCR* 基因重组在正常 T 细胞发育过程中是有一定顺序的：δ 链最早重组，然后是 γ 和 β 链重组，最后，如果 γ 和 δ 链重组失败，α 链重组就会出现。因此，在最原始的 T-ALL（早期前驱 T-ALL）的病例中，可以没有 *TCR* 基因重排或只有 *TCR-γ* 基因重排。*TCR-α* 链一般没有基因重排。

（2）B-ALL 的细胞遗传学亚型：2016 WHO 分类新亚型（表 9-1-11-4）。

伴 t（9；22）（q34；q11.2）/*BCR-ABL1* 融合转录基因（费城染色体阳性 ALL）的 B-ALL/LBL（图 9-1-11-U、V）：占儿童 ALL 的 2%～3%，在其中，最常见的融合蛋白是 p190kD 同种型（约占所有病例的 80%）和 p210 同种型（CML 中最常见的亚型）（约占所有病例的 20%）。费城染色体-阳性 ALL 多见于较大患儿（10 岁），白细胞计数较高、中枢神经系统受累比例高，偶见费城染色体-阳性 T-ALL 的报道。

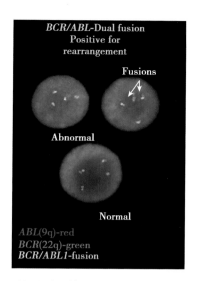

图 9-1-11-V FISH 检测显示 BCR-ABL1 易位融合信号阳性

伴有 t（v；11q23.3）/*KMT2A5*（MLL 重排）1 的 B-ALL/LBL（图 9-1-11-W、X）：约占儿童所有 ALL 的 2%～3%，且多见于婴儿（高达 80%），最常见的易位是 t（4；11）（q21；q23），形成 *AF4/KMT2A* 基因融合转录因子。患者外周血原始淋巴细胞计数极高、累及中枢神经系统及器官巨大症的比例很高。流式细胞术常显示祖 B 细胞表型（CD10 阴性）伴有异常的髓系抗原如 CD13、CD15 或 CD33 的表达；此型预后极差，复发率高，缓解时间短，小于 6 个月的婴儿预后特别差；伴 t（4；11）基因易位婴儿 ALL 似乎阿糖胞苷敏感。

伴有（12；21）（p13.2；q22.1）/*ETV6-RUNX1*（图 9-1-11-Y、Z）基因易位 B-ALL/LBL：是儿童 ALL 中第二常见的遗传学亚型（22%～25%）。这个基因易位常为隐匿性，需用 FISH 和 RT-PCR 检测确定。患儿外周血原始淋巴

**46,XY,t(9;22)(q34;q11.2)/*BCR-ABL***

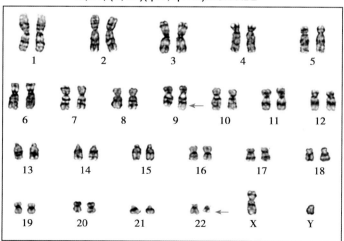

图 9-1-11-U 染色体检查示 B 淋巴母细胞性白血病，核型为 46XY，伴 t（9；22）（q34；q11.2）/BCR-ABL1 易位

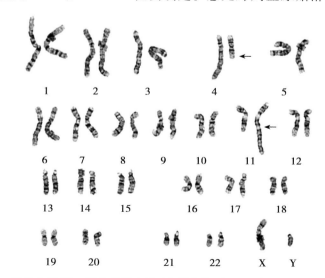

图 9-1-11-W 染色体检查示 46，XY，伴 t（4；11）（q21；q23）/AF4-MLL（*KMT2A*）易位（婴儿 B 淋巴母细胞性白血病）

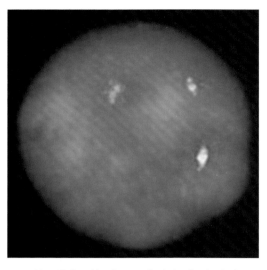

图 9-1-11-X　FISH 检测示红色和绿色分裂信号，MLL（*KMT2A*）基因重排阳性

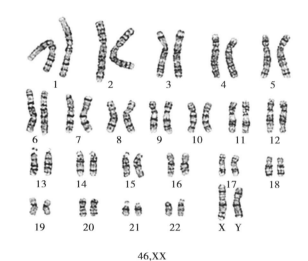

46,XX

图 9-1-11-Y　染色体检查示正常核型，t（12;21）（p13.2;q22.1）/*ETV6-RUNX1* 易位（B 淋巴母细胞性白血病）

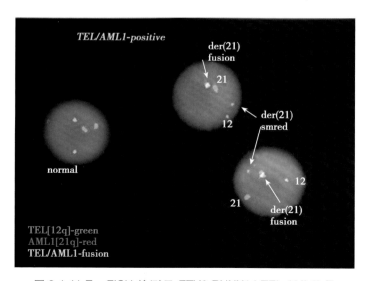

图 9-1-11-Z　FISH 检测示 ETV6-RUNX1（*TEL-AML1*）易位融合信号阳性

细胞计数较低，免疫表型为前驱 B 细胞、CD10 和 HLA-DR 呈强阳性，CD34 弱表达。伴 t（12;21）的 ALL 预后好。

伴多倍体的 B-ALL/LBL（图 9-1-11-Z1）：是儿童 ALL 中最常见的亚型（27%~29%），51~65 条染色体。近一半的病例显示染色体 4、6、10、14、18、21 和 X 的增加；4、10 及 17 号三体预后最佳；偶见 t（9;22）或 t（1;19）易位与多倍体核型同时出现。

59,XX,+X,+X,+4,+5,+6,+8,+add(9)(q34),+10,+10,+21,+21,+22,mar[cp7]/46,XX[16]

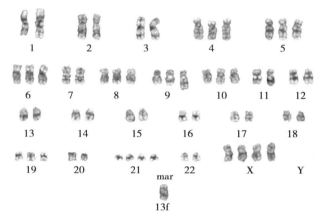

图 9-1-11-Z1　染色体检查示多倍体核型（B 淋巴母细胞性白血病）

低二倍体的 ALL（图 9-1-11-Z2）：见于 2%~9% 的病例，预后差。

37,X,-Y,add(2)(p13),-3,-4,-7,-8,add(10)(q22),add(11)(q23),add(12)(p11.2),-13,-14,-15,der(16)t(15;16)(q12.1;q11.2),+21[7]

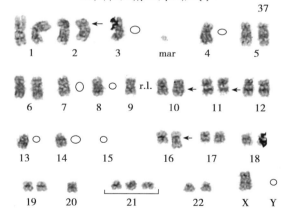

图 9-1-11-Z2　染色体检查示低倍体核型（B 淋巴母细胞性白血病）

伴 t（5;14）（q31.1;q32.3）/IL3-IGH（图 9-1-11-Z3）的 ALL：罕见，占 ALL 1% 以下。

伴（1;19）（q23;p13.3）/TCF3-PBX1（图 9-1-11-Z4、Z5）的 ALL：占儿童 ALL 的 3%~6%。

B-ALL/LBL，BCR-ABL1 样（费城染色体，Ph-样）：

**46,XY,t(5;14)(q3?1;q32),del(9)(p21)[7]/46,XY[20]**

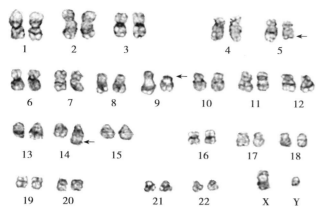

图 9-1-11-Z3　染色体检查示 t(5;14)(q31.1;q32.3)/ *IL3-IGH* 基因重排（嗜酸性粒细胞增多的 B 淋巴母细胞性白血病,另见图 T）

**46,XX,t(1;19)(q23;p13.3)**

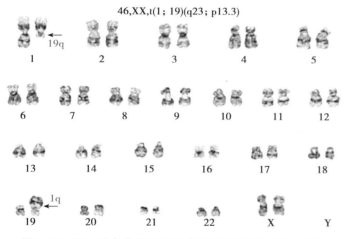

图 9-1-11-Z4　染色体检查示儿童 46,XX,t(1;19)(q23; p13.3)/TCF3-PBX1（B 淋巴母细胞性白血病）

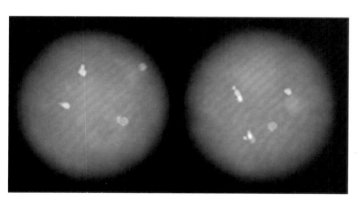

图 9-1-11-Z5　FISH 检测 TCF3-PBX1 易位融合信号阳性（左侧:正常 FISH 信号,右侧:异常融合信号）

2016 最新版 WHO 分类为暂定型（表 9-1-11-4）。

伴 iAMP21（21 号染色体内扩增）（图 9-1-11-Z6、Z7）B-ALL/LBL:2016 最新版 WHO 分类暂定类型。

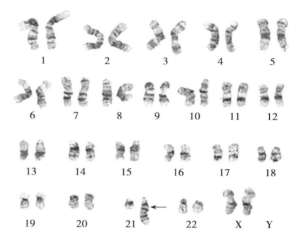

图 9-1-11-Z6　染色体检查示 iAMP21 核型示 21q 扩增

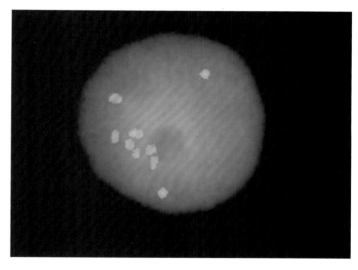

图 9-1-11-Z7　间期 FISH 检测示 RUNX1 信号簇（红色）

（3）T-ALL/LBL 的分子及细胞遗传异常:累及 14 号染色体（TCR-α,14q11.2）及 7 号（TCR-γ,7q35）TCR 位点的复发性染色体易位比较常见,约 3% 的 T-ALL 病例中可见累及 t(1;14)(p32;q11) 的 *TAL1/SCL* 基因（1p32）;作为 t(10;14)(q24;q11.2) 一部分的 *HOX11* 转录因子基因（10q24）重排;t(5;14)(q35;q32) 导致相关的 *HOX11L2* 基因重排;t(11;14) 和 t(7;11) 致 *LMO1*（11p15）和 *LMO2*（11p13）癌基因重排也可出现。与 T-ALL 相比,t(9;17) 易位更多见于 T-LBL,且与阻恶性的病程相关。9p21 的 INK4/ARF 位点的缺失是隐匿性的,直接导致了 p14/16 位点改变,在 T-ALL 出现高达 75%（表 9-1-11-5）。

表 9-1-11-5　T-淋巴母细胞性白血病中激活基因突变

| 基因 | 发生率 | 相关性 | TCR 表达 | 预后 |
|---|---|---|---|---|
| *TAL1/SCL* | 50% | 胸腺细胞晚期皮质期 | α、β | 差 |
| *HOX11*（*TLX1*） | 约 30% | 胸腺细胞早期皮质期 | α、β | 好 |
| | 成人>儿童 | | | |
| *LYL1* | 约 20% 的儿童病例 | 早期胸腺细胞期 CD4⁻、CD8⁻ | | 差 |
| *MLL* | 4%~8% | 早期胸腺细胞期 | γ、δ | 无影响 |
| *NOTCH1* | 50% | | | |

**【鉴别诊断】**

1. **原始（成）血细胞**　以下情况会导致成血细胞（图 9-1-11-Z8、Z9）的增加，如化疗、骨髓移植、患有自身免疫性疾病或先天性及获得性血细胞减少、肿瘤和其他免疫性疾病。形态学上，正常的原始成血细胞一般细胞核呈圆形或卵圆形，核染色质平滑、致密、缺乏核仁。胞质稀少，具有较高的核质比。免疫表型上，与恶性的前驱 B 细胞不同，原始血细胞可渐形性分化，表达 CD34、细胞表面 CD20 和 TdT，还可表达 CD10。即使在成血细胞急速增长期，镜下也少见大于三个成簇的细胞群，因此若免疫组织化学染色中见大片状不成熟、表达 TDT 或 CD10 的 B 细胞，需高度怀疑 B-ALL；流式细胞术，用 CD34、TdT 及 CD20 渐形性表达的形式来证实成血细胞。恶性的淋巴母细胞成熟不同步、还可有异常抗原表达，如髓系抗原等。

2. **反应性淋巴细胞**　病毒感染时，反应性淋巴细胞细胞增多（图 9-1-11-Z10），常与 ALL 混淆；感染时，反应性淋巴细胞增大，染色质凝聚、胞质丰富。血清学检测有助于鉴别；流式细胞术显示包括 T 细胞、NK 细胞、成熟 B 细胞在内的混合性细胞免疫表型。如百日咳感染可致明

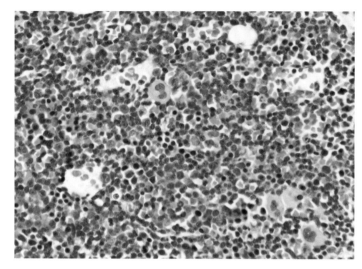

图 9-1-11-Z9　HE×20 示成血细胞（良性前驱 B 淋巴细胞），胞质稀少，核圆，染色质光滑

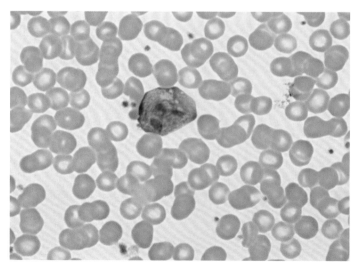

图 9-1-11-Z10　赖-吉染色×100 示病毒感染患者的外周血涂片中见反应性淋巴细胞，大淋巴细胞伴丰富的蓝色胞质，染色质凝聚

显的小淋巴细胞增多，其细胞核染色质稠密、细胞核呈裂状或曲核，未见血细胞的减少。

3. **再生障碍性贫血**　再障表现为骨髓血细胞过少，所有正常造血前驱细胞再生不良；而 ALL 患者的骨髓内

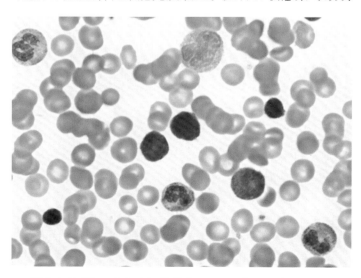

图 9-1-11-Z8　瑞氏-吉姆萨染色×100 示成血细胞（良性前驱 B 淋巴细胞），胞质稀少，核圆，染色质光滑

出现以淋巴母细胞为主的细胞增生。某些再障患者中会出现成血细胞增多,尤其在骨髓涂片中,但骨髓活检有助于将两者鉴别。

4. 急性髓系白血病 分化不明显的原始粒细胞和原始单核细胞的形态分化不明显(图 9-1-11-Z11、Z12);急性原始巨核细胞白血病的原始巨核细胞(图 9-1-11-Z13~Z15)也可以比较小,类似于淋巴母细胞,采用流式细胞术及免疫组化染色有助鉴别。

5. Burkitt 淋巴瘤/白血病 B-ALL 伴有空泡状母细胞形态,与具有典型 Burkitt 淋巴瘤相关的染色体易位但具有前驱 B 细胞免疫表型和形态学特点的 Burkitt 淋巴瘤/白血病(图 9-1-11-Z16、Z17)鉴别。前者需按 ALL 治

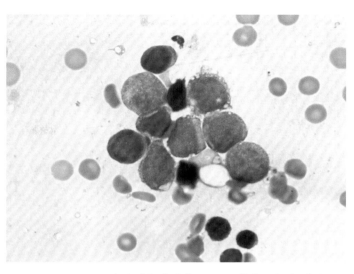

图 9-1-11-Z13 瑞氏-吉姆萨染色×100 示簇状母细胞,空泡状胞质(急性巨核细胞白血病)

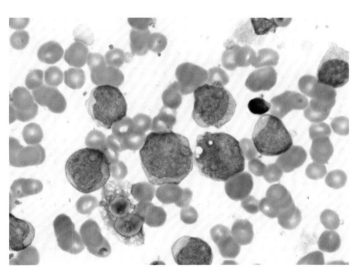

图 9-1-11-Z11 瑞氏-吉姆萨染色×100 示骨髓母细胞,细胞分化差,呈大的母细胞,中到丰富胞质,圆形或轻微不规则核,染色质细腻,核仁明显,未见 Auer 小体

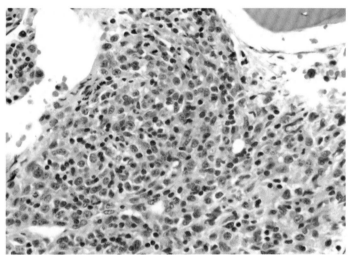

图 9-1-11-Z14 HE×20 骨髓粗针穿刺,示母细胞浸润

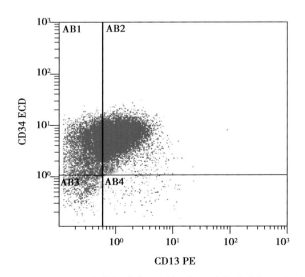

图 9-1-11-Z12 流式细胞术示母细胞同时表达 CD34 和髓系标记物 CD13(分化差的 AML)

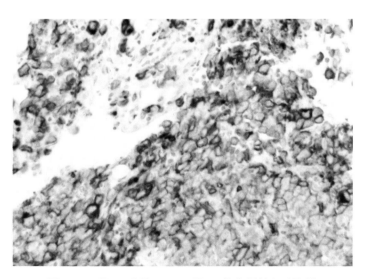

图 9-1-11-Z15 IHC×20 示 CD61 染色原始细胞阳性

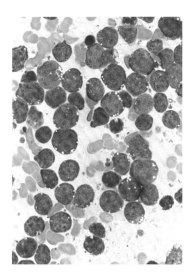

图 9-1-11-Z16　瑞氏-吉姆萨染色×100 Burkitt 白血病示大小一致、中等瘤细胞,深蓝色的胞质,载脂性胞质空泡,核圆形,数个不清晰的核仁

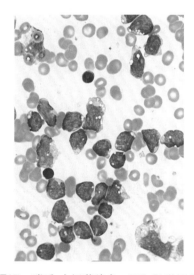

图 9-1-11-Z17　瑞氏-吉姆萨染色×100,B 淋巴母细胞性白血病空泡型,示少量淡蓝色的胞质,不等的胞质空泡,卵圆形或不规则的胞核,染色质凝聚,核仁不清

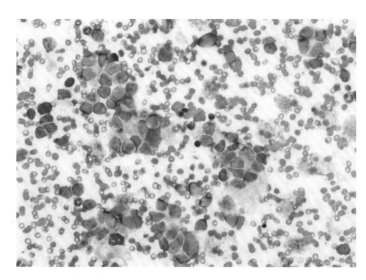

图 9-1-11-Z18　瑞氏-吉姆萨染色×100 神经母细胞瘤,骨髓涂片示簇状小蓝细胞,菊形团样排列

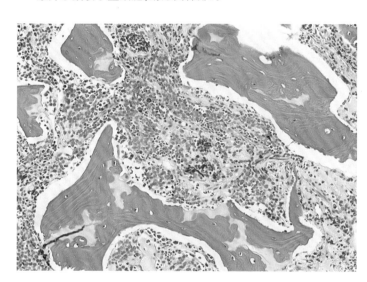

图 9-1-11-Z19　HE×20 神经母细胞瘤,骨髓粗针穿刺活检示簇状小蓝细胞浸润,较造血细胞大

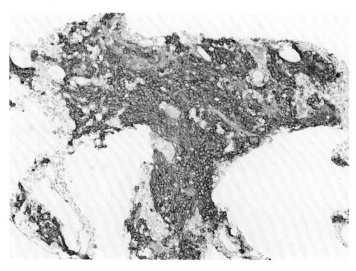

图 9-1-11-Z20　IHC×20 示 NSE 染色,骨髓中瘤细胞阳性

疗,后者临床表现介于 ALL 和典型 Burkitt 淋巴瘤间,既有前驱 B 细胞的免疫表型(TDT$^+$、CD34$^+$、CD20 弱阳性),还有成熟 B 细胞的特点(伴有轻链限制性和表面 IgM),此时,病例诊断需谨慎,要依据细胞遗传学结果方可确诊,若有 t(8;14)或相关异常,应按照 Burlitt 淋巴瘤方案进行治疗。

**6. 转移性小蓝细胞肿瘤**　许多儿童肿瘤具有未分化的特点,如神经母细胞瘤、髓母细胞瘤、视网膜母细胞瘤、横纹肌肉瘤及尤因肉瘤等。肿瘤初诊时,与淋巴母细胞性淋巴瘤/白血病一起考虑在内。此外,这些非造血系统来源的肿瘤,通常为神经母细胞瘤(图 9-1-11-Z18~Z20),尤因肉瘤(图 9-1-11-Z21~Z23)和横纹肌肉瘤(图 9-1-11-Z24~Z26),可出现血细胞减少,骨髓转移而未见

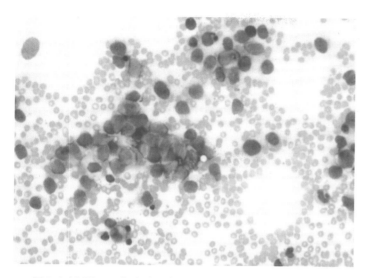

图 9-1-11-Z21 瑞氏-吉姆萨染色×100 尤因肉瘤,骨髓涂片示簇状肿瘤细胞,细胞小,少至丰富胞质,核圆形,核仁不清

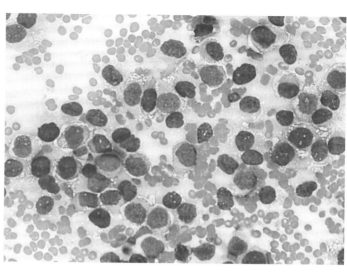

图 9-1-11-Z24 瑞氏-吉姆萨染色×100 腺泡状横纹肌肉瘤,骨髓涂片示簇状肿瘤细胞,胞质丰富,带状边界,核圆形,核仁不清

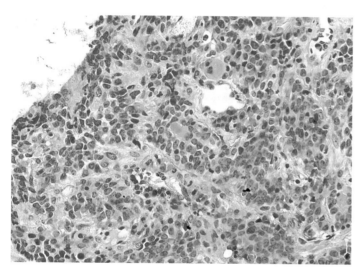

图 9-1-11-Z22 HE×20 尤因肉瘤,骨髓粗针活检示片状小蓝细胞浸润

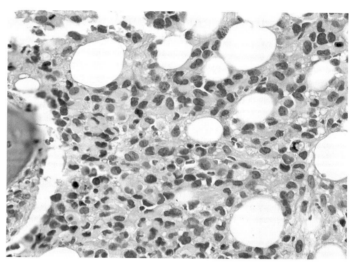

图 9-1-11-Z25 HE×20 腺泡状横纹肌肉瘤,骨髓粗针活检示小蓝细胞浸润

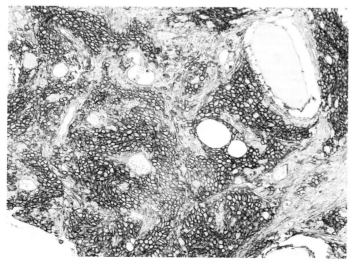

图 9-1-11-Z23 IHC×20 示骨髓中瘤细胞 CD99 染色阳性

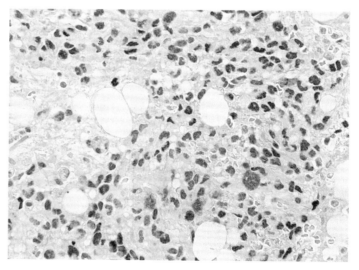

图 9-1-11-Z26 IHC×20 示骨髓中瘤细胞示 MyoD1 染色阳性

明确包块;通常转移性病变,骨穿时,瘤细胞聚集成簇,而骨髓组织活检切片,肿瘤呈凝聚样生长。免疫组化染色和分子/细胞遗传学检查有助鉴别。

**7. 反应性胸腺增生与胸腺瘤的鉴别**　胸腺增生,为正常胸腺组织的显著增生(图 9-1-11-Z27、Z28),重量可达 200~500g。多见 7~14 岁的儿童和青少年,男孩多于女孩;常为特发性,没有特殊原因,多于胸部 X 线检查时偶然发现。胸腺增生也可见于其他恶性肿瘤行纵隔放疗或系统性化疗后的患者。儿童胸腺瘤极罕见,易与 T 淋巴母细胞性淋巴瘤相混淆的是 B1 型胸腺瘤(图 9-1-11-Z29)。与 T-LBL 肿瘤细胞弥漫性增生不同,肉眼检查和组织切片 B1 型胸腺瘤均呈叶状;此外,还可见两种细胞:淋巴细胞及上皮样细胞。角蛋白染色显示肿瘤性上皮细胞呈网状结构(图 9-1-11-Z30、31)(表 9-1-11-6)。

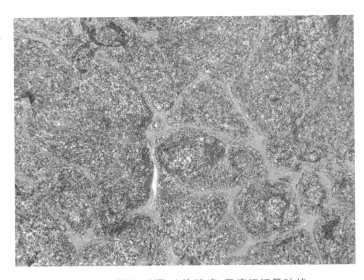

图 9-1-11-Z29　HE×4 胸腺瘤,示瘤组织呈叶状

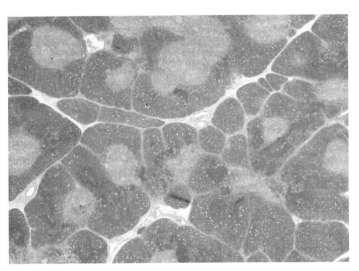

图 9-1-11-Z27　HE×4 示形态正常的胸腺组织具有完整的皮髓质轮廓

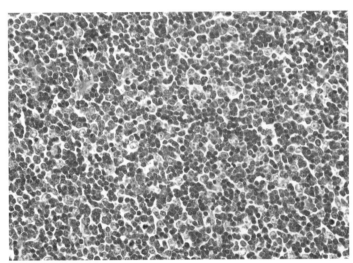

图 9-1-11-Z30　HE×20 示浅染的上皮细胞(瘤细胞),染色质空,中位小核仁,混有小淋巴细胞

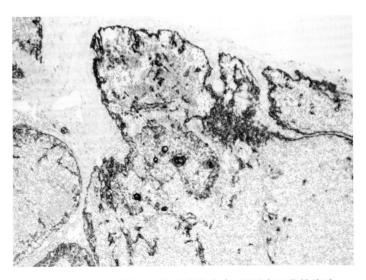

图 9-1-11-Z28　IHC×10 胸腺增生患者,示形态正常的胸腺组织中散在细胞角蛋白染色阳性细胞

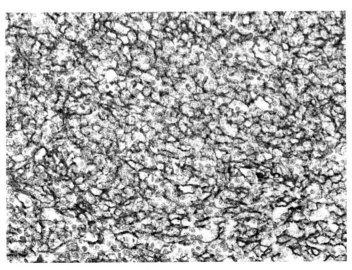

图 9-1-11-Z31　IHC×10 CK 染色显示呈网状分布的上皮细胞阳性

表9-1-11-6　儿童淋巴母细胞性肿瘤鉴别诊断

| | 形态学 | 免疫表型 | 细胞遗传学特点 |
|---|---|---|---|
| B-ALL/LBL（B淋巴母细胞性白血病/淋巴瘤） | 以L1型形态学为主，也可见L2型及其他亚型形态 | 一个明显的紧凑的细胞群CD34±、HLA-DR⁺、TdT+、CD10⁺、CD19⁺、CD20±、CD22⁺、CD79a⁺、κ⁻、λ⁻、CD45⁻阴性至中度阳性表达 | 多/低倍体，t（9；22）（q34；q11.2）/BCR-ABL1，t（v；11q23.3）/KMT2A，t（12；21）（p13.2；q22.1）/ETV6-RUNX1，t（1；19）（q23；p13.3）/TCF3-PBX1，BCR-ABL1-like，iAMP21（21号染色体体内扩增） |
| 原始（成）血细胞 | 核质比高，缺乏曲核，染色质平滑浓缩致密，缺乏核仁 | 表达CD34，TdT，CD10，CD19，CD20，κ和λ，呈渐形性模式 | 正常 |
| 反应性淋巴细胞增多 | 染色质凝聚、胞质丰富 | CD34⁻、TdT⁻、CD10⁻、CD19⁺、CD20⁺、κ⁺、λ⁺ | 正常 |
| 急性髓系白血病-M0* | 未分化细胞形态，见少至中等量的胞质，核圆形、染色质细腻、核仁明显，缺乏奥氏小体 | CD34⁺、HLA-DR⁺，至少一种髓系抗原阳性，如CD13，CD33，CD117；MPO阴性 | 非特异的复发性基因异常 |
| 急性髓系白血病-M7** | 骨穿细胞过少，活检组织纤维化；母细胞可大小不等，多见胞质突起 | CD41⁺，CD42⁺，CD61⁺ | t（1；22）（p13；q13）/RBM15-MKL1 |
| Burkitt淋巴瘤 | 细胞中等大小核，圆形、深蓝色胞质，伴较多胞质空泡，核圆形，数个小核仁 | CD34⁻、TdT⁻、CD10⁺、CD19⁺、CD20⁺、κ/λ⁺ | t（8；14）（q24；q32）/MYC-IGHort（8；2）（q24；p12）/MYC-IGK 或 t（8；22）（q24；q11）/MYC-IGL |
| 神经母细胞瘤 | 均匀的小蓝细胞呈片状、簇状或菊形团样排列，可见神经纤维丝 | NSE⁺，TH⁺ | MYCN基因扩增 |
| 尤因肉瘤 | 均匀的小蓝细胞呈片状、簇状或偶成菊形团样排列，少量至中等的透明胞质 | CD99⁺ | t（11；22）（q24；q12）/EWSR1-FLI1，t（21；22）（q22；q12）/ESWR1-ERG |
| 横纹肌肉瘤 | 肿瘤细胞排列呈片状或簇状，伴丰富的胞质或偏位核 | Myogenin⁺，MyoD1⁺，Desmin⁺ | t（2；13）（q35；q14）/PAX3-FOXO1，t（1；13）（p36；q14）/PAX7-FOXO1 |
| T-ALL/LBL（T淋巴母细胞性白血病/淋巴瘤） | 以L1型形态学为主，也可见L2型及其他亚型形态 | CD34±、HLA-DR⁻、TdT±、CD1a±、CD2⁺、CD5⁺、CD7⁺、CD3±、cCD3⁺、CD4±、CD8± | TCR重排 |
| 胸腺瘤，B1型 | 两组细胞类型：上皮样细胞和淋巴细胞 | 上皮样细胞：CK⁺<br>淋巴细胞：CD1a⁺、TdT⁺、CD99⁺ | 无特殊的复发性遗传异常 |
| 反应性胸腺组织增生 | 正常胸腺结构 | 不同阶段的T细胞分化及成熟T细胞 | 正常 |

注：* 急性髓系白血病伴低分化；** 急性巨核细胞白血病

（Xiayuan Liang　徐佳童）

## 十二、ALK阳性间变性大细胞淋巴瘤

### 【定义】

ALK阳性间变性大细胞淋巴瘤（anaplastic large cell lymphoma，ALK+，ALCL-ALK+）是一种T细胞淋巴瘤，表现为细胞多形性，胞质丰富，常为马蹄形核，具有ALK基因的易位且表达ALK蛋白，CD30阳性。要与不具有ALK基因易位、原发于皮肤的ALCL，其他成熟T-细胞淋巴瘤，以及具有间变特征、CD30阳性表达或不表达的B细胞淋巴瘤相鉴别。

### 【临床特点】

**1. 发病率**　儿童中最常见的成熟T细胞淋巴瘤，占

儿童非霍奇金淋巴瘤的 10%～15%,多见于 30 岁之前的男性(男女比为 1.5∶1)。病因不清,所有病例中均有 *ALK* 基因重排。

2. **症状** 大多数患者属临床 Ⅲ 期或 Ⅳ 期病变,成人患者中枢神经系统累及罕见,但儿童患者则相对多见。ALK 阳性的间变性大细胞淋巴瘤常累及淋巴结及结外部位,表现为结外组织(如肠道、骨或软组织)的单一病变或合并有淋巴结病变。瘤细胞出现在外周血里具有白血病血象特点的病例罕见,容易累及中枢神经系统,预后极差。皮肤累及多见,需与原发于皮肤的 ALCL 相鉴别。患者常有恶性淋巴瘤的症状,特别是高热、体重减轻、盗汗等。

3. **实验室检查** 未见特殊。

4. **影像学特点** 淋巴结肿大,也可肺、软组织、骨等见肿物。

5. **治疗** 采用系统性化疗。

6. **预后** 无病生存率达 56%～76%。约 30%～40% 的患者常规化疗,预后不佳。治疗 4 年后可复发,预后不良的因素包括:脏器浸润,纵隔病变,广泛的皮肤病变以及全身性症状。耐药或复发的 ALCL 患儿需行骨髓移植。ALK 特异的靶向治疗包括 ATP-竞争性小分子抑制剂,抗 CD30 抗体药物还在研制中,日后有望运用于耐药患者的治疗。

【病理学特点】

1. **肉眼观察** 淋巴结肿大,切面灰白、质均,可见坏死。

2. **镜下观察** 表现为广泛的组织形态谱。然而,所有的亚型均可见不等量、大的多形性瘤细胞,胞质透亮或嗜碱性,细胞核呈马蹄形或肾形,并伴有核旁的嗜酸性区域。这些细胞为肿瘤标志性细胞(图 9-1-12-A)。

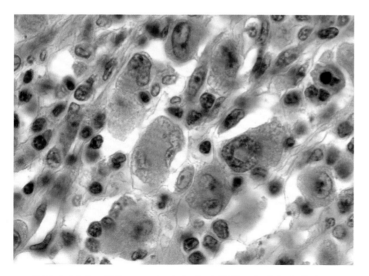

图 9-1-12-A HE×40 示标志细胞为粉染、胞质丰富的大细胞,偏位的马蹄样细胞

普通型约占 ALK(+)ALCL 的 75% 以上,这一亚型具有标志性的多形性瘤细胞浸润窦状隙(图 9-1-12-B)或弥漫性生长,多核的细胞可呈花环状,可产生类似于 R-S 的细胞。

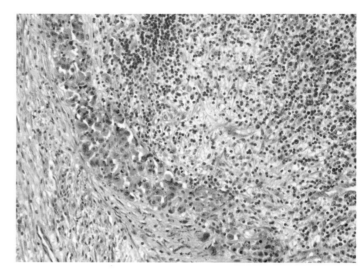

图 9-1-12-B HE×10 示窦状隙内见浸润的 ALK(+)间变性大细胞

淋巴组织细胞型(约占 5%～10%)儿童罕见,瘤细胞间可见大量反应性的组织细胞(图 9-1-12-C),这些组织细胞可掩盖通常比普通型小的肿瘤细胞。瘤细胞常围绕在血管周围,可通过 CD30、ALK 标记来确定瘤细胞。

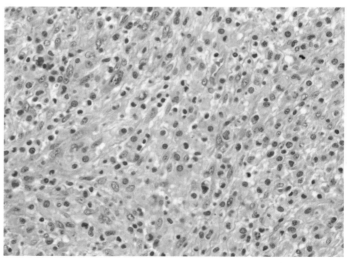

图 9-1-12-C HE×20 示淋巴组织细胞变异型 ALK(+) ALCL 中,大的肿瘤细胞间可见许多组织细胞

小细胞型(约占 5%～10%)主要由核不规则的、小至中等大小的瘤细胞组成(图 9-1-12-D),伴有散在标志性瘤细胞。在某些病例中,该型瘤细胞胞质淡染,胞核居中,可完全破坏淋巴结结构,标志细胞聚集在血管周围。

此亚型常被误诊为非特殊型的外周 T 细胞淋巴瘤,且患者常临床分期高,可有血液及中枢神经系统的累及,当血液受累及时,在血涂片上可见到似花朵样的异型细胞。

于一些弥漫大 B 细胞淋巴瘤、成熟 T 细胞淋巴瘤及良性的反应性增生的淋巴结的免疫母细胞中。CD45 的表达情况不定,可为强阳性至阴性。

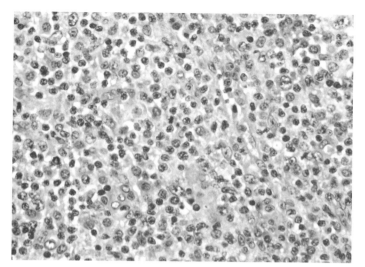

图 9-1-12-D HE×20 示小细胞亚型中以小细胞为主,可见形态不规则核、淋巴样细胞

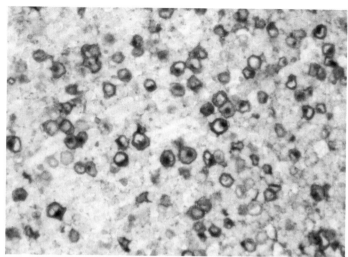

图 9-1-12-F IHC×10 示 CD30 染色,瘤细胞表现为胞膜及核旁高尔基体区阳性

霍奇金样亚型(约占 3%)与经典型霍奇金淋巴瘤(结节硬化型)难以鉴别,需进行细致、充分的分析。

单个淋巴结活检中出现两种以上的形态时称为混合型(约占 15%)。其他形态学类型包括肿瘤细胞呈大小一致,圆形核,此型瘤细胞为主或混有其他多形性细胞,偶尔可见瘤细胞呈梭形的肉瘤样亚型(图 9-1-12-E)。

尽管 T 细胞(CD2、CD3、CD5、CD7、CD43 以及 CD45RO)及 B 细胞标记的免疫组织化学染色不一定能鉴别肿瘤来源(裸细胞),但分子研究显示,大多数的 ALCL 为 T 细胞来源(图 9-1-12-G)的肿瘤。大多数肿瘤表达 CD4 和/或 CD2,CD43,细胞毒性抗原(TIA-1 或 Gram-B)表达常见。肿瘤细胞表达 EMA,部分儿童 ALCL 病例表达 CD56,提示预后不良。

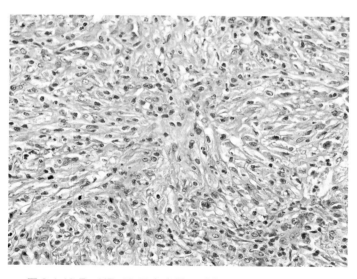

图 9-1-12-E HE×20 示肉瘤样亚型中见呈纺锤形的瘤细胞

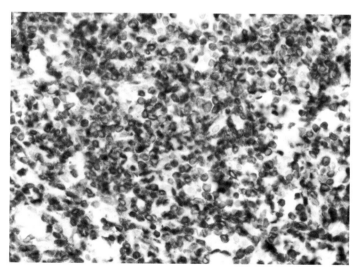

图 9-1-12-G IHC×10 示瘤细胞 CD3 染色阳性

**3. 免疫组化** 瘤细胞中均表达 ALK 和 CD30。CD30 呈胞膜及高尔基体区阳性(图 9-1-12-F)。CD30 是一种细胞激活标记。但需注意的是,CD30 阳性不足以诊断 ALCL,它还可表达于经典型霍奇金淋巴瘤(cHL),也可见

ALK(间变性淋巴瘤激酶)抗体用来检测因基因易位所产生的融合蛋白标记物。ALK 染色相对于 ALCL 是比较特异的,其也表达于脑组织中的极少数细胞、少数横纹

肌肉瘤及炎性肌纤维母细胞瘤中。为避免 ALK 多克隆抗体染色假阳性结果,应使用 ALK 单克隆抗体染色。大多数病例具有 t(2;5)/NPM(核磷蛋白)-ALK 易位,ALK 染色为细胞核或胞质阳性(图 9-1-12-H);在小细胞亚型中,瘤细胞只有核阳性;少数病例中 ALK 染色可以胞质(图 9-1-12-I)或胞膜阳性,这些 ALK 染色形式其与 ALK 易位变体的伙伴基因相关,即伙伴基因为非 NPM 基因。

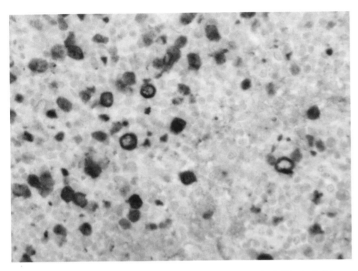

图 9-1-12-H IHC×10 示 ALK 染色,瘤细胞胞核及胞质 ALK-1 染色阳性及 t(2;5)易位

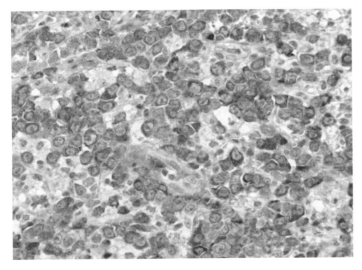

图 9-1-12-I IHC×10 示 ALK 染色,肿瘤细胞胞质 ALK 阳性及 t(2;5)变异易位

**4. 超微结构特点** 具有淋巴细胞特点。

**5. 分子遗传学特点** 几乎所有的 ALK(+)ALCL 均呈克隆性的 T 细胞受体基因重排(图 9-1-12-J),不管其在免疫组化中是否表达 T 细胞抗原。其最常见的染色体易位改变是发生于 2 号染色体的 ALK 基因与 5 号染色体上的 NPM 基因的 t(2;5)(p23;q35)易位。近 90% 的 ALCL

病例可见此异常,不常见或罕见的基因变异易位也可导致 ALK 蛋白表达上调。这些不常见因的伙伴基因的变异、易位所引起的 ALK 融合蛋白标记物的表达改变可见于以下基因情况:TPM3(非-肌球蛋白 3)、ATIC(5-氨基咪唑-4-咪唑羧酰胺核糖核苷酸甲酰基转移酶类/IMP 环水解酶)、CLTC(网格蛋白重链)、TFG(Trk 融合基因)以及 MSN(膜突蛋白)。

ALK 基因的易位可通过普通的细胞遗传学(图 9-1-12-K)、FISH(图 9-1-12-L)、RT-PCR 等方法检测(图 9-1-12-M)。而基因易位所引起的融合蛋白标记物,可通过以上所述的 ALK 抗体免疫组化方法检测(图 9-1-12-H、I)。

ALK 基因编码的酪氨酸激酶受体属于胰岛素受体超家族,其在淋巴细胞中一般处于休止期。NPM 基因作为一种管家基因,其在 t(2;5)(p23;q35)形成中与 ALK 基因融合产生一种嵌合蛋白质,这种蛋白质将 NPM 蛋白的氨基末端连接到 ALK 蛋白的基因胞质内,即从而形成启动 ALK 基因嵌合蛋白质。只有在强大的 NPM 基因

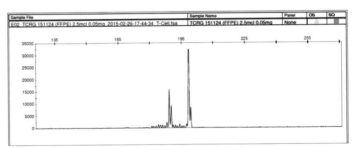

图 9-1-12-J PCR 检查示 TCR 基因重排所致的两种特殊的单克隆突起信号

46,XY,t(2;5)(p23;q35)[20]

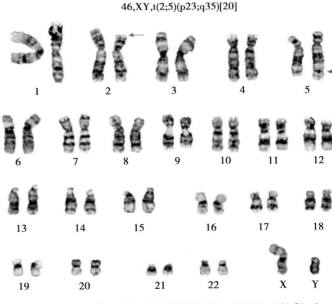

图 9-1-12-K 常规的细胞遗传学核型示 ALK(+)ALCL 患者中 46,XY,t(2;5)(p23;q35)

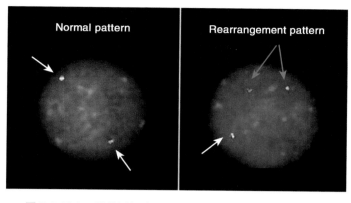

图 9-1-12-L　FISH 检测示 ALK(+)ALCL 患者中 *ALK* 基因重排(右侧分离信号)

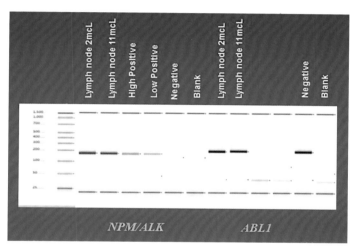

图 9-1-12-M　RT-PCR 分子检测示 ALK(+)ALCL 患者淋巴结活检中可见 ALK-NPM 融合转录阳性条带

的促使下,通过 ALK 激酶才能在淋巴细胞内超表达,从而引起这一基因易位的形成。在激活 ALK 激酶的同时,通过蛋白质磷酸化激活有丝分裂的信号,产生肿瘤性改变。

【鉴别诊断】

1. **经典型霍奇金淋巴瘤(cHL)**　与其相似的是,cHL 的 R-S 细胞 CD30 阳性,但免疫组化中 ALK 表达阴性,且瘤细胞同时表达 CD15,cHL 中未见 *ALK* 基因的易位。

2. **大 B 细胞淋巴瘤**　ALK 阳性的大 B 细胞淋巴瘤 EMA(ALCL 往往 EMA 阳性)和浆细胞标记物(CD138 和 VS38)表达强阳性,白细胞抗原的联合谱系均阴性(CD3、CD20、CD79),ALK 阳性大 B 细胞淋巴瘤中 CD30 也阴性,肿瘤细胞中 ALK 蛋白呈现胞质内颗粒状的染色阳性。此外,大多数 ALK(+)大 B 细胞表达轻链和细胞质 IgA(罕见表达 IgG)。

(Xiayuan Liang　徐佳童)

## 十三、髓系肉瘤

【定义】

髓系肉瘤(myeloid sarcoma)骨髓外 1 个或多个髓系肿瘤,如白血病患者髓性母细胞浸润机体任何部位,但未造成组织结构破坏消失等,均不能称之为髓系肉瘤。髓系肉瘤等同于急性髓系白血病。曾经称粒细胞肉瘤、绿色瘤、髓外粒细胞肿瘤等。

【临床特点】

1. **发病率**　发病年龄广泛,从 1 个月大的新生儿到 90 岁的老人,平均 56 岁,男性稍多,任何部位均可受累,最常见的部位为皮肤,其次为淋巴结和中枢神经系统,多发性病变仅占 10% 以下,其他如睾丸、肠、膀胱、骨、胸壁等部位也可发生。

2. **症状**　可原发或在诊断急性髓系白血病、骨髓增生性肿瘤(MPN)或骨髓增生异常综合征(MDS)后出现,或为急性髓系白血病复发的最初表现。

3. **实验室检查**　伴随其他血液疾病时,外周血有相应改变。

4. **影像学特点**　相关部位肿物,PET/CT 有助于诊断(图 9-1-13-A)。

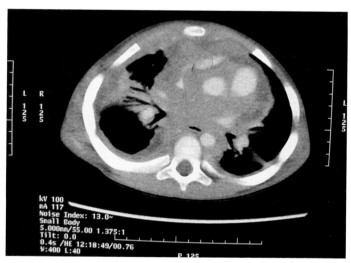

图 9-1-13-A　CT 检查示纵隔淋巴结肿大

5. **治疗**　原发性肿瘤对化疗及放疗敏感,抗急性髓系白血病治疗,骨髓移植。

6. **预后**　干细胞移植可改善并延长存活率,甚至治愈患者。

【病理学特点】

1. **肉眼观察**　粒细胞分化为绿色瘤(图 9-1-13-B、C)。

2. **镜下观察**　淋巴结结构部分或完全破坏,淋巴结

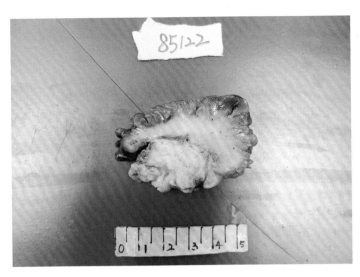

图 9-1-13-B　大体照片示膀胱壁肿物，呈淡绿色

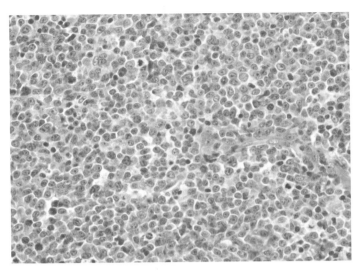

图 9-1-13-D　HE×10 示原始细胞及少数嗜酸性粒细胞

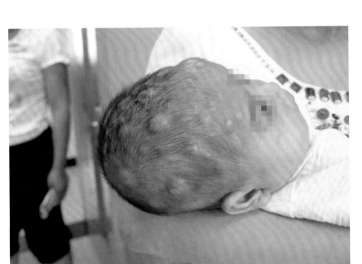

图 9-1-13-C　图片示婴幼儿头皮多发性结节

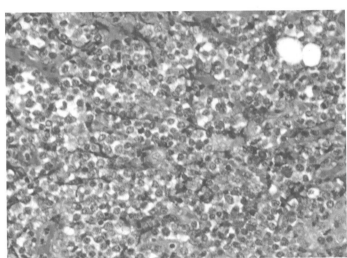

图 9-1-13-E　HE×10 示原始细胞及嗜酸性粒细胞

门或被膜瘤细胞浸润常见，由髓系母细胞或分化的瘤细胞取代，该细胞中等或较大，多形性，核不规则、核膜薄、核染色质细腻、核仁小，有不同量的嗜酸胞质，早幼粒细胞、粒单核细胞、纯单核细胞分化均可见，肾形核提示单核细胞分化，以红细胞和巨核母细胞为主的肿瘤罕见（图 9-1-13-D～M）。

3.**免疫组化**　CD68、CD43、CD34、MPO、lysozyme、CD99、CD117、CD33、CD4、CD30、TdT、LCA、PAX5、CD163 等阳性（图 9-1-13-N～Q）。

4.**超微结构特点**　原始髓系细胞特点，可见 MPO 颗粒。

5.**分子遗传学特点**　可见染色体易 RUNX1-RUNX1T1，t(98；21)(q22；q22)；PML-RARat(15；17)(q22；q12)，CBFb-MYH11，t(16；16)(p13.1q22)；7、8 单体，4 三体等

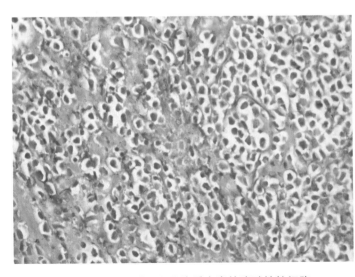

图 9-1-13-F　HE×10 示胞质丰富的嗜酸性粒细胞

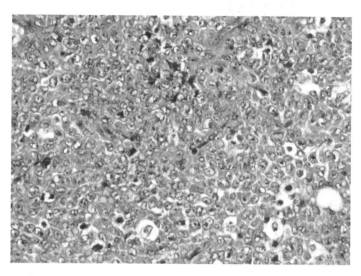

图 9-1-13-G HE×40 示核呈空泡状的原始细胞及星空结构

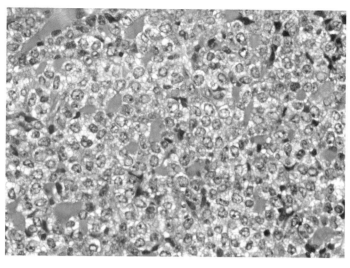

图 9-1-13-J HE×10 示瘤细胞肌肉组织

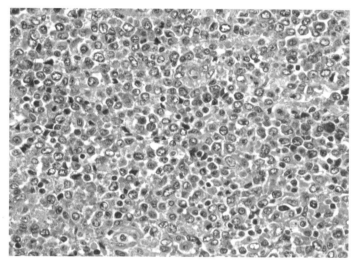

图 9-1-13-H HE×20 示各阶段瘤细胞及嗜酸性粒细胞

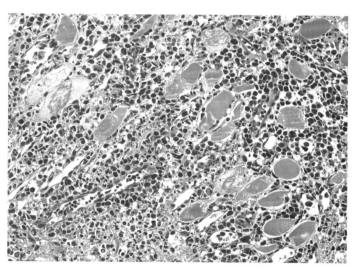

图 9-1-13-K HE×10 示不同分化的瘤细胞及肌纤维

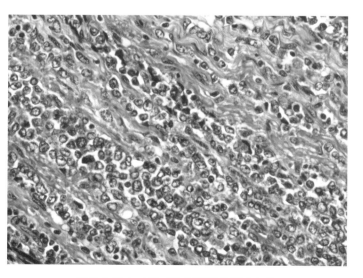

图 9-1-13-I HE×20 示纤维分隔瘤细胞

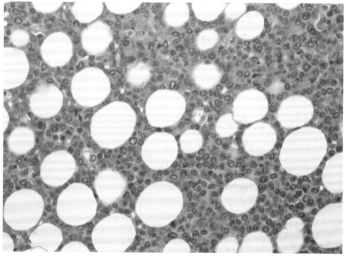

图 9-1-13-L HE×20 示瘤细胞浸润脂肪组织

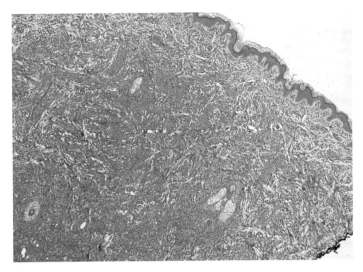

图 9-1-13-M　HE×10 示肿瘤浸润真皮组织

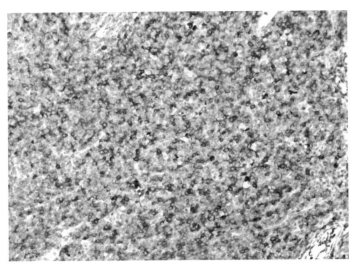

图 9-1-13-P　IHC×10 示瘤细胞 MPO 阳性

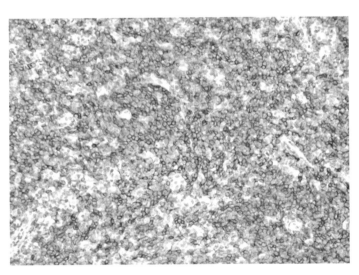

图 9-1-13-N　IHC×10 示瘤细胞 CD99 阳性

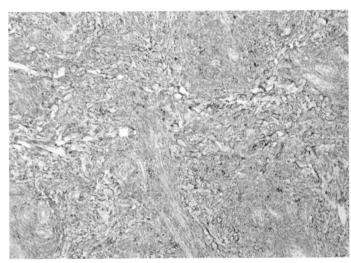

图 9-1-13-Q　IHC×10 示瘤细胞 Lysozyme 阳性

异常。

【鉴别诊断】

1. **髓外造血**　肝、脾、淋巴结多见,三系成熟造血细胞,未见明显包块形成。

2. **组织细胞肉瘤**　血液和骨髓中未见组织细胞累及。

3. **母细胞性浆细胞样树突细胞肿瘤**　皮肤病变,单发或多发,可伴有或发展为进行髓系白血病,瘤细胞MPO、lysozyme 阴性,可表达 CD4、CD43、CD56、CD123、CD68、CD7、CD33 等。

4. **横纹肌肉瘤**　小圆细胞肿瘤,Myogenin、Desmin 等肌表达阳性。

5. **PNET/尤因肉瘤**　小圆细胞肿瘤,CD99、FLI-1 阳性,FISH 检测 *EWSR1* 基因。

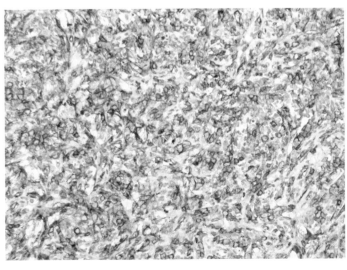

图 9-1-13-O　IHC×10 示瘤细胞 CD117 阳性

（何乐健）

## 十四、原发性免疫缺陷病相关淋巴增殖性疾病

### 【定义】

原发性免疫缺陷病相关淋巴增殖性疾病（lymphoproliferative disorders associated with primary immune deficiency）是指由于原发性免疫缺陷病所导致的淋巴瘤或淋巴瘤样病变。

### 【临床特点】

1. **发病率**　据美国统计，原发性免疫缺陷病发病率为 1/10 000，淋巴增殖性疾病是原发性免疫缺陷病患者最常伴有的肿瘤，高达 75%，主要见于儿童。原发性免疫缺陷病可分为 T 及 B 细胞（联合免疫）缺陷、抗体缺陷、免疫调节紊乱（X 连锁免疫增殖综合征、autoimmune lymphoproliferative syndrome）及其他：Wiskott-Aldrich-syndrome，ataxia-telangiectasia，Nijmegen breakage 综合征。

2. **症状**　反复感染，发热、疲劳、传单样症状，淋巴结肿大或肝脾肿大。

3. **实验室检查**　多种检查可辅助诊断原发性免疫缺陷病：全血细胞计数，T、B 细胞免疫表型分析，血清维生素、细胞因子、配体、免疫球蛋白等检测；体外功能检查；自身抗体检测；基因突变分子遗传学检测；血清蛋白电泳等。

分子遗传学检查可辅助诊断淋巴增殖性疾病：TCR 重排，EBV DNA 检测，癌基因：*FAS* 基因突变等；染色体易位。

4. **影像学特点**　无特殊。肿瘤性病变可见相应部位的包块（图 9-1-14-A）。

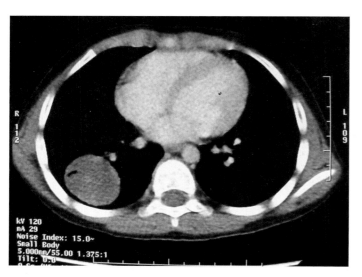

图 9-1-14-A　CT 检查示右肺肿物。本例基因检测 DNA 连接酶异常，为联合免疫缺陷病。合并弥漫大 B 细胞淋巴瘤

5. **治疗**　免疫调节治疗。

6. **预后**　多数预后欠佳。

### 【病理学特点】

1. **肉眼观察**　淋巴结肿大，增生或肿瘤性肉眼改变，相应器官肿瘤或非肿瘤性肉眼改变（图 9-1-14-B）。

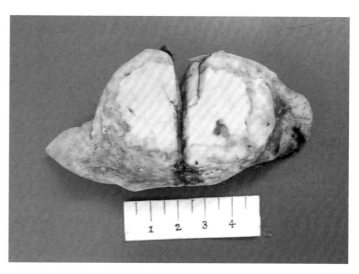

图 9-1-14-B　大体照片示肺结节状肿物，鱼肉状，界限清楚

2. **镜下观察**　淋巴结的非肿瘤性病变有淋巴滤泡消失、萎缩、慢性肉芽肿性炎、滤泡增生、非典型增生、致死性传单、反复出现和消失的淋巴组织增生、自身免疫性淋巴组织增生性综合征、X 连锁高 IgM 综合征等。

肿瘤前驱病变有明显增生的克隆细胞群，包括有多克隆、寡克隆、单克隆。

肿瘤性病变有白血病、淋巴瘤和非淋巴造血系统肿瘤发生危险性增高；非霍奇金淋巴瘤：B 细胞淋巴瘤比 T 细胞淋巴瘤多，弥漫大 B（图 9-1-14-C~G）多有 EBER 阳性（图 9-1-14-H）；Burkitt 淋巴瘤以 XLP 多；霍奇金淋巴瘤占原发性免疫缺陷病的 10%。

3. **免疫组化**　相关疾病免疫组化检查特点（图 9-1-14-I、J）。

4. **超微结构特点**　未见特殊。

5. **分子遗传学特点**　基因突变：CD40 或 CD40 连接异常、*FAS* 突变，T、B 细胞，中性粒细胞、巨噬细胞功能异常。

### 【鉴别诊断】

1. **良性淋巴组织增生**　正常新生儿淋巴结有时难以与原发性免疫缺陷病患者淋巴结鉴别。出生时淋巴结皮质主要由小的初级 B 淋巴滤泡正常，而副皮质区滤泡形成较差。

2. **原发性免疫缺陷病时的肿瘤性血液系统病变**　免疫表型及分子生物学可帮助诊断。

653

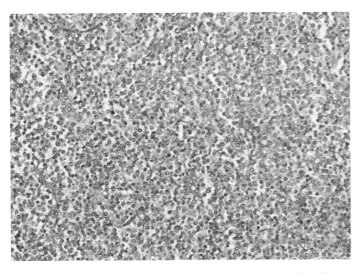

图 9-1-14-C　HE×10 示各种细胞包括淋巴、组织细胞及少数大细胞

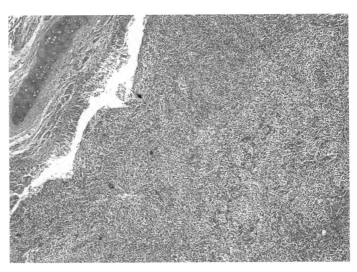

图 9-1-14-F　HE×10 示瘤组织累及支气管

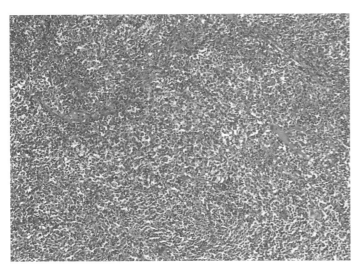

图 9-1-14-D　HE×10 示大量瘤细胞

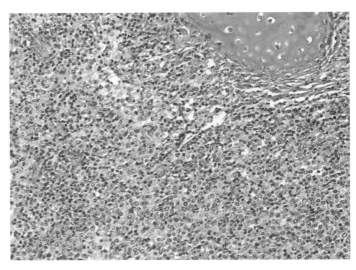

图 9-1-14-G　HE×10 示软骨及肿瘤组织

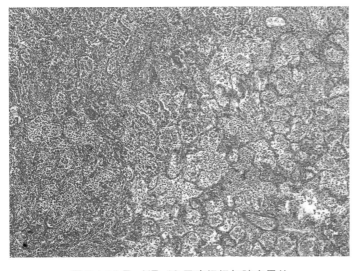

图 9-1-14-E　HE×10 示瘤组织与肺交界处

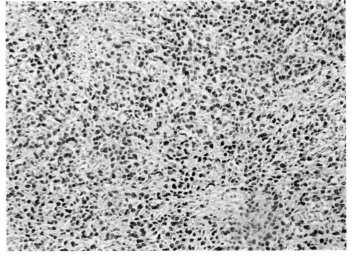

图 9-1-14-H　原位杂交示 EBER 染色,多数瘤细胞阳性

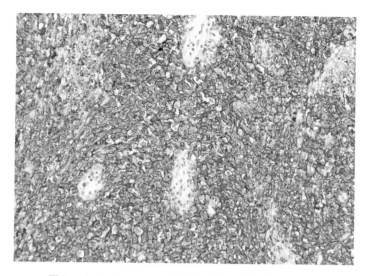

图 9-1-14-I  IHC×10 示 CD20 染色,瘤细胞弥漫阳性

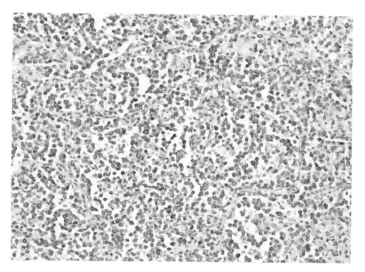

图 9-1-14-J  IHC×10 示 Bcl-2 染色,瘤细胞阳性

（何乐健）

## 十五、经典型霍奇金淋巴瘤

### 【定义】

经典型霍奇金淋巴瘤（classical Hodgkin lymphoma）是指年轻人及成人发生的淋巴瘤,特点是非肿瘤性炎细胞及其附属细胞与少量、大的单核和多核巨细胞性肿瘤细胞混合组成的异质性肿瘤。肿瘤与 EB 病毒感染、HIV 感染和免疫抑制有关。肿瘤细胞起源于生发中心 B 细胞。组织学分为:结节硬化型、混合细胞型、淋巴细胞为主型和淋巴细胞削减型四型。

### 【临床特点】

1. **发病率**  发病率 3～5/100 000,占 95% 的霍奇金淋巴瘤,有关传染性单核细胞增生症病史的发病率更高,有两个发病高峰年龄,一个是 15～35 岁,另一个是大于

54 岁的成人,男性好发。最常见部位为颈部和锁骨上淋巴结,其他部位依次为纵隔、腋窝、主动脉旁淋巴结,肠系膜和肱骨内上淋巴结、脾脏、骨髓等。

2. **症状**  外周性淋巴结病,纵隔肿大,发热、夜汗、体重减轻,皮肤瘙痒,乏力、厌食等。

3. **实验室检查**  未见特异性改变。

4. **影像学特点**  淋巴结肿大或纵隔或肝脾等内脏肿大(图 9-1-15-A～C)。

5. **治疗**  化疗,放疗。

6. **预后**  总体预后较好,治愈率达 90% 以上,组织学亚型与预后有关,血清 IL-6 和 IL-10 升高与预后差有关。

### 【病理学特点】

1. **肉眼观察**  肿大淋巴结,切面灰白(图 9-1-15-D～F)。

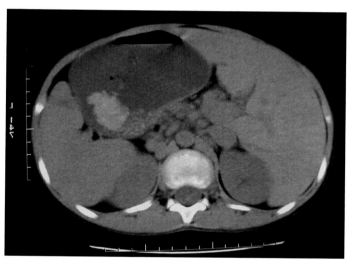

图 9-1-15-A  CT 检查示腹腔肿大的淋巴结

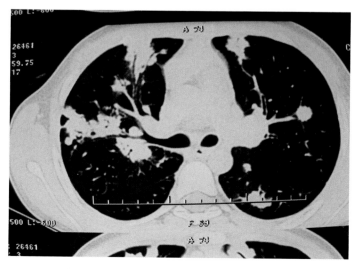

图 9-1-15-B  CT 检查示双肺多发性结节影

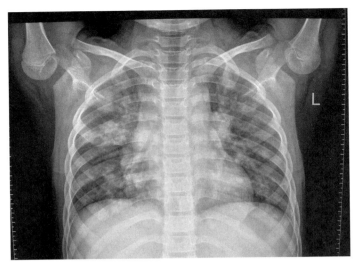

图 9-1-15-C　胸部平片示双肺多发性结节影

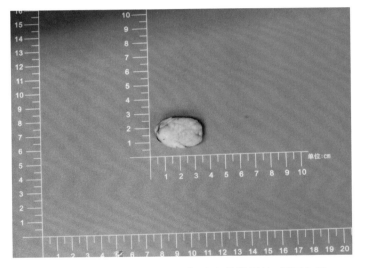

图 9-1-15-D　大体照片显示颈部肿大的淋巴结,切面灰黄、鱼肉状

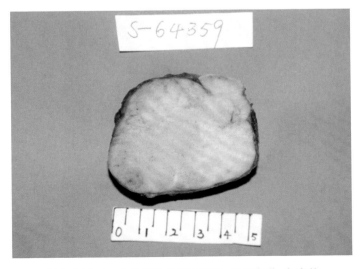

图 9-1-15-E　大体照片示纵隔肿物,切面灰黄、鱼肉状

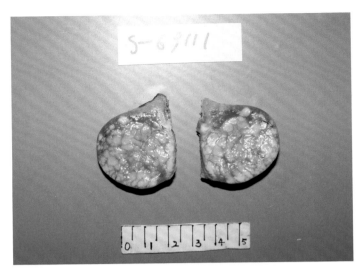

图 9-1-15-F　大体照片示脾脏多结节肿物、鱼肉状

**2. 镜下观察**　各种异质性细胞组成:数量不等的肿瘤性和非肿瘤性炎细胞。

非肿瘤性细胞有:混有淋巴细胞(主要是 CD4 阳性细胞,嗜酸性粒细胞、免疫母细胞、浆细胞、中性粒细胞、组织细胞和纤维母细胞)。

霍奇金 Reed-Sternberg 细胞,核膜厚,呈"镜影"样,每一核见一单个明显的嗜酸性核仁,嗜酸性或嗜双色性胞质,大的多形肿瘤细胞占肿瘤成分 1%~3%;其他霍奇金 Reed-Sternberg 细胞亚型:陷窝细胞(细胞质膜收缩)、霍奇金细胞(单个 R-S 细胞)、木乃伊细胞(变性或凋亡肿瘤细胞);间变性细胞(大的多形性核,染色质粗糙,核仁明显)(图 9-1-15-G~P)。

结节硬化型:肿瘤呈结节性生长,结节被宽的纤维胶原束分割,数量不等的 R-S 细胞,霍奇金细胞核陷窝细

图 9-1-15-G　HE×10 示淋巴结副皮质区增生,见散在单个霍奇金细胞

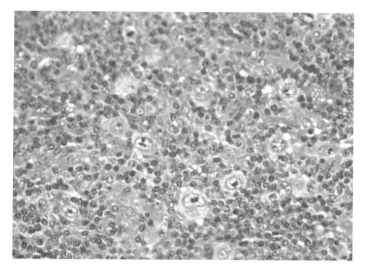

图 9-1-15-H　HE×20 示单个散在霍奇金细胞

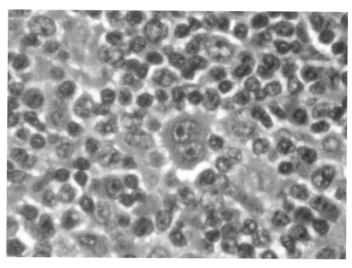

图 9-1-15-K　HE×40 图片中央示 Reed-Sternberg 细胞

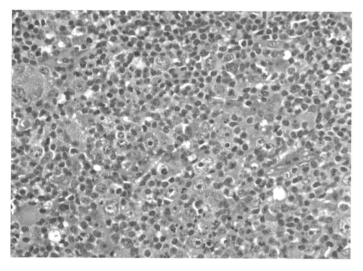

图 9-1-15-I　HE×20 示单个霍奇金细胞及多核细胞

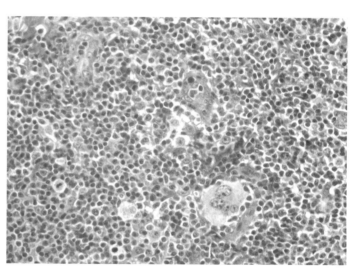

图 9-1-15-L　HE×20 示陷窝细胞

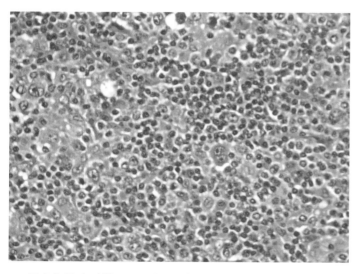

图 9-1-15-J　HE×20 示 Reed-Sternberg 细胞、嗜酸性粒细胞及淋巴细胞等

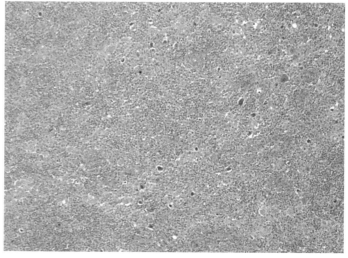

图 9-1-15-M　HE×10 示木乃伊细胞

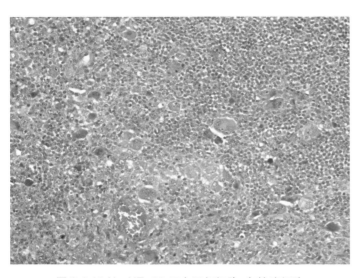

图 9-1-15-N　HE×20 示木乃伊细胞、多核瘤细胞

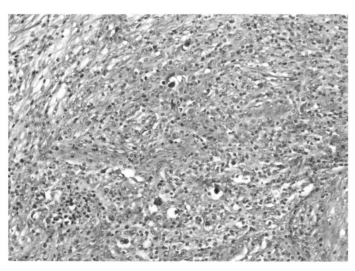

图 9-1-15-O　HE×10 示梭形纤维细胞、淋巴细胞、嗜酸性粒细胞及木乃伊细胞

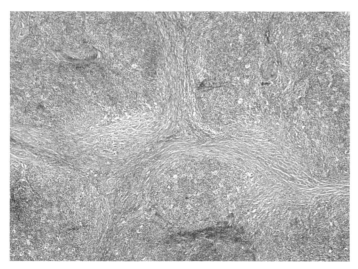

图 9-1-15-P　HE×4 示淋巴结被粗大的纤维组织分隔呈结节状

胞;数量不等的淋巴细胞、嗜酸性粒细胞和其他非肿瘤性炎细胞。处于细胞期的结节硬化型,陷窝细胞丰富,而胶原束稀少;纤维化期结节硬化型:纤维化广泛,细胞稀少;合体细胞型:明显的 R-S 细胞和/或陷窝细胞聚集呈片,为细胞型的亚型,占 5% 以下。

混合细胞型:淋巴结几乎全部受累,弥漫或模糊性结节性生长,结节未见纤维束分割,明显的混合细胞性浸润,常见 R-S 细胞和霍奇金细胞。

淋巴细胞丰富型:肿瘤呈结节或弥漫性生长,典型结节为套区 B 细胞,结节中可见退变的生发中心,CD21 染色可显示滤泡树突状细胞网,组织形态像结节性淋巴细胞为主型,缺乏淋巴细胞和组织细胞性爆米花样细胞,R-S 细胞和霍奇金细胞少,嗜酸细胞核中性粒细胞少或缺乏,系统性症状少见。

淋巴细胞削减型:与背景淋巴细胞相比,R-S 细胞相对较多,最具侵袭性行为的亚型,又分弥漫性纤维化和网状两亚型,弥漫性纤维化亚型:淋巴结细胞稀少、缺乏明确结构,被纤维组织、散在 R-S 细胞核残留淋巴细胞取代。

网状亚型:富于细胞,较多大的、多形性肿瘤细胞( R-S 细胞及其变异细胞)。

3. **免疫组化**　CD30、CD15、pax-5 阳性,CD20、EMA、CD45、BOB1 阴性。EBER 阳性,LMP 阳性( 图 9-1-15-Q ~ T)。

4. **超微结构特点**　淋巴细胞特点。

5. **分子遗传学特点**　克隆性免疫球蛋白基因重排。

【鉴别诊断】

1. **结节性淋巴细胞为主型霍奇金淋巴瘤**　背景混有 B 和 T 细胞,完整的生发中心少见,生发中心进行性转化可见,免疫组化:肿瘤细胞 CD20、CD22、CD45、CD79a、

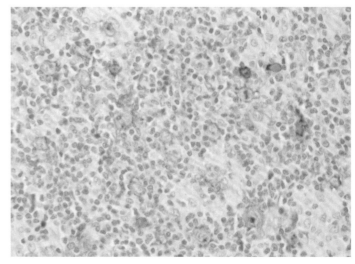

图 9-1-15-Q　IHC×10 示 CD30 染色,瘤细胞阳性

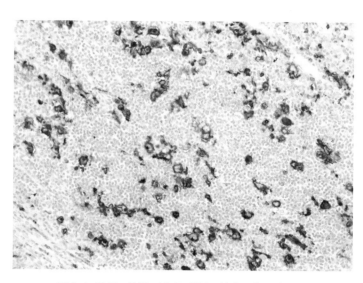

图 9-1-15-R　IHC×10 示 CD15 染色,瘤细胞阳性

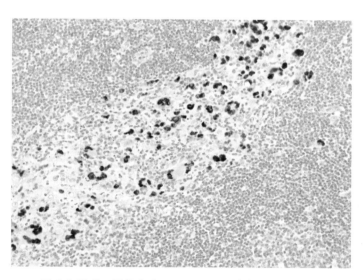

图 9-1-15-S　原位杂交×20 示 EBER 染色,瘤细胞阳性

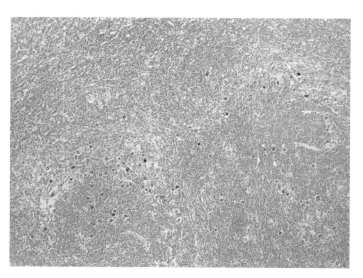

图 9-1-15-T　原位杂交×10 示 EBER 染色,瘤细胞阳性

pax5、BOB1、OCT2 表达阳性;CD30、CD15、EBV-LMP、EBER 阴性,嗜酸性粒细胞、中心白细胞、浆细胞少见,坏死罕见,未见纤维组织结节。

**2. 传染性单核细胞增多症**　淋巴结结构保存,可见大量免疫母细胞伴有凋亡、巨噬细胞,外周血可见异型淋巴细胞,血清学检查显示 EB 病毒感染。

**3. 弥漫性大 B 细胞淋巴瘤**　肿瘤性细胞像霍奇金细胞,但缺乏大的嗜酸性核仁和厚的核膜,免疫组化:CD30 染色可弱阳性;CD15、EBER 阴性。

**4. 间变性大细胞淋巴瘤**　儿童多见,淋巴窦浸润,免疫组化:CD30 阳性,ALK 阳性;CD15 阴性,PAX5、EBER 阴性。

(何乐健)

## 第二节　非肿瘤性疾病

### 一、淋巴结反应性增生

**【定义】**

淋巴结反应性增生(reactive hyperplasia of the lymph node)是由于各种病因(抗原)的刺激引起淋巴结部分或所有细胞成分增生,导致淋巴结体积增大和/或数量增多的良性病变,或有轻度炎症,但无法归类为某种特殊病理类型的淋巴结病变。

**【临床特点】**

**1. 发病率**　儿童常见,由于病因和病变部位的不同,发病率报道也不同。通常男女发病比为 2.38:1,平均年龄 6.1 岁,80% 年龄在 2~12 岁,5% 小于 2 岁。

**2. 症状**　反复或持续淋巴结肿大,通常颈部淋巴结直径在 2cm、腋窝 1cm、腹股沟 1.5cm 以上视为淋巴结肿大,质软,无粘连及融合。临床由于病因的不同,可表现发热、咽痛、扁桃体肿大或肝、脾肿大。无明显疼痛或压痛。根据病因的不同病史数日至数年不等。发病部位:头颈部淋巴结肿大多见,其次是腋下、腹股沟淋巴结。

**3. 实验室检查**　血常规淋巴细胞比例可增高,血沉增高,EBV、CMVIgM 可阳性。

**4. 影像学特点**

(1) B 超:椭圆形,表现纵径增长,一般纵径/横径(L/S)大于 2,轮廓清晰,包膜完整,淋巴结皮质均匀低回声,髓质表现条索状高回声,淋巴结血流信号较多或正常,血管呈平直走向,属于低速低阻血流信号。淋巴门居中存在(图 9-2-1-A)。

(2) CT:淋巴结增大,增强扫描动脉期示淋巴结轻度强化,大小不一,密度均匀。

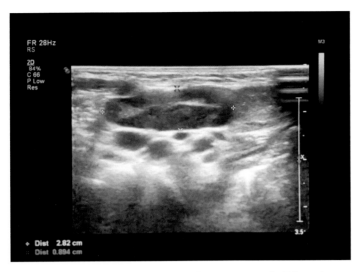

图 9-2-1-A 颈部 B 超:肿块包膜完整,显示均匀的低回声

**5. 治疗** 根据不同的病因进行相应的治疗,如抗感染、抗病毒、免疫支持治疗或免疫抑制剂治疗等。

**6. 预后** 针对不同的病因治疗,预后良好,或反复发作。

**【病理学特点】**

**1. 肉眼观察** 淋巴结大小不一,表面光滑,质软,通常直径在 2cm 以下,无粘连及融合,无明显疼痛或压痛。切面:灰红(图 9-2-1-B)。

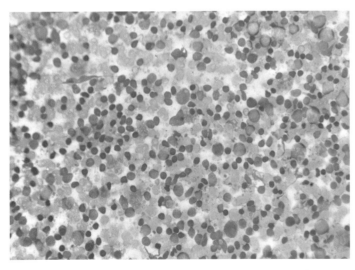

图 9-2-1-B 大体:淋巴结大小为 2cm×1.5cm×1cm,灰红

**2. 镜下观察**

(1)细胞学特点:细胞成分多样,以成熟小淋巴细胞为主,较少原始及幼稚淋巴细胞、转化中的淋巴细胞、免疫母细胞和浆细胞,可见少量的组织细胞和巨噬细胞,也可见少量嗜中性、嗜酸性粒细胞(图 9-2-1-C)。

(2)组织病理学特点:①滤泡性增生:淋巴结结构存在,次级淋巴滤泡数量增多、极性排列,可达副皮质区。

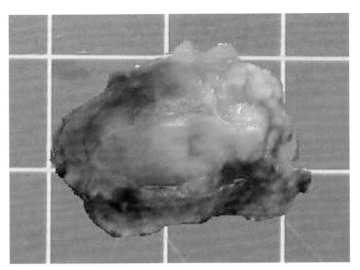

图 9-2-1-C 瑞氏染色×40 细针穿刺细胞涂片:细胞成分多样,以成熟小淋巴细胞为主,较少转化淋巴细胞、免疫母细胞和浆细胞

生发中心增大、形状不规则,生发中心由明区和暗区构成,明区靠近淋巴结被膜,主要由中心细胞构成,根据不同的抗原刺激,还可有不等量的浆细胞、CD4+ 的 T 细胞和滤泡树突细胞(FDC);暗区靠近淋巴结髓质,主要由中心母细胞构成。生发中心还可有大量含 tingible 小体的巨噬细胞,形成"星空"现象。套细胞围绕生发中心形成套区(图 9-2-1-D)。②滤泡间区或副皮质区:副皮质区或滤泡间区增大,增生小淋巴细胞和免疫母细胞形成斑驳或虫蚀改变,增生的高内皮毛细血管后微静脉和交指状细胞(图 9-2-1-E)。③窦组织细胞增生型:淋巴结边缘窦和髓窦增生、开放,被覆增生的窦细胞,其中可充满各种组织细胞、巨噬细胞和淋巴液,增生的组织细胞无异型性。④弥漫性增生型:淋巴结皮质区和副皮质区弥漫性增生。

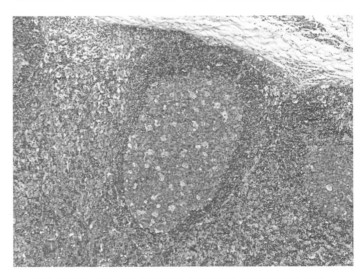

图 9-2-1-D HE×10 示淋巴结结构存在,淋巴滤泡性增生,呈极性排列

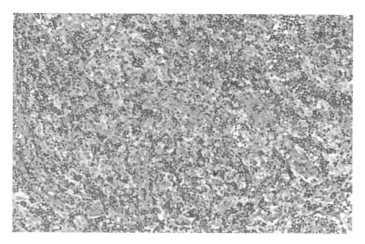

图 9-2-1-E HE×20 副皮质增生,可见高血管内皮细胞后静脉

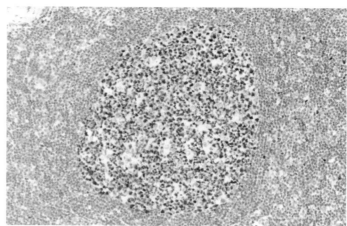

图 9-2-1-H IHC×10 示 Bcl-6 染色,淋巴滤泡生发中心高表达

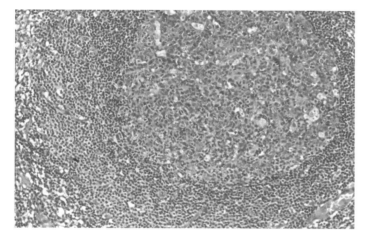

图 9-2-1-F HE×20 淋巴滤泡套区及边缘区结构存在

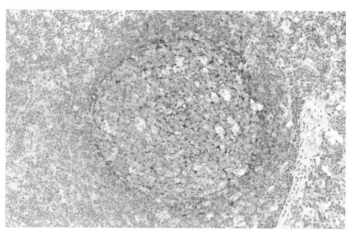

图 9-2-1-I IHC×10 示 CD21 染色,显示完整的 FDC 网结构

**3. 免疫组化** 淋巴滤泡表达 CD20、CD79a、PAX-5 等 B 细胞抗体(图 9-2-1-G),和生发中心标记 Bcl-6、CD10(图 9-2-1-H);副皮质区表达:CD3、CD45RO 等 T 细胞标记;CD21 显示结构完整的 FDC 网(图 9-2-1-I);Ki-67 60%～85%(图 9-2-1-J)。CD30 弱阳性表达,CD68 散在表

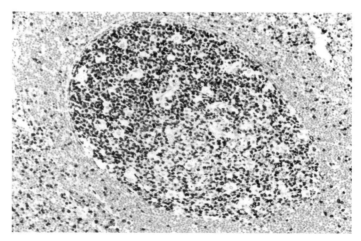

图 9-2-1-J IHC×10 示 Ki-67 染色,淋巴滤泡生发中心高表达

达;不表达:CD15、Bcl-2、EMA。

**4. 超微结构特点** 无特殊病理改变。

**5. 分子遗传学特点** Ig 基因重排检测到多克隆性表达。偶见 IGH/Bcl-2 基因重排。

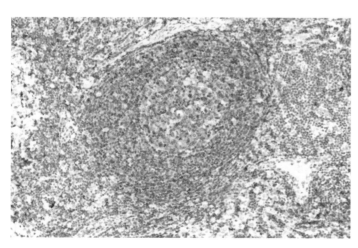

图 9-2-1-G IHC×10 示 CD20 染色,淋巴滤泡阳性表达

**【鉴别诊断】**

1. **儿童型滤泡性淋巴瘤**　增生的大而不规则的淋巴滤泡,大部分滤泡有显著变薄的套区,灶性区域套区完全消失。整个生发中心无明显明区和暗区之分,有显著的"星空"现象。高倍镜下可见生发中心由中心细胞和中心母细胞组织组成,并见散在的巨噬细胞和双核的滤泡树突细胞(follicular dendritic cells,FDCs)。中心细胞中等大,核呈多角形、扭曲形或有裂,核仁不明显,中心母细胞中等偏大,有空泡状染色质和多个不显著核仁,计数大于15/HPF。生发中心核分裂很多,可见散在分布的吞噬凋亡小体的巨噬易染体细胞,从而呈现显著的"星空"现象。

2. **淋巴结内边缘区淋巴瘤**　肿瘤细胞浸润淋巴滤泡周围,边缘区扩大、融合,或侵蚀、植入淋巴滤泡,并可扩增到滤泡间区。肿瘤细胞中等大小、细胞核轻微不规则,核仁不清,胞质丰富,淡染,可出现单核样细胞。可见少量转化的中性母细胞和免疫母细胞,1/3可出现浆细胞分化。免疫组化表达CD20、CD79a、CD43、PAX-5;CD21显示结构紊乱的FDC网。

3. **霍奇金淋巴瘤**　以颈部、腋下淋巴结多见。肿瘤细胞破坏淋巴结结构,在淋巴细胞背景中,可见散在单核与双核的R-S细胞,表达CD15、CD30。背景中有少量嗜酸性粒细胞、中性粒细胞及组织细胞。

4. **朗格汉斯细胞组织细胞增生症**　3岁以内婴幼儿,淋巴结结构破坏,可有多脏器、多部位损害;朗格汉斯细胞弥漫或巢状分布,细胞体积较大,胞质丰富,弱嗜酸性,细胞核呈圆形、椭圆形或分叶状,核仁明显,胞核常出现核沟,伴嗜酸性粒细胞、淋巴细胞、多核巨细胞;免疫组化:均强表达CD1a、S-100、Langerin;电镜:可见Birbeck颗粒。

5. **间变性大细胞淋巴瘤**　间变性大细胞多见于儿童及青少年和老年人,可发生在淋巴结及结外其他组织。肿瘤细胞呈圆形、卵圆形、多形性,可见明显核仁,胞质丰富,无核旁包涵体。免疫组化可鉴别:表达CD30、ALK、EMA以及T淋巴细胞标记,INI1阳性表达。

**附【具有特殊病理形态的淋巴结增生性病变】**

**(一)滤泡性增生**

1. **生发中心进行性转化(progressively transformed germinal center,PTGC)**　最多见于颈部,其次为腹股沟、腋窝等。少数情况下可发生在胃旁、纵隔、口腔和皮肤。在典型的滤泡增生的基础上,出现滤泡直径增大,至少为周围反应性滤泡的2~3倍,生发中心内由大量小淋巴细胞组成,其间可夹杂一些残存的中心细胞、中心母细胞、免疫母细胞、少量浆细胞和滤泡树突细胞,含tingible小体巨噬细胞,生发中心与套区的界限不甚清楚,儿童

PTGC中常见上皮样组织细胞散在或成群分布在外周。一个淋巴结可含一个或多个PTGC。免疫组化:PTGC中小淋巴细胞表达SIgM、SIgD、κ和λ,CD20可表达小淋巴细胞和少量大淋巴细胞,不表达CD3、CD45RO等T细胞标记。

2. **Castleman病**　临床分局限性和系统性,前者多见年轻人,后者多见于老年人。男多于女。患者多有发热、消瘦、关节痛等全身症状,多发生在纵隔、颈部及内脏淋巴结。病理形态:①透明血管型(HV):镜下可见淋巴滤泡增生,滤泡生发中心变小,滤泡血管增生明显,血管壁透明样变性;套区增生的淋巴细胞围绕滤泡生发中心呈同心圆状,形成特征性的"洋葱"样同心圆结构;滤泡间见毛细血管后微静脉增生,少量浆细胞、嗜酸性粒细胞、免疫母细胞(图9-2-1-K)。②浆细胞型:镜下见滤泡间大量的成熟浆细胞增生及Russell小体,滤泡散在,滤泡间毛细血管增多,透明变性不明显。

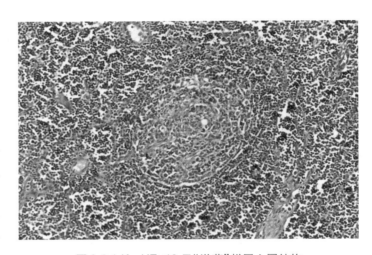

图9-2-1-K　HE×10 示"洋葱"样同心圆结构

3. **AIDS相关性淋巴结病**　在感染初期和慢性持续期,淋巴结病变以反应性增生为主,滤泡显著增生,形状不规则如地图状,套区变薄或消失;生发中心扩张。随着淋巴结病变进展,滤泡发生退变,滤泡中心细胞逐渐减少,间质细胞增生,形成具有一定特征性同心圆层状结构如"洋葱皮"样结构。最后淋巴结结构紊乱、破坏,滤泡数目明显减少,组织细胞增生,其间散在淋巴细胞、浆细胞和免疫母细胞,此期常有毛细血管后静脉增生。

4. **弓形虫病**　临床表现为低热,浅表淋巴结肿大,以颈部淋巴结肿大多见。病理形态在髓质和生发中心可见散在的上皮样细胞团,可见多核巨细胞,少有坏死。淋巴滤泡及免疫母细胞、浆细胞和嗜酸性粒细胞增生。仔细寻找可见呈香蕉形、月牙形的、胞质淡染的滋养体。用PCR检测可以证实。

（二）滤泡间区或副皮质区

**1. 系统性红斑狼疮性淋巴结病** 淋巴结结构存在，淋巴滤泡及副皮质区增生，散在免疫母细胞和浆细胞浸润，灶性或弥漫坏死，可见苏木素小体，为特征性改变。血管纤维素性坏死，沉积较强的苏木素染色（Azzopardi 现象）。

**2. 组织细胞坏死型淋巴结炎** 临床可有咳嗽、流涕、咽痛，或无明显前驱症状；淋巴结肿大：颈部淋巴结肿大，也可累及腋下、腹股沟淋巴结。病理形态：淋巴结结构部分破坏，皮质区或副皮质区可见大小不一的碎屑样坏死灶，坏死灶内组织细胞增生，有吞噬现象，坏死周围见转化的淋巴细胞，坏死区未见中性粒细胞浸润。多数自限性，预后良好，常于 4 周~4 个月内痊愈，极少复发。

**3. 类风湿性淋巴结病** 临床有发热、关节疼痛、体重下降病史。多见腋下、颈部淋巴结肿大，也可见锁骨上、腹股沟等淋巴结。病理形态：淋巴滤泡增生，副皮质区大量浆细胞增生，可见卢氏小体，小血管增生，内皮细胞肿胀，血管周围有浆细胞包绕，有时可见坏死，中性粒细胞浸润。

（三）肉芽肿型

**1. 猫抓性淋巴结炎** 临床有宠物接触史，以肘、腋窝和颈部淋巴结肿大多见。病理形态：淋巴结结构存在，皮质区或副皮质区出现化脓性病灶，中性粒细胞浸润，周围可形成肉芽肿性病理改变（图 9-2-1-L）。

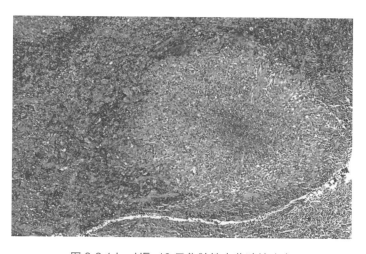

图 9-2-1-L　HE×10 示化脓性肉芽肿性病变

**2. 结核** 多见于颈部淋巴结，可形成窦道。病理形态：淋巴结结构被破坏，大量结节状增生，结节由上皮样细胞、Langerhans 多核巨细胞、淋巴细胞、组织细胞、嗜酸性粒细胞和浆细胞组成，中间干酪样坏死，早期坏死灶内有中性粒细胞浸润，后期纤维化和钙化（图 9-2-1-M）。抗酸染色可见大量抗酸杆菌。

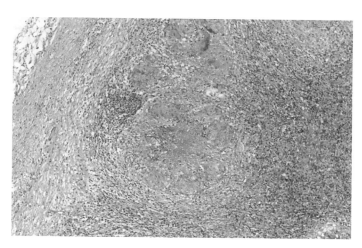

图 9-2-1-M　HE×10 示干酪性肉芽肿

**3. 接种后淋巴结炎** 发生于接种减活麻疹疫苗、牛痘和其他疫苗后的引流淋巴结。常在腋下和锁骨上淋巴结，有疼痛，发热，淋巴结肿大可达 6cm。病理形态：弥漫性增生或副皮质区增生，由免疫母细胞、浆细胞、嗜酸性粒细胞增生，血管内皮细胞增生，淋巴窦扩张，或有灶性坏死。增生的免疫母细胞分布在小淋巴细胞背景中，形成"盐和胡椒"样改变，即"斑驳"现象。

**4. 真菌** 多见于组织胞浆菌、其次牙生菌、孢子丝菌、隐球菌、曲菌等。多发生于免疫功能低下者，是系统性真菌感染的一部分。病理形态：淋巴结结构破坏，可见慢性化脓性炎和肉芽肿性炎或二者混合，银染和 AB/PAS 染色阳性。真菌培养和分子可得到证实。

**5. 结节病** 是不明原因系统性疾病，累及肺门淋巴结、肺、周围淋巴结、肝脏等器官。病理组织形态：淋巴结结构被破坏，大量结节状增生，结节由上皮样细胞、多核巨细胞、淋巴细胞和浆细胞组成，中间无坏死或见少量纤维素性坏死，可见 Schaumann 小体和/或星芒小体。后期可见纤维化。

（四）窦组织细胞增生型

窦组织细胞增生巨淋巴结病（Rosai-Dorfman 病）：淋巴窦扩张，充满大量单核、多核的巨噬细胞，巨噬细胞可吞噬多少不一的淋巴细胞。免疫组化表达 CD68。

（五）弥漫增生型

**1. 传染性单核细胞增多症** 临床多有发热、咽痛、扁桃体肿大或脾肿大，持续 3~4 周。外周血 EBV 感染，单核细胞增高。病理形态：淋巴结结构部分破坏，副皮质区和滤泡区增生，包括小淋巴细胞、免疫母细胞、浆细胞、组织细胞和嗜酸性粒细胞，形成斑驳样改变，血管内皮细胞增生。免疫组化表达 CD30、LMP1，不表达 CD15。

**2. Kimura 病** 多发生于头颈部、耳后淋巴结肿大，常累及涎腺,可反复发作。病理形态:淋巴结滤泡增生,少数滤泡发生进行性转化,副皮质区扩大,嗜酸性粒细胞广泛浸润,有时形成嗜酸性脓肿。血管内皮增生并玻璃样变性,滤泡间区有组织细胞、浆细胞及肥大细胞浸润。

**3. 皮病性淋巴结炎** 患者常有慢性皮肤疾病,常见腋窝和腹股沟淋巴结肿大,病理形态显示结构完整,大量成片的组织细胞向淋巴窦及皮质区浸润,呈淡染色扩大的皮质区,吞噬黑色素与脂质,伴朗格汉斯细胞和指状突树突细胞增生、淋巴滤泡增生。免疫组化:组织细胞表达CD68、lysozyme,朗格汉斯细胞和指状突树突细胞增生表达 S-100、CD1a。

(杨文萍)

## 二、组织细胞性坏死性淋巴结炎

### 【定义】

组织细胞性坏死性淋巴结炎(histiocytic necrotizing lymphadenopathy,Kikuchi-Fujimoto disease)是指自限性、良性淋巴结病,表现为组织细胞、浆细胞样单核细胞增生、凋亡,伴有丰富的核碎片,一些患者可有系统性症状及发热。

### 【临床特点】

**1. 发病率** 较常见,30 岁以下患者多见,女性较男性多发,亚洲人最常见,肩部淋巴结最常受累。

**2. 症状** 发热常常持续 1 周,也可长达 1 个月,有上呼吸道感染症状,淋巴结病最初可有触痛,淋巴结病伴有发热,其他少见症状有体重减轻,夜汗,呕吐,全身淋巴结肿大,关节痛、肝脾肿大,淋巴结外包括皮肤也可受累。

**3. 实验室检查** 50%的患者粒细胞减少,外周血可见异型淋巴细胞;ESR 增高,多克隆性高丙种球蛋白血症;EBV、CMV、流感、腺病毒等阴性,自生免疫性抗体阴性;偶尔与系统性红斑狼疮难以鉴别。

**4. 影像学特点** 淋巴结肿大。

**5. 治疗** 对症治疗。

**6. 预后** 良好。

### 【病理学特点】

**1. 肉眼观察** 肿瘤直径多小于 2cm,切面:可见斑点状坏死。

**2. 镜下观察** 淋巴结部分或广泛受累,早期病变呈小片状,靠近被膜的副皮质区,不同程度的凋亡/坏死,未见中性粒细胞,浆细胞缺乏或罕见,病变不扩展至淋巴结周围组织,与坏死区相连的副皮质区见较多免疫母细胞,未见苏木素小体;淋巴窦明显或受压,充满组织细胞或单

核样 B 细胞,滤泡增生;可分三个亚型:

淋巴组织细胞/增生型:病变早期,组织细胞增生包括 C 形组织细胞,浆样树突状细胞增生,可见小淋巴细胞和免疫母细胞,凋亡或坏死少。

坏死型:界限清楚的坏死灶中可见丰富的凋亡细胞,伴有嗜酸性碎片,组织细胞核浆样树突状细胞进行凋亡,血管壁可见纤维素血栓。

吞噬细胞/泡沫细胞型:为病变后期,大量吞噬细胞碎片的组织细胞(泡沫胞质)增生,组织细胞包绕坏死区周围(图 9-2-2-A~I)。

皮肤病变:常位于面部或身体上部,红斑丘疹,硬的病变或斑块,可见溃疡形成,组织学改变:最常见为真皮淋巴组织细胞浸润;表皮:坏死性角化细胞,非中性粒细胞性核碎片,基底细胞空泡样改变;真皮乳头水肿(图 9-2-2-J)。

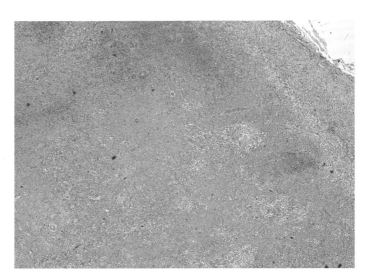

图 9-2-2-A HE×4 示淋巴结坏死

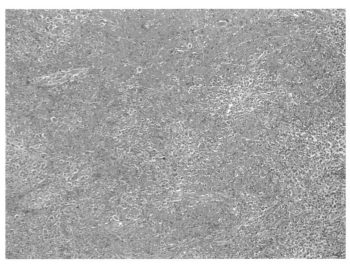

图 9-2-2-B HE×10 示大片状淋巴结坏死

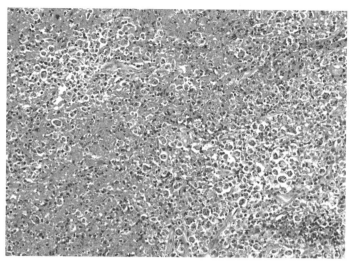

图 9-2-2-C HR×10 示坏死、吞噬碎片

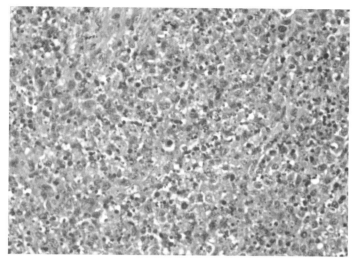

图 9-2-2-F HE×10 示凋亡细胞

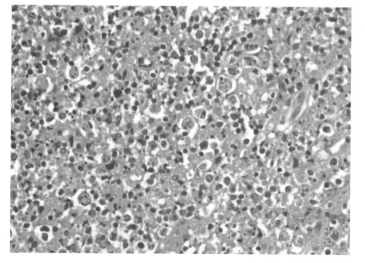

图 9-2-2-D HE×20 示坏死及凋亡细胞

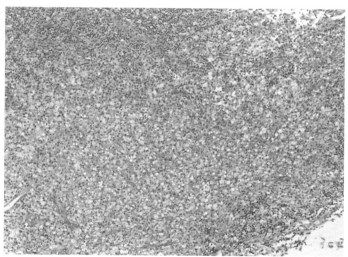

图 9-2-2-G HE×4 示泡沫细胞增生

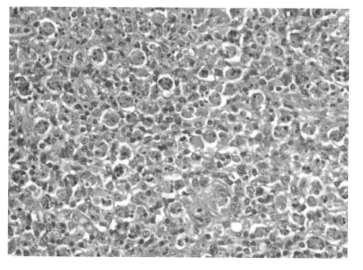

图 9-2-2-E HE×20 示坏死、吞噬细胞碎片及凋亡细胞

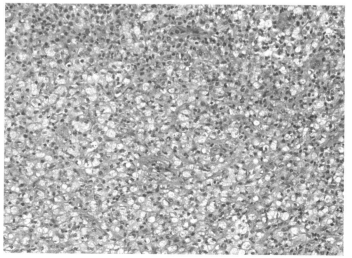

图 9-2-2-H HE×10 示增生的泡沫细胞

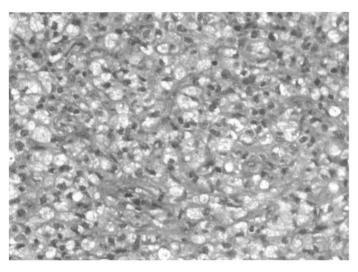

图 9-2-2-I HE×20 示泡沫细胞

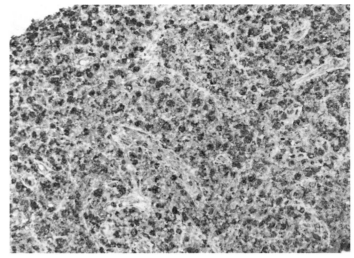

图 9-2-2-K IHC×10 示 CD68 阳性

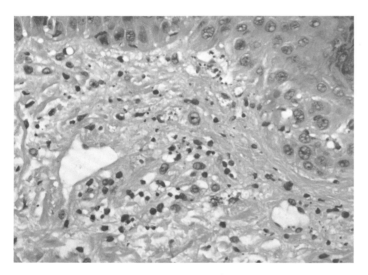

图 9-2-2-J HE×20 示皮肤病变,血管周围见吞噬碎片的组织细胞

3. 免疫组化 组织细胞:CD4、CD68 阳性(图 9-2-2-K)、lysozyme 阳性,MPO 弱阳性,浆样树突状细胞:CD68、CD123 阳性,MPO、fascin 阴性;免疫母细胞 CD30、CD8 阳性。

4. 超微结构特点 组织细胞和免疫母细胞胞质内有包涵体。

5. 分子遗传学特点 未见 *IgH* 基因重组、未见 *TCR* 重组,未见染色体易位及基因突变。

【鉴别诊断】

1. 系统性红斑狼疮性淋巴结炎 淋巴结组织形态与组织细胞性坏死性淋巴结炎极其相似,但 SLE 可见变性的苏木素小体,浆细胞浸润,血清学检查可见抗核抗体等阳性,此外还可见 SLE 其他的表现。

2. Kawasaki 病 又称皮肤黏膜淋巴结综合征,多见

5 岁以下儿童,组织学可见淋巴结地图样坏死,小血管壁纤维素样血栓形成,常见中性粒细胞浸润,未见 C-形组织细胞和浆样树突细胞。

3. 坏死性肉芽肿性病变 病变多见于淋巴结副皮质区,由上皮样细胞、巨细胞、肉芽肿形成,中性粒细胞及浆细胞常见,未见 C-形组织细胞和浆样树突细胞浸润。

4. 横纹肌肉瘤 Myogenin、Desmin 等肌表达阳性。

5. 弥漫性大 B 细胞淋巴瘤 当弥漫性大 B 细胞淋巴瘤显示有较多凋亡时,组织形态易与组织细胞性坏死性淋巴结炎相混淆,但前者瘤细胞表达 B 细胞标志,*IgH* 重组。

(何乐健)

## 三、窦组织细胞增生伴巨大淋巴结病

【定义】

窦组织细胞增生伴巨大淋巴结病(Rosai-Dorfman Disease,RDD)是一种良性巨噬细胞/组织细胞来源非克隆性增生性疾病,增生的组织细胞 S-100、CD68 阳性,CD1a 阴性,其组织学特点是在组织细胞的胞质内吞噬完整的淋巴细胞现象(emperipolesis)。

【临床特点】

1. 发病率 RDD 可发生于任何年龄,但以儿童及年轻人多见。一些特定解剖部位的发病年龄较大,如发生于皮肤患者平均 50 岁左右。黑人和白种人较多见,亚裔的发生率较低,在登记人群中占 4.6%。

2. 症状 典型的临床表现为双侧颈部无痛性淋巴结肿大,可累及其他部位,包括腹股沟、腋下、纵隔等区域淋巴结。25% 患者有发热。

RDD 还可发生于淋巴结外,最常见的部位包括皮肤,

鼻腔和鼻旁窦,软组织,眼眶,涎腺,中枢神经系统和骨,结外的 RDD 可伴或不伴淋巴结病变。

3. **实验室检查** 91%患者有高球蛋白血症,66%患者贫血,60%患者有低白蛋白血症。血沉可加快。

4. **治疗** 因大部分 RDD 患者呈良性自限性病程,因此对于未形成明确肿块或未累及重要器官或未危及生命的患者可随访观察,无需治疗。结外患者影响重要器官,如肝脏或 CNS,或存在危及生命并发症的患者,通常需要治疗干预。其中单发病例多主张手术切除,既能改善症状,又能够明确诊断;也有报道使用小剂量免疫抑制剂、化疗等治疗。放疗和替莫唑胺(temozolomide)目前用于中枢神经系统的 RDD。而对于这些治疗方法的效果还有待总结。

5. **预后** 大部分患者预后较好,部分患者可自行消退。患者如有免疫异常或为多发病灶者,预后差,甚至可致死。

【病理学特点】

1. **肉眼观察** 病变淋巴结明显增大,肿大的淋巴结长径约 5cm,甚至更大,可融合成块。被膜增厚,切面灰白色或灰红色,质地中等,可见黄色斑点区。

结外 RDD 随病变的部位不同而呈不同表现,如结节状,息肉状等。

2. **镜下观察** 淋巴结结构大致存在,淋巴窦显著扩张,由大量组织细胞样细胞充填,皮质缩小,淋巴滤泡减小,甚至不明显(图 9-2-3-A、B)。

淋巴窦内的细胞体积大,边界不清,细胞质丰富淡染,细胞核圆形,核膜清,可见核仁(图 9-2-3-C)。

其特征性组织学表现是组织细胞胞质内出现被吞噬的完整的淋巴细胞现象(emperipolesis)(图 9-2-3-D、E),

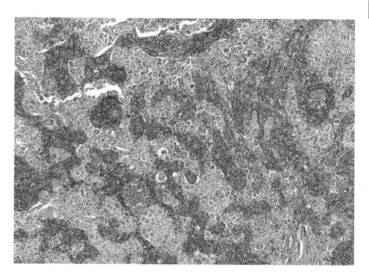

图 9-2-3-B HE×4 示淋巴窦显著扩张,由大量组织细胞样细胞充填

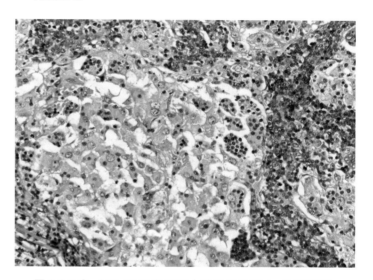

图 9-2-3-C HE×20 示淋巴窦内的细胞体积大,边界不清,细胞质丰富淡染,细胞核圆形

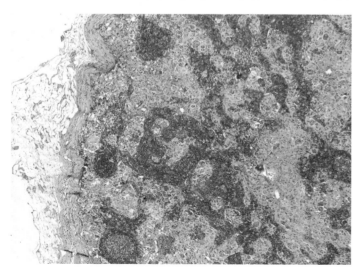

图 9-2-3-A HE×4 示淋巴结结构大致存在,可见残留的淋巴滤泡

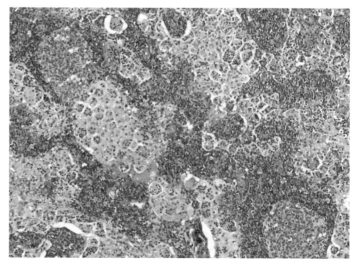

图 9-2-3-D HE×10 组织细胞的胞质内有被吞噬的完整的淋巴细胞

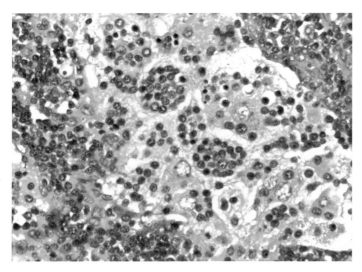

图 9-2-3-E　HE×40 显示 emperipolesis 现象

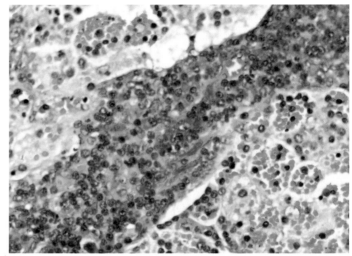

图 9-2-3-G　HE×20 示受挤压变窄的髓索中可见大量的浆细胞

有时还可见少数被吞噬的浆细胞和红细胞。有些病例窦内增生的组织细胞胞质内含大量被吞噬的中性脂类，使细胞呈泡沫样（图 9-2-3-F）。

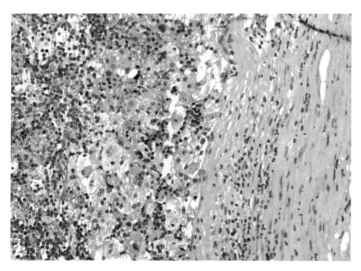

图 9-2-3-F　HE×10 示一些细胞胞质内含大量被吞噬的脂类，呈泡沫样

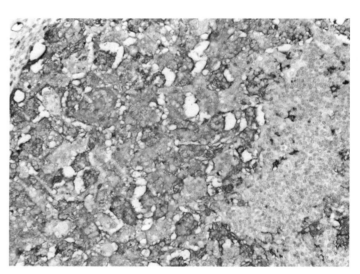

图 9-2-3-H　IHC×10 示窦内增生的组织细胞样细胞 S-100 染色阳性

在受挤压变窄的髓索中可见大量的浆细胞（图 9-2-3-G），这些浆细胞为多克隆性。偶见散在的中性粒细胞。

3. **免疫组化**　窦内增生的组织细胞样细胞阳性表达 S-100（图 9-2-3-H），及其他组织细胞标记物如 Lysozyme（图 9-2-3-I），CD68；CD1a、CD30、EMA 阴性。

4. **超微结构特点**　电镜下见胞质有指状突起，与淋巴结 T 区 IDC 相似。

5. **分子遗传学特点**　目前，在 RDD 中尚未发现 *BRAF V600E* 突变，而 *BRAF V600E* 突变被广泛发现于其他组织细胞来源的病变，如 Langerhans 细胞组织细胞增生症，Erdheim-Chester 病，组织细胞肉瘤等。目前发现

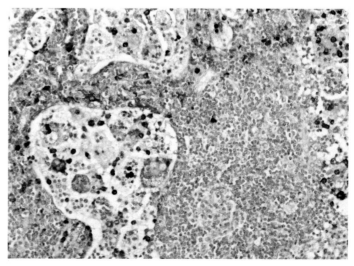

图 9-2-3-I　IHC×10 窦内增生的组织细胞样细胞 Lysozyme 染色阳性

RDD 相关的分子学变化涉及 KRAS,FAS 等。

【鉴别诊断】

1. **朗格汉斯细胞组织细胞增生症**　肿瘤细胞大,呈片状分布,胞质丰富,伊红色,细胞核较大,可见核沟,呈咖啡豆样。病变背景中常常伴嗜酸性粒细胞浸润。免疫组织化学:S-100、CD1a、CD207(Langerin)强阳性。

2. **淋巴结反应性增生**　在非特异性淋巴结反应性增生患者中,常伴有淋巴窦组织细胞的增生,但增生的组织细胞较小,核圆形或卵圆形,核沟不明显。免疫组化 CD68 阳性,S-100 阴性。

3. **转移性肿瘤**　由于 RDD 细胞较大,分布在淋巴窦,因此需要和转移性肿瘤,如癌或恶性黑色素瘤相鉴别。转移性肿瘤患者年龄大,一般为中老年人,全身检查可发现原发病灶,免疫组化肿瘤细胞表达 CK、EMA 或者 HMB45;S-100 及 CD68 等组织细胞标记阴性。

(殷敏智)

## 四、猫抓病

【定义】

猫抓病性淋巴结炎或称猫抓病(cat scratch disease,CSD)是由汉氏巴尔通体(Bartonella henselae)菌引起的坏死性炎症。

【临床特点】

1. **发病率**　汉氏巴尔通体为革兰氏阴性的短棒状球杆菌,猫抓病属全球性疾病;美国的发病率为 9.3/100 000,儿童住院率为:18 岁以下 0.60/100 000,5 岁以下 0.86/100 000。猫抓病全年均可发生,好发于温暖潮湿的季节和 18 岁以下的儿童和青少年,男性较女性多见,但差异不显著,绝大多数患者有猫的暴露史,尤其是 1 岁以下儿童的小猫抓、咬史。

2. **症状**　猫抓病的临床表现因病变部位及个体免疫力的不同而具有广泛的多样性,分为典型猫抓病和非典型猫抓病。典型猫抓病又称猫抓性淋巴结炎(cat scratch lymphadenitis)是最常见的猫抓病表现形式。临床表现为被猫抓、咬、舔后 3~10 天,20%~50% 的患者在皮损部位可出现红斑、丘疹,此原发皮损部位被视为细菌的接种部位。大约接种 2 周(范围 5~120 天)后,皮损同侧肢体淋巴引流区出现亚急性区域性的淋巴结肿大。常见淋巴结受累区域有颈部、腋窝、肱骨内上髁、腹股沟等。患者除了常常伴随有淋巴结红、肿、热、痛的局部症状外,还可出现发热、不适、疲乏、厌食、甚至肝脾肿大等全身症状。整个病程具有自限性,持续 6~9 周(肿大期 2~3 周,维持期 2~3 周,消散期 2~3 周),少有病程超过 6 个月。

3. **实验室检查**

(1) 分离培养:通过分离培养可以得到原代菌株,有利于进一步的相关微生物学研究。

(2) 血清学检测:血清学检测法具有方便、快捷、创伤小的优点,被认为是怀疑有汉赛氏巴尔通体感染时首选的检查方法。

(3) PCR 检测:使用 PCR 技术检测人体组织中感染的汉赛氏巴尔通体,目前被认为是最直接、准确、有效的方法,因而被视为判断汉赛巴尔通体感染的"金标准"。

4. **影像学特点**　MRI 和 CT 检查可见多个肿大淋巴结融合成团簇状,部分肿大淋巴结中央可见坏死区,肿大淋巴结周围可见炎性浸润。增强后,肿大的淋巴结及周围软组织可见明显强化。

5. **治疗**　猫抓病为自限性疾病,对轻症患者采取对症治疗,重症患者及非典型猫抓病患者使用敏感的抗生素治疗有利于缩短病程、促进预后、减少后遗症。阿奇红霉素因其能渗入巨噬细胞和中性粒细胞杀灭汉赛氏巴尔通体,并且在细胞内的浓度是细胞外浓度的 40 倍以上,故被推荐为治疗猫抓病的首选药物。

6. **预后**　对于免疫力正常的人群,猫抓病呈自限性病程,预后良好,绝大多数患者在半年内康复,不留后遗症。

【病理学特点】

1. **肉眼观察**　受累淋巴结的直径 1~10cm。质中度,切面实性,灰白色。

2. **镜下观察**　皮肤抓伤区在真皮层出现化脓性病灶,周围为组织细胞、多核巨细胞及淋巴细胞浸润。淋巴结病变早期为组织细胞与淋巴细胞增生;中期为肉芽肿性病变;晚期有化脓灶形成,似火焰状,中央为中性粒细胞浸润,周围呈放射状类上皮细胞增生,附近淋巴细胞增生活跃,淋巴结结构一般不被破坏。各期病变相继发生,常常又同时存在,导致病理表现具有复杂性和多样性的特点(图 9-2-4-A~E)。HE 染色见不到病原体,WS 染色可见到黑色、大小不一、多形性的短小棒状杆菌,位于坏死灶、微脓肿或组织细胞内。

3. **免疫组化**　鼠抗汉赛氏巴尔通体单克隆抗体(mouse monoclonal antibody against Bartonella henselae,Bh-mAB)检测人体组织中汉赛氏巴尔通体菌体抗原具有良好的特异性,可确定人体汉赛巴尔通体的感染,结果直接、客观,实验方法简便易行,可做为常规病理活检工作中较理想的确诊猫抓病的实验方法。特殊染色:Warthin-Starry 染色,可见汉塞巴通体显色为棕黑色多形态棒状小杆菌(图 9-2-4-F)。

4. **超微结构特点**　汉赛氏巴尔通体菌可见于细胞内

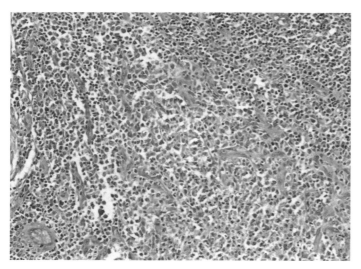

图 9-2-4-A HE×10 示早期淋巴细胞组织细胞增生

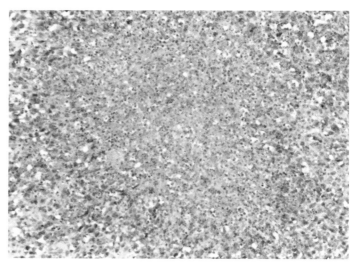

图 9-2-4-D IHC×10 示肉芽肿周围组织细胞、类上皮细胞 CD68 染色阳性

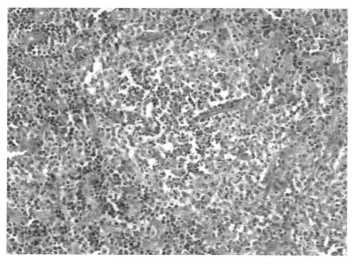

图 9-2-4-B HE×10 示中期肉芽肿性病变,中央可见小灶化脓性炎症

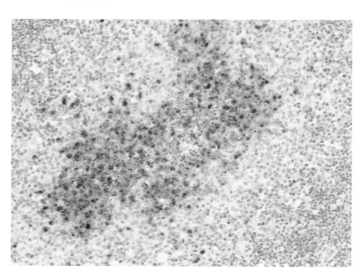

图 9-2-4-E IHC×10 示病变中心 MPO 染色阳性

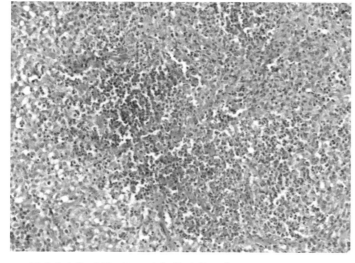

图 9-2-4-C HE×10 示晚期化脓灶形成,似火焰状,中央为中性粒细胞浸润,周围呈放射状类上皮细胞增生

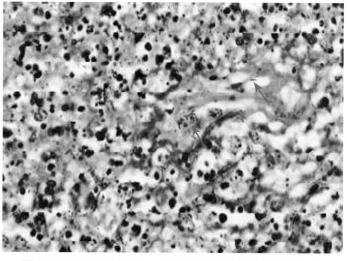

图 9-2-4-F Warthin-Starry 染色,可见汉塞巴通体显色为棕黑色多形态棒状小杆菌

或细胞外,内皮细胞和巨噬细胞;也可见于坏死区域的细胞外。细菌长 0.489~1.110μm,宽 0.333~0.534μm,形态呈多形性,圆形、椭圆形、短棒状、杆状均可见到(图9-2-4-G)。细菌生长具有显著的集群性特点。

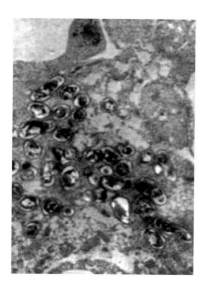

图 9-2-4-G　电镜观察×25 000 示汉赛氏巴尔通体菌呈多形性,圆形、椭圆形、短棒状、杆状,集群性生长

【鉴别诊断】

1. **淋巴结结核**　结节中常是上皮样细胞为主,夹以少数朗汉斯巨细胞为特征,若有坏死,往往是红染颗粒状的干酪样坏死,而无微脓肿和坏死细胞碎片。

2. **组织细胞坏死性淋巴结炎**　病变的特点是淋巴结皮质区或副皮质区,近被膜处出现大小不一凝固性坏死灶,坏死灶周围增生的细胞是淋巴细胞和吞噬碎片的组织细胞,而且坏死区呈大片分布,无中性粒细胞浸润,不形成脓肿,此外还要结合临床病史。坏死性淋巴结炎多见于青壮年,女性多见,部分患者出现发热、白细胞下降,以一个或多个淋巴结肿大为主要表现,尤以颈部浅表淋巴结多见,且伴有疼痛和压痛。

3. **性病淋巴肉芽肿(或称腹股沟淋巴肉芽肿)**　本病的淋巴结病变与猫抓病的淋巴结变化十分相似,难以区别。均以星形脓肿伴肉芽肿形成为特征。两者区别关键在于病史。本病以热带及温带地区多见,主要通过两性接触传播。

(胡晓丽)

## 五、马尔尼菲青霉菌性淋巴结炎

【定义】

马尔尼菲青霉菌性淋巴结炎(Penicillium marneffei lymphadenitis)是由马尔尼菲青霉菌感染所致的淋巴结炎,该病源为条件致病性、双相型真菌,1956 年法国人 Capponi 等,从越南的竹鼠(Rhizomys sinensis)中分离出的一种青霉菌。1973 年 Di Salvo 等报道第 1 例人类自然感染病例。我国由邓卓霖等首先报道。该病为一种特殊类型的深部真菌感染,是由马尔尼菲青霉菌感染侵入血管引起的全身单核巨噬细胞性病变,主要累及淋巴结、肺、脾、肾等。

【临床特点】

1. **发病率**　少见,多见于东南亚、中国南方尤其是广西等地,儿童主要见于先天性免疫缺陷、免疫抑制等患者,成人主要见于 AIDS 患者。

2. **症状**　常出现发热、咳嗽、贫血、肝脾淋巴结肿大及骨髓单核细胞增生,肺内形成化脓性病变及脓肿,无钙化,极少损害肾上腺和中枢神经系统,多发性脓肿及溶骨性损害亦多见。

3. **实验室检查**　部分患者白细胞、血小板、血红蛋白降低,CD4 计数减少,CD4+/CD8 比例降低。

4. **影像学特点**　肝、脾、淋巴结肿大,肺结节、空洞样改变,像肺结核。

5. **治疗**　抗真菌治疗,主要是新一代广谱抗真菌药如 itraconazole、ketoconazole、miconazole、5-fluorocytosine、amphotericin B 等。

6. **预后**　多数患者可治愈,部分患者病情危重,可死亡。

【病理学特点】

1. **肉眼观察**　淋巴结肿大,切面见坏死。

2. **镜下观察**　主要有三种感染后组织形态改变(图9-2-5-A~I):

(1)结核样肉芽肿反应:马尔尼菲青霉常见结核样反应,但干酪样坏死及钙化均少见;肺感染时常形成结核

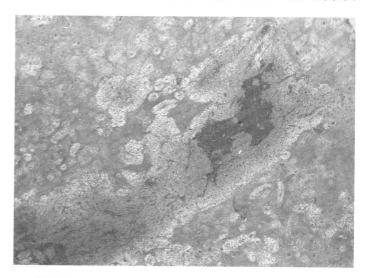

图 9-2-5-A　HE×4 示淋巴结大部坏死,残留少许淋巴组织

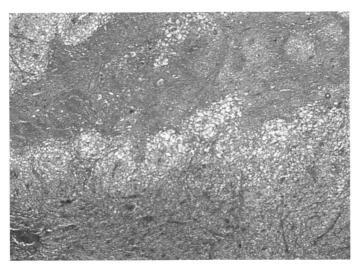

图 9-2-5-B  HE×10 示无结构坏死物

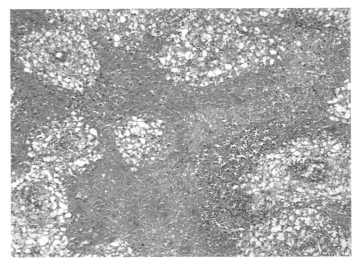

图 9-2-5-E  HE×10 示坏死及吞噬细胞

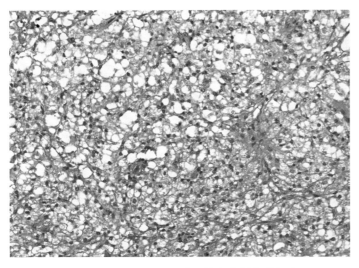

图 9-2-5-C  HE×10 示淋巴结内大量吞噬细胞

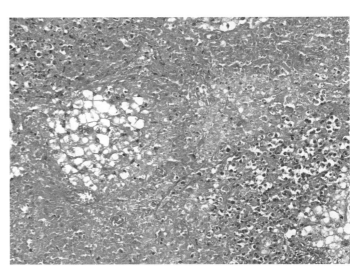

图 9-2-5-F  HE×10 示坏死及吞噬细胞

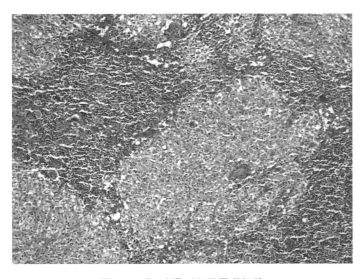

图 9-2-5-D  HE×10 示吞噬细胞

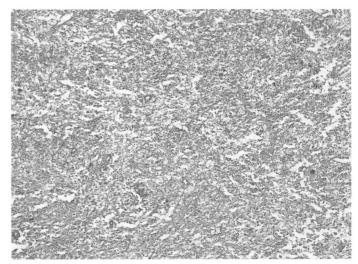

图 9-2-5-G  HE×4 示大量吞噬细胞

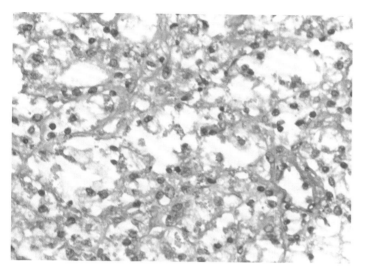

图 9-2-5-H  HE×10 示吞噬细胞胞质内隐约可见孢子

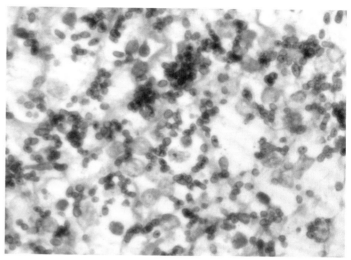

图 9-2-5-J  六胺银染色示胞质内大量直径 2~3μm,腊肠状细胞、胞内横壁结构

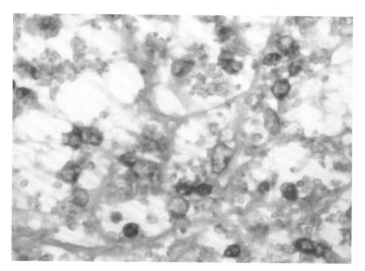

图 9-2-5-I  HEX20 示吞噬细胞内孢子

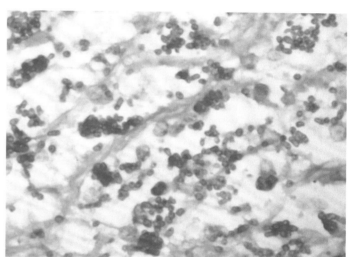

图 9-2-5-K  PAS 染色示胞质内腊肠状细胞、胞内横壁结构

样结节,也可有干酪样坏死,坏死较易液化而形成慢性纤维空洞,可见钙化。

（2）化脓性反应:形成单发或多发脓肿,患者有一定的免疫力,多见于系统性马尔尼菲青霉感染的成年患者。

（3）无力性或坏死性反应:巨噬细胞大量增生,集中成结节或弥漫浸润组织,真菌繁殖极其活跃,在巨噬细胞中堆积成桑葚状,并有腊肠状细胞及横壁(分裂繁殖象),巨噬细胞缺乏杀菌力,反而被真菌破坏,但因免疫缺陷不出现大片坏死、亦无中性粒细胞反应。马尔尼菲青霉常侵犯血管并产生真菌性栓子,见于胸腺发育不良的婴幼儿或免疫缺陷患者,尤其是 AIDS 患者。

3. 免疫组化  CD68 阳性,PAS、六胺银等染色阳性（图 9-2-5-J、K）,巨噬细胞内,直径 2~3μm,可见有腊肠状细胞和胞内横壁,而无芽孢繁殖迹象。

4. 超微结构特点  马尔尼菲青霉菌性特点。

5. 分子遗传学特点  未见特异遗传性改变。

【鉴别诊断】

1. 系统性组织胞浆菌病（histoplasma capsulatum, H cap）  二者临床表现和病理特点相似,但 H cap 患者常有肺上叶空洞及钙化阴影而更像结核病,且较常侵犯双侧肾上腺及中枢神经系统,引起脑膜及脑实质损害;而马尔尼菲青霉菌则常在肺内形成化脓性病变及脓肿,无钙化,极少损害肾上腺和中枢神经系统,多发性脓肿及溶骨性损害亦多见。但机体缺乏免疫力时,如 AIDS 和胸腺发育不良者则无脓肿及溶骨病变形成。

2. 淋巴结结核  可见干酪性坏死,结节性肉芽肿,抗酸染色阳性,PAS、六胺银等染色阴性。

（何乐健）

## 六、Kimura 病

【定义】

Kimura 病(Kimura disease)是病因未明的慢性炎症性疾病,病变常常累及头颈部区域的皮下组织和淋巴结。

【临床特点】

1. **发病率** 少见,亚洲好发,30 岁左右青年人好发,也可见于儿童,男性多见。

2. **症状** 头颈部无痛性包块,多位于耳周区域,可累及皮下症状,局部淋巴结,全身淋巴结增大罕见,60%的患者可发生肾病综合征。

3. **实验室检查** 外周血嗜酸细胞升高、IgE 升高、ESR 升高。

4. **影像学特点**

(1) 超声检查:病变中心低回声,边缘强回声,富于血管。

(2) MRI:低密度病变取代正常高密度皮下脂肪。

5. **治疗** 辅助治疗包括放疗、手术切除和/或激素治疗等。

6. **预后** 临床病程惰性,手术切除病变易复发。

【病理学特点】

1. **肉眼观察** 淋巴结肿大,切面实性,质中。

2. **镜下观察** 皮下组织可见大量嗜酸细胞、浆细胞、肥大细胞浸润,可见嗜酸性微脓肿及淋巴滤泡形成,血管增生;淋巴结滤泡增生,IgE 在生发中心沉着形成玻璃样变蛋白物,大量嗜酸细胞浸润,形成嗜酸性微脓肿,嗜酸细胞可浸润周围软组织,可见坏死,血管增生,间质及血管周围可见硬化(图 9-2-6-A ~ H)。

3. **免疫组化** 多表型 B 及正常 T 细胞标志。

4. **超微结构特点** 正常淋巴细胞特点。

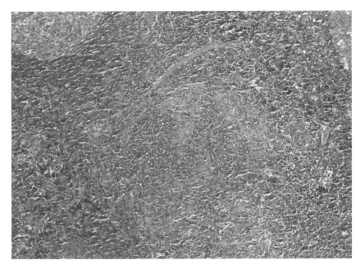

图 9-2-6-B　HE×4 示淋巴结中大量嗜酸细胞聚集

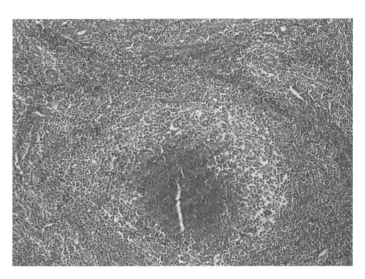

图 9-2-6-C　HE×4 示嗜酸性微脓肿形成

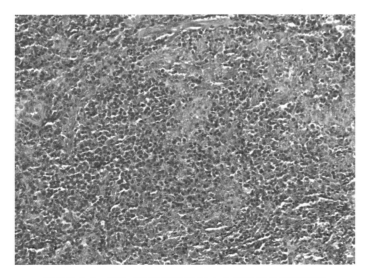

图 9-2-6-A　HE×10 示淋巴组织中大量浸润的嗜酸细胞

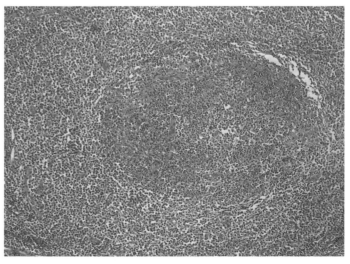

图 9-2-6-D　HE×4 示嗜酸细胞聚集

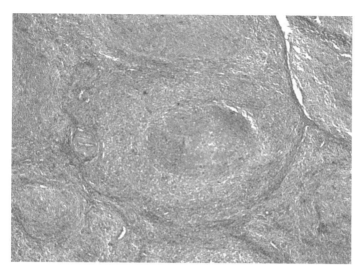

图 9-2-6-E HE×4 示大量嗜酸细胞浸润

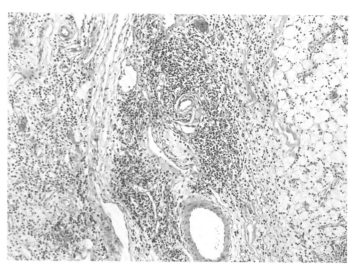

图 9-2-6-H HE×10 示皮下见大量嗜酸细胞浸润

**5. 分子遗传学特点** 未见单克隆性基因重组、易位及癌基因。

【鉴别诊断】

**1. 血管淋巴增生伴嗜酸细胞升高** 也叫上皮样血管瘤,多见于年轻人、头颈部,表现为多发性结节丘疹,15%的患者外周血嗜酸细胞升高,病变位于真皮浅层,分叶状毛细血管或中等大小血管,肥大性杯状或多角形内皮细胞,淋巴结不受累。

**2. 朗格汉斯细胞组织细胞增生症** 深部皮下组织较少累及,可累及淋巴窦及副皮质区,累及真皮浅层,由嗜表皮性特点,组织细胞核扭曲,有核沟,免疫组化,S-100、CD1a 等阳性,电镜可见 Birbeck 颗粒。

**3. 寄生虫感染** 可见嗜酸细胞浸润、微脓肿及肉芽肿性炎,仔细辨别寄生虫及病史有助于诊断。

(何乐健)

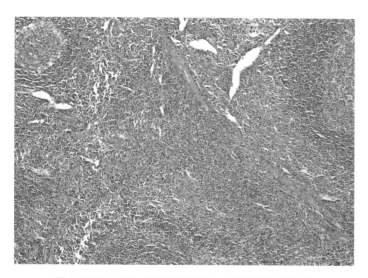

图 9-2-6-F HE×10 示淋巴结中大量嗜酸细胞浸润

## 七、Castleman 病

【定义】

Castleman 病(Castleman disease,CD),也被称为血管淋巴性滤泡组织增生,是一类以不明原因淋巴结肿大为特征的慢性淋巴组织增生性疾病。临床上按肿大淋巴结的分布分为局灶型和多中心型。病理学上按组织学特征分为透明血管型(hyaline-vascular type,HV)、浆细胞型(plasma cell type,PC)及混合型。

【临床特点】

**1. 发病率** Castleman 病是一种较为罕见的淋巴组织增生性疾病。由于其罕见性和临床异质性,发病率难以统计。但近年来随着对 CD 认识的增加,相关报道正在增多。

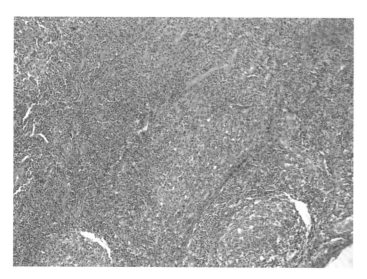

图 9-2-6-G HE×10 示大量浸润的嗜酸细胞

2. **症状** Castleman 病透明血管型(HV-CD),相较于 Castleman 病浆细胞型(PC-CD)更常见,临床多为局灶型,常无症状,易累及的部位包括纵隔、颈部、腋下淋巴结和肺淋巴组织。

PC-CD 可为局灶型,部分为多中心型,伴有全身症状,表现为发热、贫血、高丙种球蛋白血症。多中心型患者还会出现 POEMS 综合征(多神经病、器官肿大症、内分泌病、M 蛋白和皮肤病变)。

人疱疹病毒-8(HHV-8)相关性 CD,是多中心型 CD 的一种独特亚型,其临床主要表现包括发热、恶液质。

发生在儿童 CD 最常表现为无症状或逐渐增大的颈部肿块,组织学类型以 HV-CD 多见,临床多为局灶型,预后较好。

3. **实验室检查** 部分患者有贫血、血小板减少症、低白蛋白血症、高丙种球蛋白血症及 CRP 升高等。

HHV-8 相关性 CD 的实验室检查异常,包括血细胞减少、低白蛋白血症、低钠血症和 C 反应蛋白增高。

4. **影像学特点** 影像学检查结果往往是非特异性的,显示淋巴结肿大和器官大。影像学检查在帮助确定活检部位以及随访、监测疗效方面还是具有临床意义的。

近来,因为 CD 可表现为高代谢性特征,因此认为正电子发射断层显像(PET-CT)是诊断 CD 的有效工具。

5. **治疗** 对于局灶型 CD,治疗首选完整的手术切除术。对于不能手术完整切除的患者,目前尚无标准的治疗方案,包括部分切除术、化疗、放疗、美罗华、IL-6 受体单克隆抗体(Atlizumab,Tocilizumab)等均有尝试用于治疗。

6. **预后** CD 患者,若手术完整切除,大多预后良好。10 年的长期生存率超过 95%。局灶型 CD,即使不能手术完整切除,术后辅以放疗,预后较好(20 个月总体生存率为 82%)。多中心型 CD 预后较差。有些患者可恶变为淋巴瘤及血管内皮细胞肉瘤。

【病理学特点】

1. **肉眼观察** 淋巴结包块一般长径在 2～10cm,最大者可达 20cm,大多包膜完整,部分为单个肿块,可有其他邻近淋巴结增大。

2. **镜下观察**

(1) HV-CD:淋巴结正常结构消失,增生的淋巴滤泡分布于整个淋巴结,被膜下和髓质内淋巴窦消失(图 9-2-7-A)。

滤泡间毛细血管后微静脉大量增生,伴玻璃样变性,小血管向滤泡内穿插。淋巴滤泡数量增多,体积缩小,生发中心萎缩,淋巴细胞减少,滤泡树突状细胞增生。套区明显增厚,小淋巴细胞呈同心圆状排列,呈现特征性"葱皮样"图像(图 9-2-7-B、C)。滤泡间可见少数免疫母细胞及浆细胞(图 9-2-7-D)。

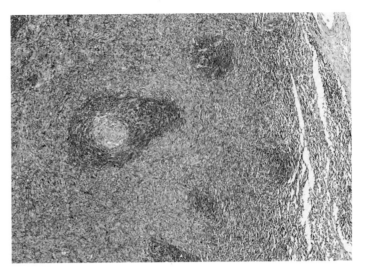

图 9-2-7-A　HE×4 淋巴结正常结构消失,增生的淋巴滤泡分布于整个淋巴结

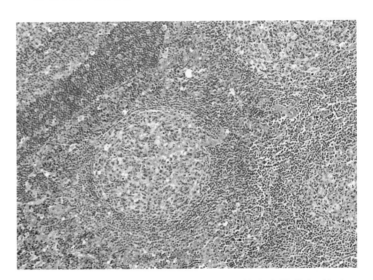

图 9-2-7-B　HE×10 滤泡间毛细血管后微静脉大量增生,伴玻璃样变性,小血管向滤泡内穿插,小淋巴细胞呈同心圆状排列

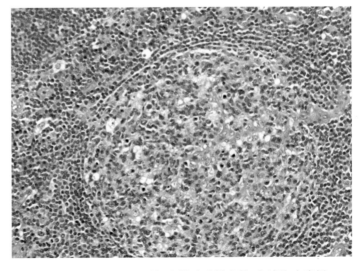

图 9-2-7-C　HE×20 毛细血管玻璃样变性,向滤泡内穿插

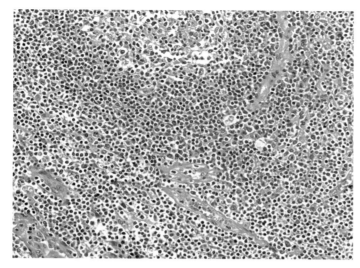

图 9-2-7-D HE×10 示滤泡间可见免疫母细胞及浆细胞

（2）PC-CD：淋巴结结构可保留，可见散在分布的淋巴滤泡，滤泡中玻璃样变血管不明显或缺如，外周小淋巴细胞同心圆排列层次较少，"葱皮样"结构不明显。滤泡间有大量片状分布、成熟的浆细胞（图 9-2-7-E）。

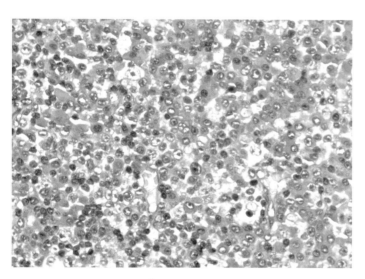

图 9-2-7-E HE×20 示滤泡间有大量片状分布成熟的浆细胞

3. **免疫组化** CD20、CD21（图 9-2-7-F）、CD38、CD138 染色均可见阳性表达。CD34 可以帮助观察血管插入受累的生发中心。

4. **分子遗传学特点** 对 HV-CD 的滤泡树突细胞进行细胞遗传学分析，发现存在克隆性的异常，但和预后无关。HV-CD 的套细胞有异常免疫表型。浆细胞表达 κ、λ 两种轻链，呈多克隆改变。

【鉴别诊断】

由于 CD 的组织学改变多，发生部位广，可见于各年龄段，因此其鉴别诊断必须充分结合临床表现、实验室检查以及影像学的发现。这里主要讨论儿童期常见的亚型

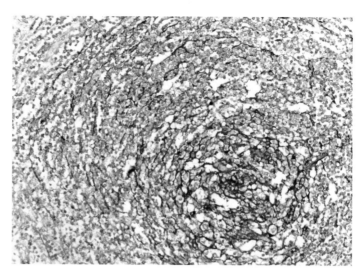

图 9-2-7-F IHC×10 示 CD21 染色 FDC 细胞阳性

Castleman 病，透明血管型（HV-CD）的鉴别诊断。

HV-CD 组织学改变包括滤泡的萎缩、"葱皮样"结构、玻璃样变/硬化以及滤泡间的血管增生，虽然同时出现这些表现，在其他病变中并不多见，但需要注意的是这些并不是特异的。类似的一个或者几个表现可以发生在其他病变中，尤其恶性（包括淋巴造血系统和非淋巴造血系统）肿瘤周围的淋巴结中可观察到相似的改变。

1. **淋巴结反应性增生** 淋巴结的正常结构保存，增生的滤泡大小不一，生发中心吞噬现象明显。缺少 Castleman 病特征性的"葱皮样"结构、血管壁玻璃样变等。

2. **浆细胞瘤** 浆细胞瘤的肿瘤性浆细胞为单克隆性球蛋白增长，骨髓或淋巴细胞的形态学检查可找到异型增生的或不成熟的浆细胞巢，而 Castleman 病除特征组织形态改变，其浆细胞表达 κ、λ 两种轻链，呈多克隆改变。

3. **滤泡性淋巴瘤** 病变淋巴结内"滤泡"增多，但这些肿瘤性滤泡大小较一致，呈背靠背密集排列，无生发中心及套区、边缘区结构，无"葱皮样"结构，形成滤泡的肿瘤细胞为 B 细胞来源，表达 Bcl-2、CD10。和 HV-CD 相比，PC-CD 的组织学表现常常可和一些其他病变混淆，如反应性增生、感染（包括 HIV 相关的淋巴结肿大）及自身免疫缺陷相关的疾病等。

（殷敏智）

## 八、结核性淋巴结炎

【定义】

结核性淋巴结炎（mycobacterium tuberculosis lymphadenitis）是由结核分枝杆菌感染引起的淋巴结炎。

【临床特点】

1. **发病率** 不发达或欠发达国家发病率高，而发达

国家低,8 岁以下的儿童多见,免疫功能抑制如 HIV、恶性肿瘤、化疗、皮质激素治疗等患者易患结核。

2. **症状** 多个淋巴结受累,通常为单侧,也可为双侧,表浅淋巴结最常见,孤立性腹腔淋巴结也可受累,全身淋巴结及肝脾也可肿大。

3. **实验室检查** 皮肤结核菌素实验可阳性,结核菌培养、分子生物学检查可助诊断。

4. **影像学特点** 30%～70%患者影像学检查肺有异常。

5. **治疗** 手术及药物治疗。

6. **预后** 抗结核治疗可治愈,复发率可达 3.5%。

【病理学特点】

1. **肉眼观察** 淋巴结可呈簇状,切面干酪样,可有广泛坏死,周围可纤维化。

2. **镜下观察** 慢性肉芽肿性炎伴干酪性坏死,淋巴结可部分或广泛受累,肉芽肿中心坏死周围由上皮样细胞围绕;朗汉斯巨细胞:胞质丰富,多个核围绕细胞周边呈马蹄形排列,还可见其他类型多核巨细胞,有淋巴及浆细胞浸润,缺乏中性粒细胞,肉芽肿周边可见纤维化;治愈期淋巴结可见纤维化、玻璃样变及钙化等(图 9-2-8-A～E)。

3. **免疫组化** 上皮样组织细胞表达 CD68,多数淋巴细胞表达 CD3。抗酸染色阳性(图 9-2-8-F)。

4. **超微结构特点** 未见特殊。

5. **分子遗传学特点** 未见特异性遗传性改变。

【鉴别诊断】

1. **细胞内鸟型分枝杆菌性淋巴结炎** 多见于 AIDS及其他免疫抑制剂的患者,片状组织细胞浸润,肉芽肿边界不清、不规则,缺乏干酪坏死,坏死中心可见中性粒细胞浸润,纤维化或钙化轻。

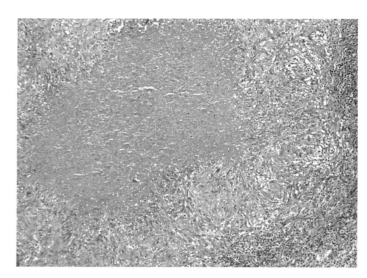

图 9-2-8-B HE×10 示干酪性坏死,周围类上皮细胞增生,偶见朗汉斯巨细胞

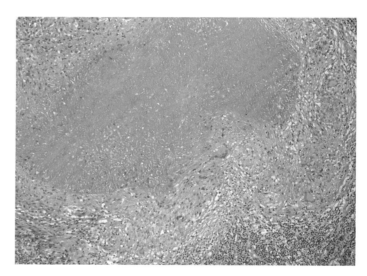

图 9-2-8-C HE×10 示干酪性坏死,周围类上皮细胞增生,及朗汉斯巨细胞

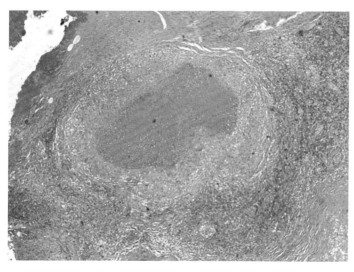

图 9-2-8-A HE×4 示淋巴结中心干酪性坏死,周围类上皮细胞增生,偶见朗汉斯巨细胞

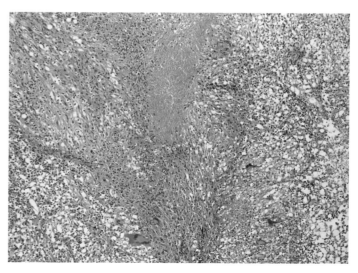

图 9-2-8-D HE×10 示干酪性坏死,周围类上皮细胞增生,偶见朗汉斯巨细胞

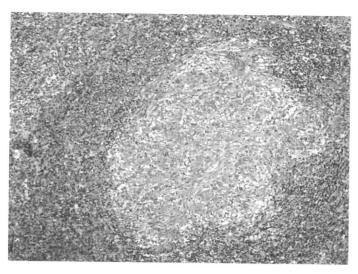

图 9-2-8-E HE×20 示肉芽肿结节

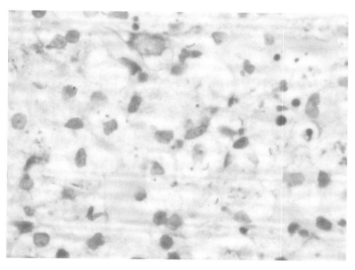

图 9-2-8-F 抗酸染色示阳性细菌

**2. 卡介苗接种性淋巴结炎** 接种卡介苗 2.5 个月~3 年后出现淋巴结肿大,2% 接种后婴儿发生的免疫应答反应:局部淋巴结肿大,皮肤丘疹或丘疹脓疱疹,接种局部皮下脓肿,镜下见多灶性上皮样肉芽肿和朗汉斯巨细胞,干酪性坏死,中性粒细胞浸润,可有脓肿形成,病变为自限性;如免疫抑制的患者,干酪样坏死没有巨细胞形成。

**3. 组织细胞性坏死淋巴结炎** 淋巴结坏死区未见中性粒细胞浸润,见组织细胞和淋巴细胞浸润,未见巨细胞、肉芽肿及抗酸杆菌。

(何乐健)

## 九、隐球菌性淋巴结炎

### 【定义】

隐球菌性淋巴结炎(cryptococcal lymphadenitis)是由新型隐球菌引起的淋巴结炎症性病变。

### 【临床特点】

**1. 发病率** 少见,多见于免疫抑制的患者、器官移植等使用免疫抑制性药物的患者,恶性肿瘤患者,环境吸入等。

**2. 症状** 受累器官包括中枢神经系统、呼吸道,导致脑膜炎、肺炎、肺结节,其他器官包括:皮肤、前列腺、眼睛、骨、泌尿道、血等。

**3. 实验室检查** 真菌培养。

**4. 影像学特点** 免疫功能低下的患者,肺可见单发或多发结节,肺门淋巴结肿大,胸腔积液等。

**5. 治疗** 抗真菌治疗。

**6. 预后** 预后差。

### 【病理学特点】

**1. 肉眼观察** 淋巴结肿大,切面可见坏死。

**2. 镜下观察** 由上皮样细胞、淋巴细胞、多核巨细胞组成的非干酪性慢性肉芽肿性炎,囊腔由胶样液体组成,常常有纤维组织包绕,有液化坏死(图 9-2-9-A~C)。

**3. 免疫组化** 墨汁染色,黏液卡红染色、PAS 染色(图 9-2-9-D~E)。

**4. 超微结构特点** 隐球菌结构特点。

**5. 分子遗传学特点** 隐球菌 DNA 特点。

### 【鉴别诊断】

**1. 结核性淋巴结炎** 干酪性肉芽肿性病变,抗酸染色阳性。

**2. 组织胞浆菌性淋巴结炎** 酵母菌比新型隐球菌大,呈腊肠样,有分隔。

**3. 结节病** 数量不等的界限清楚的肉芽肿,缺乏坏死。

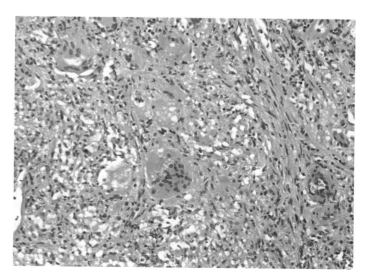

图 9-2-9-A HE×10 示淋巴结肉芽肿形成,见多核巨细胞

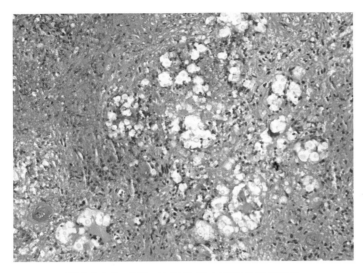

图 9-2-9-B　HE×10 示胞质内圆形空晕样结构

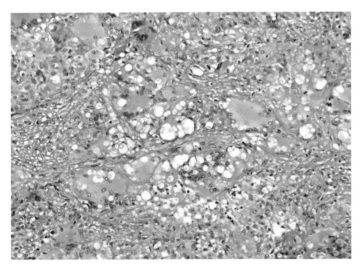

图 9-2-9-C　HE×10 示胞质内圆形空晕样结构

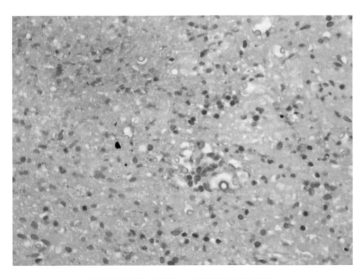

图 9-2-9-D　黏液卡红染色示隐球菌

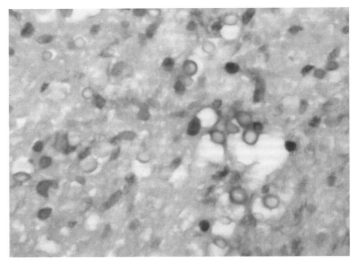

图 9-2-9-E　黏液卡红染色示隐球菌

（何乐健）

## 十、分枝杆菌梭形细胞假瘤

【定义】

分枝杆菌梭形细胞假瘤（mycobacterial spindle cell pseudotumor）患者因免疫功能低下如 AIDS、婴儿卡介苗接种等，感染细胞内鸟型分枝杆菌而引起的长梭形细胞增生所致假瘤样病变。

【临床特点】

1. **发病率**　少见，免疫抑制的患者多见，年轻人好发，淋巴结受累最常见，其他部位有脾、皮肤、肺、骨髓、脑等。

2. **症状**　免疫功能低下相关症状。可累及淋巴结、皮肤、肺、脑、脾、鼻腔软组织等。

3. **实验室检查**　分枝杆菌培养阳性，免疫功能低下。

4. **影像学特点**　淋巴结肿大。

5. **治疗**　药物治疗。

6. **预后**　抗分支杆菌治疗有效。

【病理学特点】

1. **肉眼观察**　淋巴结切面灰黄、结节状。

2. **镜下观察**　淋巴结结构破坏，充满长梭形细胞（组织细胞），排列呈短束状、轮辐状，梭形细胞核温和，胞质嗜酸或颗粒状，混有小淋巴细胞，核分裂不明显（图 9-2-10-A）。

3. **免疫组化**　梭形细胞表达 CD68、lysozyme、α-chymotrypsin 等，CD31、CD34 阴性；抗酸染色阳性（图 9-2-10-B）。

4. **超微结构特点**　可见分枝杆菌。

5. **分子遗传学特点**　未见特异发现。

【鉴别诊断】

1. **卡波西肉瘤**　梭形细胞呈束状排列，裂隙样空腔

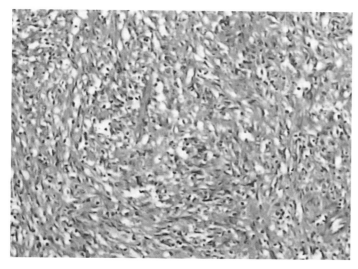

图 9-2-10-A HE×10 示梭形细胞增生,混有受累淋巴细胞

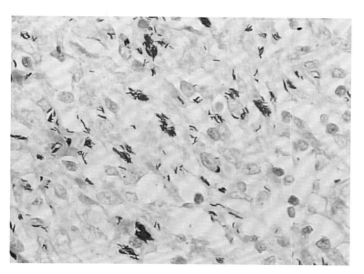

图 9-2-10-B 抗酸染色阳性

红细胞外渗,胞质内见嗜酸性玻璃小体,核分裂易见,免疫组化:HHV-8、CD34、CD31 阳性;CD68、S-100 阴性。

**2. 栅栏状肌纤维母细胞瘤** 没有免疫抑制病史,常为孤立性、无痛性包块,组织学特点:细长梭形细胞、未见异型、星状胶原沉着,假包膜围绕肿瘤、局灶出血,核分裂罕见;免疫组化:SMA、Myosin、Vimentin 阳性,CK、S-100 阴性。

**3. 炎性假瘤** 没有免疫抑制病史,患者可有发热、夜汗、贫血、高丙种球蛋白血症,局灶或全身性淋巴结肿大,组织学特点:淋巴结门、小梁被膜受累,组织细胞、纤维母细胞性梭形细胞增生,富于淋巴细胞、浆细胞、中性粒细胞,血管内皮细胞增生,未见坏死、异型,核分裂少见,晚期纤维化明显,免疫组化:表达组织细胞。

(何乐健)

## 十一、慢性肉芽肿性淋巴结炎

### 【定义】

慢性肉芽肿性淋巴结炎(chronic granulomatous lymphadenitis)是肉芽肿性炎症,为特殊类型的炎症反应,表现为巨噬细胞(上皮样细胞)聚集,由感染或非感染性致病源引起,不易被消化的炎症刺激物和 T 细胞介导的免疫反应。慢性肉芽肿性淋巴结炎特点是:淋巴结内活化的巨噬细胞和炎细胞在组织中处理难以消化的抗原物质过程中,累积形成肉芽肿,常常伴有坏死和急性炎症反应。致病源包括分枝杆菌、细菌、病毒、真菌、寄生虫等,其他致病源伴有异物或其他炎症刺激物,自身免疫性疾病(结节病、淋巴瘤)时伴发的肉芽肿,非造血性肿瘤引流区域淋巴结。

### 【临床特点】

1. **发病率** 较常见,任何年龄均可发生,任何淋巴结均可累及,以颈部淋巴结最常见。

2. **症状** 局部或全身性淋巴结肿大,可伴随系统性症状。

3. **实验室检查** 微生物培养、血清学检查、PCR 等可帮助鉴别病因。

4. **影像学特点** 淋巴结肿大,界限清楚。

5. **治疗** 相关微生物治疗,外科治疗。

6. **预后** 取决于病因和是否治疗,多为良性病程,预后良好。

### 【病理学特点】

1. **肉眼观察** 淋巴结切面灰黄、结节状。

2. **镜下观察**

(1) 干酪性坏死性肉芽肿:病变中心为凝固性坏死,周围由上皮样细胞、朗汉斯巨细胞、淋巴细胞和纤维母细胞包绕,特殊染色可确定病原微生物,最常见的是结核分枝杆菌。

(2) 非干酪坏死性肉芽肿:肉芽肿由上皮样细胞、朗汉斯巨细胞、组织细胞组成,寄生虫感染时可见嗜酸细胞浸润,真菌感染时,肉芽肿病变可见急性炎细胞反应。

异物型:由滑石粉、缝线、脂质等引起,肉芽肿由朗汉斯巨细胞、淋巴细胞、组织细胞包绕异物形成(图 9-2-11-A～C)。

3. **免疫组化** 分枝杆菌抗体染色、PCR、抗酸染色、PAS、六胺银、Giemsa、革兰氏染色等检测有助于诊断。

4. **超微结构特点** 非特异性改变。

5. **分子遗传学特点** 未见特异性改变。

### 【鉴别诊断】

1. **结核分枝杆菌性淋巴结炎** 颈部及锁骨上淋巴

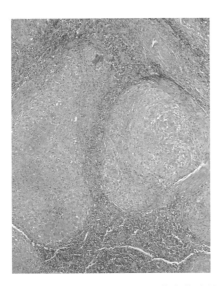

图 9-2-11-A HE×4 示淋巴结多结节肉芽肿性病变

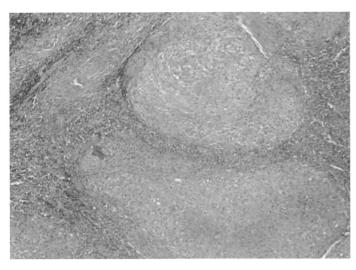

图 9-2-11-B HE×10 示肉芽肿性病变

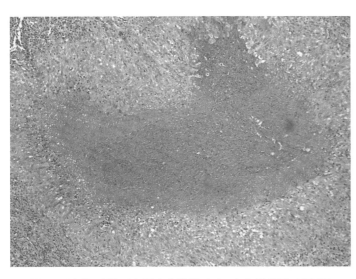

图 9-2-11-C HE×10 示肉芽肿性病变,中心见坏死,周围见上皮样细胞、淋巴组织细胞浸润

结多见,胸部影像学检查发现异常,结核菌素实验阳性,中心改变:干酪性坏死,抗酸染色阳性,组织培养发现结核分枝杆菌,PCR 检查阳性。

**2. 真菌性淋巴结炎** 多见免疫抑制的患者,中心改变为肉芽肿性病变伴急性炎症,组织细胞和多核巨细胞内见病原菌,干酪坏死不明显,六胺银染色阳性。

**3. 坏死性肉芽肿性病变** 病变多见于淋巴结副皮质区,由上皮样细胞、巨细胞、肉芽肿形成,中性粒细胞及浆细胞常见,未见 C-形组织细胞和浆样树突细胞浸润。

**4. 结节病** 多系统疾病,临床有高钙血症、高丙种球蛋白血症、血管紧张素转化酶升高,Kveim 实验阳性,组织学改变:非坏死或肺干酪性坏死性肉芽肿,典型病变为非化脓性病变。

(何乐健)

## 十二、皮病性淋巴结炎

**【定义】**

皮病性淋巴结炎(dermatopathic lymphadenopathy)是反应性淋巴结病,由指状树突细胞、朗格汉斯细胞和胞质吞噬有黑色素的巨噬细胞等组成的副皮质区增生。

**【临床特点】**

1. **发病率** 多见于成人,儿童少见。

2. **症状** 腋窝、腹股沟等表浅淋巴结肿大,很少累及全身淋巴结。

3. **实验室检查** ESR 增高,嗜酸细胞可增多,一些患者自身免疫抗体阳性。

4. **影像学特点** 无特殊。

5. **治疗** 无特殊治疗。

6. **预后** 良好。

**【病理学特点】**

1. **肉眼观察** 淋巴结肿大,切面灰黄,有些淋巴结外周可见黑色线状结构。

2. **镜下观察** 早期病变较轻时,淋巴结结构完整,淋巴滤泡增生,副皮质区可见指状树突细胞、朗格汉斯细胞、吞噬细胞聚集,巨噬细胞胞质内可见吞噬黑色素颗粒;随后病变加长,副皮质区连续性扩大,淋巴滤泡压缩、萎缩;晚期病变最重时,副皮质区增生扩大融合呈结节状,小淋巴细胞减少,滤泡萎缩,髓索内浆细胞增多,嗜酸细胞、免疫母细胞和浆细胞多见(图 9-2-12-A~C)。

3. **免疫组化** 指状树突细胞、朗格汉斯细胞表达 S-100(图 9-2-12-D),朗格汉斯细胞还表达 CD1a、Langerin;吞噬细胞表达 CD68,免疫母细胞表达 CD30,指状树突细胞、朗格汉斯细胞不表达 CD21、CD35、CD163、CD35 等。

4. **超微结构特点** 朗格汉斯细胞胞质内可见 Bie-

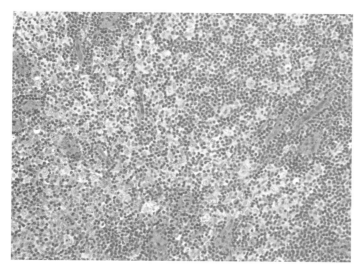

图 9-2-12-A　HE×10 示副皮质区增生

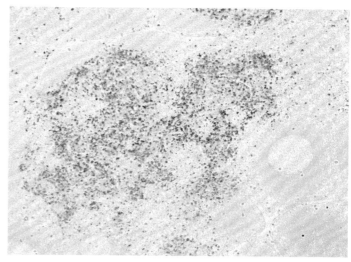

图 9-2-12-D　IH×10 示 S-100 阳性

beck 颗粒,指状树突细胞、朗格汉斯细胞可见不规则核形及指样胞质突起。

**5. 分子遗传学特点**　T 细胞受体 *TCR* 基因重组检测可帮助鉴别菌样霉菌病。

**【鉴别诊断】**

**1. 朗格汉斯细胞组织细胞增生症**　早期朗格汉斯细胞累及淋巴窦特别是被膜下窦,部分或全部淋巴结结构消失,朗格汉斯细胞常伴嗜酸细胞浸润及坏死,朗格汉斯细胞组织细胞表达 S-100、CD1a、Lgangerin 等,患者其他器官受累。

**2. 菌样霉菌病**　早期淋巴结受累时鉴别困难,TCR Vβ 克隆性分析有助于鉴别。

(何乐健)

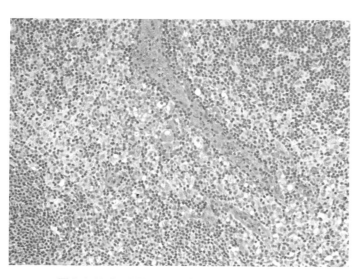

图 9-2-12-B　HE×10 示副皮质区巨噬细胞聚集

**参 考 文 献**

1. 周小鸽,何乐健,金妍. EB 病毒淋巴增殖性疾病国际分类的新进展. 中华病理学杂志,2009,38(4):220-223.

2. 周小鸽,何乐健. 儿童系统性 EB 病毒阳性 T 细胞淋巴组织增殖性疾病的临床病理观察. 中华病理学杂志,2009,38(9):600-608.

3. werdlow SH, Campo E, Harris NL, et al. WHO classification of tumours of haematopoietic and lymphoid tissues. Lyon:IARC press, 2008.

4. Ohshima K, Kimura H, Yoshino T, et al. Proposed categorization of path ological states of EBV-associated T/natural kilter-cell lympho-prolifemtive disorder(LPD)in children and young adults:overlap with chronic active EBV infection and infantile fulminant EBV T. LPD Pathol Int,2008,58(4):209-217.

5. 徐子刚,马琳,申昆玲,等. 牛痘样水疱病与 Epstein-Barr 病毒潜伏感染的关系. 中华皮肤病杂志,2005,38(4):238-239.

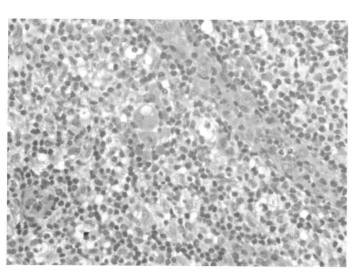

图 9-2-12-C　HE×20 示巨噬细胞胞质内可见吞噬黑色素颗粒

6. Quintanilla-Martinez L, Ridaura C, Nagl F, et al. Hydroa vacciniforme-like lymphoma：a chronic EBV + lymphoproliferative disorder with risk to develop a systemic lymphoma. Blood, 2013, 31, 122 （18）：3101-3110.

7. Willemze R, Kerl H, Sterry W, et al. EORTC classification for primary cutaneous lymphomas：a proposal from the Cutaneous Lymphoma Study Group of the European Organization for Research and Treatment of Cancer. Blood, 1997, 90：354-371.

8. Jaffe ES, Ralfkiaer E. Subcutaneous panniculitis-like T-cell lymphoma. In：Jaffe ES, Harris NL, Stein H, Vardiman JW, eds. World Health Organization Classification of Tumours：Tumours of Haematopoietic and Lymphoid Tissues. Lyon：IARC Press, 2001.

9. Salhany KE, Macon WR, Choi JK, et al. Subcutaneous panniculitis-like T-cell lymphoma：clinicopathologic, immunophenotypic, and notypic analysis of $\alpha/\beta$ and $\gamma/\delta$ subtypes. Am J Surg Pathol, 1998, 22：881-893.

10. von den Driesch P, Staib G, Simon M Jr, Sterry W. Subcutaneous T cell lymphoma. J Am Acad Dermatol, 1997, 36：285-289.

11. DP O'Malley, TI George, A Orazi, et al. Benign and reactive conditions of lymph node and spleen. （Atlas of nontumor pathology, first series, fasc. 7）American Registry of Pathology：Armed Forces Institute of Pathology, 2009.

12. Broadbent V, Egeler RM, Nesbit MJ. Langerhans cell histiocytosis clinical and epidemiological aspects. Br J Cancer Suppl, 1994, 23：S11-S16.

13. Xia CX, Li R, Wang ZH, et al. A rare cause of goiter：Langerhans cell histiocytosis of the thyroid. Endocr J, 2012, 59（1）：47-54.

14. Haroche J, Cohen-Aubart F, Rollins BJ, et al. Histiocytoses：emerging neoplasia behind inflammation. Lancet Oncol, 2017, 18（2）：e113-e125.

15. Badalian-Very G, Vergilio JA, Fleming M, et al. Pathogenesis of Langerhans cell histiocytosis. Annu Rev Pathol, 2013, 8：1-20.

16. Egeler RM, Katewa S, Leenen PJ, et al. Langerhans cell histiocytosis is a neoplasm and consequently its recurrence is a relapse. Pediatr Blood Cancer, 2016, 63：1704-1712.

17. Chan JKC, Quintanilla-Martinez, Ferry JA, et al. In：Swerdlow SH, Campo E, Harris NL et al. eds. World Health Organization of Tumours. Pathology and Genetics of Tumours of Haematopoietic and Lymphoid Tissue. Lyon, France：IARC Press, 2008.

18. Perkins SL. Pediatric mature T-cell and NK-cell non-Hodgkin lymphomas. In：Maria A. Proytcheva MA eds. Diagnostic Pediatric Hematopathology. Cambridge, United Kingdom：Cambridge University Press, 2011.

19. Hutchison ER, Laver JH, Chang M, et al. Non-anaplastic peripheral T-cell lymphoma in childhood and adolescence：a Children's Oncology Group study. Ped Blood Can, 2008, 51：29-33.

20. Isaacson PG, Chott A, Ott G, et al. Enteropathy-associated T-cell lymphoma. In：Swerdlow SH, Campo E, Harris NL et al. eds. World Health Organization of Tumours. Pathology and Genetics of Tumours of Haematopoietic and Lymphoid Tissue. Lyon, France：IARC Press, 2008.

21. Jaffe ES Gaulard P, Ralfkiaer E, et al. Subcutaneous panniculitis-like T-cell lymphoma. In：Swerdlow SH, Campo E, Harris NL et al. eds. World Health Organization of Tumours. Pathology and Genetics of Tumours of Haematopoietic and Lymphoid Tissue. Lyon, France：IARC Press, 2008.

22. Gonzalez CL, Medeiros LJ, Braziel RM, et al. T-cell lymphoma involving subcutaneous tissue：a clinicopathologic entity commonly associated with hemophagocytic syndrome. Am J Surg Pathol, 1991, 15：17-27.

23. Romero LS, Goltz RW, Nagi C, et al. Subcutaneous T-cell lymphoma with associated hemophagocytic syndrome and terminal leukemic transformation. J Am Acad Dermatol, 1996, 34：904-910.

24. Chen CJ, Huang YC, Jaing TH, et al. Hemophagocytic syndrome：a review of 18 pediatric cases. J Microbiol Immunol Infect, 2004, 37（3）：157-163.

25. raus MD, Shenoy S, Chatila T, et al. Light microscopic, immunophenotypic, and molecular genetic study of autoimmune lymphoproliferative syndrome caused by fas mutation. Pediatr Dev Pathol, 2000, 3（1）：101-109.

26. Lim MS, Straus SE, Dale JK, et al. Pathological findings in human autoimmune lymphoproliferative syndrome. Am J Pathol, 1998, 153（5）：1541-1550.

27. Wang J, Zheng L, Lobito A, et al. Inherited human Caspase 10 mutations underlie defective lymphocyte and dendritic cell apoptosis in autoimmune lymphoproliferative syndrome type II. Cell, 1999, 98（1）：47-58.

28. Swerdlow SH, Campo E, Harris NL, et al. World Health Organization of Tumours. Pathology and Genetics of Tumours of Haematopoietic and Lymphoid Tissue. Lyon, France：IARC Press, 2008.

29. Onciu M. Precursor lymphoid neoplasms. In：Maria A. Proytcheva MA eds. Diagnostic Pediatric Hematopathology. Cambridge, United Kingdom：Cambridge University Press, 2011.

30. Spector LG, Ross JA, Robison LL, et al. Epidemiology and etiology. In：Pui CH ed. Childhood Leukemias. New York：Cambridge University Press, 2006.

31. Arber DA, Orazi A, Hasserjian R, et al. The 2016 revision of the World Health Organization classification of myeloid neoplasms and acute leukemia. Blood, 2016, 127：2391-2405.

32. Van der Velden VH, Bruggemann M, Hoogeveen PG, et al. TCRB gene rearrangements in childhood and adult precursor-B-ALL：frequency, applicability as MRD-PCR target, and stability between diagnosis and relapse. Leukemia, 2004, 18：1971-1980.

33. Van Dongen JJ, Langerak AW. Immunoglobulin and T-cell receptor gene rearrangements. In：Pui CH ed. Childhood Leukemias. New York：Cambridge University Press, 2006.

34. Swerdlow SH, Campo E, Harris NL et al. World Health Organization of Tumours. Pathology and Genetics of Tumours of Haematopoietic and Lymphoid Tissue. Lyon, France: IARC Press, 2008.

35. Arber DA, Orazi A, Hasserjian R et al. The 2016 revision of the World Health Organization classification of myeloid neoplasms and acute leukemia. Blood, 2016, 127: 2391-2405.

36. Van der Velden VH, Bruggemann M, Hoogeveen PG, et al. TCRB gene rearrangements in childhood and adult precursor-B-ALL: frequency, applicability as MRD-PCR target, and stability between diagnosis and relapse. Leukemia, 2004, 18: 1971-1980.

37. Stam RW, den Boer ML, Meijerink JP, et al. Differential mRNA expression of Ara-C metabolizing enzymes explains Ara-C sensitivity in MLL gene-rearranged infant acute lymphoblastic leukemia. Blood, 2003, 101: 1270-1276.

38. Pui CH, Relling MV, Downing JR. Acute lymphoblatic leukemia. N Eng J Med, 2004, 350: 1535-1548.

39. Ramakers-van Woerden NL, Pieters R, Loonen AH, et al. TEL/AML1 gene fusion is related to in vitro drug sensitivity for L-asparaginase in childhood acute lymphoblastic leukemia. Blood, 2000, 96: 1094-1099.

40. Nachman JB, Heerema NA, Sather H, et al. Outcome of treatment in children with hypodiploid acute lymphoblastic leukemia. Blood, 2007, 110: 1112-1115.

41. Den Boer ML, van Slegtenhorst M, De Menezes RX, et al. A subtype of childhood acute lymphoblastic leukemia with poor treatment outcome: a genome-wide classification study. Lancet Oncol, 2009, 10: 125-134.

42. Mullighan CG, Su X, Zhang J, et al. Children's Oncology Group. Deletion of IKZF1 and prognosis in acute lymphoblastic leukemia. N Engl J Med, 2009, 360: 470-480.

43. Roberts KG, Morin RD, Zhang J, et al. Genetic alterations activating kinase and cytokine receptor signaling in high-risk acute lymphoblastic leukemia. Cancer Cell, 2012, 22: 153-166.

44. Harvey RC, Mullighan CG, Chen IM, et al. Rearrangement of CRLF2 is associated with mutation of JAK kinases, alteration of IKZF1, Hispanic/Latino ethnicity, and a poor outcome in pediatric B-progenitor acute lymphoblastic leukemia. Blood, 2010, 115: 5312-5321.

45. Roberts KG, Li Y, Payne-Tumer D, et al. Targetable kinase-activating lesions in Ph-like acute lymphoblastic leukemia. N Engl J Med, 2014, 371: 1005-1015.

46. Harrison CJ, Moorman AV, Schwab C, et al. Ponte di Legno International Workshop in Childhood Acute lymphoblastic Leukemia. An international study of intrachromosomal amplification of chromosome 21 (iAMP21): cytogenetic characterization and outcome. Leukemia, 2014, 28: 1015-1021.

47. McKenna RW, Washington LT, Aquino DB, et al. Immunophenotypic analysis of hematogones (B-lymphocyte precursors) in 662 consecutive bone marrow specimens by 4-color flow cytometry. Blood, 2001, 98: 2498-2507.

48. De Leval L, Hasserjian RP. Diffuse large B-cell lymphomas and Burkitt lymphoma. Hematology. Oncology Clinics of North America, 2009, 23: 791-827.

49. Swerdlow SH, Campo E, Pileri SA, et al. The 2016 revision of the World Health Organization classification of lymphoid neoplasms. Blood, 2016, 127: 2375-2390.

50. Liang X, Chou PM. Imprint and aspiration cytology of the lung, pleura, and mediastinum including thymus. Cambridge, United Kingdom: Cambridge University Press, 2016.

51. Lenz G, Wright GW, Emre NCT, et al. Molecular subtypes of diffuse large B-cell lymphoma arise by distinct genetic pathways. PNAS, 2008, 105: 13520-13525.

52. Gormley RP, Madan R, Dulau AE, et al. Germinal center and activated B-cell profiles separate Burkitt lymphoma and diffuse large B-cell lymphoma in AIDS and Non-AIDS cases. Am J Clin Pathol, 2005, 124: 790-798.

53. Rodig SJ, Savage KJ, LaCasce AS, et al. Expression of TRAF1 and nuclear c-Rel distinguishes primary mediastinal large cell lymphoma from other types of diffuse large B-cell lymphoma. Am J Surg Pathol, 2007, 31: 106-112.

54. Weniger MA. Gesk S, Ehrlich S, et al. Gains of REL in primary mediastinal B-cell lymphoma coincide with nuclear accumulation of REL protein. Genes Chromosomes Cancer, 2007, 46: 406-415.

55. Marafioti T, Pozzobon M, Hansmann ML, et al. Expression pattern of intracellular leukocyte-associated proteins in primary medastinal B cell lymphoma. Leukemia, 2005, 19: 856-861.

56. Swerdlow SH, Campo E, Harris NL et al. eds. World Health Organization of Tumours. Pathology and Genetics of Tumours of Haematopoietic and Lymphoid Tissue. Lyon, France: IARC Press, 2008.

57. Onciu M. Precursor lymphoid neoplasms. In: Maria A. Proytcheva MA eds. Diagnostic Pediatric Hematopathology. Cambridge, United Kingdom: Cambridge University Press, 2011.

58. Spector LG, Ross JA, Robison LL, et al. Epidemiology and etiology. In: Pui CH ed. Childhood Leukemias. New York: Cambridge University Press, 2006.

59. Racke FK and Borowitz MJ. Precursor B-and T-Neoplasms. St. Louis, Missouri, USA: Elsevier Saunders, 2011.

60. Arber DA, Orazi A, Hasserjian R et al. The 2016 revision of the World Health Organization classification of myeloid neoplasms and acute leukemia. Blood, 2016, 127: 2391-2405.

61. Van der Velden VH, Bruggemann M, Hoogeveen PG, et al. TCRB gene rearrangements in childhood and adult precursor-B-ALL: frequency, applicability as MRD-PCR target, and stability between diagnosis and relapse. Leukemia, 2004, 8: 1971-1980.

62. Stam RW, den Boer ML, Meijerink JP, et al. Differential mRNA expression of Ara-C metabolizingenzymes explains Ara-C sensitivity in

MLL gene-rearranged infant acute lymphoblastic leukemia. Blood, 2003,101:1270-1276.

63. Pui CH, Relling MV, Downing JR. Acute lymphoblatic leukemia. N Eng J Med,2004,350:1535-1548.

64. Ramakers-van Woerden NL, Pieters R, Loonen AH, et al. TEL/AML1 gene fusion is related to in vitro drug sensitivity for L-asparaginase in childhood acute lymphoblastic leukemia. Blood, 2000, 96:1094-1099.

65. Nachman JB, Heerema NA, Sather H, et al. Outcome of treatment in children with hypodiploid acute lymphoblastic leukemia. Blood, 2007,110:1112-1115.

66. Den Boer ML, van Slegtenhorst M, De Menezes RX, et al. A subtype of childhood acute lymphoblastic leukemia with poor treatment outcome:a genome-wide classification study. Lancet Oncol, 2009, 10:125-134.

67. Mullighan CG, Su X, Zhang J, et al. Children's Oncology Group. Deletion of IKZF1 and prognosis in acute lymphoblastic leukemia. N Engl J Med,2009,360:470-480.

68. Roberts KG, Morin RD, Zhang J, et al. Genetic alterations activating kinase and cytokine receptor signaling in high-risk acute lymphoblastic leukemia. Cancer Cell,2012,22:153-166.

69. Harvey RC, Mullighan CG, Chen IM, et al. Rearrangement of CRLF2 is associated with mutation of JAK kinases, alteration of IKZF1,Hispanic/Latino ethnicity, and a poor outcome in pediatric B-progenitor acute lymphoblastic leukemia. Blood, 2010, 115:5312-5321.

70. Roberts KG, Li Y, Payne-Tumer D, et al. Targetable kinase-activating lesions in Ph-like acute lymphoblastic leukemia. N Engl J Med,2014,371:1005-1015.

71. Harrison CJ, Moorman AV, Schwab C, et al. Ponte di Legno International Workshop in Childhood Acute lymphoblastic Leukemia. An international study of intrachromosomal amplification of chromosome 21 (iAMP21):cytogenetic characterization and outcome. Leukemia,2014,28:1015-1021.

72. McKenna RW, Washington LT, Aquino DB, et al. Immunophenotypic analysis of hematogones (B-lymphocyte precursors) in 662 consecutive bone marrow specimens by 4-color flow cytometry. Blood,2001,98:2498-2507.

73. Le Beau MM, Larson RA, Bitter MA, et al. Association of an inversion of chromosome 16 with abnormal marrow eosinophils in acute myelomonocytic leukemia. A unique cytogenetic-clinicopathological association. N Engl J Med,1983,309(11):630-636.

74. Muenst S, Hoeller S, Dirnhofer S, et al. Increased programmed death-1+ tumorinfiltrating lymphocytes in classical Hodgkin lymphoma substantiate reduced overall survival. Hum Pathol,2009,40 (12):1715-1722.

75. Nam-Cha SH, Montes-Moreno S, Salcedo MT, et al. Lymphocyterich classical Hodgkin's lymphoma:distinctive tumor and microenvironment markers. Mod Pathol,2009,2(8):1006-1015.

76. 刘彤华. 诊断病理学. 3 版. 北京:人民卫生出版社,2013.

77. Atas E, Kesik V, Fidanci MK, et al. Evaluation of children with lympadenopathy. Turk Ped Ars,2014,49:30-35.

78. Osborne B M, Butler J J, Gresik M V, et al. Progressive transformation of germinal centers:comparison of 23 pediatric patients to the adult population. Modern pathology,1992,5:135-140.

79. Stocker JT, Dehner LP, Husain AN. Pediatric Pathology. 3ed th. Lippincott:Williams & Wilkins,2011.

80. Kuo TT. Kikuchi's disease (histiocytic necrotizing lymphadenitis). A clinicopathologic study of 79 cases with an analysis of histologic subtypes, immunohistology, and DNA ploidy. Am J Surg Pathol,1995,19:798-809.

81. Emir S, Gogus S, Guler E, Buyukpamukcu M. Kikuchi-Fujimoto disease (histiocytic necrotizing lymphadenitis) confused with lymphoma in a child. Medical & Pediatric Oncology, 2001, 37: 546-548.

82. Lee KY, Yeon YH, Lee BC. Kikuchi-Fujimoto disease with prolonged fever in children. Pediatrics,2004,114:e752-e756.

83. Kong YY, Kong JC, Shi DR, et al. Cutaneous Rosai-Dorfman disease:a clinical and histopathologic study of 25cases in China. Am J Surg Pathol,2007,31(3):341-350.

84. Foucar E, Rosai J, Dorfman R. Sinus histiocytosis with massive lymph-adenopathy (Rosai-Dorfman disease):review of the entity. Semin Diagn Pathol,1990,7(1):19-73.

85. Kroft SH. Rosai-Dorfman disease:Familiar yet enigmatic. Semin Diagn Pathol,2016,33(5):244-253.

86. Haroche J, Cohen-Aubart F, Rollins BJ, et al. Histiocytoses:emerging neoplasia behind inflammation. Lancet Oncol, 2017,18(2):e113-e125.

87. Sandoval-Sus JD, Sandoval-Leon AC, Chapman JR, et al. Rosai-Dorfman disease of the central nervous system:report of 6 cases and review of the literature. Medicine,2014,93:165-175.

88. Caponetti GC, Pantanowitz L, Marconi S, et al. Evaluation of imunohistochemistry in identifying Bartonella henselae in cat scratch disease. Am J Clin Pathol,2009,131:250-256.

89. 黄娟,代琳,雷松,等. Warthin-Starry 特殊染色、免疫组织化学和透射电镜在猫抓病理诊断中的作用. 中华病理学杂志,2010,39(4):225-229.

90. Qian X,Jin L,Hayden RT,et al. Diagnosis of cat scratch disease with Bartonella henselae infection in formalin-fixed paraffin-embedded tissues by two different PCR assays. Diagn Mol Pathol,2005,14 (3):146-151.

91. 陈昱,罗添友,唐怡,等. Warthin-Starry 染色的应用及体会. 临床与实验病理学杂志,2010,265(5):634-635.

92. Magno S L. Spatar L. Cat scratch disease in primary care. J Nurse Practitioners,2009,5(5):1353-1358.

93. 邓卓霖,马韵. 酷似组织胞浆菌病的马尔菲青霉病. 中华病

理学杂志,1999,28(05):384-386

94. Shetty AK,Beaty MW,McGuirt WF Jr.,et al. Kimura's disease:a diagnostic challenge. Pediatrics,2002,110:e39.

95. Casper C,Teltsch DY,Robinson D Jr,et al. Clinical characteristics and healthcare utilization of patients with multicentric Castleman disease. Br J Haematol,2015,168(1):82-93.

96. Seo S,Yoo C,Yoon DH,et al. Clinical features and outcomes in patients with human immunodeficiency virus-negative,multicentric Castleman's disease:a single medical center experience. Blood Res,2014,49(4):253-258.

97. 刘勇,杨海玉. Castleman 病的研究进展:临床与实验病理学杂志,2015,31(1):70-72.

98. Talat N,Belgaumkar AP,Schulte KM. Surgery in Castleman's disease:a systematic review of 404 published cases. Ann Surg,2012,255(4):677-684.

99. Peh SC,Shaminie J,Poppema S,Kim LH. The immunophenotypic patterns of follicle centre and mantle zone in Castleman's disease. Singapore Med J,2003,44(4):185-191.

100. Baek CH,Kim SI,Ko YH,et al. Polymerase chain reaction detection of Mycobacterium tuberculosis from fine-needle aspirate for the diagnosis of cervical tuberculous lymphadenitis. Laryngoscope,2000,110(1):30-34.

101. Mustafa T,Wiker HG,Mfinanga SG,et al. Immunohistochemistry using a Mycobacterium tuberculosis complex specific antibody for improved diagnosis of tuberculous lymphadenitis. Mod Pathol,2006,19(12):1606-1614.

102. Vago L,Barberis M,Gori A,et al. Nested polymerase chain reaction for Mycobacterium tuberculosis IS6110 sequence on formalin-fixed paraffin-embedded tissues with granulomatous diseases for rapid diagnosis of tuberculosis. Am J Clin Pathol,1998,109(4):411-415.

103. Huston SM. Cryptococcosis:an emerging respiratory mycosis. Clin Chest Med,2009,30(2):253-264.

104. Chayakulkeeree M. Cryptococcosis. Infect Dis Clin North Am,2006,20(3):507-544.

105. Wolf DA. Mycobacterial pseudotumors of lymph node. A report of two cases diagnosed at the time of Intraoperative consultation using touch imprint preparations. Arch Pathol Lab Med,1995,119(9):811-814.

106. Logani S. Spindle cell tumors associated with mycobacteria in lymph nodes of HIV-positive patients:'Kaposi sarcoma with mycobacteria' and 'mycobacterial pseudotumor'. Am J Surg Pathol,1999,23(6):656-661.

107. Moore SW. Diagnostic aspects of cervical lymphadenopathy in children in the developing world:a study of 1,877 surgical specimens. Pediatr Surg Int,2003,19(4):240-244.

108. Winter LK,Spiegel JH,King T. Dermatopathic lymphadenitis of the head and neck. J Cutan Pathol,2007,34(2):195-197.

109. Gould E,Porto R,Albores-Saavedra J,et al. Dermatopathic lymphadenitis. The spectrum and significance of its morphologic features. Arch Pathol Lab Med,1988,112(11):1145-1150.

# 第十章

# 脾脏、胸腺

## 第一节　肿瘤性疾病

### 一、脾脏错构瘤

**【定义】**

脾脏错构瘤（splenic hamartoma）是指脾脏红髓数量和结构排列异常而导致的瘤样畸形。

**【临床特点】**

1. **发病率**　少见，成人多见，儿童少见，大多为单一病灶，多发性病变罕见。

2. **症状**　多无症状，大多是偶然发现脾脏肿物。

3. **实验室检查**　多无异常，如合并脾功能亢进，可见血细胞减低、贫血等。

4. **影像学特点**　B超，脾脏圆形或卵圆形包块，回声不均；CT显示均等、稍低、低密度信号，增强后病变实性部分与脾实质密度均等。

5. **治疗**　脾切除手术治疗。

6. **预后**　预后良好。

**【病理学特点】**

1. **肉眼观察**　脾被膜下见界限清楚的、无包膜的、单个肿物，切面灰白、灰黄、深红色，肿瘤直径2～22cm（图10-1-1-A、B）。

2. **镜下观察**　肿瘤位于脾实质，界限不清，部分由不完整纤维束分割脾组织，瘤组织由结构、排列紊乱的红髓组成，其内缺乏白髓，像发育不良的红髓，由宽窄不一、迂曲的裂隙状或扩张的血管腔组成，腔内充满血液，内覆内皮细胞，其间为疏松网状结缔组织，少量淋巴细胞、浆细胞等（图10-1-1-C～E）。

3. **免疫组化**　肿瘤组织中血窦样腔隙内覆内皮细胞CD31、FVIII、CD8、UEA-1阳性，CD21、CD68阴性（图10-1-1-F、G）。

4. **超微结构特点**　未见特殊改变。

5. **分子遗传学特点**　未见异常发现。

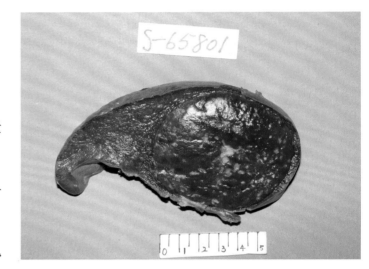

图10-1-1-A　大体照片示脾脏一结节，与正常脾脏实质外观相似

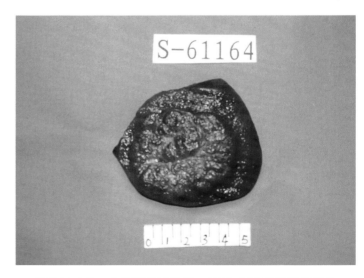

图10-1-1-B　大体照片示脾脏一结节，与正常脾脏实质外观相似

**【鉴别诊断】**

1. **脾血管瘤**　脾脏先天性发育畸形，镜下由较脾窦大的血管腔构成，管腔间为纤维组织组成的薄壁间隔而

图 10-1-1-C　HE×4 示脾脏实质

图 10-1-1-F　IHC×10 示 CD31 染色阳性

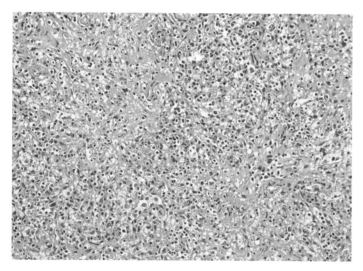

图 10-1-1-D　HE×10 示排列紊乱的红髓

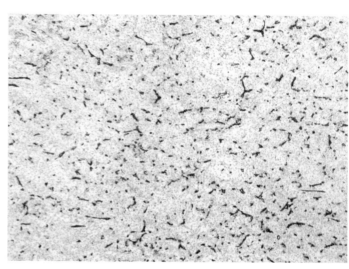

图 10-1-1-G　IHC×10 示 CD34 染色阳性

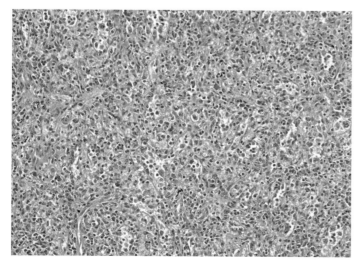

图 10-1-1-E　HE×10 示排列紊乱的红髓

非脾索组织，或受压的正常脾髓质。

2. **脾淋巴瘤**　脾脏霍奇金淋巴瘤和非霍奇金淋巴瘤，均为恶性肿瘤，与淋巴结一样，瘤细胞具有明显异型性。

（何乐健）

## 二、脾脏血管瘤

【定义】

脾脏血管瘤（splenic hemangioma）是脾脏发生的血管性肿瘤，为脾脏最常见的原发性肿瘤。

【临床特点】

1. **发病率**　少见，可单发，也可多发，成年人多见，儿童少见。

2. **症状**　起病隐匿，大多偶然发现，肿瘤大时，可有疼痛、腹部不适等非特异症状，偶伴贫血、血小板减少、腹水等。

**3. 实验室检查** 血常规一般未见异常。

**4. 影像学特点** 超声检查脾脏见单发或多发、边界清楚的高回声病灶;CT 平扫见类圆形低密度或等密度灶。

**5. 治疗** 脾切除手术治疗。

**6. 预后** 预后良好。

【病理学特点】

**1. 肉眼观察** 脾大,见单个或多个结节,直径 1 ~ 10cm,切面灰黄、暗红色或蜂窝状(图 10-1-2-A)。

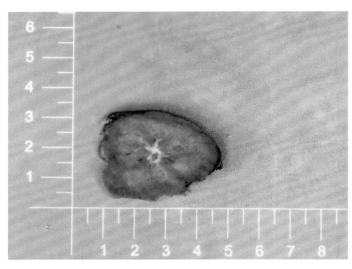

图 10-1-2-A 大体照片显示脾脏肿物,黄色

**2. 镜下观察** 见多数扩张、薄壁、相互吻合的管腔或囊腔,腔内可见血栓、机化和钙化;也可由分化成熟的毛细血管组成(图 10-1-2-B ~ F)。

**3. 免疫组化** CD31、CD34、Ⅷ阳性(图 10-1-2-G、H),CD8、CD68 阴性。

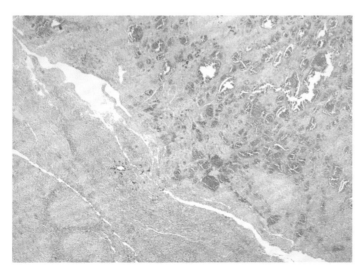

图 10-1-2-B HE×4 示组成脾脏与肿物交界处,见大量充满红细胞、扩张的管腔

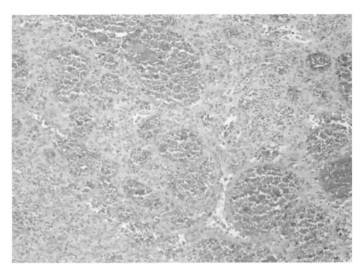

图 10-1-2-C HE×10 示扩张的薄壁血管腔,内充满红细胞

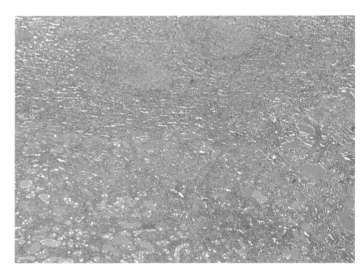

图 10-1-2-D HE×4 示脾与肿物交界处,大量扩张的管腔,内见粉染物

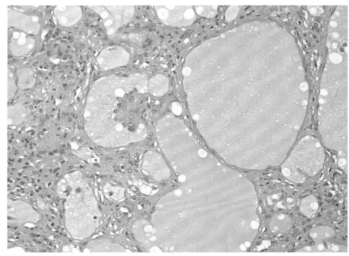

图 10-1-2-E HE×10 示扩张的管腔、粉染物、突向管腔的花朵状结构(淋巴管瘤)

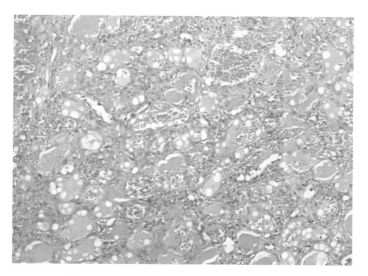

图 10-1-2-F　HE×10 示扩张的血管及红细胞

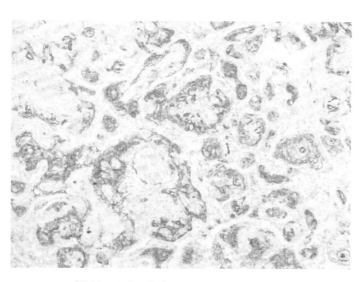

图 10-1-2-G　IHC×10 示 CD34 染色阳性

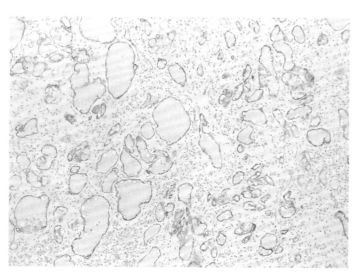

图 10-1-2-H　IHC×10 示 D2-40 染色阳性

**4. 超微结构特点**　胞质见 Weibel-Palade 小体和溶酶体。

**5. 分子遗传学特点**　未见特异性遗传学改变。

【鉴别诊断】

**1. 炎性假瘤样滤泡树突状细胞肿瘤**　女性多见,为滤泡树突细胞肉瘤的亚型,侵袭性行为,反复常见,免疫组化:CD21、CD23、ⅩⅢ 阳性,EBV 阳性。

**2. 炎性肌纤维母细胞瘤**　儿童及年轻人多见,SMA 阳性,10%~30% 的病例 CK、ALK 阳性,CD21 阴性,散在节细胞样细胞,易复发。

**3. 脾窦岸细胞瘤**　内覆的细胞 CD34、CD68、CD163 阳性,CD31 阴性。

（何乐健）

## 三、脾脏淋巴瘤

【定义】

脾脏淋巴瘤(splenic lymphoma)是指脾脏内发生的淋巴瘤,分为原发和继发两型;原发性脾淋巴瘤:确诊脾淋巴瘤前、后 6 个月内,脾脏外组织和器官未见淋巴组织肿瘤和/或白血病证据;继发性脾淋巴瘤则是先有脾脏外淋巴组织肿瘤或白血病血象、骨髓象,并伴有淋巴肿瘤性脾大。

【临床特点】

**1. 发病率**　脾脏原发性淋巴瘤少见,仅占淋巴瘤的 0.3%~0.96%,且多为非霍奇金淋巴瘤,而霍奇金淋巴瘤极为罕见。儿童 Burkitt 淋巴瘤、淋巴母细胞性淋巴瘤、大细胞淋巴瘤等可累及脾脏。

**2. 症状**　无症状,或有发热、盗汗、体重下降,脾大伴有或不伴有肝大、腹腔淋巴结肿大。

**3. 实验室检查**　血常规正常或三系降低。

**4. 影像学特点**　脾大,弥漫性细小、多发结节或孤立性结节。

**5. 治疗**　化疗。

**6. 预后**　不同组织学类型,预后不同。

【病理学特点】

**1. 肉眼观察**　脾大,呈弥漫性或结节性,具体改变可大致分为如下三种:

(1) 明显的白髓结节:滤泡中心性淋巴瘤、套细胞淋巴瘤、B-慢性淋巴细胞性白血病、淋巴浆细胞性淋巴瘤、边缘区淋巴瘤。

(2) 红髓均匀性扩张伴白髓缺乏或白髓不明显:毛细胞白血病,多数 T 细胞淋巴瘤。

(3) 界限清楚的瘤块伴肿瘤坏死和/或纤维化:大 B 细胞淋巴瘤(偶见高度恶性 T 细胞淋巴瘤)、Burkitt 淋巴瘤、霍奇金淋巴瘤(图 10-1-3-A~D)。

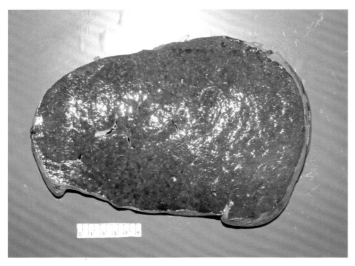

图 10-1-3-A　大体照片示非霍奇金淋巴瘤,脾脏慢性肿大

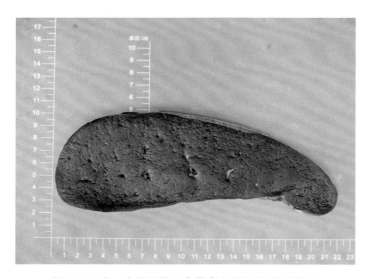

图 10-1-3-B　大体照片示非霍奇金淋巴瘤,脾脏肿大

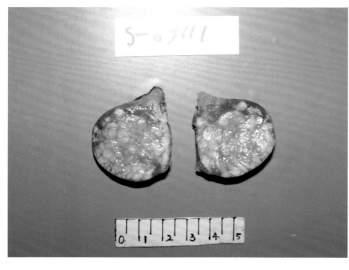

图 10-1-3-C　大体照片示霍奇金淋巴瘤,脾脏多结节肿物

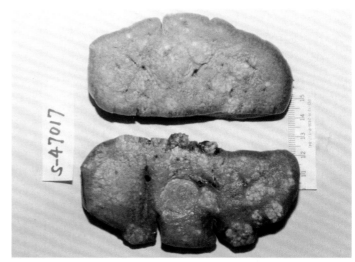

图 10-1-3-D　大体照片示霍奇金淋巴瘤,脾脏多结节肿物

2. **镜下观察**　肿瘤浸润可分为以下几种类型:

(1) 明显的扩张的白髓结节:滤泡中心性淋巴瘤、套细胞淋巴瘤、B-慢性淋巴细胞性白血病、淋巴浆细胞性淋巴瘤、边缘区淋巴瘤。

(2) 结节的中心见残留的非肿瘤性生发中心(Bcl-2)阴性:脾脏边缘区淋巴瘤(通常)、套细胞淋巴瘤(有时)。

(3) 边缘区扩大:脾脏边缘区淋巴瘤;套细胞淋巴瘤、B-慢性淋巴细胞性白血病、滤泡中心性淋巴瘤(偶见边缘区分化)。

(4) 瘤细胞过多进入红髓:B-慢性淋巴细胞性白血病、淋巴浆细胞性淋巴瘤、套细胞淋巴瘤、脾脏边缘区淋巴瘤、滤泡中心性淋巴瘤。

(5) 红髓均匀性扩张伴白髓缺乏或白髓不明显:毛细胞白血病,多数 T 细胞淋巴瘤。

(6) 界限清楚的瘤块伴交织正常/反应性脾实质:大 B 细胞淋巴瘤、霍奇金淋巴瘤(图 10-1-3-E～K)。

3. **免疫组化**　各型淋巴瘤的免疫表型,如淋巴母细胞性淋巴瘤 TdT,Burkitt 淋巴瘤 Ki-67、CD20、Bcl-6,大 B 细胞淋巴瘤 CD20、PAX5、ALK 等标志(图 10-1-3-L、M)。

4. **超微结构特点**　淋巴细胞特点。

5. **分子遗传学特点**　相关淋巴瘤分子遗传学改变。

【鉴别诊断】

**炎性假瘤**　患者可有发热、夜汗、贫血、高丙种球蛋白血症,纤维母细胞性梭形细胞增生,伴有淋巴细胞、浆细胞、中性粒细胞、血管内皮细胞增生,未见异型,核分裂少见,晚期纤维化明显,免疫组化:表达组织细胞。

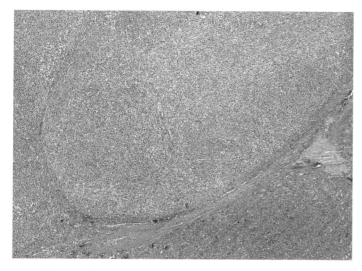

图 10-1-3-E　HE×4 示脾脏结节性病变,有纤维组织分隔

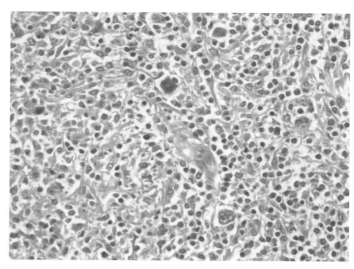

图 10-1-3-H　HE×20 示单个霍奇金细胞

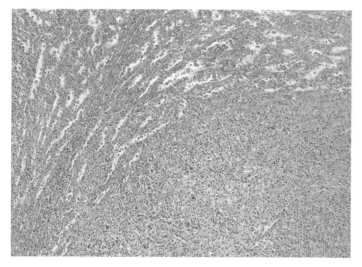

图 10-1-3-F　HE×4 示脾脏结节性病变

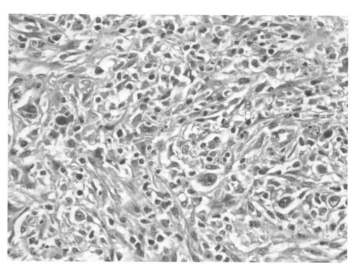

图 10-1-3-I　HE×20 示木乃伊细胞及 R-S 细胞

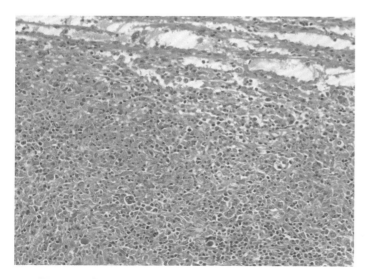

图 10-1-3-G　HE×10 示大量嗜酸细胞及单核霍奇金细胞

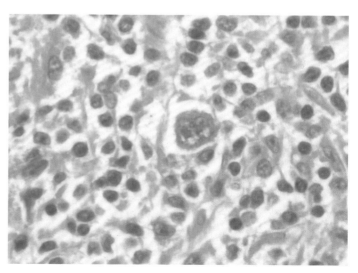

图 10-1-3-J　HE×40 示 R-S 细胞

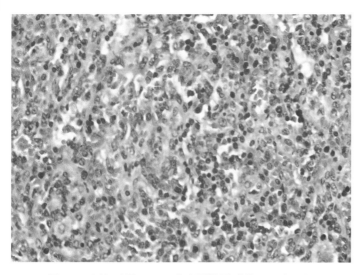

图 10-1-3-K  HE×10 示脾弥漫性异型淋巴细胞浸润

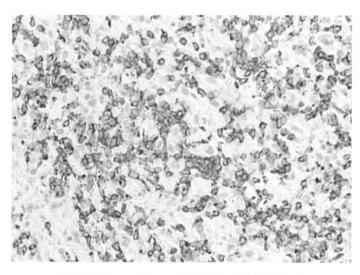

图 10-1-3-L  IHC×10 示瘤细胞 CD3 染色阳性

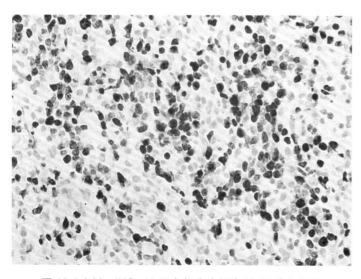

图 10-1-3-M  IHC×10 示大部分瘤细胞 Ki-67 染色阳性

（何乐健）

## 四、胸腺淋巴瘤

【定义】

胸腺淋巴瘤（thymic lymphoma）是指胸腺发生的淋巴组织恶性肿瘤，可为原发和继发。主要分为淋巴母细胞性淋巴瘤、弥漫性大 B 细胞淋巴瘤及霍奇金淋巴瘤。

【临床特点】

1. 发病率  儿童胸腺淋巴瘤以淋巴母细胞性淋巴瘤为最多见，而弥漫性大 B 细胞淋巴瘤及霍奇金淋巴瘤少见。

2. 症状  前纵隔肿物，常伴上腔静脉综合征、气道阻塞、胸水、心包积液等。肿物常常累及胸腺、纵隔、锁骨上及腋窝淋巴结。

3. 实验室检查  外周血及可见原始淋巴细胞，霍奇金淋巴瘤 EB 病毒可阳性。

4. 影像学特点  胸部平片显示前纵隔单侧或双侧肿物，CT 增强显示弥漫性胸腺增大或胸腺见单个或多个非均质性肿物，伴局灶性坏死、囊性变（图 10-1-4-A、B）。

5. 治疗  化疗。

6. 预后  淋巴母细胞性淋巴瘤存活率 73%～90%，弥漫性大 B 细胞淋巴瘤 5 年存活率达 83%，而霍奇金淋巴瘤为 81%。

【病理学特点】

1. 肉眼观察  肿物实性，切面灰粉、鱼肉状，肿瘤可累及胸腺或纵隔，胸膜、心包等部位。

2. 镜下观察

（1）淋巴母细胞性淋巴瘤（图 10-1-4-C～G）：瘤细胞中等大小，核质比例高，小的淋巴母细胞染色质致密，核仁不明显，而大的母细胞染色质细、分散，核仁较明显，核

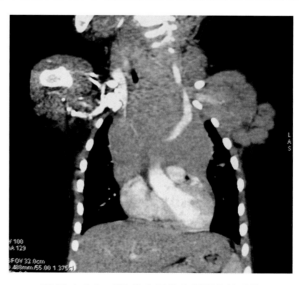

图 10-1-4-A  CT 检查示前上纵隔实性肿物

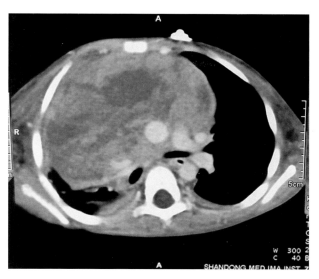

图 10-1-4-B　CT 检查示右前纵隔肿物,肺被压变形

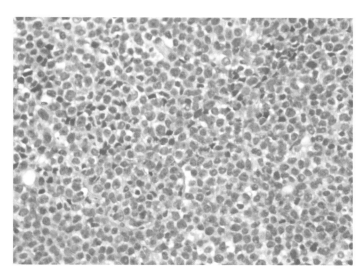

图 10-1-4-E　HE×20 示瘤细胞大小较一致,核扭曲

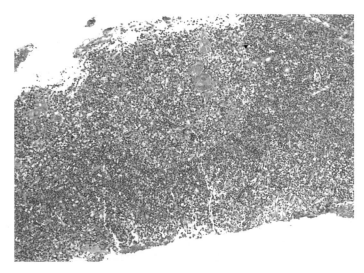

图 10-1-4-C　HE×4 示残留胸腺小体和肿瘤组织

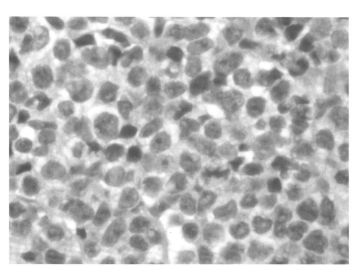

图 10-1-4-F　HE×40 示核分裂和核扭曲

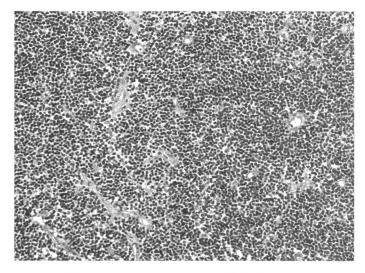

图 10-1-4-D　HE×10 示弥漫浸润的小圆细胞

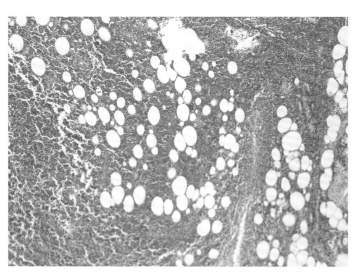

图 10-1-4-G　HE×4 示瘤细胞浸润周围脂肪组织

呈圆形或曲核样,可见胞质空泡,核分裂易见,可见星空结构,胸腺上皮网破坏,间隔消失,肿瘤浸润胸腺周围组织。

（2）弥漫性大 B 细胞淋巴瘤（图 10-1-4-H、I）：弥漫大细胞呈簇状或片状,见不规则胶原纤维束分隔瘤细胞,呈大小不一的细胞区域,细胞中等到大细胞（2~5 倍小淋巴细胞大小）,丰富的胞质,常常呈透明状,核不规则圆形或卵圆形,核仁小;有时可见多形性或有多个分叶状核的瘤细胞,胞质丰富嗜酸,像霍奇金的 R-S 细胞;肿瘤稍远可见反应性淋巴、吞噬细胞等。

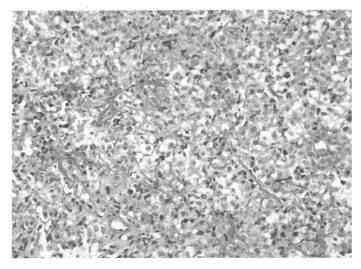

图 10-1-4-H　HE×10 示瘤细胞大,胞质丰富或透明,粉染玻璃样变性

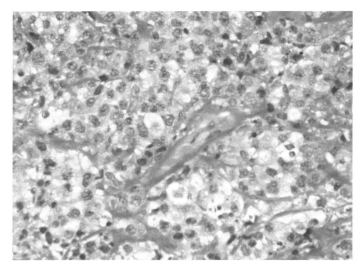

图 10-1-4-I　HE×20 示瘤细胞及粉染玻璃样变性

（3）霍奇金淋巴瘤：纵隔多为结节硬化型,可见特征性的 R-S 细胞、陷窝细胞等。

### 3. 免疫组化

（1）淋巴母细胞性淋巴瘤：TdT 阳性,不同程度表达

CD2、CD3、CD4、CD5、CD7、CD8 等,CD99、CD10、CD34 等阳性（图 10-1-4-J、K）。

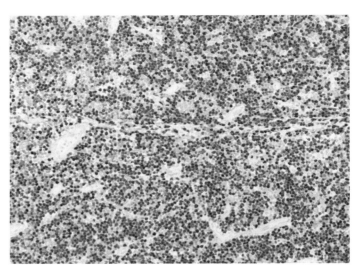

图 10-1-4-J　IHC×10 示瘤细胞 TdT 核染色阳性

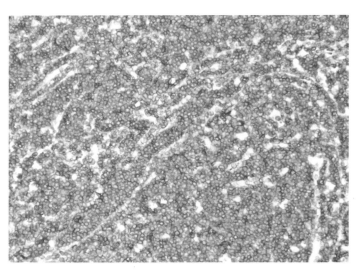

图 10-1-4-K　IHC×10 示瘤细胞 CD3 染色阳性

（2）弥漫性大 B 细胞淋巴瘤：表达 CD20、CD22、CD79a、CD19 等,80% 病例 CD30 阳性,CD15 偶尔阳性,PAX5、BOB1、OCT2 等阳性,瘤细胞还可表达 MUM1、Bcl-2、Bcl-6、CD23 等（图 10-1-4-L~O）。

（3）霍奇金淋巴瘤：CD30、CD15 阳性,少数淋巴细胞为主型,CD20、CD79a 阳性,OCT2、BOB.1 阴性,EBER 阳性。

### 4. 超微结构特点　相关淋巴瘤特点。

### 5. 分子遗传学特点

（1）T 淋巴母细胞性淋巴瘤可有 *TCR* 基因重排,涉及 TCR 位点及伙伴基因易位的有 *TAL1/SCL*（1p32）、*RBTN1*（11p35）、*RBTN2*（11q13）、*HOX11*（10q24）、*c-MYC*（8q24）等。

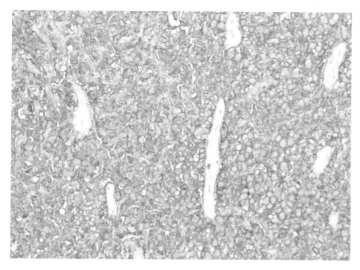

图 10-1-4-L　IHC×10 示瘤细胞 CD20 染色阳性

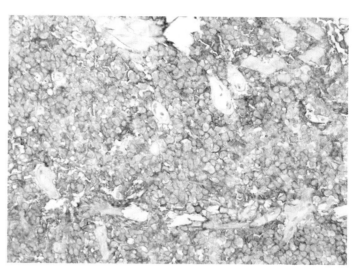

图 10-1-4-O　IHC×10 示瘤细胞 CD30 阳性

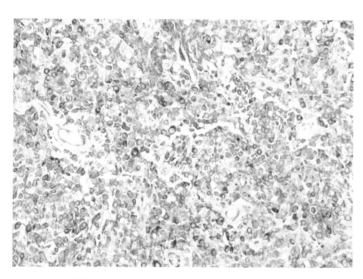

图 10-1-4-M　IHC×10 示瘤细胞 Bcl-2 阳性

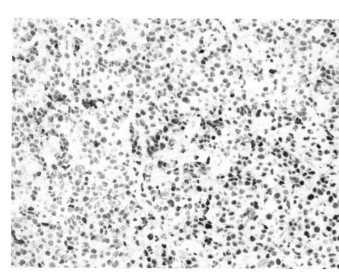

图 10-1-4-N　IHC×10 示瘤细胞 Bcl-6 阳性

（2）弥漫性大 B 细胞淋巴瘤：染色体 9p24.1 涉及 JAK2/PDL2 位点，2p16、1 的 REL/BCL11A 位点以及 XP11.4-21 和 Xq24-26 等分子生物学改变。

（3）霍奇金淋巴瘤：2p、7p、9p、11q、Xq 获得。

【鉴别诊断】

1. **胸腺瘤**　未见浸润的母细胞，也未见胸腺上皮结构破坏，分子生物学检查未见 TCR 重排。

2. **胸腺肥大**　正常胸腺组织，未见异型瘤细胞，免疫组化及分子生物学有助于鉴别。

（何乐健）

## 五、脾脏硬化性血管瘤样结节性转化

【定义】

脾脏硬化性血管瘤样结节性转化（sclerosing angiomatoid nodular transformation，SANT）是一种发生在脾脏的、由纤维组织围绕腔隙样血管形成多结节状血管性肿瘤。

【临床特点】

1. **发病率**　儿童非常罕见，目前文献报道儿童 4 例；成人 22~74 岁，平均年龄在 48.4 岁，中位年龄在 56 岁，以女性多见。

2. **症状**　常常是偶然进行放射检查时发现，也有因肿块压迫性腹痛就诊而发现。

3. **实验室检查**　无特征性实验室检查。

4. **影像学特点**　B 超显示低回声团块。显示脾脏结节状低密度阴影，增强后肿块强化不明显（图 10-1-5-A、B）。

5. **治疗**　SANT 是良性病变，手术切除即可。

6. **预后**　预后良好，无复发病例报道。

【病理学特点】

1. **肉眼观察**　肿块位于脾脏或脾脏表面，肿块与脾

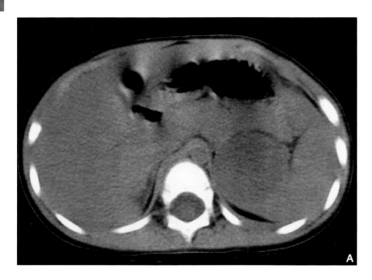

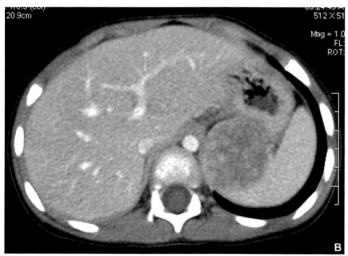

图 10-1-5-A、B 腹部 CT 示脾脏表面低密度阴影与脾脏相连

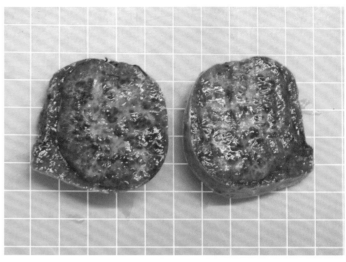

图 10-1-5-C 大体检查示肿块切面显示紫红灰白相间呈结节状、分叶状

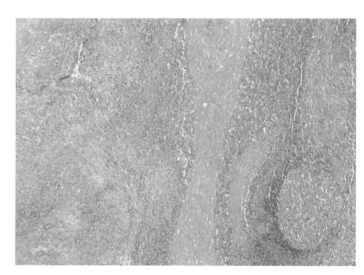

图 10-1-5-D HE×10 示结节与脾组织由纤维组织分隔

组织界限清楚,有或无包膜;大小 3~17cm 不等;切面:紫红、灰红相间(图 10-1-5-C)。

**2. 镜下观察** 肿块与脾脏境界清楚(图 10-1-5-D),纤维组织将毛细血管分隔成大小不等、形状不一的结节状血管巢(图 10-1-5-E、F),结节可融合成片,结节由不规则的血管腔隙构成,可见内衬的内皮细胞(图 10-1-5-G)。血管巢间纤维组织可致密、胶原化、玻璃样变性(图 10-1-5-H);也可疏松黏液样变性,结节间存在厚壁血管(图 10-1-5-I)及散在淋巴细胞、浆细胞、嗜酸性粒细胞浸润,也可见出血、含铁血黄素沉积。

**3. 免疫组化** 血管巢表达 CD31、CD34(图 10-1-5-J),血管腔隙间表达 SMA(图 10-1-5-K);间质纤维组织表达 Vim、SMA 灶状阳性;不表达 Desmin、S-100、NSE、CD21、ALK、EBV,肿瘤中散在表达 CD68、CD8;Ki-67 <5%。

**4. 超微结构特点** 血管腔隙被覆内皮细胞,内皮细

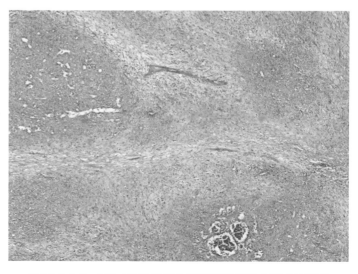

图 10-1-5-E HE×10 示毛细血管被纤维组织分隔成结节状血管巢

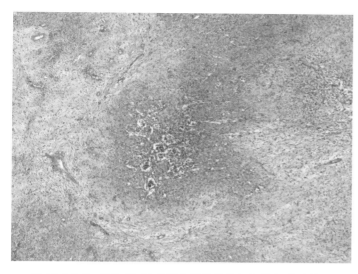

图 10-1-5-F　HE×10 示毛细血管被纤维组织分隔成结节状血管巢

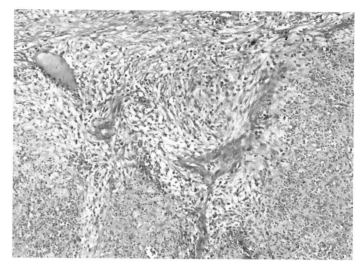

图 10-1-5-I　HE×20 示结节间纤维组织中厚壁血管

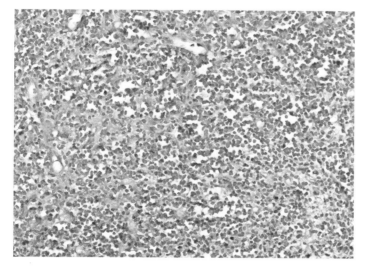

图 10-1-5-G　HE×10 示结节由不规则的血管腔隙构成，可见内衬的内皮细胞

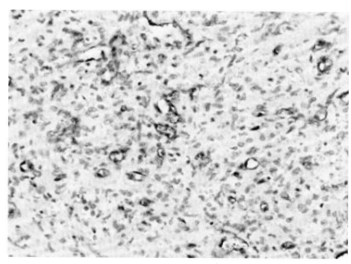

图 10-1-5-J　IHC×10 示 CD34 血管呈阳性表达

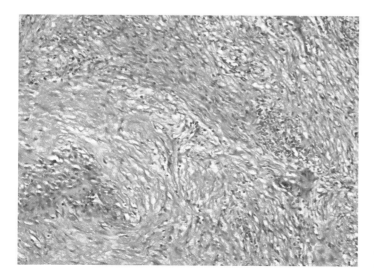

图 10-1-5-H　HE×20 示结节间致密的纤维组织间隔

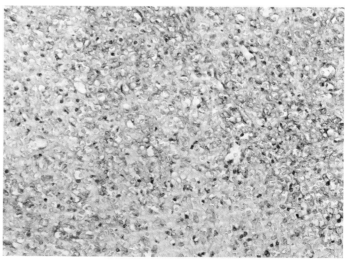

图 10-1-5-K　IHC×10 示结节样血管腔隙间表达 SMA

胞增生,具有胞饮小囊泡,缺乏 Weibel-Palade 小体,基底膜环绕着腔隙边缘。纤维组织活跃,胶原纤维丰富。

**【鉴别诊断】**

1. **脾错构瘤**　属于结构的异常,主要是由脾红髓结构紊乱引起,无硬化的纤维组织将毛细血管分隔成血管瘤样结节及炎症细胞浸润。窦内皮细胞表达 CD8 或表达 CD34。

2. **脾血管瘤**　是儿童较常见的脾脏肿瘤,主要由毛细血管或海绵状血管组成,可出现梗死、出血、机化或灶状纤维化,但无纤维组织围绕血管瘤形成结节样结构,免疫组化表达 CD34、CD31,不表达 CD8。

3. **炎性肌纤维母细胞瘤**　主要是由纤维母细胞及肌纤维母细胞构成,伴浆细胞、淋巴细胞和嗜酸性粒细胞等炎症细胞浸润,无纤维组织围绕毛细血管形成结节状结构;免疫组化表达 SMA、ALK、Vimentin,不表达 CD34、CD31、CD8。

4. **脾滤泡树突细胞肿瘤**　由增生的卵圆形和短梭形细胞组成,伴有淋巴细胞散在浸润,无血管瘤样结节状改变,免疫组化表达 CD21、S-100、CD35、Clustin,不表达 CD31、CD34。

（杨文萍）

# 第二节　非肿瘤性疾病

## 一、胸腺增生

**【定义】**

胸腺增生(true thymic hyperplasia)是指胸腺重量和体积超过同年龄组儿童正常胸腺的上限,称真性胸腺增生。重量 40~100g 不等,多大于 100g。

**【临床特点】**

1. **发病率**　婴幼儿最常见前纵隔肿块,从新生儿到 14 岁青少年均可见。

真性胸腺肥大可伴发烫伤、心血管手术后、感染、Beckwith-Wiedemann 综合征,Perlman 综合征、Pena-Shokeir 综合征,还可伴发恶性肿瘤、自身免疫性疾病。

巨大胸腺增生(Massive thymic hyperplasia)是指胸腺重量超过 100g 以上,胸片显示胸腺影超过心脏影,胸腺重量数倍于同年龄组正常重量,胸腺重量超过体重的 2% 以上。

2. **症状**　约 55% 为偶尔发现的前纵隔包块,也可出现呼吸道或消化道压迫症状,如呼吸困难、胸痛等。

3. **实验室检查**　无特殊,或有白细胞增多等。

4. **影像学特点**　前纵隔肿物(图 10-2-1-A)。

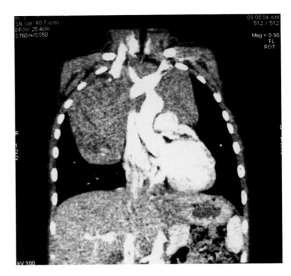

图 10-2-1-A　CT 示前纵隔胸腺增大

5. **治疗**　多数胸腺真性肥大可自发性消退,可观察,随访。

6. **预后**　预后良好。

**【病理学特点】**

1. **肉眼观察**　界限清楚的包块,正常胸腺形状,呈分叶状,增大的两叶状,也可见呈卵圆形、盘状双叶肿块,还可见孤立性一叶结构或多结节状。切面:灰黄、红棕色(图 10-2-1-B)。大者直径可达 18cm。

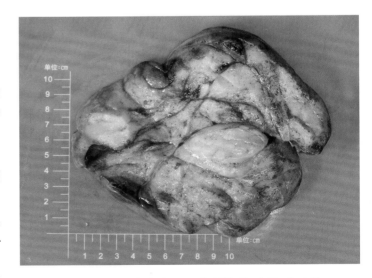

图 10-2-1-B　胸腺重 427g,切面灰黄,实性,分叶状

2. **镜下观察**　与正常胸腺组织结构相似,分叶状,皮质和分界清楚,有时,可见髓质为主,胸腺小体可出现在皮质区,胸腺细胞成分保留,显示增生改变,未见伴有生发中心的淋巴滤泡结构(图 10-2-1-C~F)。

3. **免疫组化**　CD3 阳性,散在 CD20 细胞阳性,皮质淋巴细胞同时表达 CD4 和 CD8,髓质区域的淋巴细胞也

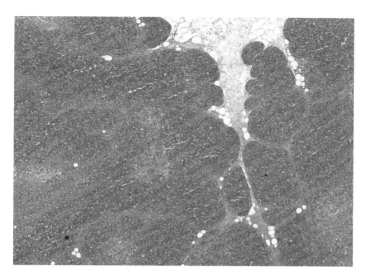

图 10-2-1-C　HE×4 示胸腺皮髓质,分叶状

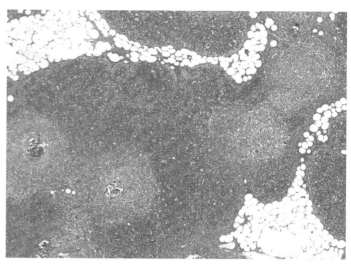

图 10-2-1-F　HE×10 示胸腺皮髓质、脂肪、血管及胸腺小体

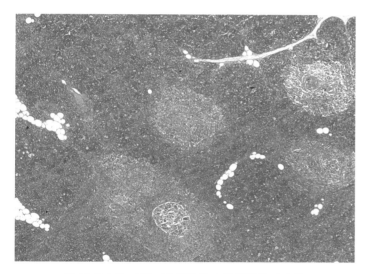

图 10-2-1-D　HE×10 示胸腺皮髓质及胸腺小体

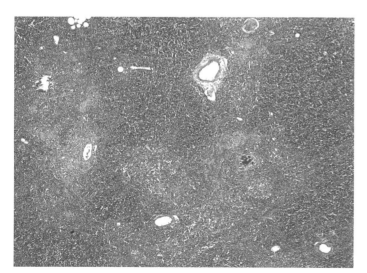

图 10-2-1-E　HE×10 示胸腺皮髓质、血管及胸腺小体

同时表达 CD4 和 CD8,皮质区域 Ki-67 阳性细胞比例相对较高,并可见数量不等的巨噬细胞,CK 显示胸腺网状支架结构(图 10-2-1-G~K)。

4. **超微结构特点**　淋巴细胞结构特点。

5. **分子遗传学特点**　未见特异性遗传学改变。

【鉴别诊断】

1. **滤泡性胸腺增生(胸腺炎)**　胸腺重量和大小在正常范围,镜下见胸腺淋巴滤泡增生伴生发中心形成,B 淋巴细胞增多,细胞浸润,网状纤维增多,常伴重症肌无力和其他自身免疫性疾病。

2. **淋巴瘤**　瘤细胞异型性明显,核分裂易见。

3. **胸腺瘤**　缺乏胸腺皮质和髓质分化,如出现皮、髓质区,排列也不正常,未见正常分叶状结构。

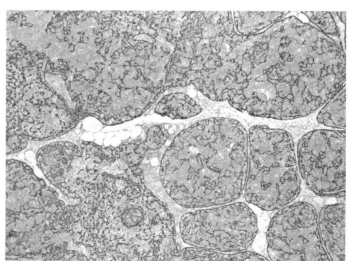

图 10-2-1-G　IHC×10 示胸腺上皮细胞 CK 阳性且呈网状表达

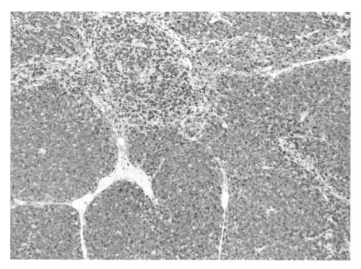

图 10-2-1-H IHC×10 示胸腺 T 淋巴细胞,CD3 弥漫阳性

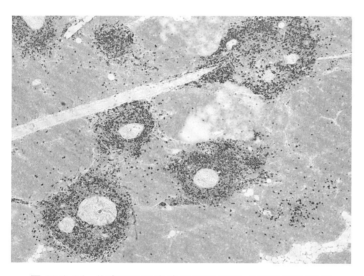

图 10-2-1-I IHC×10 示胸腺 B 淋巴细胞,CD20 结节状阳性表达

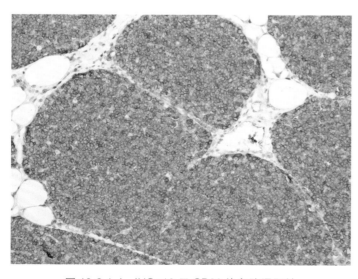

图 10-2-1-J IHC×10 示 CD99 染色弥漫阳性

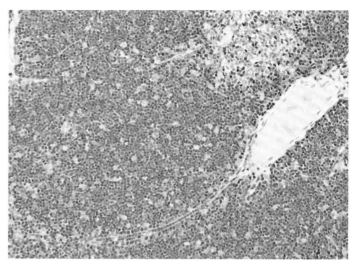

图 10-2-1-K IHC×10 示 TdT 染色细胞

(何乐健)

## 二、遗传性球形红细胞增多症

### 【定义】

遗传性球形红细胞增多症(hereditary spherocytosis,HS)是一种由于红细胞膜骨架蛋白异常导致红细胞破坏增多,临床表现贫血、黄疸、脾肿大、血液中球形红细胞增多、红细胞脆性增加的溶血疾病。

### 【临床特点】

1. **发病率** 发病率约为 1/5 000~1/2 000,男女均可发病,HS 70%常染色体显性遗传,25%为常染色体隐性遗传,5%为新生突变。纯合子多在胎儿期死亡,临床就诊患儿几乎全部为杂合子。约 80%患儿的双亲或一方为患者,10%~20%的患儿为散发病例,为基因突变的结果。

2. **症状** 不同程度的贫血、反复出现黄疸、脾肿大、血液中球形红细胞增多及红细胞渗透脆性增加。常合并有胆囊结石。

3. **实验室检查**

(1) 网织红细胞增多:网织红细胞计数(Ret)大于 $103.5×10^9$,诊断 HS 的敏感性为 93.3%,特异性为 83.6%;Ret 与未成熟网织红细胞指数(IRF)比值大于 9.7,诊断 HS 的敏感性为 96.7%,特异性为 89.6%。

(2) 红细胞平均血红蛋白浓度(MCHC)增高:>354g/L 时,诊断 HS 的敏感性为 73.3%,特异性为 72.6%。

(3) 细胞体积分布宽度(RDW):当 RDW>14%时,诊断 HS 的敏感性为 63%,特异性为 100%。

(4) 红细胞平均容积(MCV)下降(<80fL),平均球形红细胞体积(MSCV):当 V-MSCV>9.6fL 时,诊断 HS 的敏感性为 100%,特异性 90.57%。

（5）球形红细胞增多：>7.8%、诊断 HS 的敏感性为 56.7%，特异性为 84.8%。

（6）盐水渗透脆性试验（OF）：66%呈阳性。

（7）酸化甘油溶血试验（AGLT）：敏感性和特异性均高于 OF。

（8）高渗冷溶血试验（HCT）明显增加。

（9）流式细胞术检测：流式细胞术渗透脆性试验（FCM-OF）、伊红-马来酰亚胺结合试验（EMA-BT）：敏感性 92.2%，特异性阳性 99.1%。

（10）实时荧光定量 PCR：实时荧光定量 PCR 主要检测 *ANK1*、*SPTA1*、*SPTB*、*SLC4A1*、*EPB42* 基因的 mRNA 表达量降低。

（11）基因突变检测：运用 PCR-SSCP、qRT-PCR 等方法检测膜蛋白基因突变位点。

4. **影像学特点** B 超和 CT 显示脾脏增大，常可以发现胆囊结石（图 10-2-2-A～C）。

5. **治疗** 手术切除脾脏是目前最有效的治疗方法。部分脾动脉栓塞。

6. **预后** 大多数切除脾脏效果良好，可控制贫血，延长红细胞寿命。但脾切除可引起感染、反应性血小板增多症、肺动脉高压等。

【病理学特点】

1. **肉眼观察** 脾脏肿大，紫红色，切面：紫红色，皮髓结构不清，质地坚实（图 10-2-2-D）。

2. **镜下观察**

（1）细胞学：血涂片显示细胞直径小于正常红细胞，厚度增加，无中心淡染区，似球形（图 10-2-2-E）。

（2）病理组织形态：脾脏包膜、脾小梁纤维。脾索充血、充满球形红细胞，脾窦相对空虚，内皮细胞增生，白髓萎缩（图 10-2-2-F～H）。

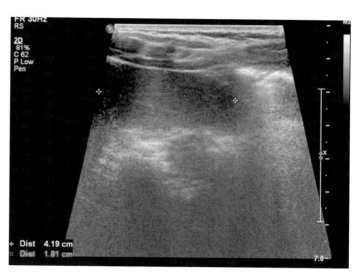

图 10-2-2-B　B 超示脾脏肿大，超出肋缘

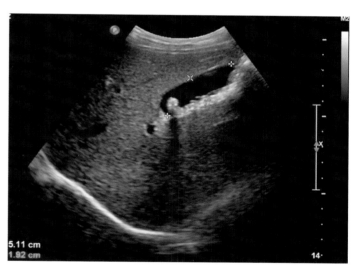

图 10-2-2-C　B 超示胆囊结石

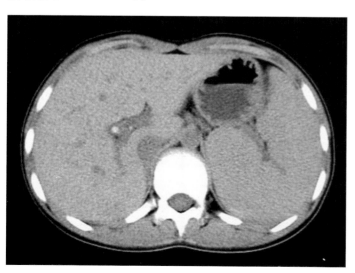

图 10-2-2-A　CT 示脾脏肿大

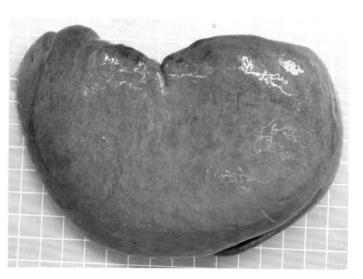

图 10-2-2-D　大体照片示肿大脾脏

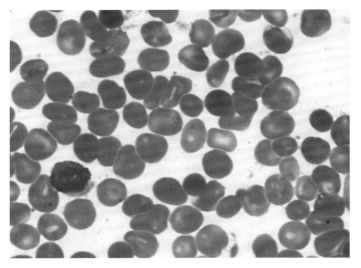

图 10-2-2-E 细胞涂片示红细胞厚度增加,无中心淡染区,似球形

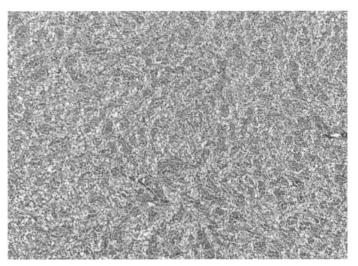

图 10-2-2-H HE×10 示脾索充血、充满球形红细胞,脾窦淤血肿胀,内皮细胞增生

3. **超微结构特点** 红细胞分成 5 个亚型,即:盘口型-碗口型-球口型-口球型-典型球形,其他少量棘状或靶状畸形红细胞。

4. **分子遗传学特点** *SPTA1*、*SPTB*、*ANK1*、*SLC4A1* 和 *EPB42* 基因突变导致 α 收缩蛋白、β 收缩蛋白、锚蛋白、带 3 蛋白、带 4.2 蛋白缺陷或异常。

【鉴别诊断】

1. **自身免疫性溶血性贫血** 多为年长儿和成人,女性多见,贫血、疲劳、黄疸脾脏肿大等症状,因致病因素的不同,症状也可多样,实验室指标表现为间接胆红素增高,Coombs 试验阳性。游离 Hb 多呈阳性,Hb 水平与溶血程度相关,外周血涂片镜检可见球形红细胞,乳酸脱氢酶、胆红素水平多升高,结合珠蛋白水平降低;常见肝脾肿大。

2. **G6PD 缺乏症** 常因感染、氧化剂及摄入蚕豆导致急性溶血性贫血、黄疸、尿色改变。溶血具有自限性,一般摄入后 24~72h 发生,4~7 天终止。外周血涂片红细胞形态:见偏心红细胞、咬合红细胞,可见变性珠蛋白小体(Heinz 小体)。结合珠蛋白降低,尿中尿胆原增加,高铁血红蛋白还原试验阳性,红细胞 G6PD 定量测定活性降低 G6PD 相关基因 *G1388A*、*G1376T*、*A95G* 突变。

3. **地中海贫血** 不同程度的贫血、骨骼改变、脾肿大。HGB 降低,MCV、MCH、MCHC 降低;网织红细胞比例增高,血涂片见红细胞大小不一、靶形红细胞、异性红细胞增多,嗜碱性点彩明显。红细胞渗透脆性降低,HBF 正常或轻度增多,HbA2 轻度增多,血红蛋白电泳分析有助于诊断。家族史调查对诊断有价值。

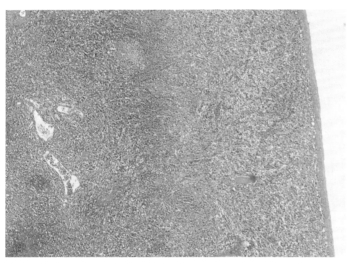

图 10-2-2-F HE×4 示脾脏结构存在,脾包膜不增厚,白髓、红髓可见

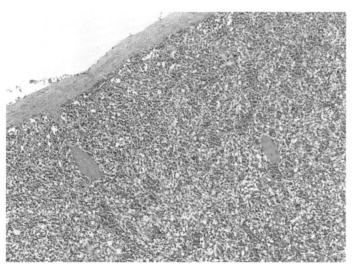

图 10-2-2-G HE×10 示脾索充血、充满球形红细胞,脾窦淤血肿胀,内皮细胞增生

(杨文萍)

## 三、尼曼-匹克病

**【定义】**

尼曼-匹克病(Niemann-Pick disease),又称神经鞘磷脂病,一种常染色体隐性遗传脂类代谢障碍性疾病,此病主要是由于细胞内缺乏神经鞘磷脂酶而使神经鞘磷脂在肝、脾、骨髓、淋巴结、肺、脑等部位单核巨噬细胞内沉积所致。

**【临床特点】**

1. **发病率** 少见。

2. **症状** 肝脾肿大、脑萎缩、视网膜黄斑变性等。

临床分为数型:

A 型:发病早,中枢神经系统病变重并累及肝、脾及其他内脏。临床常常表现为出生后第一周就出现呕吐和/或腹泻,难以存活。新生儿胆汁淤积性黄疸罕见。多数患者出生后 3~4 个月出现明显的、进行性肝脾肿大和淋巴结病。肌张力低和肌无力也很常见。6 个月后精神发育迟缓明显。半数患者可有眼底视网膜樱桃红斑。恶病质常见。皮肤可有棕黄色褪色和黄色瘤出现。患儿多在 1.5~3 岁时死亡。

B 型:发病也较早,也可累及内脏器官,但缺乏神经系统损害。典型临床表现为幼儿或儿童的肝或肝脾肿大。少数症状较轻患者成人后才发现脾大。常伴肺弥漫性网状结节状浸润及间质性疾病,并有不同程度的肺功能损害。生长发育迟缓。化验常有血脂异常、转氨酶轻度增高、血小板减少等改变。成人患者肺间质网状纤维化常常是最早的发现。该型缺乏神经系统损害且智力正常;也可见眼底视网膜樱桃红斑病变。与 A 型比较,该型较轻。

A、B 两型诊断时通常有肝脾肿大。

E 型为 B 型的亚型,出现症状晚、隐匿,其他表现与 B 型相同。

C 型:细胞脂质转运异常的复合型缺陷,检查发现有 *NPC1* 或 *NPC2* 基因突变,发病率 1/120 000,临床病程不一,发病年龄不一,出现肝脾肺等系统性受累或神经系统病变不一。

系统性受累:胎儿可出现水肿或腹水;肝脏受累常常很早出现,半数患者新生儿时期就有胆汁淤积性黄疸伴肝脾肿大,许多患儿病情加重死于肝衰竭也称新生儿胆汁淤积快速致死型。多数患者黄疸消退,但仍有肝脾肿大。有些婴儿可出现严重的呼吸功能不全。儿童患者,如没有胆汁淤积性黄疸病史,常常表现为肝脾肿大,并可持续数年,直至出现神经系统症状。肝脾肿大常为轻中度,并有变小倾向;黄疸或有神经系统症状的成人发病,肝脾可不肿大。除特殊患者外,婴儿患儿死亡较早,该型所有患者最后均出现神经系统症状。

神经系统受累:严重的婴儿神经系统受累型,婴儿期肝脾肿大,运动功能迟缓、肌张力低下,1~2 岁时明显,不会走路,随后出现严重的神经精神症状,患儿很少活过 5 岁。

典型:占 C 型的 60%~70%,包括婴儿晚期及幼年期神经系统受累型。婴儿晚期神经系统受累型,多有肝脾肿大,3~5 岁时出现共济失调,语音功能迟缓,认知功能障碍。幼年期神经系统受累型,6~15 岁出现,神经系统受累症状,发作更隐匿,可缺乏脾肿大,学习困难。

成人发作型:症状出现更隐匿,某些患者可有严重的共济失调、肌张力低下、构语障碍和认知障碍;有些患者可有精神症状和谵妄。

3. **实验室检查** 白细胞及纤维母细胞中酸性神经鞘磷脂酶减低。

4. **影像学特点** 肝脾肿大。

5. **治疗** 内科对症及外科手术治疗。

6. **预后** A、C 型预后差,B 型一般正常。可合并肝硬化及脾功能亢进。

**【病理学特点】**

1. **肉眼观察** 脾脏弥漫性肿大。

2. **镜下观察** 脾脏弥漫性增大,脾髓几乎被泡沫状细胞取代。

镜下 B、C、E 型病变表现相似。只是程度不同。肿胀及含有空泡的巨噬细胞呈索状或束状排列,还可有不同数量的含蜡质样巨噬细胞,但上述病变不像戈谢病一样呈结节状排列明显。内皮细胞也可累及,但光镜下难以观察(图 10-2-3-A、B)。

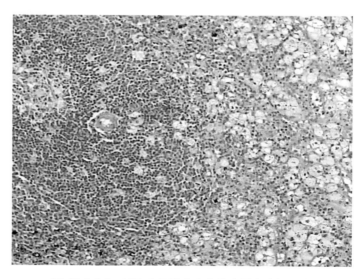

图 10-2-3-A　HE×4 示脾窦内充满大量泡沫样细胞

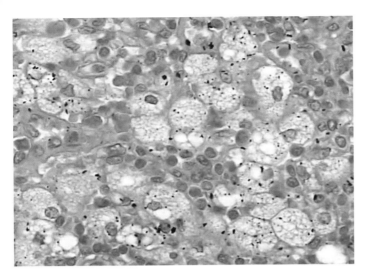

图 10-2-3-B　HE×20 示泡沫样细胞

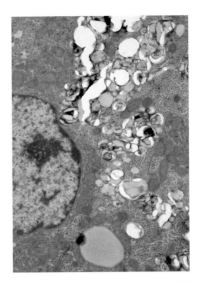

图 10-2-3-C　电镜观察显示胞质内同心圆排列的板层嗜锇物质

（何乐健）

镜下观察：神经鞘磷脂沉寂在肝细胞和巨噬细胞内，使细胞肿胀，胞质呈泡沫状，但无条纹，PAS 染色阴性。

尼曼-匹克细胞（Niemann-Pick cell）直径 20~90μm，大、泡沫样载脂细胞，胞质充满许多小滴，未染色印片呈桑葚样，细胞通常为单一核，偶见多核细胞。细胞含有棕色色素性蜡样质（脂褐素）。还可见某些透明、淡黄、棕黑或橄榄绿的细胞。由于 HE 染色的差异，颜色从灰黄、绿黄到棕黄不等。骨髓涂片是细胞内物质可呈不同程度的蓝色或蓝绿色，即所谓海蓝组织细胞增生症（sea-blue histiocytosis）。脾、骨髓、肝、肺和淋巴结等组织器官可见。神经节细胞也可见相似改变。

3. **免疫组化**　尼曼-匹克细胞 CD68 阳性。

特殊染色：尼曼-匹克细胞，油红 O 染色呈红色，Giemsa 染色呈蓝色或蓝绿色，PAS 染色阳性。

4. **超微结构特点**　电镜下观察受累细胞胞质内脂质为同心圆排列的板层嗜锇物质组成（图 10-2-3-C）。

5. **分子遗传学特点**　95% 的患者 18q11 染色体发现有 NPC1 基因突变，其余为 14q24.3 染色体的 NPC2 基因突变。

【鉴别诊断】

蜡质样组织细胞增生症（ceroid histiocytoses）（海蓝组织细胞增生症）与其他继发性脂质累及疾病表现相似，在缺乏临床或生化检查资料的情况下，很少单独依靠组织病理来确诊尼曼-匹克病。

确诊 A 型及 B 型尼曼-匹克病可检查外周血白细胞中神经鞘磷脂酶的活性，而确诊 C 型则需检查培养的纤维母细胞，而非白细胞。

## 四、戈谢病

【定义】

戈谢病（Gaucher disease）是指由于缺乏葡萄糖脑苷脂酶，使大量葡萄糖脑苷脂堆积于机体许多器官和组织而引起的综合征。脂质主要沉积在单核-巨噬细胞细胞内，使肝、脾、淋巴结、骨髓、骨骼及脑受累。1882 年，戈谢病最早由 Phillippe C·E·Gaucher 报道并描述的一种以慢性、进行性肝脾肿大为特点的临床综合征，并认为是脾脏上皮瘤。1965 年 Roscoe Brady 研究小组阐明了该病的生物化学基础即缺乏葡萄糖脑苷脂酶。20 世纪 80 年代后期发现了该病的分子基础即葡萄糖脑苷脂酶基因突变。

【临床特点】

1. **发病率**　戈谢病为相对常见的染色体隐性遗传代谢病，Ashkenazic 犹太人和瑞典北部 Norrbottnian 人患病高。全球发病率 1/40 000~50 000，我国发病率 1/200 000~500 000。

2. **症状**　临床分三型。

Ⅰ型：又称成人慢性非神经型，青壮年及成人发病，最常见，典型临床表现为脾功能亢进、脾大，肝、骨髓也受累，但神经系统不受累，病变程度不一，葡萄糖脑苷脂酶活性较正常明显降低；

Ⅱ型：婴儿急性神经型，婴儿发病，很早出现神经系统症状，可有脑干畸形，患儿大多于 2 岁前死亡，葡萄糖脑苷脂酶活性极低；

Ⅲ型：幼年亚急性神经型，儿童或年轻人发病，神经系统较晚发病，运动失调、精神恶化、肌阵挛发作，病情为慢性进行性,儿童期病情十分严重。

**3. 实验室检查**　白细胞减少,外周血白细胞葡萄糖脑苷脂酶的活性降低。

**4. 影像学特点**　肝脾肿大。

**5. 治疗**　内科包括对症、酶替代、基因等治疗;外科手术治疗脾切除等。

**6. 预后**　戈谢病患者明显增加患血液系统和非血液系统恶性肿瘤的概率,诊断恶性肿瘤的年龄(57±18)岁,报道的恶性肿瘤有冷球蛋白血症、小淋巴细胞淋巴瘤/慢性淋巴细胞性白血病、急性髓性白血病、急性淋巴细胞性白血病、大 B 细胞淋巴瘤、脾脏边缘带淋巴瘤和霍奇金淋巴瘤,还可见伴有吞噬红细胞现象。

**【病理学特点】**

**1. 肉眼观察**　脾脏均匀性肿大,500~3 000g 不等,切面暗红,脾小体不清(图 10-2-4-A、B)。

**2. 镜下观察**　由于葡萄糖脑苷脂沉积于单核吞噬细胞内,形成形态特殊的戈谢细胞,此细胞直径 20~100μm,胞质粉染,高倍镜下胞质见葱皮样线纹。

脾窦明显扩张,内充满戈谢细胞,脾索受压;除婴幼儿外,戈谢细胞呈弥漫性和结节状,累及脾红髓髓索,CD68 阳性,Perl's 铁染色显示多数受累细胞胞质内含有丰富的含铁血黄素。因其他疾病也可出现假戈谢细胞,海蓝组织细胞增生症或尼曼-匹克病与戈谢病有重叠或相似,确诊戈谢病需检测外周血白细胞葡萄糖脑苷脂酶的活性。

脑苷脂沉积于肝 Kupffer 细胞和巨噬细胞,受累细胞压迫肝细胞和肝窦,可引起门脉高压,常见病变周围纤维化(图 10-2-4-C~H)。

**3. 免疫组化**　戈谢细胞 CD68、CD71、lysozyme 阳性。

**4. 超微结构特点**　溶酶体狭长,内充满葡萄糖脑苷脂(图 10-2-4-I)。

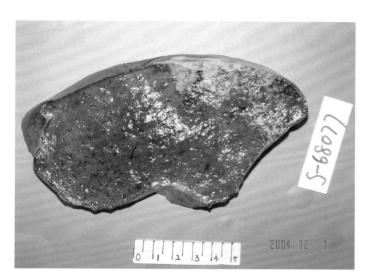

图 10-2-4-A　大体照片示脾脏弥漫肿大,局部梗死

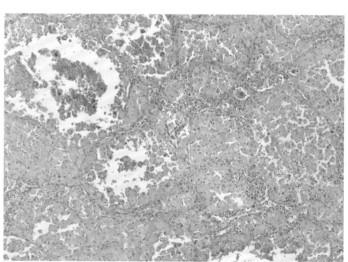

图 10-2-4-C　HE×4 示脾窦扩张,充满胞质丰富的细胞

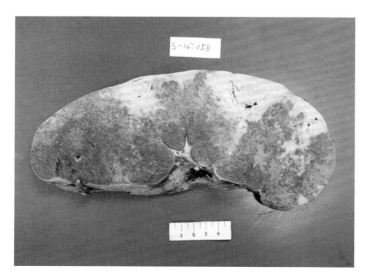

图 10-2-4-B　大体照片示脾脏肿大,多发性梗死

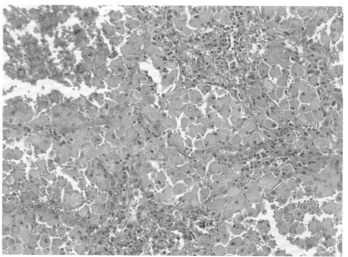

图 10-2-4-D　HE×4 示脾窦扩张,充满胞质丰富的细胞

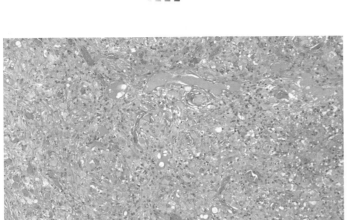

图 10-2-4-E　HE×4 示脾窦扩张,充满胞质丰富的细胞

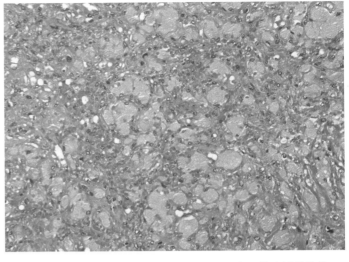

图 10-2-4-H　HE×10 示戈谢细胞,胞质丰富呈葱皮样线纹状

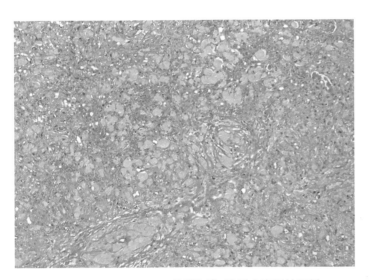

图 10-2-4-F　HE×10 示戈谢细胞,胞质丰富呈皱纸样

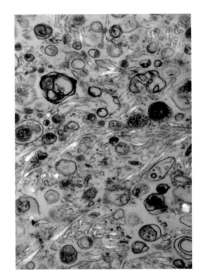

图 10-2-4-I　电镜观察示狭长溶酶体,内充满葡萄糖脑苷脂

**5. 分子遗传学特点**　葡萄糖脑苷脂酶基因位于染色体 1q21,已发现有 200 多种基因突变与戈谢病有关,其中 *N370S*、*L444P*、*84GG* 和 *IVS21* 等 4 种特异性突变基因占 90% 以上。

**【鉴别诊断】**

**1. 假戈谢病**　戈谢样细胞见于一些血液系统疾病,如急慢性髓性白血病、慢性淋巴细胞性白血病、霍奇金淋巴瘤、多发性骨髓瘤和特发性血小板减少性紫癜等。HE 染色无法区别这些细胞与 Gaucher 细胞,但戈谢样细胞铁染色阴性,而真戈谢细胞铁染色阳性。

**2. 尼曼-匹克病**　由于细胞内缺乏神经鞘磷脂酶而使神经鞘磷脂在巨噬细胞胞质内沉积所致,小体小且一致,像桑葚样,胞质呈空泡或泡沫状而非葱皮样线纹样。

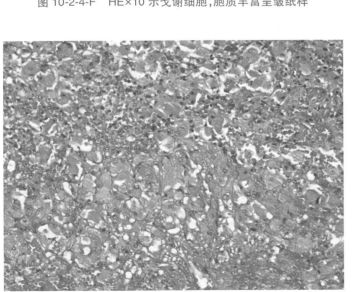

图 10-2-4-G　HE×10 示戈谢细胞,胞质丰富呈葱皮样线纹状

3. Tay-Sachs病　由于β-半乳糖苷酶（β-galactosidase）A缺乏，GM2节苷脂（ganglioside）堆积于肝脾、心等器官，累及中枢神经系统，使神经元呈空泡状；患者常于6个月大时出现症状，多在2~3岁时死亡。

4. Pompe病　由于酸性麦芽糖酶（acid maltase）缺乏，使糖原堆积在肝细胞和肌细胞，主要病理改变在骨骼肌和心肌而非骨髓。

（何乐健）

## 五、海蓝组织细胞增生症

### 【定义】

原发性海蓝组织细胞增生症（sea-blue histiocytosis，SBH）是一种家族性、常染色体隐性遗传性疾病，是脂质代谢性疾病。由于神经鞘磷脂酶活性降低，使受累组织中神经鞘磷脂和神经糖脂在巨噬细胞内积聚，经组织化学染色呈蓝色颗粒而命名。

### 【临床特点】

1. **发病率**　罕见。SBH起病年龄从婴儿到老年。

2. **症状**　SBH分为原发性和继发性。海蓝组织细胞可大量浸润骨髓、肝脾、胃肠道、肺、脑及淋巴结等器官。肝脾大、贫血、PLT减少是原发性SBH最常见的临床表现，也可以进行性神经系统受累为主要表现。其次有合并智力低下、神经系统症状，也有报道肺部损害，呈现类似结节病或结核性肉芽肿以及广泛粟粒样肺浸润，个别胃肠道受累者表现为不明原因的间断腹泻。此外，国外还有少数病例表现为浅表淋巴结肿大，皮肤色素沉着，眼底斑点区有白色环，双侧翳状胬肉、球结膜黄斑以及周围神经异常表现。继发性SBH可能与酶系统异常或脂质代谢负担过重有关。Wolman's病、尼曼-匹克病、高脂蛋白血症、慢性粒细胞白血病、多发性骨髓瘤、肝硬化等患者的骨髓涂片中亦可发现数量不等的海蓝组织细胞，称为继发性SBH。原发性SBH起病年龄跨度大，病程长，临床表现各异，易误诊。

3. **实验室检查**

（1）血液检查：因不同程度的脾功能亢进而出现轻度贫血，白细胞和血小板减少，血红蛋白和红细胞计数减少。血清酸性磷酸酶增高，肝功能不同程度受损。

（2）尿液检查：尿黏多糖排出量增高。

（3）骨髓检查：红系、粒系、巨核细胞系增生正常，见大量海蓝组织细胞可以确诊。

4. **影像学特点**　SBH的CT表现与海蓝细胞沉积的部位有关，可表现为肝脾明显增大，密度不均匀，脾静脉及门静脉可迂曲增宽。肺部可表现为双肺弥漫性间质改变，双肺纹理增粗，交织呈网格影，双肺小间隔增厚等。

5. **治疗**　一般认为本病治疗无特殊性，有脾肿大、脾亢者可行脾切除术。

6. **预后**　SBH患者多数可以长期存活，少数病情进展，往往因肝功能衰竭、肺部病变或胃肠道大出血而死亡。

### 【病理学特点】

1. **肉眼观察**　巨脾：质软，边缘钝，表面光滑。切面实性，红褐色。

2. **镜下观察**　镜下脾窦和脾索内见大量组织细胞堆积，甚至可大量存在或散布于白髓。细胞大小约20μm，胞质中含有大量泡沫。HE染色呈淡黄色。SBH诊断的主要依据是骨髓、脾、肝、肺等组织病理瑞氏/吉姆萨染色检查发现海蓝组织细胞。形态学检查发现海蓝组织细胞时，首先需排除继发性SBH。海蓝组织细胞形态有3种类型。Ⅰ型：胞质中充满大小不等的深蓝色颗粒，泡沫不明显；Ⅱ型：胞质呈泡沫样，无色或部分区域稍淡红色，极似尼曼-匹克细胞，但空泡较少，泡壁较厚，泡内往往含有淡粉色甚至淡紫色物质，似戈谢细胞胞质的颜色，但无纤维条索感；Ⅲ型：介于Ⅰ型和Ⅱ型之间，在泡沫状的胞质中有为数不等的深蓝色颗粒（图10-2-5-A、B）。

3. **免疫组化和特殊染色**　瑞氏/吉姆萨染色（图10-2-5-C）呈蓝色颗粒，故称为海蓝细胞；CD68阳性（图10-2-5-D、E）。PAS染色（抗胰蛋白酶消化）呈强阳性。

4. **超微结构**　超微结构的海蓝组织细胞：Ⅰ型细胞呈圆或椭圆形，直径32~65μm。胞质内充满粗大的单胞膜包涵体，直径为6μm，颗粒内容物为呈同心圆状排列的细丝结构，大部分区域电子密度较低，偶见高电子密度的团块。表现为典型的海蓝组织细胞结构。Ⅱ型细胞呈椭圆形，直径35~70μm。胞质充满丰富的粗面内质网，形态

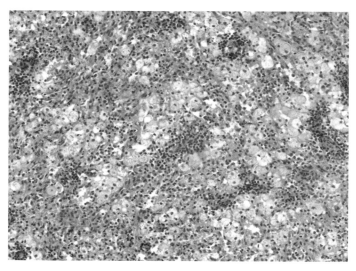

图10-2-5-A　HE×10 示脾索和脾窦见大量组织细胞堆积

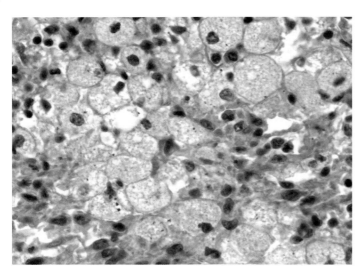

图 10-2-5-B　HE×40 示组织细胞内含大量泡沫

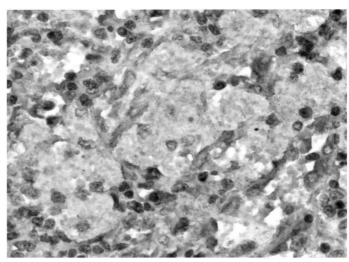

图 10-2-5-E　IHC×10 示骨髓堆积的组织细胞 CD68 阳性

异常扩张,在扩张的内质网池内,存在无定型的透明的胶状物,并有高密度块状物。此型细胞考虑为特殊形态的泡沫组织细胞(图 10-2-5-F)。

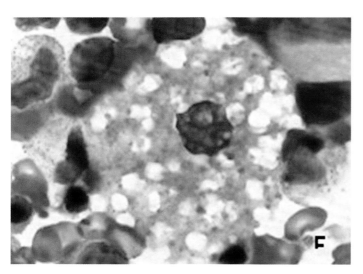

图 10-2-5-C　骨髓瑞氏染色×100 可见深蓝色粗大颗粒

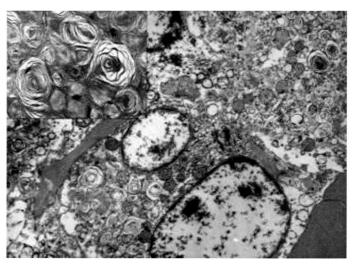

图 10-2-5-F　电镜检查示在海蓝组织细胞胞质内见玫瑰花瓣样排列薄片膜样体

**5. 分子遗传学特点**　原发性家族性。家系调查符合常染色体隐性遗传性疾病的 SBH。目前研究提示,可能与 apo 基因突变相关。有研究证实,在有家族遗传史的患者骨髓细胞染色体检查中,其核型为 46,XY,inv(9),G 带染色体组型显示患者 9 号染色体臂间倒位。亦有人证实其核型为 46,XY,-10,+19,Ph 染色体阴性,多聚酶链反应检测 bcr/abl 融合基因阴性。

【鉴别诊断】

**1. Gaucher**　分布方式与海蓝组织细胞增生症相同,增生的组织细胞胞质呈细纤维状。Giemsa 染色阴性,

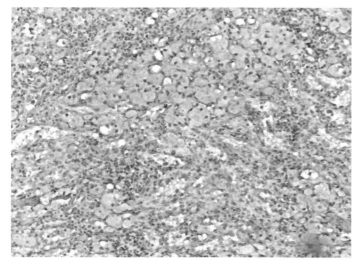

图 10-2-5-D　IHC×10 示骨髓堆积的组织细胞 CD68 阳性

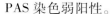

PAS 染色弱阳性。

2. **Niemann-Pick 病**　临床上有原发病的特征,增生的组织细胞也呈泡沫状。PAS 染色轻度阳性。骨髓中 Niemann-Pick 细胞呈泡沫状,充满圆滴状透明小泡,不见蓝色颗粒。

(胡晓丽)

## 参 考 文 献

1. 陈辉树,姜洪池. 中国脾脏病理学. 北京:北京人民卫生出版社,2012.

2. Hwajeong Lee, Koichi Maeda. Hamartoma of the Spleen. Arch Pathol Lab Med,2009,133:147-151.

3. Chang KC,Lee JC,Wang YC,et al. Polyclonality in Sclerosing Angiomatoid Nodular Transformation of the Spleen. Am J Surg Pathol,2016,40(10):1343-1351.

4. Kolekar S,Chincholi T,Kshirsagar A. Giant splenic hemangioma in a 10-year-old boy treated with a spleen saving surgery. J Surg Case Rep,2017,(11):rjx217.

5. Wakasugi M,Yasuhara Y,Nakahara Y,et al. Primary splenic malignant lymphoma mimicking metastasis of rectosigmoid cancer:A case report. Int J Surg Case Rep,2018,44:11-15.

6. Davidson T,Priel E,Schiby G,et al Low rate of spleen involvement in sporadic Burkitt lymphoma at staging on PET-CT. Abdom Radiol(NY),2018,43(9):2369-2374.

7. Rios A,Torres J,Roca MJ,et al. Primary thymic lymphomas Rev Clin,2006,206(7):326-331.

8. 侯君,纪元,谭云山,等. 脾脏硬化性血管瘤样结节性转化临床病理分析. 中华病理学杂志,2010,39(2):84-87.

9. Kuybulu A,Sipahi T,Topal I,et al. Splenic angiomatoid nodular transformation in a child with increased erythrocyte sedimentation rate. Pediatr Hematol Oncol,2009,26(7):533-537.

10. Martel M,Cheuk W,Lombardi L,et al. Sclerosing angiomatoid nodular transformation(SANT):report of 25 cases of a distinctive benign splenic lesion. Am J Surg Pathol,2004,28(10):1268-1279.

11. Fisher RG,Wilson GJ,Johnson JE,et al. Chromosomal proviral sequences of human immunodeficiency virus in multiple thymic cell types in a patient with acquired immunodeficiency syndrome and massive thymic hyperplasia. Pediatr Infect Dis J,1998,17(11):1050-1052.

12. Eifinger F,Ernestus K,Benz-Nohm G et al True thymic hyperplasia associated with severe thymic cyst bleeding in a newborn:Case report and review of the literature. Ann Diagn Pathol,2007,11:358-362.

13. Rice HE,Flake AW,Hori T,et al Massive thymic hyperplasia:Characterization of a rare mediastinal mass. J Pediatr Surg,1994,29(12):1561-1564.

14. Ricci C,Pescarmona E,Rendina EA,et al True thymic hyperplasia:A clinicopathological study. Ann Thorac Surg,1989,47:741-745.

15. Ruco LP,Rosati S,Palmieri B,et al. True thymic hyperplasia:A histological and immunohistochemical study. Histopathology,1989,15:640-643.

16. 张之南,沈悌. 血液病诊断及疗效标准. 3 版. 北京:科学出版社,2008.

17. Brose'us J,Visomblain B,Guy J,er al. Evaluation of mean sphered-corpuscular volume for predicting hereditary spherocytosis. Int J LabHematol,2010,32(5):519-523.

18. Mullier F,Lainey E,Fenneteau O,et al. Additional erythrocytic and reticulocytic parameters helpul for diagnosis of hereditary spherocytosis:results of a multicentre study. Ann Hematol,2011,90(7):759-768.

19. Miya K,Shimojima K. Sugawara M,et al. A de novo interstitial deletion of 8p11. 2 including ANK1 identified in apatient with spherocytosis,psychomotor developmental delay,and distinctive facial features. Gene,2012,506(1):146-149.

20. Patterson MC,Vanier MT,Suzuki K,et al. Niemann-Pick disease Type C:a lipid trafficking disorder. In:Scriver CR,Beaudet AL,Sly WS,et al. The metabolic & molecular bases of inherited disease. St. Louis,MO:McGraw-Hill Medical Publishing Division,2001:3611-3633.

21. McGovern MM,Wasserstein MP,Giugliani R,et al. A prospective,cross-sectional survey study of the natural history of Niemann-Pick disease type B. Pediatrics,2008,122(2):e341-e349.

22. Grabowski GA. Gaucher disease and other storage disorders. Hematology Am Soc Hematol Educ Program,2012,2012:13-18.

23. Alizon C,Beucher AB,Gourdier AL,et al. Type B Niemann-Pick disease clinical description of three patients in a same family. Rev Med Intern,2010,31(8):562-565.

24. Mounira E,Fatma B,Amel R,et al. Sea-blue histiocytes syndrome:Case report and review of literature. Int Med,2013,3(1):19-21.

25. Betul T,Mualla T,Fatma G. Sea-blue histiocytes in the bone marrow of a boy with severe congenital neutropenia associated with G6PC3 mutation. Bri Haem,2014,165(4):426.

26. Michot JM,Gubavua C,Fourna,et al. Very prolonged liposomal amphotericin B use leading to a lysosomal storage disease. Int Anti Age,2014,43(2):566-569.

27. Gunay E,Firat S,Aktas E,et al. Pulmonary involvement in sea-blue histiocytosis. Tub Tor,2012,60(2):176-179.

28. Naghashpour M,Cualing H. Splenomegaly with sea-blue histiocytosis,dyslipidemia,and nephropathy in a patient with lecithin-cholesterol acyltransferase deficiency:a clinicopathologic correlation. Metabolism,2009,58(10):1459-1464.

# 第十一章

# 呼吸道、肺

## 第一节 肿瘤性疾病

### 一、喉气管乳头状瘤病

【定义】

喉气管乳头状瘤病(laryngotracheal papillomatosis)是指由 HIV6,11 型引起的多灶性鳞状细胞乳头状瘤。常见部位是喉,病变可向气管、支气管延伸。

【临床特点】

1. **发病率** 最常见的喉上皮性肿瘤,5 岁以下儿童及 20~40 岁的青壮年好发。

2. **症状** 声音嘶哑、吸入性喘鸣、呼吸梗阻等。

3. **实验室检查** 无特殊。

4. **影像学特点** 少数患者可见气道梗阻。

5. **治疗** 手术切除肿瘤。高度恶性和手术无法切除者可化疗及放疗。

6. **预后** 儿童患者手术后易复发,青春期可自发性消退,30%儿童患者有肺外病变,5%患者沿支气管树向肺内扩散,新生儿期发病的预后差。

【病理学特点】

1. **肉眼观察** 葡萄状赘生物,外生性、分枝状、无蒂、有蒂肿物,直径 1~4mm。

2. **镜下观察** 鳞状上皮黏膜呈手指状或叶状突起,黏膜见纤细纤维血管轴心;基底细胞增生,达上中 1/3;上部可见挖空细胞,双核细胞等改变;鳞状上皮朝表面方向成熟;可见核分裂、角化不良细胞(图 11-1-1-A~C)。

3. **免疫组化** CK 等上皮标志阳性。原位杂交 HPV5、11 阳性。

4. **超微结构特点** 鳞状上皮细胞特点。

5. **分子遗传学特点** 未见特殊改变。

【鉴别诊断】

1. **乳头状鳞状细胞癌** 鳞状上皮增生,可呈乳头状,但瘤细胞未见异型性。

2. **疣状癌** 鳞状上皮显著角化,突变基底膜呈浸润生长,细胞异型性明显。

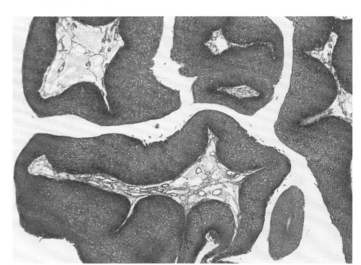

图 11-1-1-A HE×4 示鳞状上皮呈乳头状增生

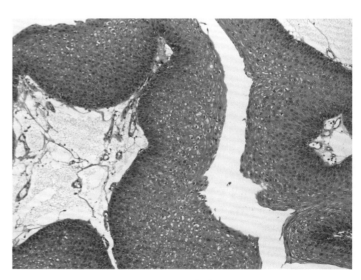

图 11-1-1-B HE×10 示增生的鳞状上皮及"挖空细胞"

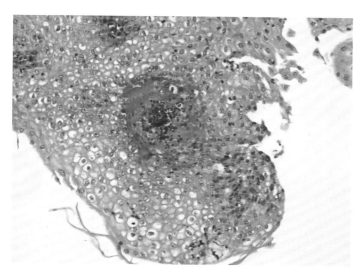

图 11-1-1-C　HE×10 示挖空细胞

（何乐健）

## 二、胸膜肺母细胞瘤

### 【定义】

胸膜肺母细胞瘤（pleuropulmonary blastoma, PPB）是一种发生于婴幼儿的罕见恶性肿瘤，呈囊性及/或实性、缺乏恶性上皮成分的软组织肉瘤，好发于肺或少见于壁层胸膜及纵隔。肉眼根据肿瘤有无囊腔结构将胸膜肺母细胞瘤分 3 种组织学类型即Ⅰ型囊性型，Ⅱ型囊实相间型，Ⅲ型实性型。

### 【临床特点】

**1. 发病率**　罕见，PPB 发病率为 0.35～0.65/100 000 新生儿，94% 的患儿小于 6 岁，男女无明显差异。

**2. 症状**　无明显诱因出现发热、咳嗽及气促、胸腹痛、胸腔积液、纳差、反复自发气胸，且行常规抗炎治疗（约 1 周）无效。

**3. 实验室检查**

偶见血 NSE 增高，但尿 VMA 正常。

**4. 影像学特点**

（1）Ⅰ型 PPB X 线及 CT 检查体征是充满空气的局限性囊肿。

（2）Ⅱ型及Ⅲ型 PPB X 线及 CT 检查体征是囊实性混杂及完全实性密度占位，伴同侧胸膜增厚，压迫同侧肺不张（图 11-1-2-A）。

**5. 治疗**　PPB 的主要治疗方法是以手术为主的综合治疗，化疗常常用于术前准备和术后预防肿瘤复发，放疗则多用于术后有瘤灶残留的患儿。

**6. 预后**　Ⅰ型 5 年生存率为 83%，Ⅱ型及Ⅲ型 5 年生存率为 42%，5 年后脑转移发生率，Ⅱ型为 11%，Ⅲ型

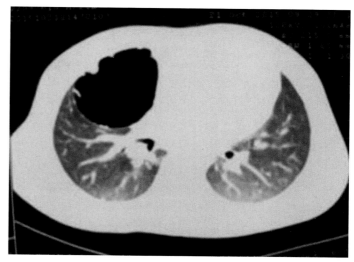

图 11-1-2-A　胸部 CT 示右胸腔囊性占位

为 54%。

### 【病理学特点】

**1. 肉眼观察**

（1）Ⅰ型 PPB 为多房囊性结构，囊壁较薄，仅凭影像学及手术所见常诊断为先天性肺气道畸形（CPAM），需依靠病理组织学检查方能确诊。

（2）Ⅱ型 PPB 为囊实性肿物，囊性区为节段性斑块样增厚的囊壁或内附多量息肉样结节的囊皮，囊内含暗红色血液，实性区类似于Ⅲ型。

（3）Ⅲ型 PPB 呈完全实性的肿物，常表现为质细腻、鱼肉样，常伴 30%～40% 的瘤组织出血坏死，部分病例可见区域性质硬软骨或富含黏液的半透明成分（图 11-1-2-B）。

**2. 镜下观察**

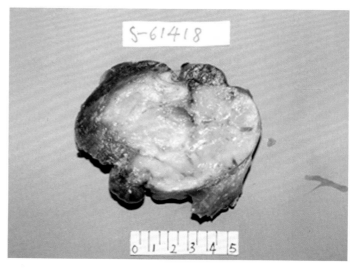

图 11-1-2-B　大体检查示实性肿物，鱼肉样，富黏液，肿物边缘可见少许灰红肺组织

（1）Ⅰ型 PPB 镜下表现为被覆呼吸道上皮的薄纤维囊壁，上皮无异型性，囊壁内可见原始间叶细胞，呈胚芽或葡萄状肉瘤的"颗粒层"样排列，其内可混有细胞体积稍大，胞质丰富红染、核偏位的肌母细胞及软骨成分（图 11-1-2-C~G）。

（2）Ⅱ型 PPB 囊壁内成分较Ⅰ型还出现了间变的肿瘤细胞。

（3）Ⅱ型实性区及Ⅲ型 PPB 肿瘤成分镜下呈原始胚芽、梭形原始间叶肿瘤细胞，和不同肉瘤成分的混合（图 11-1-2-H~N）。

（4）肿瘤内上皮成分均为良性，表现为单层柱状或立方上皮。

**3. 免疫组化**　肿瘤细胞尚无特异性标记物，通常肿

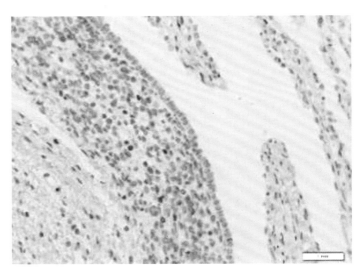

图 11-1-2-E　IHC×10 示 MyoD1 染色，散在瘤细胞细胞核阳性

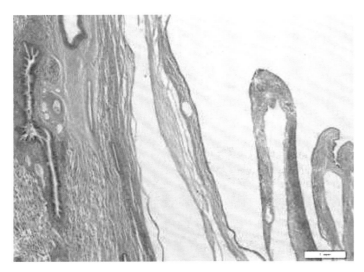

图 11-1-2-C　HE×4 示右侧为被覆单层扁平至立方上皮的薄壁囊性肿物区，左侧为正常肺组织

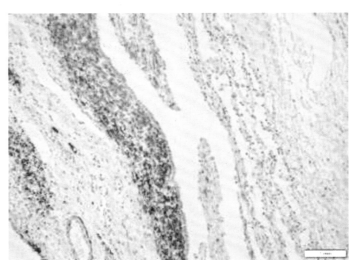

图 11-1-2-F　IHC×10 示 Desmin 染色，瘤细胞阳性

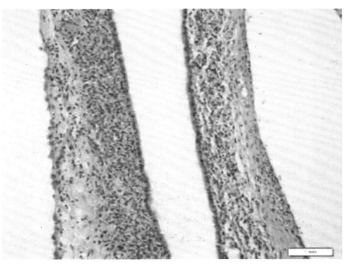

图 11-1-2-D　HE×20 正常立方上皮下可见"颗粒层"样排列的深染、异性肿瘤细胞

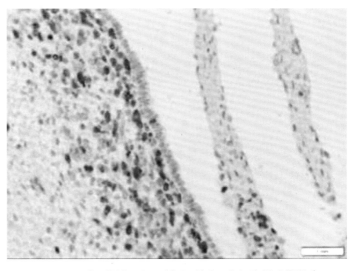

图 11-1-2-G　IHC×10 示 Ki-67 染色，瘤细胞增殖指数高

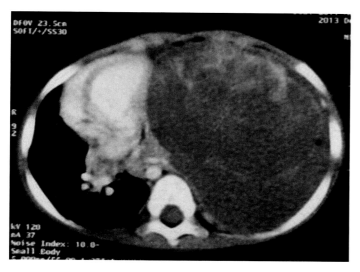

图 11-1-2-H　胸部 CT 示左胸腔实性占位

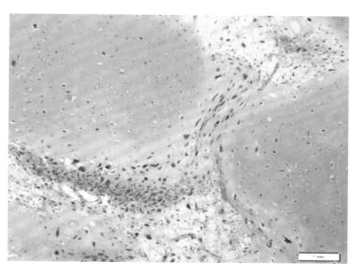

图 11-1-2-K　HE×10 示肿物内软骨肉瘤区域

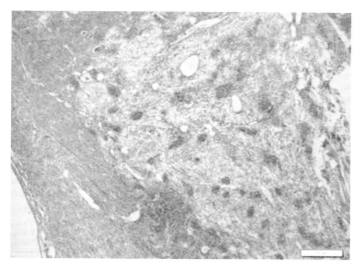

图 11-1-2-I　HE×4 示肿物实性区可见深染"胚芽样"结构及周围疏松原始间叶成分构成

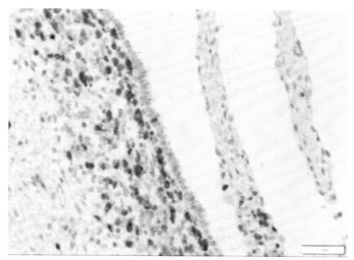

图 11-1-2-L　HE×20 示肿瘤内横纹肌肉瘤区域

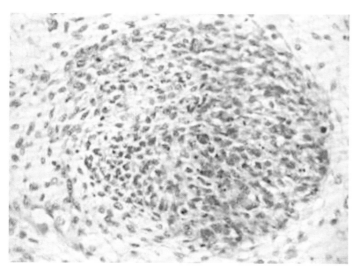

图 11-1-2-J　HE×20 示胚芽内肿瘤细胞小圆形,核分裂象易见

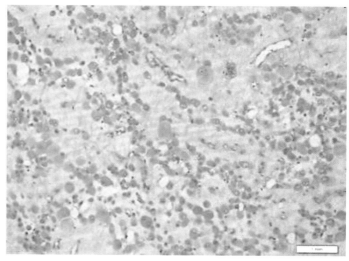

图 11-1-2-M　HE×20 示术前化疗后肿物标本内常见片状肌母细胞分化

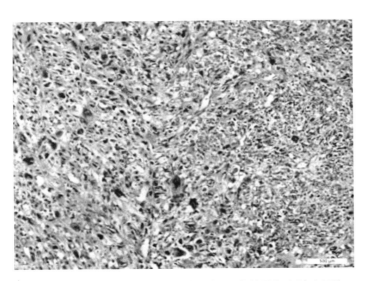

图 11-1-2-N HE×20 示肿瘤内常见多形、多核及间变肿瘤细胞

瘤细胞弥漫表达 Vimetin,随着原始间叶细胞出现分化而相应标记物阳性,常见肌源性标记,如 Desmin、Myogenin、SMA 等和软骨标记物 S-100 等表达阳性,残存良性上皮成分常常表达 CK(AE1/AE3)及 EMA。

**4. 超微结构特点** 电镜观察瘤细胞可显示有横纹肌分化、纤维组织细胞或肌纤维母细胞等结构特点,少数瘤细胞还可呈现原始间叶细胞的特点,表现为胞质少,细胞器贫乏(图 11-1-2-O)。

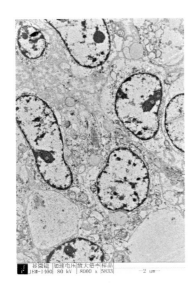

图 11-1-2-O 电镜示瘤细胞核内异染色质呈粗大斑块位于核膜下,胞质内见发育不良的肌丝

**5. 分子遗传学特点** 2 和 8 号染色体三体,*TP53* 基因突变,家族性 PPB,可见 *DICER1* 基因突变。

【鉴别诊断】

**1. 经典型肺母细胞瘤** 好发 30～50 岁的成人,小于 10 岁的儿童患者仅占肺母细胞瘤的 4%,镜下见肿瘤有双

向分化即肉瘤样间质成分及像胎儿肺发育时期假腺管期的胚胎样小管成分。

**2. 先天性肺气道畸形(CPAM)** Ⅳ型 CPAM 常与Ⅰ型 PPB 易混淆。影像学改变,CPAM 为一叶肺内孤立性含气囊肿,早期可见液性平面;Ⅰ型 PPB 为孤立性、多发性或双侧肺内含气性占位,罕见气液平面,但仅凭影像学及手术所见,有时很难将两者鉴别,只有通过充分取材并镜下仔细观察,Ⅰ型 PPB 可发现有局灶或多处囊壁上皮下存在原始间叶细胞伴或不伴肌母细胞成分或软骨成分,免疫组化表达 Myogenin;而Ⅳ型 CPAM 囊壁被覆上皮和上皮下间叶成分均为成熟组织。

**3. 原发于肺的横纹肌肉瘤(RMS)** 原发于肺的横纹肌肉瘤十分罕见,PPB 中除有横纹肌肉瘤成分的区域之外,还可见原始胚芽和其他多种肉瘤成分。

**4. 原发于肺的滑膜肉瘤(SS)** 单向型 SS 特别是完全由梭形成分组成的 SS,有时难以与 PPB 鉴别,但 SS 无 PPB 中胚芽及其他肉瘤成分。免疫组化:瘤细胞 AE1/AE3、EMA 及 Vimentin 同时阳性表达,Myogenin 阴性表达,此外 SS 可见 *SYT-SSX* 融合基因。

**5. 原发于胸膜的间皮瘤** 胸膜间皮瘤主要见于 60 岁以上患者,偶尔可见于儿童。影像学,胸腔镜或手术所见及大体检查肿瘤是否呈环状浸润性生长方式,对正确诊断有帮助。肉瘤样间皮瘤亚型主要或全部由梭形细胞构成,瘤细胞中 AE1/AE3、EMA 及 Vimentin 同时阳性表达,Myogenin 阴性;电镜观察,间皮瘤顶部有紧密连接,含有桥粒和细长的表面微绒毛以及胞质内张力原纤维束。

(张 楠)

## 三、支气管类癌

【定义】

支气管类癌(carcinoid)是支气管内起源的神经内分泌肿瘤。

【临床特点】

**1. 发病率** 较常见,为仅次于胸膜肺母细胞瘤的恶性肺肿瘤。

**2. 症状** 咳嗽、肺炎,咳血,肺炎常常在同一肺叶段反复发生,类癌综合征少见。

**3. 实验室检查** 无特殊。

**4. 影像学特点** 肺炎及支气管内肿物(图 11-1-3-A)。

**5. 治疗** 手术切除肿瘤。

**6. 预后** 良好,存活率高达 90%,长期随访,10%～20% 的患者发现有转移。

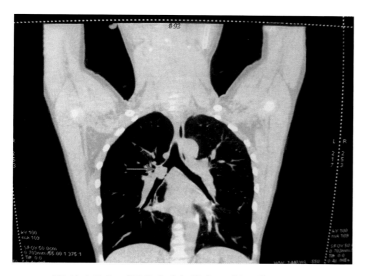

图 11-1-3-A　CT 示右支气管内一肿物（箭头所指）

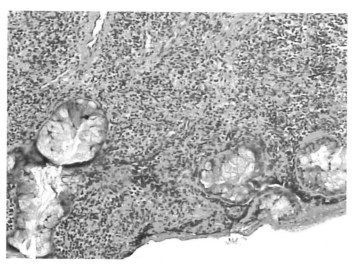

图 11-1-3-C　HE×10 示黏膜下实性小圆细胞肿物

**【病理学特点】**

1. **肉眼观察**　支气管内肿物，表面光滑，息肉状，表面黏膜完整，少数肿瘤可侵及支气管壁及邻近组织；儿童周围型罕见（图 11-1-3-B）。

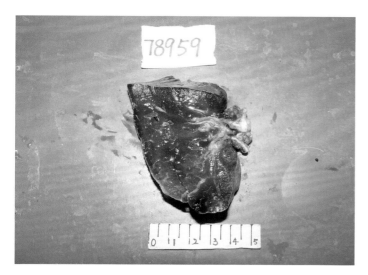

图 11-1-3-B　大体照片显示支气管内一肿物

2. **镜下观察**　瘤细胞大小一致，胞质透亮或嗜酸性，核位于中央，瘤细胞呈实性管状、索状、巢状、梁状、带状排列，被富于毛细血管的、细的纤维分隔，偶见梭形或不典型瘤细胞形态（图 11-1-3-C、D）。

3. **免疫组化**　瘤细胞表达 CK、SYN、CgA、CD56 等，其他神经内分泌标志如 bombesin、VIP、ACTH、calcitonin、serotonin 等可有不同程度的表达。

4. **超微结构特点**　瘤细胞胞质内可见神经内分泌颗粒。

5. **分子遗传学特点**　未见特殊。

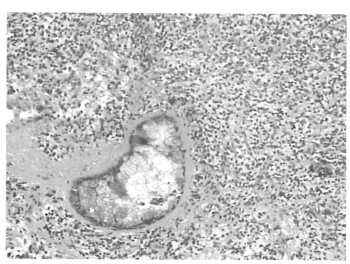

图 11-1-3-D　HE×10 示瘤细胞小，片状排列，有纤维分隔

**【鉴别诊断】**

1. **淋巴瘤**　小圆细胞肿瘤，瘤细胞表达 LCA 等淋巴瘤标志，不表达 SYN 等神经内分泌标志。

2. **横纹肌肉瘤**　瘤细胞胞质粉染，Desmin 等肌表达阳性。

（何乐健）

## 四、肺炎性肌纤维母细胞瘤

**【定义】**

肺炎性肌纤维母细胞瘤（pulmonary inflammatory myofibroblastic tumor）是纤维母细胞和肌纤维母细胞增生伴有数量不等的浆细胞、淋巴细胞、巨噬细胞和其他炎细胞浸润的肿瘤。

**【临床特点】**

1. **发病率**　儿童和青少年多见，肺最常见，其次是腹腔和腹膜后，发病年龄较广泛。

2. **症状**　咳嗽、呼吸困难、咯血，20%患者可伴有发热、体重减轻、不适、血小板增多、白细胞增多、ESR 增高、高丙种球蛋白血症等全身系统性症状。

3. **实验室检查**　血小板增多、白细胞增多、ESR 增高、高丙种球蛋白血症。

4. **影像学特点**　肺孤立性外周性结节或肿块，可见肺外组织包括肺门、纵隔、气道受累(图 11-1-4-A)。

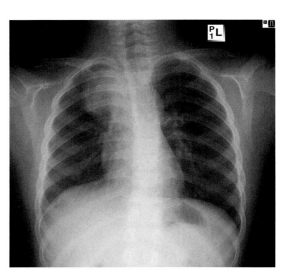

图 11-1-4-A　胸部平片示右上肺肿物

5. **治疗**　手术治疗，药物治疗。

6. **预后**　多数预后良好，25%可复发，极少数可转移，ALK 阴性转移可能性较大。

**【病理学特点】**

1. **肉眼观察**　多数为单发性，也可为多发性肿物，呈分叶状，界限清楚，直径 1～15cm，可位于气管内或肺组织，纵隔和胸壁受累罕见(图 11-1-4-B、C)。

2. **镜下观察**　组织形态可见胖梭形细胞浸润，细胞界限不清，排列呈束状，细胞异型性小或缺乏，梭形细胞混有慢性炎细胞，包括大量浆细胞、数量不等的淋巴细胞、嗜酸性粒细胞，中性粒细胞少见，可见胶原沉着、黏液变性和水肿等继发改变，还可见较大的、像节细胞样的上皮样细胞(图 11-1-4-D～I)。

3. **免疫组化**　梭形细胞通常 SMA 阳性，Desmin 表达不一，40%～50% ALK 阳性，Myogenin、CD117、S-100 阴性，仅 1/3 病例 CK 阳性，CD68 阳性(图 11-1-4-J～L)。

4. **超微结构特点**　梭形细胞显示纤维母细胞特点：发育好的高尔基体、细胞外胶原、粗面内质网；一些梭形细胞显示肌纤维分化特点：细肌丝和致密体。

5. **分子遗传学特点**　肿瘤多为整倍体，也有异倍体；染色体 2p23 异常，*ALK* 基因重排。

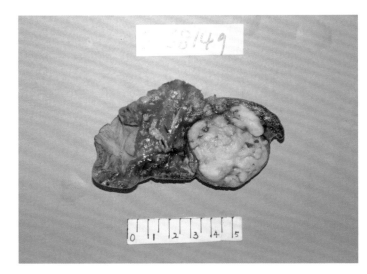

图 11-1-4-B　大体照片示肺孤立性界限清楚的肿物，灰黄色

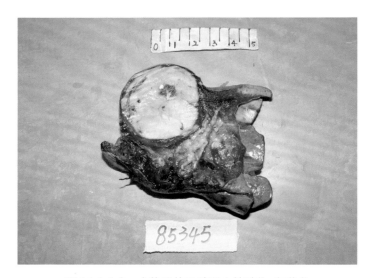

图 11-1-4-C　大体照片示肺孤立性肿物，灰黄色

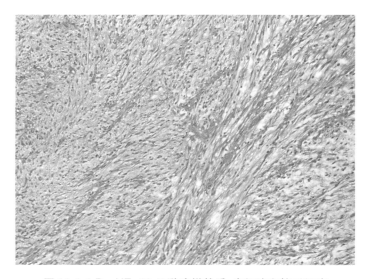

图 11-1-4-D　HE×10 示黏液样基质、炎细胞和梭形细胞

图 11-1-4-E　HE×10 示密集梭形细胞及炎细胞

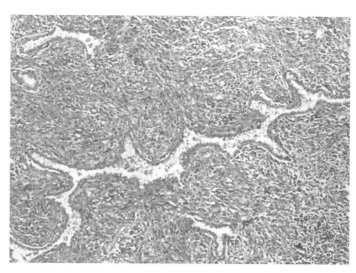

图 11-1-4-H　HE×10 示梭形细胞、炎细胞及细支气管腔

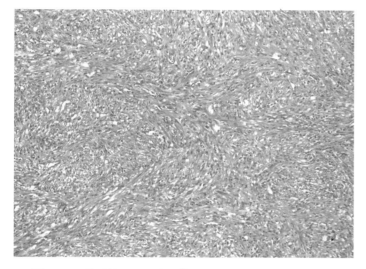

图 11-1-4-F　HE×10 示大量梭形细胞呈轮辐排列,其间混有淋巴浆细胞

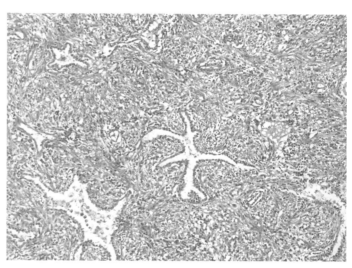

图 11-1-4-I　HE×10 示梭形细胞、淋巴细胞、浆细胞及细支气管腔

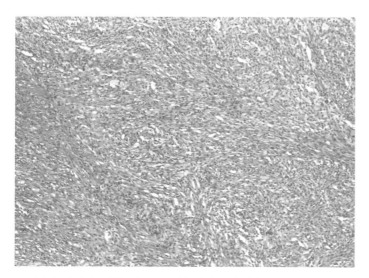

图 11-1-4-G　HE×10 示梭形细胞间混有大量淋巴、浆细胞

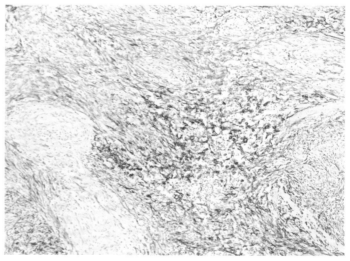

图 11-1-4-J　IHC×10 示 CK 染色,梭形细胞阳性

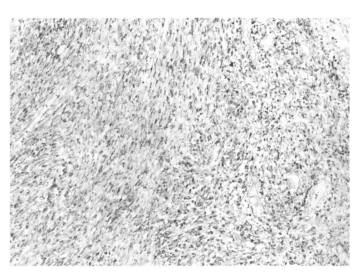

图 11-1-4-K　IHC×10 示 CD68 染色,瘤细胞阳性

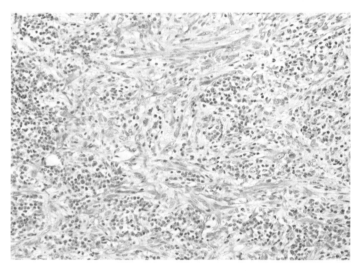

图 11-1-4-L　IHC×10 示 ALK 染色,瘤细胞阳性

【鉴别诊断】

1. **炎性纤维肉瘤**　梭形细胞肿瘤。混有浆细胞和胶原,瘤细胞异型性明显,可浸润大血管和胸膜。

2. **浆细胞瘤**　极少累及肺,核分裂多见,没有纤维化,由非典型性单克隆性浆细胞组成。

3. **分枝杆菌梭形细胞肿瘤**　多见免疫抑制、免疫功能低下的患者,梭形细胞增生为主,巨噬细胞标志阳性,抗酸染色阳性。

4. **玻璃样肉芽肿**　多发性病变,伴有广泛性玻璃样变和少量淋巴细胞浸润。

(何乐健)

## 五、软骨瘤样错构瘤

【定义】

软骨瘤样错构瘤(chondromatous hamartoma)是不同比例间叶组织(软骨、脂肪、结缔组织、平滑肌)构成的良性肿瘤,常以软骨基质为主,兼有陷入的呼吸道上皮。

【临床特点】

1. **发病率**　总体发病率 0.25%,其年发病率为 1/100 000。男性多见,成人多见,儿童罕见。

2. **症状**　一般无临床症状,常在 X 线检查时偶然发现,少数有咳嗽、胸痛、胸闷、咯血丝痰等症状。90%以上位于肺周边,直径小于 4cm,少数发生在支气管内。支气管内病变可产生支气管阻塞症状。

3. **实验室检查**　无特殊改变。

4. **影像学特点**　胸部 X 线典型表现为肺野内边缘清楚的圆形、卵圆形孤立结节状阴影,多数密度均匀。部分病变有浅分叶状切迹,少数病变内有斑点状钙化影,典型者呈"爆米花"样钙化。

5. **治疗**　局部切除即可。肺实质病变可行剔除术或楔形切除术,支气管内病变可行纤支镜切除术。

6. **预后**　预后良好,复发或肉瘤变极少见。

【病理学特点】

1. **肉眼观察**　分叶状坚实的肿块,瘤体通常较大,直径在 0.2~9.0cm,白色或灰色,其均质性部分是软骨样组织,偶尔伴有营养不良性钙化或沙砾样斑点。支气管内病变可以似广基的息肉。

2. **镜下观察**　主要由分叶状成熟的软骨构成,被其他间叶成分如脂肪、骨、纤维血管组织围绕(图 11-1-5-A、B)。这些成分通常较少,一般不会构成肿瘤主要成分。呼吸性上皮陷入间叶成分小叶间形成裂隙。支气管内病变可以脂肪成分为主,上皮成分少或缺乏。

3. **免疫组化**　免疫组化很少用于诊断。

4. **超微结构特点**　超微结构很少用于诊断。

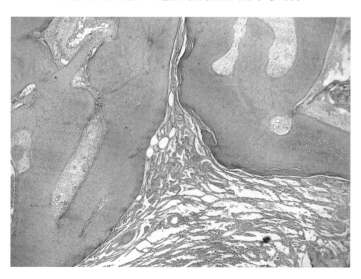

图 11-1-5-A　HE×4 示大片成熟的软骨及少量幼稚间叶成分

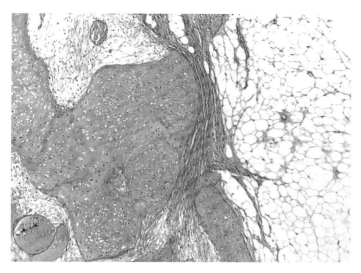

图 11-1-5-B　HE×4 示分叶状成熟的软骨及少量幼稚间叶成分和脂肪

**5. 分子遗传学特点**　与 t(3;12)(q27-28;q14-15) 易位, *HMGA2-LPP* 基因融合相关。

【鉴别诊断】

1. **胸膜肺母细胞瘤**　PPB 呈实性或囊性肿物,部分病例可见软骨成分丰富区域。肿瘤可见被覆呼吸道上皮的薄纤维囊壁,上皮无异型性,囊壁内可见原始间叶细胞,呈胚芽或葡萄状肉瘤的"颗粒层"样排列,其内可混有细胞体积稍大,胞质丰富红染的肌母细胞。

2. **肺软骨瘤**　是 Garney 三联症(肺软骨瘤、上皮样胃平滑肌肿瘤、肾上腺外副节瘤)的一部分,其肺软骨瘤完全由软骨构成,无呼吸上皮被覆的裂隙样间隙。

（武海燕）

## 六、胎儿肺间质性肿瘤

【定义】

胎儿肺间质性肿瘤(fetal lung interstitial tumor,FLIT)是一种新近认识的孤立性、先天性肺良性占位性病变,由不成熟的气道及间质构成,表面被覆扁平或立方上皮,上皮下为形态温和的不成熟间质细胞。

【临床特点】

1. **发病率**　罕见,文献报道的病例不足 15 例。

2. **症状**　患儿出生后大多出现呼吸困难、喂养困难等症状。

3. **实验室检查**　大多无特异性,可有缺氧导致的氧分压降低。

4. **影像学特点**　局限于一个肺叶的、界限清楚的孤立性肿物,实性或囊实性(图 11-1-6-A)。

5. **治疗**　手术切除肿物,不需辅助放、化疗。

6. **预后**　预后良好,病变切除后症状完全缓解,无复

发或转移病例的报道。

【病理学特点】

1. **肉眼观察**　局限于一个肺叶的孤立性病变,肿瘤有明确的包膜,病变与周围肺组织分界清楚,直径约 2.0~6.0cm,切面呈实性或海绵状,灰粉、灰红(图 11-1-6-B)。

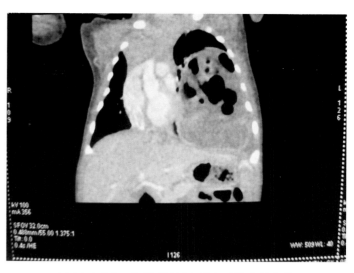

图 11-1-6-A　胸部 CT 示左肺上叶囊实性占位

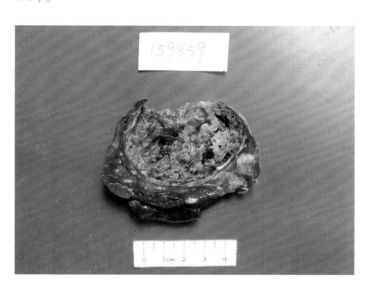

图 11-1-6-B　大体照片示囊实性肿物,部分呈海绵状,与周围肺组织分界清楚

2. **镜下观察**　肿瘤与周围正常肺组织分界清楚,可见纤维包膜;肿瘤由大小不等的肺泡样囊腔构成,部分囊腔与管状结构相互移行(类似终末呼吸性细支气管及肺泡管结构);囊壁表面被覆扁平或立方上皮细胞,胞质浅染,细胞核形态温和、无明显异型;囊壁间隔增宽,间质细胞呈卵圆形、多角形或梭形,胞质丰富透明,核圆形或卵圆形,染色质细腻(图 11-1-6-C~H)。

3. **免疫组化**　表面被覆上皮细胞阳性表达 CK、

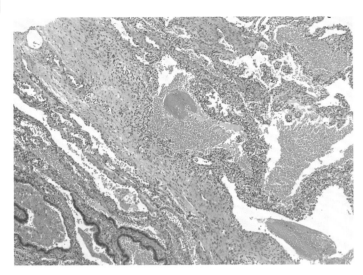

图 11-1-6-C HE×10 示肿物与周围肺组织有纤维分隔,右上为病变,左下为周围肺组织

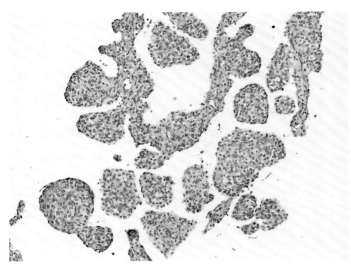

图 11-1-6-F HE×20 示表面被覆单层扁平上皮,间隔内间质细胞丰富

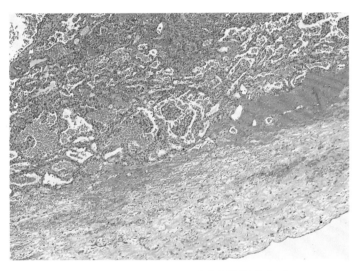

图 11-1-6-D HE×10 示病变周围纤维包膜

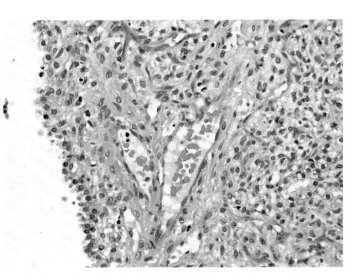

图 11-1-6-G HE×40 示表面被覆单层立方上皮,上皮及间叶细胞胞质浅染,形态温和

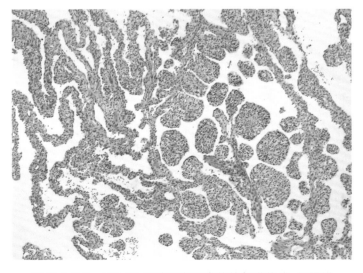

图 11-1-6-E HE×10 示肿物由不成熟的气道构成,间隔增宽,宽度不等,略呈海绵状

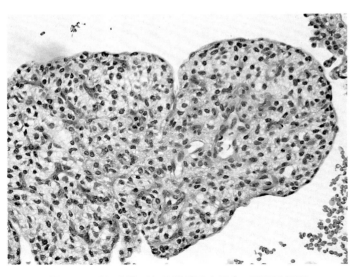

图 11-1-6-H HE×40 示间质形态温和,无明显异型

EMA、TTF-1 及 β-catenin；间质细胞阳性表达 Vimentin、SMA、β-catenin（细胞质着色），Ki-67 增殖指数 5%～10%；Desmin、CD34、SYN、HMB45、ALK、S-100、CD56、CD30 等均为阴性（图 11-1-6-I～L）。

**4. 超微结构特点** 电镜观察可见少数间叶细胞胞质内富含糖原。

**5. 分子遗传学特点** FISH 检测发现部分 FLIT 病例存在 *ALK* 基因重排（图 11-1-6-M）。

**【鉴别诊断】**

**1. 胸膜肺母细胞瘤（PPB，Ⅰ型）** 肉眼和组织形态与胎儿肺间质性肿瘤极相似，但胸膜肺母细胞瘤上皮下、肺泡间隔的细胞类似于生发层结构的聚集，且细胞异型性明显，免疫组化：Myogenin 染色阳性。

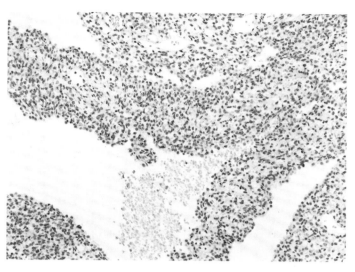

图 11-1-6-K IHC×10 示 Myogenin 染色阴性

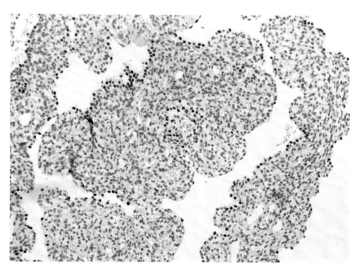

图 11-1-6-I IHC×10 示 TTF-1 染色被覆上皮阳性，间质细胞阴性

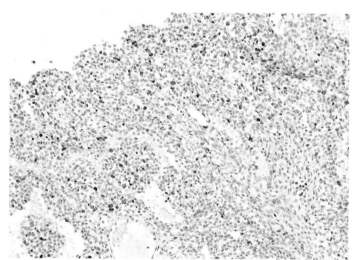

图 11-1-6-L IHC×10 示 Ki-67 增殖指数低

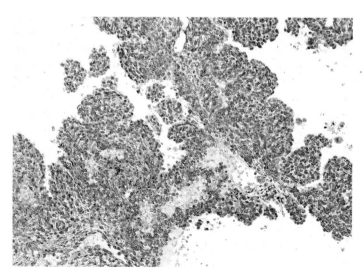

图 11-1-6-J IHC×10 示 Vimentin 染色弥漫强阳性

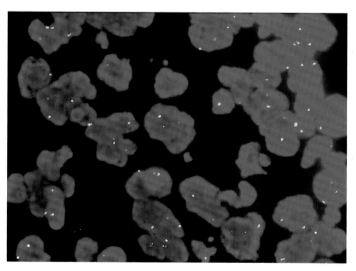

图 11-1-6-M FISH 检查示 *ALK* 基因重排

2. **先天性肺气道畸形（CCAM/CPAM,3型）** 可累及单个或多个肺叶，没有纤维包膜，肉眼不易与正常肺组织区分，其病变组织呈海绵状或混合囊实性，囊直径往往<0.2cm，由衬覆立方上皮的肺泡样结构和不规则的细支气管样结构组成，部分上皮细胞含有纤毛，但无杯状细胞，囊壁中没有软骨及平滑肌。

3. **肺间质糖原病（PIG）** 弥漫性肺间质病变，镜下可见肺泡间隔增宽，间隔内间质细胞富含糖原，但表面被覆的上皮细胞却不含或仅含极少糖原，是一种相对良性的病变，具有自限性，不论是否治疗，数月后症状和体征均会逐渐消失。

（邓志娟 何乐健）

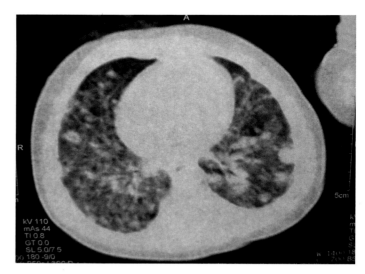

图 11-1-7-A CT检查显示弥漫性间质性肺疾病

## 七、肺朗格汉斯细胞组织细胞增生症

### 【定义】

朗格汉斯细胞增生（Langerhans cell histiocytosis）引起的肺部疾病，成人多由吸烟引起的纤维炎性、间质性肺疾病，而儿童患者是系统性朗格汉斯细胞组织细胞增生症累及肺脏所致。二者病理改变相似。

### 【临床特点】

1. **发病率** 少见，成人多见20~40岁，女性稍多，与吸烟有关；而儿童则为系统性朗格汉斯细胞组织细胞增生症的一部分。其中，大于2岁的患儿，小于5%的病例有肺部累及，而小于2岁的患儿，25%的有肺部累及。

2. **症状** 部分患者可以无症状，一些患者可有呼吸困难、干咳、胸痛、咯血、脓胸等症状。

3. **实验室检查** 无特殊。

4. **影像学特点** 吸烟相关性LCH，上肺受累，小结节和囊性病变，直径0.2~1cm，处于纤维化期，可见肺呈网状阴影，蜂窝肺等（图11-1-7-A）。

5. **治疗** 伴有系统性病变的儿童患儿，应进行化疗。

6. **预后** 多数吸烟相关性LCH，病情呈惰性；小部分患者吸烟停止后，病变可自发性消退，而少数患者病变发展成为终末期纤维化，需进行肺移植。伴有系统性LCH并累及肺脏的患者预后不良。

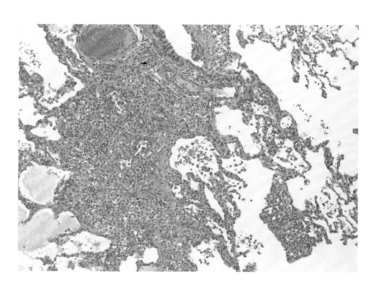

图 11-1-7-B HE×10 示围绕支气管壁结节状病变

### 【病理学特点】

1. **肉眼观察** 单一和相互交通的囊肿，内面光滑，囊肿间隔厚度不一。

2. **镜下观察** 早期病变围绕小气道周围呈星状结节性病变，结节周围可有囊肿形成；结节混有不同比例的嗜酸细胞、淋巴细胞，结节可融合；间质中可见朗格汉斯细胞，细胞见核沟，胞质丰富、嗜酸性。纤维化期和细胞期病可交替存在（图11-1-7-B~L）。

3. **免疫组化** CD1a、S-100、Langerin 等阳性（图11-1-7-M~O）。

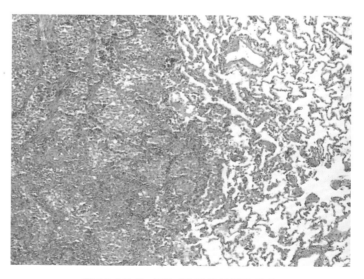

图 11-1-7-C HE×10 示肺结节性病变

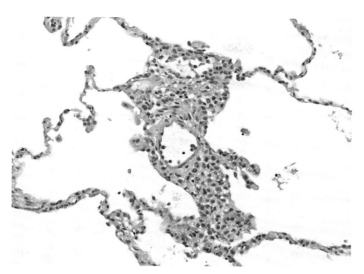

图 11-1-7-D　HE×20 肺泡间隔见朗格汉斯组织细胞浸润

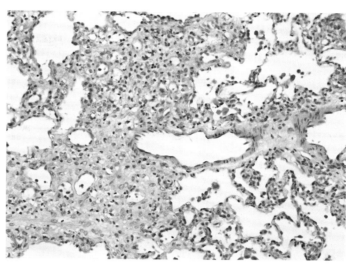

图 11-1-7-G　HE×10 肺泡间隔明显增宽,中性粒细胞、淋巴细胞、组织细胞浸润

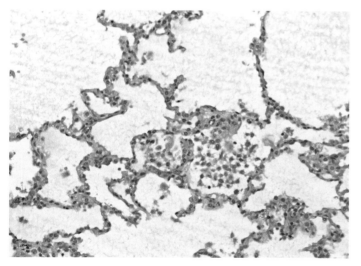

图 11-1-7-E　HE×20 示肺泡间隔灶状朗格汉斯组织细胞浸润

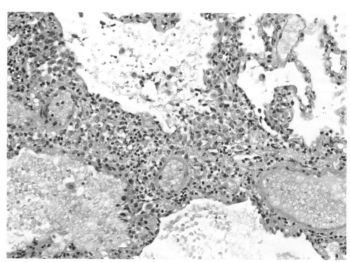

图 11-1-7-H　HE×10 肺泡间隔明显增宽,中性粒细胞、淋巴细胞、组织细胞浸润

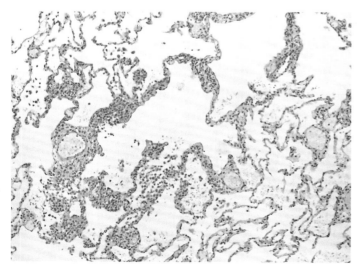

图 11-1-7-F　HE×10 示肺泡间隔稍增宽、淋巴组织细胞沿部分肺泡壁浸润性生长

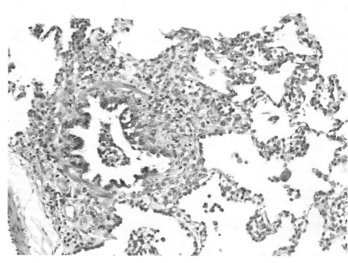

图 11-1-7-I　HE×10 示细支气管壁稍增厚,少量嗜酸细胞、淋巴、组织细胞浸润

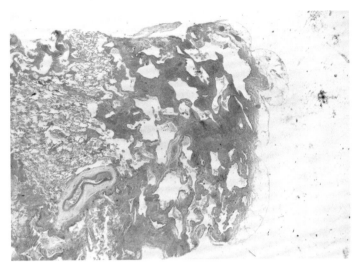

图 11-1-7-J　HE×10 示大量肺泡间隔、间质增生，明显增宽呈"蜂窝肺"改变

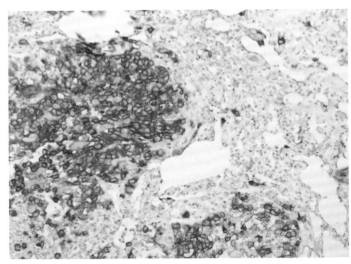

图 11-1-7-M　IHC×10 示 CD1a 染色，瘤细胞阳性

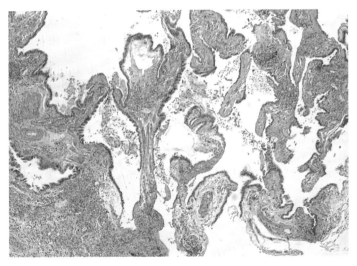

图 11-1-7-K　HE×10 示病变围绕支气管分布及肺泡间隔增宽即所谓蜂窝肺样改变

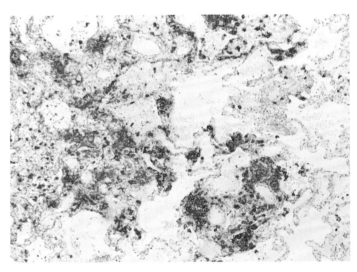

图 11-1-7-N　IHC×10 示 CD1a 染色，瘤细胞阳性

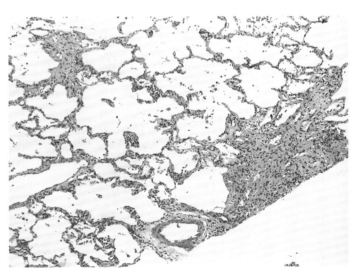

图 11-1-7-L　HE×10 示肺纤维化期病变

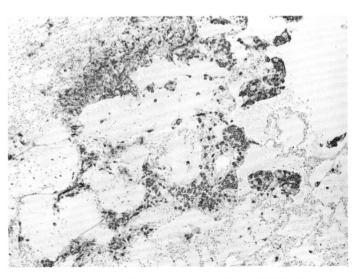

图 11-1-7-O　IHC×10 示 Langerin 染色，瘤细胞阳性

**4. 超微结构特点**　胞质可见 Birbecks 颗粒（图 11-1-7-P）。

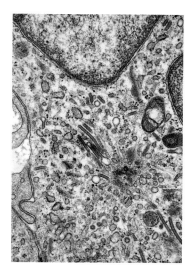

图 11-1-7-P　电镜观察示细胞胞质内有大量球拍状或棒状 Birbeck 颗粒

**5. 分子遗传学特点**　系统性病变瘤细胞可见 *BRAF* 基因突变。

**【鉴别诊断】**

**1. 嗜酸性肺炎**　肺泡内嗜酸细胞浸润，缺乏结节性及间质性病变。

**2. 呼吸性细支气管炎**　呼吸性细支气管及周围见棕色、色素性巨噬细胞，缺乏细胞性和结节性间质病变。

（何乐健）

## 八、黏液表皮样癌

**【定义】**

黏液表皮样癌（mucoepidermoid carcinoma）是恶性腺上皮起源的肿瘤，由黏液细胞、中间细胞、表皮样细胞组成，呈柱状细胞、嗜酸细胞、透明细胞等特点。

**【临床特点】**

**1. 发病率**　少见，占儿童支气管肿瘤的 20%，肺原发肿瘤的 10%。

**2. 症状**　肿瘤常起源支气管主干，临床上常常有同一肺叶、反复发作的阻塞性肺炎病史。

**3. 实验室检查**　无特殊。

**4. 影像学特点**　边界清楚的肿物（图 11-1-8-A）。

**5. 治疗**　手术切除肿瘤。高度恶性和手术无法切除者可化疗及放疗。

**6. 预后**　多为低度恶性，预后较好。

**【病理学特点】**

**1. 肉眼观察**　边界清楚，切面灰粉，有出血、囊性变，

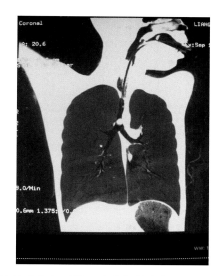

图 11-1-8-A　CT 示右支气管腔内一圆形肿物

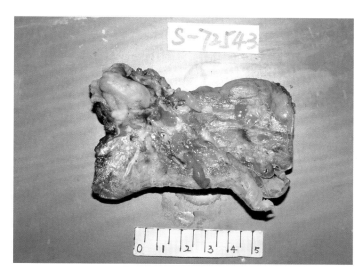

图 11-1-8-B　大体照片示支气管内，椭圆形肿瘤，灰黄色充满管腔，界限清楚

肿瘤直径小于 1cm 到数厘米（图 11-1-8-B）。

**2. 镜下观察**　黏液细胞、中间细胞、表皮样细胞混合组成，可见囊腔覆有黏液细胞、中间细胞；实性区见表皮样细胞和中间细胞，缺乏角化。各种大小的囊腔，充满黏液；表皮细胞：多角形，呈巢或散在分布；中间细胞：小基底细胞、大的多角表皮样细胞；黏液细胞和透明细胞；混有淋巴组织，坏死、间变、核分裂比例各异。

低度恶性黏液表皮样癌：囊性伴有中间细胞、黏液细胞。

中度恶性黏液表皮样癌：囊实性伴有中间细胞和黏液细胞。

高度恶性黏液表皮样癌：实性伴有表皮样细胞和中间细胞（图 11-1-8-C～I）。

**3. 免疫组化**　表皮样细胞表达 p63、CK、CD5/6，

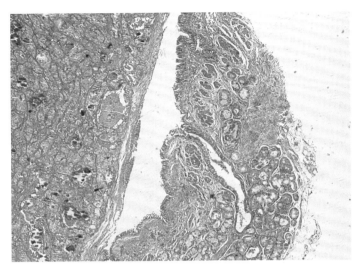

图 11-1-8-C HE×4 示支气管黏膜下肿物,有大量增生的腺样结构,散在钙化

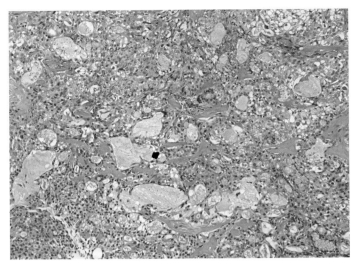

图 11-1-8-F HE×10 示表皮样细胞、中间细胞、黏液细胞、少数淋巴细胞

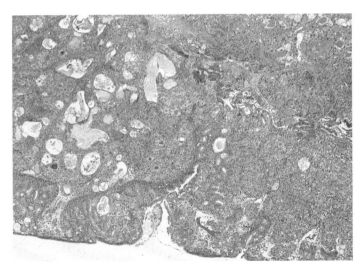

图 11-1-8-D HE×10 示支气管黏膜下肿物,实性片状瘤及扩张的管腔

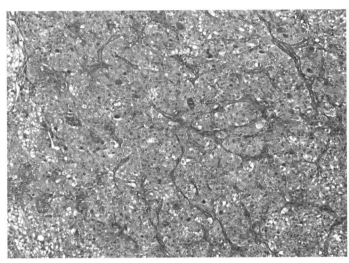

图 11-1-8-G HE×10 示表皮样细胞、中间细胞和透明细胞

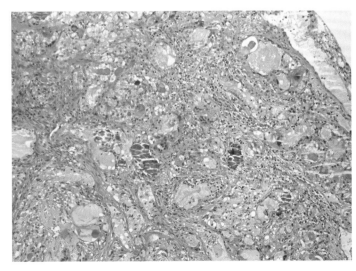

图 11-1-8-E HE×10 示表皮样细胞、中间细胞、黏液细胞

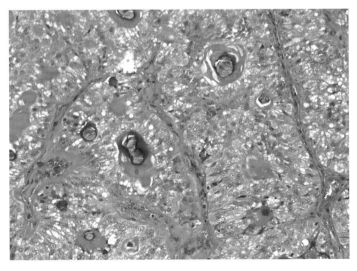

图 11-1-8-H HE×20 示钙化

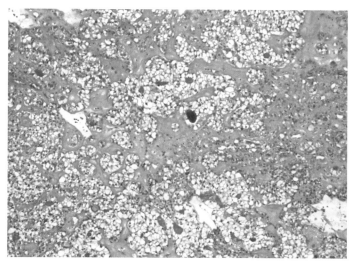

图 11-1-8-I　HE×10 示透明细胞

TTF1 阴性, HER2 阳性, 高度恶性肿瘤 Ki-67 阳性率高（图 11-1-8-J～M）。

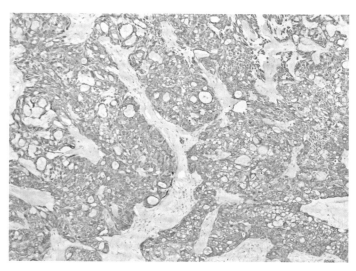

图 11-1-8-L　IHC×10 示 CK 染色, 瘤细胞阳性

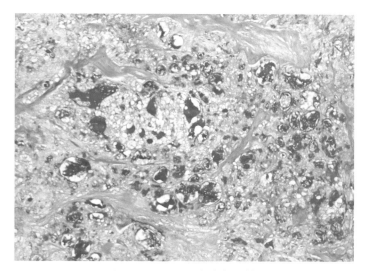

图 11-1-8-J　PAS 染色阳性

图 11-1-8-M　IHC×10 示 Ki-67 染色, 偶见瘤细胞核阳性

4. **超微结构特点**　上皮细胞结构特点。

5. **分子遗传学特点**　40% 肿瘤有染色体 t(11;19)(q21;p13)易位；20% 见 t(1;11)(p22;q13)；其他还有 t(1;16),t(6;8),t(3;5),t(7;15)易位。

【鉴别诊断】

1. **鳞状细胞癌**　儿童罕见, 可见角化珠, 细胞间桥, 未见中间细胞。

2. **透明细胞腺癌**　儿童罕见, 缺乏中间细胞及黏液细胞分化。

（何乐健）

## 九、支气管源性囊肿

【定义】

支气管源性囊肿（bronchogenic cyst）是指儿童多见的呼吸道先天性畸形, 肺外囊肿, 囊壁见纤维肌组织, 浆液

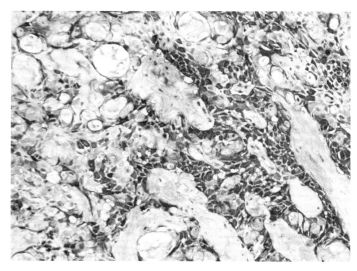

图 11-1-8-K　IHC×10 示 CK5/6 染色, 瘤细胞阳性

黏液性腺体和软骨,内覆呼吸道上皮。

【临床特点】

1. **发病率**　少见。

2. **症状**　无症状或有症状,后者以咳嗽、胸痛最常见,还可有呼吸困难,吞咽困难,发热,出生后数月内,囊肿生长加快。

3. **实验室检查**　未见特殊。

4. **影像学特点**　球形单一囊肿,界限清楚,均质状,囊肿靠近食道或气管、支气管树。

5. **治疗**　手术切除囊肿。

6. **预后**　完整切除,预后良好,如切除不彻底,可复发。

【病理学特点】

1. **肉眼观察**　囊性病变,直径1~4cm,光滑,不规则形,附着于气管支气管树,囊内可见透明浆液或黏液,出血液。

2. **镜下观察**　可见软骨、浆液黏液性腺体,含有纤维肌肉的结缔组织,继发感染时可见慢性炎细胞浸润并鳞状上皮化生(图11-1-9-A、B)。

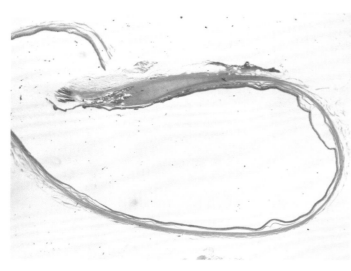

图11-1-9-A　HE×4 显示囊肿及菲薄的囊壁组织

3. **免疫组化**　被覆上皮CK等表达阳性。

4. **超微结构特点**　未见特殊。

5. **分子遗传学特点**　未见特异改变。

【鉴别诊断】

1. **前肠囊肿**　囊内覆复层鳞状上皮或柱状上皮伴有双肌层,覆有分泌黏液的柱状上皮。

2. **甲状舌骨囊肿**　25%甲状舌骨囊肿位于舌骨下,可见异位甲状腺。

3. **心包囊肿**　囊壁内覆间皮细胞。

4. **先天性气道畸形**　先天性气道畸形与支气管

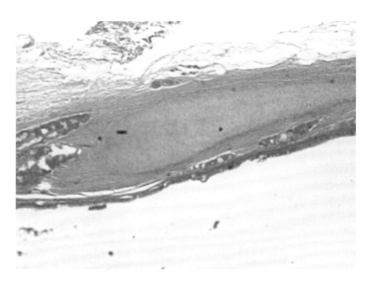

图11-1-9-B　HE×10 示囊壁软骨、腺体等结构

相通。

(何乐健)

## 十、肺间质糖原沉积症

【定义】

肺间质糖原沉积症(pulmonary interstitial glycogenosis,PIG)是一种婴幼儿时期特有的、非致死性的肺间质疾病。可能与肺间质细胞发育成熟障碍有关,导致细胞内糖原沉积。分为斑片型和弥漫型,前者较后者多见。斑片型常合并其他与发育异常相关的肺间质疾病。

【临床特点】

1. **发病率**　相对罕见,发病率不清楚,男性多于女性。

2. **症状**　可见于早产儿及足月儿,母亲多有异常妊娠史。常伴有心肺疾病。新生儿期起病,多发生在出生后数小时,突然出现呼吸急促,呼吸困难和低氧血症。亦可在数天后逐渐出现症状。临床症状无特异性或发育异常。其临床表现类似于肺表面活性物质缺乏所致的呼吸窘迫综合征。临床症状可逐渐改善。斑片型PIG多伴有不同程度的肺发育异常,故其临床病程相对较长。

3. **实验室检查**　低氧血症。

4. **影像学特点**　影像学改变具有多样性,但无特异性。胸片:肺过度充气伴弥漫性肺间质浸润改变。高分辨率CT:弥漫型主要表现为磨玻璃样斑片状阴影,小叶间隔增厚和网状改变;而斑片型由于常伴肺发育异常,则可见多发小囊腔改变。

5. **治疗**　对症支持治疗,对较重弥漫型可短期使用激素治疗(激素治疗尚存争议)。

6.　**预后**　与其他间质性疾病比较,其预后相对较好。虽然许多患者的呼吸道症状可持续到青少年时期,但如果不伴有危及生命的心脏并发症,预后一般较好。斑片型预后较弥漫型好。斑片型死亡可能与早产或肺部发育异常有关。弥漫型 PIG 死亡病例也少见。

【**病理学特点**】

1.　**组织学特点**　肺活检是目前唯一诊断方法。肺间质一般无或少量组织细胞增生和浸润,肺间质伴弥漫性增厚(图 11-1-10-A、B),可见丰富波形蛋白(Vimentin)阳性的梭形未分化间质细胞,PAS 染色阳性。间质不伴有胶原沉积,肺泡腔内无炎症渗出。

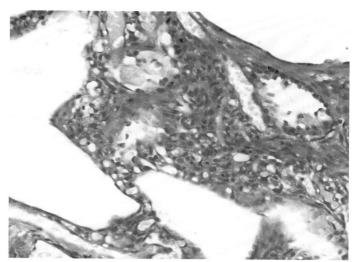

图 11-1-10-C　PAS 染色示肺间质细胞内可见糖原

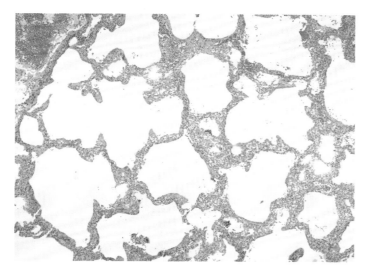

图 11-1-10-A　HE×4 肺泡间隔弥漫性增厚,见少量组织细胞增生和浸润

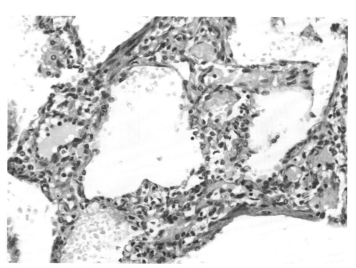

图 11-1-10-D　PAS-D 示肺间质细胞中没有残留的糖原

3.　**免疫组化**　梭形未分化间质细胞 Vimentin 阳性(图 11-1-10-E、F)。

4.　**超微结构特点**　可见原始间质细胞,富含丰富的糖原物质,几乎不含细胞器。肺泡上皮细胞无明显异常。斑片型可见肺泡腔扩大和未成熟改变,且有微小囊腔形成。

5.　**分子遗传学特点**　未见特殊改变。

【**鉴别诊断**】

1.　**其他婴幼儿间质性肺疾病**　与肺间质糖原沉积症的临床表现相似。PIG 肺活检见大量 Vimentin 和 PAS 染色阳性梭形未分化间质细胞。

2.　**肺发育异常**　病史特点,临床表现和影像学表现可帮助诊断。PIG 肺活检见大量 Vimentin 和 PAS 染色阳性梭形未分化间质细胞。

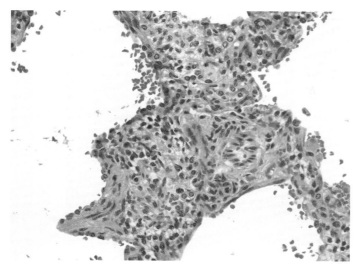

图 11-1-10-B　HE×10 肺泡间隔弥漫性增厚,见少量组织细胞增生和浸润

2.　**特殊染色**　梭形未分化间质细胞 PAS 染色阳性(图 11-1-10-C、D)。

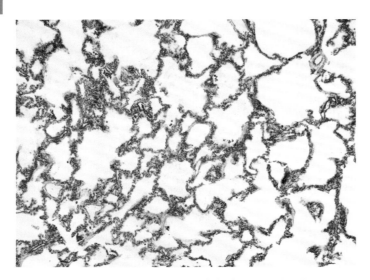

图 11-1-10-E　IHC×4 波形蛋白染色肺间隔间质细胞阳性

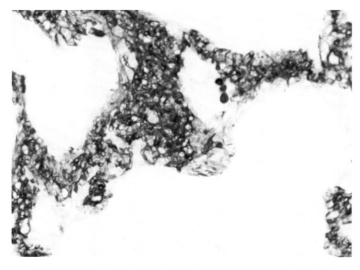

图 11-1-10-F　IHC×10 波形蛋白染色肺间隔间质细胞阳性

（Larry Liang Wang　胡永斌）

## 第二节　非肿瘤性疾病

### 一、隔离肺

**【定义】**

隔离肺（sequestration）是指非功能性肺组织包块且不与气管支气管树相通、有单独畸形动脉提供血供先天性肺畸形。可分为肺内（ILS）和肺外型（ELS）隔离肺。

**【临床特点】**

1. **发病率**　占先天性肺畸形的 6%，肺外隔离肺，多数见于 1 岁以内的婴幼儿，肺内隔离肺可见于任何年龄。肺外隔离肺，多见于左侧，而肺内隔离肺两侧肺叶均可发生。

2. **症状**　反复发作的肺炎、呼吸困难、慢性或反复发作的咳嗽、喂养困难，也可无症状，肺外隔离肺可见于围产期、胎儿水肿。肺外隔离肺可伴发：右上肺叶支气管闭锁、结肠或末端回肠重复、颈椎畸形、与食道相通、肺血管畸形膈肌缺损、心脏畸形等。

3. **实验室检查**　未见特殊。

4. **影像学特点**　超声检查可见胎儿水肿，肺部影像学改变取决于病变大体和部位，CT 可发现动脉血供（图 11-2-1-A、B）。

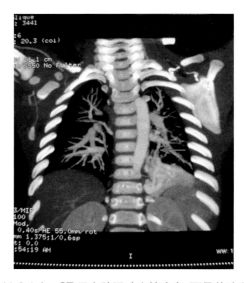

图 11-2-1-A　CT 示左肺下叶实性病变，可见单独血供

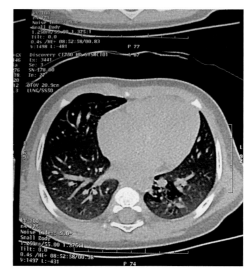

图 11-2-1-B　CT 示左下肺囊实性影

5. **治疗**　手术治疗。

6. **预后**　良好。

**【病理学特点】**

1. **肉眼观察**

（1）肺外隔离肺：位于脏层胸膜外，可与胃肠道交

通,系统性血供来自主动脉或其分支,静脉回流可入门静脉或全身性、系统性静脉。

(2)肺内隔离肺:位于肺脏层胸膜内,动脉血供为体动脉,但也可为畸形肺动脉;疏松、海绵组织伴有较多、小的囊腔,内含透亮黏液,胸膜下可见扩张的淋巴管(图11-2-1-C)。

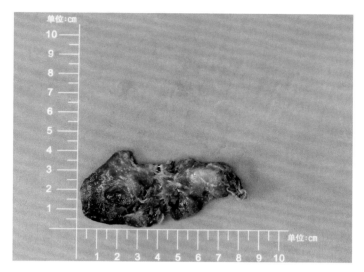

图 11-2-1-C 大体检查示肺囊实性病变,有单独血供

**2. 镜下观察**

(1)肺外隔离肺:大小一致、扩张的细支气管,内覆纤毛柱状上皮,肺泡扩张,如与胃肠道交通,则不含空气,淋巴管扩张像淋巴管扩张症。

(2)肺内隔离肺:显示慢性炎细胞浸润、纤维化,许多肺外或肺内隔离肺显示先天性肺气道畸形,特别是2型先天性肺气道畸形(图11-2-1-D~F)。

**3. 免疫组化** 无特殊意义。

**4. 超微结构特点** 未见特殊改变。

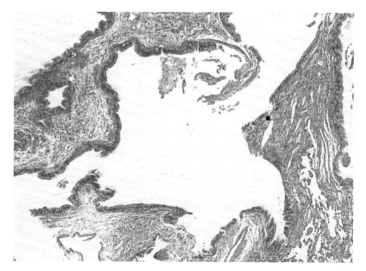

图 11-2-1-D HE×10 示大小不等的扩张等囊腔,合并先天性气道畸形

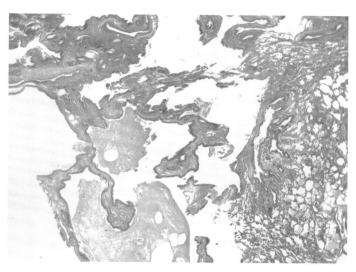

图 11-2-1-E HE×10 示囊性病变

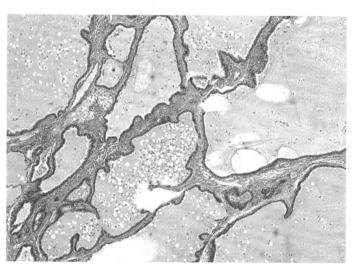

图 11-2-1-F HE×10 示合并先天性气道畸形

**5. 分子遗传学特点** 未见特异遗传学改变。

**【鉴别诊断】**

先天性肺气道畸形的囊性病变更多,结构异常更明显,组织形态有重叠,有单独血供是鉴别的关键。

(何乐健)

## 二、先天性肺气道畸形

**【定义】**

先天性肺气道畸形(congenital pulmonary airway malformation,CPAM)为肺发育异常,多表现为肺囊肿性包块,过去曾叫先天性囊性腺瘤样畸形(congenital cystic pulmonary malformation)。

**【临床特点】**

**1. 发病率** 较常见,新生儿发病率1/25 000~35 000,先天性病变,通常1岁以前诊断,单侧病变,双侧罕见。

2. **症状**　围产期超声检查发现胎儿水肿,羊水过多,呼吸困难,反复发作的肺部感染等。2 型常伴心脏、骨畸形、肾畸形和小肠闭锁等。

3. **实验室检查**　无特殊。

4. **影像学特点**　肺实性或囊性及囊实性包块(图11-2-2-A)。

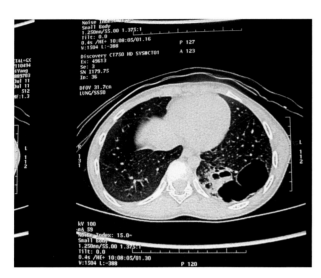

图 11-2-2-A　CT 检查显示左肺囊肿性病变

5. **治疗**　手术治疗。

6. **预后**　良好。

【病理学特点】

1. **肉眼观察**　分 5 型,0 型:实性肺的小结节;1 型:多个大的或单个囊肿,直径可达 10cm,囊肿与支气管树相通,内壁光滑;2 型:多个,大小一致的囊肿,直径可达2.5cm,病变可小,直径仅为 1cm,也可较大甚至占据一叶肺;3 型:有突起,较重的肿物可导致纵隔移位,囊肿直径通常小于 0.5cm;4 型:周围性囊肿(图 11-2-2-B、C)。

2. **镜下观察**

0 型:支气管型含有杯状细胞的纤毛柱状上皮被覆,疏松间质背景,可见黏液细胞,软骨,但缺乏骨骼肌;

1 型:囊壁被覆柱状上皮,可为假复层,纤维间隔较宽,黏液细胞常呈束状,5%~10%可见软骨,缺乏骨骼肌;

2 型:不规则细支气管样结构,被覆纤毛上皮,缺乏黏液细胞,未见软骨结构,5%~10%病例可见骨骼肌;

3 型:不规则管腔,小空腔内覆纤毛立方样上皮,像肺发育早期的小管形成期,缺乏黏液细胞及骨骼肌;

4 型:某些专家认为此型为囊肿型胸膜肺母细胞瘤,多发、较大囊腔,内覆扁平泡细胞(Ⅰ型),可见某些动脉及小动脉,缺乏黏液及骨骼肌,软骨罕见。

各亚型可相互重叠,尤其是处于胎儿时期病变(图11-2-2-D~H)。

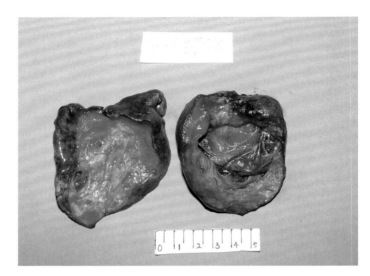

图 11-2-2-B　大体照片示肺一较大囊腔,内壁较光滑

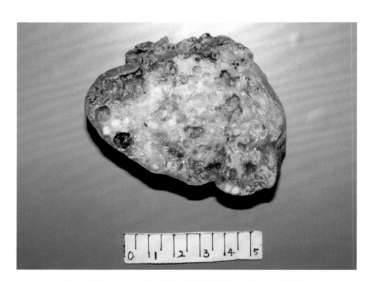

图 11-2-2-C　大体照片示肺囊实性病变,呈蜂窝状

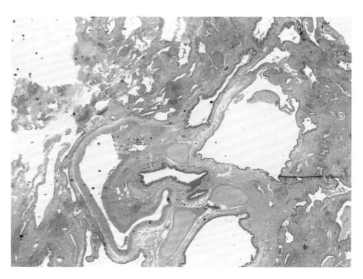

图 11-2-2-D　HE×4 示肺囊实性病变,见大小不一的囊腔结构

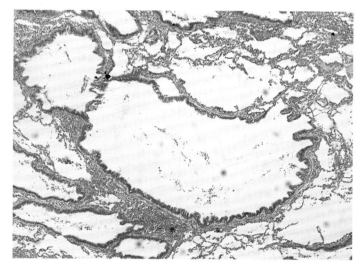

图 11-2-2-E　HE×10 示被覆纤毛柱状上皮的囊腔,囊壁淋巴细胞浸润

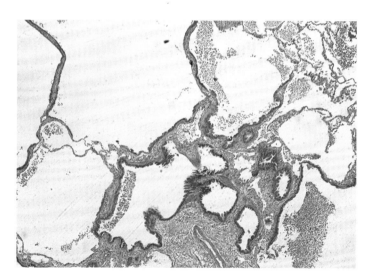

图 11-2-2-F　HE×10 示大小不一的囊腔

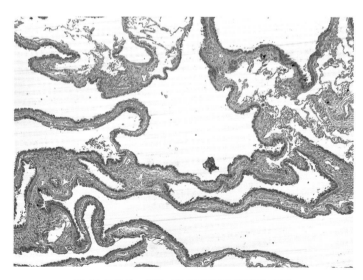

图 11-2-2-G　HE×10 示囊腔及菲薄的囊壁

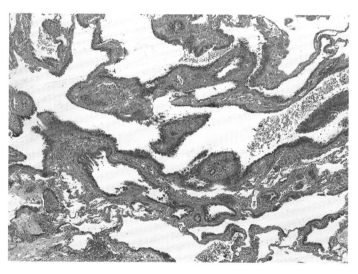

图 11-2-2-H　HE×10 示囊腔及菲薄的囊壁

3. **免疫组化**　0、1、2 型囊壁可见 Desmin 等肌表达阳性,但 Myogenin 阴性。

4. **超微结构特点**　0、1、2 型可见肌丝等结构。

5. **分子遗传学特点**　未见特异改变。

【鉴别诊断】

1. **肺叶内隔离肺**　可见 CPAM 样改变,可见单独系统性动脉血供。

2. **囊肿型胸膜肺母细胞瘤**　某些专家认为 4 型 CPAM 为囊肿型胸膜肺母细胞瘤。

（何乐健）

## 三、先天性叶性肺气肿

【定义】

先天性叶性肺气肿(congenital lobar emphysema)为肺过度膨胀压迫周围正常肺组织,未见肺实质破坏。

【临床特点】

1. **发病率**　新生儿发病率 1/20 000~30 000,50% 为新生儿,5% 见于 6 个月以上婴儿,男孩多见,肺上叶或中叶最常见,40%~50% 为左上叶,23%~35% 为右上叶,20% 为右中叶,下叶仅占 2%~10%,通常仅累及一叶肺。可伴发动脉导管未闭等先天性心脏畸形。

2. **症状**　呼吸困难、青紫、复发性肺炎、胎儿水肿、羊水过多。

3. **实验室检查**　缺氧、外周血白细胞增多等。

4. **影像学特点**　上中肺叶过度通气,压迫周围正常肺叶、纵隔移位。

5. **治疗**　可自发消退,必要时可行病侧肺叶切除。

6. **预后**　良好,呼吸困难可危及生命。

**【病理学特点】**

1. **肉眼观察** 肺叶膨胀过度,主质苍白。

2. **镜下观察** 肺泡和远端气道均匀性扩张,多肺泡型:肺泡数量增加并扩张,有时可见黏液栓(图11-2-3-A、B)。

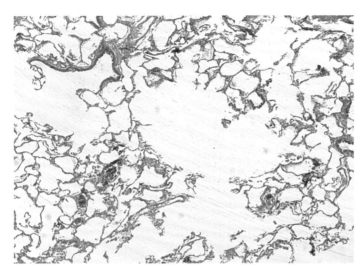

图 11-2-3-A HE×4 示肺泡、肺泡管扩张

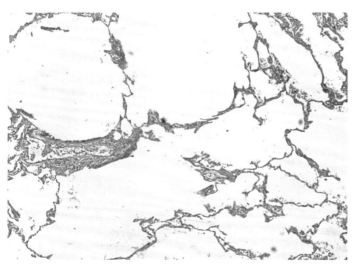

图 11-2-3-B HE×10 示肺泡、肺泡管扩张

3. **免疫组化** 仅鉴别诊断时,可进行相关染色。

4. **超微结构特点** 未见特别改变。

5. **分子遗传学特点** 未见特殊异常。

**【鉴别诊断】**

**先天性肺气道畸形** 先天性肺气道畸形显示异常的肺组织结构,而先天性叶型肺气肿肺组织结构正常。

(何乐健)

## 四、囊性纤维化

**【定义】**

囊性纤维化(cystic fibrosis,CF)是一种常染色体隐性遗传的先天性外分泌腺疾病,由囊性纤维化跨膜传导调节因子(cystic fibrosis transmembrane conductance regulator,CFTR)基因突变引起CFTR蛋白功能缺陷,从而导致外分泌腺功能紊乱,累及肺、胰腺、肝脏、胃肠道等多个脏器。

**【临床特点】**

1. **发病率** CF在不同种族发病率差异较大,好发于欧美白种人,亚洲人罕见。在美国其发病率约为1/3 300白人婴儿,1/15 300黑人婴儿,1/32 000亚裔美国人。CF在我国发病率很低。

2. **症状** CF患者常在儿童期出现呼吸道和胃肠道症状,常见鼻息肉、鼻窦炎、支气管痉挛、复发性支气管炎或肺炎,最终引起不可逆的支气管扩张,可有脂肪泻、胎粪性肠梗阻、直肠脱垂、肝硬化等。早期呼吸道症状可以轻度咳嗽;伴发肺炎、肺不张后咳嗽加剧,黏痰不易咳出,呼吸急促;肺部广泛纤维化或肺气肿后,有喘鸣音,活动后气急;长期低氧血症可致杵状指(趾),可继发肺动脉高压、右心室肥大或右心室肥厚。

3. **实验室检查** 汗液内氯化钠含量增加是CF的特征。正常儿童汗液内氯含量平均为30～40mmol/L,钠为60mmol/L。患儿汗液氯含量可高达105～125mmol/L,钠为120mmol/L。

4. **影像学特点** 囊性纤维化患儿的胸片X线早期表现为肺纹理增强,进展期可表现为小叶性肺炎样改变及支气管扩张征象。CF具有较典型的表现:①支气管扩张、支气管管壁增厚,病变可广泛分布于两肺各叶,以两肺上叶多见,病变以累及第五、第六级支气管为主;②支气管黏液栓,呈圆形、椭圆形、管状或尖端指向肺门的"V"或"Y"型高密度阴影,密度均匀,边缘光滑锐利,增强扫描无强化;③斑片状阴影;④马赛克征;⑤两肺弥漫性气肿,肺野密度低而不均;⑥薄壁含气囊腔,因支气管扩张、气肿性肺大泡、间质性含气囊肿形成大小不一的囊腔。

5. **治疗** CF目前仍无法治愈,预后差、病死率高,但早期诊断及综合治疗能缓解症状,降低病死率,提高生活质量。对症治疗包括抗菌、促进气道黏液清除、饮食疗法促进食物吸收、促进生长发育等。随着对CF发病机制的深入研究,临床已开展越来越多的针对*CFTR*基因突变选择个性化药物治疗的研究。

6. **预后** 预后差。

**【病理学特点】**

1. **肉眼观察** 囊性纤维化肺切除标本表现为显著的支气管扩张，腔中充满黏稠的黏液栓。

2. **镜下观察** 囊性纤维化低倍镜下可见大小支气管均明显扩张，腔中充满黏液及炎性碎屑。管壁黏膜下腺体可见大量淋巴细胞、中性粒细胞浸润，邻近支气管的肺泡可以没有炎性浸润（图 11-2-4-A~C）。

3. **分子遗传学特点** *CFTR* 基因位于 7q3.1，1898 年由 Riordan 等成功克隆分离，编码含有 1 480 个氨基酸残基的蛋白质，是一种 CAMP 调节的氯离子通道。目前已有超过 2 000 种导致囊性纤维化的 *CFTR* 基因突变类型被鉴定，以 *delF508* 突变最多见，即位于外显子 EXON10 中三对碱基的缺失，引发蛋白质 508F 位点的苯丙氨酸的

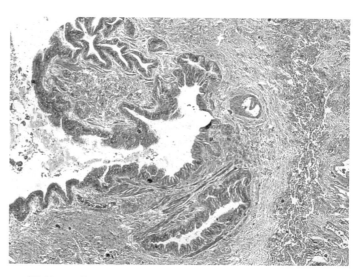

图 11-2-4-C HE×10 示扩张的支气管及腔内黏液（此图由北京儿童医院病理科提供）

编码基因缺失。

**【鉴别诊断】**

主要与其他原因引起的支气管扩张症相鉴别，如感染、原发性纤毛不动综合征、免疫缺陷等原因。根据相应的病史、症状、实验室检查及分子遗传学检测可帮助诊断。

（王凤华）

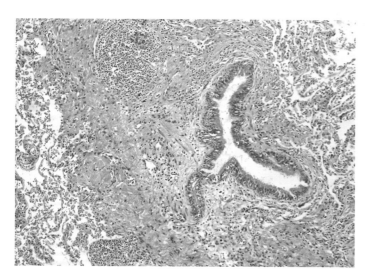

图 11-2-4-A HE×4 示支气管扩张，慢性炎细胞浸润（此图由北京儿童医院病理科提供）

## 五、婴儿神经内分泌细胞增生症

**【定义】**

婴儿神经内分泌细胞增生症（neuroendocrine cell hyperplasia of infancy，NEHI）是一种于 2001 年新确认的婴幼儿时期特有的间质性肺疾病。临床表现为持续性呼吸困难，病理上以远端气道神经内分泌细胞增生，常常伴有神经上皮小体形成为特征。

**【临床特点】**

1. **发病率** 发病率不清楚，病因不明。男孩相对多见。

2. **症状** 见于健康足月或近足月儿（大约 85% 患者为足月儿），早产儿患者常无慢性肺疾病病史。1 岁以内起病多见，一般出生后正常，起病相对隐匿，多于出生后或感染后逐渐出现持续性呼吸困难，可持续数月至数年不等，平均 2~3 年。

3. **实验室检查** 低氧血症，婴幼儿肺功能检查提示存在以残气量增加为主的混合型通气功能障碍。

4. **影像学特点** 胸片表现无特异性，可为正常、过度通气、胸廓前后径增宽或肺门区斑片状密度增高影。高分辨率 CT 可见特征性改变：一是地图样分布的磨玻璃影，多见于右肺中叶及左肺舌叶，另一个主要特征是呼气

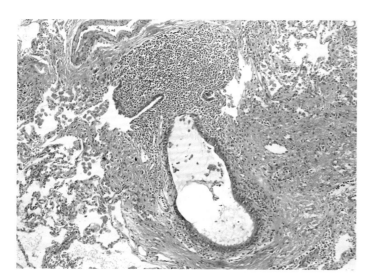

图 11-2-4-B HE×4 示支气管扩张，慢性炎细胞浸润，腔内见黏液（此图由北京儿童医院病理科提供）

位气体滞留的马赛克征象,多见于下叶。

**5. 治疗** 对症治疗。

**6. 预后** 相对较好。虽病程较长,但患者临床症状逐渐改善,肺功能逐渐恢复。目前还不清楚这个疾病是否与成人特发性弥漫肺神经内分泌细胞增生症有关,以及对成人肺发育和功能的影响,建议对这些患者做特殊追踪观察。

**【病理学特点】**

**1. 镜下观察** HE 染色基本正常或仅少许间质轻度非特异性变化,包括气道平滑肌细胞增生,肺泡巨噬细胞和气道清除细胞的增多。典型病理改变是蛙皮素阳性的肺神经内分泌细胞(pulmonary neuroendocrine cell)增多,主要分布于远端小气道,并可在小叶实质内的肺泡管成簇分布,形成增多和/或增大的神经上皮小体(neuroepithelial bodies)(图 11-2-5-A)。因肺神经内分泌细胞增多亦可见于其他肺神经内分泌细胞增生疾病,如支管肺发育不良、婴儿猝死综合征、肺动脉高压、囊性纤维化等,故病理诊断标准为:①切片中至少 75% 气道可见肺神经内分泌细胞;②在每个气道上肺神经内分泌细胞占上皮细胞比例至少 10%;③可见神经上皮小体增多和/或增大;④排除其他气道及肺间质性疾病。单独①或②标准对于神经内分泌细胞增生症诊断是敏感的,但并不特异性。因神经内分泌细胞在同一个体不同部位及不同个体间存在数量的差异,建议多点取材,并保证足够的标本量。

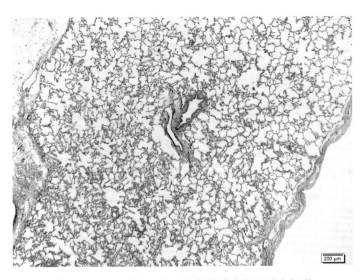

图 11-2-5-A HE×4 示正常小叶肺泡和远端小气道

**2. 免疫组化** 蛙皮素(Bombesin)(图 11-2-5-B)及 5-羟色胺(5-HT)染色显示神经内分泌细胞增生。

**3. 分子遗传学特点** 文献报道与 *TTF1/NKX2* 基因突变有关。

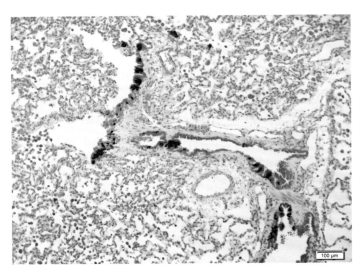

图 11-2-5-B IHC×10 蛙皮素(Bombesin)染色示远端小气道神经内分泌细胞增生

**【鉴别诊断】**

肺表面活性物质异常,支管肺发育不良,婴儿猝死综合征,肺动脉高压和囊性纤维化。影像学表现对于神经内分泌细胞增生症的诊断特异性高,表现为典型的右肺中叶、左肺舌叶及中心部位磨玻璃影及气体滞留的马赛克征。结合肺活检基本可以诊断。

(Larry Liang Wang 胡永斌)

## 六、肺泡毛细血管发育不良

**【定义】**

肺泡毛细血管发育不良(alveolar capillary dysplasia,ACD)是一种罕见的先天性肺血管系统发育异常疾病,由 Janney 等于 1981 年首次描述。表现为生后数小时即出现严重呼吸窘迫、持续性肺动脉高压,短期内加重并死亡,死亡率 100%。

**【临床特点】**

**1. 发病率** 罕见,迄今文献报道仅不足 200 例。ACD 患儿 95% 为足月儿,半数病例生后 4h 内起病,男性患儿稍多,男女比为 3:2。大部分为散发病例,10% 左右为家族性。90% 为尸检确诊,10% 为肺活检发现。

**2. 症状** ACD 患儿典型的临床表现为严重、难逆转的持续性肺动脉高压、呼吸窘迫、紫绀,大部分发生于生后 48h 以内,少数病例可于 2~7 周才发病,起病后迅速发展为呼吸衰竭。约半数以上的 ACD 伴发其他非致死性先天畸形,包括消化道畸形、心血管系统畸形、泌尿生殖系统畸形,伴发率分别为 40%、32%、16%。

**3. 实验室检查** 可见严重的低氧血症、高碳酸血症。

**4. 影像学特点** 胸片无特异性改变,个别病例报道可发生气胸。

**5. 治疗**　对于 ACD 的治疗尚无特效方法,需强力的呼吸支持,如高浓度氧的吸入、一氧化氮吸入、机械通气及体外膜肺治疗,但撤机后均不能存活。

**6. 预后**　死亡率 100%,最长存活时间仅 4 个月。

**【病理学特点】**

**1. 肉眼观察**　尸检大体检查肺叶多无明显异常,偶见肺叶数目异常。

**2. 镜下观察**　镜下肺泡单位数量减少,肺泡间隔增厚,肺泡毛细血管密度低且位置异常,位于肺泡隔中间,与肺泡上皮距离增宽,未与肺泡壁接触,导致肺泡毛细血管化不良。中小肺动脉管壁中层增厚,部分肺静脉位置异常,与肺动脉伴行,而不是位于支气管血管鞘内(图 11-2-6-A、B)。

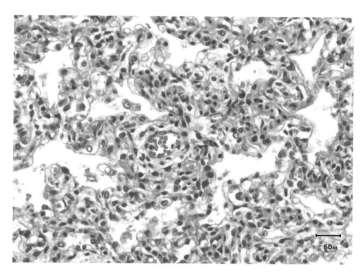

图 11-2-6-A　HE×20 示肺泡间隔明显增宽,毛细血管减少,位于间隔中央居多,与肺泡上皮间距离增宽

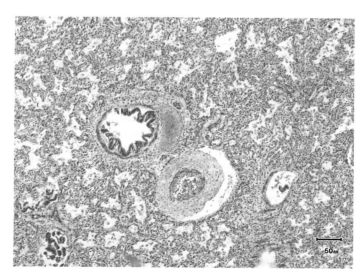

图 11-2-6-B　HE×10 示肺小动脉管壁中层增厚,肺静脉位置异常,与肺动脉伴行

**3. 免疫组化**　免疫组化 SMA 标记可帮助显示肺动脉肌层增厚,CD34 可显示血管的位置及密度。

**4. 分子遗传学特点**　位于 16q24.1 的 *FOXF1* 基因突变可能是致病原因。

**【鉴别诊断】**

**1. 特发性持续性肺高压**　肺小动脉肌性化,表现为呼吸窘迫、青紫,常常伴有心脏畸形、败血症、膈疝、先天性肺炎、羊水吸入等疾病。

**2. 败血症性肺炎**　相应临床表现和症状,实验室检查可发现相应病原微生物。

**3. 肺的其他病变及畸形**　肺发育不全及肺表面活性物质产生异常等。

（王凤华）

## 七、肺透明膜病

**【定义】**

新生儿肺透明膜病（hyaline membrane disease,HMD）,又称新生儿呼吸窘迫综合征,是一种用病理学术语来描述新生儿终末气道出现嗜伊红无定形物质衬覆的疾病。透明膜样物质由坏死碎屑和血浆蛋白样沉积物组成,包括纤维素。

**【临床特点】**

**1. 发病率**　新生儿肺透明膜病是新生儿时期的严重疾病,其发病率与胎龄和出生体重成反比,60%～80%的胎龄小于 28 周及 30%的胎龄为 32～36 周的新生儿,发展为 HMD。

**2. 症状**　新生儿出生后不久即出现进行性呼吸困难、发绀、呼气性呻吟、吸气性三凹征和呼吸衰竭。胎龄越小发病率越高,是造成早产儿早期呼吸困难及死亡的常见原因。

**3. 实验室检查**　由于缺氧导致酸中毒和高碳酸血症出现相应血气异常。由于通气不良,动脉血氧分压（$PaO_2$）低,二氧化碳分压（$PaCO_2$）增高。血液 pH 明显下降,碱剩余减少,碳酸氢根（$HCO_3^-$）减少,血清钠降低,钾早期正常,如持续酸中毒、低血糖、出血等,可使血钾暂时升高,血钙在 72h 后常明显降低。

**4. 影像学特点**　两肺野透明度明显降低,可见均匀细小颗粒的斑点状阴影（肺泡萎陷与不张）和网状阴影（过度充气的细支气管和肺泡管）。晚期由于肺泡内无空气、萎陷的肺泡互相融合形成实变,气管及支气管仍有空气充盈,故可见清晰透明的管状充气征。

充气的气管与支气管伸张至节段及末梢气管,类似秃叶分叉的树枝。

5. **治疗**　除供养及机械通气辅助外,肺表面活性物质替代治疗有助于改善病情。

6. **预后**　病情多数较重,重者多于三天内死亡,死亡率占新生儿死亡率的20%。如能存活三天以上无并发症者可逐渐好转。

【病理学特点】

1. **肉眼观察**　肺透明膜病数小时内死亡患儿的肺萎缩不张,并有不同程度淤血、水肿,呈红色或紫红色,质实如肝。切面可见散在小出血点,挤压见粉红色泡沫,肺组织沉水试验阳性。

2. **镜下观察**　肺不张、部分终末气道扩张,气管、支气管上皮坏死可能早于透明膜形成,它们脱落并阻塞远端气道。嗜酸性透明物质常于生后1h左右出现,见于肺泡管壁及终末细支气管壁上,含有坏死上皮细胞的核碎屑、纤维素和含蛋白的基质。数小时后间质可见到中性粒细胞和巨噬细胞。可见局灶肺出血、肺水肿(图11-2-7-A、B)。

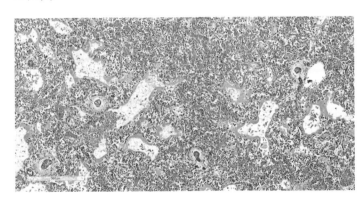

图11-2-7-A　HE×4 肺泡萎陷,粉染透明膜紧贴于肺泡壁、肺泡囊壁或终末细支气管壁

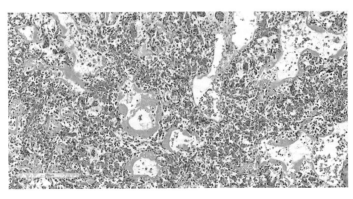

图11-2-7-B　HE×10 A图放大

【鉴别诊断】

1. **湿肺**　一种自限性疾病,由肺内液体积聚引起,表现为生后2~5h出现呼吸急促。多发生于足月儿,可有宫内窘迫或出生窒息史。预后良好,多于1天内恢复呼吸正常。

2. **羊水吸入综合征**　有窒息或胎儿窘迫史。组织学上肺泡腔内往往可见羊水吸入证据,角化物或胎粪。

(王风华)

## 八、非特异性间质性肺炎

【定义】

非特异性间质性肺炎(nonspecific interstitial pneumonia,NSIP)是指预后比普通性间质性肺炎(UIP)好的、特殊类型的、特发性、纤维化、间质性肺炎。

【临床特点】

1. **发病率**　儿童少见,多见于25~60岁,平均50岁,弥漫性双侧病变,绝大多数分布于下叶。

2. **症状**　呼吸困难、咳嗽、发热、杵状指(高达40%)。

3. **实验室检查**　缺氧等改变。

4. **影像学特点**　弥漫性毛玻璃影,尤其是肺下叶(图11-2-8-A~C)。

5. **治疗**　药物,皮质激素治疗,特别是病变早期,进展期或难治性病例,可用免疫抑制剂。

6. **预后**　大于75%的患者病情得到改善或完全康复,有纤维化的患者可进展为普通性间质性肺炎(UIP)。

【病理学特点】

1. **肉眼观察**　小块肺组织,切面可呈实性,部分纤维化。

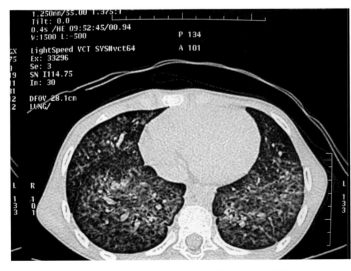

图11-2-8-A　CT示双肺弥漫性毛玻璃样影

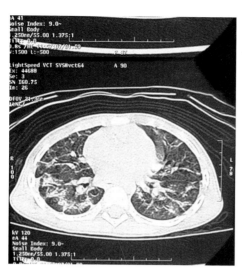

图 11-2-8-B　CT 示双肺弥漫性毛玻璃样影

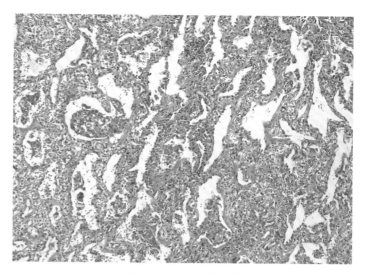

图 11-2-8-D　HE×10 示肺间质增宽、纤维化,少量淋巴细胞浸润

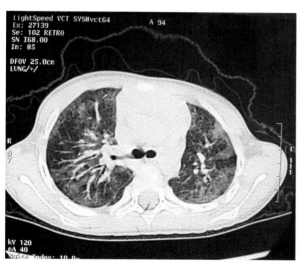

图 11-2-8-C　CT 示双肺弥漫性毛玻璃样影

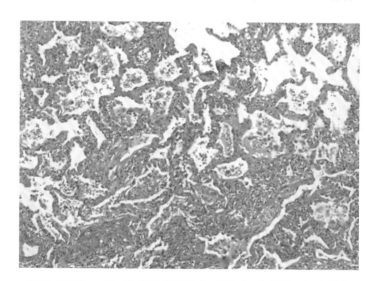

图 11-2-8-E　HE×10 示肺间质增宽、纤维化,少量淋巴细胞浸润

2. 镜下观察　肺间质可见不同程度间质纤维化和炎细胞浸润,病变常处于同一病期,肺结构通常保留,主要有两型,细胞型 NSIP:轻到中度间质慢性炎细胞浸润,炎细胞包括小淋巴细胞和浆细胞,可见淋巴细胞聚集;伴有 NSIP 纤维化型:间质疏松或致密纤维组织增生,纤维组织形态一致、单一,缺乏灶状纤维母细胞,纤维化可呈块状和非连续性,两型可同时存在(图 11-2-8-D、E)。

3. 免疫组化　未见特殊。

4. 超微结构特点　未见特殊改变。

5. 分子遗传学特点　未见特殊遗传性改变。

【鉴别诊断】

1. 普通性间质性肺炎　炎症反应和纤维化病变处于不同的时期,常显示明显的灶状纤维化,实质常显示蜂窝肺。

2. 过敏性肺炎　可见散在、较小、不完整的上皮样肉芽肿,临床有过敏病史,中上肺较下肺病变更严重。

3. 淋巴细胞性间质性肺炎　间质淋巴细胞浸润致密,淋巴细胞浸润累及肺叶间隔、血管周围空腔、胸膜,细胞型主要浸润肺泡间隔,组织结构保留。

(何乐健)

## 九、特发性肺含铁血黄素沉着

【定义】

特发性肺含铁血黄素沉着(idiopathic pulmonary hemosiderosis)是指不明原因的肺内出血,并与其他系统性疾病无关。

【临床特点】

1. 发病率　儿童多见,仅局限于肺部,其他未见系统性病变。

2. 症状　咯血、缺铁性贫血、咳嗽、呼吸困难,急性期可有爆发性咯血伴呼吸衰竭,慢性期可致肺纤维化。

3. **实验室检查** ANCA、ABMA 检测阴性,缺乏免疫复合物沉积,肾功能检测正常。

4. **影像学特点** 双侧肺弥漫性实变。急性期:肺下叶弥漫毛玻璃样浸润;慢性期:主质网状结节样浸润伴纤维化。

5. **治疗** 药物,皮质激素治疗

6. **预后** 患者对激素反应不一,平均存活 3~5 年。

【病理学特点】

1. **肉眼观察** 肺切面显示黑棕色,均质、硬结状。

2. **镜下观察** 弥漫性出血累及肺泡,支气管腔内大量吞噬含铁血黄素的巨噬细胞,进展期肺间质增厚,2 型上皮细胞增生、间质纤维化(图 11-2-9-A ~ F)。

3. **免疫组化** 铁染色肺泡巨噬细胞强阳性(图 11-2-9-G)。

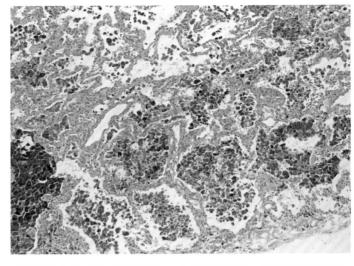

图 11-2-9-C HE×20 示肺泡内大量吞噬含铁血黄素的巨噬细胞

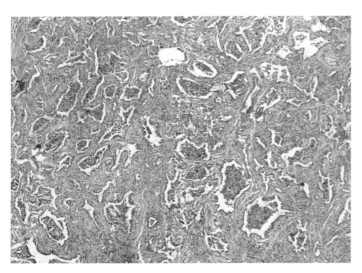

图 11-2-9-A HE×10 示肺泡间质增宽,纤维组织增生,肺泡腔内见大量红细胞、巨噬细胞

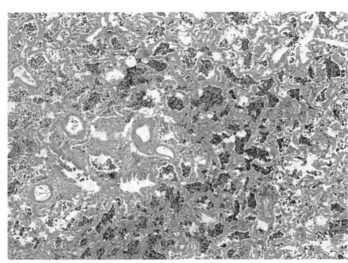

图 11-2-9-D HE×20 示肺泡内大量吞噬含铁血黄素的巨噬细胞

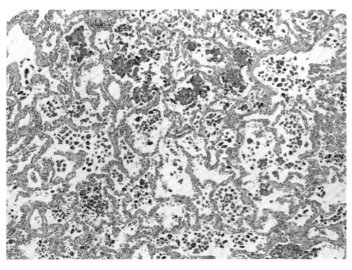

图 11-2-9-B HE×10 示肺泡腔内大量红细胞、巨噬细胞

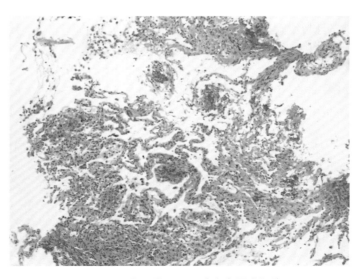

图 11-2-9-E HE×10 示肺泡内巨噬细胞

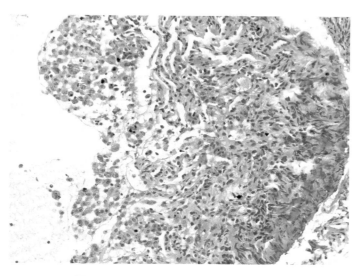

图 11-2-9-F HE×20 示肺泡内巨噬细胞

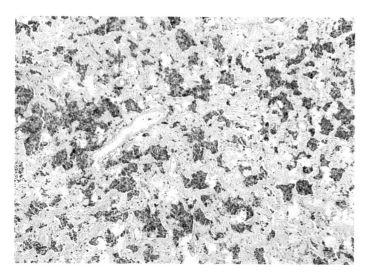

图 11-2-9-G 铁染色示肺泡内大量蓝染的含铁血黄素细胞

**4. 超微结构特点** 未见免疫球蛋白结构。

**5. 分子遗传学特点** 未见特殊遗传学改变。

【鉴别诊断】

Goodpasture 综合征的肺肾均受累,抗基底膜抗体(ABMA)阳性,血清学检查抗基底膜抗体阳性,免疫荧光检查肺泡基底膜可见线状 IgG 和补体沉着。

(何乐健)

## 十、肺泡微石症

### 【定义】

肺泡微石症(pulmonary alveolar microlithiasis,PAM)是一种极少见的与代谢有关的慢性肺疾病,以双肺肺泡腔内广泛分布微小结石为特征。

### 【临床特点】

**1. 发病率** 罕见。

**2. 症状** 最初出现的临床症状主要为反复发作的轻微干咳,伴或不伴发热,抗感染治疗暂时有效,但随后反复出现上呼吸道感染和逐渐加重的劳力性呼吸困难,可持续数十年;但大部分患者临床症状出现较晚,不易早期发现,因此儿童期确诊很少,多于体检时拍片偶然发现。PAM 另一重要特点就是出现临床症状与肺部 X 光片特征不相符的现象,即肺部影像学表现重而临床表现轻。由于病程进展缓慢,早期肺功能检查和血常规均正常;晚期由于肺间质纤维组织增生、炎细胞浸润并发肺气肿、肺心病,可出现肺限制性通气功能障碍,多数患者最后死于呼吸循环衰竭。

**3. 实验室检查** 无特殊。

**4. 影像学特点** X 线片显示双肺纹理粗、透光度减低呈网格样异常阴影,通常被描述为"暴风沙样",多集中在双肺下野的 2/3。CT 显示双肺透光度低,双肺弥漫分布沙砾状或粟粒样小结节影,大小较均匀,以双肺中、下肺野为多,小结节聚集形成"毛玻璃样"区域,在肺泡间隔、支气管血管束和胸膜下亦见小结节(图 11-2-10-A)。高分辨率 CT 能显示肺泡内、肺泡间隔和胸膜下直径小于 1mm 的病灶,而且能准确估计病变的损害范围、分布和数量。

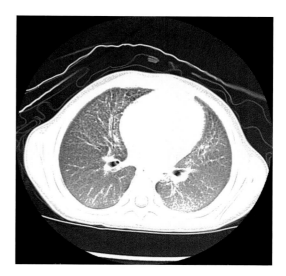

图 11-2-10-A CT 检查示双肺弥漫分布沙砾状或粟粒样小结节影

**5. 治疗** 目前除对症治疗外尚无有效的治疗,常采用祛痰、止咳、消炎等对症和支持疗法,还可用支气管肺泡灌洗术,改善患者的症状,但无法使患者康复。肺移植被认为是一种有效的治疗方法,但存在不少问题,预后较差。

**6. 预后** 由于该病多数患者早期无明显症状或仅有轻微反复发作的呼吸道症状,临床常难以早期发现,晚期出现呼吸困难,多死于呼吸循环衰竭。

**【病理学特点】**

1. **肉眼观察** 肉眼观察肺组织切面有沙砾感,质地稍硬。

2. **镜下观察** 肺泡腔内可见同心层状钙化小体,最初直径 0.25～0.75mm,后期可达 0.01～3mm。早期肺泡腔内见少许吞噬细胞,肺泡间隔及间质未见明显增生,有灶状淋巴细胞浸润,肺泡壁相对正常,早期肺功能正常;晚期肺泡间隔增宽,纤维组织增生,较多炎细胞浸润,肺泡壁毛细血管床显著减少,肺功能不全并发肺动脉硬化、肺动脉高压和肺心病(图 11-2-10-B～D)。

3. **免疫组化** 免疫组化及特染肺泡腔内 CD68 灶状阳性;淋巴细胞 CD3 灶状阳性,CD20 和 CDla 阴性,肺泡上皮细胞 CK 阳性;网织染色钙化小体呈金黄色同心层状结构;PAS 染色钙化小体呈紫红色同心层状结构;六铵银染色、弹力染色和 Masson 染色均阴性。

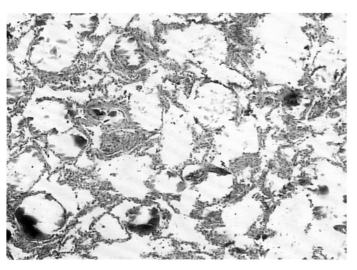

图 11-2-10-B HE×4 示肺泡腔内钙化影

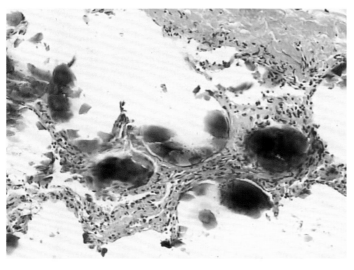

图 11-2-10-C HE×10 示肺泡腔内圆形钙化影

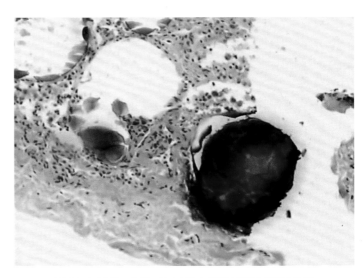

图 11-2-10-D HE×40 示同心圆排列的圆形钙化影

4. **超微结构特点** 胞质中有细胞器肿胀,Ⅱ型肺泡细胞中可见少量板层小体,未见其他结构。

5. **分子遗传学特点** 该病为常染色体隐性遗传性疾病,突变基因 SLC34A2 定位于 4p15。

**【鉴别诊断】**

1. **转移性钙化或钙盐沉着** 常有系统性疾病(如甲状旁腺功能亢进、副肿瘤综合征、慢性肾功能不全、结节病、全身性硬皮病、维生素 D 过多症、伴广泛骨转移或病变的癌症等),血钙增高,病变常为双侧、弥漫性,也可是局灶性,钙盐沉积在肺泡壁、小气道、血管壁等部位。

2. **粟粒性肺结核** 本病毒血症症状(如高热和消瘦)较明显,急性粟粒性肺结核表现为"三均匀征",呈现出大小、密度一致并广泛均匀的弥散于两肺野。亚急性粟粒性肺结核表现为"三不均匀征",以中上肺野分布为主。单个结节边缘模糊,抗结核治疗有效,病灶常有吸收。

3. **支气管肺炎** 鼻塞、流涕、咳嗽、咽部不适和咽痛、发热等,消炎治疗有效。感染或损伤后组织坏死引起的钙盐沉着。

4. **矽肺** 患者有硅尘接触史;肺部 X 线片结节大小不等,夹杂纤维网状结构,病变分布与支气管走行一致,中晚期矽肺两肺上部常出现融合性矽结节。

5. **特发性肺含铁血黄素沉着症** 多见于儿童。本病特征为肺毛细血管反复出血,含铁血黄素沉着于肺组织引起的反应。早期肺出血表现为两肺广泛分布的斑点状阴影,以肺门及中下肺野较多,但无胸膜下聚集现象,阴影可吸收。

(何乐健)

## 十一、外源性过敏性肺泡炎

【定义】

外源性过敏性肺泡炎(extrinsic allergic alveolitis)是指针对吸入的各种抗原,机体免疫介导的、弥漫性炎症性间质性肺疾病。又称过敏性肺炎,鸽子肺等。

【临床特点】

1. **发病率** 有报道为 1/100 000,养鸟人群高发。

2. **症状** 咳嗽、呼吸困难、发热、寒战、喘息、不适。

3. **实验室检查** 肺功能可异常,ESR 升高,C 反应蛋白增高。

4. **影像学特点** 弥漫性毛玻璃影,尤其是肺下叶(图 11-2-11-A)。

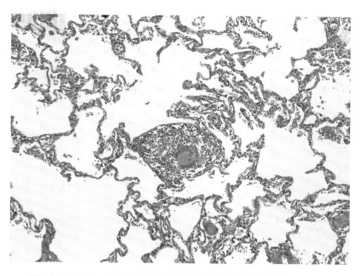

图 11-2-11-B HE×4 示肺泡间隔多核巨细胞结节,间质轻度慢性炎症

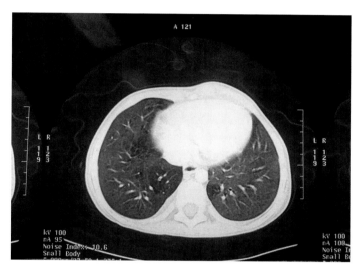

图 11-2-11-A CT 示双肺毛玻璃样影

5. **治疗** 药物,皮质激素治疗,停止接触过敏原。

6. **预后** 纤维化期 15 年存活率 25%,非纤维化期为 85%。

【病理学特点】

1. **肉眼观察** 晚期患者可见纤维化、蜂窝肺改变。

2. **镜下观察** 以细支气管为中心的细胞性慢性间质性炎,慢性细支气管炎机化性肺炎,界限不清的非干酪性肉芽肿,纤维胶原性组织呈出芽状凸向支气管内,非干酪性肉芽肿形成,支气管周围和间质轻度慢性炎症细胞浸润,纤维化期像 UIP 改变(图 11-2-11-B~E)。

3. **免疫组化** CD1a 阴性,CD30、ALK 阴性。

4. **超微结构特点** 无特殊。

5. **分子遗传学特点** 未见特异改变。

【鉴别诊断】

1. **结节病** 过敏性肺炎肉芽肿界限不清,如有动物接触史多不像伴有结节病。

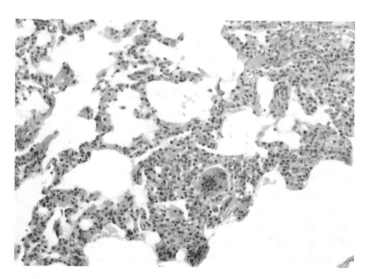

图 11-2-11-C HE×10 示肺泡间隔多核巨细胞结节,中心未见坏死,间质轻度慢性炎症

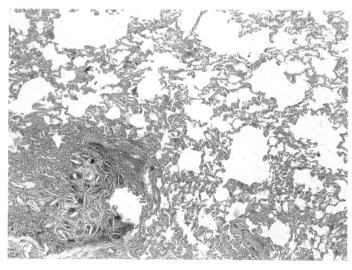

图 11-2-11-D HE×20 示肺间质多核巨细胞结节

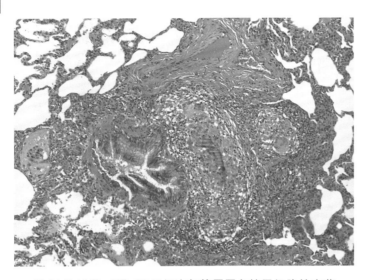

图 11-2-11-E　HE×20 示细支气管周围多核巨细胞性肉芽肿病变,未见干酪性坏死

**2. 闭塞性细支气管炎和机化性肺炎(BOOP)**　过敏性肺泡炎可有局灶性 BOOP 改变区,BOOP 未见肉芽肿性病变。

(何乐健)

## 参 考 文 献

1. Kramer SS, Wehunt WD, Stocker JT, et al. Pulmonary manifestations of juvenile laryngotracheal papillomatosis. Am J Roentgenol, 1985, 144(4):687-694.

2. Gelinas JF, Manoukian J, Cote A. Lung involvement in juvenile onset recurrent respiratory papillomatosis: a systematic review of the literature. Int J Pediatr Otorhinolaryngol, 2008, 72(4):433-452.

3. 张楠,伏利兵,周春菊,等. 儿童胸膜肺母细胞瘤临床病理学观察. 中华病理学杂志, 2014, 43(11):747-752.

4. Manivel JC, Priest JR, Watterson J, et al. Pleuropulmonary Blastoma. The So-Called Pulmonary Blastoma of Childhood. Cancer, 1988, 62:1516-1526.

5. Dehner LP, Watterson J, Priest JR, et al. Pleuropulmonary Blastoma. A unique intrathoracic pulmonary neoplasm of childhood. Perspect Pediatr Pathol, 1995, 18:214-226.

6. Priest JR, McDermott MB, Bhatia S, et al. Pleuropulmonary blastoma A clinicopathologic study of 50 cases. Cancer, 1997, 80(1):147-161.

7. Priest JR, Watterson J, Strong L, et al. Pleuropulmonaryblastoma: a marker for familial disease. J Pediatr, 1996, 128:220-224.

8. Wang LT, Wilkins EW Jr, Bode HH. Bronchial carcinoid tumors in pediatric patients. Chest, 1993, 103(5):1426-1428.

9. Fauroux B, Aynie V, Larroquet M, et al. Carcinoid and mucoepidermoid bronchial tumours in children. Eur J Pediatr, 2005, 164(12):748-752.

10. omez-Roman JJ, Sanchez-Velasco P, Ocejo-Vinyals G, et al. Human herpesvirus-8 genes are expressed in pulmonary inflammatory myofibroblastic tumor (inflammatory pseudotumor). Am J Surg Pathol, 2001, 25(5):624-629.

11. Tavora F, Shilo K, Ozbudak IH, et al. Absence of human herpesvirus-8 in pulmonary inflammatory myofibroblastic tumor: immunohistochemical and molecular analysis of 20 cases. Mod Pathol, 2007, 20(9):995-999.

12. Von Ahsen I, Rogalla P, Bullerdiek J. Expression patterns of the LPP-HMGA2 fusion transcript in pulmonary chondroid hamartomas with t(3, 12)(q27 approximately 28; q14 approximately 15). Cancer Genet Cytogenet, 2005, 163:68-70.

13. Carney JA, Sheps SG, Go VL, et al. The triad of gastric leiomyosarcoma, functioning extra-adre-nal paraganglioma and pulmonary chondroma.. N Engl J Med, 1977, 296:1517-1518.

14. Dishop MK, McKay EM, Kreiger PA, et al. Fetal lung interstitial tumor (FLIT): A proposed newly recognized lung tumor of infancy to be differentiated from cystic pleuropulmonary blastoma and other developmental pulmonary lesions. Am J Surg Pathol, 2010, 34(12):1762-1772.

15. Lazar DA, Cass DL, Dishop MK, et al. Fetal lung interstitial tumor: a cause of late gestation fetal hydrops. J Pediatr Surg, 2011, 46(6):1263-1266.

16. Yoshida M, Tanaka M, Gomi K, et al. Fetal lung interstitial tumor: the first Japanese case report and a comparison with fetal lung tissue and congenital cystic adenomatoid malformation/congenital pulmonary airway malformation type 3. Pathol Int, 2013, 63(10):506-509.

17. Onoda T, Kanno M, Sato H, et al. Identification of novel ALK rearrangement A2M-ALK in a neonate with fetal lung interstitial tumor. Genes Chromosomes Cancer, 2014, 53(10):865-874.

18. Deutsch GH, Young LR. Histologic resolution of pulmonary interstitial glycogenosis. Pediatric and developmental pathology: the official journal of the Society for Pediatric Pathology and the Paediatric Pathology Society, 2009, 12(6):475-480.

19. Canakis AM, Cutz E, Manson D, O'Brodovich H. Pulmonary interstitial glycogenosis: a new variant of neonatal interstitial lung disease. Am J Respir Crit Care Med, 2002, 165(11):1557-1565.

20. Yousem SA, Colby TV, Chen YY, et al. Pulmonary Langerhans' cell histiocytosis: molecular analysis of clonality. The American Journal of Surgical Pathology, 2001, 25:630-636.

21. Jaffe R. The diagnostic histopathology of Langerhans' cell histiocytosis. In Weitzman S, Egeler RM, eds. Histiocytic Disorders of Children and Adults. Basic Science, Clinical Features and Therapy. Cambridge: Cambridge University Press, 2005.

22. 伏利兵,何乐健. 郎格罕细胞组织细胞增生症. 中华病理学杂志, 2005, 34(11):752-753.

23. Shilo K, Foss RD, Franks TJ, et al. Pulmonary mucoepidermoid carcinoma with prominent tumor associated lymphoid proliferation. Am J Surg Pathol, 2005, 29(3):407-411.

24. Serra A, Schackert HK, Mohr B, et al. t(11;19)(q21;p12 p13.11) and MECT1-MAML2 fusion transcript expression as a prognostic marker in infantile lung mucoepidermoid carcinoma. J Pediatr Surg, 2007, 42(7):E23-E29.

25. Chin CH, Huang CC, Lin MC, et al. Prognostic factors of tracheo-

bronchial mucoepidermoid carcinoma-15 years experience. Respirology,2008,13(2):275-280.

26. Sauvat F,Fusaro F,Jaubert F,et al. Paraesophageal bronchogenic cyst:first case reports in pediatric. Pediatr Surg Int,2006,22(10): 849-851.

27. Tireli GA,Ozbey H,Temiz A,et al. Bronchogenic cysts:a rare congenital cystic malformation of the lung. Surg Today,2004,34(7): 573-576.

28. Langston C,Dishop MK. Diffuse Lung Disease In infancy:A proposed Classification Applied To 259 Diagnostic biopsies. Pedi Atr Dev Pathol,2009,12(6):421-437.

29. Rice A,Tran-Dang M,Bush A,et al. Diffuse Lung Disease in Infancy and childhood:Expanding the child classification. Histopathology,2013,63(6):743-755.

30. Ehsan Z,Montgomery GS,Tiller C,et al. An Infant with pulmonary Interstitial glycogenesis:Clinical Improvement is associated with Improvement in The Pulmonary Diffusion capacity. Pediatr Pulmonol, 2014,49(3):17-20.

31. Conran RM,Stocker JT. Extralobar sequestration with frequently associated congenital cystic adenomatoid malformation,type 2:report of 50 cases. Pediatr Dev Pathol,1999,2(5):454-463.

32. Walford N,Htun K,Chen J,et al. Intralobar sequestration of the lung is a congenital anomaly:anatomopathological analysis of four cases diagnosed in fetal life. Pediatr Dev Pathol,2003,6(4):314-321.

33. Stocker JT. Congenital pulmonary airway malformation—a new name for and an expanded classification of congenital cystic adenomatoid malformation of the lung. Histopathology,2002,41(suppl. 2):424-430.

34. Abecasis F,Gomes Ferreira M,Oliveira A,et al. Bronchioloalveolar carcinoma associated with congenital pulmonary airway malformation in an asymptomatic adolescent. Rev Port Pneumol,2008,14 (2):285-290.

35. Mani H,Shilo K,Galvin JR,et al. Spectrum of precursor and invasive neoplastic lesions in type 1 congenital pulmonary airway malformation:case report and review of the literature. Histopathology, 2007,51(4):561-565.

36. Aslan AT,Yalcin E,Ozcelik U,et al. Foreign-body aspiration mimicking congenital lobar emphysema in a forty-eight-day-old girl. Pediatr Pulmonol,2005,39(2):189-191.

37. Seo T,Ando H,Kaneko K,et al. Two cases of prenatally diagnosed congenital lobar emphysema caused by lobar bronchial atresia. J Pediatr Surg,2006,41(11):e17-e20.

38. Dinwiddie R. Pathogenesis of lung disease in cystic fibrosis. Respiration,2000,67(1):3-8.

39. Aurora P,Whitehead B,Wade A,et al. Lung transplantation and life extension in children with cystic fibrosis. Lancet,1999,354 (9190):1591-1593.

40. Deterding RR,Pye C,Fan LL,et al. Persistent Tachypnea Of infancy Is Associated With Neuroendocrine Cell hyperplasia. Pediatr Pulmonol,2005,40(2):157-165.

41. Gomes VC,Silva MC,Maia FJH,Et Al. Diagnostic criteria And follow-up In Neuroendocrine Cell Hyperplasia Of infancy:a 896 Case Series. J Bras Pneumol,2013,39(5):569-578.

42. Yancheva SG,et al. Bombesin staining in neuroendocrine cell hyperplasia of infancy(NEHI)and other childhood interstitial lung diseases(chILD). Histopathology,2015,67,501-508.

43. Hung SP,Huang SH,Wu CH,et al. Misalignment of lung vessels and alveolar capillary dyspalsia:a case report with autopsy. Pediatrics and Neonatolgy,2011,52(4):232-236.

44. Antao B,Samuel M,Kiely E,et al. Congenital alveolar capillary dysplasia and associated gastrointestinal anomalies. Fetal and Pediatric pathology,2006,25(3):137-145.

45. Razak A,Mohanty PK,Nagesh NK. Alveolar capillar dysplasia as a cause of persistent pulmonary hypertension. Indian pediatrics, 2015,52(11):984-986.

46. 李宁,周新华,陈红武,等. 肺泡毛细血管发育不良一例报告并文献复习. 中华儿科杂志,2010,48(9):674-679.

47. Szafranski P,Gambin T,Dharmadhikari AV,et al. Pathogenetics of alveolar capillary dysplasia with misalignment of pulmonary veins. Hum Genet,2016,135(5):569-586.

48. 杨晓荣,郑洪,谭娜. 新生儿肺透明膜病12例尸检病理分析. 临床与病理杂志,2016,36(4):423-426.

49. Stevens PA,Pettenazzo A,Brasch F,et al. Nonspecific interstitial pneumonia,alveolar proteinosis,and abnormal proprotein trafficking resulting from a spontaneous mutation in the surfactant protein C gene. Pediatr Res,2005,57:89-98.

50. Veeraraghavan S,Latsi PI,Wells AU,et al. BAL findings in idiopathic nonspecific interstitial pneumonia and usual interstitial pneumonia. Eur Respir J,2003,22:239-244.

51. Daniil ZD,Gilchrist FC,Nicholson AG,et al. A histologic pattern of nonspecific interstitial pneumonia is associated with a better prognosis than usual interstitial pneumonia in patients with cryptogenic fibrosing alveolitis. Am J Respir Crit Care Med,1999,160:899-905.

52. Katzenstein AL,Fiorelli RF. Nonspecific interstitial pneumonia/fibrosis. Histologic features and clinical significance. Am J Surg Pathol,1994,18:136-147.

53. Kiper N,Gocmen A,Ozcelik U,et al. Long-term clinical course of patients with idiopathic pulmonary hemosiderosis(1979-1994): prolonged survival with low-dose corticosteroid therapy. Pediatr Pulmonol,1999,27(3):180-184.

54. Cutz E. Idiopathic pulmonary hemosiderosis and related disorders in infancy and childhood. Perspect Pediatr Pathol,1987,11:47-81.

55. 刘秀美,何乐健. 肺泡微石症临床病理观察. 诊断病理学杂志, 2010,17(5):332-335.

56. 王京玉,易祥华,张韵. 肺泡微石症5例临床和病理分析. 中华结核和呼吸杂志,2007,30(1):52-53.

57. Dahabreh M,Najada A. Pulmonary alveolar mierolithiasis in all 8-month—old infant. Ann Trop Paediatr,2009,29(1):55-59.

58. Ismail T,McSharry C,Boyd G. Extrinsic allergic alveolitis. Respirology 2006,11:262-268.

## 第十二章

# 肾上腺、甲状腺、甲状旁腺

## 第一节　肿瘤性疾病

### 一、肾上腺皮质腺瘤

【定义】

肾上腺皮质腺瘤(adrenal cortical adenoma)是指肾上腺皮质细胞起源的良性上皮性肿瘤。

【临床特点】

1. **发病率**　罕见,儿童腺瘤最常见是伴男性化,其次为 Cushing's 病,儿童可分功能性和非功能性肿瘤,功能性肿瘤伴皮质萎缩,而非功能性肿瘤皮质正常,伴醛固酮增多的肿瘤例外。

2. **症状**　向心性肥胖、多毛、高血压、骨质疏松症等 Cushing's 病症状,非功能性未见明显临床症状。

3. **实验室检查**　功能性的肿瘤检测饥饿时,血糖、血钾、氢化可的松、ACTH、肾上腺雄激素等检查异常。

4. **影像学特点**　肾上腺边界清楚的肿物(图 12-1-1-A)。

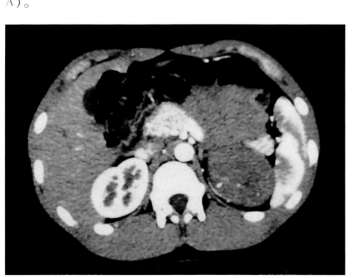

图 12-1-1-A　CT 示左肾上腺区类圆形实性肿物,与周围脏器界限清楚

5. **治疗**　手术切除肿瘤。

6. **预后**　良好。

【病理学特点】

1. **肉眼观察**　肿瘤直径常小于6cm,重量小于200g,切面黄色或黄棕色;出血、坏死少见(图 12-1-1-B、C)。

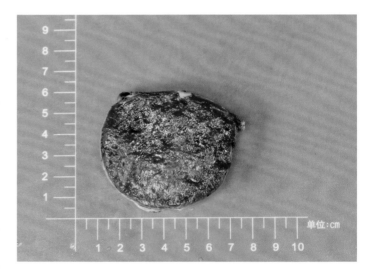

图 12-1-1-B　大体照片示切面显示黄棕色肿物

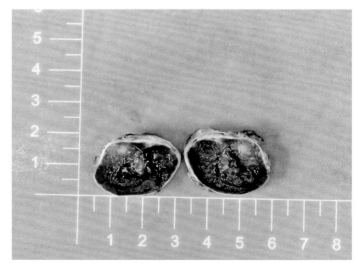

图 12-1-1-C　大体照片示切面显示黄棕色肿物

**2. 镜下观察**　细胞致密,和透明细胞混合,排列呈索状或梁状,核分裂少见,可见核深染和多形性(图 12-1-1-D~L)。

儿童肾上腺皮质肿瘤提示恶性的指标:肿瘤重量大于 400g、肿瘤浸润肿物软组织或邻近器官、肿瘤大于10.5cm、肿瘤坏死、被膜浸润、非典型核分裂、肿瘤侵及腔静脉、核分裂大于 15/20HPF。

**3. 免疫组化**　Inhibin、Melan-A、SYN 阳性(图 12-1-1-M~O),CgA 阴性。

**4. 超微结构特点**　细胞质内丰富脂滴、滑面内质网、线粒体。

**5. 分子遗传学特点**　未见特殊。

【鉴别诊断】

**1. 嗜铬细胞瘤**　Inhibin 阴性,CgA 阳性。

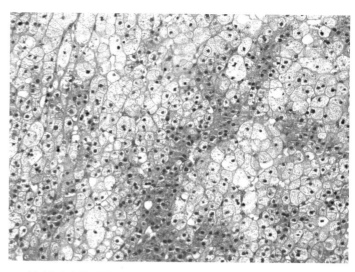

图 12-1-1-F　HE×10 示大量透明细胞,少数胞质丰富嗜酸细胞

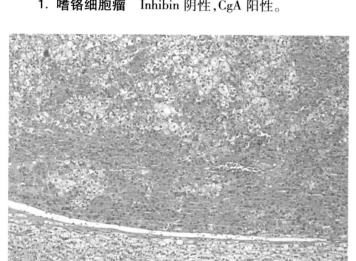

图 12-1-1-D　HE×10 示肿物边缘见残留正常肾上腺组织,中心可见透明细胞和胞质丰富的瘤细胞

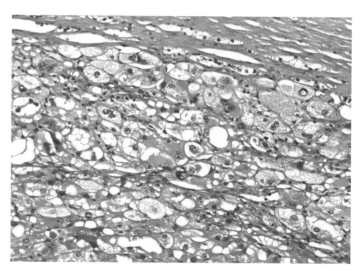

图 12-1-1-G　HE×10 示少数胞质丰富、核较大的瘤细胞

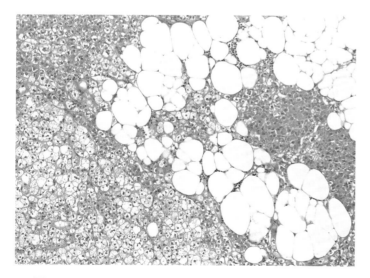

图 12-1-1-E　HE×10 示透明细胞、嗜酸细胞和脂肪细胞

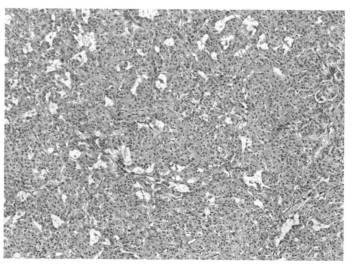

图 12-1-1-H　HE×10 示胞质丰富的嗜酸细胞排列呈片状

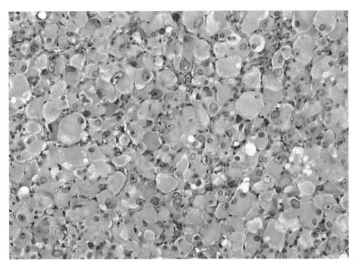

图 12-1-1-I　HE×20 示瘤细胞核大小不一

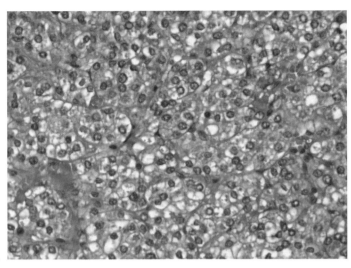

图 12-1-1-L　HE×10 示致密瘤细胞、灶状出血、丰富血管

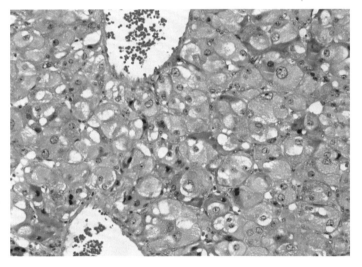

图 12-1-1-J　HE×20 示细胞核大小不一，胞质丰富，嗜酸及扩张的血管

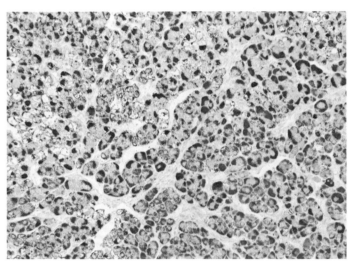

图 12-1-1-M　IHC×10 示 Melan-A 染色，瘤细胞阳性

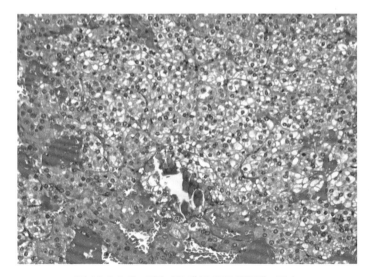

图 12-1-1-K　HE×10 显示瘤组织钙化、出血

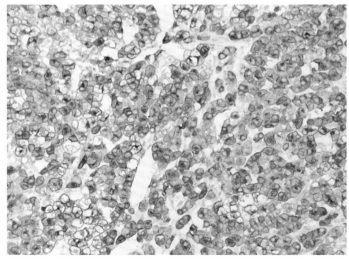

图 12-1-1-N　IHC×10 示 SYN 染色，瘤细胞阳性

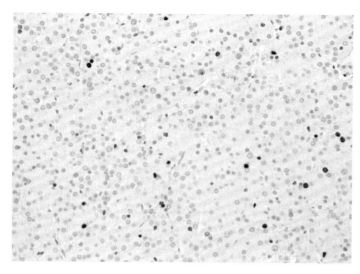

图 12-1-1-O　IHC×10 示 Ki-67 染色,极少数瘤细胞核阳性

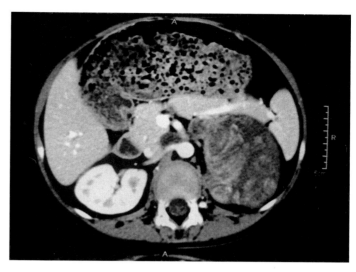

图 12-1-2-A　CT 示左肾上腺实性肿物

**2. 肾上腺皮质癌**　肿瘤常大于 400g,见坏死、出血,瘤细胞见异形,核分裂易见,可见瘤巨细胞等。

（何乐健）

## 二、肾上腺皮质癌

### 【定义】

肾上腺皮质癌（adrenal cortical carcinoma,ACC）是指肾上腺皮质细胞起源的恶性上皮性肿瘤。

### 【临床特点】

1. **发病率**　罕见,占儿童恶性肿瘤的 0.5%,儿童发病第三位的癌;有两个发病高峰,一个是 1 岁内的婴儿,另一个是 9~16 岁儿童及青少年,男女比例为 1:1.6。

2. **症状**　50%~70% 儿童肾上腺癌有 Cushing 综合征,女性男性化,半数患儿有高血压。

3. **实验室检查**　血清或尿激素检测包括皮质醇、ACTH、17-羟孕酮、睾酮、雌二醇等。

4. **影像学特点**　非均质性包块,边界不规则,有坏死,30% 可见钙化,侵犯邻近组织器官,血管受累（图 12-1-2-A、B）。

5. **治疗**　手术切除肿瘤,化疗和放疗。

6. **预后**　5 年、10 年存活率分别为 63.9%、59.0%。

### 【病理学特点】

1. **肉眼观察**　肿瘤平均重量 500~1 200g,平均直径 12~16cm;肿瘤质软,被膜不明显,切面呈结节状,可见出血、坏死、囊性变（图 12-1-2-C~G）。

2. **镜下观察**　主要考虑:肿瘤生长类型/结构、血管密度、肿瘤浸润、退行性变、细胞结构和核分裂等 6 个参数（图 12-1-2-H~R）。

生长类型/结构:弥漫、小梁和腺泡状。

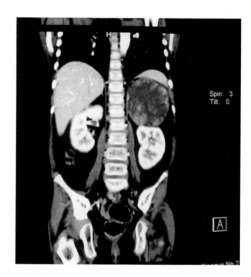

图 12-1-2-B　CT 示左肾上腺实性肿物

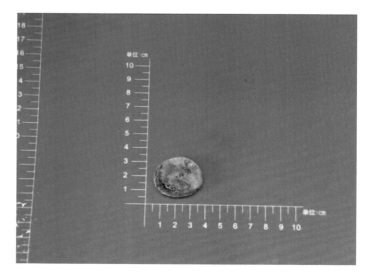

图 12-1-2-C　大体照片,圆形,灰黄色肾上腺肿物,质均,重 12g

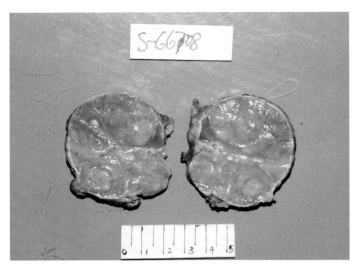

图 12-1-2-D 大体照片,灰黄,圆形,肾上腺肿物,重 42g

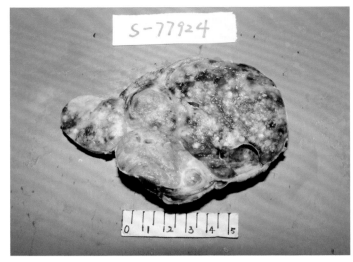

图 12-1-2-G 大体照片,肾上腺肿物,哑铃形,切面灰红、灰黄、鱼肉状,囊性变,灶状坏死,重 235g

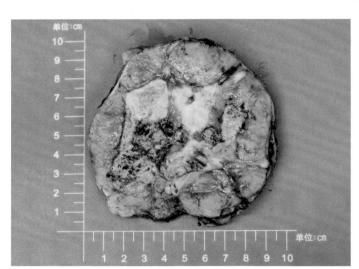

图 12-1-2-E 大体照片,肾上腺肿物,圆形,灰黄,有灶状坏死,重 312g

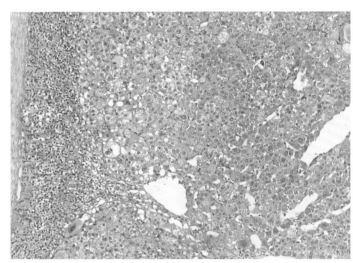

图 12-1-2-H HE×4 示肾上腺组织、血管、瘤巨细胞及实性片状肿瘤细胞

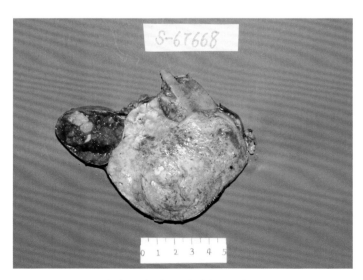

图 12-1-2-F 大体照片,肾上腺肿物,哑铃形,切面灰红、灰黄,鱼肉状,重 168g

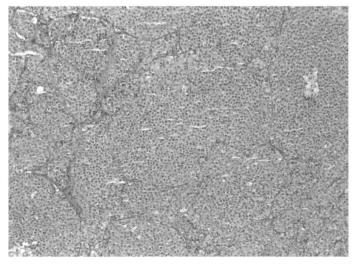

图 12-1-2-I HE×10 示实性片状瘤细胞,大小一致,胞质丰富,嗜酸,血管丰富

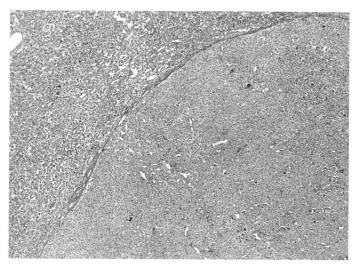

图 12-1-2-J　HE×10 示纤维分割形成两个瘤结节

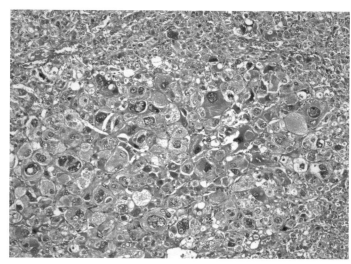

图 12-1-2-M　HE×20 示瘤巨细胞、核内包涵体

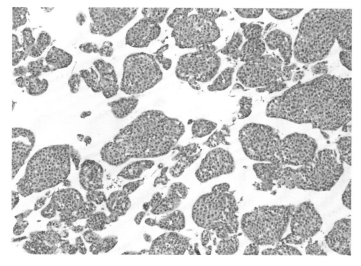

图 12-1-2-K　HE×10 示巢状排列的瘤细胞

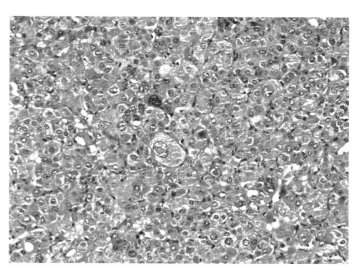

图 12-1-2-N　HE×20 示瘤巨细胞及核内包涵体

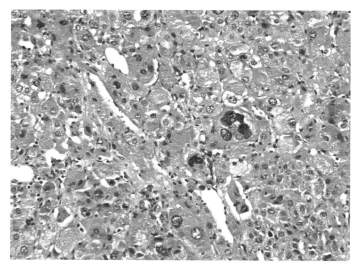

图 12-1-2-L　HE×20 示瘤巨细胞

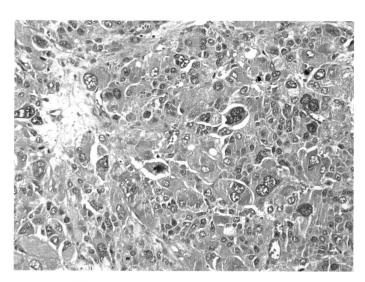

图 12-1-2-O　HE×10 示核分裂及瘤巨细胞

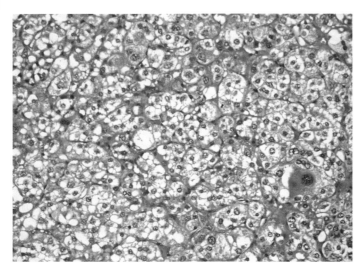

图 12-1-2-P　HE×10 胞质透明的瘤细胞

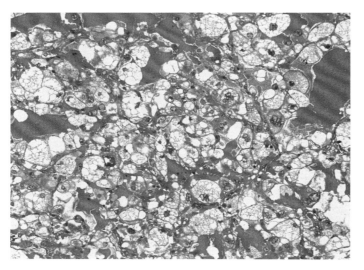

图 12-1-2-Q　HE×20 胞质透明的瘤细胞

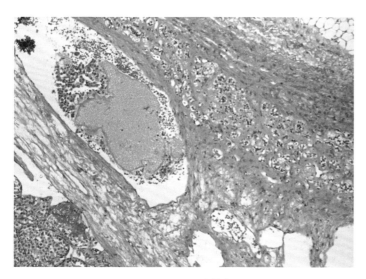

图 12-1-2-R　HE×10 脉管内见瘤细胞

血管密度：血窦样结构，内覆薄的内皮细胞，没有明显肌纤维，小或中等大小毛细血管，静脉分布于肿瘤边缘或邻近组织。

肿瘤浸润：被膜、邻近组织，退行性变，出血、坏死、细胞结构。嗜酸性或透明细胞。

核异形：核多形性、双核或多核巨细胞、核仁大且不规则，核内假包涵体。核分裂：异型或病理性核分裂。

腺瘤和癌的鉴别标准有 9 条：核结构、核分裂数、异型核分裂、透明细胞比例少于 26%、瘤细胞呈弥漫分布、肿瘤内窦状结构受累、肿瘤浸润静脉、肿瘤浸润被膜、肿瘤有坏死，有其中三条及以上，或肿瘤有转移病除外肾上腺髓质肿瘤，就符合皮质癌诊断标准。肿瘤一般大于 100g，直径大于 5cm、Ki-67 大于 3%。

儿童肾上腺皮质癌 ACC 的恶性指标：肿瘤侵及肾上腺周围软组织或邻近器官、侵及下腔静脉、静脉受侵、被膜受累、肿瘤重于 400g、直径大于 10.5cm、坏死、核分裂大于 15/50HPF、有异形核分裂；儿童 ACC 的诊断中，肿瘤的重量多数>300g，瘤组织透明细胞稀少、病理性核分裂、静脉和被膜的浸润是重要的指标。

Ki-67 阳性率>10% 对儿童 ACC 的诊断有辅助作用。

成人 ACC 诊断标准（weiss 评分标准）：①核分级Ⅲ或Ⅳ级；②核分裂大于 5/50HPF；③病理性核分裂；④构成肿瘤的透明细胞小于 25%；⑤呈弥漫性生长；⑥融合性坏死；⑦侵犯静脉结构；⑧侵犯窦状隙结构；⑨侵犯被膜；⑩肿瘤重量大于 100g。

**3. 免疫组化**

Inhibin、Calretinin、Melan-A、SYN、CK/6 阳性（图 12-1-2-S~Ⅴ），CgA 阴性。

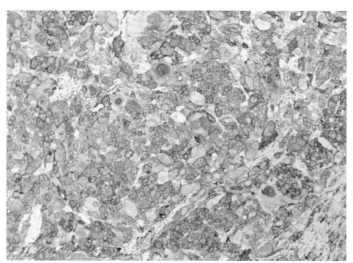

图 12-1-2-S　IHC×10 示 SYN 染色，瘤细胞阳性

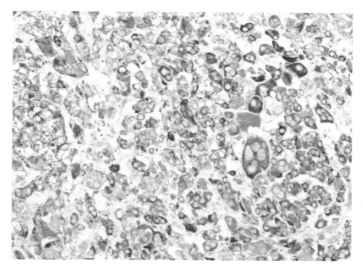

图 12-1-2-T　IHC×10 示 Melan-A 染色,瘤细胞阳性

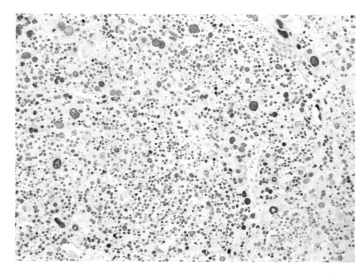

图 12-1-2-U　IHC×10 示 p53 染色,瘤细胞阳性

图 12-1-2-V　IHC×10 示 Ki-67 染色,半数瘤细胞核染色阳性

**4. 超微结构特点**　瘤细胞显示丰富的粗面和滑面内质网,大量线粒体、胞质内脂滴等特点(图 12-1-2-W)。

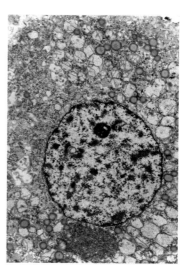

图 12-1-2-W　电镜检查示胞质中可见管泡状或管板状线粒体,丰富的滑面内质网,部分胞质中可见中等密度的类脂滴

**5. 分子遗传学特点**　IGF2 过表达,*TP53* 或 *RB* 突变;可伴 Li-Fraumeni 综合征、Beckwith-Wiedemann 综合征。

【鉴别诊断】

**1. 肾上腺皮质腺瘤**　有无远处转移是鉴别肾上腺皮质癌和腺瘤最可靠的依据,肿瘤较小,核分裂罕见,未见坏死、肿瘤浸润等特点。

**2. 嗜铬细胞瘤**　瘤细胞巢状和器官样分布,免疫组化 SYN、CgA、CD56 阳性,支持细胞 S-100 阳性。

**3. 转移性肾细胞癌(透明细胞型)**　肾上极肿物,肉眼和镜下与 ACC 相似,免疫组化:CK、Vimentin 阳性。

(何乐健)

## 三、乳头状甲状腺癌

【定义】

乳头状甲状腺癌(papillary thyroid carcinoma,PTC)是显示滤泡细胞分化、具有特殊核形态特征的甲状腺恶性上皮性肿瘤。

【临床特点】

**1. 发病率**　少见,发病率约 0.54/100 000,占全部甲状腺癌的 3% 左右,约占儿童恶性肿瘤的 0.7%~2%,青春期前,男女发病比例相等;青春期,女患儿较男患儿多,女:男高达6:1;80%~90%的甲状腺癌是乳头状甲状腺癌,20%是滤泡型,好发 10 岁左右的儿童。

**2. 症状**　典型病例多表现为无痛性甲状腺肿物或颈

部淋巴结肿大，少数患者伴有声嘶、吞咽困难、颌下疼痛及支气管压迫症状，也有患儿因体检或其他疾病入院行颈部检查时偶尔发现颈部病灶。

**3. 实验室检查**　血 $T_3$、$T_4$ 及 $FT_3$、$FT_4$、促甲状腺激素（TSH）、甲状腺球蛋白（Tg）、甲状腺球蛋白抗体（TgAb）等有不同程度升高或减低。

**4. 影像学特点**　超声检查多为实性或囊实性肿物，与周围组织界限不清，伴钙化灶，CT 及核磁（MRI）检查常见颈部淋巴结转移，核素扫描以凉结节或冷结节为主，X 线胸片扫描，约 10% 患儿病变早期可见肺转移（图 12-1-3-A、B）。

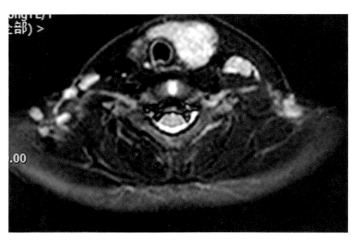

图 12-1-3-A　增强 MRI（5 岁女孩），示甲状腺左叶弥漫伴增大结节影，不均匀强化

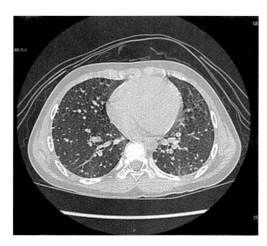

图 12-1-3-B　肺部 CT（8 岁男孩），示两侧肺野内弥漫分布粟粒样结节样软组织密度影

**5. 治疗**　以手术为主的综合治疗，术后常规给予内分泌治疗，放疗多用于伴淋巴结及远处转移的患儿。

**6. 预后**　10 年存活率近 100%，PTC 患儿术后 30 年生存率超过 90%，具有远处转移的较仅具有区域病变的患儿生存率低。

**【病理学特点】**

**1. 肉眼观察**　PTC 多为实性肿物，表面灰红至暗紫色，光滑，部分肿物呈蟹足样浸润周围组织，剖面呈实性或囊实相间，实性区灰白均质，质韧至硬，见灰白钙化沙砾，囊性区呈蜂窝状，含暗红色液或胶冻状物，质软（图 12-1-3-C~F）。

**2. 镜下观察**　PTC 大部为多中心性病灶，镜下典型病变呈复杂的不规则分支样结构，毛玻璃样核，约 1/2 病例伴有沙砾体或不同程度的钙化，儿童及青少年病程初期颈部淋巴结转移多见，约 10% 患儿伴有肺、骨等其他远隔器官的转移，依据 WHO（2004）内分泌器官肿瘤学分类标准，将甲状腺乳头状癌分为经典型（非特殊亚型）、滤泡亚型、嗜酸细胞亚型、透明细胞亚型、弥漫硬化型、大滤泡亚型、高细胞亚型、柱状细胞亚型、实性亚型、Warthin 瘤

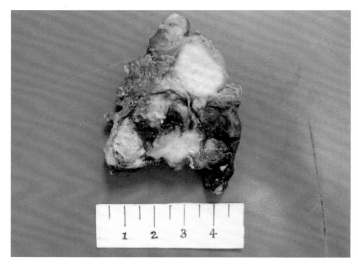

图 12-1-3-C　大体照片示肿物剖面灰白均质，质韧

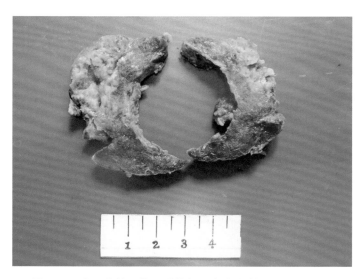

图 12-1-3-D　大体照片示肿物剖面灰白实性区浸润周围甲状腺组织

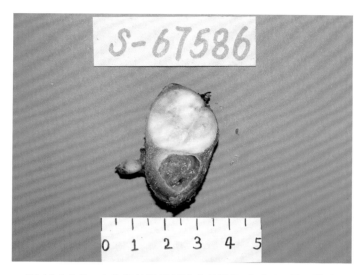

图 12-1-3-E　大体照片示甲状腺实性肿物,灰白色、界限较清

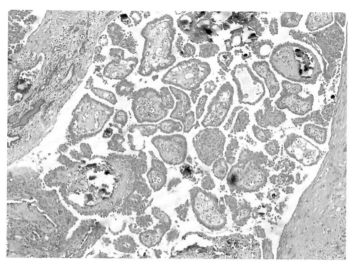

图 12-1-3-G　HE×10 示乳头状结构,乳头中央富于纤维血管

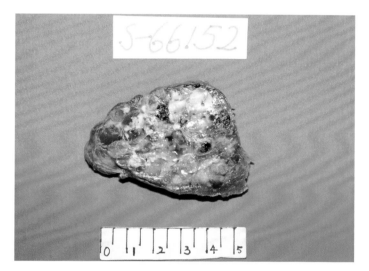

图 12-1-3-F　大体照片示甲状腺囊实性肿物,有出血、坏死

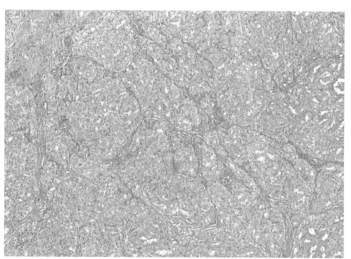

图 12-1-3-H　HE×10 示肿物局部瘤细胞排列呈实性或片状,可见伴典型核特征

样亚型、筛状癌、微小癌、乳头状癌伴筋膜炎性间质、乳头状癌伴灶性岛样成分、乳头状癌伴鳞状细胞癌或黏液表皮样癌、乳头状癌伴梭型或巨细胞癌、混合性乳头状癌与髓样癌等病理亚型,但儿童 PTC 常见的亚型为经典型、滤泡亚型、乳头状微小癌、弥漫硬化亚型等,下面我们将就儿童 PTC 常见的病理亚型进行介绍。

（1）经典型（not otherwise specified,NOS）PTC:呈典型的乳头状结构及毛玻璃样核改变,可见核重叠、核沟及核内假包涵体,乳头状结构中富含血管的纤维结缔组织轴心外覆滤泡上皮细胞,间质疏松黏液样,伴慢性炎细胞浸润,局灶肿瘤呈实性片状伴鳞状上皮化生,间质硬化明显伴大量沙砾体,对周围软组织的浸润及淋巴结转移多见（图 12-1-3-G、H）。

（2）滤泡亚型（follicular variant）PTC:肉眼形态相似于滤泡性腺瘤,肿瘤具有特征性的毛玻璃样核,由小至中

等、相对均一的滤泡构成,胶质丰富（图 12-1-3-I）。

（3）乳头状微小癌（microcarcinoma variant）:肉眼及镜下形态均类似于甲状腺腺瘤,但局部可见直径<1cm 或更小的癌灶（图 12-1-3-J）。

（4）弥漫硬化亚型（diffuse selerosing variant）:镜下间质弥漫纤维化、大量鳞状上皮化生、沙砾体伴慢性淋巴细胞性甲状腺炎改变,颈部淋巴结转移多见（图 12-1-3-K）。

**3. 免疫组化**　肿瘤细胞在细胞角蛋白（CK）,特别是 CK19 及 CK7、甲状腺球蛋白（TG）、甲状腺转化因子-1（TTF-1）中高表达,部分病例可表达 RET 和 CD56,但降钙素、p53、SYN 等均阴性。弥漫硬化型中特征性的广泛鳞状上皮化生可伴 EMA 的高表达,且有资料认为 Bcl-2 的表达可能提示与预后及复发相关（图 12-1-3-L~N）。

**4. 分子遗传学特点**　包括 *BRAF* 基因突变、*RET/*

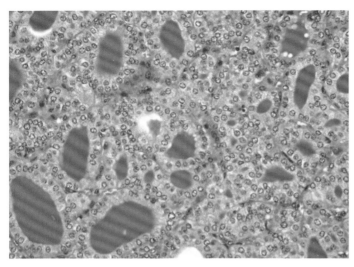

图 12-1-3-I　HE×20 示小至中等大小规则滤泡形成,毛玻璃样核及腔内嗜酸性胶质

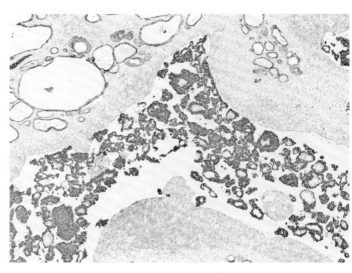

图 12-1-3-L　IHC×10 示 CK19 染色上皮弥漫阳性

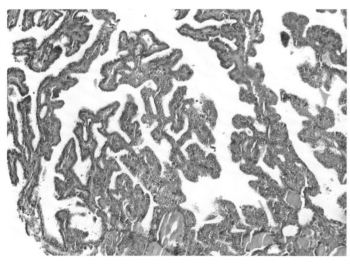

图 12-1-3-J　HE×10 示乳头状结构,局部癌变处见毛玻璃样核

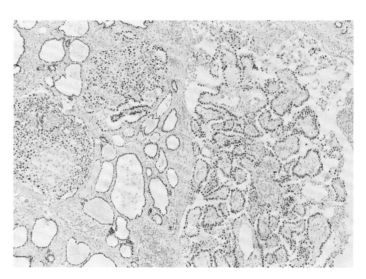

图 12-1-3-M　IHC×10 示 TTF-1 染色核阳性

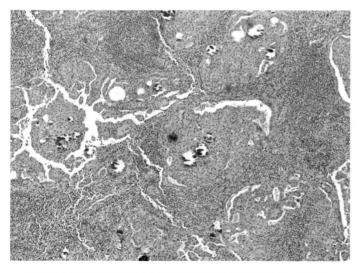

图 12-1-3-K　HE×4 示大量沙砾体、淋巴细胞浸润、淋巴滤泡形成

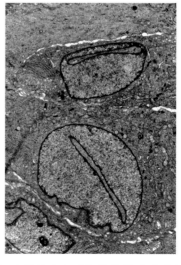

图 12-1-3-N　电镜检查示瘤细胞胞核高度曲折,有核沟形成,常染色质丰富

PTC 重排、RAS 基因、TRK 基因重排等,有研究表明 RET/PTC 基因的重排具有发病年轻,淋巴结转移率较高的特点。

【鉴别诊断】

1. **甲状腺滤泡性腺瘤** 腺瘤,瘤细胞大小一致,细胞核形态正常;若肿瘤侵犯包膜及血管,应诊断为甲状腺滤泡性癌。

2. **甲状腺髓样癌、鳞状细胞癌、转移癌、淋巴瘤及颈部其他恶性肿瘤** 髓样癌呈典型内分泌瘤样排列、间质淀粉样物沉积,鳞状细胞癌可见角化珠及细胞间桥;转移癌,影像学等检查常发现有原发病灶,结合免疫组化染色,如 TG、TTF-1 等,PTC 患者表达阳性,而少见鳞状细胞癌、淋巴瘤等则呈阴性表达;髓样癌降钙素阳性表达,TG 阴性表达,电镜检查,髓样癌可见神经内分泌颗粒。

（徐佳童 何乐健）

## 四、甲状腺髓样癌

【定义】

甲状腺髓样癌(medullary thyroid carcinoma)是甲状腺 C 细胞起源的神经内分泌肿瘤,直径小于 1cm 的甲状腺髓样癌称甲状腺微小髓样癌。

【临床特点】

1. **发病率** 占甲状腺恶性肿瘤的 5%~10%,75%~80% 为散发性,20%~25% 为遗传性,散发性多见于 50~60 岁的成人,而家族性可见于儿童及青少年。

2. **症状** 常表现为无痛性冷结节,高达 50% 的结节转移,20% 远处转移,可有类癌和 Cushing 综合征,较大肿瘤可有吞咽困难和上呼吸道压迫症状,还可见黏膜神经瘤,甲状旁腺、肾上腺、垂体及胰腺肿瘤,甲状腺髓样癌早期可转移肝、肺、骨、骨髓、软组织、脑等器官。

3. **实验室检查** 血清降钙素和 CEA 水平增高。

4. **影像学特点** 碘扫描为冷结节。

5. **治疗** 手术切除肿瘤、化疗和放疗。

6. **预后** 预后不一,5 年存活率 60%~80%,10 年存活率 40%~70%,10 年存活率:临床分期 I 期达 100%,III 期 65%~85%,IV 期 20%~50%。预后好的因素有:临床分期低、年龄小、女性、家族性患者;预后差的因素有:肿瘤坏死、鳞状上皮化生、calcitonin 阳性率低于 50%,calcitonin 阴性时 CEA 阳性。

【病理学特点】

1. **肉眼观察** 散发性肿瘤多表现为孤立性肿块,而遗传性肿瘤通常为多中心和双侧性,肿瘤常未见包膜但界限清楚,实性,切面灰白,有沙砾感,肿瘤大小不一。

2. **镜下观察** 瘤细胞圆形、多角形或梭形,有薄层纤维血管分割,瘤细胞排列呈片状、巢状、梁状或岛状,瘤细胞胞质透明、嗜酸或嗜双色性,核圆形或卵圆形,染色质细腻,细颗粒状、散在分布;沙砾体样结构偶见;组织亚型:滤泡型、乳头型、透明细胞型、巨细胞型、梭形细胞型、小细胞型、黑色素、副节细胞瘤型、鳞状上皮型等(图 12-1-4-A~G)。

3. **免疫组化** calcitonin、CgA、SYN、阳性(图 12-1-4-H、I),CEA、TTF-1、CK 可阳性,PR、S-100 也可阳性。

4. **超微结构特点** 可见神经内分泌颗粒;主质空腔内见细的纤维物(淀粉样物)。

5. **分子遗传学特点** RET 基因突变。

【鉴别诊断】

1. **乳头状甲状腺癌** 有特殊核形,免疫组化:calcitonin 阴性,而甲状腺球蛋白阳性。

2. **滤泡型甲状腺癌** 甲状腺球蛋白阳性。

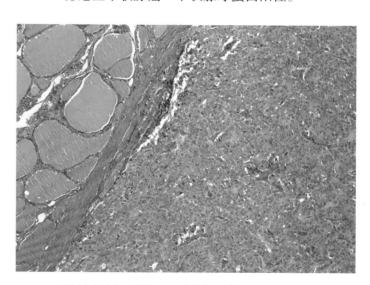

图 12-1-4-A HE×4 示肿物与正常甲状腺交界处

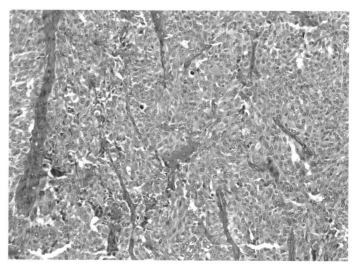

图 12-1-4-B HE×10 示片状瘤细胞及纤维血管

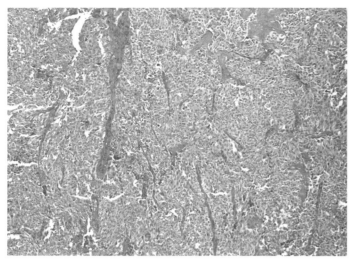

图 12-1-4-C HE×10 示纤维血管分隔片状瘤细胞

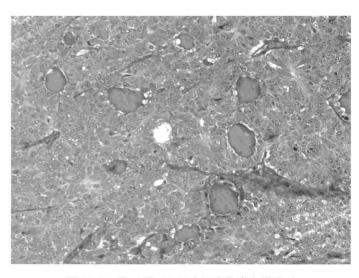

图 12-1-4-F HE×10 示瘤细胞呈滤泡样排列

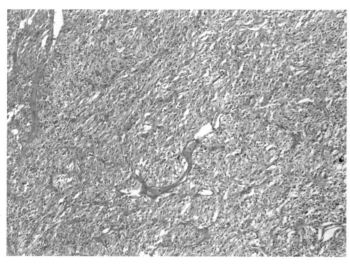

图 12-1-4-D HE×10 示少数瘤细胞呈梭形

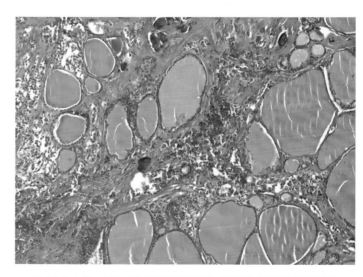

图 12-1-4-G HE×10 示沙砾体钙化、瘤细胞浸润甲状腺滤泡

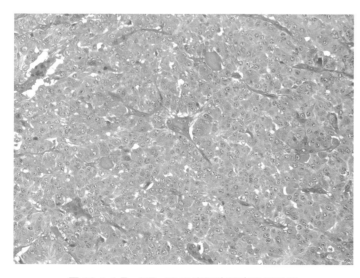

图 12-1-4-E HE×10 示瘤细胞呈滤泡样排列

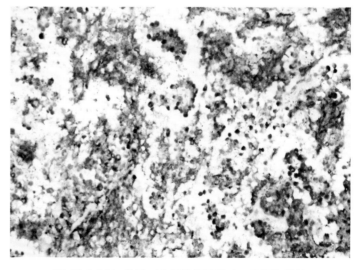

图 12-1-4-H IHC×10 示降钙素染色,瘤细胞阳性

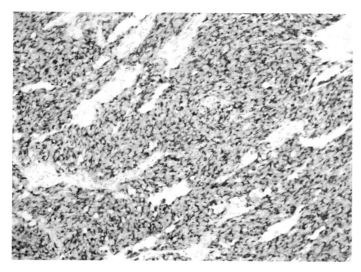

图 12-1-4-I　IHC×10 示 CgA 染色,瘤细胞阳性

**3. 未分化癌**　肿瘤出血、坏死、核分裂活跃,calcitonin 阴性。

（何乐健）

## 五、外周神经母细胞性肿瘤

### 【定义】

外周神经母细胞性肿瘤（peripheral neuroblastic tumors）由神经母细胞瘤、节细胞性神经母细胞瘤和节细胞神经细胞瘤组成。神经母细胞瘤是起源于交感神经系统的胚胎性肿瘤,是儿童最常见的颅外肿瘤和婴幼儿最常见的肿瘤。临床生物学行为具有高度异质性,部分神经母细胞瘤可自发性的消失或从未分化的恶性肿瘤退变为完全良性的节细胞神经瘤。节细胞性神经母细胞瘤代表高分化的神经母细胞瘤。节细胞性神经母细胞瘤-结节型是节细胞性神经母细胞瘤一种特殊多克隆亚型;而节细胞性神经细胞瘤是一良性完全分化成熟的神经母细胞瘤,多见于年龄较大的儿童和成年人。

### 【临床特点】

**1. 发病率**　发病高峰年龄为出生至 4 岁,中位发病年龄为 23 个月。男女比例为 1.2∶1,约占儿童肿瘤的 6%~10%,发病率为 1/100 000;占儿童肿瘤死亡率的 15%。4 岁以下儿童,死亡率为 10/百万人;4~9 岁儿童,死亡率为 4/百万人。约 70% 神经母细胞瘤在 5 岁前发病,极少数在 10 岁以后发病,大多数是散发病例。

**2. 症状**　临床表现与原发部位、年龄及分期相关。原发神经母细胞瘤最常见部位为肾上腺（约占 40%）;其他原发部位包括颈部（1%）,胸腔（19%）,腹腔（30%）,以及盆腔（1%）。典型的表现是一无症状的腹腔肿块。常见的症状包括疲乏、食欲减退、发烧、体重减轻以及关节

疼痛。罕见但具有特征性的临床表现包括脊髓横断性病变（脊髓压迫,占 5%）,顽固性腹泻（肿瘤分泌血管活性肠肽,占 4%）,霍纳综合征（颈部肿瘤,占 2.4%）,共济失调（肿瘤的旁分泌所致,占 1.3%）,以及高血压（肾动脉受压或者儿茶酚胺分泌,占 1.3%）。主要转移途径为淋巴道及血道转移。在局限性病变患儿中约 35% 侵犯局部淋巴结,血道转移主要发生于骨髓（图 12-1-5-Z4）、骨、肝和皮肤,终末期或复发时可有脑和肺转移,但较少见。神经母细胞瘤与 Beckwith-Wiedemann 综合征和 Hirschsprung 病有关,并可能是神经纤维瘤病 I 型的一个伴发肿瘤。

**3. 实验室检查**　85%~90% 患儿尿中儿茶酚胺及其代谢产物同型香酸（HVA）和香草基杏仁酸（VMA）增高,血 LDH 可升高,并与肿瘤负荷成正比。

**4. 影像学特点**　选择性骨骼 X 线片,X 线胸片,骨扫描,胸、腹部 CT 或 MRI 是常用的检查手段。影像学显示肿块常有钙化灶,原发于胸腔时多见于后纵隔脊柱两侧;原发于腹腔时多见于肾上腺或后腹膜脊柱两侧（图 12-1-5-A、B）。间位碘代苄胍（meta-iodobenzylguanidine,mIBG）扫描可以用于神经母细胞瘤的诊断以及疗效监测。当间位碘代苄胍与放射性物质如碘-131 或者是碘-123 结合后,即可作为放射性药物而用于诊断以及疗效评估。

**5. 治疗**　手术、化疗、放疗是神经母细胞瘤三大主要治疗手段。根据患儿的预后因素,如年龄、分期、位置、组织形态和分子遗传学特性（N-myc 扩增、1p 缺失等）分为低危组、中危组和高危组,采用分级治疗。早期患儿如无 N-myc 扩增及 1p 缺失,只需要手术,手术后随访。而大年龄、晚期,伴有 N-myc 扩增,1p 缺失者和三倍体 17q 与预后不良有关,需接受强化疗和手术,直至骨髓/造血干细

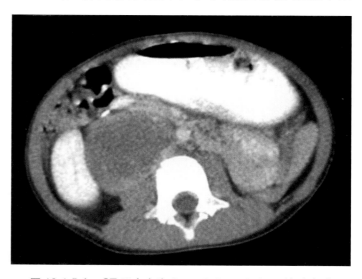

图 12-1-5-A　CT 示大小为 6cm×4.8cm×0.6cm 的后腹膜肿物,位于脊柱右侧,不穿过中线,导致轻度右侧肾积水

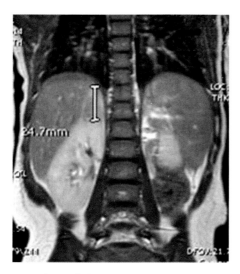

图 12-1-5-B CT 示大小为 2.1cm×1.7cm×2.5cm 肿物取代右肾上腺;局限于右肾上腺,无证据显示肿瘤侵入右肾,相邻肝实质,椎旁区或胸椎椎间孔

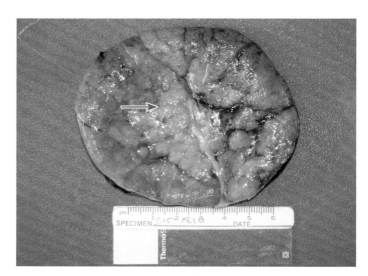

图 12-1-5-C 大体照片示肿瘤切面呈灰褐色,分叶状,可见坏死区(箭头所示)

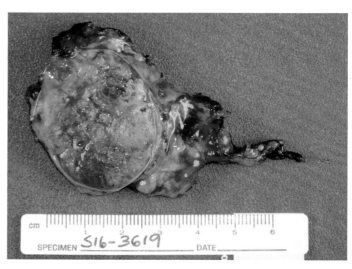

图 12-1-5-D 大体照片示肿瘤边界清晰,膨胀性生长,压迫周围正常肾上腺组织

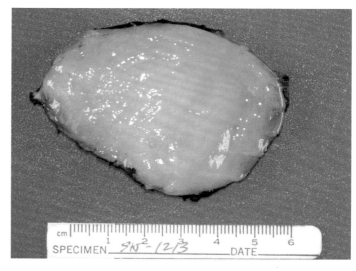

图 12-1-5-E 大体照片示治疗后的肿瘤伴明显纤维化,切面呈灰白色

胞移植,基于 13-顺维甲酸的生物治疗,以及基于粒细胞集落刺激生物因子与白介素 2 的免疫治疗。

6. 预后 患儿预后取决于诊断时的年龄、病变范围以及组织学分型和遗传学标志等肿瘤特征。经治疗后,低危组患者治愈率超过 90%,中危组患者治愈率介于 70%~90% 之间。然而,高危组患者的治愈率仅为 30% 左右。近年来,随着免疫治疗以及新药物的出现,高危组患者的预后有了一定的提高。

【病理学特点】

神经母细胞瘤国际病理委员会(International Neuroblastoma Pathology Committee,INPC)根据病理组织形态与患儿预后密切相关的特点,将外周神经母细胞性肿瘤分为神经母细胞瘤(包括未分化型、分化差型、分化型),节细胞性神经母细胞瘤-混杂型,节细胞性神经母细胞瘤-结节型和良性的节细胞性神经细胞瘤。

1. 肉眼观察 肿瘤往往体积大,可达 10cm,结节状,灰色-粉红色或灰褐色,有包膜;可呈囊性、出血性,常常伴有钙化(图 12-1-5-C)。肾上腺可显示肿瘤压迫的残留正常肾上腺组织(图 12-1-5-D)。分化较好的肿瘤(如治疗)可伴纤维化,呈灰白色(图 12-1-5-E)。

节细胞性神经母细胞瘤-结节型:特点是肉眼通常可见一个或多个,出血/坏死性神经母细胞瘤结节,常与节细胞性神经母细胞瘤-混杂型或节细胞性神经细胞瘤同时存在(图 12-1-5-F)。

2. 镜下观察 神经母细胞瘤特点:主要由神经母细胞组成、缺乏施万细胞基质,完全或部分被纤细的纤维血管分隔形成分叶状结构,间隔中含有细长状、S-100 阳性

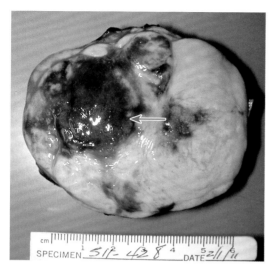

图 12-1-5-F 大体照片示节细胞性神经母细胞瘤-结节型神经母细胞瘤,肿瘤切面灰白,部分棕褐色,可见出血性/坏死性瘤结节(箭头所示)

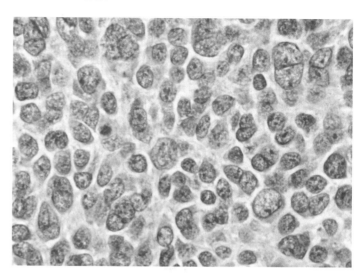

图 12-1-5-H HE×40 示未分化神经母细胞瘤,肿瘤细胞核圆形或卵圆形,染色质呈颗粒状

的施万母细胞(图 12-1-5-G)。典型神经母细胞呈圆形,核染色质颗粒状、圆形或卵圆形,胞质稀少(图 12-1-5-H)。瘤细胞生成的轴索构成嗜酸性原纤维丝称神经纤维丝(Neuropil),瘤细胞围绕中心无空腔结构的神经原纤维形成典型的、所谓 Homer-Wright 菊形团(图 12-1-5-I)。分化的神经母细胞具有神经母细胞向节细胞分化过渡的特点即核分化(核变大,染色质离心性、空泡状,单个明显的核仁)和胞质分化(胞质嗜酸性/双色性,细胞直径大于或等于核直径两倍以上)同步进行。未分化和低分化型神经母细胞瘤,常常可以见到一些大的、未分化的肿瘤细胞具有颗粒状染色质和一或几个大的明显的核仁(图 12-1-5-J)。神经母细胞瘤进一步分为未分化、低分化和分化

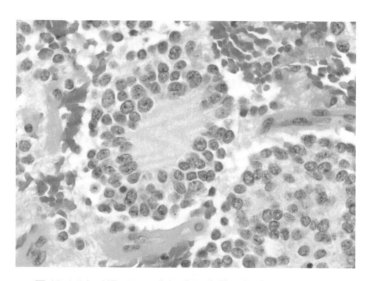

图 12-1-5-I HE×20 示瘤细胞围绕神经纤维丝(neuropil)呈菊形团排列(Homer-Wright 菊形团)

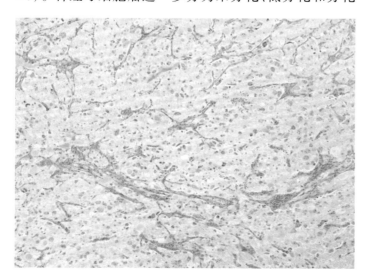

图 12-1-5-G HE×10 示神经母细胞瘤,主要由神经母细胞组成,缺乏施万细胞基质,完全或部分被纤细的纤维血管分隔形成分叶状结构

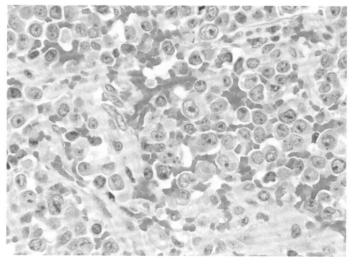

图 12-1-5-J HE×20 示未分化神经母细胞瘤,肿瘤细胞具有明显核仁

型三种亚型:

（1）神经母细胞瘤,未分化型:由未分化的神经母细胞组成,呈现为蓝染的小圆形细胞,肿瘤中未见明显的神经纤维丝或菊形团结构。间隔中没有或仅显示极少的S-100染色阳性的施万母细胞。肿瘤可呈无分叶状、弥漫性生长。常有一些大的、未分化的肿瘤细胞具有颗粒状的核染色质和一或几个大的明显的核仁。核分裂和核碎裂易见(图12-1-5-K)。

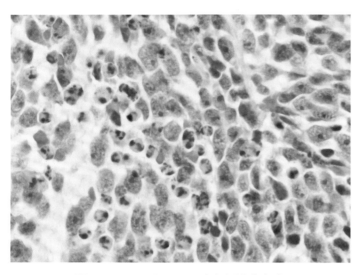

图 12-1-5-K　HE×20 示肿瘤 MKI 指数高

（2）神经母细胞瘤,分化差型(图12-1-5-L):三亚型中最常见,肿瘤中有数量不等的神经纤维网和/或菊形团结构,呈菊花形排列。肿瘤细胞围绕神经纤维丝(neuro-pil)呈菊花形排列,与其他的肿瘤(如视神经母细胞瘤)围绕血管呈菊花形排列有所不同(图12-1-5-M)。多数肿瘤细胞为典型的神经母细胞,仅少于5%的瘤细胞显示分化

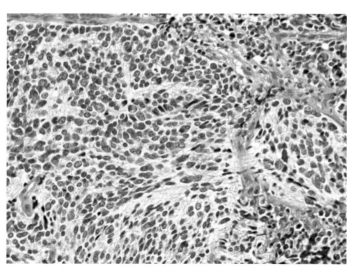

图 12-1-5-L　HE×10 示分化差型神经母细胞瘤,瘤细胞与数量不等的神经纤维丝(neuropil)混合排列

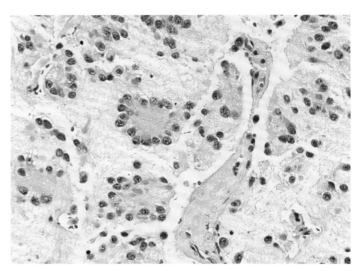

图 12-1-5-M　HE×10 示分化差型神经母细胞瘤,瘤细胞围绕神经纤维丝(neuropil)呈菊形团排列(Homer-Wright 菊形团)

的神经母细胞特点。大多数肿瘤分叶状结构明显,间隔中 S-100 阳性、纤细的施万母细胞尤其是在预后良好的肿瘤中易见。可以见一些大的、未分化或分化差的肿瘤细胞具有颗粒状的核染色质和一或几个大的明显的核仁。一些肿瘤核分裂和核碎裂易见。

（3）神经母细胞瘤,分化型(图12-1-5-N):肿瘤中有大于5%的肿瘤细胞显示分化的神经母细胞特点,常见丰富的神经纤维网。

按肿瘤的核分裂和核碎裂指数(MKI)数值大小分为三组:低 MKI(<2%或<100 个核分裂和碎裂细胞数/5 000 神经母细胞),中 MKI(2%~4%或100~200 个核分裂和碎裂细胞/5 000 神经母细胞),和高 MKI(>4%或>200 个核分裂

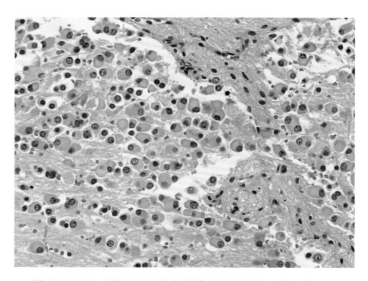

图 12-1-5-N　HE×10 示分化型神经母细胞瘤,瘤细胞显示分化的特点,细胞体积大,胞质宽,可见神经纤维丝(neuro-pil)

和碎裂细胞/5 000神经母细胞);MKI需计算处于核分裂和核碎裂过程中的肿瘤细胞数和反映所有切片的平均数;核碎裂细胞,某些凋亡细胞和(由于严重基因组不稳定性所导致的)细胞死亡的共同特征是核染色呈浓缩和碎片状,核膜消失,常伴有致密浓缩的嗜酸性胞质。如仅有核染色深,没有碎片状染色质不应计为核碎裂细胞。

节细胞性神经母细胞瘤-混杂型:为施万细胞基质丰富的肿瘤,明显的施万细胞基质细胞成分占肿瘤组织的50%以上(图12-1-5-O),组织形态与完全分化、成熟的节细胞神经细胞瘤有过渡或重叠,如镜下可见灶状残留的处于不同发育阶段的神经母细胞成分,还可在神经纤维丝中见数量不等的处于不同分化阶段的神经母细胞,且多为分化的神经母细胞。施万细胞基质中还可见散在分布的成熟的和即将成熟的节细胞(图12-1-5-P)。

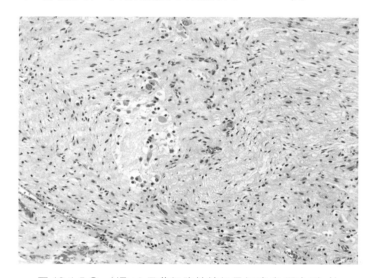

图12-1-5-O HE×4 示节细胞性神经母细胞瘤-混杂型,灶状残留的神经母细胞与丰富的施万细胞基质混合

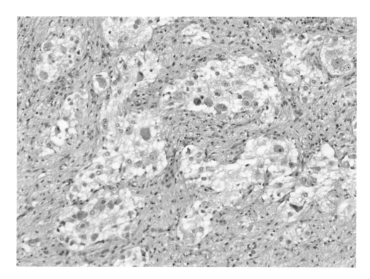

图12-1-5-P HE×10 示节细胞性神经母细胞瘤-混杂型,丰富施万细胞基质中可见散在分布的即将成熟的神经节细胞

节细胞性神经母细胞瘤-结节型:(图12-1-5-Q、R)神经母细胞瘤结节与节细胞性神经母细胞瘤-混杂型或节细胞神经细胞瘤组织成分分界清楚(膨胀式或假被膜形成)。而某些结节分界欠清,神经母细胞成分呈带状浸润到邻近节细胞性神经母细胞瘤-混杂型或节细胞性神经瘤瘤组织的施万基质组织中;神经母细胞成分还可以瘤内方式转移到节细胞性神经母细胞瘤-混杂型或节细胞性神经瘤所在的瘤组织区域;极罕见的是因神经母细胞瘤结节巨大,占据肿瘤主要部分,仅镜下观察到肿瘤边缘有少量节细胞性神经母细胞瘤-混杂型或节细胞性神经瘤肿瘤组织成分(图12-1-5-S、T)。原发瘤常见结节形成,但取材时,易忽视,那些原发部位为良性的节细胞性神经瘤或节细胞性神经母细胞瘤-混杂型的肿瘤,而转移瘤却为节细胞性神经母细胞瘤的肿瘤,应诊断为节细胞性神经母细胞瘤-结节型。

病理学分类综合考虑肿瘤细胞的分化程度、核碎裂指数和年龄,将神经母细胞瘤和节细胞性神经母细胞瘤分为临床预后良好组和预后不良组。主要包括预后良好和预后不良的组织学类型(表12-1-5-1、表12-1-5-2),分类具有年龄相关的特点并采用了三项形态指标:施万细胞基质生长发育的多少(基质缺乏、基质丰富、基质为主)、神经母细胞分化程度(未分化、低分化、分化型)和核碎裂指数高低(MKI)(低、中、高)。

原位神经母细胞瘤:常为解剖时的意外发现,0.4%～2.5%见于小于3个月的婴儿,肿瘤多由未成熟的神经母细胞组成,也可是成熟的节细胞神经细胞瘤,肿瘤可至1cm大小,常呈囊性改变。

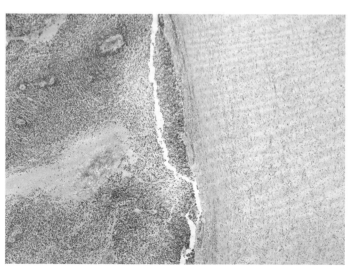

图12-1-5-Q HE×4 示节细胞性神经母细胞瘤-结节型,分化差的神经母细胞瘤结节(左)和节细胞性神经母细胞瘤-混杂型(右)

图 12-1-5-R　IHC×4 示节细胞性神经母细胞瘤-结节型,节细胞性神经母细胞瘤-混杂型区域(右)S-100 染色明显阳性

表 12-1-5-1　临床预后良好组包括以下各类

| 患儿年龄 | 组织学分型 | MKI |
|---|---|---|
| <1.5 岁 | NB-分化差型或分化型<br>GNB-混合型<br>GN | 低或中 MKI |
| 1.5~5 岁 | NB-分化型 | 低 MKI |

NB-神经母细胞瘤;GNB-节细胞性神经母细胞瘤;GN-节细胞神经细胞瘤;MKI-核分裂和核碎裂指数

表 12-1-5-2　临床预后不良组包括

| 患儿年龄 | 组织学分型 | MKI |
|---|---|---|
| 任何年龄 | NB-未分化<br>GNB 结节型 | NB-中或高 MKI |
| 1.5~4 岁 | NB-分化差型 | |
| ≥5 岁 | 所有的 NB | |

NB-神经母细胞瘤;GNB-节细胞性神经母细胞瘤;GN-节细胞神经细胞瘤;MKI-核分裂和核碎裂指数

家族性神经母细胞瘤:罕见(<2%)。与 Phox2B 和 *ALK* 基因突变和单核苷酸多态性(single nucleotide polymorphisms,SNPs)有关。

眼阵挛-肌阵挛综合征(opsoclonus myoclonus syndrome,OMS)(图 12-1-5-U、V):OMS 是一种罕见的不明原因的神经性疾病,与神经系统的自身免疫性过程相关。它是可发生在儿童和成人的少数副肿瘤综合征之一。这种疾病非常罕见,每年发病率约 1/10 000 000,平均发病年龄 19 个月(6~36 个月)。在儿童中,大多数病例与神经母细胞瘤有关(占儿童神经母细胞瘤患者的 2%~3%)。其中大多数病例可能与低级别神经母细胞瘤有关,这些神经母细胞瘤在诊断前往往自行消退。在成人,

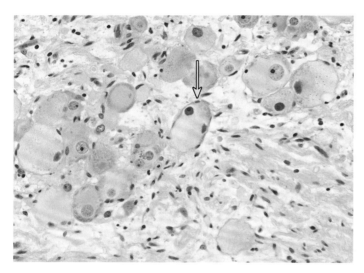

图 12-1-5-S　HE×20 示节细胞性神经瘤,施万细胞基质中有成熟的神经节细胞;箭头所示为一成熟节细胞由卫星细胞围绕

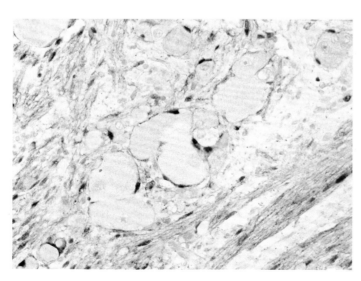

图 12-1-5-T　HE×20 示节细胞神经瘤,包绕成熟节细胞的卫星细胞,S-100 染色阳性

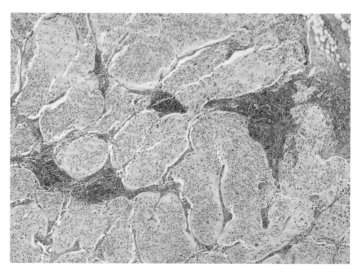

图 12-1-5-U　HE×4 示伴有眼阵挛-肌阵挛综合征的神经母细胞瘤,显示分化差的神经母细胞瘤与淋巴组织混合的特点

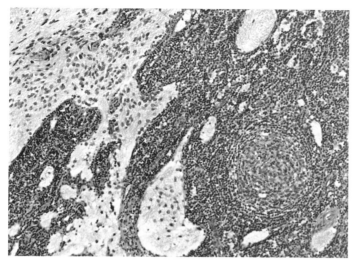

图 12-1-5-V　HE×10 上图放大,示分化差的神经母细胞瘤成分和淋巴组织

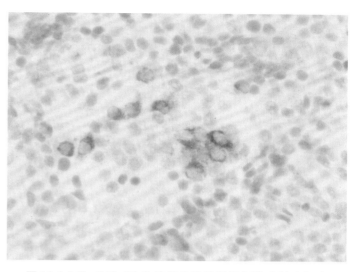

图 12-1-5-X　IHC×20 免疫组化示神经母细胞瘤肿瘤细胞酪氨酸羟化酶(TH)染色局灶胞质阳性

大多数病例与乳腺癌或小细胞肺癌有关。OMS 患者中的神经母细胞瘤倾向于更成熟,显示预后好的形态特点,并缺乏 *MYCN* 癌基因扩增。局部淋巴结受累常见,但很少出现远处转移,从发病率和死亡率角度评估,预后是很好的。

**3. 免疫组化**　常见神经内分泌肿瘤标记包括 SYN、cgA、NSE、PGP9.5 和 CD56 常呈不同程度阳性表达,神经母细胞瘤特异的免疫组化标记如 PHOX2B(图 12-1-5-W)和酪氨酸羟化酶(thyrosine hydroxylase)显示胞核阳性,前者常呈弥漫阳性,而后者为罕见到局灶表达(图 12-1-5-X)。在 *MYCN* 基因扩增肿瘤,大部分肿瘤细胞有局灶到弥漫的 N-Myc 蛋白核阳性表达(图 12-1-5-Y),而在 MYCN 未扩增的肿瘤,部分肿瘤细胞显示 c-Myc 蛋白的过度表达(图 12-1-5-Z~Z3)。

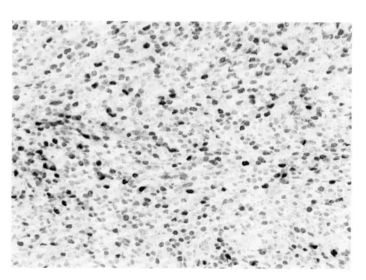

图 12-1-5-Y　IHC×10 示神经母细胞瘤肿瘤细胞 N-MYC 染色核阳性

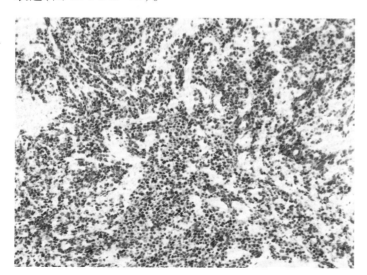

图 12-1-5-W　IHC×10 免疫组化示神经母细胞瘤肿瘤细胞 Phox2B 染色弥漫核阳性

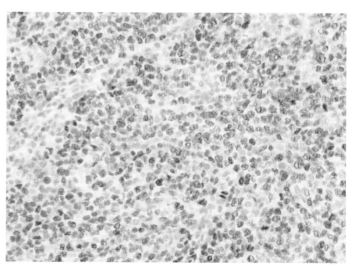

图 12-1-5-Z　IHC×10 示神经母细胞瘤肿瘤细胞 c-myc 染色核阳性

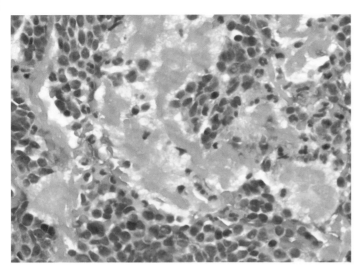

图 12-1-5-Z1　HE×10 示神经母细胞瘤,嗜酸性的纤维蛋白沉积,需要与神经纤维丝( neuropil ) 鉴别

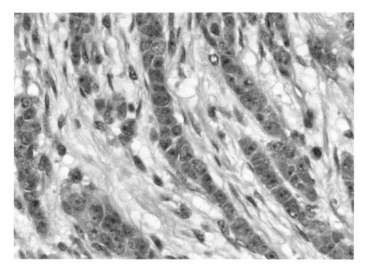

图 12-1-5-Z2　HE×10 示神经母细胞瘤纤维化,需要与神经纤维丝( neuropil ) 鉴别

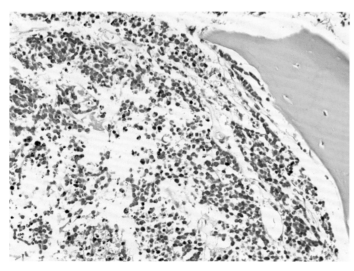

图 12-1-5-Z3　HE×4 示神经母细胞瘤骨髓转移

**4. 分子遗传学特点**　荧光原位杂交(FISH)显示在约 20%~25% 肿瘤有 *MYCN* 基因扩增(图 12-1-5-Z4),常提示预后不良。FISH 检测 MYCN 基因扩增的标准:与 2q 对照探针比较,MYCN 信号数有四倍以上的增加。MYCN 获得的标准:MYCN 信号数增加但未达扩增状态,其临床意义未定。还应注意:化疗后,*MYCN* 基因扩增状态常维持不变。细胞遗传学检查可发现 1p-基因缺失或 MYCN 扩增。

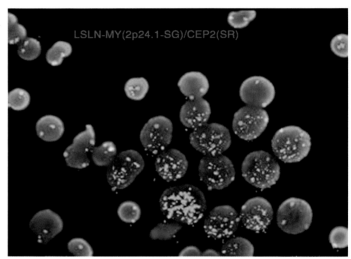

图 12-1-5-Z4　荧光原位杂交法( FISH ) 示 *MYCN* 基因扩增

神经母细胞瘤还可检测到 1p36( del1p )和 11q23( del11q )的等位基因缺失和 17q21( 17q-gain )的非均衡获得等遗传结构改变。此外,某些神经母细胞瘤还可有 3p、4p、9p、14q、16p 和 19q 的等位基因缺失,1q、5q 和 18q 的节段性获得等改变。极少数肿瘤有 PHOX2B 转录因子的突变。

约 6%~10% 的神经母细胞瘤有 *ALK* 基因突变,另外 4% 患儿有 *ALK* 基因扩增,均与预后不良有关。*ATRX* 基因突变不常见,此基因突变与诊断时年龄有关。小于 18 个月的临床 4 期的患儿,没有 *ATRX* 基因突变,临床预后良好。约 17% 年龄较大的临床 4 期的患儿(18 个月至 12 岁)和 44% 大于 12 岁的患儿有 *ATRX* 基因突变,临床预后非常差。

**【鉴别诊断】**

**1. 尤因肉瘤**　患儿年龄多在 5~20 岁之间,累及骨和软组织。肿瘤细胞呈片状的单一小圆形细胞,可见 Homer-Wright 菊形团或围绕血管的假菊形团。免疫组化显示 NKX2. 2 和 CD99( 膜性 )染色阳性。绝大多数( 85% )有 t( 11;22 ) ( q24;q12 );5%~10% 患儿显示 t( 21;22 ) ( q22;q12 )。

**2. 横纹肌肉瘤**　典型腺泡型为小圆形肿瘤细胞被纤

细的纤维间隔分隔成腺泡状;胚胎型,瘤细胞是小圆或梭形的未分化细胞常伴周围的黏液基质。肿瘤细胞呈Desmin,Myogenin 和 MyoD1 免疫染色阳性。PHOX2B 和酪氨酸羟化酶(Tyrosine hydroxylase)染色阴性。

约 60%~85% 腺泡型肿瘤存在 t(2;13)(q35;q14)(PAX3-FOXO1);约 15%~20% 肿瘤有 t(1;13)(p36;q14)(PAX7-FOXO1)。约 20% 实性结构的腺泡型横纹肌肉瘤没有发现基因易位。先天性胚胎型肿瘤与 t(2;8)(q35;q13)有关。

**3. 促纤维组织增生性小圆形细胞肿瘤( desmoplastic small round cell tumor )** 见于儿童和青少年,圆或椭圆形肿瘤细胞被宽细不一纤维间质分隔成巢状。可见多种免疫标记表达(如上皮细胞,间质和神经内分泌标记)。PHOX2B 和酪氨酸羟化酶( tyrosine hydroxylase )染色阴性。FISH 可发现 t(11;22)(p13;q11.2 或 q12)(WT1-EWS)和 t(21;22)(q22;q12)(ERG-EWS)。

**4. 淋巴瘤** 小圆形肿瘤细胞弥漫浸润,破坏正常组织结构。肿瘤细胞常 CD45 弥漫强阳性。PHOX2B 和酪氨酸羟化酶( tyrosine hydroxylase )染色阴性。

( Larry Liang Wang　胡永斌)

## 六、甲状旁腺腺瘤

### 【定义】

甲状旁腺腺瘤( parathyroid adenoma )为良性肿瘤,由主细胞、嗜酸细胞、移形细胞、透明细胞等细胞混合组成。

### 【临床特点】

**1. 发病率** 80% 左右的原发性甲状旁腺功能亢进由甲状旁腺腺瘤引起,50~60 岁的成人多见,儿童,女性多见,单个甲状旁腺受累。

**2. 症状** 通常无症状或疲劳、虚弱、胃肠道症状,肾结石和严重的骨疾病少见。

**3. 实验室检查** 血钙升高,低磷酸盐血症。

**4. 影像学特点** 甲状旁腺实性肿物。

**5. 治疗** 手术切除肿瘤,随访并检测血钙浓度。

**6. 预后** 良好。

### 【病理学特点】

**1. 肉眼观察** 单个增大甲状旁腺 0.2~1g,直径 1~2cm;儿童甲状旁腺超过 40mg 为异常,报道的儿童腺瘤的重量 170~1 550mg,灰红,有包膜,可见组成边缘,较大肿瘤可见纤维化、囊性变和钙化(图 12-1-6-A)。

**2. 镜下观察** 甲状旁腺主细胞、嗜酸细胞、移形细胞、透明细胞或上述细胞混合性增生,肿瘤可见薄层结缔组织包膜;50%~60% 可见边缘正常甲状旁腺组织;脂肪细胞稀疏或缺乏;基质稀少,富于血管,较大肿瘤或囊性

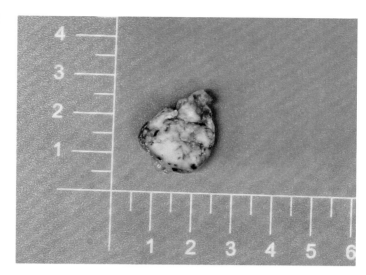

图 12-1-6-A 大体照片,圆形肿物,切面灰白色

变肿瘤可见纤维化、含铁血黄素沉着;瘤细胞较正常甲状旁腺细胞大,核大小不一致;瘤细胞排列呈滤泡、腺泡、索状、实性、玫瑰花结样;核成排围绕血管周围排列;可见灶状不典型多形性深染核,散在核分裂(图 12-1-6-B~G)。

**3. 免疫组化** SYN、CgA、CK 阳性,p27、MDM2、Bcl-2阳性,TTF1、甲状腺球蛋白、calcitonin 阴性,甲状旁腺素阳性,Ki-67 小于 4%(图 12-1-6-H~J)。

**4. 超微结构特点** 主细胞可见微绒毛,细胞质内粗面内质网发达,大多簇集成板层状,可见分泌颗粒和糖原颗粒及少量脂滴;嗜酸性细胞,核仁大而明显。胞质内可见线粒体及少量粗面内质网和糖原。

**5. 分子遗传学特点** *cyclin D1/CCND1*、*MEN1*、*HERPT2*、*RET* 突变。

### 【鉴别诊断】

**1. 甲状旁腺增生** 需检查至少一个甲状旁腺,50%~

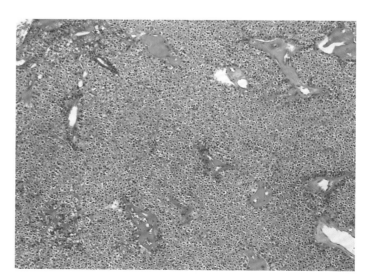

图 12-1-6-B HE×10 示圆形瘤细胞,密集排列,富于血管

图 12-1-6-C　HE×10 示圆形瘤细胞,部分胞质透亮

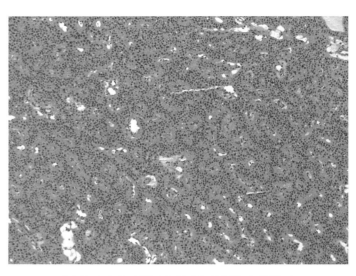

图 12-1-6-F　HE×20 示瘤细胞围绕血管排列

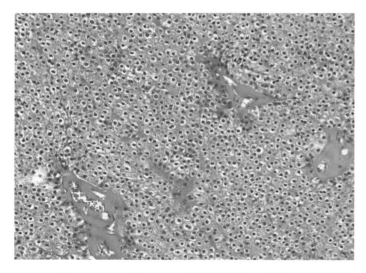

图 12-1-6-D　HE×10 示胞质透明的瘤细胞及血管

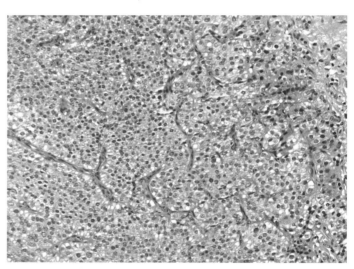

图 12-1-6-G　HE×10 示细小血管及片状瘤细胞

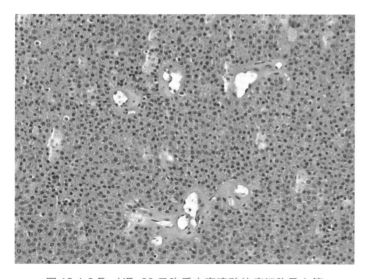

图 12-1-6-E　HE×20 示胞质丰富嗜酸的瘤细胞及血管

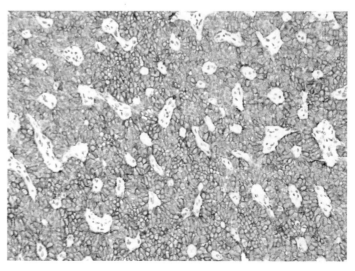

图 12-1-6-H　IHC×10 示 CK 染色,瘤细胞阳性

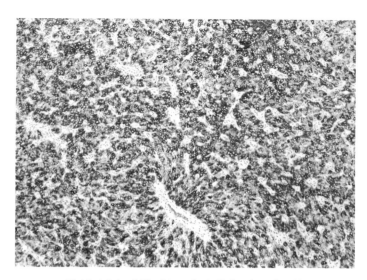

图 12-1-6-I　IHC×10 示 CgA 染色,瘤细胞阳性

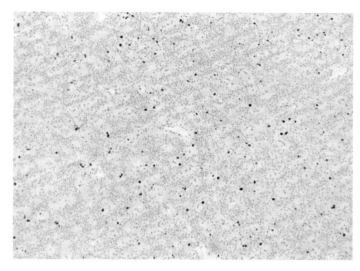

图 12-1-6-J　IHC×10 示 Ki-67 染色,少数瘤细胞阳性

60%甲状旁腺腺瘤边缘见正常甲状旁腺组织,而甲状旁腺增生时仅偶然见到,非对称性增生。

**2. 甲状旁腺癌**　肿瘤较大,血钙更高,核分裂易见,可见不典型核分裂,Ki-67 大于 4%,肿瘤浸润邻近组织、血管、神经等。

**3. 甲状腺髓样癌**　组织形态相似,免疫组化:calcitonin、CEA、TTF 阳性,PTH(甲状旁腺激素)阴性。

(何乐健)

## 七、嗜铬细胞瘤

### 【定义】

嗜铬细胞瘤(pheochromocytoma)是肾上腺髓质嗜铬细胞起源的肿瘤。

### 【临床特点】

**1. 发病率**　占肾上腺肿瘤的 10%,10% 为双侧,10%位于肾上腺外,10% 为恶性,10% 发生于儿童。儿童平均诊断年龄 13.8 岁,儿童常伴有综合征如 BWS、von Hippel-Lindau、MEN2a、MEN2b、Carney、家族性 PHEO、神经纤维瘤病 I 型,肾上腺外副神经节瘤占 25%~40%。

**2. 症状**　最常见症状是近期或长期高血压、心悸、头疼、出汗和呕吐,平均诊断年龄 12~15 岁,儿童患者如没有家族史,临床诊断往往延后,上述症状常持续 10 个月。儿童肿瘤的 1/3 起源于肾上腺髓质,副神经节瘤大多数起源于主动脉旁。

**3. 实验室检查**　去甲肾上腺素和肾上腺素增高。

**4. 影像学特点**　超声检查肾上腺肿物,边缘回声增强,内为低回声均质,如有坏死则见无回声区;CT 检查肿物密度不均匀,出血区或钙化灶呈高密度,增强扫描明显强化。

**5. 治疗**　外科手术切除肿瘤。恶性肿瘤需化疗和放疗。

**6. 预后**　23%肿瘤有局部浸润,27%见淋巴结、肺、肝和纵隔转移,26%肿瘤复发,平均复发时间 2 年,良性副神经节瘤 10 年存活率100%,恶性肿瘤,15 年存活率仅为31%。儿童提示恶性肿瘤的危险因素有基因突变、有家族史的副神经瘤、肿瘤直径大于 6cm、肾上腺外起源肿瘤。

### 【病理学特点】

**1. 肉眼观察**　散发性嗜铬细胞瘤界限清楚可有真包膜或假包膜,肿瘤膨胀可压迫邻近组织,直径 3~5cm,平均重量 100g,切面,肿瘤实性灰红或黑红色,可见出血、囊性变,肿物易碎,嗜铬反应为深棕色(图 12-1-7-A、B)。

**2. 镜下观察**　瘤细胞呈小梁状排列,瘤细胞交织呈网索状;腺泡状或巢状排列,"器官样结构形成";实性或弥漫性生长。还可见梭形细胞、灶状血管瘤样、慢性间质

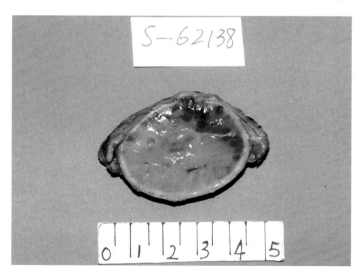

图 12-1-7-A　大体照片示圆形肿物,边缘见薄片状肾上腺组织,肿物,灰红,少许出血

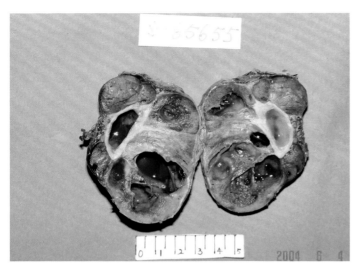

图 12-1-7-B　大体照片示圆形肿物,呈囊实性,灰黄色

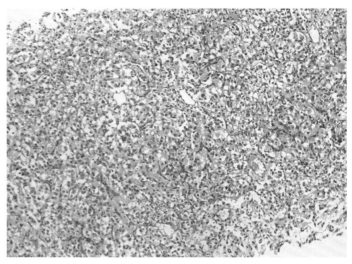

图 12-1-7-D　HE×10 示片状瘤细胞及丰富的支持组织

或血管周围硬化、假乳头形成、小空腔内充满嗜酸蛋白碎片等。核内假包涵体、嗜酸性胞质内小球也较常见,瘤细胞胞质嗜酸、颗粒状或慢性嗜碱性(图 12-1-7-C~J)。

提示肿瘤恶性的指标:被膜浸润、血管浸润、肿瘤侵及肾上腺周围、扩张(大的、融合性细胞巢)、弥漫性生长、细胞密度增加、梭形肿瘤细胞、融合性肿瘤坏死、瘤细胞核多形性、细胞一致性、核深染、巨核、核分裂增多、异型核分裂、缺乏透明小球、肾上腺外肿瘤、结节粗糙。某些患者增殖指数增高,也可表示恶性生物学行为。

**3. 免疫组化**　主细胞 CgA、SYN 阳性,CK 阴性,支持细胞 S-100 阳性;TH(酪氨酸脱氢酶)可阳性(图 12-1-7-K~N)。

**4. 超微结构特点**　瘤细胞内线粒体发达,粗面内质网丰富,胞质内充满大量致密颗粒(图 12-1-7-O)。

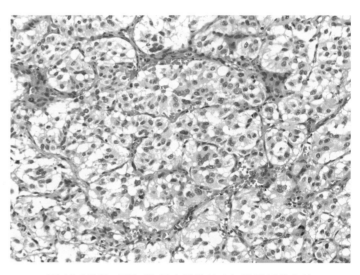

图 12-1-7-E　HE×20 示实性片状瘤细胞及纤维血管

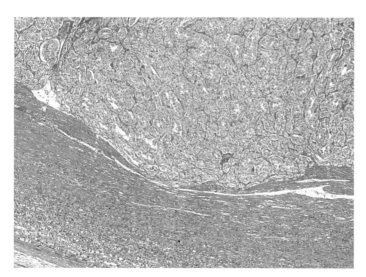

图 12-1-7-C　HE×4 示肾上腺组织和片状实性瘤细胞、丰富的细网状支持细胞

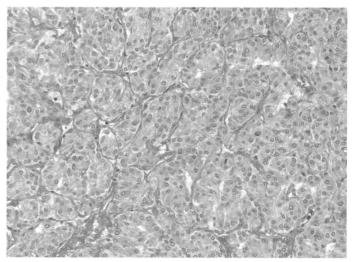

图 12-1-7-F　HE×10 示实性片状瘤细胞形成所谓的"器官样结构"

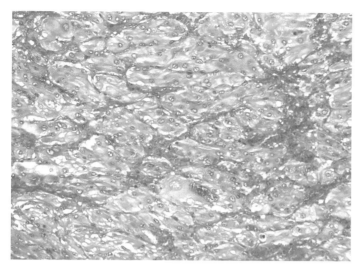

图 12-1-7-G　HE×20 示瘤巨细胞

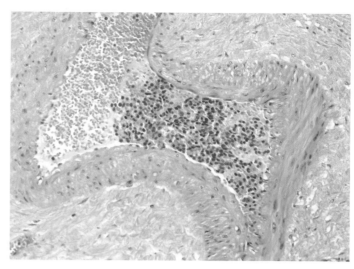

图 12-1-7-J　HE×20 示血管内瘤细胞

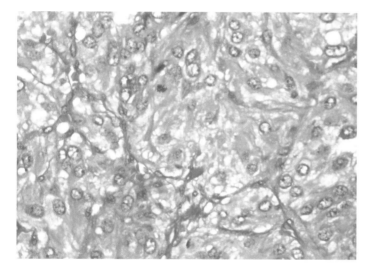

图 12-1-7-H　HE×20 示核分裂象

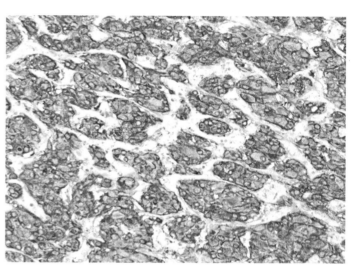

图 12-1-7-K　IHC×10 示 CgA 染色,瘤细胞弥漫阳性

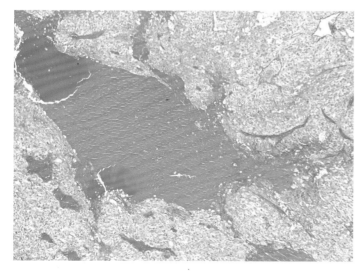

图 12-1-7-I　HE×10 示瘤组织坏死

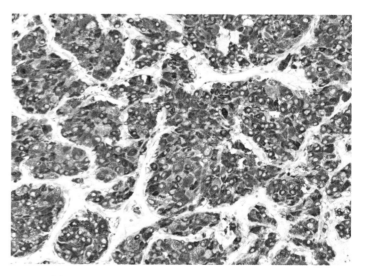

图 12-1-7-L　IHC×10 示 TH 染色,瘤细胞弥漫阳性

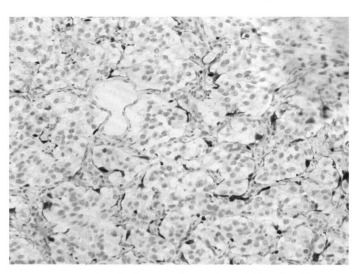

图 12-1-7-M　IHC×10 示 S-100 染色,支持细胞阳性

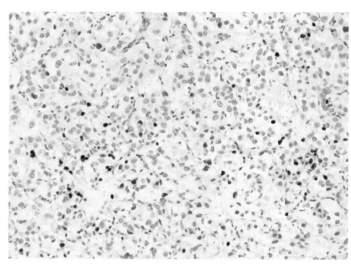

图 12-1-7-N　IHC×10 示 Ki-67 染色,仅极少数瘤细胞核阳性

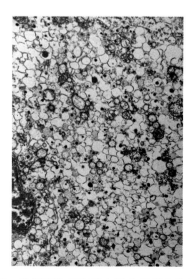

图 12-1-7-O　电镜照片示胞质内见大量偏心位的高电子密度的轴心颗粒,同质性,界膜与轴心之间的晕宽度不对称,并见散在排空现象

5. **分子遗传学特点**　遗传学肿瘤可有 *RT*、*VHL*、*NF1*、*SDHx* 基因突变。

【鉴别诊断】

1. **肾上腺皮质癌**　免疫组化:CgA、TH 阴性,而 inhibin 阳性。

2. **神经内分泌肿瘤**　相关内分泌标志阳性。

(何乐健)

## 第二节　非肿瘤性疾病

### 一、异位甲状腺

【定义】

异位甲状腺(ectopic thyroid)是指甲状腺组织出现在甲状腺部位以外的地方。

【临床特点】

1. **发病率**　罕见,是甲状腺最常见的畸形之一,最常见异位的部位是舌、舌下、甲状腺上和胸腺。其他部位如:心包、心脏、肝门、胸壁、阴道、腹股沟等。

2. **症状**　常无症状,体表部位的异位甲状腺常常可见包块。

3. **实验室检查**　无特殊。

4. **影像学特点**　放射性碘-131 检查可发现异位组织有碘的摄入。

5. **治疗**　手术治疗,如异位甲状腺是体内唯一的甲状腺组织,应避免手术。

6. **预后**　预后良好,异位甲状腺组织有发生甲状腺癌的可能。

【病理学特点】

1. **肉眼观察**　组织外观不一,切面紫红色,像正常甲状腺组织。

2. **镜下观察**　像正常甲状腺组织,有滤泡、实性细胞巢、C 细胞、胶样体等,也可见个类甲状腺疾病如炎症、增生和肿瘤等(图 12-2-1-A、B)。

3. **免疫组化**　TTF-1、甲状腺球蛋白、calcitonin(C 细胞)等阳性。

4. **超微结构特点**　可见神经内分泌颗粒;主质空腔内见细的纤维物(淀粉样物)。

5. **分子遗传学特点**　未见特异性遗传学改变。

【鉴别诊断】

甲状腺癌为浸润性或转移性癌,可见促纤维组织增生、细胞异型等。

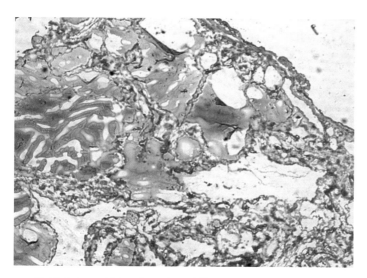

图 12-2-1-A　HE×4 颌下圆形结节,镜下见甲状腺滤泡组织

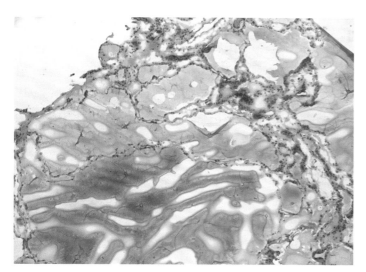

图 12-2-1-B　HE×10 颌下圆形结节,镜下见甲状腺滤泡组织

（何乐健）

## 二、甲状舌骨囊肿

### 【定义】

甲状舌骨囊肿（thyroglossal duct cyst）示起源于胚胎发育留存的甲状舌管的畸形。

### 【临床特点】

1. **发病率**　常见,约占儿童颈部包块的 15%。

2. **症状**　表现为颈前正中沿甲状舌骨部位的包块,约 10%～25% 位于颈侧部,通常是左侧,少数位于舌基底部、口底或甲状腺。

3. **实验室检查**　未见特殊。

4. **影像学特点**　颈前囊性肿物。

5. **治疗**　手术治疗。

6. **预后**　良好。近期可继发感染或囊肿破裂,远期

有继发甲状腺乳头状癌、腺鳞癌等报道。

### 【病理学特点】

1. **肉眼观察**　囊肿直径 1～5cm,囊内常含清亮液,囊壁光滑,也可见囊液呈棕色或含有化脓性物质。

2. **镜下观察**　组织学改变可见囊壁被覆呼吸道型纤毛柱状上皮,25% 可见非角化型鳞状上皮,可见鳞状上皮化生、囊壁可见甲状腺滤泡、炎细胞浸润、纤维化、沙砾体（图 12-2-2-A、B）。

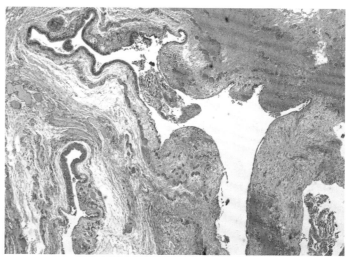

图 12-2-2-A　HE×4 示被覆鳞状上皮及纤毛柱状上皮的囊腔,囊壁见少许甲状腺滤泡

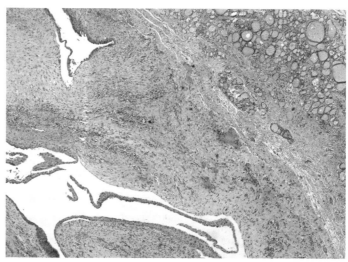

图 12-2-2-B　HE×10 示被覆鳞状上皮的囊腔,囊壁见淋巴等慢性炎细胞浸润,灶状甲状腺滤泡

3. **免疫组化**　CK 等上皮标志阳性。

4. **超微结构特点**　桥粒、紧密连接等上皮细胞特点。

5. **分子遗传学特点**　未见特殊改变。

### 【鉴别诊断】

1. **鳃裂囊肿**　位于侧颈部,而非颈正中,不与舌骨相

连,缺乏甲状腺滤泡。

**2. 起源甲状舌骨囊肿的甲状腺乳头状癌**　可见甲状腺乳头状癌的形态特点。

(何乐健)

### 三、慢性淋巴细胞性甲状腺炎

**【定义】**

慢性淋巴细胞性甲状腺炎(chronic lymphocytic thyroiditis)是指甲状腺组织中以淋巴细胞为主的慢性炎细胞浸润性疾病,是 Hashimoto 甲状腺炎的特殊类型,主要发生于儿童。

**【临床特点】**

**1. 发病率**　占青少年甲状腺肿的 40%,女性多见,男女比例为 1:2~4,多见于 11~12 岁。

**2. 症状**　25%~30% 患者为甲状腺多结节性病变,50%~70% 患者甲状腺功能正常或无症状,实验室检查甲状腺功能减低,20%~40% 临床表现为甲状腺功能减低,仅 5% 表现为甲状腺功能亢进,80%~90% 抗氧化甲状腺过氧物酶抗体阳性,50%~60% 抗甲状腺球蛋白抗体阳性。儿童多为散发,与 HLA 单体型,DR3,DR4,DR5 有关,SLE、慢性幼年性关节炎、干燥综合征、Ⅰ型糖尿病等可伴慢性淋巴细胞性甲状腺炎。

**3. 实验室检查**　甲状腺功能减低、甲状腺功能亢进、抗甲状腺球蛋白抗体阳性、抗氧化甲状腺过物酶抗体阳性。

**4. 影像学特点**　超声检查示散在甲状腺强回声,血管密度增高,强回声微结节,等回声边缘。

**5. 治疗**　对症治疗。

**6. 预后**　良好。有恶性转化的可能。

**【病理学特点】**

**1. 肉眼观察**　甲状腺对称性增大,重 25~30g,切面灰白,结节状,有实性或硬化区,应重点取材,注意伴发甲状腺乳头状癌的可能(图 12-2-3-A)。

**2. 镜下观察**　组织学改变可见甲状腺组织中可见淋巴滤泡及生发中心形成,并取代甲状腺主质,并见浆细胞、T、B 淋巴细胞浸润;滤泡大小较一致,也可见较大滤泡,滤泡间可见巨细胞及组织细胞,弥漫性 Hurthle 或嗜酸细胞性滤泡细胞少见,可见小滤泡被覆柱状或扁平上皮、透明并见核沟等乳头状甲状腺癌组织形态;晚期纤维化、滤泡慢性萎缩,纤维化伴细结节,少量淋巴细胞等少见。30% 儿童慢性淋巴细胞性甲状腺炎可见明显结节,3% 伴有甲状腺乳头状癌(图 12-2-3-B~F)。

**3. 免疫组化**　CD20、CD3、CD45 阳性(图 12-2-3-G、H),kappa、lambda 阳性。

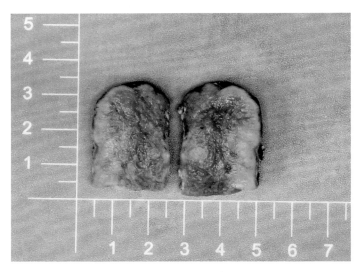

图 12-2-3-A　大体照片,甲状腺肿大,质均,略呈多结节状

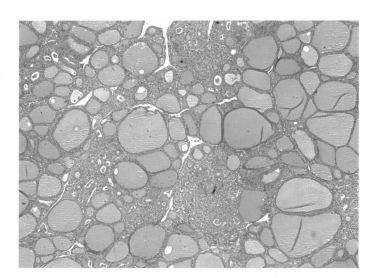

图 12-2-3-B　HE×4 示甲状腺滤泡及浸润的淋巴细胞

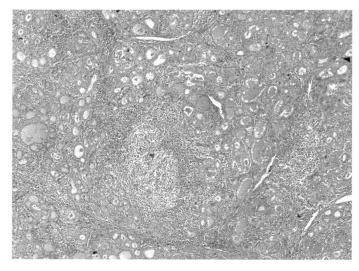

图 12-2-3-C　HE×10 示甲状腺滤泡、淋巴滤泡、淋巴细胞等慢性炎细胞浸润

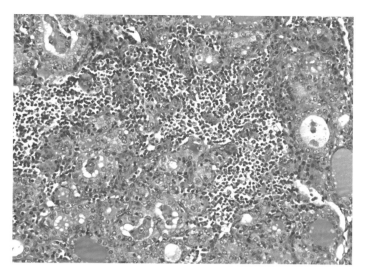

图 12-2-3-D　HE×10 示甲状腺滤泡及浸润的淋巴细胞、浆细胞

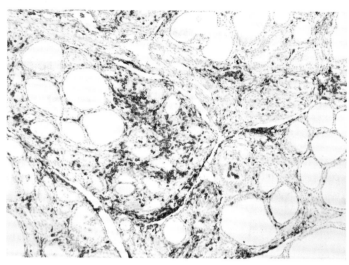

图 12-2-3-G　IHC×10 示 CD3 染色见散在淋巴细胞阳性

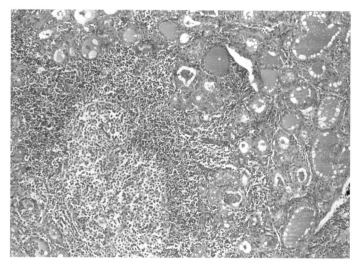

图 12-2-3-E　HE×10 示淋巴滤泡及增生的甲状腺滤泡

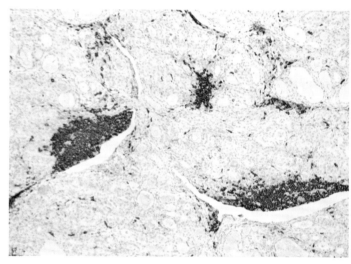

图 12-2-3-H　IHC×10 示 CD20 片状淋巴细胞阳性

4. **超微结构特点**　滤泡细胞显示典型 Hurthle 细胞特点:线粒体增大,内质网和高尔基体减少。

5. **分子遗传学特点**　罕见 *RET/PTC* 基因重组,未见 BRAF 突变。

**【鉴别诊断】**

1. **甲状腺乳头状癌**　结节明显时,*BRAF*、*RET/PTC* 等基因检测有利于鉴别。

2. **Riedel 甲状腺炎**　常侵及周围组织和抗体滴度高,而慢性淋巴细胞性甲状腺炎则相反。

(何乐健)

参 考 文 献

1. Al Badi MK, Al-Alwan I, Al-Dubayee M, et al. Testosterone-and Cortisol-secreting Oncocytic Adrenocortical Adenoma in the Pediatric Age-group. Pediatr Dev Pathol,2018,2(9):568-573.

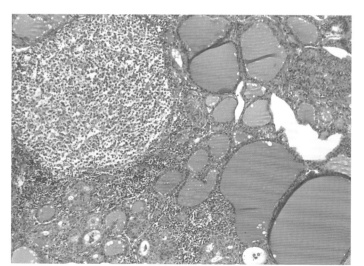

图 12-2-3-F　HE×10 示甲状腺滤泡和淋巴滤泡

2. Wieneke JA，Thompson LD，Heffess CS. Adrenal cortical neoplasms in the pediatric population：a clinicopathologic and immunophenotypic analysis of 83 patients. Am J Surg Pathol，2003，27（7）：867-881.

3. 路娣，何乐健. 儿童肾上腺皮质癌 21 例临床病理分析. 诊断病理学杂志，2006，13（1）：13-16.

4. Pinto EM，Rodriguez-Galindo C，Choi JK，et al. Prognostic Significance of Major Histocompatibility Complex Class Ⅱ Expression in Pediatric Adrenocortical Tumors：A St. Jude and Children's Oncology Group Study. Clin Cancer Res，2016，22（24）：6247-6255.

5. Mete O，Gucer H，Kefeli M，et al. Diagnostic and Prognostic Biomarkers of Adrenal Cortical Carcinoma. Am J Surg Pathol，2018，42（2）：201-213.

6. Kiratli P O，Volkan-Salanci B，Gunay E C，et al. Thyroid Cancer in Pediatric Group：An Institutional Experience and Review of the Literature. Pediatr Hematol Oncol，2013，35：93-97.

7. Lebouleux S，Baudin E，Hartl DW，et al. Follicular cell derived thyroid cancer in children. Horm Res，2005，63：145-151.

8. Shapiro NL，Bhattacharyya N. Population-based outcomes for pediatric thyroidcarcinoma Laryngoscope，2005，115：337-340.

9. Hogan A R，Zhuge Y，Perez E A，et al. Pediatric thyroid carcinoma：incidence and outcomes in 1753 patients. J Surg Res，2009，156（1）：167-172.

10. Pillai S，Gopalan V，Smith R A，et al. Diffuse sclerosing variant of papillary thyroid carcinoma-an update of its clinicopathological features and molecular biology. Crit Rev Oncol Hematol，2015，94（1）：64-73.

11. Koo J S，Shin E，Hong S W. Immunohistochemical Characteristics Of Diffuse Sclerosing Variant Of Papillary Carcinoma：Comparison With Conventional Papillary Carcinoma. APMIS，2010，118（10）：744-752.

12. Diesen D L，Skinner M A. Pediatric thyroid cancer. Seminars in Pediatric Surgery，2012，21（1）：44-50.

13. 姚嘉艳，何乐建，周春菊. 儿童甲状腺髓样癌 1 例. 诊断病理学杂志，2006，13（4）：301.

14. Heptulla RA，Schwartz RP，Bale AE，et al. Familial medullary thyroid carcinoma：presymptomatic diagnosis and management in children. J Pediatr，1999，135（3）：327-331.

15. 王亮，何乐健，Hiroyuki Shimada. 外周神经母细胞性肿瘤临床病理特点. 中华病理学杂志，2012，41（4）：1-6.

16. Shimada H，Ambros IM，Dehner LP，et al. The International Neuroblastoma Pathology Classification the Shimada System. Cancer，1999，86：364-372.

17. Cheung NV，Dyer MA. Neuroblastoma：developmental biology，cancer genomics and immunotherapy. Nature Reviews Cancer，2013，13，397-411.

18. Wang LL，Teshiba R，Ikegaki N，et al. Augmented Expression of MYC and/or MYCN Protein Defines Highly Aggressive MYC-Driven Neuroblastoma：A Children's Oncology Group Study. Br J Cancer，2015，30；113（1）：57-63.

19. 胡惠丽，何乐健. 神经母细胞瘤 MYCN 基因扩增和 CD44 的表达. 中华病理学杂志，2004，33（4）：332-336.

20. 杨宝凤，伏利兵，何乐健. 外周神经母细胞性肿瘤的临床病理学观察. 中华病理学杂志，2013，42（5）305～310.

21. 杨宝凤，何乐健. 结节性节细胞性神经母细胞瘤 10 例临床病理学观察. 诊断病理学杂志，2012，19（5）：461-463.

22. 宋建明，陈卫坚，张文，等. 外周神经母细胞性肿瘤病理诊断共识. 中华病理学杂志，2117，46（7）：459-464.

23. Bauman BD，Evasovich M，Louiselle A，et al. An occult ectopic parathyroid adenoma in a pediatric patient：a case report and management algorithm. J Pediatr Endocrinol Metab，2017，30（9）：995-999.

24. Pamporaki C，Hamplova B，Peitzsch M，et al. Characteristics of Pediatric vs Adult Pheochromocytomas and Paragangliomas. J Clin Endocrinol Metab，2017，102（4）：1122-1132.

25. Chauhan L，Kumar P，Chauhan S，et al. Lingual thyroid presenting as Kocher-Debre-Semelaigne syndrome. J Paediatr Child Health，2016，52（8）：852-853.

26. Inarejos Clemente E，Oyewumi M，Propst EJ，et al. Thyroglossal duct cysts in children：Sonographic features every radiologist should know and their histopathological correlation. Clin Imaging，2017，46：57-64.

27. Ruggeri RM，Trimarchi F，Giuffrida G，et al. Autoimmune comorbidities in Hashimoto's thyroiditis：different patterns of association in adulthood and childhood/adolescence. Eur J Endocrinol，2017，176（2）：133-141.

28. 吴晓娜，何乐健，李佩娟. 儿童甲状旁腺腺瘤 3 例. 诊断病理学杂志，2000，7：67.

# 第十三章

# 乳腺

## 一、叶状肿瘤

### 【定义】

叶状肿瘤(phyllodes tumor)是一种呈分叶状、由乳腺纤维结缔组织及上皮成分组成的肿瘤。叶状肿瘤按照组织学特点可分为良性、交界性与恶性叶状肿瘤。

### 【临床特点】

1. **发病率** 少见,占女性乳腺肿块的 0.3%~0.5%,平均诊断年龄 40 岁,发病年龄比较广泛,从小于 10 岁到大于 70 岁都有报道,但很少见于青春期女性。

2. **症状** 自己或体检发现乳腺可触及的无痛肿块,偶尔也可伴疼痛。许多患者的乳房肿瘤持续性生长,也有些患者长期稳定的乳腺结节突然迅速生长。

3. **影像学特点** 乳腺钼靶片和乳腺超声检查中,叶状肿瘤的表现与大的纤维腺瘤相似。钼靶检查中,叶状肿瘤通常表现为大的、圆形的分叶状边界的肿块,有些病例可以出现钙化。乳腺超声检查,叶状肿瘤表现为高回声有包膜肿块,也可以有散在的囊性区域。核磁共振检查,表现为卵圆形、圆形或分叶状肿块,在 $T_2$ 加权像上表现为高密度信号,在对照的强化 MRI 扫描中,叶状肿瘤快速的表现出显著强化,在延迟显像中表现更明显。

4. **治疗** 叶状肿瘤局部治疗的核心是不管肿瘤为良性还是恶性,均需要扩大切除并保证切缘阴性,一般切缘距离肿瘤 1cm 以上,阴性切缘是独立的无病生存的预后因素。

5. **预后** 组织学分级是影响预后的主要因素,其中肿瘤边缘浸润,重度核异型,间质过度增生等为预测后的重要指标。良性叶状肿瘤不转移,切除后复发率低(17%);交界性者可有极低的转移率(<5%),但易复发(>25%);恶性者易复发(27%),转移率约 22%。可转移至腋窝淋巴结及肺、骨等处,约 40% 恶性者发生转移前并无肿瘤复发的病史。叶状肿瘤的 5 年生存率分别为:良性 96%,交界性 74%,恶性 66%,平均约 90%。

### 【病理学特点】

1. **肉眼观察** 叶状肿瘤多为一个或多个圆形/椭圆形肿块,一般边界较清楚,但无明确包膜,可因病变侵犯周围乳腺组织而部分界限不清。肿瘤大小不一,直径 1~40cm。切面分叶状,体积小的肿瘤分叶状不明显,质实或质软,色灰白灰黄,常见囊腔及裂隙。恶性和大的良性叶状肿瘤可见灶状变性、坏死和梗死。大多数叶状肿瘤肉眼外观与纤维腺瘤没有明显区别。

2. **镜下观察** 肿瘤由上皮与间质两种成分组成,上皮成分为良性,含腺上皮及肌上皮细胞。真正的肿瘤成分为过度增生的纤维间质。立方或柱状上皮细胞常形成腺管或被覆于囊腔、裂隙表面。细胞可呈鳞状化生(约占 10%)或大汗腺化生。拉长的、衬以上皮的裂隙是叶状肿瘤和纤维腺瘤都具有的,两者有时难以区分。上皮细胞增生明显时,细胞层次增多,形成局部或弥漫乳头状或筛网状,无明显异型性。有时纤维间质成分显著增多,可掩盖上皮成分,这时需仔细寻找才能找到少数由单层上皮覆盖的裂隙镶嵌在间质中,故应多处取材,以免误认为间叶性肉瘤。间质细胞明显增生,排列致密,呈编织状、束状或旋涡状排列。细胞有不同程度的异型性和多少不等的核分裂象(图 13-0-1-A、B)。

叶状肿瘤局部也可以有肉瘤样分化,尤其是肿瘤复发或失去上皮成分时。肿瘤的变异性很大,可从处于良性的末端,即间质成分比纤维腺瘤稍微增多,到间质内充满肉瘤成分。恶性叶状肿瘤内也有异源性成分出现的报道,包括纤维肉瘤,骨肉瘤,血管肉瘤等。有转移者,转移灶内仅见恶性间质成分。

关于叶状肿瘤的分类尚无统一意见,WHO 及大多数学者建议将其分为良性、交界性及恶性三级。诊断依据为:间质细胞的密度、细胞核的异型性、分裂象多少、肿瘤边缘情况等及临床表现进行划分(图 13-0-1-C~K)(表 13-0-1-1)。

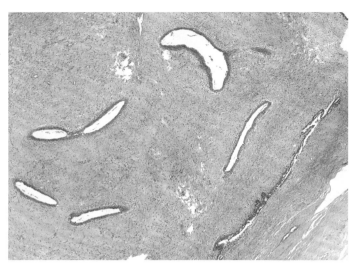

图 13-0-1-A HE×4 示梭形间质细胞及上皮成分

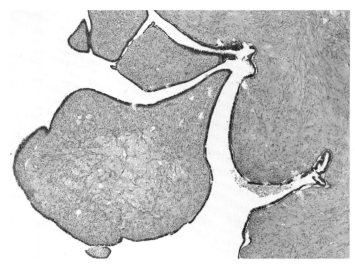

图 13-0-1-D HE×10 示叶状结构,为良性肿瘤

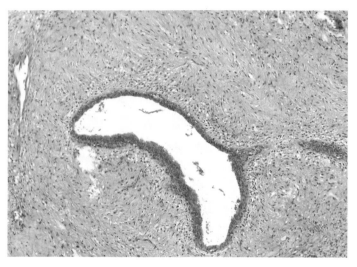

图 13-0-1-B HE×10 示增生上皮及梭形细胞

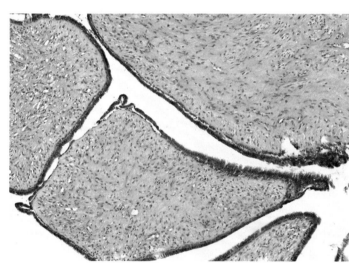

图 13-0-1-E HE×10 示叶状结构,为良性肿瘤

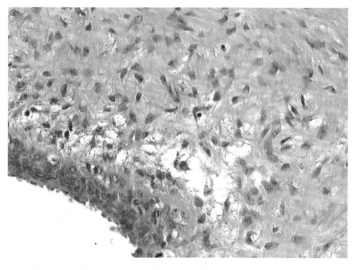

图 13-0-1-C HE×20 示轻度异型,偶见核分裂,为良性肿瘤

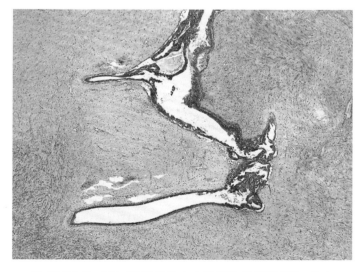

图 13-0-1-F HE×10 示增生上皮及密集的梭形细胞,为交界性肿瘤

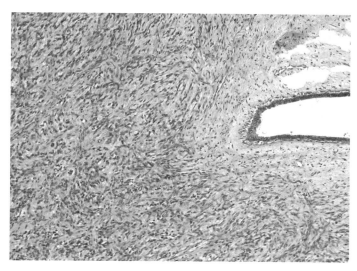

图 13-0-1-G　HE×10 示细胞密集,偶见核分裂,为交界性肿瘤

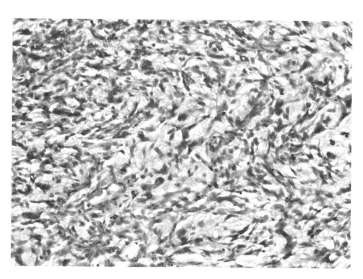

图 13-0-1-J　HE×40 示明显的核分裂和异型性,为恶性叶状肿瘤

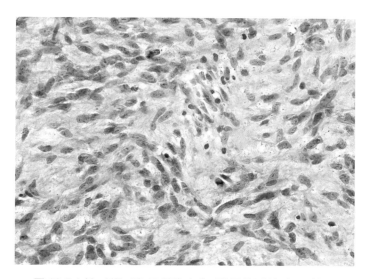

图 13-0-1-H　HE×20 示细胞密集,明显异型性,偶见核分裂,为交界性肿瘤

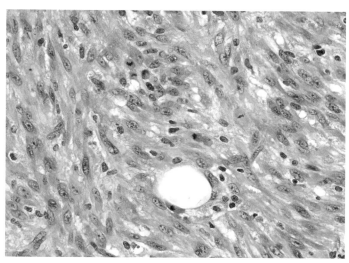

图 13-0-1-K　HE×40 示瘤细胞明显的异型性、核分裂易见,为恶性叶状肿瘤

表 13-0-1-1　不同分类叶状肿瘤的组织学特点

| 组织学特点 | 良性 | 交界性 | 恶性 |
| --- | --- | --- | --- |
| 间质细胞异型性 | 轻度 | 显著 | 显著 |
| 核分裂象 | <4/HPF | 4~9/HPF | ≥10/HPF |
| 间质过度增生 | 无 | 无 | 无 |
| 肿瘤边界 | 局限性边界 | 局限/浸润性边界 | 浸润性边界 |

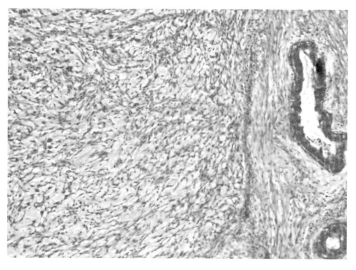

图 13-0-1-I　HE×20 示细胞密集及异型性,为恶性叶状肿瘤

3. **免疫组化**　间质细胞:SMA、CD34、Desmim 和 Vimenin 阳性,S-100(-),p53、c-kit(CD117)、Ki-67(MIBI 指数)、CD10、SMA、10E4 等随肿瘤恶性程度增高,在间质细胞中表达阳性率亦增加。Ki-67、CD117 阳性率增加提示复发可能。

**4. 分子遗传学特点** 良性叶状肿瘤染色体改变罕见,恶性者则染色体改变频发且量大,特别是1q处的获得和13q处的丢失,1q处的获得与肿瘤间质过度生长以及肿瘤复发相关。另有报道 *p16INK4a* 基因的失活与恶性叶状肿瘤的进展有关。此外,流式细胞术分析叶状肿瘤细胞整倍体与非整倍体数对判断预后有一定关系。

【鉴别诊断】

**1. 纤维腺瘤** 管内型纤维腺瘤与良性叶状肿瘤基本结构相似,两者区别较困难,仅仅后者间质更富于细胞。

**2. 幼年性纤维腺瘤** 患者常为20岁以下的年轻妇女,肿瘤体积较大,常在5cm以上,虽然间质细胞增生,但不及叶状肿瘤明显,且一般无明显异型性及核分裂象。上皮细胞增生以管周型生长为主,与叶状肿瘤呈叶状生长不同。

**3. 原发乳腺的真性肉瘤** 虽然恶性叶状肿瘤中可有肉瘤成分存在,如血管肉瘤、脂肪肉瘤、软骨肉瘤及骨肉瘤等,但主要成分仍为间质梭形细胞高度增生及上皮成分,故可与其他有各自特点真正的间叶组织肉瘤鉴别。

(郜红艺)

## 二、分泌型癌

【定义】

分泌型癌(secretory carcinoma),又称幼年性癌,由瘤细胞排列呈实性、微囊(蜂窝状)和管状结构组成的肿瘤,为少见的低度恶性乳腺癌。瘤细胞常产生丰富的细胞内和细胞外分泌物(乳汁样)。

【临床特点】

**1. 发病率** 少见,占乳腺癌的0.15%以下,过去报道均为儿童,故称幼年性癌。1991年Rosen PP报道了67例,25例(37%)小于20岁,21例(31%)大于30岁,另21例患者介于二者之间。近年来,报道的病例,成年人占多数,20岁以上者占2/3。绝大多数发生于女性,极少数见于男性。发生年龄从6~81岁,绝大多数为年轻女性,也有老年女性和男性的报道。

**2. 症状** 临床上多表现为生长缓慢、可移动的无痛性肿块,个别病例表现为胀痛或乳头血性溢液,约1/2的病例位于近乳晕区域,特别是男性或儿童患者。

**3. 局部检查** 一般为单发,偶有多发。可发生于乳腺任何部位,但多见于乳头及乳晕下的乳房中央区。副乳也可发生。乳腺可触及质硬肿块,形态不规则,边界尚清,无压痛,活动性较好。

**4. 影像学特点** B超显示呈低回声肿块,边界清楚,形态欠规则,内部血流信号较丰富。胸部CT平扫示乳腺团块状软组织密度肿块,呈分叶状,边界清。MRI显示乳腺软组织肿块,$T_1WI$以低信号为主,其内可见多发云雾状稍高信号;$T_1WI$抑脂序列上仍呈稍高信号;$T_2WI$抑脂序列上呈不均匀高信号,其内有多发条状低信号分隔;DWI呈高信号;动态增强扫描肿块不均匀明显强化,呈平台型强化模式。

**5. 治疗** 采用乳腺单纯切除术即可。但对肿块大、成年人、伴有较多浸润性导管癌成分者,宜采用乳房单纯切除加腋下淋巴结清扫治疗。

**6. 预后** 儿童和青少年,预后好;儿童少见复发,但淋巴结转移的危险与青年或年长患者类似。近15%的患者有腋窝淋巴结转移。

【病理学特点】

**1. 肉眼观察** 肿瘤呈结节状,大小不一,直径从0.5~16cm,但多数较小,直径在55mm之内。质地较硬,切面灰白或黄白色。界限清楚,呈推进式生长,但无包膜,体积较大者可有出血和囊性变。

**2. 镜下观察** 一般有清楚的边界,但瘤细胞常见浸润脂肪组织,病灶中心可有组织硬化。病变由3种结构方式以不同比例组成:微囊结构、实性结构、小管结构。瘤细胞大致可分为2种:一种为嗜酸性细胞(A细胞),胞体较大,圆形或多边形,胞质丰富嗜酸性,胞核大且呈圆形或椭圆形,受色较浅,核仁明显。另一种为透明细胞(B细胞),胞质空亮或透明,其他形态和嗜酸性细胞相似。2种癌细胞的异型性均不明显,核分裂象少或无。伴有其他型癌或复发的病变异型性可变得明显,核分裂较多。此癌细胞具有分泌黏液的特点,分泌的黏液呈均质的粉染物质,既可出现在单个的癌细胞的胞质内,将胞核推挤到细胞一侧,胞体胀大,也可出现在腺管腔内或实体泡巢以及间质之内(图13-0-2-A~G)。罕见核分裂和坏死区;在病灶边缘或肿瘤内,可见分泌型或低级别型导管原位癌。

**3. 免疫组化** 常表达EMA,α-乳白蛋白、S-100蛋白。ER大多阴性。腔内分泌物可呈PAS或AB染色阳性(图13-0-2-H~K)。

**4. 分子遗传学特点** 有特征性的染色体移位t(12;15)(p13;q25),产生 *ETV6-NTRK3* 融合基因,编码一种嵌合酪氨酸激酶,导致信号传导子和转录激活子(signal transducer and activator of transcription,STAT)5a在SCB中过表达,而STAT5a不在其他胞质分泌腺化生的或特殊类型的乳腺癌中表达,如乳腺黏液癌、透明细胞癌。此外,其染色体发生改变的数量要低于其他乳腺导管癌,其中包括染色体8q和1q的重组以及22q的缺失。

【鉴别诊断】

**1. 活动期乳腺、泌乳结节及分泌性腺瘤** 均为高度

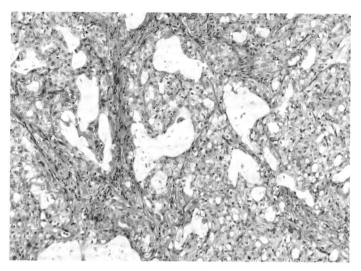

图 13-0-2-A HE×10 示微囊结构

图 13-0-2-D HE×10 示实性、微囊结构

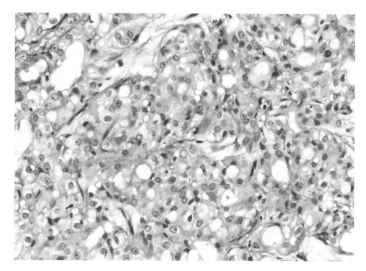

图 13-0-2-B HE×20 示微囊结构、嗜酸及透明细胞

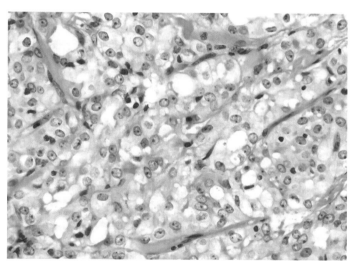

图 13-0-2-E HE×40 示嗜酸及透明细胞

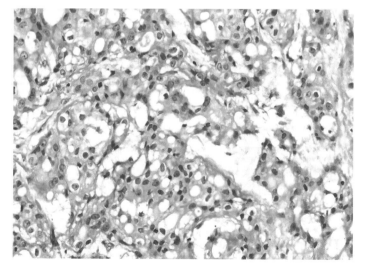

图 13-0-2-C HE×20 示微囊结构、嗜酸及透明细胞

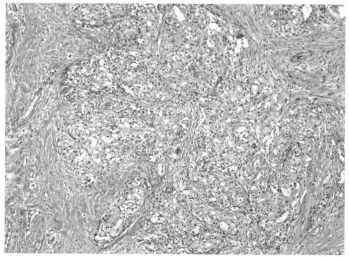

图 13-0-2-F HE×4 示嗜酸细胞、透明细胞（此图由北京儿童医院病理科提供）

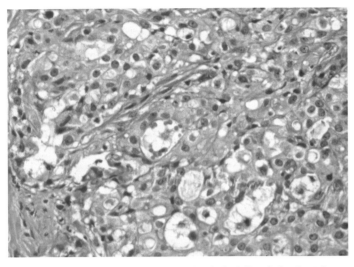

图 13-0-2-G　HE×10 示嗜酸细胞、窝囊结构、黏液（此图由北京儿童医院病理科提供）

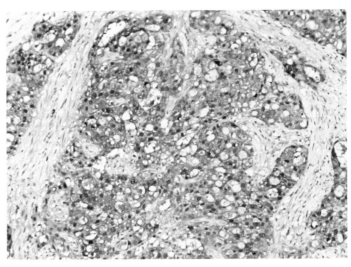

图 13-0-2-J　IHC×10 示瘤细胞 S-100 染色阳性（此图由北京儿童医院病理科提供）

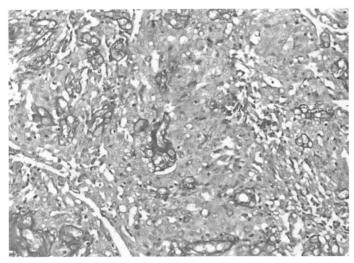

图 13-0-2-H　特染×10 示 PAS 染色阳性物（此图由北京儿童医院病理科提供）

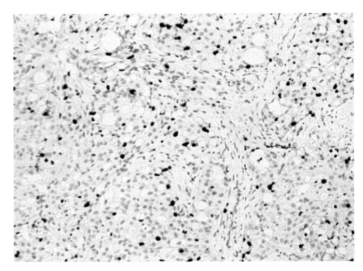

图 13-0-2-K　IHC 示仅少数瘤细胞核 Ki-67 染色阳性（此图由北京儿童医院病理科提供）

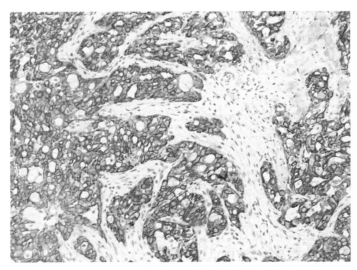

图 13-0-2-I　IHC×10 示瘤细胞 CK 染色阳性（此图由北京儿童医院病理科提供）

增生的分泌的腺泡状结构，无实体片状，呈小叶状分布；上皮细胞无异型性，具有肌上皮细胞和完整的基底膜。

2. **富于脂质癌（lipid rich carcinoma）** 癌细胞多呈实体片块状排列，细胞胞质呈泡沫状或大小不等的空泡状；异型性较明显，核分裂较多见。PAS 染色阴性，而脂肪染色阳性。

3. **妊娠期的各型乳腺癌** 癌细胞异型性常比较明显，核分裂象较多见；妊娠期各型乳腺癌因激素作用间质可出现黏液变性，但依据各自形态结构特点，不难与之鉴别。

（郜红艺）

### 三、幼年性乳头状瘤病

【定义】

幼年性乳头状瘤病（juvenile papillomatosis），又称瑞

士干酪病(因病变切面有大量大小不等的囊腔,形似瑞士干酪而得名),被覆于纤维血管茎上的上皮细胞和肌上皮细胞增生,导管腔内形成树枝状结构,属于导管内乳头状瘤中的一种类型;以导管上皮乳头状不典型增生和大量的囊肿为特点。常见于26岁以下的年轻妇女。

【临床特点】

1. **发病率**　患者年龄为12~48岁,平均年龄23岁,70%患者年龄小于26岁。大多数为单侧,左右侧发病相等。双侧同时或先后发生的占44%。60例统计材料,病程为1~95周,平均34周,以外上象限较多,少数病例有乳腺癌家族史,10%~15%的病例伴有乳腺癌。

2. **症状**　除触及肿块外,其他症状较少。有的病例可有疼痛、乳头溢液。

3. **局部检查**　多为孤立性肿块,活动,质硬。

4. **影像学特点**　X线检查可见乳腺管造影常可显示肿瘤所在部位及大小。

5. **治疗**　因该肿瘤有癌变可能,故宜早期手术治疗。手术方式可取患部乳腺节段切除或单纯乳房切除术(对多发性或术中难以定位瘤灶者)。若病理检查发现有癌变时,应按乳腺癌处理。

6. **预后**　对任何患有JP的妇女和她们的女性亲戚,均应常做检查。这种乳腺导管上皮过度增生发生在较年轻妇女,有家庭史,都提示有潜在的内分泌紊乱或遗传异常。

【病理学特点】

1. **肉眼观察**　孤立性肿块,活动,质硬,可见许多密集的囊肿,最大直径1~8cm。部分病例可触及颗粒感,弥散分布。

2. **镜下观察**　扩张的导管和囊腔,导管上皮常呈明显旺炽性增生,可呈筛状、乳头状,可有不典型增生和局灶性坏死。可有大汗腺化生和硬化性腺病等增生性病变。有些也可伴有导管癌、小叶癌或分泌型癌等(图13-0-3-A~G)。

3. **免疫组化**　上皮细胞表达CK5/6、CK8/18;ER约有40%~70%阳性;Ki-67约1%~10%阳性;p63见导管周围及导管内有肌上皮表达(图13-0-3-H~J)。

4. **超微结构特点**　上皮细胞特点。

5. **分子遗传学特点**　未见特异性改变。

【鉴别诊断】

1. **非浸润性乳头状癌**　直径常>3cm。纤维血管轴心少、细、疏松或缺乏,肌上皮缺失或残留少量肌上皮。上皮呈复层,核拉长深染,与导管腔垂直,核分裂象增多。局部可有实性、网状、筛状、微乳头状改变。缺乏大汗腺化生,常见坏死。CEA常阳性。

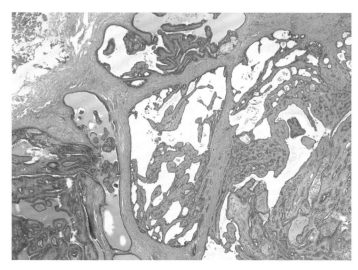

图13-0-3-A　HE×4 示扩张的导管及增生的导管上皮细胞呈乳头状

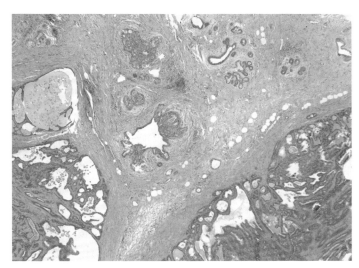

图13-0-3-B　HE×4 示增生的乳头状导管上皮

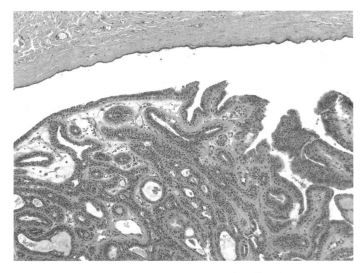

图13-0-3-C　HE×10 示增生的导管上皮

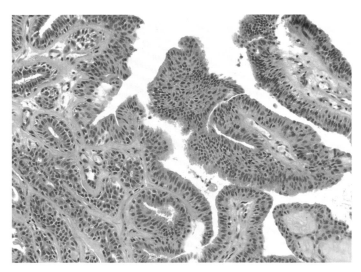

图 13-0-3-D　HE×10 示增生的导管上皮细胞

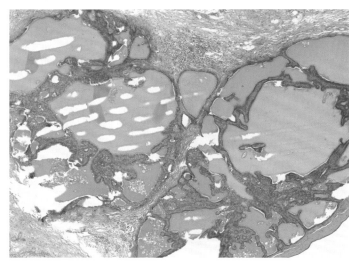

图 13-0-3-G　HE×10 示乳头状结构

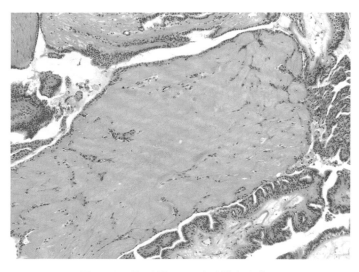

图 13-0-3-E　HE×4 示玻璃样变硬化区

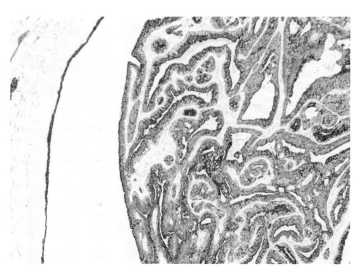

图 13-0-3-H　IHC×10 示 CK34βE12 染色阳性

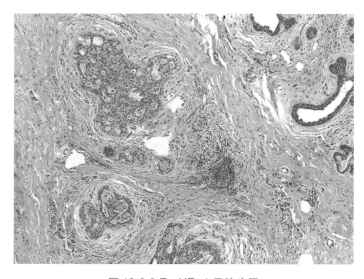

图 13-0-3-F　HE×4 示腺病区

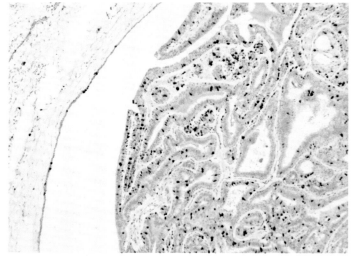

图 13-0-3-I　IHC×10 示 Ki-67 染色部分细胞阳性

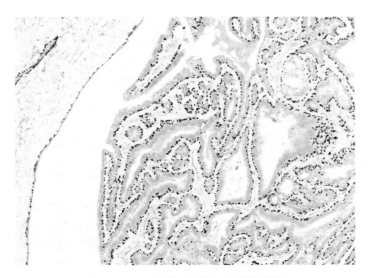

图 13-0-3-J　IHC×10 示 p63 染色阳性

**2. 起源于乳头状瘤的导管内癌**　确定导管内乳头状瘤是否有癌变常是很困难的。如有 1/3 区域呈低级别导管内癌样改变、肌上皮缺失、CEA 阳性和深部乳头状瘤有坏死时均提示有癌变。

（郜红艺）

## 四、男性乳腺发育症

### 【定义】

男性乳腺发育症（gynecomastia，GYM）是一种非肿瘤性的且常可逆转的病变，由男性乳腺组织中未发育的导管系统扩大，上皮和间叶成分均增生所致，其改变类似于女性乳腺的纤维腺瘤性增生。

### 【临床特点】

1. **发病率**　男性乳腺发育有三个典型的类固醇依赖性发病年龄高峰：新生儿，青春期（10～30 岁）和所谓男性更年期（50～70 岁）。

2. **症状**　局部可感隐痛不适或触痛，少数患者在挤压乳头时可见少量白色分泌物溢出。器质性疾病引起的病理性男子乳腺发育症还有原发病的临床表现。

3. **局部检查**　男子出现单侧或双侧可触及的乳腺组织，临床上常在一侧更明显，呈圆盘状结节或弥漫性增大，有时可伴有乳头和乳晕增大。

4. **影像学特点**　乳腺 B 超，乳腺 X 线可以区别脂肪和乳腺组织，及时排除乳腺癌。

5. **治疗**　药物及乳腺成形术。

6. **预后**　良好。

### 【病理学特点】

1. **肉眼观察**　局限型：形成圆形或盘状肿块，界限清楚，有弹性。弥漫型：没有肿块，边界不清，较软。

2. **镜下观察**　乳腺导管数量及分支增多，通常没有小叶结构，缺乏腺泡。上皮可明显增生、乳头状增生和出现异型性。管腔内可见蛋白性分泌物和脱落的上皮。腺管周围间质呈疏松黏液水肿状，含有成纤维和成肌纤维细胞，亦可见淋巴浆细胞浸润。少数可见脂肪或间质富于细胞。病程长者（1 年以上）间质纤维化透明变，导管扩张，管周水肿区消失。可有局灶性鳞化或大汗腺化生。极少数可伴发乳腺癌（图 13-0-4-A～E）。

3. **免疫组化**　男性乳腺发育的病例乳腺导管上皮细胞及间质成纤维细胞中，ER-α、p-ERα、ERβ 和 PTEN 表达不同，ER-α 和 ERβ 活性的增强及 PTEN 表达降低在 GYM 发病中具有重要作用；旺炽型、中间型和纤维化型和青年组、中年组和老年组 GYM 发病机制存在差异。

4. **分子遗传学特点**　血循环中性激素水平紊乱；一种是雌激素增多，另一种是雌激素雄激素比值增高。雌

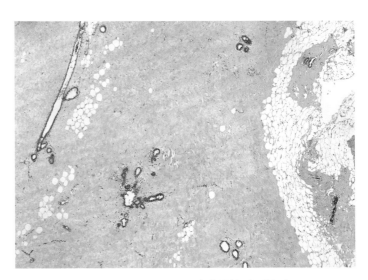

图 13-0-4-A　HE×4 示乳腺导管、间质组织

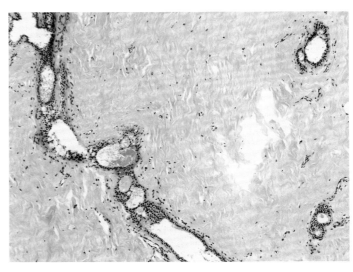

图 13-0-4-B　HE×10 示乳腺导管及间质

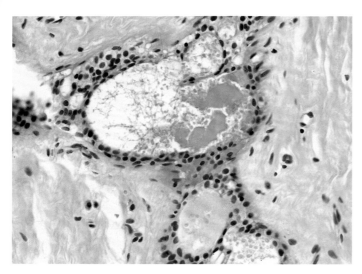

图 13-0-4-C HE×20 示乳腺导管内蛋白性分泌物

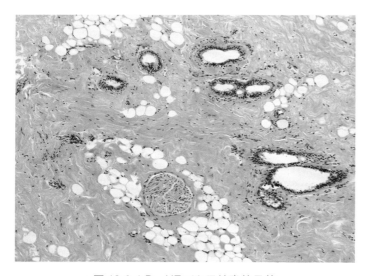

图 13-0-4-D HE×10 示扩张的导管

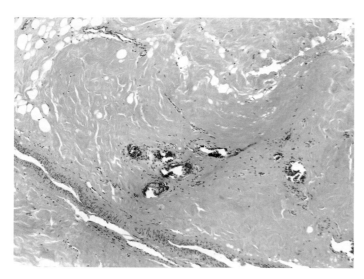

图 13-0-4-E HE×10 示乳腺导管及间质

激素雄激素比值的增加,能刺激性激素结合球蛋白(SHBG)的产生,SHBG 与 T 远比雌激素高,使得血液中有生物活性的游离雌激素雄激素比值增高,可促发男性乳腺增生。

GYM 乳腺组织对激素的反应性发生改变;有时血循环中性激素水平正常,但局部乳腺组织对激素的反应性发生了改变,雌激素受体过表达或 AR 表达降低,致使组织对雌激素过敏感或独立雄激素不敏感,在乳房局部形成了雌激素雄激素作用比率失调和雄激素作用减弱、雌激素作用相对增强而造成乳腺增生。

【鉴别诊断】

1. **导管内癌** 上皮增生更一致和器官化,可出现坏死。

2. **间质肉瘤变** 细胞更为密集,有更明显的多形性和异型性,核分裂更多。

3. **错构瘤** 含有不同比例的纤维、脂肪组织、乳腺导管和小叶成分的包裹性肿块,有时可出现透明软骨、平滑肌等组织。最常见的组织学类型是透明变性的纤维结缔组织分隔导管和小叶,而且混有不同数量的脂肪。

(郜红艺)

## 五、乳腺错构瘤

【定义】

乳腺错构瘤(mammary hamartomas)一种边界清楚,包含乳腺全部组织成分的肿瘤,通常有包膜。是由于残留的乳腺管胚芽及纤维脂肪组织异常发育而构成瘤样畸形生长,肿物混合着不同数量的纤维、脂肪、乳腺导管和小叶组织,有完整包膜,往往长到一定程度会明显减慢生长速度或自行停止生长。瘤体内的腺体成分尚保持有分泌乳汁的功能,这是本病很具有特色的征象。

【临床特点】

1. **发病率** 少见,近年也有少数异位乳腺原位发生错构瘤的报道。其发病年龄在 15~88 岁,多见于受乳后期及绝经后妇女。

2. **症状** 生长缓慢,无症状,常多为患者无意中发现的乳腺内肿块,可有触痛。

3. **局部检查** 乳腺错构瘤常为单发圆形、卵圆形或扁圆形肿物,边界清楚,质软,若周围有纤维组织包绕,会触之较硬。肿物大小据文献报道为 1~20cm,活动度好,可推动,可有触痛,与周围无粘连。以左侧乳腺多见。

4. **影像学特点** 乳腺 X 线可显示特异性征象,乳腺可见圆形或椭圆形肿块影,中央密度不均,边缘光滑且伴有一圈透明带(脂肪晕)。乳腺超声显示乳腺组织内界限较清楚的类圆形肿物,有包膜,内部回声不均。

5. **治疗** 乳腺错构瘤一般肿块界限清楚,易于剜除,应积极采取手术切除,有些病例是微创手术标本发现的。

6. 预后 乳腺错构瘤为良性病变,无复发倾向,预后良好。

【病理学特点】

1. 肉眼观察 乳腺错构瘤为圆形、卵圆形或扁圆形,有薄而完整的包膜,质地较软。切面根据纤维和脂肪组织的多少,呈灰白到黄色。大小从 1～20cm 以上。如果是微创标本肉眼观察特点不明显。

2. 镜下观察 肿瘤为异源性生长类型,主要有纤维结缔组织、脂肪组织和腺体,有时可出现透明软骨、平滑肌等组织。最常见的组织学类型是透明变性的纤维结缔组织分隔导管和小叶,而且混有数量不等的脂肪。如果脂肪间质占绝大部分,则可称为腺脂肪瘤。如脂肪组织内有岛状透明软骨,腺体成分少,则可称为软骨脂肪瘤,如果平滑肌成分非常突出,则可称为平滑肌错构瘤(图 13-0-5-A～E)。

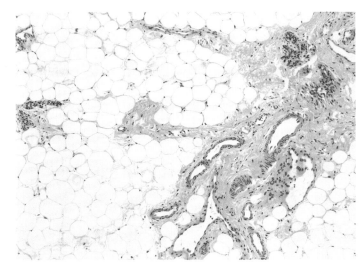

图 13-0-5-C　HE×4 示乳腺腺体、导管、纤维组织

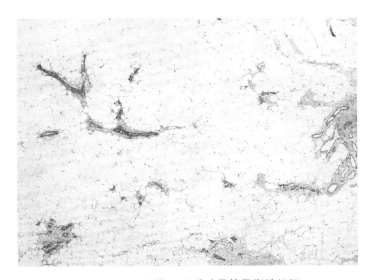

图 13-0-5-A　HE×4 示乳腺导管及脂肪组织

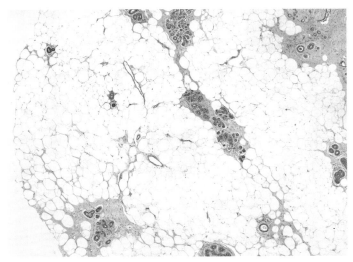

图 13-0-5-D　HE×4 示乳腺腺体、导管、脂肪组织

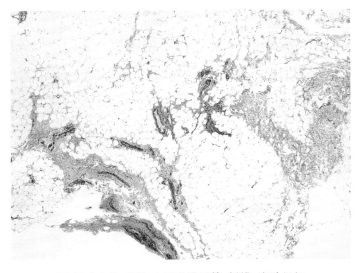

图 13-0-5-B　HE×4 示乳腺导管、纤维、脂肪组织

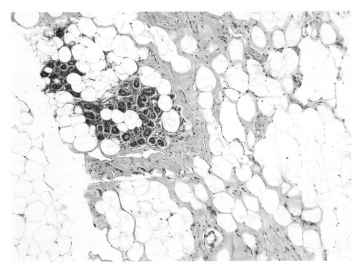

图 13-0-5-E　HE×10 示乳腺腺体、纤维、脂肪组织

**3. 免疫组化** 瘤细胞中乳腺上皮成分 CK、EMA 阳性,部分在乳腺小叶上皮细胞中 ER 和 PR 部分呈阳性表达,腺泡肌上皮细胞表达 actin 和 S-100 蛋白;间质纤维组织及脂肪组织表达 Vimentin 和 S-100 蛋白。

**4. 分子遗传学特点** 未见特殊改变。

【鉴别诊断】

**1. 纤维腺瘤** 错构瘤的腺管不受压,纤维腺瘤间质也没有明显的脂肪组织。

**2. 男性乳腺发育** 错构瘤导管和小叶比较少且导管上皮有增生时,可类似男性乳腺发育症,但错构瘤有包膜,腺管周围没有黏液水肿样空晕。

**3. 乳腺腺病** 一般没有包膜及大量脂肪组织。

(郜红艺)

## 六、幼年性纤维腺瘤

【定义】

幼年性纤维腺瘤(juvenile fibroadenoma)是青少年好发的、罕见的、纤维腺瘤亚型,具有生长速度快、肿物大、间质细胞密集及不同程度上皮增生等特点。

【临床特点】

**1. 发病率** 少见,占纤维腺瘤的 4% 以下,好发于青少年。

**2. 症状** 单侧巨乳、乳腺孤立性肿物,生长迅速,静脉扩张。

**3. 实验室检查** 未见特殊。

**4. 影像学特点** 乳腺界限清楚肿物。

**5. 治疗** 局部切除肿物,乳房重建。

**6. 预后** 良好,极少数可复发。

【病理学特点】

**1. 肉眼观察** 较大的乳腺肿物,界限清楚,质软,直径常大于 10cm(图 13-0-6-A、B)。

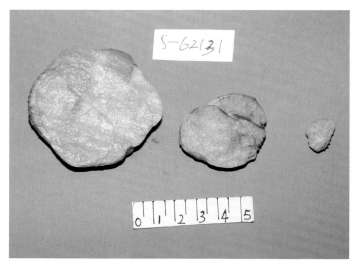

图 13-0-6-B 大体照片示乳腺灰黄色肿物,质软

**2. 镜下观察** 双向上皮及间质性病变,间质细胞密度增加,常为细胞大小一致、细胞密集的间质,没有异型性,可见核分裂(1~5/10HPF);导管内细胞增生,但缺乏异型性;缺乏叶状肿瘤的叶状生长的特点,也未见黏液间质及成人型纤维腺瘤的黏液改变(图 13-0-6-C~E)。

**3. 免疫组化** 上皮标志 CK、ER、PR 等阳性,Ki-67 指数低(图 13-0-6-F~I)。

**4. 超微结构特点** 未见特异异常。

**5. 分子遗传学特点** 未见特殊遗传学改变。

【鉴别诊断】

**1. 成人型纤维腺瘤** 肿物质地较硬,直径偏小,多为 2~3cm,生长较慢,间质细胞密度小,可见间质黏液及黏液变。

**2. 良性叶状肿瘤** 围绕导管周围间质细胞密度增加,间质过度生长,叶状生长方式,缺乏明显导管内上皮

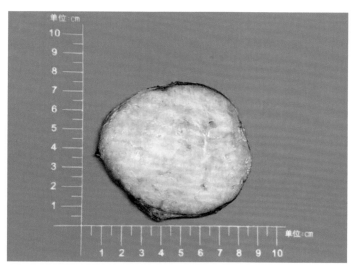

图 13-0-6-A 大体照片示乳腺圆形肿物,灰白色、质中

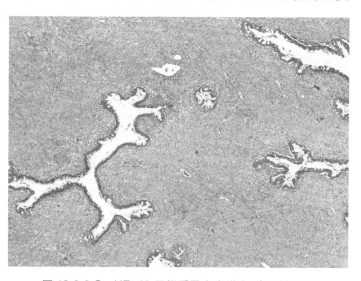

图 13-0-6-C HE×10 示间质及上皮增生,未见核分裂

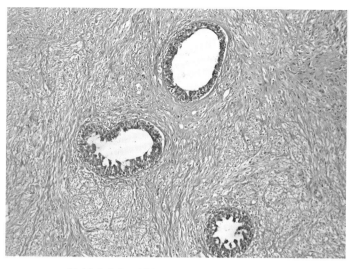

图 13-0-6-D　HE×10 示增生的间质及导管

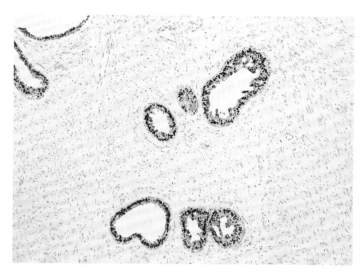

图 13-0-6-G　IHC×10 示 ER 染色上皮阳性

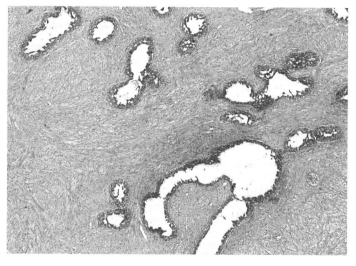

图 13-0-6-E　HE×10 示导管及间质增生

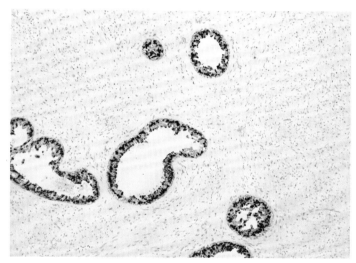

图 13-0-6-H　IHC×10 示 PR 染色上皮阳性

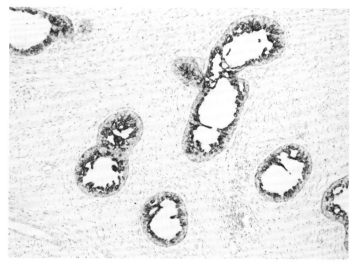

图 13-0-6-F　IHC×10 示 CK5/6 染色上皮阳性

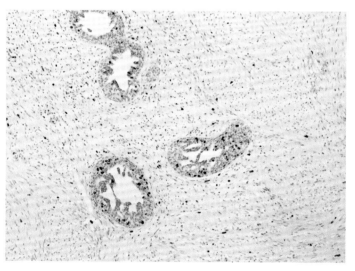

图 13-0-6-I　IHC×10 示 Ki-67 染色偶见间质及上皮细胞阳性

细胞增生。

**3. 乳腺错构瘤** 由乳腺导管、小叶、脂肪组织和胶原基质组成。

（何乐健）

## 参 考 文 献

1. 颜学敏,杨捷. 乳腺分叶状肿瘤诊治及预后分析.实用癌症杂志,2012,27(6):81-82.

2. Kleer CG, Giordano TJ, Braun T, et al. Pathologic, immunohisto-chemical, and molecular feautures of benign and malignant phyllodes tumors of the breast. Mod Pathol, 2001;14(3):185-190.

3. 龚西騟,丁华野. 乳腺病理学. 北京:人民卫生出版社,2009.

4. 史凤毅,叶海军,紫薇. 乳腺叶状肿瘤的临床病理学研究. 中华病理学杂志,2002,31(3):208-212.

5. 刘彤华. 诊断病理学.北京:人民卫生出版社,2006.

6. Fattaneh, A, Tavassoli. 乳腺及女性生殖器官肿瘤病理学和遗传学. 北京:人民卫生出版社,2006.

7. 武忠弼,杨光华. 中华外科病理学. 北京:人民卫生出版社,2002.

8. 陈易华. 4 例乳腺分泌型癌临床病理观察. 中国肿瘤临床,2008,35(23):1339-1341.

9. 付丽. 乳腺疾病病理学彩色图谱. 北京:人民卫生出版社,2013.

10. Fattaneh, A, Tavassoli. The WHO classical of tumors of the breast and female genital organs. Lyon:Editors Iarc press. 2003.

11. 朱凌冬,男性乳房发育症发病机制及治疗干预的实验研究. 山东大学学报. 2009,(1):34-36.

12. 武忠弼,杨光华. 中华外科病理学. 北京:人民卫生出版社,2002.

13. Fattaneh, A, Tavassoli. The WHO classical of tumors of the breast and female genital organs. Lyon:Editors Iarc press,2003.

14. 马绍勇,王德岷. 乳腺错构瘤 5 例分析. 中国误诊学杂志,2009,9(15):3752-3753.

15. 廖谦和. 乳腺错构瘤 8 例临床病理分析. 临床与实验病理学杂志,2004,4(20):425-427.

16. Tay TK, Chang KT, Thike AA, et al. Paediatric fibroepithelial lesions revisited:pathological insights. J Clin Pathol. 2015,68(8):633-641.

17. Kuijper A, et al, Histopathology of fibroadenoma of the breast. Am J Clin Pathol,2001,115(5):736-742.

# 第十四章

# 心脏

## 第一节 肿瘤性病变

### 一、心脏横纹肌瘤

**【定义】**

心脏横纹肌瘤（cardiac rhabdomyoma）是单发或多发的心肌细胞良性肿瘤。典型的心脏横纹肌瘤肿瘤细胞含有大量的充满糖原的小空泡。

**【临床特点】**

**1. 发病率** 心脏横纹肌瘤虽然罕见,但却约占儿童原发性心脏肿瘤的 40%~60%。国内多中心研究显示其为国内儿童最常见的原发性心脏肿瘤。在胎儿期发生最多。绝大多数患儿常伴有结节性硬化症。

**2. 症状** 心脏横纹肌瘤的临床表现一般与肿瘤的数量、位置、大小有关。如肿瘤大,或位于腔内,可造成心脏瓣膜孔的阻塞。

心脏横纹肌瘤患者一般分为 3 类,包括:散发性;伴有结节性硬化症;伴有先天性心脏病。其中伴有结节性硬化症或者先天性心脏病的患者可以有各自相应的临床表现。如,结节性硬化患者有颅内错构瘤,面部血管纤维瘤,甲下纤维瘤,肾血管平滑肌脂肪瘤等。

**3. 实验室检查** 实验室检查一般无特殊。

**4. 影像学特点** 影像学检查对心脏横纹肌瘤的诊断有重要意义,其中超声心动图是诊断心脏横纹肌瘤重要的手段。在超声心动图图像中,心脏横纹肌瘤表现为高回声或等回声的均质性圆形或椭圆形团块,边界清晰,无包膜,可为一个或多个(图 14-1-1-A)。当对肿瘤类型或范围明确有困难时,MRI 和 CT 可以作为补充的手段(图14-1-1-B)。

**5. 治疗** 心脏横纹肌瘤具有自发消退的特点。如肿瘤对心脏功能无明显影响,且不引起血流动力学改变的患者,一般不需干预,只要超声随访即可。如果出现严重症状,或引起心内梗阻时,需要手术治疗。伴有结节性硬

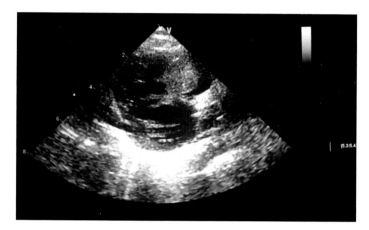

图 14-1-1-A 心脏超声检查示右室流出道近肺动脉瓣环处见中等回声均质团块(胸骨旁右心室流出道切面)

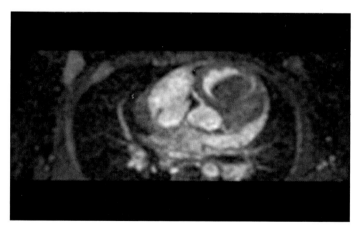

图 14-1-1-B MRI 示右室流出道肺动脉瓣下见一占位,边界清,信号与心肌相似

化症患者青春期时,肿瘤可增大,并出现新发肿瘤,因此对于这部分患者需要进行长期随访。

**6. 预后** 随访患者结果显示,随着患者年龄增大,大部分肿瘤的大小和数量逐渐减小、直至消失。接受手术治疗的患者预后也良好。

**【病理学特点】**

**1. 肉眼观察** 肿瘤为境界清楚、无包膜的单发或多发结节,大小不等,灰白色。

**2. 镜下观察** 肿瘤无包膜,与周围心肌组织分界较清,细胞排列成片,部分细胞胞质空泡状,肿瘤间质少(图14-1-1-C)。

肿瘤细胞体积大,圆形或多边形,胞质丰富,伊红色(图14-1-1-D)部分细胞胞质内含有丰富的糖原,PAS染色阳性(图14-1-1-E)。部分空泡细胞中央有少量伊红色胞质向周边排列成放射状伸展,形成特征性的"蜘蛛细胞"(图14-1-1-F)。

**3. 免疫组化** 肿瘤细胞表达 Myoglobin,Desmin,actin(图14-1-1-G~H)和 Vimentin。肿瘤不表达 Myogenin,细胞增殖物标记,如 Ki-67(图14-1-1-I)。

**4. 超微结构特点** 电镜检查,肿瘤细胞类似于变异的心肌细胞:胞质内含有大量糖原,线粒体小且稀疏。闰盘、肌纤维或 Z 带物质集合体均可见于肿瘤细胞内。不

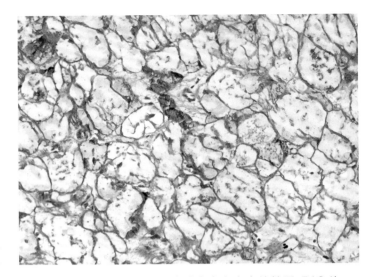

图 14-1-1-E  PAS×10 示胞质内含有丰富的糖原,PAS 染色阳性

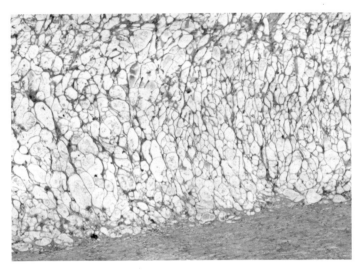

图 14-1-1-C  HE×4 示肿瘤细胞排列成片,与周围组织边界较清,肿瘤间质少

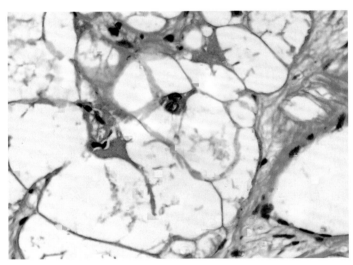

图 14-1-1-F  HE×20 示典型的蜘蛛细胞

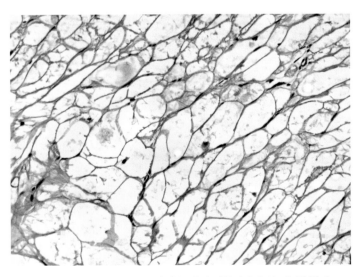

图 14-1-1-D  HE×10 示肿瘤细胞大,圆形或多边形,胞质丰富,伊红色,细胞核圆形、卵圆形

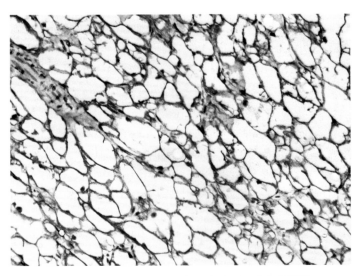

图 14-1-1-G  IHC×10 示 Desmin 染色,瘤细胞阳性

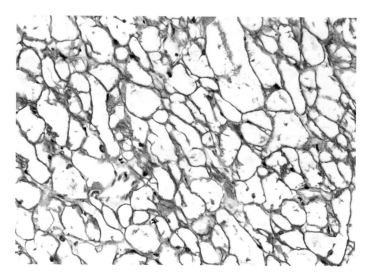

图 14-1-1-H IHC×10 示 actin 染色,瘤细胞阳性

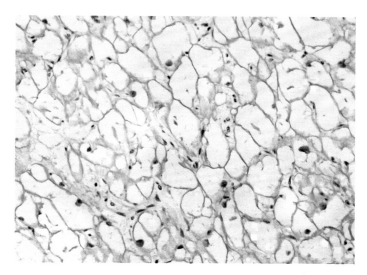

图 14-1-1-I IHC×10 示 Ki-67 染色,瘤细胞未见阳性

过,分化成熟的心肌细胞闰盘几乎均位于细胞两极。

**5. 分子遗传学特点** 结节性硬化症是一种多系统受累的常染色体显性遗传性疾病,50%患者有心脏横纹肌瘤。目前已证实结节性硬化症和 2 个基因相关:位于染色体 9q34 的 TSC-1 和位于染色体 16p13 的 TSC-2。两个基因分别编码 harmartin 和 tuberin,均为肿瘤抑制相关蛋白。基因突变引起 mTOR 信号通路激活导致肿瘤形成。心脏横纹肌瘤中经常发现这些部位的杂合性缺失。

**【鉴别诊断】**

婴幼儿心脏横纹肌瘤由于其特殊的影像学表现、临床症状以及特殊的"蜘蛛细胞",诊断相对比较容易。对于部分肿瘤较小、"蜘蛛细胞"较少的患儿,其鉴别诊断主要包括:

**1. 糖原累积病** 糖原累积病是一类由于先天性酶缺陷所致的糖原代谢障碍疾病,多数属常染色体隐性遗传。

绝大多数患者的糖原在肝脏、肌肉、肾脏等组织中贮积量增加。疾病累及心脏时,表现为心肌细胞内有大量糖原,但不形成肿瘤结节。电镜检查,受累的心肌细胞为分化成熟的心肌,闰盘几乎均位于细胞两极。

**2. 组织细胞样心肌病** 是一种罕见的特异性心律失常性疾病。大体检查肿瘤主要见于心内膜下,沿传导系统束支分布,但也可见于心肌内和心外膜下区域,为不明显的结节。镜下病变由体积大的多边形细胞组成边界不清的岛状,少量的嗜酸性颗粒状胞质围绕在细胞核周围,类似于组织细胞,沿传导系统束支分布。缺少特异的"蜘蛛细胞"。免疫组化受累细胞表达 Desmin 等肌源性抗体,组织细胞抗体如 CD68 不表达。

**3. 心脏黏液瘤** 为最常见的心脏原发良性肿瘤之一。主要好发于成年人,儿童患者少见。大部分发生于左心房。镜下,肿瘤细胞可单个散在、条索状或指环样结构排列,常围绕在血管周围。肿瘤细胞呈星形、梭形,胞质较丰富、嗜酸性,细胞边界不清,细胞核卵圆形。肿瘤基质内有多少不等的蛋白多糖、胶原纤维和纤维蛋白。免疫组化:CD34、CD31、Calretinin 有时阳性。

(殷敏智)

## 二、纤维瘤

**【定义】**

纤维瘤(fibroma)是心脏良性肿瘤,主要由纤维母细胞和胶原组成。

**【临床特点】**

**1. 发病率** 居心脏横纹肌瘤后,儿童心脏第二位多的肿瘤。

**2. 症状** 心脏大、心衰、心律不齐,猝死,1/3 的患者无症状,影像学检查偶尔发现心脏肿瘤。

**3. 实验室检查** 无特殊。

**4. 影像学特点** 心脏超声检查显示非收缩性、实性高回声影。

**5. 治疗** 手术切除肿瘤。

**6. 预后** 良好。

**【病理学特点】**

**1. 肉眼观察** 像平滑肌瘤,位于室间隔壁,孤立性肿物,直径 2~10cm,无包膜,但界限清楚,切面灰白、致密,中心常有钙化,未见出血、坏死或囊性变。

**2. 镜下观察** 肿瘤有梭形细胞组成,婴儿细胞较脆弱密集(图 14-1-2-A~C),肿瘤可见弹力纤维,可见慢性炎细胞浸润(图 14-1-2-D、E)。

**3. 免疫组化** 瘤细胞 SMA、Desmin 阳性,Myogenin 阴性。

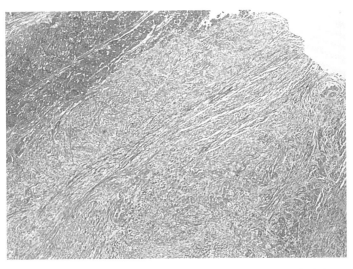

图 14-1-2-A　HE×4 示心肌纤维间见大量梭形纤维细胞增生

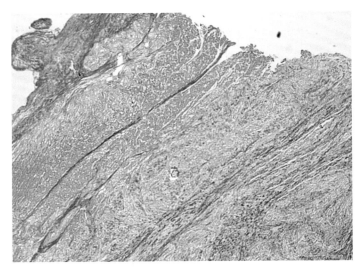

图 14-1-2-D　VG 染色阳性

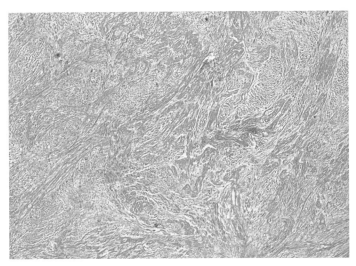

图 14-1-2-B　HE×10 示增生的梭形纤维细胞

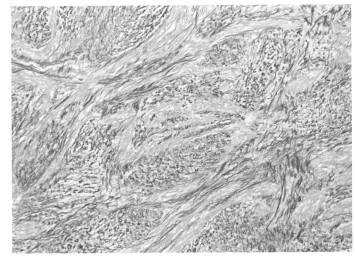

图 14-1-2-E　VG 染色阳性

4. **超微结构特点**　显示纤维母细胞特点。

5. **分子遗传学特点**　部分伴有 Gorlin 综合征的患者有 *PTCH1* 突变。

【鉴别诊断】

1. **横纹肌瘤**　瘤细胞大、空泡状，见"蜘蛛"细胞。

2. **炎性肌纤维母细胞瘤**　由肌纤维母细胞和大量慢性炎细胞组成包括浆细胞和淋巴细胞。

（何乐健）

## 三、心脏黏液瘤

【定义】

心脏黏液瘤（cardiac myxoma）心脏良性肿瘤，其特点是星形、卵圆形或胖梭形细胞（所谓黏液细胞）散布于血管黏液基质中。

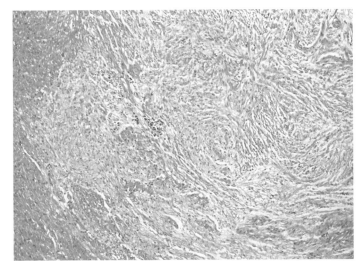

图 14-1-2-C　HE×10 示增生的梭形纤维细胞

【临床特点】

1. **发病率** 最常见的心脏原发性肿瘤之一,任何年龄均可发生,但40~60岁好发。

2. **症状** 与肿瘤部位、大小及质地等有关,依次为瓣膜阻塞症状、栓塞症状、发热(疲劳、不适)、心律失常、胸痛、晕厥、猝死等,约10%~20%的患者可无任何症状。

3. **实验室检查** 未见特异改变。

4. **影像学特点** 心脏增大、胸水,30%的肿瘤尤其是右心房肿瘤可见钙化,超声心动图可发现肿瘤,CT及MRI检查可发现肿瘤组织密度及其与邻近重要组织结构关系。

5. **治疗** 单个肿瘤可选择手术。

6. **预后** 与肿瘤瘤大小、部位等有关,此外,如合并有Carney综合征,肿瘤复发率高达10%~20%,而没伴有此综合征的肿瘤复发率低于5%。

Carney综合征:黏液瘤、内分泌病(Cushing综合征和/或肢端肥大)、斑点状皮肤色素沉着。

【病理学特点】

1. **肉眼观察** 心脏黏液瘤为心内膜病变,肿物从其起源的心内膜突向心脏腔室,80%~90%的肿瘤位于左心房,肿瘤直径从数厘米到15cm,可有蒂或宽的基底,表面光滑、黏液样、质软,可有钙化(图14-1-3-A)。

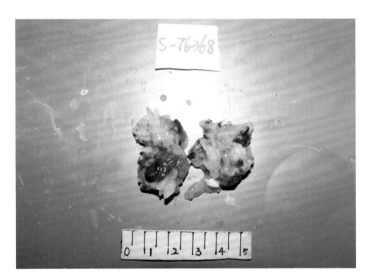

图 14-1-3-A 大体照片示黏液样肿物、有出血

2. **镜下观察** 嗜碱性或嗜双色性、黏液基质中富于黏液细胞增生,可伴有不同程度的变性,如血栓形成、钙化、骨化、出血和髓外造血,可见核分裂,但未见细胞异型,黏液细胞为星形、卵圆形或胖梭形细胞,可单个或集聚呈束或围绕毛细血管呈环状,基质通常为黏液,黏液较多时,易形成栓塞;基质中还可见不等的炎细胞和血管。

小于5%的肿瘤可见腺体形成、化生骨形成等异源性分化(图14-1-3-B~E)。

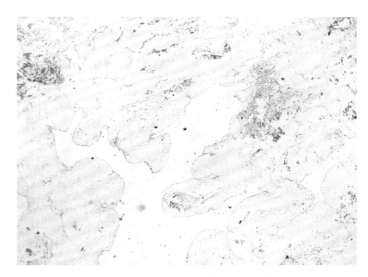

图 14-1-3-B HE×4 示出血、黏液基质

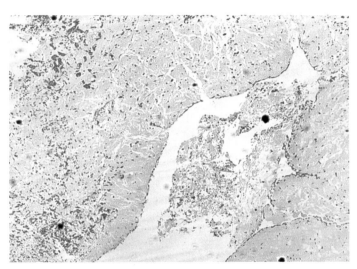

图 14-1-3-C HE×4 示出血、星形黏液细胞及基质

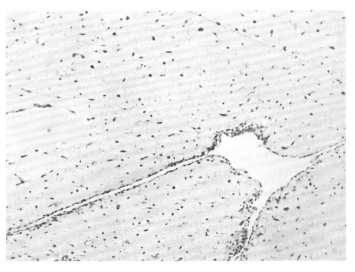

图 14-1-3-D HE×10 示黏液细胞及基质

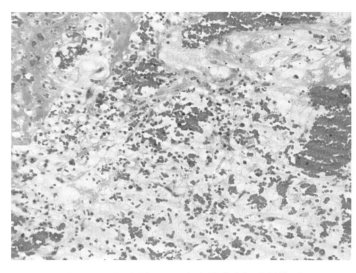

图 14-1-3-E HE×10 示出血及黏液细胞及基质

3. **免疫组化** Calretinin、CD34、Vimentin、thrombo-modulin 阳性，PRKAR1A 阳性；Desmin、S-100、EMA、CK 等阴性。

4. **超微结构特点** 黏液细胞特点。

5. **分子遗传学特点** 合并有 Carney 综合征的心脏黏液瘤：染色体 17q23-24 和 2p16 位点上 *PRKAR1A* 失活突变。

【鉴别诊断】

1. **血栓** 心房多见，质均或分层状，镜下为富于纤维素、红细胞伴或不伴机化，Calretinin 阴性。

2. **乳头状纤维弹力瘤** 病变位于心瓣膜或心内膜，多叶状，镜下为无血管的纤维弹力叶状结构覆有内皮细胞，Calretinin 阴性。

3. **心脏肉瘤** 左心室好发，通常为透壁性，镜下观察瘤细胞异型性明显，核分裂易见。

（何乐健）

## 第二节 非肿瘤性病变

### 淋巴细胞性心肌炎

【定义】

淋巴细胞性心肌炎（lymphocytic myocarditis）由于继发病毒感染或病毒感染后自身免疫应答导致的心肌细胞变性或坏死的炎症性病变过程。

【临床特点】

1. **发病率** 未知确切发病率，据估计，急性心衰的 10% 病例由急性心肌炎所致。儿童和老人多由病毒感染所致。

2. **症状** 婴儿可表现为非特异性症状，有不适、发热、食欲差、心动过速、发绀、呼吸急促等，2 岁以上儿童，可有胸痛、腹痛、肌痛、疲劳、咳嗽、水肿等；最初表现可为嗜睡、心动过速、呼吸困难、肝大、心脏杂音、发热等。

3. **实验室检查** 外周血白细胞升高，心肌特异性肌钙蛋白升高，部分患者肌酸激酶升高，抗线粒体、心内膜、肌浆球蛋白、肌纤维膜等抗体阳性。

4. **影像学特点** 普通平片检查显示心脏增大，心脏超声检查显示心脏心壁节段性运动异常。

心电图异常：房室传导阻滞、ST-T 改变、T-波改变等。

5. **治疗** 限制活动，心脏支持治疗、抗心律失常治疗，静脉注射免疫球蛋白。

6. **预后** 轻度心肌炎可无症状，患者恢复，遗留后遗症；爆发性心肌炎多可能遗留后遗症，有 1/3 患者发展为扩张性心肌病，急性期某些患者可因循环衰竭而猝死。

【病理学特点】

1. **肉眼观察** 心室扩张，切面心肌表面斑点状与苍白出血灶交替，附壁血栓，心肌松弛，心包炎。

2. **镜下观察** 心肌间质局灶或弥漫性淋巴、组织细胞浸润，伴有或不伴有心肌细胞坏死（图 14-2-0-A～G）。

诊断标准：

没有心肌炎：没有炎细胞浸润或心肌异常。

交界性心肌炎：散在炎细胞浸润，但未显示有心肌细胞损伤。

心肌炎：明显的炎细胞浸润伴心肌细胞坏死、空泡化等改变。

3. **免疫组化** CD3 显示 T 细胞阳性；原位杂交显示肌细胞内有病毒基因组物质，PCR 检查也可发现心肌组织中有病毒基因组物质存在。

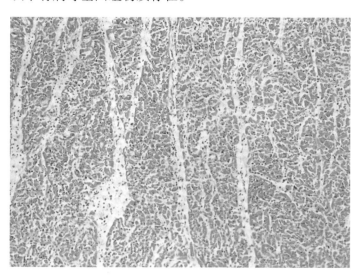

图 14-2-0-A HE×4 示心肌间质弥漫性淋巴细胞浸润

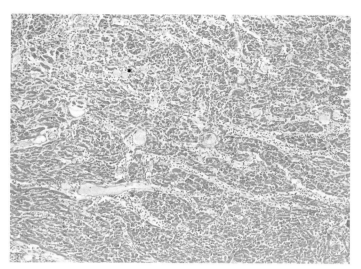

图 14-2-0-B HE×4 示心肌间质和血管周围淋巴组织细胞浸润

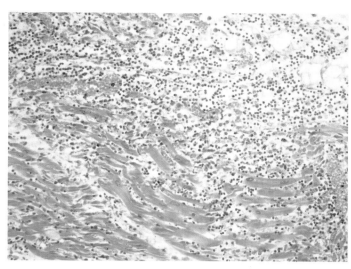

图 14-2-0-E HE×10 示大量淋巴细胞浸润、心肌纤维变性

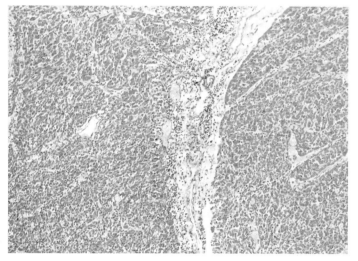

图 14-2-0-C HE×10 示心肌细胞间及血管周围大量淋巴细胞浸润

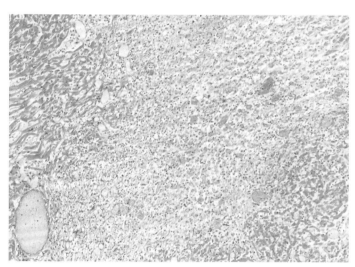

图 14-2-0-F HE×4 示炎细胞浸润及片状心肌纤维变性、坏死

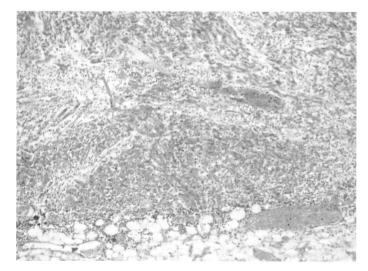

图 14-2-0-D HE×4 示心外膜下及心肌纤维间大量淋巴细胞浸润

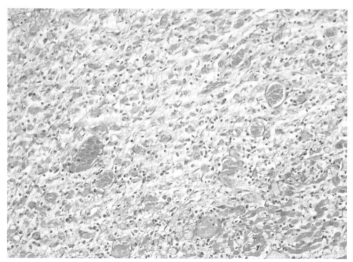

图 14-2-0-G HE×10 示心肌纤维变性坏死

**4. 超微结构特点**　心肌变性和坏死。

**5. 分子遗传学特点**　未见特殊。

【鉴别诊断】

**1. 过敏性心肌炎**　有过敏史,有皮疹、外周血嗜酸细胞升高,心肌纤维间见嗜酸细胞浸润。

**2. 巨细胞心肌炎**　心肌间质中见淋巴细胞和巨细胞浸润,可见广泛性心肌坏死,有胸腺瘤或自身免疫性疾病。

**3. 巨细胞病毒性心肌炎**　内皮细胞见病毒包涵体,心肌组织中检测巨细胞病毒 DNA 阳性。

(何乐健)

## 参考文献

1. 刘雪芹. 心脏横纹肌瘤与结节性硬化症. 中华儿科杂志,2014,52:234-237.

2. Shi L,Wu L,Fang H,et al. Identification and clinical course of 166 pediatric cardiac tumors. Eur J Pediatr,2017,176:253-260.

3. Barnes H,Conaglen P,Russell P,Newcomb A Clinicopathological and surgical experience with primary cardiac tumors. Asian Cardiovasc Thorac Ann,2014,22:1054-1058.

4. Jain D,Maleszewski JJ,Halushka MK. Benign cardiac tumors and tumorlike conditions. Ann Diagn Pathol,2010,14(3):215-230.

5. Burke A,Rosado-de-Christenson M,Templeton PA,et al. Cardiac fibroma:clinicopathologic correlates and surgical treatment. J Thorac Cardiovasc Surg,1994,108:862-870.

6. Burke AP,Virmani R. Cardiac myxoma. A clinicopathologic study. Am J Clin Pathol,1993,100:671-680.

7. Thatte NM,Guleserian KJ,Veeram Reddy SR3. New-onset cardiac rhabdomyoma beyond infancy in a patient with tuberous sclerosis complex. Cardiol Young,2016,26(2):396-399.

8. Castro-Monsalve J,Alvarado-Socarras JL,Mantilla KA. Cardiac Rhabdomyomas in Tuberous Sclerosis Complex. J Pediatr,2018,192:264-264.

9. Carvalho SR,Marcolin AC,Cavalli RC. Fetal cardiac rhabdomyoma:analysis of five cases. Rev Bras Ginecol Obstet,2010,32(4):156-162.

10. Han JS,Shim E,Kim BH. An intracortical chondromyxoid fibroma in the diaphysis of the metatarsal. Skeletal Radiol,2017,46(12):1757-1762.

11. Grebenc ML,Rosado-de-Christenson ML,Green CE. Cardiac myxoma:imaging features in 83 patients. Radiographics,2002,22(3):673-689.

12. Colin GC,Dymarkowski S,Gerber B. Cardiac myxoma imaging features and tissue characteristics at cardiovascular magnetic resonance. Int J Cardiol,2016,202:950-951.

13. Karabinis A,Samanidis G,Khoury M. Clinical presentation and treatment of cardiac myxoma in 153 patients. Medicine (Baltimore),2018,97(37):e12397.

14. Di Vito A,Santise G,Mignogna C. Innate immunity in cardiac myxomas and its pathological and clinical correlations. Innate Immun,2018,24(1):47-53.

15. Woudstra L,Biesbroek PS,Emmens RW. CD45 is a more sensitive marker than CD3 to diagnose lymphocytic myocarditis in the endomyocardium. Hum Pathol,2017,62:83-90.

16. Meurgey A,Henaine R,Bouvagnet P. About a case of a recurrent glandular cardiac myxoma in a child. Ann Pathol,2016,36(3):214-217.

17. He J1,Sun M1,Li E. Recurrent somatic mutations of PRKAR1A in isolated cardiac myxoma. Oncotarget,2017,8(61):103968-103974.

18. Guo H,Xu J,Xiong H. Case studies of two related Chinese patients with Carney complex presenting with extensive cardiac myxomas and PRKAR1A gene mutation of c. 491_492delTG. World J Surg Oncol,2015,13:83.

19. Kong X,Zhou M,Tu X. Multiple Recurrent Cardiac Myxomas With Protein Kinase A Regulatory Subunit 1α Gene Mutation. Ann Thorac Surg,2019,107(2):e83-e85.

20. Nair A,Sajeev CG,Muneer K. Spontaneous Regression of a Gigantic Cardiac Rhabdomyoma. Heart Lung Circ,2017,26(11):e105-e106.

# 第十五章

# 眼睑、眼眶、眼球

## 一、幼年性黄色肉芽肿

### 【定义】

幼年性黄色肉芽肿(juvenile xanthogranuloma,JXG)是非朗格汉斯细胞组织细胞增生性疾病,为良性自限性疾病,好发于儿童,皮肤多见,也可为系统性病变。

### 【临床特点】

1. **发病率** 占儿童肿瘤的0.52%,2岁以下,婴幼儿好发,也可见先天性病变。

2. **症状** 眼睑皮肤孤立或多发性,橙黄、棕色丘疹,除眼睑外,虹膜、角膜、眼眶等均可受累,眼眶受累,眼可突出;虹膜受累,可预期眼前房自发性出血、白内障、葡萄膜炎、异色性等症状。系统病变除皮肤外,内脏如肺、肝、胰腺、中枢神经系统、胃肠道、脾、骨、深部软组织等均可受累。

3. **实验室检查** 未见特殊。

4. **影像学特点** 可累及眼眶骨,而致骨质破坏。

5. **治疗** 皮肤单一病变,无需特殊治疗,病变自发性消退,如先天性病变且有症状,可选择手术切除病变、化疗或放疗等。

6. **预后** 良好,累及中枢神经系统或肝脏的患者,可能预后不佳。

### 【病理学特点】

1. **肉眼观察** 灰黄色结节状肿物,丘疹样。

2. **镜下观察** 真皮及皮下组织细胞浸润,其间混有淋巴细胞、嗜酸细胞、中性粒细胞、肥大细胞等,有散在的托通氏巨细胞,病变不浸润表皮(图15-0-1-A~D)。

3. **免疫组化** 瘤细胞表达ⅩⅢa、CD68、CD163、CD14和fascin等(图15-0-1-E、F),不表达CD1a、S-100、Langerin等。

4. **超微结构特点** 组织细胞特点,未见Birbeck颗粒。

5. **分子遗传学特点** 未见特殊改变。

### 【鉴别诊断】

1. **朗格汉斯细胞组织细胞增生症** 瘤细胞见核沟,未见托通氏巨细胞,免疫组化:CD1a、S-100、Langerin等阳性,电镜可见Birbeck颗粒。

2. **横纹肌肉瘤** 可见质粉染的肌母细胞,免疫组化:Desmin、Myogenin等肌标志阳性。

3. **淋巴瘤** 免疫组化:CD30、ALK、LCA等标志阳性。

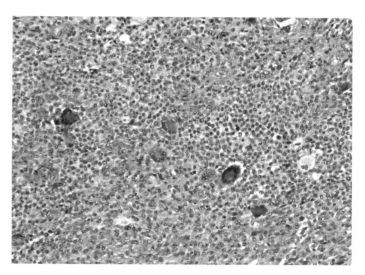

图15-0-1-A HE×10 示组织细胞及托通氏巨细胞

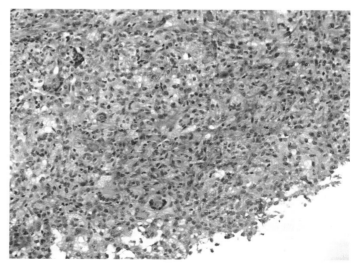

图15-0-1-B HE×10 示组织细胞及托通氏巨细胞

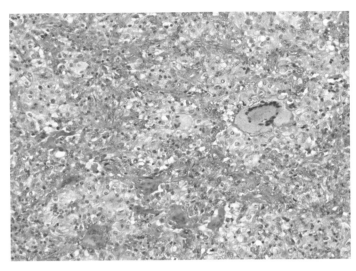

图 15-0-1-C　HE×10 示托通氏巨细胞

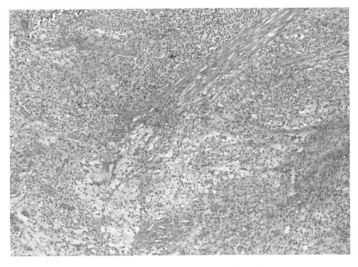

图 15-0-1-D　HE×10 示泡沫细胞

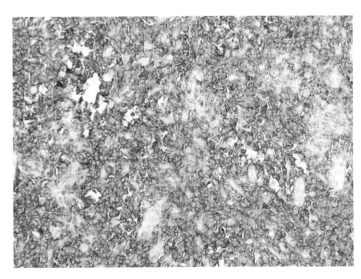

图 15-0-1-E　IHC×10 示 CD163 染色,瘤细胞阳性

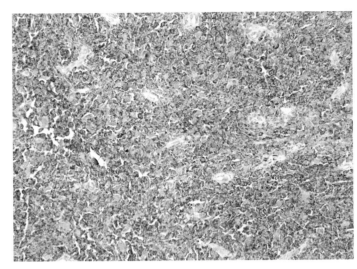

图 15-0-1-F　IHC×10 示 CD68 染色,瘤细胞阳性

（何乐健）

## 二、朗格汉斯细胞组织细胞增生症

### 【定义】

朗格汉斯细胞组织细胞增生症(Langerhans cell histiocytosis,LCH)是朗格汉斯细胞增生的肿瘤性病变。

### 【临床特点】

1. **发病率**　眼眶 LCH,少见,占儿童眼眶肿瘤的 1%~3%,占淋巴造血系统病变的 4%;60% 为 10 岁以下儿童。

2. **症状**　疼痛,眼睑肿胀,红斑,肿物等。

3. **实验室检查**　多无特殊性改变。

4. **影像学特点**　眼眶骨溶骨性破坏。

5. **治疗**　化疗和/或放疗。

6. **预后**　如仅为眼眶孤立性病变,则预后较好。

### 【病理学特点】

1. **肉眼观察**　组织质软,红色。

2. **镜下观察**　瘤细胞中等大小,胞质丰富,嗜酸或透明,细胞界限欠清,核卵圆形,肾形,核有凹陷,见核沟,染色质分散或聚集核膜下,瘤细胞常混有嗜酸细胞、淋巴细胞、中性粒细胞等,坏死常见,可见破骨样组织细胞、载脂组织细胞等,朗格汉斯细胞显示核分裂 5~6/10HPF(图 15-0-2-A~E)。

3. **免疫组化**　瘤细胞表达 CD1a、S-100、Langerin 等(图 15-0-2-F、G)。

4. **超微结构特点**　电镜检查瘤细胞胞内可见"网球拍"样结构,即所谓的 Birbeck 颗粒。

5. **分子遗传学特点**　57% 的患者可见 BRAF V600E 突变基因异常。

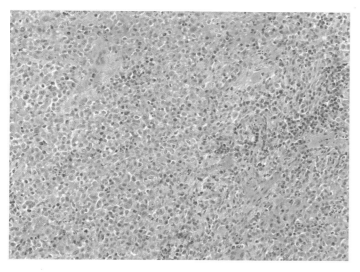

图 15-0-2-A　HE×10 示大量组织细胞、嗜酸细胞

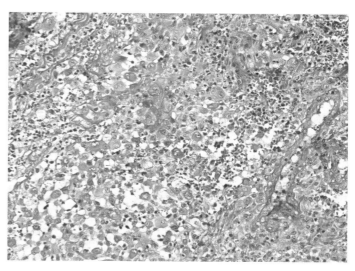

图 15-0-2-D　HE×10 示胞质丰富的组织细胞

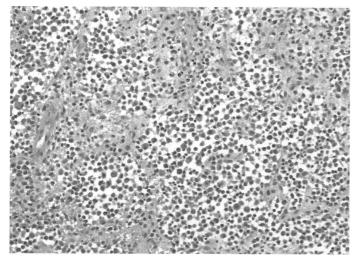

图 15-0-2-B　HE×10 示大量组织细胞,核呈肾形,胞质丰富,较多嗜酸细胞

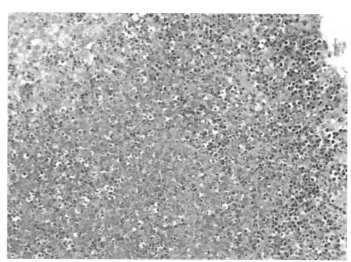

图 15-0-2-E　HE×10 示坏死及嗜酸细胞

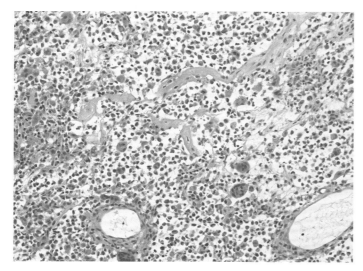

图 15-0-2-C　HE×10 示嗜酸细胞、组织细胞、多核巨细胞

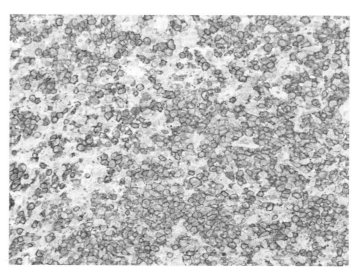

图 15-0-2-F　IHC×10 示 CD1a 染色,瘤细胞阳性

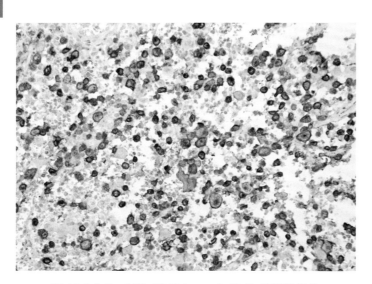

图 15-0-2-G　IHC×10 示 Langerin 染色,瘤细胞阳性

**【鉴别诊断】**

1. **幼年性黄色肉芽肿**　见托通氏巨细胞,免疫组化:CD68 阳性,而 CD1a、S-100、Langerin 阴性。

2. **横纹肌肉瘤**　瘤细胞胞质粉染,可见瘤巨细胞,免疫组化:Desmin、Myogenin 等肌表达阳性。

3. **间变大细胞淋巴瘤**　瘤细胞异型性明显,免疫组化:CD30、ALK 阳性。

(何乐健)

## 三、横纹肌肉瘤

**【定义】**

横纹肌肉瘤(rhabdomyosarcoma)是原始间叶组织发生的恶性肿瘤,具有向肌分化的特点。

**【临床特点】**

1. **发病率**　眼眶横纹肌肉瘤为头颈部较为常见的肿瘤,多为 5~9 岁的儿童。

2. **症状**　多表现为眼球突出,眼凝视障碍等

3. **实验室检查**　未见特殊。

4. **影像学特点**　眶内肿物。

5. **治疗**　手术,化疗、放疗。

6. **预后**　局限性眼眶病变,5 年存活率达 80%。

**【病理学特点】**

1. **肉眼观察**　眼眶横纹肌肉瘤多为胚胎型,肉眼观察界限不清,灰白鱼肉状,可浸润邻近组织;少见的梭形细胞型切面实性、灰白、质韧;位于结膜的肿瘤外表可呈葡萄状,而腺泡状,由于有纤维分隔,肿瘤实性。

2. **镜下观察**　胚胎型:镜下可见各个分化阶段的肌源性细胞,从原始阶段的星形细胞:胞质少,卵圆形;到所谓肌母细胞:胞质嗜酸,蝌蚪细胞、带状、蜘蛛细胞等。有些细胞可见横纹,多核巨细胞,肌管等。胚胎型可见细胞

致密区和疏松黏液区,相互交替。梭形细胞型:形态结构像平滑肌肉瘤。

腺泡状横纹肌肉瘤:原始小圆细胞有纤维血管分隔肿瘤呈巢状、腺泡状,中心细胞连接松散,而附着于腺泡纤维间隔的瘤细胞连接紧密,肿瘤可见多核巨细胞,及肌母细胞;有些腺泡型的腺泡结构不明显,即显示实性的肿瘤结构(图 15-0-3-A~D)。多形性儿童罕见。

3. **免疫组化**　Desmin、Myogenin、MyoD1 等肌表达阳性(图 15-0-3-E、F),有些肿瘤 CD99、SYN、S-100 也可有灶状表达。

4. **超微结构特点**　瘤细胞胞质可见肌丝、肌节等横纹肌细胞特点。

5. **分子遗传学特点**　腺泡型横纹肌肉瘤可见染色体 t(1;13)或 t(2;13)易位,FISH 检查可见 *FOX1* 基因(图 15-0-3-G)。

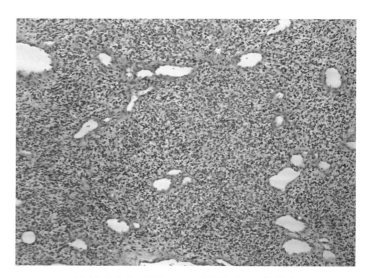

图 15-0-3-A　HE×10 示小圆细胞,血管丰富

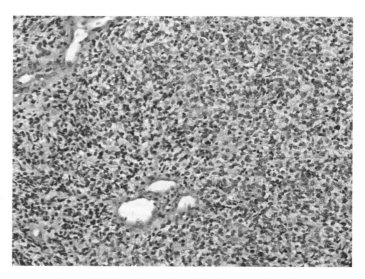

图 15-0-3-B　HE×10 示小圆细胞,富于黏液基质

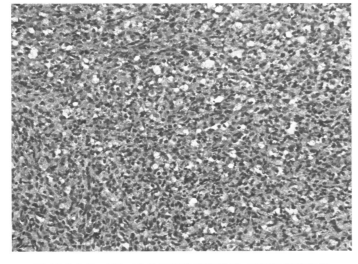

图 15-0-3-C　HE×10 示瘤细胞密集排列,局部呈微腺泡样

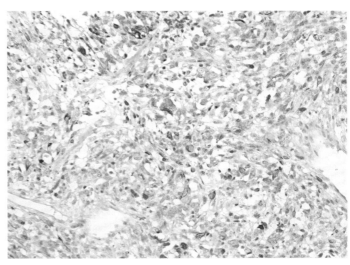

图 15-0-3-F　IHC×10 示 Desmin 染色,瘤细胞染色阳性

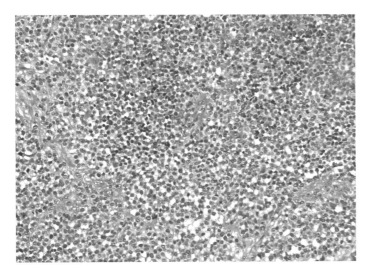

图 15-0-3-D　HE×10 示瘤细胞呈实性密集排列

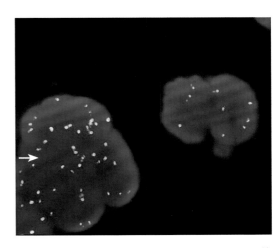

图 15-0-3-G　FISH 检测(双色分离探针),示 *FKHR* 基因断裂阴性,红绿信号点未分离,但存在 *FKHR* 基因扩增(箭头所示细胞)

【鉴别诊断】

1. **朗格汉斯细胞组织细胞增生症**　可见朗格汉斯细胞、混有其他的炎细胞,朗格汉斯细胞核呈肾形,有核沟,免疫组化:CD1a、Langernin、S-100 等阳性。

2. **幼年性黄色肉芽肿**　组织细胞增生,可见托通氏巨细胞,还可见嗜酸细胞、淋巴细胞等,免疫组化:CD68 阳性,而 Desmin 等肌表达阴性。

3. **外周原始神经外胚层瘤**　小圆细胞,未见肌母细胞分化,免疫组化:CD99、FLI-1、SYN、CgA 等阳性,FISH 检查可见 *EWSR1* 融合基因。

（何乐健）

## 四、视网膜母细胞瘤

【定义】

视网膜母细胞瘤（retinoblastoma）是神经外胚层细胞

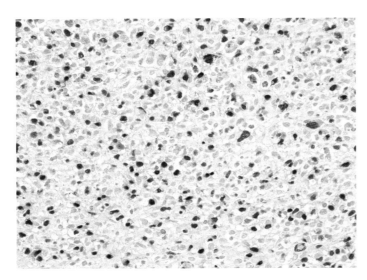

图 15-0-3-E　IHC×10 示 Myogenin 染色,瘤细胞阳性

起源的恶性视网膜肿瘤。

【临床特点】

1. **发病率**　少见,占儿童恶性肿瘤的 4%,美国每年有 250～350 例新发患者,新生儿发病率 1/18 000,小于 10 岁儿童发病率 5.8/1 000 000,小于 5 岁为 10.9/1 000 000,儿童眼内最常见的恶性肿瘤,平均诊断年龄 24 个月,双侧或家族性病例年龄较小,散发性病例通常为单侧,遗传性病例常为双侧(三侧包括松果体肿瘤,四侧:双侧视网膜母细胞瘤加上松果体和蝶鞍上)。

2. **症状**　白瞳孔、青光眼、红眼、眼痛、斜视、视敏度减低;40% 为家族性,10% 有 RB 家族史。

3. **实验室检查**　未见特殊。

4. **影像学特点**　眼内肿瘤伴有钙化影。

5. **治疗**　肿瘤大小和肿瘤部位决定治疗方案。

6. **预后**　肿瘤如未浸润,治愈率达 90%,如巩膜或视神经受累,预后差;如未经治疗,数年内死亡,如 1 年内治疗,常有灶状其他肿瘤出现;如 RB 基因突变患者,常常可发生第二个恶性肿瘤(骨肉瘤、肉瘤、黑色素瘤、霍奇金淋巴瘤、乳腺癌),每年增加 1%,遗传性患儿发病率更高。肿瘤具有真菊形团(Flexner-Wintersteiner)结构的预后比没有菊形团结构的好。

【病理学特点】

1. **肉眼观察**　乳白色、钙化、坏死。内生性生长,肿瘤朝内向玻璃体腔内生长;外生性生长:肿瘤朝外向视网膜下腔和脉络膜方向生长;弥漫生长,使视网膜增厚(图 15-0-4-A、B)。

2. **镜下观察**　瘤细胞呈小、圆、蓝型,可有不同程度分化,真菊形团(Flexner-Wintersteiner):肿瘤细胞围成的导管样空腔与非纤毛柱状细胞一起形成的腺样、紧密环

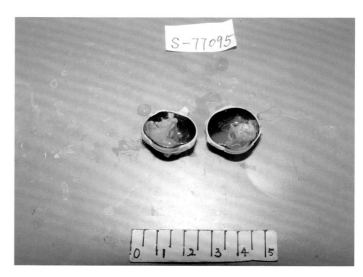

图 15-0-4-B　大体照片示肿物切面眼球内见乳白色肿物

形结构;Homer-Wright 菊形团:瘤细胞排列呈合体状,中心见神经纤维丝形成的假菊形团较少见;分化好的呈花环状,像百合花样,为光感受器分化。血管周围常见缺血性坏死,钙化常见,肿瘤可浸润视神经及扩展至脑内或脑脊液(图 15-0-4-C～I)。

3. **免疫组化**　NF、视网膜 S 抗原、MAP2、SYN、IRBP 等阳性(图 15-0-4-J),S-100 及神经标志阳性,GFAP 阴性。

4. **超微结构特点**　可见神经内分泌颗粒。

5. **分子遗传学特点**　视网膜母细胞瘤基因(RB 基因)等位基因缺失或失活,遗传性肿瘤见 RB 基因。13q14 缺失。13qXp 易位,21 三体,47XXX,47XXY,遗传性先天性白内障,Pierre Robin 综合征。

【鉴别诊断】

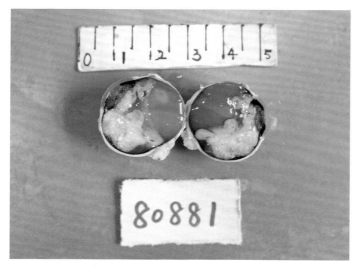

图 15-0-4-A　大体照片示肿物切面眼球内见乳白色肿物,伴有黏液样物

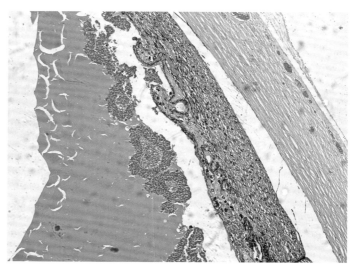

图 15-0-4-C　HE×4 示视网膜表面见小片状瘤细胞及粉染物

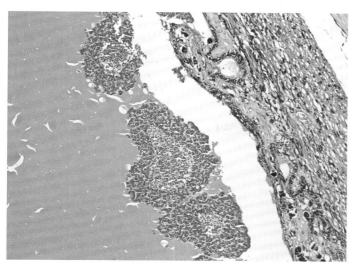

图 15-0-4-D  HE×10 示视网膜表面见小片状瘤细胞及粉染物

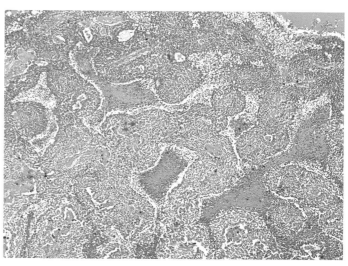

图 15-0-4-G  HE×10 示片状瘤细胞,坏死和菊形团结构

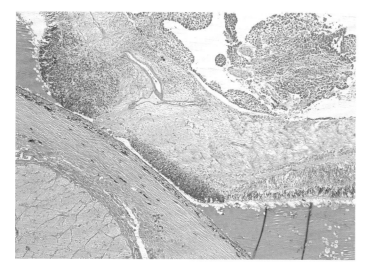

图 15-0-4-E  HE×4 示显示视神经、视网膜、肿瘤等结构

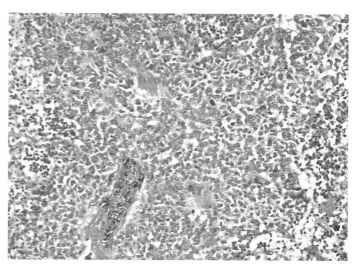

图 15-0-4-H  HE×20 示片状瘤细胞,真菊形团和灶状坏死

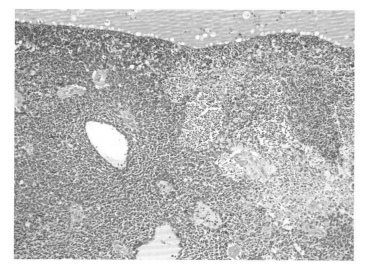

图 15-0-4-F  HE×10 示片状瘤细胞,见假菊形团结构和坏死

图 15-0-4-I  HE×40 示小圆肿瘤细胞

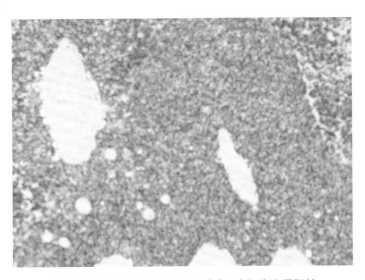

图 15-0-4-J　IHC×10 示 SYN 染色，瘤细胞弥漫阳性

**1. PNET/尤因肉瘤**　小圆细胞，形态与嗅神经母细胞瘤相似，但免疫组化：CD99、FLI1 阳性，FISH 检查可见 t（11；22）（q22；q12）易位，*EWSR1* 融合基因。

**2. 白血病/淋巴瘤**　钙化及坏死少见，免疫组化：LCA 阳性。

**3. 星形细胞瘤**　非小、圆、蓝细胞性肿瘤，免疫组化：GFAP 阳性。

（何乐健）

## 参考文献

1. Chaudhry I, Al-Jishi Z, Samsi F, et al. Juvenile xanthogranuloma of the corneoscleral limbus：case reportand review of the literature. Surv Ophthalmol, 2004, 49（6）：608-614.

2. Margo C, Goldman D. Langerhans cell histiocytosis. Surv Ophthalmol, 2008, 53（4）：332-358.

3. Stalemark H, Laurencikas E, Karis J, et al. Incidence of Langerhans cell histiocytosis in children：a population based study. Pediatr Blood Cancer, 2008, 51（1）：76-81.

4. Tsai J, Galaydh F, Ching S. Anterior uveitis and iris nodules that are associated with Langerhans cell histiocytosis. Am J Ophthalmol, 2005, 140（6）：1143-1145.

5. Brichard B, De Potter P, Godfraind C, et al. Embryonal rhabdomyosarcoma presenting as a conjunctival tumor. J Pediatr Hematol Oncol, 2003, 25（8）：651-652.

6. Polito E, Pichierri P, Loffredo A, et al. A case of primary botryoid conjunctival rhabdomyosarcoma. Graefes Arch Clin Exp Ophthalmol, 2006, 244（4）：517-519.

7. Soliman SE, Racher H, Zhang C. Genetics and Molecular Diagnostics in Retinoblastoma--An Update. Asia Pac J Ophthalmol（Phila）, 2017, 6（2）：197-207.

8. Vasalaki M, Fabian ID, Reddy MA. Ocular oncology：advances in retinoblastoma, uveal melanoma and conjunctival melanoma. Br Med Bull, 2017, 121（1）：107-119.

9. Chen S, Ji X, Liu M. The value of MRI in evaluating the efficacy and complications with the treatment of intra-arterial chemotherapy for retinoblastoma. Oncotarget, 2017, 8（24）：38413-38425.

10. Jansen RW, de Jong MC, Kooi IE. MR Imaging Features of Retinoblastoma：Association with Gene Expression Profiles. Radiology, 2018, 288（2）：506-515.

11. Frenkel S, Zloto O, Sagi M. Genotype-phenotype correlation in the presentation of retinoblastoma among 149 patients. Exp Eye Res, 2016, 146：313-317.

12. Matilainen S, Isohanni P, Euro L. Mitochondrial encephalomyopathy and retinoblastoma explained by compound heterozygosity of SUCLA2 point mutation and 13q14 deletion. Eur J Hum Genet, 2015, 23（3）：325-330.

13. Chaudhry S, Onadim Z, Sagoo MS. THE RECOGNITION OF CAVITARY RETINOBLASTOMA TUMORS：Implications for Management and Genetic Analysis. Retina, 2018, 38（4）：782-787.

14. Kouzegaran S, Shahraki K, Makateb A. Prognostic Investigations of Expression Level of Two Genes FasL and Ki-67 as Independent Prognostic Markers of Human Retinoblastoma. Oncol Res, 2017, 25（4）：471-478.

15. De Jong MC, van der Meer FJ, Göricke SL. Diagnostic Accuracy of Intraocular Tumor Size Measured with MR Imaging in the Prediction of Postlaminar Optic Nerve Invasion and Massive Choroidal Invasion of Retinoblastoma. Radiology, 2016, 279（3）：817-826.

16. Staffieri SE, McGillivray G, Elder JE. Managing fetuses at high risk of retinoblastoma：lesion detection on screening MRI. Prenat Diagn, 2015, 35（2）：174-178.

17. Singh L, Pushker N, Saini N. Expression of pro-apoptotic Bax and anti-apoptotic Bcl-2 proteins in human retinoblastoma. Clin Exp Ophthalmol, 2015, 43（3）：259-267.

18. Qi DL, Cobrinik D. MDM2 but not MDM4 promotes retinoblastoma cell proliferation through p53-independent regulation of MYCN translation. Oncogene, 2017, 36（13）：1760-1769.

19. Anaya-Pava EJ, Nares-Cisneros J, Cárdenas-Hernández RI. Study of polymorphisms in the *TP53* and *RB1* genes in children with retinoblastoma in northern Mexico. Mol Vis, 2017, 23：20-25.

20. Chen R, Liu S, Ye H. Association of p53 rs1042522, MDM2 rs2279744, and p21 rs1801270 polymorphisms with retinoblastoma risk and invasion in a Chinese population. Sci Rep, 2015, 5：13300.

## 一、涎腺始基瘤

### 【定义】

涎腺始基瘤(salivary gland anlage tumor,SGAT)是一种非常罕见的、发生于新生儿鼻咽部、由涎腺混合性上皮及间充质成分所构成的良性息肉状病变。起源不明,可能属于错构瘤性质。好发于鼻咽正中线后壁。

### 【临床特点】

1. **发病率** SGAT 极为罕见,多见于婴幼儿。肿瘤大部分在婴儿出生后数天至 6 周内被发现,最小的患者为胎儿。所有患者诊断时平均年龄在 2~3 个月龄,男性多见(26/32 例)。

2. **症状** 主要表现为呼吸困难、气促、发绀等气道梗阻症状,在哺乳或喂养时加重,极少数患者出现鼻衄。

3. **局部检查** 肿瘤常通过较细的蒂附着于鼻咽部的中线部位,肿瘤体部可脱垂于鼻腔内。

4. **影像学特点** X 线检查示患儿一般无颅底骨及面部骨组织结构异常的改变,CT 和 MRI 检查有助于确定肿物的大小及其与周围组织的关系。

5. **治疗** 早期诊断及手术切除是最佳的治疗方法。鼻内镜检查是临床常用的有效诊治手段。

6. **预后** SGAT 是良性肿瘤,手术切除即可治愈。但由于发生部位的特殊性,个别肿瘤有脱落后阻塞呼吸道引起婴儿窒息死亡的风险。

### 【病理学特点】

1. **肉眼观察** 肿物呈息肉状,部分带蒂,直径常在1.3~3cm,最大径一般不超过 4cm,边界清,表面光滑或呈结节状,质地较硬。切面见肿瘤为实性,呈灰白色及红褐色,质地可较脆或较硬,在肿瘤内偶尔可见出血及囊性变。

2. **镜下观察** 肿瘤组织呈双相结构,多结节状分布,中心多为实性结节区,周边为鳞状上皮岛和导管样结构,两者之间界限不清,互相混合或移行;肿瘤结节主要由梭形细胞和实性或囊状的上皮巢构成,呈束状或团巢状分布,细胞核梭形或卵圆形,部分胞质透亮或嗜酸性,细胞界限不清,大小较为一致,染色质颗粒较细,形态温和,核

仁不明显,核分裂象少见。梭形瘤细胞排列可呈束状、编织状或车辐状分布。肿瘤内有时可见旋涡状鳞状上皮巢及角化现象。肿瘤间质多少不一,可为富含胶原纤维的间质,或疏松的纤维黏液性间质(图 16-0-1-A~D)。偶尔肿瘤内见出血、广泛坏死及骨质形成。

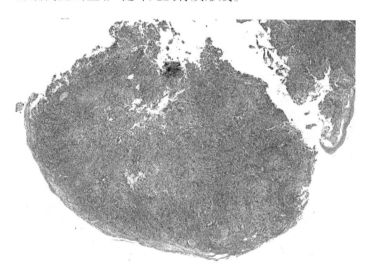

图 16-0-1-A　HE×4 示息肉样肿物,外衬鳞状上皮黏膜,肿瘤呈结节状生长

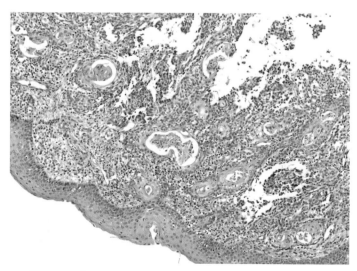

图 16-0-1-B　HE×10 示黏膜上皮下见鳞状上皮岛和导管样结构及裂隙状小囊腔,周边为梭形肿瘤细胞

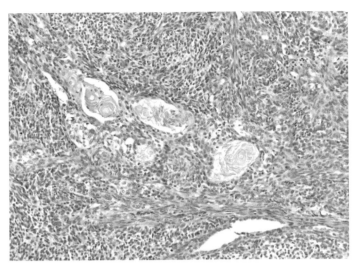

图 16-0-1-C HE×10 示梭形肿瘤细胞呈束状或编织状排列,与鳞状上皮岛互相混合

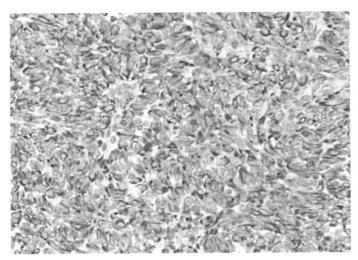

图 16-0-1-E IHC×10 示 Vimentin 呈弥漫阳性表达

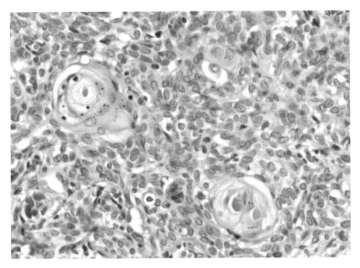

图 16-0-1-D HE×20 示梭形肿瘤细胞与鳞状上皮岛互相混合或移行。细胞核梭形或卵圆形,未见核异型和核分裂象

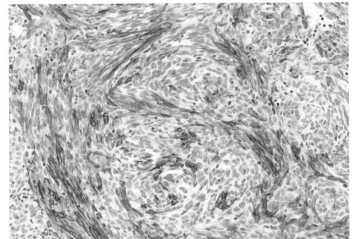

图 16-0-1-F IHC×10 示梭形细胞部分 ACT 阳性表达

3. **免疫组化** 上皮成分表达细胞角蛋白 AE1/AE3、CK5/6,EMA 和 CK7 也可阳性。间质成分表达 Vimentin、SMA 及 ACT,灶性 S-100 也可阳性(图 16-0-1-E~H)。上皮及间质梭形细胞唾液腺淀粉酶总是阳性。

4. **超微结构特点** 细胞形成的间质结节显示肌上皮分化特点。

5. **分子遗传学特点** 关于 SGAT 的遗传学研究工作开展甚少,迄今为止无发现染色体 IP 缺失等异常。

【鉴别诊断】

1. **鼻神经胶质异位及脑膜脑膨出** 可见于新生儿鼻咽部,但镜下为神经胶质或脑膜组织,缺乏双相成分,神经胶质 GFAP 强阳性。

2. **鼻咽部毛息肉及畸胎瘤** 毛息肉表面被覆皮肤,由表皮、毛囊、皮脂腺和汗腺构成。中央见脂肪组织、平

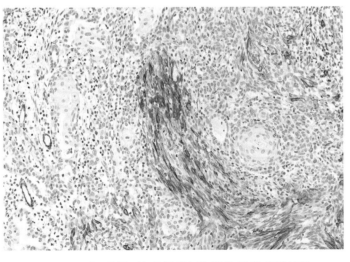

图 16-0-1-G IHC×10 示梭形细胞部分 SMA 阳性表达

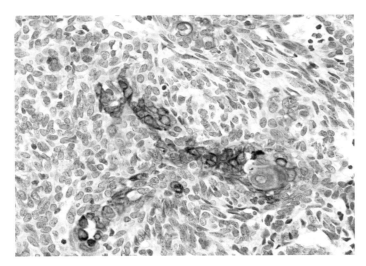

图 16-0-1-H　IHC×10 示上皮细胞 CK 阳性表达

滑肌、横纹肌和软骨。畸胎瘤内有来源于 3 个胚层的成分，除皮肤及附件外，还可见神经组织、软骨、呼吸道及胃肠道上皮等。

3. **横纹肌肉瘤**　头颈部好发的恶性肿瘤，可以梭形细胞为主，易误诊，但瘤细胞长梭形，胞质嗜伊红，常可见横纹，免疫组织化学表达结蛋白、肌特异性肌纤蛋白、Myoglobin 等。

4. **鼻咽部血管纤维瘤**　富含细胞和血管的间充质肿瘤，纤维间质由梭形和多角形细胞和胶原纤维构成，其中可见血管增生，呈裂隙状，背景黏液样变性，免疫组织化学血管内皮细胞表达 CD34、第八因子相关抗原、CD31。

（汤宏峰）

## 二、涎腺母细胞瘤

### 【定义】

涎腺母细胞瘤（silaoblastoma）是良性、低度恶性上皮和肌上皮肿瘤，形态上像胚胎唾液腺。

### 【临床特点】

1. **发病率**　少见。

2. **症状**　涎腺肿物，腮腺、颌下腺等多见，生长快或慢，肿瘤可压迫气道，皮肤可有溃疡形成。

3. **实验室检查**　无特殊。

4. **影像学特点**　涎腺肿物。

5. **治疗**　手术切除肿物。

6. **预后**　多为良性，约 30% 的患者复发，局部淋巴结转移约为 10%。

### 【病理学特点】

1. **肉眼观察**　灰黄、灰白、分叶状实性肿物，直径 1~15cm，可见出血坏死囊性变，可有卫星状病变结节。

2. **镜下观察**　肿瘤组织形态像胚胎发育 3 个月左右

的唾液腺，见实性巢状基底样细胞，有疏松黏液或结缔组织包绕，巢中心可见坏死；基底细胞圆形或卵圆形核，染色质细腻，核仁小，可见明显核多形性，胞质少，细胞边界清楚，外周瘤组织呈栅栏状或筛状排列，基底细胞巢周边可见导管结构，核分裂易见，肿瘤可浸润周围组织、血管或神经（图 16-0-2-A~D）。预后好的组织类型：肿瘤部分有包膜、基底细胞温和；预后不良的组织学类型：有宽的、推挤性、浸润性边界，基底细胞小、间变。

3. **免疫组化**　基底样细胞表达 S-100、SMA、calponin、p63，导管结构表达 CK、CK19、CK7、EMA 等，梭形细胞表达 S-100、SMA，侵袭性肿瘤表达 p53（图 16-0-2-E、F）。

4. **超微结构特点**　瘤细胞具有肌上皮特点。

5. **分子遗传学特点**　未见特异性改变。

### 【鉴别诊断】

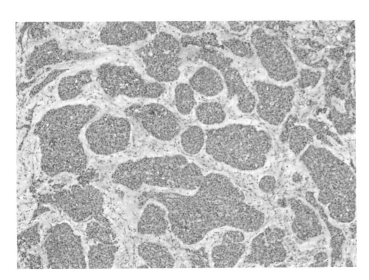

图 16-0-2-A　HE×10 示瘤细胞巢，其间为纤维组织

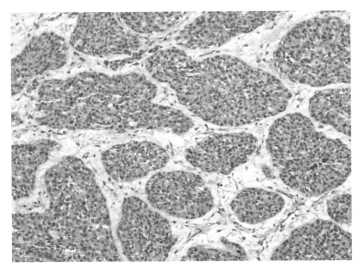

图 16-0-2-B　HE×10 示瘤细胞巢及纤维间质

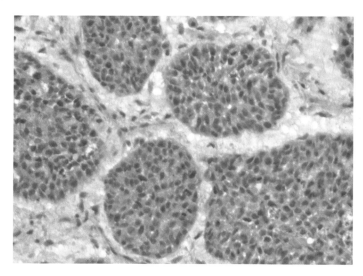

图 16-0-2-C HE×20 示基底样细胞

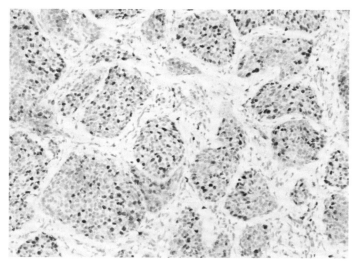

图 16-0-2-F IHC×10 示 Ki-67 染色,较多瘤细胞阳性

1. **基底细胞腺瘤** 罕见,缺乏核分裂、多形性,可见较多基底层物质。

2. **多形性腺瘤** 罕见,肿瘤见软骨样基质,嗜酸细胞样改变,未见肿瘤浸润。

3. **腺样囊性癌** 罕见,栅栏状或胡萝卜样瘤细胞,筛状排列,肿瘤浸润性特点,易侵犯神经。

(何乐健)

## 三、多形性腺瘤

【定义】

多形性腺瘤(pleomorphic adenoma)是良性上皮起源的肿瘤,瘤细胞可显示上皮和肌上皮成分并混有黏液、软骨间叶成分。

【临床特点】

1. **发病率** 少见,多见于成人,儿童和成人最常见涎腺良性肿瘤,占儿童涎腺原发肿瘤的40%,儿童平均诊断年龄12岁,男孩多于女孩,腮腺最多见,小唾腺叶可见,颌下腺及舌下腺罕见,其他如喉、耳、眼眶、上呼吸道、胃肠道等也可发生。

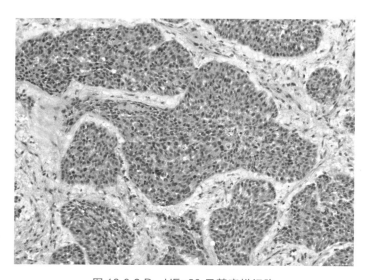

图 16-0-2-D HE×20 示基底样细胞

2. **症状** 常为无痛性、缓慢生长的包块,单个,光滑,可移动的结节,偶见感觉异常及肿瘤梗死后疼痛感。

3. **实验室检查** 血清降钙素和 CEA 水平增高。

4. **影像学特点** 涎腺区域界线清楚的肿物。

5. **治疗** 手术切除肿瘤。

6. **预后** 良好,5 年复发率 3.4%,10 年为 6.8%。

【病理学特点】

1. **肉眼观察** 肿瘤直径 2~5cm,少数可更大,肿物不规则有纤维组织包膜,切面灰白、均质状,可有出血和梗死,复发肿瘤多呈多结节状(图 16-0-3-A)。

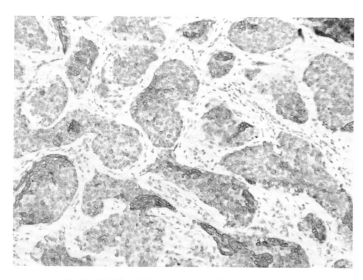

图 16-0-2-E IHC×10 示 CK 染色,瘤细胞阳性

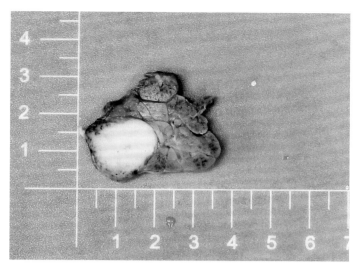

图 16-0-3-A 大体照片示灰白色、实性,质均,界限清楚的圆形肿物

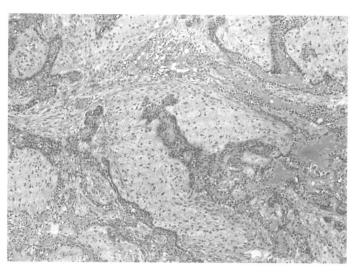

图 16-0-3-C HE×10 示黏液间质、腺样或乳头状上皮结构

**2. 镜下观察** 肿瘤细胞排列呈实性、管状或小梁、囊性;上皮组织显示梭形、透明、鳞状、基底细胞样、浆细胞样;间叶组织可见黏液间质、黏液软骨、透明间质、偶见脂肪组织;导管结构:被覆杯状或柱状上皮;偶尔见结晶体、鳞状化生、坏死、皮脂细胞等(图 16-0-3-B~F)。

**3. 免疫组化** CK、S-100、GFAP、SMA、calponin、CD10、CK7、Vimentin、p63 阳性(图 16-0-3-G~J),CK20、CD117 阴性。

**4. 超微结构特点** 肌上皮细胞见基底层,微绒毛和发育好的桥粒,间叶细胞可见张力丝,微丝。

**5. 分子遗传学特点** 未见特异性改变。

**【鉴别诊断】**

**1. 肌上皮瘤** 儿童罕见,细胞混合性肿瘤没有腺样分化和黏液软骨基质,或为多形性腺瘤的一部分。

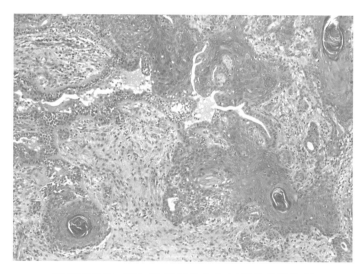

图 16-0-3-D HE×20 示鳞状上皮、腺样结构及基质

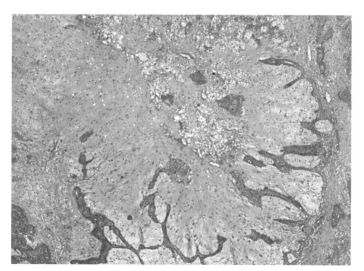

图 16-0-3-B HE×4 示软骨、鳞状上皮、透明细胞性肿物

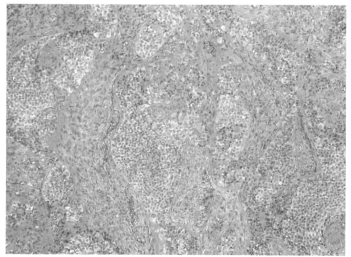

图 16-0-3-E HE×20 示鳞状和浆细胞样上皮组织

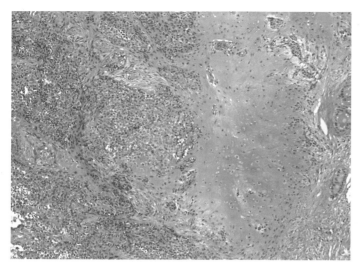

图 16-0-3-F　HE×20 示软骨、基底样上皮,腺样结构

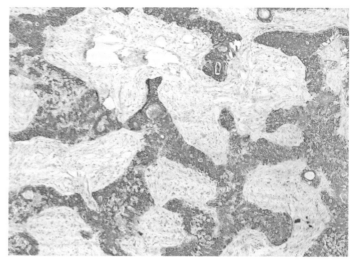

图 16-0-3-I　IHC×10 示 CK7 染色,上皮成分弥漫阳性

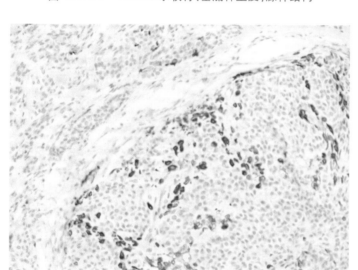

图 16-0-3-G　IHC×10 示 GFAP 染色,瘤细胞散在阳性

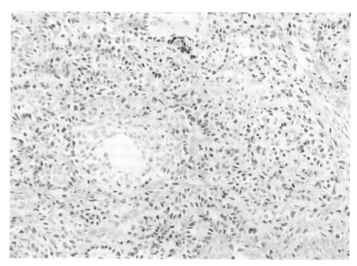

图 16-0-3-J　IHC×10 示 p63 染色,瘤细胞弥漫阳性

**2. 基底细胞腺瘤**　儿童罕见,形态一致的基底样细胞增生,缺乏黏液软骨基质,明显的基底层包绕细胞巢。

**3. 腺样囊性癌**　多数为成人,瘤细胞一致,卵圆形或角状,嗜酸不定形、玻璃样基质,边缘及神经周围浸润。

(何乐健)

## 四、黏液表皮样癌

**【定义】**

黏液表皮样癌(mucoepidermoid carcinoma)恶性腺上皮起源的肿瘤,由黏液、中间细胞、表皮样细胞组成呈柱状、嗜酸细胞、透明细胞等结构特点。

**【临床特点】**

**1. 发病率**　少见,占头颈部恶性肿瘤的 3%~5%,发病率 2.5~3/100 000。50%起源大的唾液腺,余下的为口腔内唾液腺。舌下腺仅占 1%~2%。其他器官如食管、乳

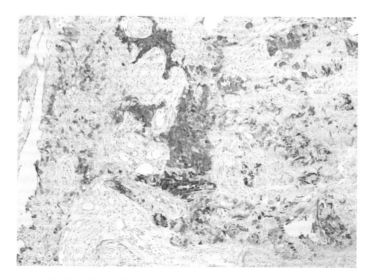

图 16-0-3-H　IHC×10 示 S-100 染色,瘤细胞散在阳性

腺、胸腺、甲状腺、肺、胰腺、皮肤等也可发生。

2. **症状** 无痛性肿物,实性,固定或可移动,侵犯神经可引起疼痛、面瘫等症状。

3. **实验室检查** 未见特殊。

4. **影像学特点** 界限清楚的肿物。

5. **治疗** 手术切除肿物。高度恶性肿瘤可加化疗及放疗。

6. **预后** 低度恶性肿瘤5年存活率95%,高度恶性肿瘤仅为50%左右。

【病理学特点】

1. **肉眼观察** 肿物直径数厘米不等,未见包膜,多数边界不清,实性和囊性,切面灰粉。

2. **镜下观察** 黏液表皮样癌为异质性肿瘤,由表皮细胞、黏液细胞和中间细胞等三种细胞组成。水肿和化生可出现透明、柱状、嗜酸细胞。肿瘤常为实性,也可囊性变。黏液表皮样癌组织学分级见表16-0-4-1。

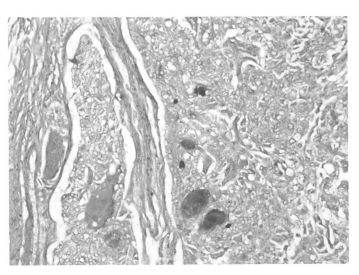

图 16-0-4-A PAS 染色阳性

表16-0-4-1 黏液表皮样癌组织学分级

|  | 低度恶性 | 高度恶性 |
|---|---|---|
| 肿瘤大小 | 小于4cm | 大于4cm |
| 肿物外观 | 界限清楚但无包膜 | 界限不清 |
|  | 囊性为主 | 实性为主 |
|  | 囊腔至少占20%~25% | 小于20% |
| 肿瘤 | 大于50%的细胞 | 小于10%的细胞 |
|  | 高分化黏液和表皮细胞 | 黏液细胞 |
| 肿物边缘 | 挤压式 | 浸润性 |
| 炎细胞浸润 | 明显 | 纤维化、硬化 |
| 核分裂 | 小于1~2/HPF | 大于3~4/HPF |
| 间变 | 未见 | 可见 |
| 出血、坏死、血管浸润 | 未见 | 可见 |
| HER2 | 阴性 | 偶尔阳性 |

（1）黏液细胞:柱状或杯状细胞,常有苍白、嗜酸、泡沫样胞质可像正常腺泡细胞,黏液细胞稀少或分化不良时,可用黏液卡红染色、PAS染色来鉴别(图16-0-4-A),偶尔黏液细胞像印戒细胞样。

（2）中间细胞:较黏液细胞小,常位于囊内表面黏液细胞下方,从小的基底样细胞到表皮样细胞外观和大小,在两种细胞间移形,细胞嗜酸性更强,界限更清;中间细胞排列呈巢、片状、合体样排列,核可呈空泡状。

（3）表皮细胞:细胞大,圆形、卵圆形,胞质丰富、嗜酸,细胞增大后,可变成多角形细胞和出现成熟的鳞状细胞,偶见角化及角化珠;嗜酸细胞化生少见,水样变性常见,偶见营养不良性钙化,间质淋巴细胞浸润、黑色素细胞、梭形树突形细胞(图16-0-4-B~H)。

3. **免疫组化** 表皮细胞:CK7、CK13、CK14、CK19阳性,CK5/6、p63阳性,EMA阳性,HER2阳性,高度恶性肿瘤 Ki-67阳性率高(图16-0-4-I~K)。

4. **超微结构特点** 可见细胞间桥等细胞连接结构。

5. **分子遗传学特点** 肿瘤有染色体 t(11;19)(q21;p13)易位;20%见 t(1;11)(p22;q13);其他还有 t(1;16),t(6;8),t(3;5),t(7;15)易位。

【鉴别诊断】

1. **鳞状细胞癌** 儿童罕见,可见角化珠,细胞间桥,未见中间细胞。

2. **透明细胞腺癌** 儿童罕见,缺乏中间细胞及黏液分化。

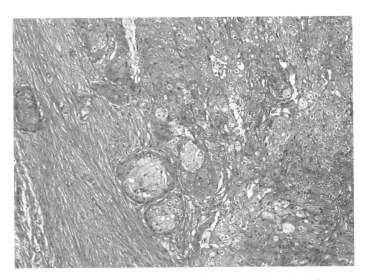

图 16-0-4-B HE×4 示黏液细胞、表皮细胞及中间细胞

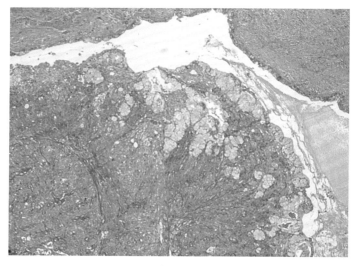

图 16-0-4-C HE×4 示黏液细胞及表皮细胞

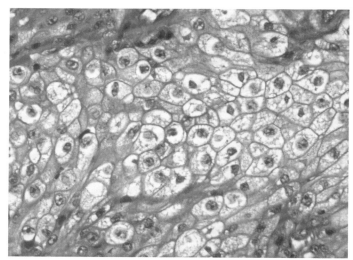

图 16-0-4-F HE×20 示水样细胞

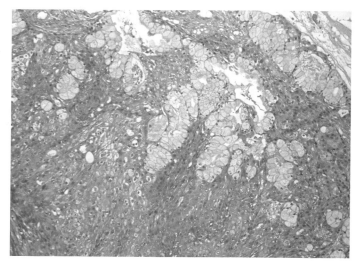

图 16-0-4-D HE×10 示黏液细胞及表皮细胞

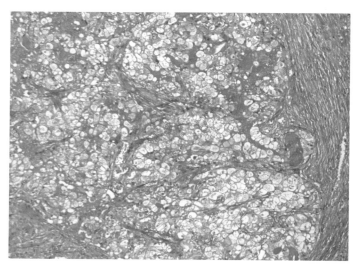

图 16-0-4-G HE×10 示水样细胞

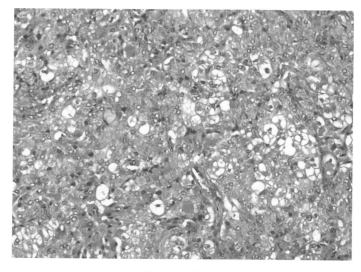

图 16-0-4-E HE×10 示黏液细胞及中间细胞

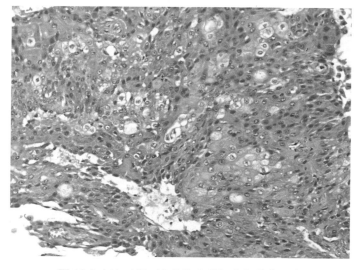

图 16-0-4-H HE×10 示表皮样细胞和黏液细胞

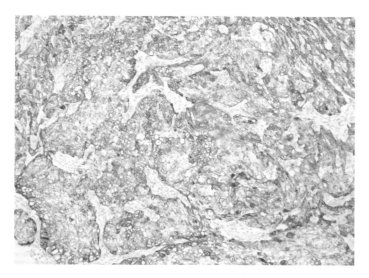

图 16-0-4-I　IHC×10 示 CK8 染色阳性

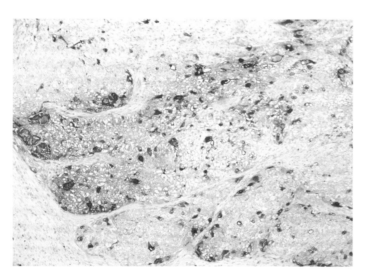

图 16-0-4-J　IHC×10 示 CEA 染色阳性

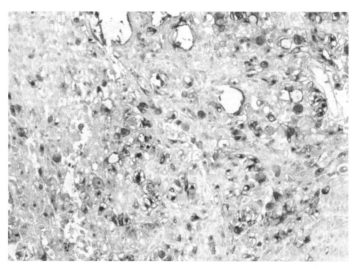

图 16-0-4-K　IHC×10 示 EMA 染色阳性

（何乐健）

## 五、睾丸核蛋白中线癌

### 【定义】

睾丸核蛋白中线癌（NUT midline carcinoma，NMC）为罕见的、具有 t(15;19)(q14;p13.1) 易位、由 NUT 原癌基因导致的、好发纵隔及其他中线器官、高度侵袭性、低分化的恶性肿瘤。

### 【临床特点】

1. **发病率**　罕见，由于大多数实验室中不具备诊断 NMC 所需的 NUT 抗体或原位杂交技术证实存在 BRD4-NUT 或 BRD3-NUT 重排，和对这种疾病认识不充分，NMC 常漏诊或误诊，其实际发病率未知。它可见于任何年龄，好发于儿童。其病因及组织起源不明。

2. **症状**　与肿瘤位置相关。一些患者就诊时主诉为咳嗽 1~3 个月。

3. **实验室检查**　没有特异性。

4. **影像学特点**　没有特异性。肿瘤呈侵袭性生长。

5. **治疗**　目前尚未建立特异性的治疗方案。此肿瘤对多种治疗方式都无反应。手术在治疗中的地位并不明确，因大部分患者发现时已属于疾病晚期。

6. **预后**　中线癌以高度侵袭性为主要特点，许多患者在就诊时就已经发生肿瘤的转移，最常见转移部位是淋巴结、骨、肺、胸膜及皮肤与皮下软组织。尽管强化的化疗和放射治疗，平均生存期少于一年（9.5 个月）。2 年无进展生存期和总生存期分别为 9% 和 19%。

### 【病理学特点】

1. **肉眼观察**　白色至棕褐色鱼肉肉状（fish fleshy）实性肿块，边缘不清楚，可存在局灶性出血，坏死和血管浸润。

2. **镜下观察**　镜下肿瘤细胞通常呈片状分布，细胞为 2~3 倍淋巴细胞大小，核大，核型不规则，胞质少，核质比例增大，核仁明显，分裂象多。可见灶性的嗜酸性凋亡小体。表现为低分化癌或未分化癌（图 16-0-5-A、B）。

3. **免疫组化**　肿瘤细胞对 NUT 抗体呈强阳性核表达。对 AE1/AE3、CAM5.2、EMA、p63、34βE12 均呈不同程度灶性表达（图 16-0-5-C、D），Ki-67 阳性指数约 70%。对白细胞共同抗原、HMB45、平滑肌肌动蛋白（SMA）、CD31、CD34、神经元特异性烯醇化酶（NSE）、S-100 蛋白、CK20 及甲状腺转录因子（TTF）-1 均阴性。

4. **超微结构特点**　瘤细胞具有桥粒、细胞连接等上皮细胞结构特点。

5. **分子遗传学特点**　*NUT* 基因易位或 *BRD-NUT* 融合基因是中线癌特异性的分子遗传学改变。有大约 2/3 的病例，*NUT*（染色体 15q14）与染色体 19p13.1 上的

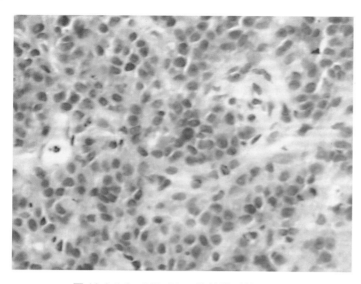

图 16-0-5-A HE×20 示片状排列的瘤细胞

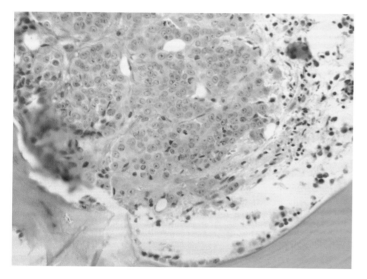

图 16-0-5-B HE×10 示骨转移

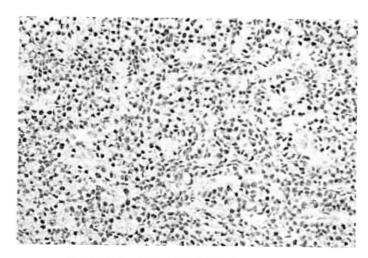

图 16-0-5-C IHC×10 示瘤细胞 NUT 染色阳性

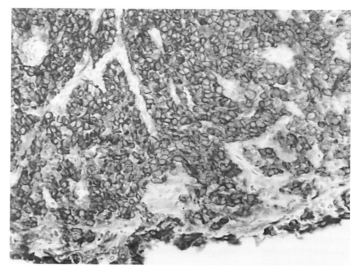

图 16-0-5-D IHC×10 示瘤细胞 CK(AE1/AE3)染色阳性

*BRD4* 融合,形成 *BRD4-NUT* 融合基因。剩余的 1/3 的病例,*NUT* 与 *BRD3* 或其他染色体发生易位(称为 NUT 变体)。NMC 可通过免疫组化染色证实 NUT-融合蛋白的表达,或通过荧光原位杂交或 RT-PCR 确认有 BRD-NUT 或 NUT-变体融合。

【鉴别诊断】

1. **未分化癌或低分化鳞状细胞癌** 此病的组织学及临床表现与中线癌相似,但 NUT 抗体标记阴性。

2. **恶性黑色素瘤** 由混合性的上皮样细胞及梭形细胞组成,具有明显的核仁,且多数胞质内有多少不等的黑色素颗粒,无角化现象。免疫组化染色 S-100 蛋白及 Melan-A 阳性表达,HMB45 有不等量的表达,而 NUT 抗体标记阴性。

3. **原始神经外胚叶肿瘤(PNET)** 两者均胞质较少,核质比例高,核分裂象常见,呈片状分布,但 PNET 无鳞状分化,细胞核染色质较细腻。免疫组化染色示肿瘤细胞 CD99 阳性,而 NUT 抗体标记阴性。

(Shengmei Zhou)

## 六、鼻咽血管纤维瘤

【定义】

鼻咽血管纤维瘤(nasopharygeal angiofibroma)是鼻咽部起源的良性、富于血管的间叶性肿瘤。

【临床特点】

1. **发病率** 罕见,10~20 岁的男性多见,如诊断为女性患者,需做染色体检查确定性别。

2. **症状** 无痛性、缓慢生长的肿物或斑块,鼻堵、自发性鼻衄、鼻腔分泌物增多,少数患者可有面部变形、眼球突出、鼻音、耳聋、鼻窦炎、耳炎等。

3. **实验室检查** 未见特殊。

4. **影像学特点** 鼻咽软组织肿物,引起上颌骨后壁弯曲、变性和取代翼板后部,骨性边缘可被侵蚀,血管造影可确定营养血管,利于术前栓塞。

5. **治疗** 手术切除肿物,可选择性栓塞和激素治疗,肿物较大、肿物侵及颅内、肿物复发等可选择化疗。

6. **预后** 预后良好,局部侵袭性肿瘤,约20%的患者由于手术未切净而在术后2年内复发且常常扩展到颅内,偶见死亡病例。

【病理学特点】

1. **肉眼观察** 肿物直径3~5cm,分叶状或多结节,切面灰白、灰红。

2. **镜下观察** 黏膜下界限不清的肿物,肿物由富于纤维胶原基质和大小不等、排列无序的血管组成,血管肌层可缺如,血管多数为薄壁裂隙样,从毛细血管样大小到大的、扩张性血管均可见到;纤维胶原间质有梭形或星状细胞组成,核分裂罕见,可见肥大细胞和多核巨细胞(图16-0-6-A、B)。

3. **免疫组化** 间质细胞表达雄激素、catenin等,而不表达SMA、Desmin、CD34等。

4. **超微结构特点** 显示肌纤维母细胞的特点,可见核内包涵体、粗面内质网、纤维丝、半桥粒、基板等。

5. **分子遗传学特点** 未见特异性改变。

【鉴别诊断】

1. **叶状毛细血管瘤(化脓性肉芽肿)** 常位于鼻腔,血管排列更有序,分叶状生长,中心有营养血管,表面常有溃疡和炎细胞浸润。

2. **孤立性纤维性肿瘤** 鹿角样血管,CD34阳性。

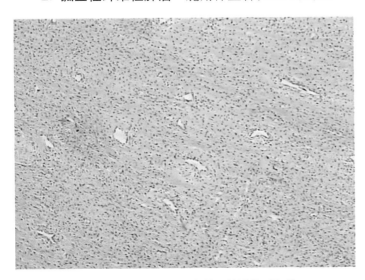

图16-0-6-A　HE×4 示大量血管及梭形细胞

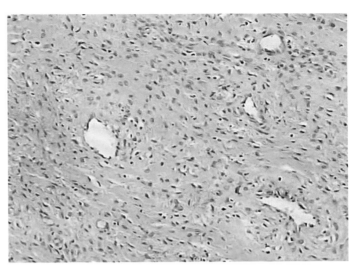

图16-0-6-B　HE×10 示梭形细胞、血管及胶原基质

3. **纤维瘤病** 长束状梭形细胞,catenin阳性,雄激素阴性。

（何乐健）

## 七、牙龈颗粒细胞瘤

【定义】

先天性牙龈颗粒细胞瘤(congenital granular cell epulis,CGCE),也称新生儿先天性牙龈瘤(congenital epulis of the newborn),是一种罕见的、组织起源不明的多见于新生儿的良性病变,由大的颗粒细胞组成。

【临床特点】

1. **发病率** 罕见,90%以上发生于女性。

2. **症状** 多为孤立息肉状或结节状牙龈肿块,常常无蒂,一般小于2cm,10%的患者为多灶性。几乎全部病例在出生时或出生后不久即被发现,最常见的发病部位是齿槽外侧面,特别是上颌骨。

3. **实验室检查** 无特异的实验室检查。

4. **影像学特点** 影像表现为软组织密度影。

5. **治疗** 手术切除即可,手术范围不宜过大,以免影响牙齿萌出。

6. **预后** 预后良好,复发罕见,未见恶性转化的病例报道。

【病理学特点】

1. **肉眼观察** 息肉状肿物(图16-0-7-A),直径通常为1~2cm,体积较小,质地硬,界限清楚。

2. **镜下观察** 瘤细胞巢状、片状、索状排列(图16-0-7-B),单个瘤细胞圆形或多边形,体积颇大,胞质略嗜酸,含丰富的嗜酸性颗粒(图16-0-7-C),大多数颗粒是小而规则的,其中还穿插着一些较大的、圆形小滴,这些小滴

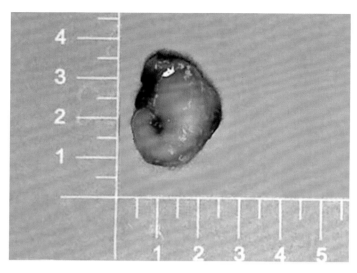

图 16-0-7-A 息肉状肿物,表面被覆黏膜,切面黄色

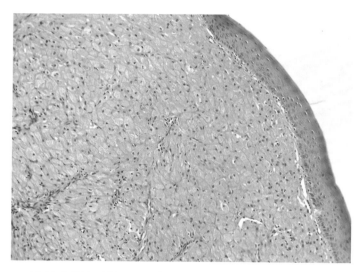

图 16-0-7-B HE×10 示瘤细胞呈巢状、片状排列,表面被覆复层鳞状上皮

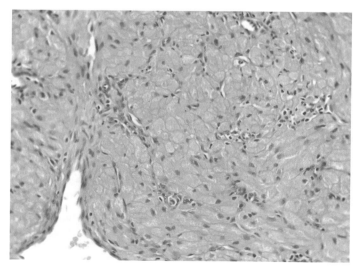

图 16-0-7-C HE×20 示瘤细胞体积大,胞质略嗜酸,含丰富的嗜酸性颗粒

圆形、嗜酸性,PAS 阳性,背景血管丰富。肿瘤表面被覆鳞状上皮,上皮较薄,层次简单。肿瘤无包膜,常侵及周围组织。

3. **免疫组化** 肿瘤细胞 Vimentin 阳性、部分 NSE 及 CD68 阳性,与一般软组织颗粒细胞瘤不同的是 S-100 阴性。除上述改变外,Masson's 三色染色,颗粒细胞胞质呈绿色颗粒状;Vimentin 反应亦呈棕黄色颗粒状表达,且两者均显示细胞轮廓清晰有助于诊断。

4. **超微结构特点** 胞质颗粒电镜下具有溶酶体的形态,电镜下还可见成角小体(angulated bodies)的细胞成分,形成 Gaucher 细胞样外观,以及环绕颗粒细胞多层的基底膜物质。

5. **分子遗传学特点** 未见特异性改变。

【鉴别诊断】

1. **牙龈纤维瘤病** 呈结节状或多结节状生长,镜下由束状排列的梭形纤维母细胞组成。

2. **颗粒细胞肿瘤** 成人多见,舌部好发,表面被覆鳞状上皮,呈假上皮瘤样增生,小的神经可受累,免疫组化:S-100 弥漫阳性。

3. **腺泡状软组织肉瘤** 儿童罕见,深部软组织肿物,分叶状,PAS 阳性,免疫组化:TFE3 阳性。

4. **成人型横纹肌瘤** 成人多见,瘤细胞大、多角形、胞质嗜酸,免疫组化:Desmin、Myogenin 阳性。

(武海燕)

## 八、嗅神经母细胞瘤

【定义】

嗅神经母细胞瘤(olfactory neuroblastoma)是指鼻腔内特别是筛窦的筛板中的感觉神经上皮嗅细胞起源的恶性肿瘤。

【临床特点】

1. **发病率** 少见,发病率 0.4/1 000 000,2～94 岁均可发病,20 岁左右及 60 岁左右两个发病高峰,男性多见;几乎所有的病例都起源于筛窦的筛板,少见部位有:鼻顶部、鼻中隔上部、上鼻甲等。

2. **症状** 单侧鼻塞、鼻出血、头痛、泪液分泌过多、鼻溢、视觉障碍等,罕见病例,肿瘤可产生异位 ACTH 或抗利尿激素等。

3. **实验室检查** 少数患者可见 ACTH 增高。

4. **影像学特点** 颅内窝或上鼻腔下部哑铃型肿块。

5. **治疗** 联合手术及放疗,肿瘤较大、高度恶性、无法切除、病变扩散等可化疗。

6. **预后** 5 年总存活率 70%;低度恶性肿瘤:5 年存活率 80%,高度恶性肿瘤仅为 25%。局部复发高达 30%,35% 患者转移,预后不良的因素有:高度恶性肿瘤、有颈部

或远处转移、女性、年龄小于 20 或大于 50 岁、广泛颅内
扩散、肿瘤复发、增殖指数高、多倍体/异倍体肿瘤。

【病理学特点】

1. **肉眼观察**　单侧,表面覆有黏膜,质软,息肉状肿物。

2. **镜下观察**　原始神经母细胞分叶状排列,瘤细胞
被丰富的纤维血管间隔分隔,间隔中支持细胞(S-100)阳
性,表面上皮完整,肿瘤细胞为小圆蓝细胞,比成熟淋巴
细胞稍大,核质比例高、核小,大小一致,染色质细腻,核
仁小或缺乏,细胞排列呈合体状,中心见神经纤维丝形成
的假菊形团(Homer-Wright 菊形团)(图 16-0-8-A ~ F);核
多形性、核分裂和坏死,低度恶性肿瘤(1,2 级)缺乏或轻
微存在,高度恶性肿瘤(3,4 级)可见。真菊形团(Flexner-
Wintersteiner):肿瘤细胞围成的导管样空腔与非纤毛柱状
细胞一起形成的腺样、致密环形结构,此结构在 3,4 级高
度恶性肿瘤多见;肿瘤可见钙化、沙砾体、血管浸润、节细
胞形成、黑色素细胞、横纹肌母细胞。

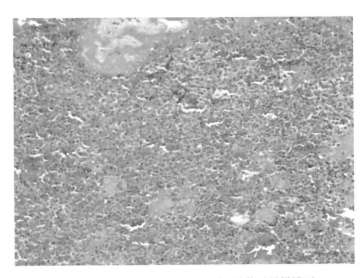

图 16-0-8-C　HE×10 示小圆细胞,呈菊形团样排列

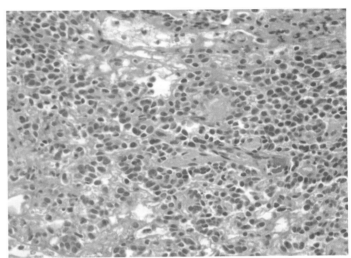

图 16-0-8-D　HE×20 示小圆细胞,呈菊形团样排列

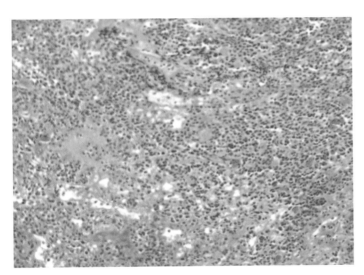

图 16-0-8-A　HE×10 示片状小圆细胞,呈菊形团样排列

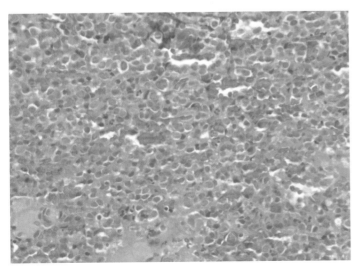

图 16-0-8-B　HE×20 示小圆细胞间见大量红细胞

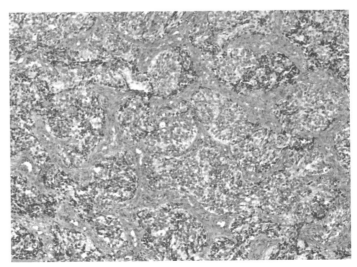

图 16-0-8-E　HE×10 示嗅神经母细胞瘤淋巴结转移,小圆
细胞及菊形团样排列

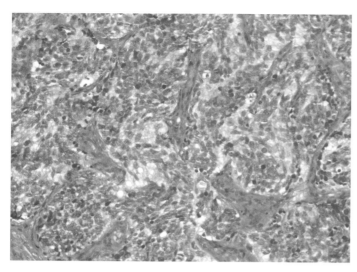

图 16-0-8-F　HE×20 示小圆细胞呈菊形团样排列

**3. 免疫组化**　SYN、CgA、CD56(图 16-0-8-G)、NSE、S-100、GFAP 阳性，CD99、Desmin、Myogenin、EBER 等阴性。

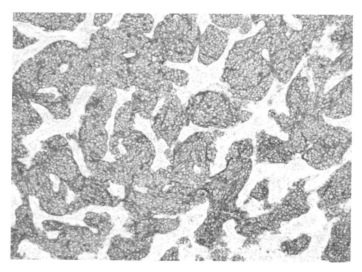

图 16-0-8-G　IHC×10 示瘤细胞 CD56 染色阳性

**4. 超微结构特点**　可见神经内分泌颗粒；不成熟神经突起电镜下实为神经管和神经纤维丝，Flexner-Winteriner 菊形团被覆细胞见微绒毛和嗅泡。

**5. 分子遗传学特点**　染色体改变有 19，8q，15q，22q，4q；染色体 11 和 1p 获得与增加肿瘤转移危险性和预后差有关；未见 *EWS/FLI1* 融合基因。

【鉴别诊断】

**1. PNET/尤因肉瘤**　小圆细胞，形态与嗅神经母细胞瘤相似，但免疫组化：CD99、FLI1 阳性，FISH 检查可见 t(11；22)(q22；q12)易位，*EWSR1* 融合基因。

**2. 横纹肌肉瘤**　小圆细胞肿瘤，可见肌母细胞；免疫组化：Desmin、Myogenin 等肌表达阳性。

**3. 结外 NK/T 细胞淋巴瘤，鼻型**　广泛血管浸润，凝固性坏死，免疫组化：CD3、TIA-1、粒酶 B、CD56 等 NK 或 T 细胞表达阳性，EBER 阳性；而 SYN、CgA 等神经内分泌阴性表达。

**4. NUT 中线癌**　年轻人，中线部位肿瘤，分化差，高度恶性癌，伴有鳞状上皮分化，染色体 t(15；19)(q14；p13)易位。

**5. 神经内分泌癌**　成年人，高度恶性肿瘤伴广泛坏死，凋亡，CK 阳性，TTF1 阳性。

**6. 鼻窦未分化癌**　成年人，高度恶性肿瘤伴广泛坏死核血管浸润，CK 阳性，神经内分泌标志可阳性。

（何乐健）

## 九、鼻咽癌

【定义】

鼻咽癌(nasopharyngeal carcinoma)是鼻咽黏膜起源的具有鳞状细胞分化特征的癌。

【临床特点】

**1. 发病率**　儿童罕见，发病率 0.1/100 000，占儿童恶性肿瘤的 1%～3%，占儿童鼻咽部肿瘤的 20%～50%。10～20 岁，40～60 岁两个发病高峰年龄，中国南方为高发病区。

**2. 症状**　许多患者首发症状为颈部淋巴结肿大(肿瘤转移)，其他局部症状有疼痛、鼻塞、鼻出血、中耳炎、失听和颅神经特别是 5,6 对颅神经麻痹。

**3. 实验室检查**　90% 血清 EBV 阳性，定量 PCR 检测 EBV-DNA、EBNA-1、LMP-1、EBER 等。

**4. 影像学特点**　鼻腔黏膜增厚、鼻腔内肿块，鼻腔不对称，变窄，肿物浸润周围组织。

**5. 治疗**　化疗和放疗。

**6. 预后**　5 年存活率 75%，与临床分期有关，I 期 5 年存活率 98%，而 IV 期仅为 73%。

【病理学特点】

**1. 肉眼观察**　黏膜凸起结节表面伴或不伴有溃疡，向下浸润性生长。

**2. 镜下观察**　WHO 将鼻咽癌分为角化和非角化两型，非角化又分为分化和未分化两个亚型。儿童几乎全部为非角化型鳞状细胞癌，大多为未分化型，而角化型极其罕见(图 16-0-9-A～J)。

未分化非角化型镜下特点：合体样大细胞、界限不清、胞质少、圆形或卵圆形空泡状核，细胞拥挤或重叠，有时可见灶状鳞状细胞分化；常伴有大量淋巴细胞浸润，还可见上皮样肉芽肿和嗜酸细胞浸润。

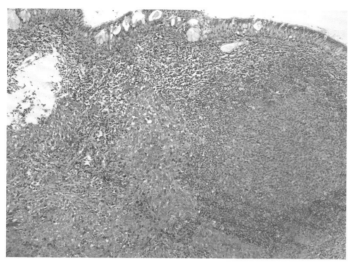

图 16-0-9-A HE×10 示被覆纤毛柱状上皮的鼻咽部黏膜，黏膜下见淋巴滤泡、核呈空泡状的瘤细胞巢

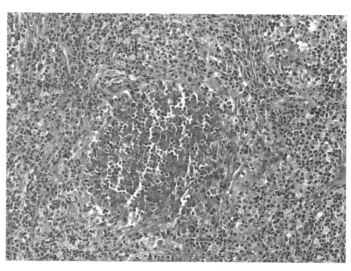

图 16-0-9-D HE×10 示大量嗜酸细胞浸润形成"嗜酸性脓肿"，其间混有少数核大的瘤细胞

图 16-0-9-B HE×10 示瘤细胞片状排列、核呈空泡状、有纤维血管分割

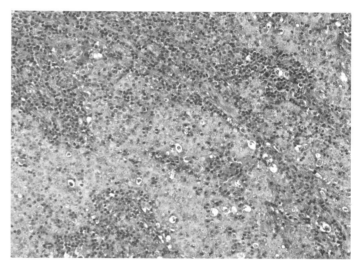

图 16-0-9-E HE×10 示片状核呈空泡状的瘤细胞，周边见较多嗜酸细胞浸润

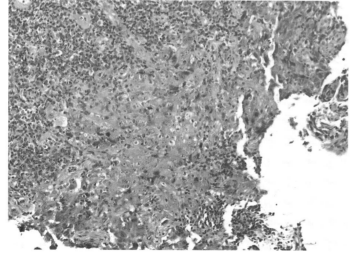

图 16-0-9-C HE×10 示大量嗜酸细胞和淋巴细胞间混有核仁大、核呈空泡状的小片状肿瘤细胞

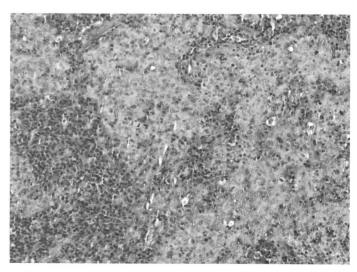

图 16-0-9-F HE×10 示片状核呈空泡状的瘤细胞，周边见较多嗜酸细胞浸润

图 16-0-9-G　HE×10 示片状致密瘤细胞中见散在淋巴细胞、嗜酸粒细胞、中性粒细胞浸润

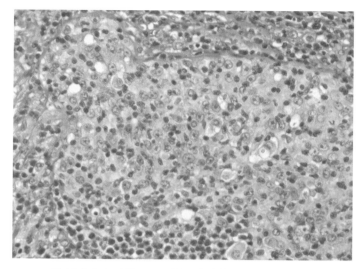

图 16-0-9-J　HE×20 示核呈空泡状的瘤细胞及少量嗜酸细胞

3. **免疫组化**　CK（AE1／AE3）阳性，CK7 和 CK20 阴性，EMA 局灶阳性，100% 病例 EBER 阳性，30%～40% LMP1 阳性（图 16-0-9-K～P）。

4. **超微结构特点**　可见癌的结构如细胞连接、桥粒等。

5. **分子遗传学特点**　与 HLA-Aw33-C3-B58／DR3，HLA-A2 等有关。

【鉴别诊断】

1. **弥漫性大 B 淋巴瘤**　LCA 和 CD20 阳性，CK 和 EBER 阴性。

2. **横纹肌肉瘤**　Myogenin 等肌表达阳性，而 CK 和 EBER 则阴性。

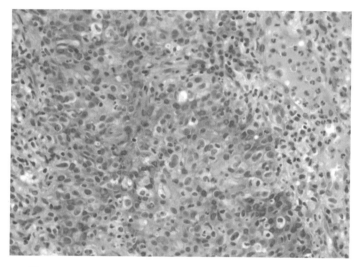

图 16-0-9-H　HE×20 示片状致密瘤细胞中见散在淋巴细胞、嗜酸粒细胞、中性粒细胞浸润

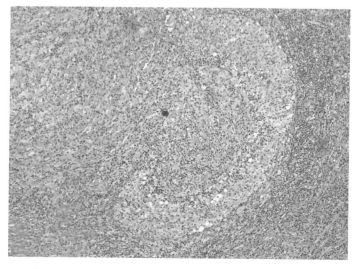

图 16-0-9-I　HE×10 示半月形、片状瘤细胞，被密集淋巴细胞包绕，其间见大量嗜酸细胞为主的炎细胞浸润

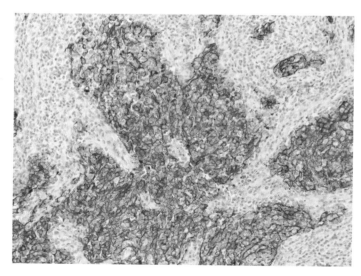

图 16-0-9-K　IHC×10 示 CK 染色瘤,细胞阳性

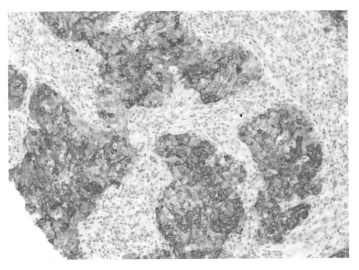

图 16-0-9-L IHC×10 示 CK5/6 染色,瘤细胞阳性

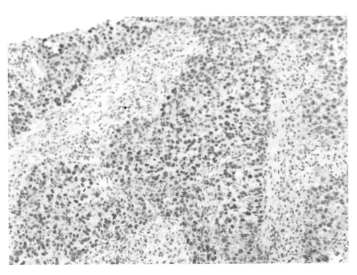

图 16-0-9-O 原位杂交×10 示 EBER 染色,瘤细胞核阳性

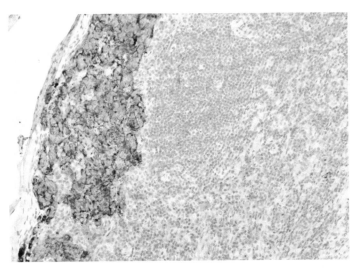

图 16-0-9-M IHC×10 示 CK8/18 染色,瘤细胞阳性

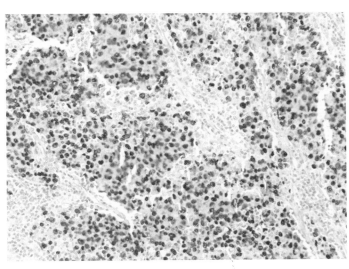

图 16-0-9-P 原位杂交×10 示 EBER 染色,瘤细胞核阳性

（何乐健）

## 十、鼻息肉

【定义】

鼻息肉(nasal polyps)为孤立的或系统性疾病的一部分,最常继发于慢性鼻窦炎,其他系统性疾病包括过敏性、真菌性鼻窦炎、Churg-Strauss 综合征和囊性纤维化等,不属于真性肿瘤。

【临床特点】

1. 发病率 在人群中的发病率 1%~4%,可以发生在儿童,但不常见,常双侧同时发生,且常伴有支气管哮喘,少数伴有囊性纤维化(黏液过稠症),后者属遗传性疾病。

2. 症状 因鼻腔内存在息肉样肿块而继发流涕、堵塞等症状。

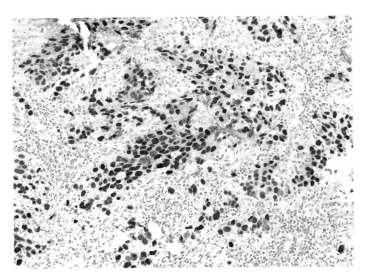

图 16-0-9-N 原位杂交×10 示 EBER 染色,瘤细胞核阳性

3. **实验室检查** 无特殊。

4. **影像学特点** 鼻腔内息肉样占位。

5. **治疗** 在慢性鼻窦炎中,鼻息肉通过药物或手术治疗均不能根治但是可以起到控制疾病的作用,药物治疗包括鼻腔内皮质醇激素维持治疗和口服皮质醇。症状严重的鼻息肉可以联合内窥镜鼻窦手术治疗。

6. **预后** 部分患者术后可复发。

【病理学特点】

1. **肉眼观察** 灰黄、灰粉,半透明状息肉样隆起,切面质软,富含黏液,部分病例可见小囊腔。

2. **镜下观察** 息肉表面被覆呼吸道上皮,可伴上皮鳞化,上皮下疏松水肿样间质,可见增厚的基底膜,间质内散在炎细胞浸润,包括淋巴细胞、浆细胞、组织细胞、肥大细胞、中性粒细胞及嗜酸细胞,常可见体积大、深染、形状怪异的间质细胞,易被认为恶性肿瘤细胞。对于继发于囊性纤维化(cystic fibrosis,CF)的鼻息肉,可同时伴有真菌感染,且表现为上皮下扩张且充满酸性黏液的囊性腺体,较普通息肉缺乏嗜酸细胞及增厚的基底膜(图 16-0-10-A~H)。

3. **免疫组化** 体积大、深染且怪异核的间质细胞呈 CD68 阳性表达(图 16-0-10-I)。

4. **超微结构特点** 未见特殊。

5. **分子遗传学特点** 未见特殊。

【鉴别诊断】

1. **横纹肌肉瘤** 常见上皮下颗粒层样胚胎性恶性肿瘤细胞,且异形明显,Desmin、Myogenin 及 MyoD1 阳性表达。

2. **朗格汉斯细胞组织细胞增生症** 特征性肿瘤细胞,即肾形核、核沟,丰富粉染胞质,CD1a、Langerin 及 S-100 阳性表达。

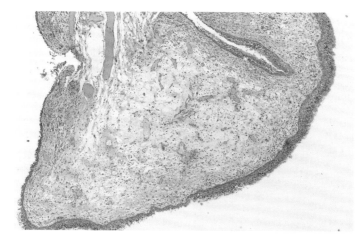

图 16-0-10-B HE×4 示息肉表面被覆假复层纤毛柱状上皮,上皮下间质水肿状

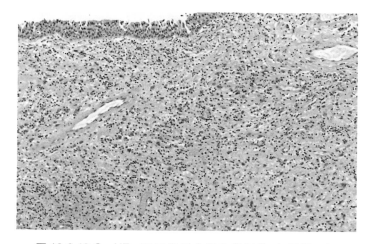

图 16-0-10-C HE×10 示间质内混杂炎细胞,包括淋巴细胞、浆细胞、组织细胞及嗜酸细胞

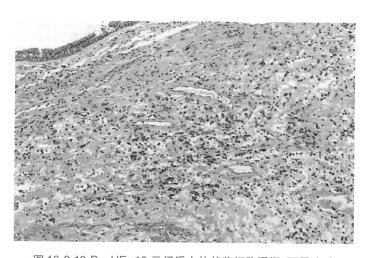

图 16-0-10-D HE×10 示间质内片状浆细胞浸润,可见嗜酸性胶原样间质及增生小血管

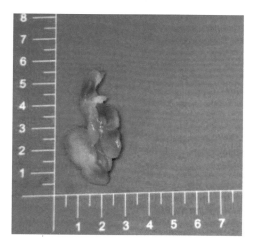

图 16-0-10-A 大体照片示息肉切面灰黄、半透明、局部富含黏液、质软

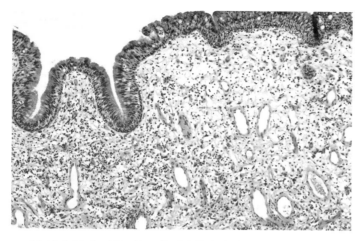

图 16-0-10-E HE×10 示间质内较多中性粒细胞,可见炎细胞累及上皮

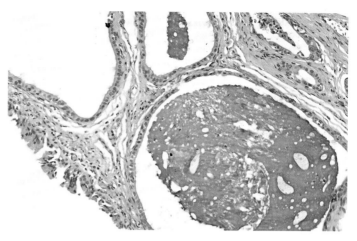

图 16-0-10-H HE×20 示扩张腺体内充满嗜酸性黏液

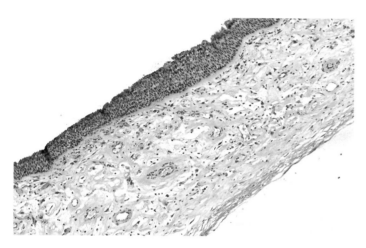

图 16-0-10-F HE×10 示上皮下基底膜及间质血管管壁胶原化且增厚

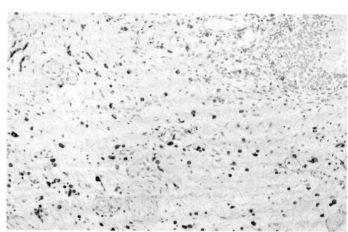

图 16-0-10-I IHC×20 示 CD68 染色,怪异核的间质细胞阳性

## 参 考 文 献

1. 林隆,汤宏峰,孙越峰,等. 先天性唾液腺原基瘤一例. 中华病理学杂志,2009,38(10):711-712.

2. Dehner LP,Valbuena L,Perez-Atayde A,et al. Salivary gland anlage tumor ("congenital pleomorphic adenoma"). A clinicopathologic,immunohistochemical and ultrastructural study of nine cases. Am J Surg Pathol,1994,18(1):25-36.

3. Har-El G,Zirkin HY,Tovi F,et al. Congenital pleomorphic adenoma of the nasopharynx (report of a case). J Laryngol Otol,1985,99(12):1281-1287.

4. 穆红,盖俊芳,刘云云,等. 涎腺始基瘤的临床病理学特点及鉴别诊断. 诊断病理学杂志,2015,22(12):798-800.

5. Jagtap SV. Salivary gland anlage tumor in a neonate. Indian J Pathol Microbiol,2016,59(3):273.

6. Choudhary K,Panda S,Beena VT,et al. Sialoblastoma:A literature review from 1966-2011. Natl J Maxillofac Surg,2013,4(1):13-18.

7. Cheng YK,Chu WC,Law LW,et al. A fetus with a huge neck mass

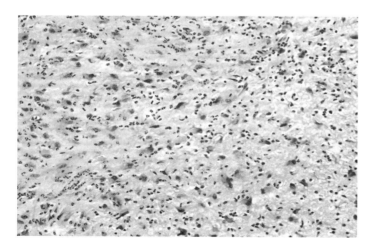

图 16-0-10-G HE×20 示间质内可见体积大、核深染的怪异细胞

(张 楠)

and a large abdominal circumference—a rare case of sialoblastoma and hepatoblastoma. Prenat Diagn, 2012, 32(9): 915-917.

8. Zarbo RJ. Salivary gland neoplasia: a review for the practicing pathologist. Mod Pathol, 2002, 15: 298-323.

9. Eveson JW, Nagao T. Diseases of the salivary glands. 3rd ed. New York: Informa Healthcare, 2009.

10. Tirado Y, Williams MD, Hanna EY, et al. CRTC1/MAML2 fusion transcript in high grade mucoepidermoid carcinomas of salivary and thyroid glands and Warthin's tumors: implications for histogenesis and biologic behavior. Genes Chromosomes Cancer, 2007, 46(7): 708-715.

11. Guzzo M, Andreola S, Sirizzotti G, et al. Mucoepidermoid carcinoma of the salivary glands: clinicopathologic review of 108 patients treated at the National Cancer Institute of Milan. Ann Surg Oncol, 2002, 9(7): 688-695.

12. Brandwein MS, Ivanov K, Wallace DI, et al. Mucoepidermoid carcinoma: a clinicopathologic study of 80 patients with special reference to histological grading. Am J Surg Pathol, 2001, 25(7): 835-845.

13. French CA. Nut midline carcinoma. Cancer genetics and cytogenetics, 2010, 203: 16-20.

14. French CA. Pathogenesis of nut midline carcinoma. Annual review of pathology, 2012, 7: 247-265.

15. French CA, Miyoshi I, Kubonishi I, et al. Brd4-nut fusion oncogene: A novel mechanism in aggressive carcinoma. Cancer research, 2003, 63: 304-307.

16. French CA, Kutok JL, Faquin WC et al. Midline carcinoma of children and young adults with nut rearrangement. Journal of clinical oncology, 2004, 22: 4135-4139.

17. French CA, Ramirez CL, Kolmakova J et al. Brd-nut oncoproteins: A family of closely related nuclear proteins that block epithelial differentiation and maintain the growth of carcinoma cells. Oncogene, 2008, 27: 2237-2242.

18. Bauer DE, Mitchell CM, Strait KM et al. Clinicopathologic features and long-term outcomes of nut midline carcinoma. Clinical cancer research, 2012, 18: 5773-5779.

19. Sánchez-Romero C, Carlos R, Diaz, et al. Nasopharyngeal Angiofibroma: A Clinical, Histopathological and Immunohistochemical Study of 42 Cases with Emphasis on Stromal Features. Head Neck Pathol, 2017, (5): 15.

20. Cho SW, Kim DW, Kim JW, et al. Classification of chronic rhinosinusitis according to a nasal polyp and tissue eosinophilia: limitation of current classification system for Asian population. Asia Pac Allergy, 2017, 7: 121-130.

21. SegalN, Gluk O, Puterman M. Nasal polyps in the pediatric population. B-ENT, 2012, 8(4): 265-267.

22. 何乐健,李佩娟,刘淑荣,等. 中耳横纹肌肉瘤的免疫组化观察. 中华病理学杂志, 1999, 28: 212-213.

# 索引

52检